AF501620

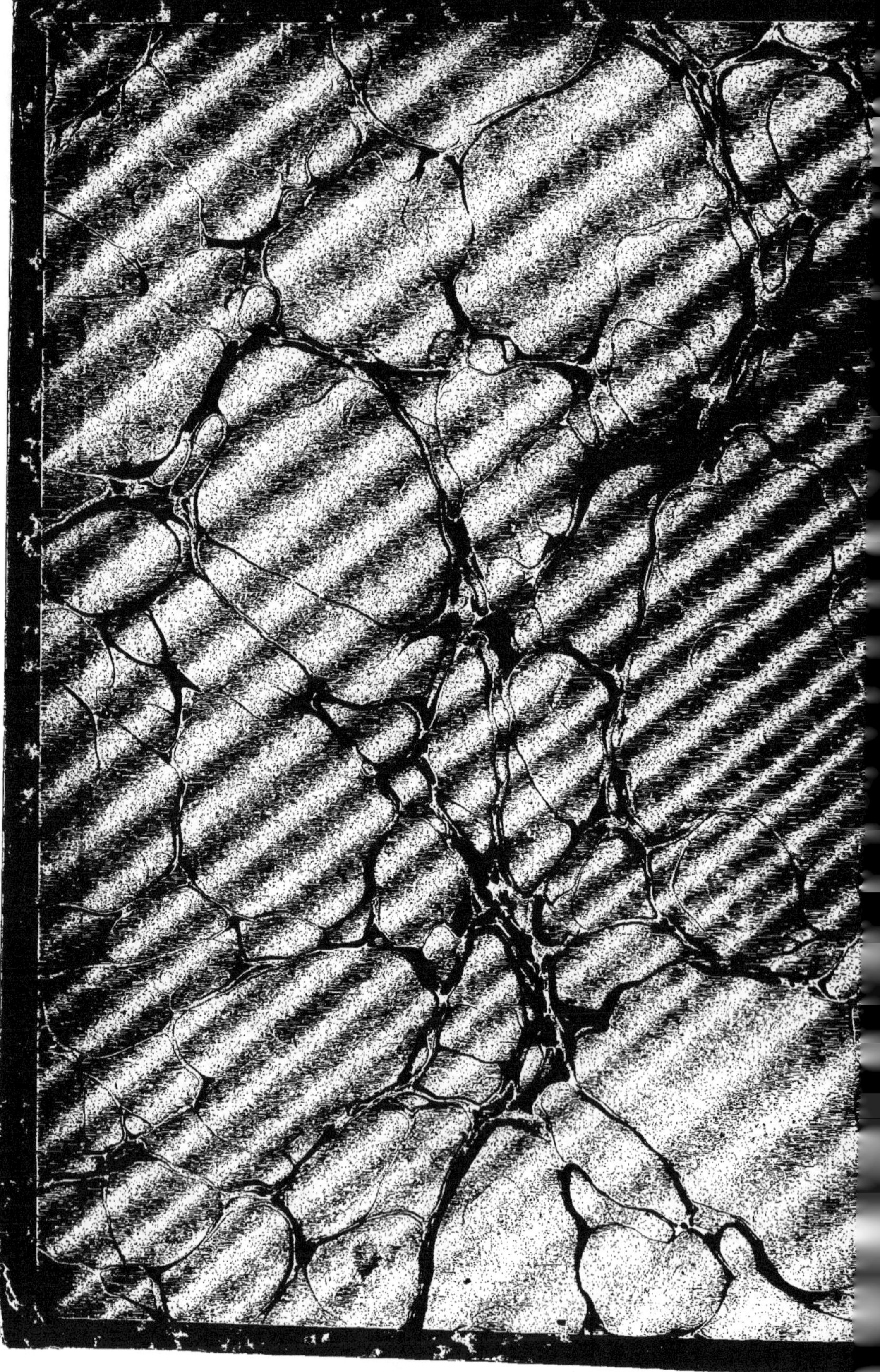

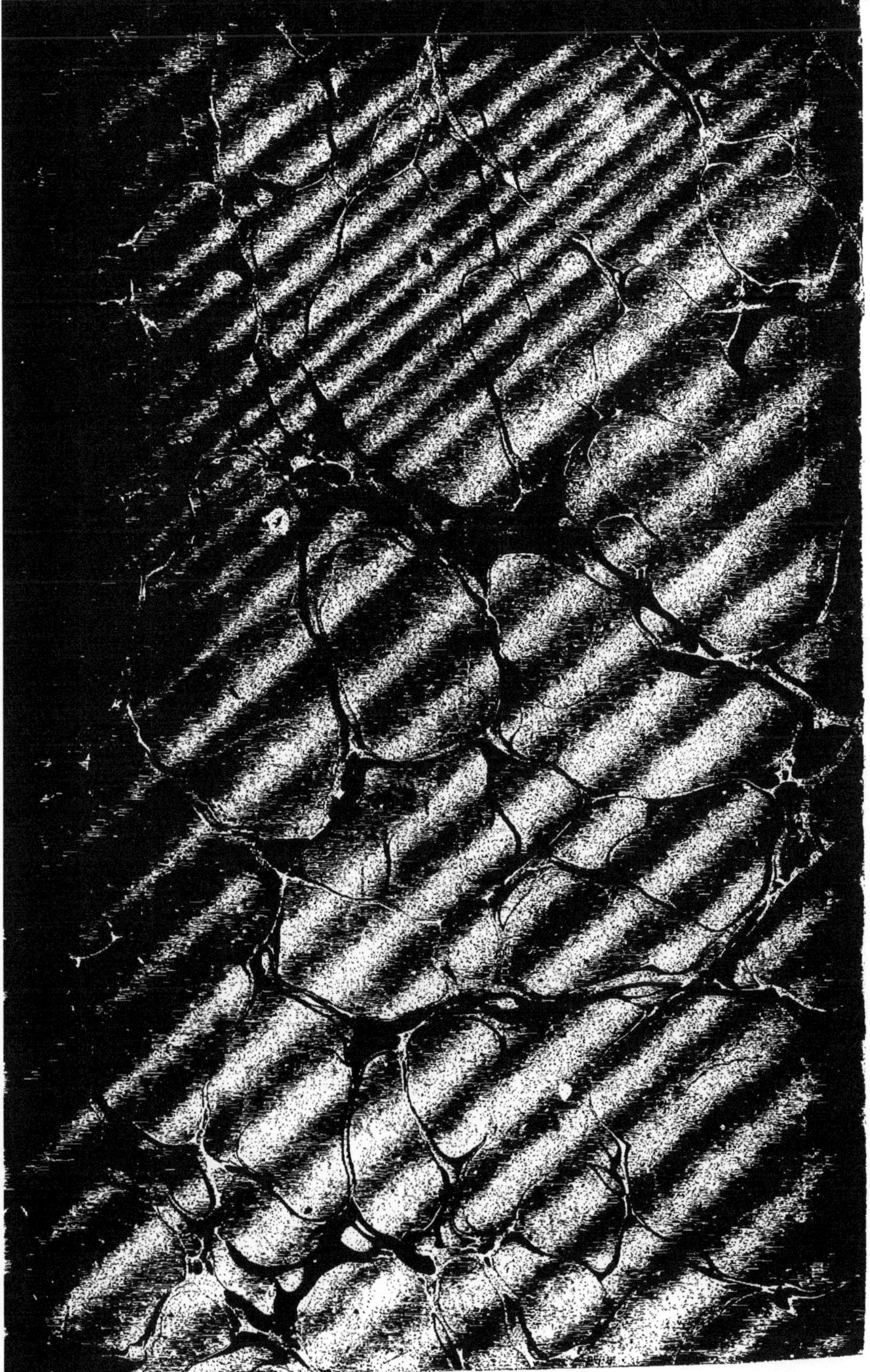

# NOUVEAUX ÉLÉMENTS

# D'HYGIÈNE





DE

JULES ARNOULD

MÉDECIN INSPECTEUR DE L'ARMÉE
PROFESSEUR D'HYGIÈNE A LA FACULTÉ DE MÉDECINE DE LILLE

QUATRIÈME ÉDITION
ENTIÈREMENT REFONDUE

PAR

LE Dr E. ARNOULD

MÉDECIN-MAJOR DE L'ARMÉE
LAURÉAT DE L'ACADÉMIE DE MÉDECINE

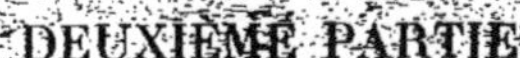

DEUXIÈME PARTIE

VÊTEMENT, ALIMENTS ET BOISSONS, EXERCICE ET REPOS
SOINS CORPORELS, HYGIÈNE SPÉCIALE
ORGANISATION DE L'HYGIÈNE PUBLIQUE ET LÉGISLATION SANITAIRE

**Avec 135 figures intercalées dans le texte**

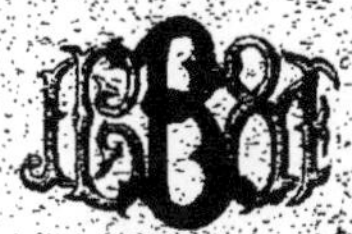

PARIS
LIBRAIRIE J.-B. BAILLIÈRE & FILS
19, rue Hautefeuille, près du boulevard Saint-Germain

1902

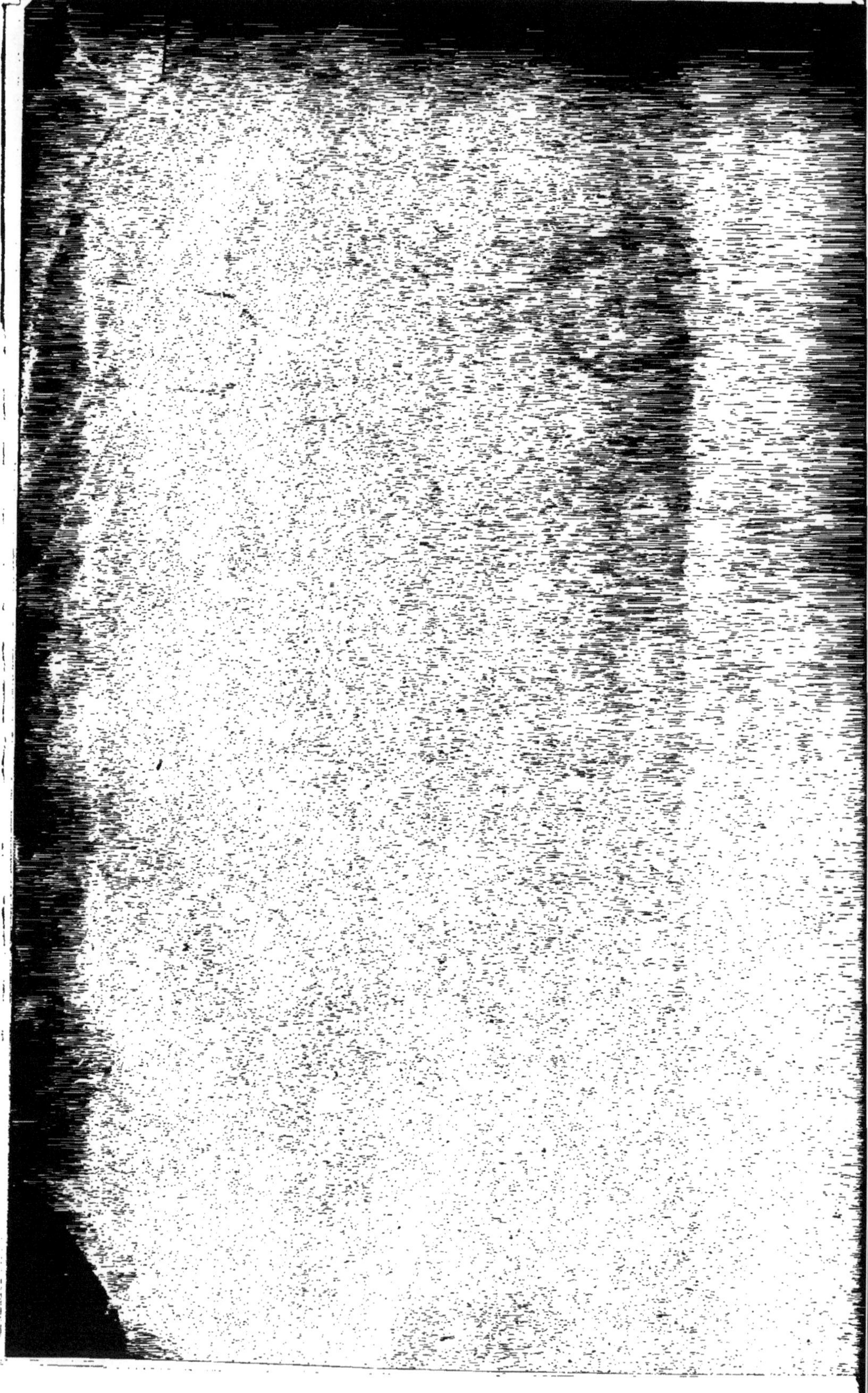

# NOUVEAUX
# ÉLÉMENTS D'HYGIÈNE

# NOUVEAUX ÉLÉMENTS

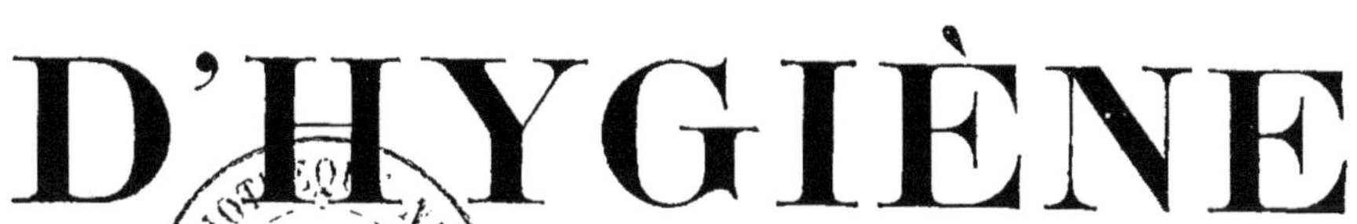




DE

**JULES ARNOULD**

MÉDECIN INSPECTEUR DE L'ARMÉE
PROFESSEUR D'HYGIÈNE A LA FACULTÉ DE MÉDECINE DE LILLE

---

QUATRIÈME ÉDITION
ENTIÈREMENT REFONDUE

PAR

LE Dr E. ARNOULD

MÉDECIN-MAJOR DE L'ARMÉE
LAURÉAT DE L'ACADÉMIE DE MÉDECINE

---

**Avec 238 figures intercalées dans le texte**

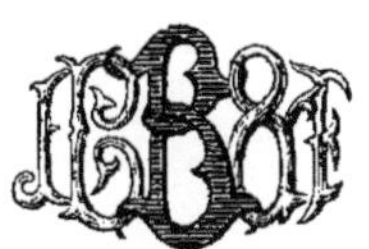

PARIS
LIBRAIRIE J.-B. BAILLIÈRE & FILS
19, rue Hautefeuille, près du boulevard Saint-Germain

1902

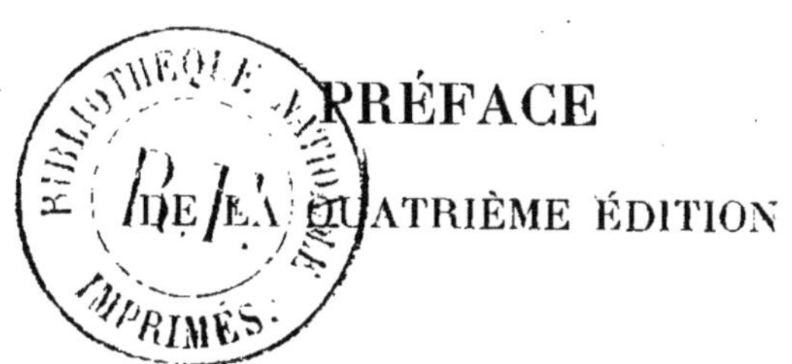


# PRÉFACE
## DE LA QUATRIÈME ÉDITION

En publiant cette Quatrième édition des Nouveaux Éléments d'Hygiène, je me suis efforcé de remplir, aussi bien qu'il était possible aujourd'hui, le programme tracé il y a quatorze ans par mon père, dans la préface qu'il écrivit alors pour la Deuxième édition de ce livre.

Pour atteindre à ce but, je me suis permis d'apporter cette fois à l'œuvre des modifications beaucoup plus sérieuses que celles qui avaient paru suffisantes pour sa Troisième édition.

J'ai cherché à restreindre quelque peu l'amplitude du champ embrassé, et en revanche à pousser plus avant l'étude des questions qui constituent le domaine propre de l'hygiène.

C'est ainsi que la présente édition ne contient plus d'exposé général de la bactériologie, ni les notions d'anthropologie et de démographie qui figuraient dans les éditions précédentes ; l'anthropologie, la démographie peuvent fournir à l'hygiéniste des données utiles ; la bactériologie lui est indispensable : mais ce sont là des sciences aussi distinctes de l'hygiène même que le sont la physique, la chimie, la physiologie, et il ne faut pas songer à se livrer à l'étude des unes ni des autres dans un *Traité d'hygiène*. Leur connaissance préalable doit être acquise à part. Au surplus, dans chaque chapitre, je me suis fait une règle d'éliminer tout ce qui n'importait pas directement à l'hygiène. Par le fait, les chapitres qui traitent du *Sol* et de l'*Atmosphère*, entre autres, se trouvent notablement allégés, encore qu'ils renferment toujours, à notre avis, toutes les données susceptibles d'intéresser l'hygiéniste ; les simplifications opérées ont même abouti à mettre mieux en lumière les points sur lesquels il convient que l'attention du lecteur se fixe particulièrement.

D'autre part, j'ai cru devoir augmenter presque partout la place accordée jusqu'ici à la technique sanitaire, afin d'offrir dans quelque mesure un guide à tous ceux, de plus en plus nombreux, qui seront appelés à s'occuper de la réalisation pratique des principes scientifiques de l'hygiène. Il va sans dire que c'est surtout à propos de l'*Habitation*, considérée sous ses diverses formes (habitations particulières et habitations collectives), que je suis entré dans les plus grands développements techniques.

Ces changements et l'obligation de mettre presque chaque page au courant des progrès incessants de l'hygiène m'ont conduit finalement à refondre les Nouveaux Eléments d'Hygiène plus que je n'en avais le dessein. J'ai écrit en grande partie cette nouvelle édition, et je dois avouer que, malgré mon désir de reproduire seulement le livre de mon père, c'est jusqu'à un certain point un nouvel ouvrage, conforme toutefois au plan de l'ancien, que je présente au public. Peut-être voudra-t-on bien ne pas m'en tenir trop rigueur. D'ailleurs mon père, à la mémoire de qui je dédie naturellement mon travail, n'a-t-il pas écrit dans la préface même de la Deuxième édition des Nouveaux Elements d'Hygiène : « Il y a un principe au-dessus des traditions, c'est de suivre dans les productions scientifiques le mouvement de l'époque. »

E. ARNOULD.

Alger, le 1er mai 1902.

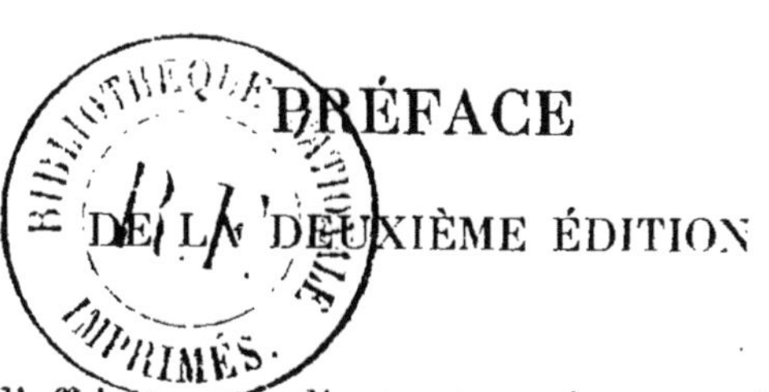

# PRÉFACE

## DE LA DEUXIÈME ÉDITION

Mon but a été d'offrir aux étudiants et aux jeunes médecins le cadre à peu près complet de l'hygiène, sous une forme abordable à toute personne d'une préparation scientifique moyenne. C'est dire que je me suis refusé, sur bien des points, les développements que la matière eût pu comporter, afin de ne laisser à l'écart aucun des objets sur lesquels il convenait d'appeler l'attention. Je reconnais, en particulier, que la partie consacrée à l'*Organisation* et à la *Législation sanitaire* n'a pas l'extension que lui vaudrait son importance ; néanmoins cette lacune est atténuée par l'indication, plus ou moins explicite, dans le corps de l'ouvrage, des principales dispositions législatives à côté de l'objet même qui les a motivées. D'ailleurs, chez le médecin, l'appréciation médicale des situations qui intéressent l'hygiène précède naturellement le recours aux mesures légales de protection. J'espère avoir rassemblé ici, pour les jeunes praticiens, les éléments essentiels de cette détermination scientifique et spéciale.

Dans les Ecoles, l'acquisition des connaissances qui, pourtant, ne sont que les *moyens* de l'art de guérir, et aussi de l'art de prévenir, prélève une lourde part du temps des études, quand elle ne le prend pas tout entier. Il n'est peut-être pas impossible de modifier cet état de choses ; mais il faudra toujours, pour être médecin, savoir d'abord l'anatomie, la physiologie, la pathologie générale, etc. Après tout, l'hygiène elle-même a besoin de ces sciences et de quelques autres ; elle en est la synthèse. Seulement, la préparation est si longue qu'elle laisse peu de place à la science d'applications. Cependant l'hygiène préoccupe aujourd'hui tout le monde, et il est certain que, de plus en plus, le médecin ne sera pas consulté rien que par des malades. Les familles, les associations et les établissements de bienfaisance, les grandes industries à personnel nombreux, les administrations publiques, sollicitent de lui, chaque jour, des formules qui ne sont pas dans le *Codex*.

Prévenir le jeune médecin des questions qui se présenteront, lui en montrer les faces diverses et l'étendue, préparer sa réponse et, sans lui dicter aucune formule, le mettre à même de légitimer celle qu'il fournira, ce ne peut être qu'utile et désirable, pour l'intérêt public et pour l'honneur médical.

Dans l'exécution, il eût été difficile et à coup sûr dangereux de vouloir être constamment original ; je me suis borné à rester indépendant. Les livres que je ne ferai pas oublier, je n'ai pas cherché à les rappeler, même par la forme ; les imiter, ce serait leur faire tort. Il y a un principe au-dessus des traditions, c'est de suivre, dans les productions scientifiques, le mouvement de l'époque. Or, si l'hygiène ne date pas d'aujourd'hui, elle est certainement dans une phase nouvelle d'études et d'applications, dont ce livre devait refléter nettement le caractère, sous peine d'être démodé avant de voir le jour.

La science contemporaine creuse particulièrement les questions relatives à ce qu'on appelait autrefois « la matière » de l'hygiène ; elle y applique les procédés puissants d'investigation, qui sont comme la marque du siècle : l'analyse profonde, les instruments qui reculent indéfiniment la portée des sens, l'expérimentation, qui est devenue le contrôle suprême et universel. J'ai cherché à fixer les résultats obtenus dès maintenant, à l'aide de ces moyens nouveaux, et même à tenir compte de ceux qui sont plutôt entrevus que définitivement acquis.

Mais je n'ai eu garde d'oublier que l'hygiène est en quelque sorte le trait d'union entre les sciences physiques ou naturelles et la pathologie. Elle ne saurait se borner à l'analyse des milieux, pas plus qu'à l'observation des désastres mordides. Son véritable terrain est cette scène immense et vivante, dans laquelle on voit incessamment les agents cosmiques ou animés se modifier les uns les autres, et l'homme aux prises avec quelqu'un d'entre eux, sinon avec eux tous. C'est pour cela que je n'ai jamais quitté l'étude d'un des objets de l'hygiène sans indiquer aussitôt son rôle étiologique, spécifique ou banal, dans ce qu'il a de certain ou seulement de probable. Il va sans dire que j'ai laissé, le plus possible, l'étiologie s'éclairer des lumières que des travaux vraiment dominateurs projettent aujourd'hui dans le vaste champ de la spécificité morbide.

Pourtant, l'auteur ne s'est pas cru obligé de formuler plus de dogmes qu'il n'y en a, ni même d'accepter sans discussion les formules qui tendent de plus en plus à s'introduire. En faisant abnégation de tout système personnel, il s'est imposé de ne se mettre à la remorque d'aucun autre. L'hygiène a sa presse et ses réunions publiques, les congrès nationaux et internationaux; je me suis fait souvent l'écho de ces assemblées, croyant devoir cet hommage au suffrage universel. Mais notre science, pas plus que bien d'autres, n'est un édifice achevé. En énonçant tous les problèmes à l'étude, j'ai laissé la discussion ouverte toutes les fois que l'énoncé d'une solution eût pu être une imprudence ou devenir une gêne.

On reconnaîtra que cette manière devait nous conduire à un certain cosmopolitisme scientifique. J'avoue, sans embarras, que j'ai largement donné l'hospitalité aux étrangers et aux idées nées au delà de nos frontières, pensant qu'il est d'un patriotisme avisé de faire des comparaisons entre nous et les autres, afin de se décider, après réflexion, pour ce qu'il y a de mieux, ici ou là. Il arrive parfois, du reste, qu'après rapprochement on ne choisit ni le système étranger ni le système français, et qu'entre les deux il y a place pour la conception d'une méthode supérieure à l'un et à l'autre.

La nécessité de ne pas exagérer les dimensions du volume nous a décidé à limiter notre *bibliographie* aux travaux parus dans ces huit ou dix dernières années. Encore n'avons-nous indiqué que ceux qui suffisent à représenter l'état de chaque question. Dans quelques cas, nous avons cependant fait un rappel de documents anciens, qui sont comme une date dans l'histoire de l'hygiène, et qui resteront toujours *à consulter*. Nous exprimons ici notre reconnaissance aux auteurs des uns et des autres pour les lumières qu'ils nous ont fournies.

JULES ARNOULD.

Lille, 15 décembre 1888.

Dans les petits égouts tubulaires on peut au besoin faire passer une sorte d'écouvillon ou de hérisson métallique qui est tiré d'un regard de visite à l'autre au moyen d'une corde.

Parfois on est obligé de constituer en certains points de la canalisation des bassins ou chambres à sable qui reçoivent provisoirement des dépôts boueux que l'on extrait ensuite pour en opérer le charroi à la surface du sol.

**Atmosphère et ventilation des égouts.** — Il est assez évident que l'air qui se trouve dans les canalisations d'évacuation des immondices peut devenir plus ou moins impur et malodorant par suite de son contact avec les liquides souillés et avec les résidus putrescibles que ces liquides en changeant de niveau abandonnent sur les parois de l'égout. D'où parfois la présence dans cet air de proportions relativement élevées de $CO^2$ (1 à 5 pour 1000 d'après les chiffres relevés par Erismann), de traces d'ammoniaque, d'hydrogène sulfuré, etc., en un mot la réalisation d'une altération générale qui si elle était assez prononcée serait de nature à agir défavorablement sur des individus exposés à respirer l'air en question. Il ne faut pas toutefois s'exagérer ni la fréquence ni le danger d'une pareille action : l'état de santé des ouvriers égoutiers qui n'est généralement pas mauvais le démontre bien. C'est que la souillure de l'air est en raison d'une part du développement des décompositions organiques dans les égouts et d'autre part de la ventilation de ces conduits.

Or, quand les égouts seront bien construits et bien entretenus, quand les eaux vannes, quelle que soit d'ailleurs leur composition, y circuleront avec une vitesse convenable sans qu'il se produise jamais de stagnation nulle part, quand des chasses d'eau suffisamment énergiques nettoieront les parois des conduites, aucune des conditions requises pour donner naissance à un processus putréfactif susceptible de produire un dégagement gazeux considérable ne sera réalisée. Mais au surplus pour favoriser les oxydations plutôt que les réductions de la matière organique, pour empêcher toute accumulation des gaz malodorants et suspects d'insalubrité qui malgré tout se développent néanmoins dans une certaine mesure, enfin pour diluer sans cesse ces produits, il est nécessaire d'assurer un actif renouvellement de l'air des égouts.

Ce résultat ne saurait être atteint qu'en mettant les égouts en libre communication avec l'atmosphère extérieure, et cela par des orifices disposés de telle manière que les uns servent à faire entrer l'air dans les conduits, les autres à l'évacuer après qu'il y a circulé. Il sera bon d'ailleurs de prendre soin que ces derniers orifices ne se trouvent point situés dans une zone où l'air sortant de la canalisation serait respiré par les habitants des maisons voisines. En dehors de l'Angleterre on ne croit guère aujourd'hui à la « sewer gazes theory » d'après laquelle l'air provenant des égouts servirait à proprement parler de véhicule aux contages infectieux ; d'abord parce qu'il est établi que l'air après avoir passé au contact des eaux vannes et des parois généralement humides des égouts est, comme on devait s'y attendre pauvre en germes (Soyka, Miquel, Koch) comparé à l'air des rues d'une ville quelconque; qu'au surplus on n'a pas démontré que les microbes qui flottent cependant dans l'air des égouts fussent parfois de nature pathogène; qu'enfin les affections épidémiques ne paraissent nullement se propager avec plus de facilité dans les villes pourvues de bons égouts que dans celles qui n'en ont point, ou qui sont dotées d'une canalisation soi-disant sans communication avec l'air libre. Toutefois la pénétration dans nos demeures d'un air qui par son passage dans les égouts a certainement perdu de ses qualités naturelles et présente volontiers de l'odeur doit être considérée comme un fait défavorable à la vitalité de l'organisme humain ; dans certains cas celui-ci pourrait même en souffrir formellement et prêter par suite plus ou moins à une infection microbienne d'origine réelle d'ailleurs très variable.

Étant donnée la souillure proportionnellement médiocre de l'air qui sort d'égouts bien lavés et bien aérés, il n'y a pas à s'inquiéter beaucoup dans ces conditions du dégagement de cet air au milieu des rues, où il est encore dilué. Mais il vaudrait mieux le faire s'échapper autant que possible au-dessus des maisons, ce qui l'empêcherait même de jamais causer la moindre incommodité. D'ailleurs on ne peut songer pour obtenir le mouvement d'air désirable dans les égouts qu'à mettre à profit les conditions capables de l'engendrer spontanément.

Celles-ci sont surtout des conditions physiques, la composition chimique de l'air des égouts ne jouant à cet égard qu'un rôle assez insignifiant. Il en est autrement des différences de température et même d'humidité qui se manifestent entre l'air des égouts et celui du dehors ; elles ont pour résultat ordinaire de rendre le premier plus léger que le second sauf en été ; on fera même bien de veiller à ce que la chaleur n'augmente pas trop dans l'égout, non plus que la vapeur d'eau, par suite de l'arrivée d'eaux industrielles insuffisamment refroidies : du reste si ces eaux atteignaient encore plus de 30° dans la canalisation, elles ne tarderaient pas à l'endommager (Rubner). D'un autre côté, comme l'a montré Soyka, le mouvement des liquides de l'égout exerce une grande influence sur le mouvement de l'air à leur contact ; Roszahegyi à Münich, Crimp à Wimbledon, ont constaté que sauf en hiver l'air marchait dans le même sens que l'eau. Enfin les vents qui se produisent au dehors peuvent exercer une action très notable sur le mouvement de l'air des égouts. Comme conséquence de tout ceci les échanges entre cet air et celui de l'extérieur seraient sujets à varier profondément.

Le plus important est à coup sûr d'assurer leur activité au moyen de nombreuses voies de communication, regards et bouches d'égout ; mais on parvient aussi à leur donner une certaine régularité, tout en multipliant encore ces communications, lorsqu'on fait ouvrir directement à l'égout les conduites de maison, sans les disconnecter par aucun obturateur, de manière à laisser libre passage à l'air depuis l'égout jusqu'au sommet des tuyaux de chute qui débouchent au-dessus des toits ; nous discuterons plus loin au point de vue de la salubrité de la maison ce dispositif, et nous verrons qu'à cet égard il est parfaitement admissible ; en ce qui concerne la ventilation des égouts il a l'avantage de fournir des orifices très élevés par rapport aux bouches et regards placés au niveau des chaussées ; il y a dès lors quelques chances pour que ces derniers orifices servent ordinairement à l'introduction de l'air dans la canalisation, les autres servant au contraire à son issue en dehors de la zone où respirent les individus. On surmontera au surplus les tuyaux de chute de capes, afin que le vent détermine toujours une certaine aspiration sur l'air contenu dans le tuyau.

## Appareils récepteurs et canalisation de maison.

Les immondices liquides, ou véhiculables par les liquides, produits dans l'habitation, doivent être déversés autant que possible au fur et à mesure de leur production dans des appareils récepteurs spéciaux d'où ils s'écoulent dans les récipients qui ont été précédemment étudiés (fosses mobiles par exemple), ou mieux dans une canalisation *privée* qui leur permet de gagner sans délai l'égout *public* de la rue : cette dernière solution est du reste la seule capable de satisfaire pleinement aux exigences de l'hygiène, toute autre ne constituant qu'un pis-aller en général à peine tolérable, même avec un collectionnement très provisoire.

On a formulé à propos des appareils récepteurs un certain nombre de principes généraux sur lesquels a particulièrement insisté E. Richard et qu'il convient de résumer tout d'abord ici.

On bornera au nécessaire le nombre et les dimensions de ces appareils afin de ne pas étendre inutilement des surfaces destinées à être souillées à chaque instant ; les appareils offriront d'ailleurs la forme la plus propice pour prévenir toute dispersion des immondices et devront être très aisément nettoyables dans leurs diverses parties ; ils seront constitués de matériaux bien imperméables aux liquides ; au besoin des chasses d'eau provenant de réservoirs spéciaux assureront leur lavage en même temps que l'entraînement immédiat et complet des immondices qui y seront versés ; enfin il y aura occlusion parfaite, sitôt après les appareils récepteurs, des voies dans lesquelles s'engagent les immondices afin que ceux-ci soient désormais absolument séparés de l'atmosphère des locaux de l'habitation : l'expérience a d'ailleurs appris que la seule occlusion efficace dans l'espèce était l'occlusion hydraulique réalisée au moyen d'un siphon.

Une conclusion importante peut être tirée tout de suite de l'ensemble de ces principes. C'est que, l'eau jouant un rôle de premier ordre dans le fonctionnement et l'entretien des appareils récepteurs établis d'après les règles de l'hygiène, il faut repousser les procédés d'éloignement des immondices qui ne comporteraient point l'évacuation des matières excrémentitielles avec une quantité d'eau assez abondante, car alors on devrait recourir pour ces matières à l'emploi de récepteurs peu salubres. On adoptera donc au contraire la méthode d'évacuation avec laquelle, loin d'être un élément gênant ou même à peu près inadmissible, « l'eau est l'âme du système » (E. Richard), que celui-ci soit du reste séparateur ou unitaire.

**Siphons obturateurs.** — Avant de passer à l'étude des divers appareils récepteurs destinés aux différentes sortes d'immondices, il est indispensable d'exposer d'une façon générale la question de leur séparation d'avec la canalisation qui leur fait suite. On sait aujourd'hui que cette séparation doit être uniformément basée, à l'exclusion de toute fermeture mécanique (clapet, soupape) dont le fonctionnement ne reste jamais satisfaisant, sur l'emploi du siphon dit « obturateur, » (ou coupe-air) hydraulique, dont la forme rappelle celle d'une S plus ou moins couchée. La fig. 104 montre le type régulier de ce siphon ; il est clair que le liquide F remplissant la courbure inférieure de l'appareil interrompt toute communication entre l'air de l'orifice d'accès *a* et celui du conduit d'évacuation *b* ; et cependant chaque fois qu'une certaine quantité de liquide est ajoutée en *a* il se produit aussitôt un déversement égal en *b*.

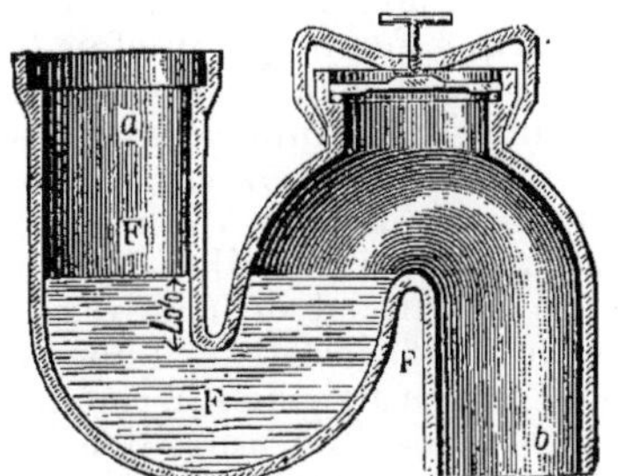

Fig. 104. — *Siphon obturateur normal en S couchée.*

La valeur d'un siphon dépend tout d'abord essentiellement de sa *plongée*, c'est-à-dire de la hauteur à laquelle le niveau du liquide retenu dans le siphon s'élève au-dessus de l'extrémité de l'éperon qui sépare les deux branches de l'appareil en plongeant dans le liquide vers la courbe inférieure décrite par le tube. Hellyer a indiqué depuis longtemps et Unna a confirmé naguère que les siphons devaient avoir d'ordinaire une plongée d'au moins 5 centimètres afin que l'épaisseur de la colonne liquide offre une certaine résistance soit à l'évaporation, soit à un excès de pression de l'air en *b* tendant à produire un refoulement, à « forcer » la garde d'eau, soit au contraire à une diminution de pression déterminant une aspiration susceptible d'entraîner le « siphonnage » de l'appareil, c'est-à-dire à le vider de toute l'eau qu'il contient. Nous verrons d'ailleurs plus loin quelles circonstances sont capables d'amener ces changements de pression. Mais nous signalerons tout de suite pour son insuffisance de plongée l'appareil dit « bonde siphoïde » (ou siphon à cloche) malheureusement très employé encore aujourd'hui (fig. 105).

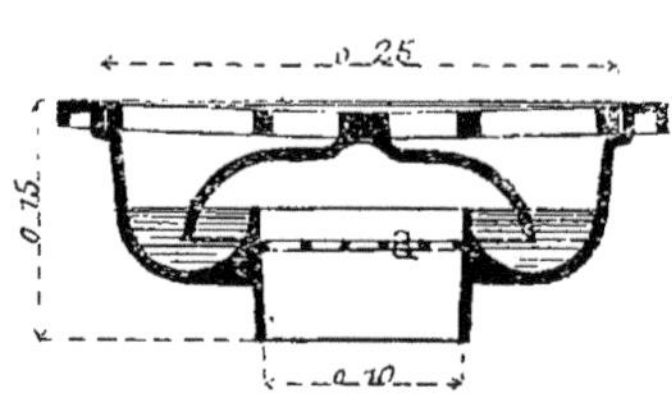


Fig. 105. — *Mauvais obturateur dit « bonde siphoïde ».*

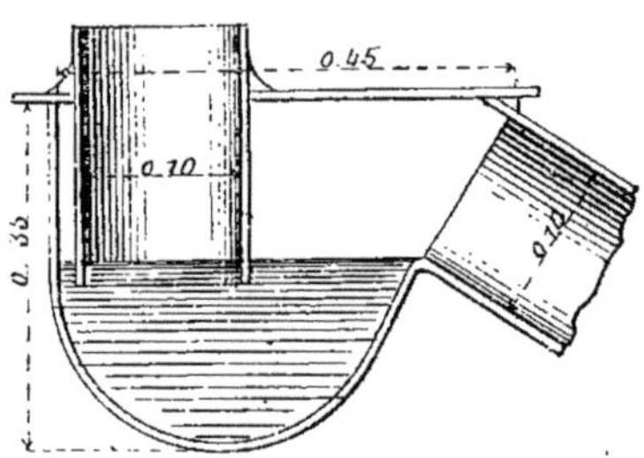


Fig. 106. — *Mauvais obturateur dit « siphon en D ».*

Il importe du reste de ne pas exagérer la plongée des siphons. Elle atteint 7 centimètres dans ceux qu'emploie régulièrement la ville de Paris, et d'après Unna elle pourrait à la rigueur aller jusqu'à 10 centimètres, ce qui donnerait les plus sérieuses garanties en ce qui concerne la permanence de l'occlusion hydraulique ; mais il faudrait alors augmenter en conséquence la puissance des chasses d'eau appelées à traverser les siphons et à assurer leur nettoyage automatique : c'est la difficulté croissante de réaliser cette dernière condition et d'empêcher le dépôt de trop de matières dans la courbure inférieure des siphons au fur et à mesure de l'augmentation de la plongée qui force à limiter celle-ci.

Quoi que l'on fasse toutefois les matières en supension dans les liquides évacués finissent encore assez souvent par encrasser les siphons ; les corps étrangers un peu volumineux qui s'engagent dans ces appareils tendent à s'y arrêter ; en fin de compte il est nécessaire de pouvoir opérer de temps à autre un nettoyage du siphon à la main, en passant soit par la voie ordinaire d'arrivée des liquides, si le calibre de l'appareil le permet, soit dans le cas contraire par un orifice spécial de nettoyage (tubulure de visite), placé à proximité de la courbure inférieure, sur l'une ou l'autre branche, ou sous cette courbure elle-même, et normalement fermé par un tampon bien ajusté.

Au surplus il n'y a pas lieu de s'inquiéter outre mesure des effets de l'évaporation sur la garde d'eau ; Unna a constaté qu'à la température de 20° un siphon non usagé de 4 à 5 centimètres de diamètre ne perdait pas plus de 2 centimètres d'eau par semaine. En versant le cas échéant un peu d'huile dans l'appareil on retarde beaucoup les progrès du phénomène.

Quant aux modifications de pression qui pourraient se produire comme il sera dit tout à l'heure en aval du siphon et causer le forcement ou le siphonnage de la garde d'eau, on les préviendra en établissant suivant le principe posé par Latham, Philbrick, Hellyer une ventilation suffisante de la « couronne » ou courbure supérieure du siphon : c'est-à-dire qu'à l'aide d'une tubulure spéciale on établira en ce point par l'intermédiaire d'un tuyautage une communication de l'appareil avec l'atmosphère extérieure. Nous reviendrons sur cette question à propos du dispositif général d'installation de la canalisation de maison.

Enfin les ingénieurs sanitaires ont montré la nécessité d'avoir des siphons de formes intérieures très régulières, sans aucun angle, diverticule ou sorte de poche où l'action des chasses d'eau ne se ferait pas bien sentir ; pour favoriser cette action autant que possible le calibre du tuyau formant le siphon doit être conservé identique dans toutes les parties de l'appareil et notamment ne comportera pas d'élargissement notable au niveau de sa courbure inférieure, on rejettera donc tout siphon dit en D (fig. 106) ou autre analogue.

L'industrie fournit d'ailleurs aujourd'hui des siphons en plomb (fig. 107), en fonte ou en grès qui remplissent toutes les conditions voulues pour un bon fonctionnement. Il suffira de choisir chacun d'eux en particulier de manière à ce que ses dimensions soient aussi faibles qu'il se pourra eu égard au diamètre du conduit et à la capacité du récepteur avec lesquels il se trouvera en rapport.

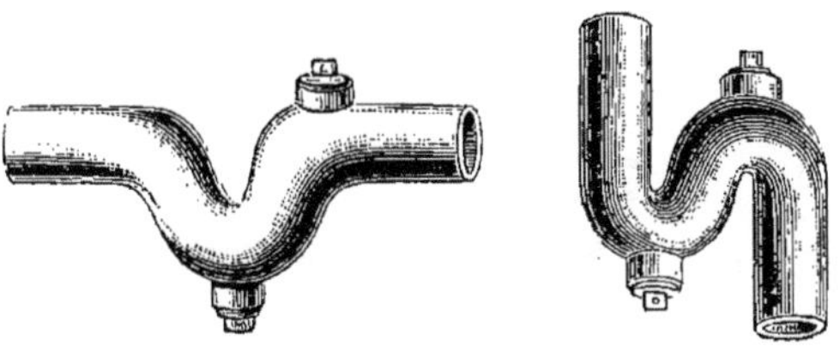

Fig. 107. — *Siphons obturateurs en plomb.*

**Récepteurs des matières excrémentitielles. Cabinet d'aisances.** — En France où l'on admet que dans certains cabinets d'aisances on use pour la défécation non pas de la position assise mais de la position accroupie, il est nécessaire de décrire deux catégories très différentes de récepteurs des fèces, d'une part les *cuvettes*, d'autre part les *coquilles* formant « siège à la turque » suivant une appellation où il est fait un singulier abus du mot *siège ;* on chercherait en vain dans les traités d'hygiène étrangers ces derniers appareils qui paraissent usités seulement chez nous et sur les rives du Bosphore : force nous est, malgré leurs graves défectuosités, de les tolérer en certains cas étant données des habitudes qui devront d'ailleurs être combattues chaque fois que l'on aura prise sur des individus capables d'apprendre à être propres.

**Cuvettes et petits réservoirs de chasse.** — Il existe pour la défécation s'opérant dans la position assise deux espèces principales de cuvettes à effet d'eau.

Un premier genre est représenté par la cuvette dont la forme générale est celle d'un tronc de cône irrégulier (fig. 108), la base formant orifice supérieur

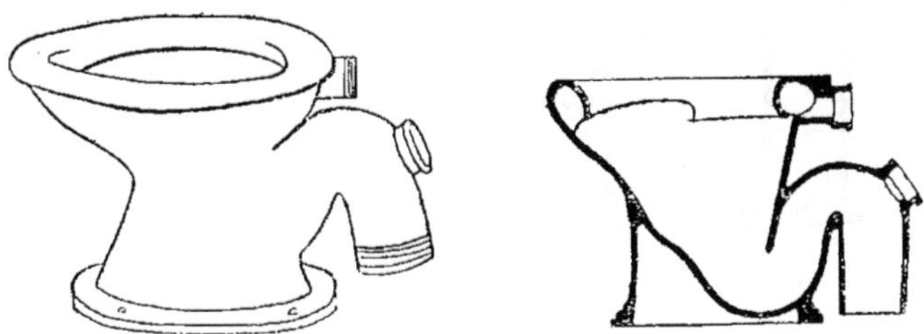

Fig. 108. — *Cuvette conique (« L'Universelle » de Pouilly-sur-Saône).*

de l'appareil étant ovalaire de manière à réduire les contacts pour le visiteur qui vient s'asseoir sur ce siège ; l'eau destinée à opérer les chasses nécessaires arrive par une tubulure spéciale dans la couronne de l'appareil et s'échappe sur tout son pourtour interne pour se précipiter directement vers le siphon terminal, muni d'ailleurs d'une tubulure d'aération au niveau de son coude supérieur ; une tubulure de nettoyage est superflue, le coude inférieur du siphon étant accessible par la cuvette.

L'industrie fournit aujourd'hui un grand nombre de modèles de cuvettes coniques. Nous signalerons spécialement : un type dans lequel la partie antérieure de la cuvette a été un peu prolongée de façon à former une sorte de bec, disposition qui préserve absolument les parties génitales des visiteurs de tout contact avec les parois de l'appareil (fig. 109) ; un autre type que sa forme extérieure très simple nous paraît rendre recommandable en particulier au point de vue de la solidité (fig. 110), mais qui ne pouvant avoir de tubulure

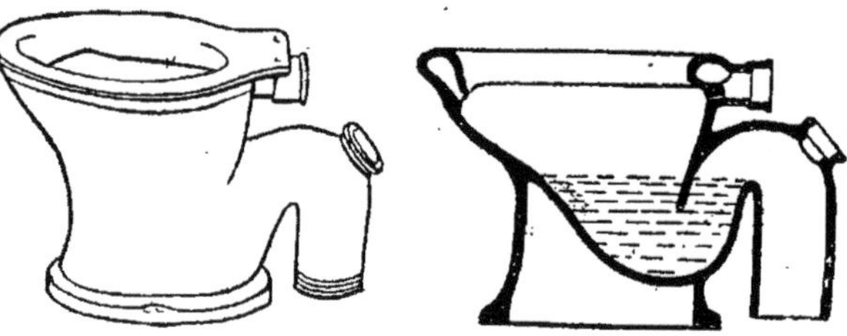

Fig. 109. — *Cuvette conique à bec (L' « Hospitalière » de Pouilly-sur-Saône).*

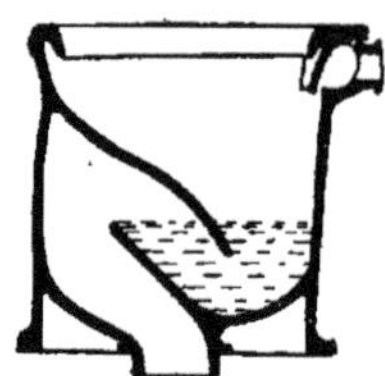

Fig. 110. — *Cuvette la « Phocéenne » de Pouilly-sur-Saône.*

d'aération sur son siphon placé en avant et au dessous de la cuvette doit être relié à une canalisation ventilée de manière à prévenir tout siphonnage, comme il sera expliqué plus loin. Du reste on obtient une cuvette encore plus simple et partant plus robuste en supprimant le siphon de la cuvette à bec précédemment décrite, que l'on monte alors sur collecteur commun siphonné, comme nous le montrerons tout à l'heure.

Le second genre de cuvette est la cuvette plate, dite aussi à retenue d'eau, dont la fig. 111 donne un exemple. Par suite de la forme intérieure de cette

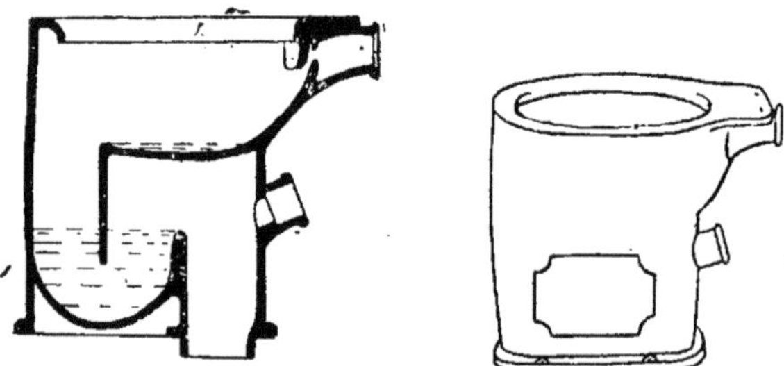

Fig. 111. — *Cuvette plate, à retenue d'eau (Le « Pouilly » de Pouilly-sur-Saône).*

cuvette, la totalité de l'eau s'écoulant du pourtour de la couronne ne tombe plus directement dans le siphon ; la chasse est en grande partie brisée, ce qui n'est pas fait pour la rendre plus efficace, surtout si l'on en réduit en même temps l'abondance en raison même de la disposition de la cuvette qui à vrai dire se prête peu à l'adhérence des matières fécales à quelque paroi : ces matières tombant toujours tout droit dans la retenue d'eau paraissent en effet devoir être complètement entraînées sans difficulté par la moindre chasse. Toutefois la retenue d'eau des cuvettes plates donne d'ailleurs assez souvent lieu à certains rejaillissements de liquides qui sont désagréables pour l'occupant du siège.

Toutes les cuvettes dont il vient d'être question se font tantôt en porcelaine, tantôt, si on les veut plus solides, en grès cérame émaillé, matières d'une haute imperméabilité et du reste très peu altérables. Pour les installations un peu luxueuses un décor extérieur en couleurs est préférable à une forme très ouvragée dont le nettoyage demanderait plus de soins. On se gardera de jamais enfermer ces cuvettes dans un coffrage en bois comme l'étaient jadis régulièrement les vieux appareils à clapet. Toutefois afin d'épargner au visiteur l'impression désagréable de froid qu'il pourrait éprouver en s'asseyant à même sur une cuvette moderne, il est généralement utile, au moins dans les habitations particulières, de surmonter celle-ci d'un *abattant* mobile (fig. 112), automatiquement ou non, plus ou moins large, pouvant se réduire à une simple couronne en bois verni ou en ébonite soit pour restreindre les contacts, soit pour empêcher qu'on ne s'installe les pieds sur ce siège.

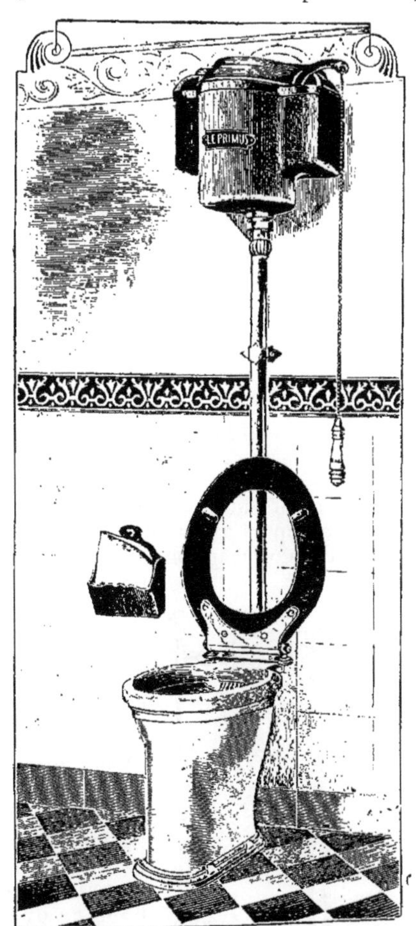

Fig. 112. — *Cuvette la « Phocéenne » avec son abattant en bois relevé, Jacob.*

Un *réservoir de chasse* sera placé à environ 2 m. au dessus de chaque cuvette ; les appareils employés sont en fonte et fournissent des chasses de 6 à 15 litres : 10 litres doivent suffire très largement à notre avis avec une cuvette bien conditionnée, pour produire un entraînement aussi complet que possible. Rappelons cependant que d'après des expériences anglaises rapportées par Rœchling il faudrait dépasser 11 litres pour qu'il reste moins de 2 0/0 des matières fécales dans un siphon de 5 centimètres de plongée faisant suite à la cuvette. Dans les cabinets d'aisances publics, ceux de certains établissements collectifs, il peut être indiqué d'installer des réservoirs à départ automatique analogues comme système à ceux précédemment décrits pour le lavage des égouts, et grâce auxquels les chasses s'opèrent à des intervalles dépendant de la rapidité de remplissage du réservoir par un robinet d'alimentation dont on règle le débit en conséquence. Mais dès que l'on n'a plus affaire à des cabinets très fréquentés, il vaut mieux, pour économiser de l'eau, avoir recours à des réservoirs de chasse dits à tirage, qui fonctionnent seulement grâce à l'intervention du visiteur.

Il existe un très grand nombre de ces derniers appareils ; les détails de leur construction ne sauraient nous arrêter. Nous nous bornerons à indiquer qu'ils sont tous alimentés par un robinet flotteur qui se ferme lorsque l'eau a atteint

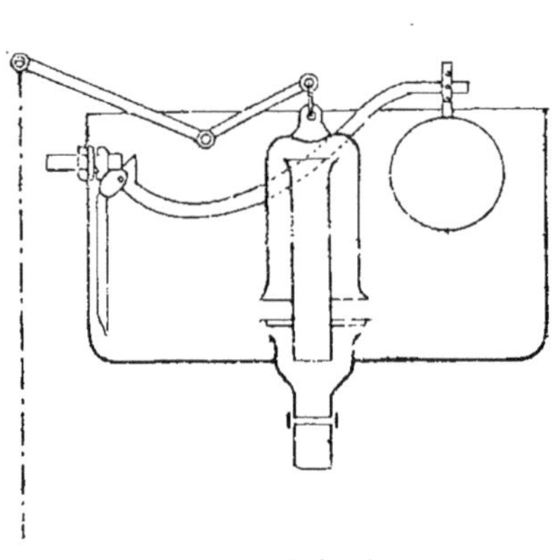

Fig. 113. — *Appareil de chasse a tirage (soulèvement de la cloche).*

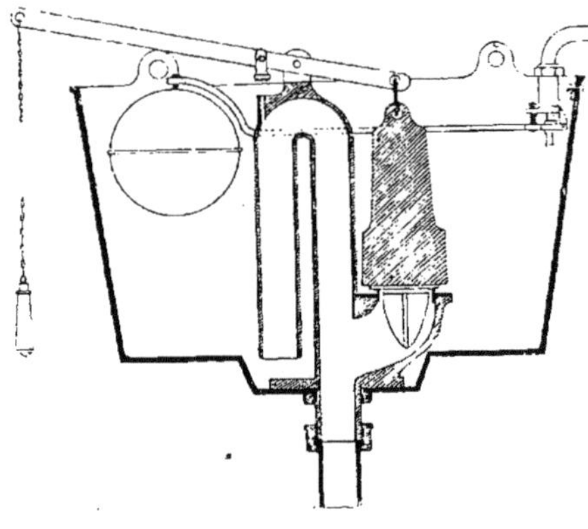

Fig. 114. — *Appareil de chasse à tirage (échappement de l'air de la longue branche du siphon).*

le niveau voulu ; la plupart se vident d'ailleurs par siphonnage ainsi que les réservoirs à départ automatique ; seulement dans le cas présent l'amorçage est obtenu par un mécanisme particulier, variable d'un modèle à l'autre, généralement commandé par un levier pourvu à son extrémité d'une chaîne de tirage qu'actionne à volonté le visiteur du cabinet, d'où soudaine projection d'eau du réservoir dans le siphon de déversement (d'habitude par soulèvement de la cloche du siphon, fig. 113), d'autres fois par échappement de l'air emprisonné dans sa longue branche (fig. 114), ce qui revient au même.

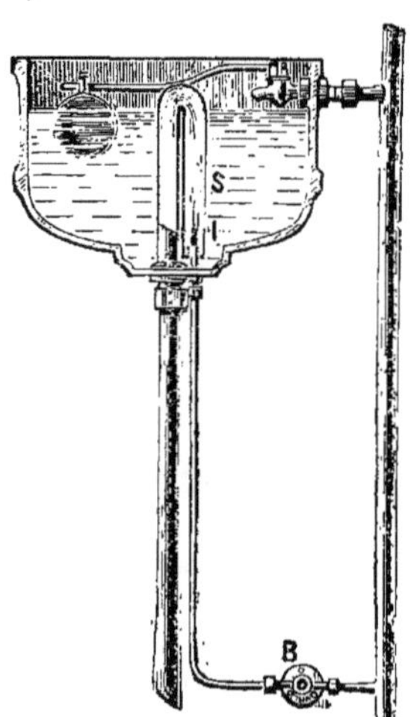


Fig. 115. — *Réservoir de chasses à bouton amorceur (Flicoteaux).*

On a imaginé d'actionner le déclanchement des réservoirs de chasses tantôt par le mouvement de fermeture de la porte du cabinet, tantôt par un déplacement du siège mobile au moment où le visiteur le quitte : ces dispositifs sont trop compliqués et n'ont eu que peu de succès.

Mentionnons l'appareil de chasse de Flicoteaux dit à bouton amorceur reproduit par la fig. 115 ; sous la courte branche du siphon se trouve un petit injecteur terminant une conduite d'eau de faible diamètre dont l'alimentation est commandée au moyen du bouton B ; en appuyant sur ce dernier on détermine dans le siphon une injection d'eau suffisante à l'amorcer et à déterminer la vidange du réservoir ; le fonctionnement de ce système nécessite de l'eau sous pression de $4^{m},50$ comptés au dessus du réservoir.

L'essentiel pour tous les appareils de chasses est de débiter le plus grand volume d'eau (et toujours le même) en un temps très court, par exemple 3 litres par seconde ; la colonne de chasses reliant le réservoir à la cuvette n'aura pas moins de 35 millimètres de diamètre intérieur et sera aussi verticale que possible, de manière à ne pas briser la force du courant d'eau par un brusque changement de direction ; son raccord à la cuvette se fera au moyen d'un coude assez ouvert, de calibre parfaitement régulier, ligaturé à la tubulure céramique au moyen de mastic maintenu par un bandage et recouvert d'un manchon de caoutchouc.

Lorsque l'on installe des cabinets collectifs, en série, il est possible de réduire sensiblement le nombre des appareils de chasses et de supprimer le siphon des cuvettes ; celles-ci sont directement placées sur un collecteur commun en grès (ou en fonte) dont une extrémité reçoit le tuyau de décharge d'un réservoir de chasses tandis que l'autre extrémité est siphonnée. Il n'y a plus qu'à avoir d'ailleurs des chasses très modérées juste suffisantes pour le lavage de chaque cuvette. La fig. 116 reproduit un agencement de latrine collective dite *latrine siphonique* créée par la Cie céramique de Pouilly-sur-Saône qu'il convient de signaler ; le système a surtout pour but de maintenir en permanence de l'eau non seulement plein le collecteur, mais même jusqu'à une certaine hauteur dans les cuvettes, comme si chacune d'elles était munie d'un siphon ; à cet effet le collecteur se termine par un siphon à double inflexion siphoïde qui à chaque chasse élevant d'abord le plan d'eau normal d'environ 15 centimètres s'amorce, et vide complètement le collecteur par une puissante aspiration ; la fin de la chasse, le siphon étant désamorcé, reconstitue la garde d'eau normale.

On peut aussi monter les cuvettes comme la fig. 118 montre que l'on installe

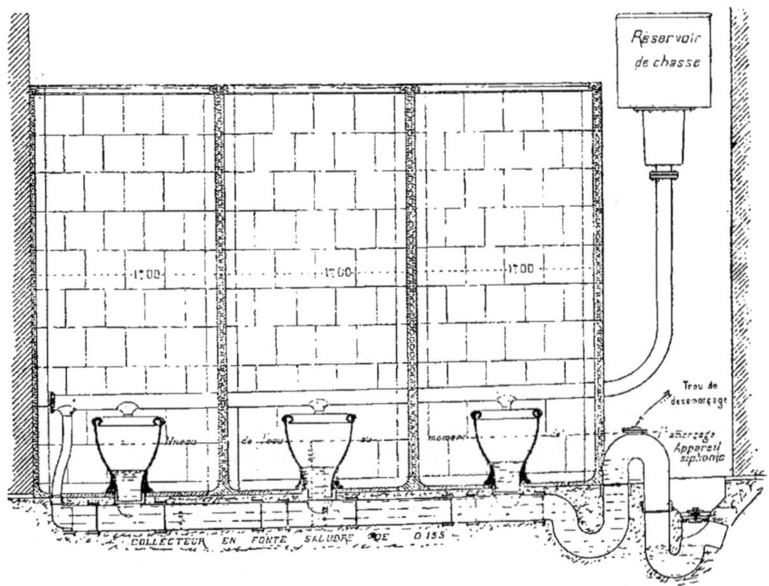


Fig. 116. — *Latrine siphonique avec cuvettes sur collecteur (Installation de Pouilly-sur-Saône).*

parfois les sièges à la turque, sur collecteur commun ordinaire ; il faut alors dans chaque cuvette une chasse plus sérieuse qu'avec la latrine siphonique,

**Coquilles formant « siège à la turque ».** — Nous avons dit plus haut que dans notre pays un grand nombre de personnes, dont quelques médecins, considèrent comme impossible d'apprendre à tout le monde à se servir proprement d'un siège de cabinet d'aisances tels que ceux qui viennent d'être décrits ; par suite on prétend que ces sièges exposent à de dangereuses contaminations par contact ; d'aucuns sont même disposés à soutenir que la position la meilleure au point de vue physiologique pour la défécation est la position accroupie. Ces différentes opinions ont été il est vrai maintes fois réfutées avec beaucoup de force par la majorité des hygiénistes français ; pour notre part nous sommes absolument convaincus que partout où l'on a la moindre action sur les visiteurs des cabinets d'aisances on arrivera quand on le voudra à les empêcher de souiller la couronne de bois verni ou d'ébonite qui surmonte une cuvette ovale ; au besoin on fera usage de cuvettes à bec munies d'une couronne mobile dont la partie antérieure sera supprimée ; dans ces conditions il faudrait nous semble-t-il une singulière adresse pour arriver à se contaminer d'une façon quelconque, à moins d'avoir été précédé sur le siège en question par un individu qui l'aurait souillé de propos bien délibéré ; mais ceci est précisément affaire de quelque surveillance et le cas échéant d'une juste répression vis-à-vis des gens mal intentionnés. Quant à la prétendue supériorité physiologique de la position accroupie sur la position assise elle n'a jamais été démontrée.

Cependant, jusqu'à ce que l'éducation voulue ait pénétré dans le public et que ses préjugés se soient affaiblis, il faut conserver ce que l'on appelle par un curieux abus de langage les « sièges » pour la position accroupie, au moins pour certains cabinets d'aisances publics, et peut-être dans ceux de quelques établissements collectifs si l'on ne veut pas faire un effort pour y combattre résolument des habitudes grossières et malpropres. Or nous allons voir combien les installations « à la turque » sont relativement compliquées pour être salubres et quelle dépense d'eau nécessite leur entretien dans un état de propreté d'ailleurs finalement inférieur à celui que l'obtiendrait avec des cuvettes destinées à la défécation dans la position assise. La cause première de tout ceci est qu'en s'accroupissant au-dessus d'un simple trou l'homme tend à souiller de ses excrétions et surtout de son urine une zone comparativement très étendue des surfaces environnantes, d'où un nettoyage bien plus difficile que dans le cas où matières fécales et urines sont d'emblée concentrées à l'intérieur d'une cuvette de dimensions en somme restreintes.

Aussi s'est-on ingénié avec le système à la turque à limiter la dispersion des matières fécales et des urines autour du trou (ou lunette) par où elles doivent être évacuées. A cet effet on a d'abord disposé à droite et à gauche de ce trou en saillie au-dessus du niveau de son orifice deux *semelles* ou *pédales* marquant exactement le point où le visiteur devait toujours s'accroupir et lui permettant aussi de ne pas trop souiller ses chaussures. Comme malgré cela il arrivait encore que les abords immédiats de la lunette fussent suffisamment sales pour qu'à un moment donné les nouveaux survenants cherchassent à s'en écarter, on encadra assez étroitement ce trou par des cloisons en arrière ainsi que sur les côtés, et on le fit s'ouvrir à la surface d'une sorte d'étroite banquette surélevée d'une dizaine de centimètres au dessus de l'aire du cabinet s'étendant devant elle ; cette aire était creusée au pied même de la banquette d'une rigole (ou terrasson) destinée à recueillir les urines projetées en avant du « siège » pour leur faire rejoindre par un canal spécial le conduit général d'évacuation des matières — ou plutôt la fosse, fixe ou mobile, sous-jacente : car la description que nous venons de donner est celle d'un « siège » à la turque sans effet d'eau, dont le nettoyage ne peut avoir lieu que de temps en temps, à l'aide d'un balai et de quelques seaux d'eau, dans l'espèce procédé primitif s'il en fut. Cet ensemble de conditions donne des résultats absolument déplorables qui obligent à éloigner des habitations les cabinets d'aisances ainsi organisés.

Avec l'adoption d'un effet d'eau dans les récepteurs à la turque on les améliora légèrement ; ils furent alors composés d'une cuvette ronde ordinaire, munie d'une arrivée d'eau, d'un siphon, et placée de manière à ce que son orifice supérieur ne s'élevât que d'une dizaine de centimètres au-dessus du sol du cabinet, c'est-à-dire précisément au niveau de l'espèce d'étroite banquette dont nous avons parlé tout à l'heure ; la surface de cette banquette autour de la lunette ne fut même plus représentée que par une coquille demi-circulaire, en grès émaillé, d'une seule pièce, percée d'un trou correspondant à celui de la cuvette sur laquelle reposait la dite coquille ; le visiteur s'accroupissait dans cette coquille surélevée ; devant elle, en contre-bas, se trouvait toujours pour recueillir les urines la rigole ou terrasson couverte d'une grille : on faisait passer là un courant d'eau, précaution d'ailleurs encore insuffisante contre le développement d'odeurs ammoniacales, la grille n'étant jamais assez lavée ; d'autre part si la cuvette recevait d'un réservoir automatique ou à tirage des chasses très efficaces, il n'en était pas de même de la coquille de grès sus-jacente dont le nettoyage devait toujours être fait à la main et à la surface de laquelle des matières excrémentitielles s'étalaient par suite la plupart du temps en toute tranquillité.

De nouveaux progrès ont été réalisés assez récemment qui rendent plus tolérable le « siège à la turque ». La coquille en grès, à pédales (les grilles devant être écartées à cause de leur entretien difficile), a été enfoncée au-dessous du niveau du sol du cabinet et munie d'un bord antérieur haut d'une douzaine de centimètres (fig. 117) ; ainsi les urines ne sortent plus guère de cette coquille (d'où suppression du terrasson) dans laquelle on a pu enfin faire arriver l'eau d'un réservoir de chasses (de 10 à 15 litres) par l'intermédiaire d'une pièce métallique spéciale qui l'étale sur toute la surface de la coquille. A vrai dire la forme, les dimensions de celle-ci rendent toujours l'effet des chasses incomplet. C'est encore bien pis dans le siphon obturateur qui dans certaines installations est placé au-dessous de chaque coquille : l'eau y arrive dépourvue de toute force. A notre avis les coquilles formant « siège à la turque » à effet d'eau doivent toujours être posées aussi directement que possible sur collecteur horizontal en grès vernissé recevant en outre lui-même à son origine des chasses d'eau d'un réservoir particulier ; à son autre extrémité le collecteur est siphonné comme le montre la fig. 118 ; évidemment cela complique les installations et augmente la dépense d'eau, mais c'est à ce prix seulement que l'on pourra espérer assurer d'une façon à peu près convenable l'évacuation des matières excrémentitielles en employant des récepteurs à la turque. Comme d'habitude on groupe ceux-ci, on réalisera quelquefois par ce fait une économie sur le nombre des réservoirs de chasse. On peut du reste installer avec des sièges à la turque des *latrines siphoniques* telles que celles décrites page 393 ; au moment de l'amorçage l'eau commence à baigner la partie la plus déprimée des coquilles.

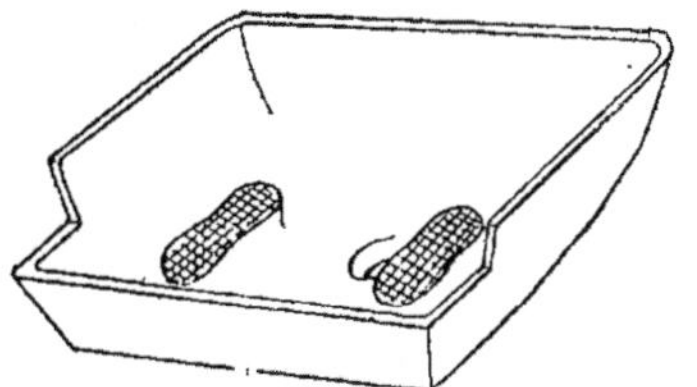

Fig. 117. — *Coquille en grès cérame formant siège à la turque (« Le Français » de Pouilly-s.-Saône).*

**Installation générale des cabinets d'aisances.** — La manière dont sont organisées la réception et l'évacuation des matières excrémentitielles là où leur éloignement immédiat s'effectue à l'aide de l'eau, par canalisation, permet d'établir dans les habitations mêmes le local qui renferme les appareils récepteurs. En effet, ceux-ci ne sauraient laisser échapper des émanations malodorantes tant soit peu persistantes s'ils ont été installés d'après les indications formulées tout à l'heure, et surtout si l'on a adopté le système des cuvettes. Dans ces conditions

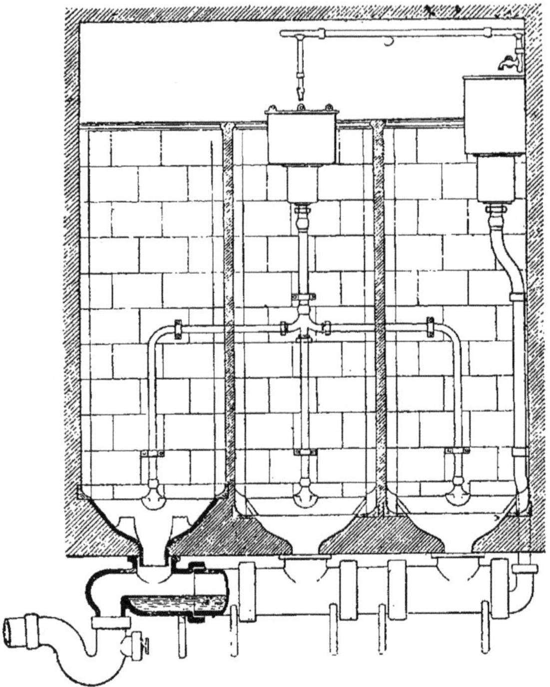

Fig. 118. — *Latrines avec sièges à la turque à effet d'eau sur collecteur commun.* (*Installation de Pouilly-sur-Saône*).

rien se s'oppose à ce que les cabinets d'aisance soient contigus aux locaux d'habitation proprement dits, d'où une grande commodité pour les personnes, et aussi des facilités précieuses au point de vue de la protection indispensable des appareils hydrauliques contre les grands froids.

Comme des gaz malodorants se produisent cependant malgré tout dans le cabinet d'aisances, ne serait-ce qu'au moment même où l'on en use, on aura soin de le faire ouvrir toujours sur un vestibule, un corridor, un palier, qui le séparera des autres locaux. Pour la même raison le cabinet sera doté d'une ventilation convenable, mais non point exagérée, car il ne faut pas qu'il communique trop librement avec le dehors, ayant besoin d'être bien abrité du froid pour que le fonctionnement des appareils hydrauliques ne soit pas troublé. On devra même être en mesure de chauffer modérément ce local durant l'hiver soit afin d'éviter la congélation de l'eau dans les réservoirs de chasses et les siphons, soit pour assurer un certain confort aux visiteurs : en même temps on s'opposera ainsi à ce que les pièces habitées et chauffées ne fassent appel sur l'air du cabinet.

D'ailleurs nous n'hésitons pas à recommander un peu de luxe dans l'aménagement du cabinet d'aisances : ce sera faire beaucoup pour l'éducation hygiénique des individus au point de vue qui nous occupe, et la propreté du local, partant la salubrité de l'habitation tout entière, en bénéficieront tout d'abord.

Un éclairage généreux n'est pas moins nécessaire qu'une bonne aération ;

c'est une condition capitale de l'entretien d'une irréprochable propreté. Celui-ci sera du reste favorisé par l'emploi de revêtements imperméables soit pour le sol (grès cérame), soit pour la base des murs jusqu'à une hauteur de 1 m. 50 (carreaux de grès cérame ou de faïence sans aucune moulure); ces parois se raccorderont entre elles par des gorges d'environ 10 centimètres de rayon.

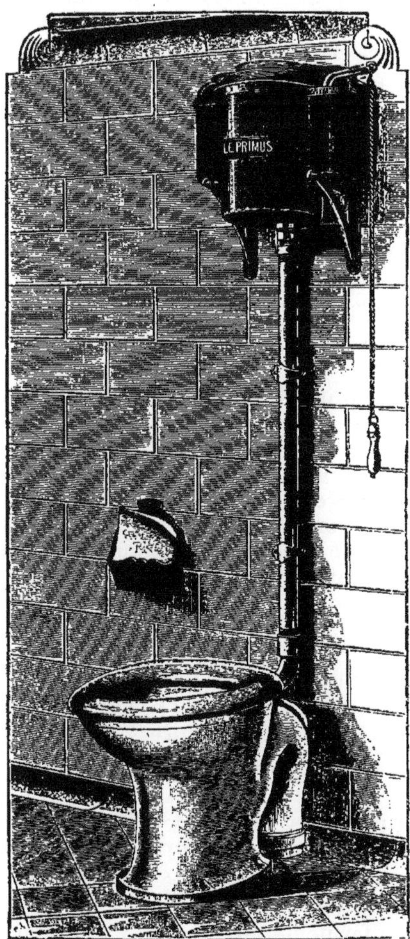


Fig. 119. — *Cabinet avec cuvette l'« Hospitalière. »* (*Installation de Pouilly-sur-Saône*).

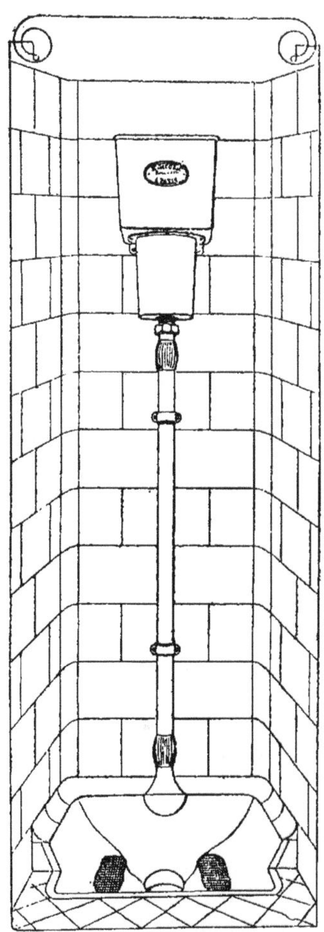

Fig. 120. — *Cabinet avec « siège à la turque »* (*Installation de Pouilly-sur-Saône*).

Lorsque le cabinet sera doté d'une cuvette, il pourra être assez spacieux. La cuvette exactement raccordée à la canalisation, avec son siphon dûment ventilé s'il y a lieu, sera installée près et au milieu d'une des murailles à laquelle sera fixé le cas échéant le dormant de l'abattant en bois (à moins qu'il n'y en ait pas ou que l'abattant soit monté sur la cuvette même; et plus haut se trouvera le réservoir de chasse à tirage.

Quand on aura au contraire adopté le « siège à la turque » les côtés de la coquille de grès seront raccordés le plus directement possible aux parois voisines; le mieux serait à cet égard que ces parois ne fussent que le prolongement vertical des bords postérieur et latéraux de la coquille; mais dans la pratique on n'arrive pas, paraît-il, avec ce dispositif, à exécuter d'une façon convenable le rejointoiement exact de la coquille avec les cloisons élevées sur ces bords, même avec la coquille de forme générale carrée, dont les angles seuls sont arrondis; il faut tolérer une gorge en grès intermédiaire entre les bords de la coquille et les parois de la stalle, comme le représente la fig. 120. Cette stalle, garnie de carreaux de faïence, aura par suite des dimensions supérieures de 12 centimètres en largeur et de 6 centimètres en profondeur à celles de la coquille formant sa base (70 à 80 centimètres dans chaque sens). En avant de la coquille existera du reste un espace libre plus ou moins vaste complétant le cabinet et dont le sol carrelé viendra en pente descendante douce affleurer le bord antérieur de la coquille placée en contre-bas. Dans des cabinets publics ou destinés à des collectivités importantes, les cabines en série, séparées seulement par des demi-cloisons s'ouvriront directement sur une sorte de vestibule commun par lequel elles seront aérées et éclairées.

Notons que l'installation de cabinet à la turque que nous venons de décrire est plus coûteuse que celle de cabinets à cuvettes.

Dans les cas où l'on est malheureusement réduit à des cabinets sans eau (sur fosses fixes ou avec tinettes), dont la propreté est irréalisable, on ne peut songer à les installer dans les bâtiments d'habitation sous peine de vouer ceux-ci, quoi que l'on fasse d'ailleurs, à une infection fatale : on arrive à avoir des tinettes très bien désodorisées, mais les soi-disant sièges qui les surmontent sont toujours sales et répandent une odeur horrible. Force est de placer les cabinets à quelque distance, sous un édicule spécial, simple abri aussi largement ouvert que possible; tout au moins dans les maisons particulières le cabinet sans eau devra-t-il être relégué au rez-de-chaussée et ne s'ouvrir que sur le dehors, dans une cour par exemple.

**Les urinoirs.** — D'après un principe précédemment posé, pour ne pas multiplier inutilement les appareils récepteurs, il doit d'abord être bien entendu que dans les habitations particulières où chaque cabinet d'aisances ne sert qu'à une famille on n'installera pas d'urinoir : les cuvettes à abattant, notamment, peuvent sans aucun doute en tenir lieu.

On ne comprend donc guère que l'urinoir public et celui des établissements collectifs. C'est pourquoi sa disposition nous paraît devoir être toujours très simple. D'ailleurs il importe de réduire au strict nécessaire les surfaces susceptibles d'être souillées par l'urine et d'assurer dans toute leur étendue l'exact entraînement de cette urine qui sans cela fermenterait bientôt au contact de l'air et donnerait lieu à la formation de dépôts ammoniacaux exhalant une odeur des plus pénétrantes. Il est possible de se débarrasser de ces dépôts en les traitant par l'acide chlorhydrique à 25 0/0, puis en les brassant vigoureusement. On en préviendra l'apparition grâce à l'emploi de surfaces parfaitement unies, en matériaux imperméables irrigués par l'eau d'une façon aussi complète que possible, ou mieux — car le désidératum que nous venons de rappeler est bien difficile à réaliser convenablement — en matériaux assez poreux mais imprégnés d'un corps gras qui empêche l'urine de pénétrer et même d'adhérer le moins du monde à la surface de l'urinoir.

Dans le premier cas on fait usage du grès émaillé, de la faïence ou de l'ardoise. Nous sommes peu partisan de l'urinoir applique, ou à bassin, constitué par une sorte de cuvette en porcelaine placée contre un mur, à hauteur voulue, recevant par sa partie supérieure un conduit de chasse d'eau et dont le fond est raccordé à un conduit d'évacuation en plomb, siphonné ; la cuvette est fort bien lavée, mais non pas le mur autour d'elle ni le sol au-dessous : et il est rare que ce sol et ce mur ne soient souillés d'urine. Aussi un large caniveau parcouru par un courant d'eau est-il indispensable au pied du mur portant les cuvettes-appliques. Les urinoirs dits à auge ne sont guère usités et nous croyons qu'il faut s'en féliciter parce que de l'urine tombe toujours sur la paroi antérieure non lavée du bâti qui supporte l'auge horizontale où tout est censé arriver. Il est bien préférable d'adopter d'une façon générale le simple urinoir à plaque, composé d'une plaque verticale, haute de 1,20 environ, appliquée contre un mur et descendant jusqu'au sol ; cette plaque plus ou moins large sera en grès émaillé ou en ardoise ; à son pied règnera un caniveau en grès émaillé assez large vers lequel s'inclinera le revêtement imperméable du sol avoisinant ; ce caniveau aboutira à une conduite d'évacuation siphonnée ; le bord supérieur de l'urinoir supportera une rigole ou chéneau de déversement horizontal dont l'eau débordera en nappe sur toute la surface de la plaque. L'écoulement d'eau n'a pas besoin d'être continu : un afflux intermittent suffit. Au reste un nettoyage à la brosse, avec une solution acide, est indispensable par exemple tous les 8 jours.

Avec E. Richard nous ne voyons pas bien la nécessité de toujours compartimenter l'urinoir à plaque en stalles au moyen de cloisons séparatrices, perpendiculaires à sa surface ; ces cloisons sont difficiles à irriguer et en se raccordant soit au sol, soit à la plaque de fond elles déterminent des angles fâcheux au point de vue du nettoyage ; pour pallier ce défaut on mettra des gorges dans ces angles, et on en supprimera quelques-uns en ne faisant pas descendre jusqu'au sol les cloisons séparatrices.

Mentionnons en passant les urinoirs à stalles demi-cylindriques concaves d'un seul morceau en grès émaillé : on en fabrique aujourd'hui de ce genre qui sont fort beaux, mais d'un prix très élevé.

Quelque soin que l'on ait apporté à leur construction, les urinoirs ont rarement la totalité de leur surface lavée par l'eau ; d'autre part cette irrigation bien qu'insuffisante finit par être néanmoins coûteuse ; ou encore la quantité d'eau dont on dispose permet malaisément d'y faire face. Pour ces divers motifs on pourra adopter la méthode de graissage des parois des urinoirs, imaginée à ce qu'il semble par Beetz, et que Vallin a recommandée vivement avec beaucoup de raison.

La dite méthode consiste à badigeonner au moyen d'une huile les matériaux dont sont constitués les urinoirs : l'ardoise, légèrement poreuse, se prête particulièrement bien à l'application de ce procédé. Si l'on a affaire à un urinoir irrigué par l'eau que l'on veuille transformer, on commencera par le nettoyer à fond au moyen de l'acide chlorhydrique, puis après avoir bien laissé sécher ses parois, on les enduira d'huile lourde de houille, ou de préférence d'une huile minérale sans odeur notable telle que celle employée par Beetz. Cette couche grasse doit pénétrer dans les parois dont les surfaces seront enfin essuyées de manière à ne pas tacher les vêtements qui viendraient à les toucher. Dès lors l'urine glisse sur les surfaces ainsi graissées sans jamais pouvoir y adhérer et tout lavage devient à peu près superflu. On traitera de même le caniveau où passe l'urine au pied de la plaque verticale ; par suite il sera bon d'établir également ce caniveau en ardoise ; mais il peut être plus simplement en ciment lissé. Selon la fréquentation de l'urinoir le graissage, au besoin avec nettoyage à l'eau acidulée et à la brosse, sera renouvelé dans les deux jours ou tous les 8 jours.

Il est utile d'ailleurs de pourvoir l'orifice de la canalisation vers lequel l'urine est dirigée, par le caniveau de l'urinoir, d'un siphon démontable spécial, en cuivre, proposé par Beetz (fig. 121), où la couche supérieure du liquide retenu est de l'huile qui lubréfie constamment le métal et, surnageant toujours au-dessus de l'urine, isole celle-ci de l'air extérieur.

Des expériences poursuivies depuis plusieurs années dans les urinoirs publics de plusieurs villes et dans ceux de divers établissements collectifs permettent d'affirmer que le graissage est infiniment supérieur au point de vue hygiénique comme au point de vue économique à l'irrigation par l'eau. Le premier sys-

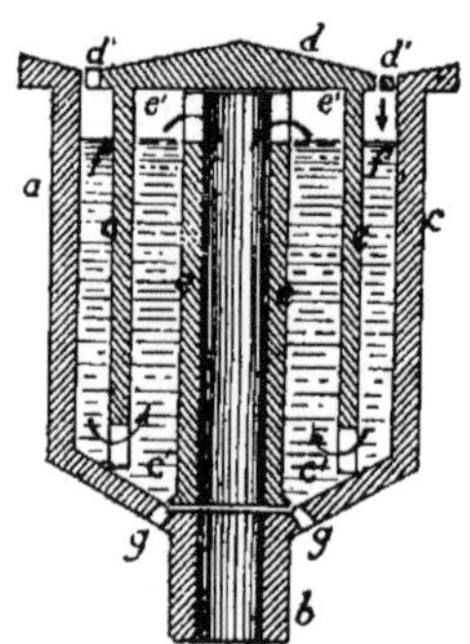


Fig. 121.— *Siphon de Beetz pour urinoir à huile.*

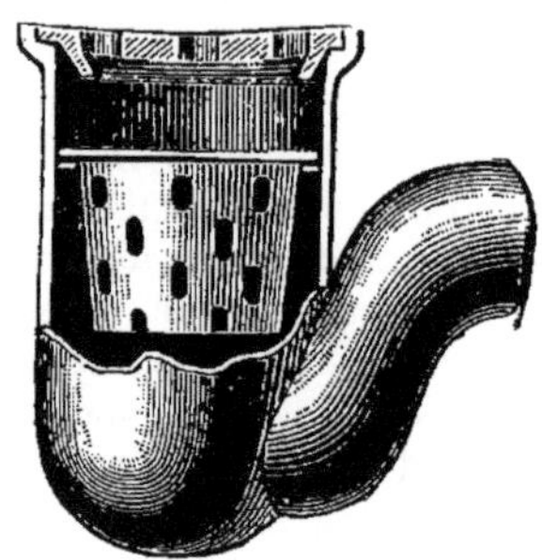

Fig. 122. — *Siphon de cour à panier.*

tème a été récemment adopté pour celles de nos casernes qui ne disposent pas de beaucoup d'eau ; peut être ferait-on bien de l'étendre à toutes.

**Récepteurs des eaux ménagères.** — Les récepteurs des eaux de lavages de toute espèce dont l'habitation doit être débarrassée sont : les *siphons de cours* (ou siphons récepteurs), les *vidoirs*, les *éviers* d'une part, et peut-être aussi les *lavabos* et les *baignoires* d'autre part. Il est à remarquer toutefois que les premiers de ces appareils servent uniquement à rassembler les eaux ménagères de n'importe quelle origine pour les introduire aussitôt dans la canalisation d'évacuation ; ce sont des récepteurs proprement dits et rien autre chose, tandis que les lavabos et les baignoires sont d'abord les récipients mêmes dans lesquels l'eau est employée à des lavages spéciaux (soins corporels) avant d'être évacuée ; c'est pourquoi nous ne ferons que mentionner ici ces appareils, qui doivent être raccordés à la canalisation de maison par des tuyaux dûment siphonnés, mais dont la description aussi bien que celle de l'aménagement des locaux où ils devront être installés sera mieux placée au Chap. des SOINS CORPORELS.

SIPHONS DE COURS. — Les siphons de cours sont des appareils récepteurs qui s'installent dans le sol des cours de l'habitation où ils représentent les orifices d'entrée dans la canalisation d'abord d'une certaine quantité d'eaux de pluie, puis aussi de toutes sortes d'eaux de lavages que l'on peut apporter jusque là. Le siphon de cour, en grès ou en fonte, est toujours plus ou moins analogue au modèle ci-contre (fig. 122). Il est recouvert d'une grille en fonte et contient en outre un panier ramasse-boue mobile qu'il suffit d'enlever de temps à autre pour nettoyer d'un seul coup l'appareil ; ce panier qui collecte les boues entraînées par l'eau qui a ruisselé sur les toitures ou le sol des cours est généralement en tôle galvanisée.

VIDOIRS. — Dans des habitations collectives où les eaux de nettoyages quelconques sont très abondantes, il est bon d'avoir des récepteurs spéciaux pour les déverser ; ce sont les vidoirs, sorte de cuvettes carrées ou ovales, en grès émaillé, qui remplissent ce rôle. Ces récipients se terminent par un siphon ; ils reçoivent d'autre part des chasses d'eau venant de réservoirs à tirage ; le mieux est que la chasse s'effectue par la couronne du vidoir. La place de ces appareils est très variable. On en installe aujourd'hui dans les cuisines importantes, et ils rendent service.

ÉVIERS. — Les eaux provenant du lavage de la vaisselle sont reçues dans les cuisines dans des bassins peu profonds, avec bonde de vidange munie d'une grille à laquelle fait suite une conduite siphonnée en plomb ou en grès. Le bassin ou évier est lui-même d'un seul morceau, en pierre ou en grès émaillé. On installe au-dessus un robinet d'eau. Il est à souhaiter que les éviers offrent dans les cuisines de restaurants ou d'établissements collectifs des dimensions en rapport avec l'importance des lavages qui s'y effectuent : c'est une condition assez rarement remplie.

Dans ces mêmes cuisines encore on se trouvera bien d'interposer entre l'évier et la canalisation une *boîte à graisse*, sorte de grand siphon où la graisse coagulée au contact de l'eau froide est retenue dans un panier métallique : on évite ainsi qu'elle aille se déposer plus loin sur les parois de la canalisation d'où il serait difficile de la détacher.

**Canalisation de maison.** — La canalisation de maison, ou drainage intérieur de l'habitation, comprend essentiellement l'ensemble des conduits destinés à l'évacuation des eaux résiduaires et des immondices qu'elles peuvent entraîner depuis les appareils récepteurs qui viennent d'être décrits jusqu'à l'égout public ; ce réseau est complété par un certain nombre de tuyaux servant à ventiler les diverses parties, et il faut y joindre en outre les tuyaux de descente des eaux pluviales qui ont ruisselé sur les toitures.

Les conduits d'évacuation proprement dits seront de petit calibre, 6 à 15 centimètres au plus, afin d'être bien lavés par une faible quantité d'eau ; on adopte tantôt les tuyaux de grès vernissé dont il a déjà été parlé (tuyaux à collet), tantôt les tuyaux de fonte émaillée ou goudronnée (tuyaux à emboîtement et cordon, fig. 123) plus aptes à résister aux pressions et aux chocs ; on a conseillé aussi les tuyaux de plomb étiré, mais leur prix est trop élevé et leur solidité médiocre du moment où l'on dépasse les plus petites dimensions. Comme l'imperméabilité de cette canalisation est de la plus haute importance, l'exécution des joints des tuyaux devra être particulièrement soignée ; on fera usage avec les tuyaux de grès du joint à la corde goudronnée et au ciment à prise lente additionné de 40 0/0 de sable, ou mieux du joint à la corde et à l'asphalte ; avec les tuyaux de fonte du joint à la corde et au plomb maté. Il ne doit jamais être employé de tuyaux dont les bouts mâles offrent un cordon de recouvrement du joint, dispositif qui rend impossible une bonne confection du dit joint. Chaque tuyau sera maintenu par un collier métallique. Le raccordement d'une conduite secondaire avec une autre de calibre supérieur doit toujours être fait à l'aide d'une

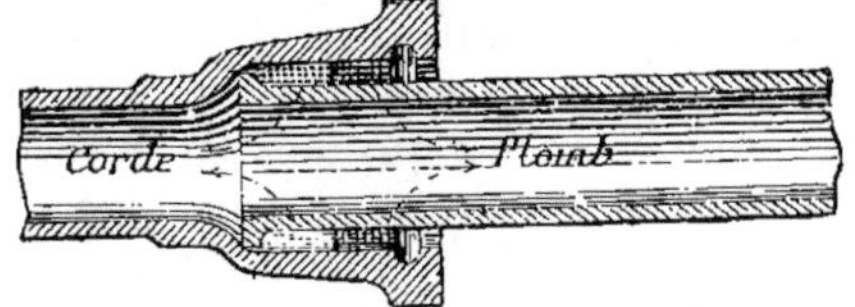

Fig. 123. — *Tuyau de fonte à emboîtement et cordon.*

jonction de diamètre égal à celui de la plus petite conduite, comme le montre la figure ci-dessous.

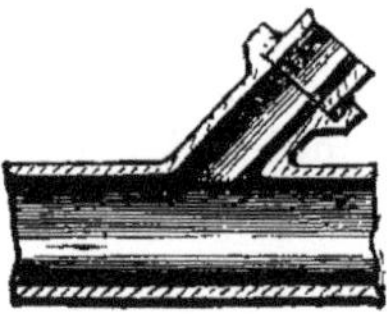
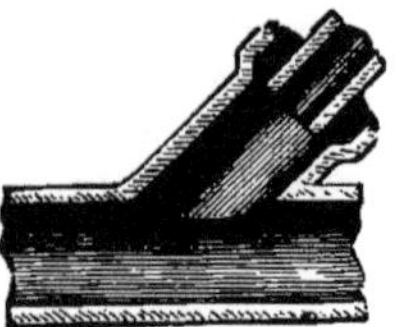

Fig 124. — *Raccordement des conduites.*
*Bonne disposition.* *Mauvaise disposition.*

Avant de mettre la canalisation de maison en service, et ultérieurement de temps à autre, il faut s'assurer de son étanchéité. A cet effet on obture son débouché dans l'égout public ainsi que les orifices des tuyaux de chute au-dessus des toits, puis par un regard de visite on refoule dans les conduites au moyen d'un ventilateur la fumée que l'on produit en brûlant du papier et des chiffons à l'intérieur d'une boîte métallique placée sous ce ventilateur. L'odeur de la fumée révèle alors le moindre défaut dans les joints. En Angleterre où il existe des associations qui se chargent de faire ce contrôle du bon établissement des canalisations de maison, on emploie volontiers des essences très odorantes dont on verse quelques gouttes dans les conduits.

D'après L. Masson, il est bon d'éprouver par l'eau l'étanchéité de la conduite principale de chaque maison.

D'une manière générale la canalisation de maison se compose de un ou plusieurs conduits verticaux dits *tuyaux de chute*, qui descendent depuis la toiture, au-dessus de laquelle ils s'ouvrent à l'air libre, jusqu'à une *conduite principale* placée à un niveau inférieur au rez-de-chaussée et qui se porte directement, avec une pente de 3 à 5 centimetres par mètre, depuis le pied du tuyau de chute le plus éloigné de l'égout public jusqu'à cet égout lui-même (voir fig. 127).

Les tuyaux de chute, dont le calibre sera maintenu entre 8 et 12 centimètres, reçoivent sur leur parcours les branchements provenant des récepteurs de chaque étage, branchements qui doivent se raccorder sous un angle maximum de 45° avec le tuyau de chute. Quand il y a dans un même étage une série de récepteurs, le mieux est de les greffer tous sur une *conduite secondaire* inclinée de 3 centimètres au moins par mètre qui reçoit successivement les divers branchements de l'étage et aboutit seule au tuyau de chute. On évite ainsi de multiplier les tuyaux de chute et on obéit au principe qui veut que l'on fasse converger dans la maison les eaux à évacuer vers le plus petit nombre possible de conduits, de manière à mieux assurer le lavage de ces conduits par les chasses nombreuses qui les traverseront.

La conduite principale sera installée dans les sous-sols, les caves, ou à leur défaut souterrainement à un niveau forcément commandé par celui de l'égout public qu'elle abordera d'ailleurs suivant un angle de 45° au plus, et assez haut au-dessus du radier pour qu'on ne soit pas trop exposé à des reflux de l'égout dans la conduite principale. Celle-ci offrira en général un diamètre de 15 centimètres. Dans des cas particuliers, entre autres quand on n'a pu lui donner une pente favorable, il faudra disposer à son origine un réservoir de chasses assez considérables. Le tracé de cette conduite devra être à peu près rectiligne, ou du moins se composer de parties droites reliées par des courbes très limitées là où l'on n'aura pu éviter les changements de direction. En ces points, ainsi qu'aux changements de pente qui pourraient exister, de même encore qu'aux jonctions un peu importantes, des regards de visite facilement accessibles, à fermeture étanche, seront placés (fig. 125, 126 et 127).

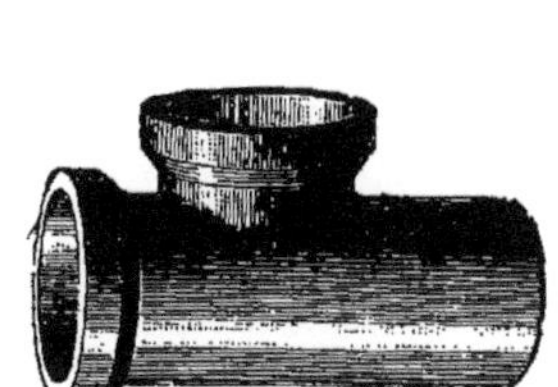
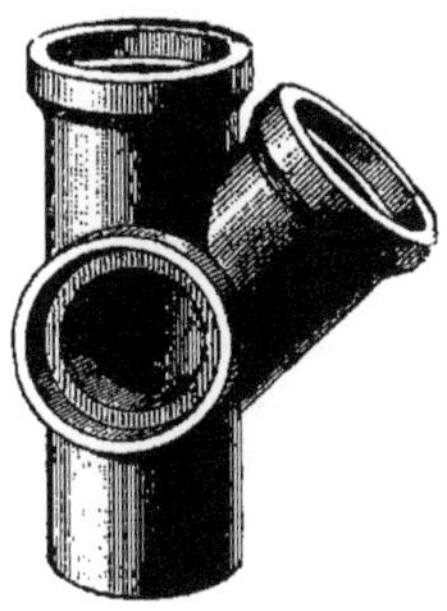

Fig. 125. — *Regards sur tuyau simple et sur jonction en grès.*

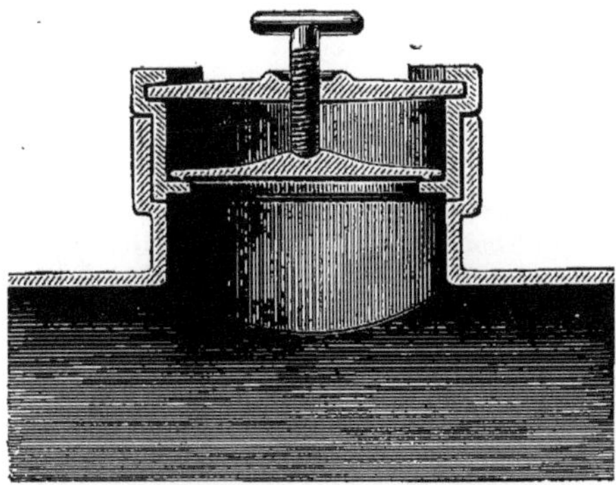

Fig. 126. — *Tampon en fonte à fermeture autoclave pour regards de canalisation (Pouilly-sur-Saône).*

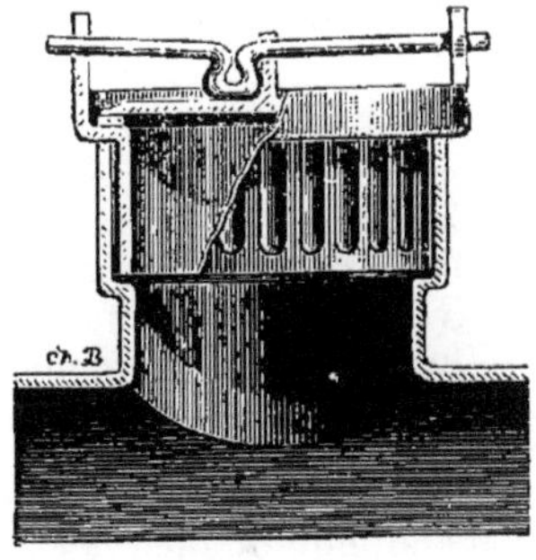

Fig. 127. — *Tampon hermétique en fonte pour regards de canalisation (Jacquemin).*

Au reste, toute la canalisation sera située de manière à être très aisément surveillée, ce qui d'ailleurs ne se fait pas assez. Comme cependant cette canalisation a besoin d'être défendue contre la gelée on ne la mettra pas d'habitude à l'extérieur de la maison — exception faite pour les tuyaux de descente des eaux de pluies.

**Ventilation de la canalisation de maison.** — En dehors de ce qui a trait d'une part à l'étanchéité, d'autre part à la propreté des conduites de maison, propreté que doivent entretenir des chasses proportionnées au calibre, à la pente, à la longueur des tuyautages, la question importante à considérer dans l'installation d'une canalisation domestique est celle de sa ventilation.

Même avec des chasses d'eau relativement abondantes on ne parvient pas toujours à empêcher le dépôt d'une certaine quantité d'impuretés le long des parois d'une canalisation de maison de développement restreint ; ainsi d'après des expériences anglaises rapportées par A. Rœchling, dans une canalisation de 15 m. 25 de long et de 10 à 15 centimètres de diamètre, ayant une pente de 3 centimètres par mètre, des chasses de 9 litres laissaient dans les conduits de 9 à 11 0/0 des matières à évacuer, et des chasses de plus de 11 litres abandonnaient encore de 1 à 2 0/0 de ces matières. Il est évident que dans des conditions moins favorables, lesquelles sont bien loin d'être rares, une canalisation devenue peu à peu complexe à travers les diverses parties d'un immeuble important renfermera la plupart du temps assez de matières putrescibles pour donner lieu à une formation abondante de gaz malodorants et suspects au point de vue sanitaire. Dès lors il faut se préoccuper de faire passer en permanence à travers la canalisation de maison la plus grande quantité d'air possible.

Dans ce but le mieux est de donner accès à l'air au point le plus bas de la canalisation et de lui ouvrir un orifice de dégagement dans l'atmosphère extérieure au-dessus des bâtiments. C'est le moyen le plus simple de réussir à établir un courant parcourant l'ensemble des conduites, en général de bas en haut. Pour ce faire il suffit de laisser la conduite principale de chaque maison s'ouvrir librement dans l'égout de rue, sans interposition de siphon ou de clapet, tandis que les tuyaux de chute, sur le parcours desquels ne se trouvera non plus aucun appareil intercepteur, seront prolongés directement jusqu'au-dessus des toits où ils déboucheront dans une zone aérienne assez éloignée de celle qui sert à l'aération des habitations.

Ce dispositif remarquablement simple est adopté presque partout en Allemagne et préconisé par la plupart des hygiénistes ou des ingénieurs sanitaires de ce pays. C'est l'opposé du « *disconnecting-system* » que nous avons emprunté aux Anglais et qui est basé sur la séparation absolue de l'atmosphère de l'égout de rue d'avec l'air de la canalisation de maison. Le point de départ de cette dernière méthode est que l'on considère l'air des égouts comme particulièrement insalubre et que par suite on ne saurait à aucun prix tolérer son entrée dans la canalisation de maison, suspecte de n'être pas toujours assez imperméable pour empêcher que cet air altéré ne se répande au sein de l'atmosphère des habitations. Un « siphon de pied » est alors placé à l'extrémité de la conduite principale de chaque immeuble de manière à créer une interception hydraulique entre la totalité de la canalisation privée et l'égout de rue. Ce siphon, en grès ou en fonte, doit se trouver autant que possible en dehors de la maison ; il est d'ailleurs nécessaire de le rendre aisément accessible afin de pouvoir effectuer son nettoyage qu'il faut parfois renouveler assez souvent; le siphon de pied sera donc installé sous le trottoir, au fond d'un regard de visite, ou encore dans ce que l'on appelle à Paris le *branchement particulier*, galerie maçonnée de 1,80 de hauteur qui s'étend depuis le sous-sol ou la cave de chaque maison jusqu'à l'égout de rue, mais murée au droit de celui-ci. Ce branchement sert en outre à faire pénétrer dans la maison les canalisations d'eau ou d'électricité qui passent d'ailleurs dans la galerie d'égout.

De cette manière on renonce à la ressource de ventiler l'égout de rue par la canalisation de maison, et d'autre part il faut un tuyau spécial (en outre du tuyau de chute ordinaire) pour déterminer dans la dite canalisation le mouvement d'air indispensable à la dilution des gaz malodorants susceptibles de prendre naissance dans ces conduites ; à la rigueur on peut se servir d'un tuyau de descente d'eaux pluviales comme voie d'aération à adjoindre au tuyau de chute ordinaire : mais la chose n'est guère à recommander parce que ces tuyaux de descente d'eaux pluviales sont trop directement soumis aux variations de température extérieure, qu'ils sont plus exposés que d'autres à être complètement obstrués, ou au contraire que leur imperméabilité est plus volontiers imparfaite. Il est également possible pour ventiler l'égout de le réunir directement à un tuyau de descente d'eaux pluviales situé sur la façade de la maison ; mais ce dispositif est passible des mêmes objections qui viennent d'être formulées à propos de l'emploi des tuyaux de descente pour aérer régulièrement la canalisation de maison.

D'un autre côté il faut bien reconnaître que le siphon placé sur la conduite principale constitue au seul point de vue de l'évacuation des immondices liquides domestiques une complication et une gêne car il favorise l'arrêt et le dépôt des impuretés qui devraient passer sans délai dans l'égout. Rœchling, qui est pourtant partisan du siphon disconnecteur, avoue que dans les expériences faites en Angleterre au *Sanitary Institute* dont nous avons déjà parlé d'après lui, ce siphon retenait au moins 33 0/0 des matières véhiculées par les liquides malgré des conditions très bonnes telles qu'une pente de 3 centimètres par mètre, des chasses de 9 litres ; avec des chasses de 13 litres et demi il restait encore au moins 20 0/0 des matières dans le siphon. Dans le cas où il en restait 33 0/0, comme il y en avait d'ailleurs 5 0/0 dans le siphon obturateur placé au-dessous de l'appareil récepteur et 9 0/0 le long des conduites faisant suite, l'égout de rue ne recevait donc en fin de compte que 53 0/0 de ces matières, soit une proportion à peine supérieure à celle demeurée dans la canalisation de maison : cette dernière était donc à peu près aussi souillée que l'égout lui même, et cela surtout du fait du siphon de pied, malgré l'importance des chasses.

Il y a, comme l'a dit Unna, une double conclusion à tirer de là. C'est en premier lieu que l'on a vraisemblablement tort de vouloir établir une distinction trop grande entre l'air de l'égout et celui de la canalisation privée : en pratique les gaz issus de la décomposition des matières organiques sont même peut-être généralement mieux dilués, sinon produits en moindre quantité, dans l'égout aménagé et entretenu comme il convient que dans les conduites de maison. Il n'existerait donc pas de motif sérieux de maintenir une séparation entre ces deux parties de la canalisation des immondices. D'où la seconde conclusion, que le siphon de pied est à supprimer car il ne saurait dispenser d'assurer rigoureusement l'imperméabilité des conduites de maison et qu'il est au surplus précisément la cause principale de la souillure de l'air des conduites par les gaz provenant des matières qui s'accumulent dans son intérieur. On gagnera à cette suppression de favoriser l'évacuation des immondices sans avoir besoin de consacrer à cet effet des quantités d'eau extraordinaires ; en même temps on améliorera notablement et la ventilation des conduites de maison et celle de l'égout public par ce fait qu'on laissera l'air de ce dernier s'élever naturellement à travers les premières, soustraites aux oscillations de la température extérieure, pour s'échapper finalement au-dessus des toits. A coup sûr le dispositif si simple dont il vient d'être question est le plus capable, étant donnée la différence ordinaire de poids spécifique entre l'air de l'égout et celui du dehors, d'assurer une certaine activité au courant de ventilation que l'on souhaite de voir s'établir dans toute l'étendue de la canalisation. Au reste il sera bon de réunir directement à la conduite principale de chaque habitation un autre tuyau que le tuyau de chute proprement dit, surtout quand celui ci ne forme pas l'origine même de la conduite principale ; le tuyau complémentaire de ventilation que nous avons en vue ici devra se trouver le plus près possible de cette origine : à la rigueur ce sera un tuyau de descente d'eaux pluviales, placé sur la façade postérieure des bâtiments, et construit de manière à pouvoir satisfaire à sa destination spéciale.

La suppression du siphon disconnecteur entre les conduites de maison et l'égout de rue, recommandée par Lindley, Unna, Büsing, Olshausen, à la fois comme une amélioration, une simplification et une économie, a été réalisée à Berlin, Francfort, Brême, Münich, Vienne, etc. En France on est longtemps resté hésitant vis-à-vis de cette méthode ; elle a pourtant reçu d'abord l'approbation de E. Richard, et tout récemment au Congrès d'hygiène de Paris (1900) L. Masson, inspecteur des travaux sanitaires de la ville de Paris, s'est prononcé de la façon la plus formelle en sa faveur. Il nous paraît que l'on ne rencontrera que des avantages à s'engager dans cette voie du moment où les égouts seront convenablement entretenus et la canalisation de maison bien conditionnée.

**Ventilation des siphons obturateurs.** — A vrai dire il ne s'agit pas ici du renouvellement de l'air altéré que peuvent contenir les branchements plus ou moins nombreux de la canalisation domestique, mais seulement du maintien permanent de l'air à l'intérieur de la totalité de cette canalisation, branchements compris, à une pression égale à la pression atmosphérique extérieure ; cela pour éviter soit les refoulements qui forceraient la garde d'eau des siphons, soit les aspirations qui videraient ces appareils. La question est en rapport assez étroit avec la précédente en ce sens que sa solution comporte l'adoption de dispositions telles que l'air extérieur ait sans cesse accès aussi largement que possible dans les diverses parties des tuyautages, ce qui peut d'ailleurs conduire parfois à établir ces tuyautages eux-mêmes suivant un plan un peu particulier.

Nous avons déjà dit qu'il était de règle de faire converger les eaux à évacuer d'un bâtiment d'habitation vers le plus petit nombre possible de tuyaux de chute, afin de faire parcourir le même tuyau par la plus grande quantité de liquide disponible, chose très favorable à l'entretien de la propreté de ce tuyau. Par conséquent, dans une maison à plusieurs étages on abouche à un seul tuyau de chute, à des niveaux différents, toute une série de branchements provenant chacun d'un siphon obturateur placé sous un appareil récepteur. Il peut donc se produire à un moment donné dans telle ou telle partie de tuyau de chute dont le calibre est d'ailleurs relativement peu considérable un afflux de liquide assez abondant pour remplir toute la section du tuyau. La masse liquide refoule alors en descendant de l'air devant elle, et si cet air ne trouve pas à s'échapper aisément, il arrive qu'il soit suffisamment comprimé pour forcer grâce à sa pression des siphons non ventilés, dont la plongée ne serait que de 4 à 5 centimètres (Unna), et qui se raccorderaient soit à la partie inférieure du tuyau de chute, soit directement à la conduite principale de maison. Ce phénomène ne saurait du reste avoir lieu quand les siphons sont ventilés comme nous le dirons tout à l'heure, ou si d'ailleurs l'air peut s'échapper de la conduite principale par des tuyaux d'eaux pluviales allant s'ouvrir au-dessus des toitures ; bien souvent même il suffit que la conduite principale ne soit pas séparée de l'égout par un siphon de pied : d'où une nouvelle raison de ne pas installer cet appareil.

D'un autre côté l'afflux liquide qui remplit tout le calibre du tuyau de chute exerce en descendant une aspiration très énergique sur l'air contenu dans les parties supérieures de la canalisation ; lors même que la section tout entière du tuyau de chute ne serait pas remplie, Unna a constaté qu'il se produit déjà dans ce cas, par un mécanisme identique à celui de la trompe à eau, une aspiration telle qu'avec 15 litres d'eau on peut déterminer aisément l'entraînement de 50 à 60 litres d'air ; il va sans dire que l'effet est encore plus grand si l'eau est en quantité suffisante pour occuper tout le calibre du tuyau de chute. Dans ces conditions les siphons des branchements supérieurs de la canalisation sont exposés à être vidés si l'air du dehors n'arrive pas librement en aval de l'obturation pour remplacer celui qui est aspiré. D'où d'abord l'indication d'avoir à prolonger directement et à faire ouvrir au-dessus des toits les tuyaux de chute sans aucun rétrécissement de leur calibre ; ce calibre devra d'ailleurs toujours surpasser quelque peu (de 1 centimètre au moins d'après Unna) celui des branchements secondaires.

Finalement, s'appuyant sur des expériences nombreuses effectuées à peu près dans les conditions de la pratique ordinaire, Unna recommande de ventiler les siphons par une canalisation spéciale lorsque leur plongée n'est pas très forte, qu'ils sont situés à plus de 1 m. du tuyau de chute ou encore qu'il y en a un grand nombre en communication avec un tuyau de chute de petit calibre.

On ventile les siphons en reliant le coude supérieur de chacun d'eux par un tube spécial d'aération à la portion du tuyau de chute correspondant située en amont du siphon ; le calibre du tube d'aération ne doit pas descendre à plus de 1 centimètre au-dessous de celui du siphon. Quand le tuyau de chute reçoit des branchements de plus de deux étages il faut même le doubler en quelque sorte par un tube vertical d'aération d'environ 5 centimètres de diamètre, traversant tous les étages et auquel on relie tous les siphons. Il est bon de placer au sommet de ces grands tubes verticaux d'aération un robinet d'eau qui permette d'en opérer de temps à autre le lavage.

La fig. 128 qui représente l'ensemble de la canalisation d'une maison à Paris (avec siphon de pied disconnecteur) reproduit les deux modes de ventilation

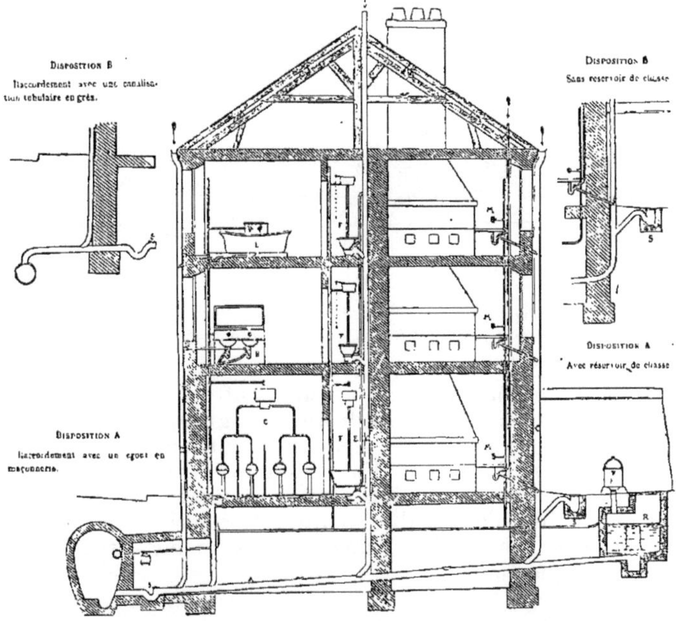


Fig. 128. — *Ensemble de la canalisation d'une maison à Paris avec le système du tout à l'égout,* (d'après Jacob).

A, conduite principale. R, Réservoir de chasse pour la conduite principale, alimenté par les eaux de la fontaine. C, Tuyaux de chute. S, Siphons. E, Tuyau de ventilation. F, Water-closets. G, Urinoirs. H, Lavabos. L, Baignoire. M, Éviers de cuisine.

des siphons dont nous venons de parler ; les siphons des éviers de la baignoire, du lavabo sont ventilés par raccord à la partie plus élevée du tuyau de chute correspondant ; les siphons des sièges de cabinets sont ventilés par un tuyau spécial ne rejoignant le tuyau de chute qu'à un niveau supérieur à celui de tous les branchements qu'il reçoit.

Souvent, afin de ne pas multiplier les tuyaux de chute, on branche à chaque étage sur une conduite secondaire oblique une série d'appareils récepteurs munis de siphons. Ces siphons doivent être tous ventilés au moyen d'un tube spécial doublant la conduite secondaire d'évacuation. Toutefois il suffirait pour plus de simplicité de rattacher l'extrémité supérieure de cette conduite. du côté opposé au tuyau de chute, à un gros tuyau vertical d'aération montant jusqu'au dessus du toit. La fig. 129 reproduit d'après l'ingénieur Gerhard cette disposi-

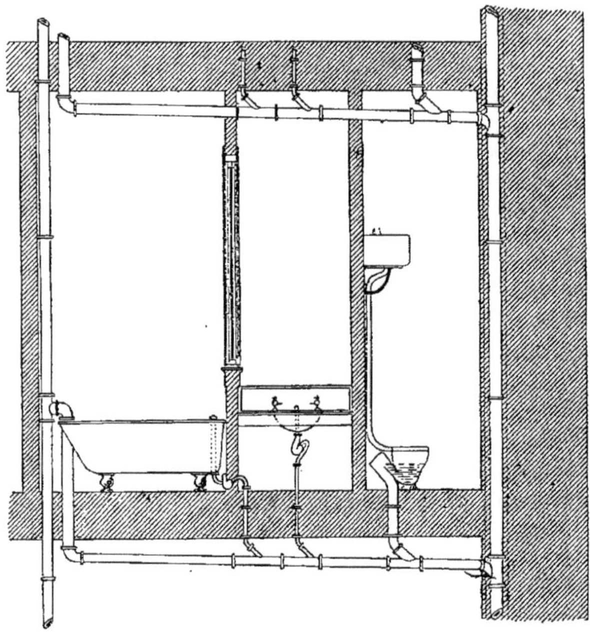

Fig. 129. — *Conduite secondaire de maison entre un tuyau de chute et un tuyau de ventilation, de manière à recevoir plusieurs branchements avec siphons non ventilés.*

tion qui nous paraît extrêmement rationnelle : entre un tuyau vertical d'aération à gauche et un tuyau de chute à droite on a groupé sur une conduite d'évacuation oblique les branchements siphonnés d'une baignoire, d'un lavabo, d'une cuvette de cabinet d'aisances. En y ajoutant l'évier de cuisine on aurait tous les appareils récepteurs essentiels d'un appartement très bien installé avec le minimum de canalisation possible, ce qui est un sérieux avantage. Dans une maison à appartements similaires superposés la même disposition se répète naturellement à chaque étage.

## C. DESTINATION FINALE DES IMMONDICES

Les immondices, une fois évacuées hors des agglomérations humaines, doivent recevoir une destination dernière telle que l'on en soit définitivement débarrassé et qu'elles ne puissent désormais donner lieu à aucun inconvénient ; ce résultat ne saurait d'ailleurs être atteint sans que les immondices ne subissent par voie naturelle ou artificielle des transformations dont l'étude, ainsi que celle des conditions propres à les obtenir, fera le principal objet des pages qui vont suivre. Nous y envisagerons successivement comment il est possible d'éliminer finalement, tout en les rendant inoffensives, les ordures ménagères, les matières de vidange, et enfin les eaux d'égout : les moyens utilisables à cet effet et les traitements préalables à appliquer différant selon les cas.

## Destination des ordures ménagères et de rues.

Comme il a déjà été dit, l'ensemble des ordures ménagères et des ordures des rues, connu en France sous le nom de *gadoues*, forme une masse de quantité et de composition très variables. Brix évalue la quantité moyenne, non compris l'eau qui peut s'y rencontrer, à 200 k. par tête et par an, dont 60 k. de matière organique et 140 k. de matière inorganique ; A. Meyer, se basant sur les chiffres de Berlin et de Hambourg, estime que l'on recueille environ 1 k. de gadoue (au total) par tête et par jour ; selon Vincey, à Paris, il n'y en aurait que 233 k. par an et par habitant, et sa composition serait la suivante d'après Müntz et Girard (pour 1000 k.) :

| | | |
|---|---|---|
| Pierres, faïence, verre. | 83 k. | |
| Eau . . . . . . . . | 376 k. | |
| Matières organiques . | 155 k. | (dont 12 k. de graisses et 5 k. 8 d'azote). |
| Matières minérales . . | 396 k. | (dont 4 k. d'ac. phosph. et 4 k. de potasse). |

A New-York, les proportions d'eau et de graisses seraient souvent doubles de ce que l'on trouve à Paris.

**Utilisation agricole directe et indirecte.** — Jadis des villes importantes ont profité de leur situation maritime, à proximité d'une côte, pour jeter leurs ordures à la mer; cette manière de faire aboutissait généralement à infecter une certaine étendue du rivage sur lequel la mer ramenait toujours une partie des immondices dont on avait voulu se défaire; aussi New-York, Liverpool, Londres qui recouraient à cette médiocre méthode y renoncent peu à peu.

Le plus souvent on cherche à faire utiliser comme engrais par l'agriculture les gadoues urbaines, qui ont effectivement quelque valeur à cet égard, étant donnée leur composition habituelle. Malheureusement cette valeur du reste assez variable n'est jamais telle qu'elle permette d'envoyer soit par bateaux soit par chemin de fer les gadoues bien loin des centres populeux, à cause des frais de transport qui en résultent et qui à partir d'une certaine distance deviennent trop élevés. Par suite de cette limitation dans la zone d'emploi la gadoue s'y rencontre en quantité surabondante dès que l'on a affaire à une grande ville ; comme au surplus, suivant les besoins de la culture, on ne trouve plus du tout le placement de ces ordures pendant la moitié de l'année, force est bien d'en constituer en divers points de la banlieue des villes des dépôts qui ont de nombreux inconvénients. D'abord on s'y livre à des opérations de triage ou de « chiffonnage » des plus regrettables car elles sont l'occasion d'une dangereuse dispersion de toute espèce de souillures. Ensuite il s'opère au sein des tas d'immondices une fermentation que l'on recherche du reste parce qu'elle transforme la gadoue « verte » en gadoue « noire » plus riche sous un volume déterminé : mais cette fermentation donne naissance à des émanations fétides, circonstance d'autant plus fâcheuse que d'une part l'accumulation des immondices ne cesse guère d'augmenter et que d'autre part les habitations se rapprochent peu à peu des dépôts en raison de l'accroissement de la population des grandes agglomérations urbaines et de leur banlieue. On finit de la sorte par se trouver en présence d'une situation manifestement insalubre et à laquelle on est fort embarrassé de remédier. Si d'ailleurs une ville est atteinte par une épidémie, ses ordures prennent un caractère tellement suspect au point de vue de la propagation de la maladie que leur destruction immédiate paraît bien devoir s'imposer quoi qu'il en coûte.

On a mis naguère en essai à Saint-Ouen un système qui consiste à broyer simplement les gadoues après en avoir enlevé les pierres, les débris de vaisselle, le fer, le papier et les chiffons ; d'où une diminution notable de leur volume et dit-on un retard de quelques jours dans leur fermentation. Ce dernier effet est toutefois douteux, et peut-être ne faut-il pas trop compter l'obtenir. La méthode aboutirait surtout à fournir un engrais supérieur à la gadoue brute et moins encombrant pour le transport.

Vallin nous a fait connaître d'après Waring et d'après Livache, entre autres, un mode de traitement des immondices par la vapeur, c'est-à-dire au procédé de cuisson, désigné sous le nom de *procédé Arnold*, qui prétend concilier les intérêts sanitaires et les intérêts financiers des villes grâce à la transformation des gadoues en une sorte de poudrette constituant un engrais très riche, peu encombrant et non insalubre. Ce procédé est en usage depuis 7 ou 8 ans à Philadelphie où l'on traite 400 tonnes d'ordures par jour et depuis 4 ans à New-York (500 tonnes par jour). Après un criblage grossier destiné à écarter le fer, la faïence, le verre, les gadoues sont versées dans des digesteurs en tôle d'acier où elles subissent l'action de la vapeur sous pression à environ 150° ; on obtient une masse semi-liquide d'où l'on retire d'une part des graisses qui servent à la fabrication des savons, et d'autre part à l'aide d'un égouttage et d'une expression mécanique une matière pâteuse qui est ensuite séchée et broyée ; cette poudrette, qui représente 12 à 20 0/0 de la gadoue, contiendrait approximativement 2,6 0/0 d'azote, 2,4 d'acide phosphorique et 0,80 de potasse, et serait recherchée à un prix élevé par l'agriculture. Restent enfin des jus provenant de l'expression des matières cuites ou de la condensation des vapeurs et qui ne semblent guère utilisables.

Il paraît qu'à New-York on écoule ces jus éminemment putrescibles dans une rivière, pratique assurément détestable. D'un autre côté on sait que les matières organiques plus ou moins putrides traitées par la chaleur dégagent des odeurs infectes qui ont fait proscrire par les hygiénistes les fabriques d'engrais basées sur le traitement des matières de vidanges, comme nous le verrons tout à l'heure. Avec Vallin, et malgré la confiance de M. Livache dans l'innocuité des usines de ce genre à l'égard du voisinage, nous craignons fort que les établissements où l'on traiterait les gadoues par le procédé Arnold, ou quelqu'une de ses variantes, ne soient l'origine d'inconvénients au moins aussi graves que ceux dont sont cause toutes les fabriques d'engrais.

**Destruction par incinération.** — Dans ces dernières années beaucoup de villes aux Etats-Unis et surtout en Angleterre ont cherché à réaliser la destruction rapide des ordures à laquelle nous faisions allusion tout à l'heure. Et il est clair qu'il faudra bien en venir là chaque fois que la gadoue deviendra sérieusement encombrante. Mais en dehors de ce cas — ou de celui d'épidémie — l'hygiène ne saurait formellement réclamer une mesure qui fait perdre une notable quantité de principes fertilisants du sol et comporterait d'ailleurs jusqu'à présent des dépenses peut-être supérieures à celles qu'occasionne la mise des gadoues à la disposition de l'agriculture. Du reste rien n'oblige à adopter l'une des deux méthodes exclusivement : en temps ordinaire on pourrait se contenter de détruire seulement la portion des gadoues qui excéderait les besoins agricoles d'une zone déterminée au voisinage des villes.

La destruction des gadoues que nous avons en vue ici a été essayée dès 1873 à Manchester et s'opère par incinération dans des sortes de fours spéciaux (*destructors*) dont les plus répandus actuellement sont ceux de Fryer et de Horsfall ; après avoir quelque peu séché au-dessus du four les ordures sont brûlées dans son intérieur sur une grille très inclinée, généralement à haute température, de manière à ne laisser dégager que des gaz aussi peu malodorants que possible : ceux-ci sont d'ailleurs évacués dans l'atmosphère par l'intermédiaire d'une très haute cheminée.

Les résultats obtenus dans ces fours ne dépendent probablement pas tant de leurs conditions intrinsèques que de la nature, de la composition des gadoues qui doivent y brûler. Tantôt celles-ci sont auto-combustibles, tantôt non ; et ceci varie non seulement suivant les villes, mais souvent suivant les saisons dans une même ville. A vrai dire il semble que ce soit surtout la présence en trop grande abondance des cendres de foyers, en outre de l'eau, qui nuise à la combustibilité des ordures ; en opérant un criblage préalable destiné à écarter ces cendres on arrive à améliorer extraordinairement le fonctionnement des fours ; ainsi à Berlin, à Paris, on a presque doublé de la sorte la quantité d'ordures pouvant être brûlée par jour dans un appareil donné.

Les résidus de la combustion représentent 25 à 35 0/0 du poids des gadoues. Il faut encore pouvoir se défaire sans difficultés des cendres et des scories ainsi produites : elles seraient utilisables sous forme de béton pour les routes.

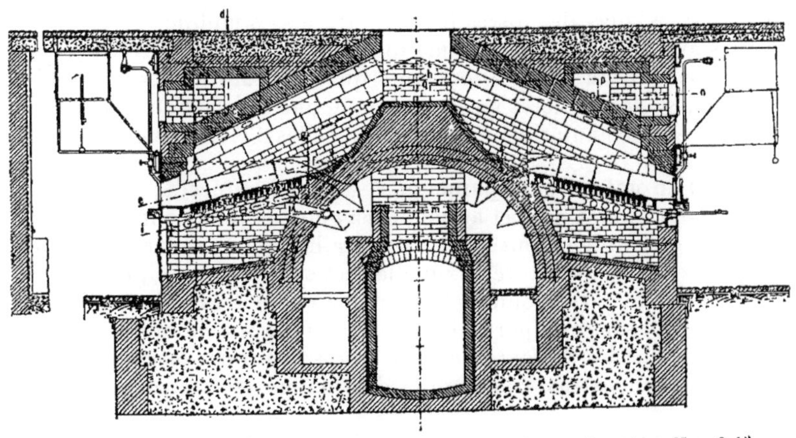

Fig. 130. — *Four à incinérer les ordures à Hambourg (système Horsfall).*

Au point de vue purement hygiénique cette incinération des gadoues est chose excellente si d'ailleurs les fours ne donnent pas lieu à des émanations malodorantes et si les opérations du criblage s'effectuent dans des conditions telles que les ouvriers qui en sont chargés n'en souffrent pas. Au point de vue financier, il y a d'assez sérieuses réserves à faire, les frais étant susceptibles de varier singulièrement selon les circonstances locales. On a essayé de tirer parti de la chaleur produite ; mais jusqu'ici ces tentatives ont eu d'ordinaire de médiocres résultats.

En 1897 il existait en Angleterre d'après Rœchling environ 730 fours destinés à l'incinération des ordures, notamment à Manchester, Birmingham, Edimbourg, Glascow, Leeds, Londres (pour la cité). Sur le continent la seule installation considérable de ce genre est celle de Hambourg qui se compose de 36 fours système Horsfall recevant depuis 1896 les ordures de la moitié de la ville, soit d'une population de 300.000 habitants. Chaque four, de 4 mètres cubes, brûle par 24 h. à peu près 7 tonnes d'immondices sans addition d'aucun combustible si ce n'est pour l'allumage. Au témoignage de l'ingénieur A. Meyer les résultats obtenus sont satisfaisants à tous égards. Pourtant cet exemple ne paraît pas être suivi par beaucoup d'autres villes allemandes ; seule Stuttgard a adopté la méthode en principe et fait construire 4 fours ; il en existe pareil nombre à Berlin qui ont servi à des expériences dont les résultats semblent avoir été peu encourageants du reste. Bruxelles possède aussi depuis quelques années un ou deux fours. On en a essayé un à Paris pendant l'année 1895 ; au rapport de Petsche on y brûlait facilement 7 tonnes de gadoues par 24 h. sans addition de combustible et sans criblage, bien davantage avec criblage. Mais même dans ces conditions la dépense n'a pas été inférieure à ce que l'on paie habituellement pour se débarrasser des gadoues au profit de l'agriculture. Enfin on vient de construire à Zürich sur le modèle de l'installation de Hambourg une usine d'incinération avec 12 fours Horsfall ; pour le moment il ne s'agit que de détruire les ordures ménagères proprement dites à l'exclusion des boues de rues : mais on se propose de brûler plus tard simultanément ces deux catégories de résidus en construisant 6 autres fours.

## Destination des matières de vidange.

Il s'agit ici de la destination à donner aux matières excrémentitielles provenant soit de la vidange des fosses fixes ou des fosses mobiles, soit des systèmes séparateurs avec canalisation pneumatique qui évacuent les fèces avec une très minime quantité d'eau. Nous allons voir qu'aucun des modes suivant lesquels on se débarrasse des matières en cet état ne donne satisfaction à l'hygiène : d'où une nouvelle et grave infériorité pour les procédés d'éloignement en cause.

**Utilisation en nature par épandage.** — C'est le procédé primitif usité de temps immémorial en Chine et auquel chez nous on a surtout recours dans les départements du nord. Il consiste à répandre les matières excrémentitielles en nature sur les terres de culture auxquelles cet engrais naturel, d'ordinaire employé avant les labours, confère habituellement une grande fertilité. Cela ne ne va pas du reste sans comporter l'existence d'un grand nombre de citernes où l'on conserve au besoin pendant quelque temps l'engrais soit dans de véritables *dépotoirs* appartenant aux compagnies de vidange, soit chez les cultivateurs, dans les fermes.

A coup sûr, ni ces réservoirs, ni le fait même de l'épandage ne sauraient être bien vus des hygiénistes qui en principe proscriront tous cette méthode suspecte de compromettre gravement la salubrité des divers milieux, encore que la terre arable à laquelle sont confiées les matières excrémentitielles soit particulièrement apte à les transformer et à les rendre inoffensives tout en faisant rentrer leurs éléments par l'intermédiaire de la végétation dans le cycle des phénomènes vitaux.

Les auteurs d'un certain nombre d'enquêtes étiologiques ont du reste dans ces dernières années incliné à mettre directement en cause l'épandage notamment à propos de manifestations épidémiques de la fièvre typhoïde. C'est ainsi par exemple que Brouardel et Thoinot, contrairement à l'avis de Gilbert il est vrai, pensent avoir trouvé l'origine d'une épidémie de fièvre typhoïde au Havre dans le déversement de tinettes sur un plateau cultivé de la base duquel proviennent les eaux distribuées en ville, le sol de ce plateau étant supposé offrir des failles ; Henrot a attribué une épidemie de fièvre typhoïde sévissant sur des régiments de cavalerie de Reims à ce que ces troupes avaient manœuvré en temps de grande sécheresse sur des terrains où l'on avait peu auparavant pratiqué l'épandage des matières fécales ; Sanglé-Ferrière et Remlinger ont également mis plusieurs apparitions de la fièvre typhoïde dans un quartier de cavalerie à Tunis sur le compte de l'épandage qui s'opérait à la surface des terrains du voisinage volontiers desséchés et rendus poussiéreux par la chaleur ; Brandeis, Geschwind à Bayonne ont incriminé l'arrosage de légumes, de salades entre autres, avec les matières de vidange. Assurément lorsque l'on est obligé d'admettre l'épandage on doit d'abord éviter avec le plus grand soin de le laisser faire dans les conditions relevées ci-dessus : c'est-à-dire, soit sur des terrains dont on utilise les eaux, soit au cours d'une grande sécheresse soit enfin sur des légumes déjà poussés. Toutefois, nous avons trop longtemps habité Lille, où l'épandage des matières fécales est effectué à notre connaissance sur tous les terrains cultivés, y compris les jardins publics de la ville, et cela sans qu'il nous ait jamais paru que cette circonstance eût exercé une action nocive sur la santé de la population si dense de la région, pour ne pas rester assez sceptique vis-à-vis de l'étiologie adoptée par Brouardel et Thoinot au Havre, Henrot à Reims, etc. etc. Les faits qu'on incrimine se sont produits sans aucun doute à maintes reprises tout autour de Lille où pendant quelques mois chaque année la campagne empestée par les matières de vidanges répandues à la surface du sol devient à peu près inabordable au promeneur ; pourtant la fièvre typhoïde n'est pas fréquente dans la banlieue, elle épargne singulièrement la population civile de Lille en comparaison de ce qui se passe pour les autres grandes villes de France, enfin elle est à peu près inconnue dans la garnison.

**Transformation en engrais artificiels.** — Quand on n'admet pas l'épandage des matières fécales en nature ou lorsque l'on se propose de transporter loin du lieu de production l'engrais qu'elles peuvent fournir, il devient nécessaire de les transformer en une substance offrant sous un bien moindre volume une richesse égale au point de vue agricole : c'est la *poudrette*, résultant surtout de l'évaporation de l'eau normalement contenue dans les matières excrémentitielles. Comme l'azote, principe essentiel de l'engrais, pourrait se perdre du fait de l'évaporation sous forme d'ammoniaque, on le transforme immédiatement en sulfate d'ammoniaque en traitant par l'acide sulfurique les matières de vidange que l'on chauffe ensuite vers 120°, dans des appareils bien clos pour les débarrasser de leur eau. Il ne reste plus qu'à faire sécher et à pulvériser la matière pâteuse obtenue qui contient en fin de compte 3 à 8 0/0 d'azote.

Cette manière de faire est généralement préférable à l'épandage des fèces en nature autour des grands centres de population qui pour une raison ou pour une autre ne se sont pas encore débarrassés des fosses fixes ou des fosses mobiles avec tous les inconvénients inhérents. Parmi ceux-ci il faut du reste compter au moins l'obligation d'avoir des fabriques d'engrais dans la zone suburbaine, étant donné les odeurs d'une horrible fétidité dont ces établissements sont forcément l'origine. On édicte bien des prescriptions destinées à pallier la chose ; mais comme leur exécution entraîne des dépenses assez élevées, les industriels qui exploitent les usines se gardent bien de s'y conformer, car d'habitude ils ont déjà beaucoup de peine à couvrir leurs frais inévitables. Par suite, ils tendent toujours à opérer dans les conditions les plus rudimentaires, partant les plus insalubres pour le voisinage. Au reste, les usines sont régulièrement encombrées de résidus et surtout de liquides résiduaires dont on ne sait comment se débarrasser.

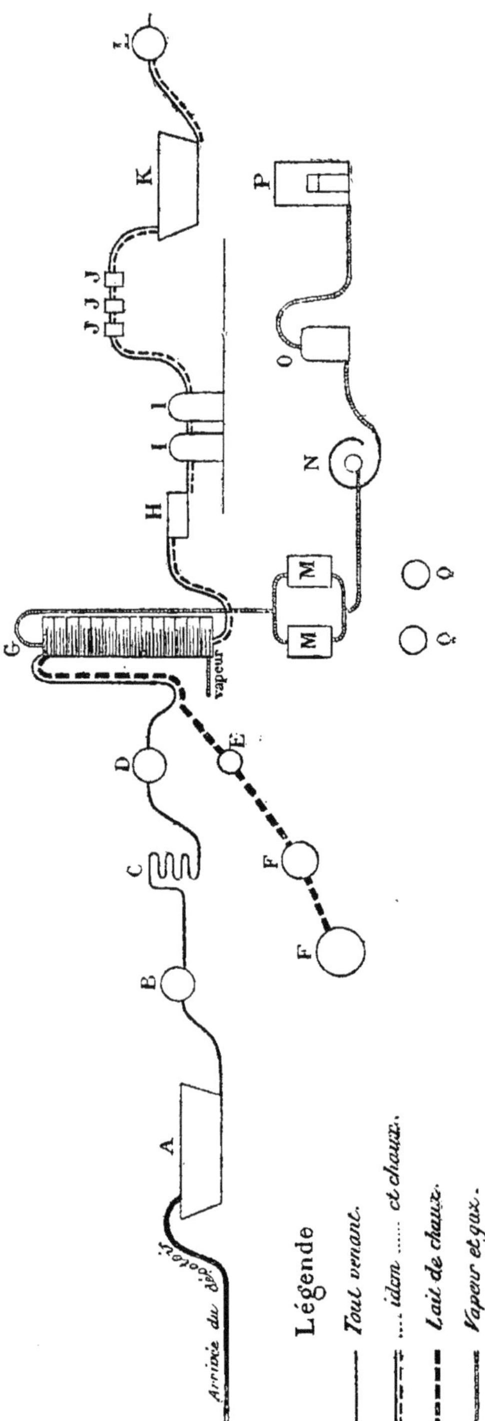


Voici, d'après A.-J. Martin, le mode opératoire en usage à l'usine municipale qui fonctionnait à Bondy (voirie de l'Est) pour traiter les matières de vidanges provenant de Paris en attendant que le « tout à l'égoût » fût appliqué dans la ville entière. (Actuellement les matières provenant des maisons non encore reliées à l'égout sont en grande partie jetées dans les collecteurs au lieu d'être envoyées à des fabriques d'engrais). Les matières sont mélangées par une pompe B qui les dirige vers un réchauffeur C au sortir duquel elles sont envoyées par la pompe D à la partie supérieure de l'appareil distillatoire G (voir fig. 131). Avec elles y arrive, en proportion déterminée, du lait de chaux, préparé dans les malaxeurs F, F, et envoyé par la pompe E conjuguée avec la pompe D. Le mélange des matières et de la chaux est ainsi en proportion constante, il se parfait dans la partie supérieure de l'appareil, puis gagne d'étage en étage la partie inférieure, rencontrant sur son parcours le jet de vapeur qui traverse l'appareil en sens inverse, entraînant avec lui les gaz ammoniacaux et autres mis en liberté par la vapeur et la chaux, et se dégageant au sommet de l'appareil par le tube G.

Le tout-venant arrivé au bas de l'appareil est épuisé, en tant que gaz, mais il contient encore toutes les matières organiques et du carbonate de chaux formé avec l'eau de chaux. Par simple écoulement en tuyaux ce tout-venant ainsi composé se rend dans un réservoir clos H où des montes-jus I, I, le prennent et l'envoient aux filtres-presses J, J, J, qui séparent les matières organiques et la chaux, sous forme d'un tourteau azoté utilisable pour l'agriculture, des eaux résiduaires dans un bassin K où nous les reprendrons tout à l'heure.

Fig. 131. — *Schéma du traitement des matières de vidanges à l'ancienne usine municipale de la voirie de l'Est.*

Les gaz ammoniacaux et autres mis en liberté et par la chaux et par la vapeur, sont dirigés dans un bain d'acide sulfurique en vase hermétiquement clos M, M, où se combine le sulfate d'ammoniaque. Les autres gaz et la vapeur d'eau qui n'ont fait que traverser le bain sont appelés par un ventilateur N, puis refoulés par lui dans un appareil de réfrigération O, d'abord, ensuite dans un foyer où ils sont détruits, P.

Le sulfate d'ammoniaque résultant de la combinaison de l'ammoniaque et de l'acide sulfurique est recueilli dans des turbines qui en opèrent la dessiccation instantanée (Q, Q).

On voit donc que toutes les opérations, jusqu'à la sortie des eaux résiduaires, se font en vase clos.

Les eaux résiduaires de l'usine municipale de Bondy ne contiennent plus de microbes (Miquel) ; mais elles constituent encore un liquide très fermentescible, du fait de la présence de phosphates et de matières albuminoïdes en assez grandes quantités. Il est donc encore nécessaire de les épurer avant de pouvoir les verser dans les cours d'eau naturels.

**Destruction par incinération.** — Nous ne ferons que mentionner ici l'idée de détruire les matières excrémentitielles par combustion ; elle a reçu à l'étranger quelques applications assez singulières : les matières provenant des appareils récepteurs placés aux divers étages des bâtiments arrivent par le tuyau de chute dans une sorte de fourneau installé dans les sous-sols. L'urine est évaporée dans un récipient spécial et les fèces détruites dans le foyer même. Bien entendu aucun liquide ne doit être ajouté aux matières excrémentitielles, l'urine étant déjà fort gênante. Weyl qui a observé la mise en œuvre de ce procédé dans une caserne allemande aurait été satisfait de son fonctionnement, mais il ne paraît pas du reste que la méthode se répande. *A priori* nous croyons peu à son succès et en tous cas nous ne le souhaitons pas.

## Destination et épuration des eaux d'égout.

Le problème de la destination finale à donner aux eaux d'égout des grandes agglomérations humaines est généralement des plus délicats à résoudre, car nous allons voir que les caractères de ces eaux ne permettent qu'assez rarement, et seulement à la faveur de circonstances très spéciales, de s'en débarrasser sans les épurer au préalable de manière à les rendre inoffensives pour les milieux naturels. Cependant, lors même que ces eaux véhiculent toutes les matières excrémentitielles, comme dans le système séparateur ordinaire et dans celui des égouts unitaires, il est encore plus facile de trouver à leur égard une solution satisfaisante au point de vue hygiénique que vis-à-vis des matières de vidange provenant des fosses fixes ou mobiles ; ce fait aujourd'hui maintes fois bien constaté est un de ceux qui ont contribué à faire abandonner par bien des villes le système des fosses pour recourir à l'évacuation des matières excrémentitielles par flottaison au milieu d'une masse plus ou moins considérable de liquide. Au surplus la présence de ces matières dans les eaux d'égout influence beaucoup moins qu'on ne le croirait volontiers les caractères de ces dernières.

**Caractères des eaux d'égout.** — La quantité et plus encore la composition des eaux d'égout sont évidemment choses de la plus grande importance au point de vue de la destination de ces liquides, et surtout en ce qui concerne les traitements qu'il convient d'ordinaire de leur faire subir avant de s'en débarrasser définitivement. Or l'afflux et la qualité de ces eaux varient dans des limites fort étendues, comme on a pu d'ailleurs le prévoir d'après ce que nous avons dit antérieurement sur l'évacuation des immondices liquides ou véhiculables par flottaison.

D'une ville à l'autre la proportion entre le volume d'eau d'égout évacué et le nombre des habitants est très différente selon le système d'éloignement des immondices adopté, les habitudes de la population, la quantité d'eau qu'elle dépense pour les divers usages domestique, public et industriel. Dans une ville donnée le débit des égouts se modifie selon les saisons, et même, toute question de pluie mise à part, selon les jours, voire dans le cours d'une même journée. Ainsi il est moins abondant le dimanche qu'en semaine, offre un minimum de grand matin, s'élève ensuite jusque vers midi, puis fléchit légèrement pour rester à peu près constant jusqu'au soir, après quoi il décroît pendant toute la nuit ; en somme la moitié de l'eau d'égout s'écoule en 9 heures consécutives : on sait du reste que la moyenne horaire maxima du débit ne représente pas plus de 7 0 0 de la masse totale (Roechling).

La composition des eaux d'égouts n'est guère moins sujette à variations que leur quantité, tout en se caractérisant régulièrement par une grande richesse en matières organiques à tous les états, et surtout en matières azotées très aisément putrescibles, c'est-à-dire sous des formes autres que celles de sels ammoniacaux volatils. Il n'est d'ailleurs pas facile de se faire une idée exacte des causes des écarts observés entre les analyses pratiquées soit dans plusieurs villes, soit à des moments différents, en raison d'abord de la multiplicité des phénomènes susceptibles d'intervenir et cela souvent d'une façon simultanée, de sorte que parfois l'effet des uns peut se trouver annulé par l'action contraire des autres. On ne perdra pas de vue notamment l'influence volontiers capitale exercée par la dilution, c'est-à-dire par le rapport qui existe entre la quantité de liquide et la quantité d'impuretés dont les égouts débarrassent les agglomérations urbaines. C'est vraisemblablement comme le remarque König ce qui explique d'ordinaire, au moins dans une certaine mesure, ce fait curieux que les eaux venues des villes appliquant le tout à l'égout ne soient pas d'ordinaire notablement plus souillées que celles des villes qui en sont encore aux fosses et à la vidange : il faut bien reconnaître que si l'on évacue systématiquement les matières fécales par l'égout cela ne va guère sans y déverser en même temps une masse d'eau très supérieure à celle qui les traverserait dans un autre cas. Aussi bien il n'est pas douteux qu'une portion importante des matières excrémentitielles humaines ne prenne le chemin des égouts quand même ce mode d'éloignement est censé ne pas être mis en pratique : seulement on envoie alors proportionnellement peu d'eau dans la canalisation, d'où une souillure très grande du liquide qui y circule et qui reçoit entre autres les excrétions abandonnées sur les voies publiques, dans les urinoirs, ainsi que les eaux de lavage de récipients ou de linges souillés par ces mêmes matières.

Mais d'ailleurs la souillure relative des eaux d'égout ne varie pas toujours inversement à leur quantité absolue ; ainsi cette souillure est en général plus forte le jour que la nuit, augmente comme le volume depuis le matin jusque vers midi pour diminuer ensuite. Enfin l'arrivée plus ou moins abondante dans les égouts de liquides résiduaires d'industrie joue vis-à-vis de la composition des eaux vannes un rôle volontiers prédominant, surtout dans les villes d'importance médiocre ou moyenne.

Voici d'après Baumeister un tableau où l'on pourra trouver des exemples à l'appui de ce qui vient d'être dit. Toutefois on n'attribuera pas trop de valeur aux chiffres indiqués, ne serait-ce qu'en raison du mode opératoire certainement dissemblable adopté par les chimistes qui ont effectué les analyses.

| LOCALITÉS | Proportion des matières premières envoyées à l'égout | Quantité d'eau d'égout par tête et par jour. | MATIÈRES DIVERSES (en gr. par m. cube) | | | | Total | AZOTE (en grammes par mètre cube) |
|---|---|---|---|---|---|---|---|---|
| | | | en suspension | | dissoutes | | | |
| | | | inorgan. | organ. | inorgan. | organ. | | |
| Londres. . . . . | 1 (tout) | 200 | 354 | 258 | 645 | | 1257 | 80 |
| Berlin. . . . . . | 1 (id.) | 100 | 217 | 453 | 506 | 249 | 1425 | 70 |
| Dantzig . . . . . | 1 (id.) | 180 | 216 | 379 | 499 | 171 | 1265 | 65 |
| Zurich. . . . . . | 0,8 | 400 | 36 | 92 | 298 | 182 | 608 | 114 |
| Francfort . . . . | 0,7 | 100 | 76 | 72 | 573 | 285 | 1006 | 47 |
| Paris. . . . . . . | 0,3 | 150 | 1050 | 515 | 572 | 258 | 2395 | 45 |
| Munich . . . . . | 0,2 | 450 | 40 | 80 | 361 | 190 | 671 | — |
| Essen . . . . . . | Rien. | 190 | 105 | 213 | 613 | 230 | 1160 | 106 |
| Halle. . . . . . . | Id. | 90 | 600 | 500 | 1200 | 700 | 3000 | 140 |

L'élévation du taux des matières inorganiques de l'eau d'égout de Paris tient à ce que cette ville seule fait passer par les égouts la presque totalité des boues de la rue. Voici du reste les moyennes trouvées (millig. par litre) par A. Levy au débouché des deux principaux collecteurs après filtrage rapide à travers du papier, c'est-à-dire en éliminant la plus grande partie des matières en suspension.

| | Mat. org. | Résidu à 180° | Azote | | | Chlore |
|---|---|---|---|---|---|---|
| | | | nitr. | ammon. | organ. | — |
| | — | — | — | — | — | |
| Collecteur d'Asnières. . . | 38,8 | 591 | 3,9 | 18,2 | 5,5 | 60 |
| Collecteur du Nord. . . . | 56,9 | 909 | 3,4 | 25,5 | 7,2 | 91 |

Les eaux d'égout renferment naturellement des microbes saprophytes par millions (18 millions par centimètre cube à Paris d'après Miquel) ; les espèces aérobies ou les espèces anaérobies prédominent dans cette masse selon les circonstances, c'est-à-dire notamment suivant que les égouts sont plus ou moins aérés, d'où un commencement d'oxydation ou au contraire une fermentation putride de la matière organique.

Un point important est de savoir si les germes pathogènes qui ont des raisons de s'y rencontrer peuvent se maintenir pendant quelque temps dans un tel milieu. La réponse à cette question ne laisse pas, d'une façon générale, que d'être délicate, étant donnée la variabilité de la composition chimique des eaux d'égout ainsi que les modifications fréquentes auxquelles sont sujets les germes vulgaires qui s'y trouvent, toutes conditions dont l'influence sur la conservation des microbes pathogènes est incontestable. Ainsi dans des recherches spécialement faites à propos du bacille cholérique Diatropoff s'est assuré que ce microbe pouvait vivre de 2 à 8 jours dans les eaux d'égout d'Odessa qui reçoivent une grande partie des matières excrémentitielles de la ville ; au contraire Stutzer aurait constaté que le même germe succombait en un quart d'heure au plus dans l'eau d'égout de Postdam ou celle de Berlin, et il attribue ce fait soit à l'action de certains saprophytes (car le bacille cholérique survit dans l'eau d'égout filtrée), soit à la teneur des eaux d'égout en carbonate d'ammoniaque provenant des matières excrémentitielles (le bacille cholérique résistant 8 jours dans l'eau d'égout de Cologne, ville qui ne pratique pas le tout à l'égout) : d'où cette conclusion en apparence paradoxale que plus une eau d'égout est souillée par les matières fécales moins il y a de chances pour qu'elle véhicule au loin le germe du choléra.

Quoi qu'il en soit on fera bien de considérer comme possible au moins pendant quelque temps la présence de divers microbes pathogènes dans l'eau d'égout. Par contre il est fort improbable qu'ils se multiplient dans ce milieu, surtout en raison de la concurrence des innombrables germes de la putréfaction qui y pullulent.

La température relativement constante, quoique un peu basse, des eaux d'égout est faite pour favoriser ces saprophytes ; les plus grands froids ne l'abaissent guère qu'à + 4°, et en été elle ne dépasse jamais 18° à 20°. Rappelons qu'il est bon de veiller à ce que les égouts ne reçoivent pas d'eaux industrielles de condensation marquant plus de 30 à 35°.

**Déversement direct à la mer ou aux cours d'eau.** — Le déversement direct à la mer des eaux vannes telles qu'elles sortent des égouts n'est pas à la portée de toutes les villes ; mais celles mêmes qui pouvant y avoir recours de par leur situation géographique usent en effet de ce procédé deviennent peu à peu de moins en moins nombreuses. C'est que la méthode, dès qu'il s'agit d'une grande ville, a des résultats déplorables : la plupart du temps, comme nous l'avons vu d'ailleurs pour les immondices solides, la mer n'entraîne guère au large les eaux vannes, mais étale au contraire le long de la côte leurs vases et les corps flottants qu'elles ont amenés.

Rarement les égouts se prolongent suffisamment loin du rivage, jusqu'en eau d'une profondeur convenable ; si bien qu'à mer basse leur débouché est découvert et que le plus souvent la dilution des liquides de l'égout n'est pas assez prompte. Enfin il arrive que des courants rejettent les vases infectes en des points où leur accumulation offre les plus graves inconvénients. Lorsque l'on croira cependant devoir admettre en raison de certaines conditions locales (inclinaison du terrain entre autres) le déversement des égouts d'une ville à la mer, il ne faudra toutefois jamais tolérer que le débouché de ces canaux se trouve dans les bassins mêmes du port ou à proximité des lieux habités : en éloignant d'une façon convenable ce débouché, à l'exemple de ce qui s'est fait à Toulon et à Marseille, on permettra à la dilution et aux divers phénomènes d'épuration spontanée d'exercer leur action avant que les souillures ne puissent être ramenées par le flot dans une zone où elles seraient nuisibles. Le mieux est de choisir, s'il est possible, comme lieu de déversement un point désert et inhabitable de la côte, une falaise plongeant en eau profonde, et d'où des courants se dirigent vers la haute mer.

Plus fâcheux encore que le déversement à la mer, le déversement des eaux d'égout des grandes villes dans les cours d'eau naturels (fleuves ou rivières) dont ces agglomérations sont riveraines, est malheureusement aussi chose beaucoup plus fréquente. Cela a été jadis une habitude générale de prendre pour collecteur des liquides résiduaires d'une ville le cours d'eau qui la baignait. Cette pratique a pu ne pas offrir trop d'inconvénients tant que le volume des immondices ainsi évacués était peu considérable par rapport à la masse des eaux naturelles qui les recevaient : une grande dilution des souillures s'opérait et les autres actions physiques, chimiques et vitales auxquelles est due la purification spontanée des eaux, comme nous l'avons vu précédemment (page 80), ne tardaient pas à effacer à quelque distance en aval du débouché des égouts l'altération dont le débit de ceux-ci était tout d'abord cause par suite de leur apport excessif de matière organique.

Mais la situation s'est peu à peu aggravée à mesure qu'augmentait et la population urbaine et celle de la banlieue des grandes villes, dans les localités situées sur le même cours d'eau ; très souvent le développement de l'industrie, et en particulier de certaines industries (voir p. 61), a surtout contribué à polluer les rivières d'une façon bien plus extraordinaire encore que ne l'aurait fait la seule accumulation d'humains et la masse des résidus de leur vie, à moins que cette masse ne fût exceptionnellement énorme. De là sont venus en dépit des phénomènes habituels d'épuration spontanée, désormais insuffisants, ces cours d'eau horribles, d'aspect repoussant, à la surface desquels flottent toutes sortes de détritus (papiers, débris végétaux, bouchons, graisses, etc.), tandis qu'en suspension dans le liquide noirâtre et infect sont immergés les éléments des vases immondes qui vont en partie gagner le fond du lit, en partie former le long des berges des dépôts où se poursuivra une fermentation anaérobie fétide.

Dans de telles conditions, sur un parcours important, avant que l'épuration spontanée ait pu produire ses effets, les poissons disparaissent, l'usage de l'eau devient impossible soit au point de vue industriel ou au point de vue des soins de propreté quelconques, soit surtout comme boisson : même à cet égard la souillure banale (matières organiques dissoutes) nous paraît du reste avoir une importance au moins égale à ce que l'on appelle la souillure spécifique, caractérisée par la présence de germes pathogènes dont la réalité est loin d'être toujours très nettement démontrée. En tous cas on ne saurait douter du rôle important que les eaux naturelles souillées par les liquides résiduaires des villes sont susceptibles de jouer le cas échéant vis-à-vis du développement de certaines affections épidémiques, quel que soit d'ailleurs le mode d'action de ces eaux et le genre particulier de souillure en cause. Au surplus il n'est pas nécessaire que les eaux polluées comme il vient d'être dit servent aux usages domestiques et à l'alimentation des groupes pour que leur insalubrité devienne manifeste ; elles exhalent en outre soit par elles-mêmes soit par les dépôts vaseux qu'elles abandonnent sur leur parcours des odeurs putrides qui ont maintes fois excité les plaintes des riverains et qui paraissent bien constituer un véritable inconvénient sanitaire en même temps qu'une gêne très grande pour le voisinage.

On comprend donc que l'hygiène, et en son nom les lois malheureusement encore fort rares qui s'inspirent de ses principes, exigent aujourd'hui que les villes s'efforcent d'éviter ou du moins de maintenir dans certaines limites la souillure des cours d'eau par le fait de l'apport de liquides résiduaires ; aussi bien, faute de s'en soucier la situation devient dans certaines localités absolument intolérable et il faut à tout prix y porter remède en épurant les liquides résiduaires par quelqu'une des méthodes qui seront indiquées plus loin. Celles-ci au reste ne sauraient prétendre à une purification absolue, aboutissant par exemple à une eau potable : c'est beaucoup trop demander assurément, encore qu'il ne soit pas bien facile d'autre part de déterminer les proportions auxquelles doivent être réduites les souillures des eaux d'égout pour que ces eaux puissent être admises dans les fleuves et les rivières. En Angleterre le *Rivers pollution act* de 1886 demande que les liquides déversés dans les cours d'eau naturels, utilisés d'ailleurs par des agglomérations urbaines, ne titrent pas plus de $0^{gr},02$ de carbone et $0^{gr},0034$ d'azote organique par litre ; en Allemagne on tendrait dit Van Ermengem, d'après Spindler, à ne considérer comme bien épurées que les eaux ne contenant pas plus de $0^{gr},10$ de matières organiques par litre (cette estimation étant faite selon la méthode Kubel-Tiemann par le permanganate réduit en solution acide, soit 0,025 de permanganate). Mais à vrai dire il y a là une question à résoudre pour chaque cas particulier, selon le cours d'eau dont il s'agit.

Toutefois on n'a pas non plus donné d'indication précise quant à la souillure pratiquement admissible d'un cours d'eau, malgré le vœu formulé à cet effet à diverses reprises par l'Association allemande d'hygiène publique. Pettenkofer a bien posé en principe que le débit des fleuves ou rivières devait représenter au moins 15 fois celui des égouts reçus par ces cours d'eau. Encore serait-il nécessaire comme l'a fait observer Grether de fixer la dilution désirable par rapport à la teneur des eaux d'égouts, laquelle est très variable ; voici par exemple les résultats assez médiocrement satisfaisants obtenus en diluant des échantillons d'eau d'égout relativement peu souillée de Berlin dans 15 fois leur volume d'eau de rivière :

| EAU D'ÉGOUT | | MICROBES par c. c. | 100 c. c. DONNENT | | | | Permanganate réduit par litre d'eau |
|---|---|---|---|---|---|---|---|
| | | | Résidu sec | Perte au rouge | Résidu inorganique | Chlore | |
| 1e expérience | Eau d'égout pure | 3.310.000 | 1,08 | 1,13 | 0,67 | 0,15 | 2,64 |
| | Eau d'égout diluée | 250.000 | 0,33 | 0,18 | 0,15 | 0,03 | 0,14 |
| 2e expérience | Eau d'égout pure | 6.103.000 | 1,98 | 1,29 | 0,69 | 0,16 | 2,87 |
| | Eau d'égout diluée | 450.000 | 0,34 | 0,19 | 0,15 | 0,03 | 0,11 |

Parmi les exemples si nombreux de villes ayant corrompu jusqu'à un degré intolérable les eaux des rivières ou des fleuves dont elles disposaient pour écouler leurs liquides résiduaires, nous citerons d'abord Paris où jusqu'en ces dernières années on déversait chaque jour à la Seine environ 350.000 mètres cubes d'eaux d'égout dont nous avons déjà indiqué la composition moyenne ; en admettant que le fleuve débite en temps ordinaire $110^{m3}$ à la seconde, cela représentait pour les eaux d'égout une dilution à 1/27 : et pourtant il en résultait malgré les phénomènes tendant à l'épuration spontanée une grave infection de la Seine jusqu'au delà de Mantes (40 kil. de Paris) comme en témoignent les analyses ci-après de l'eau de Seine exécutées par Miquel et par A. Lévy en 1894.

| | Microbes par c. c. | Chlore | Mat. org. | Oxyg. dissous | Résidu sec |
|---|---|---|---|---|---|
| Pont de Melun. . . | 32.625 | 6 mg. | 1,9 mg. | 10,7 mg. | 225 mg. |
| Choisy-le-Roi . . . | 89.500 | 7 — | 3,5 — | 10,1 — | 239 — |
| Pont-Royal . . . . | 192.500 | 7 — | 2,7 — | 10,0 — | 250 — |
| Pont de Sèvres. . . | 252.500 | 8 — | 3,1 — | 8,9 — | 259 — |
| Saint-Ouen . . . . | 1.095.000 | 9 — | 3,3 — | 7,5 — | 271 — |
| Saint-Denis. . . . | 2.000.000 | 11 — | 3,8 — | 7,0 — | 278 — |
| Bougival. . . . . | 3.500.000 | 12 — | 3,8 — | 4,1 — | 289 — |
| Conflans . . . . . | 597.000 | 11 — | 3,4 — | 4,9 — | 284 — |
| Mantes . . . . . | 337.000 | 11 — | 3,1 — | 8,1 — | 286 — |

On peut juger par là de ce qu'était la Tamise à l'époque où avec un débit très inférieur à celui de la Seine elle recevait la totalité des eaux d'égout de Londres dont la population dépasse d'un tiers celle de Paris. Or la commission nommée en 1868 pour étudier la pollution des cours d'eau en Angleterre déclarait la situation de la Tamise encore bien meilleure que celle de nombreux petits cours d'eaux recevant comme l'Irwell à Manchester, la Clyde à Glascow, etc., les résidus de cités considérables et surtout très industrielles. A la suite de l'enquête en question le Parlement finit par adopter en août 1875 la loi connue sous le nom de *the rivers pollution prevention Act* interdisant le déversement direct, sans épuration préalable, de tous liquides résiduaires dans les cours d'eaux naturels ; l'Angleterre a certainement retiré au point de vue hygiénique quelque profit de cette loi, quoique l'on ne tienne pas toujours assez la main à son exécution : en ce qui concerne la Tamise, du moins dans la région de Londres, les résultats sont assez satisfaisants, malgré que l'on ait autorisé le déversement direct au fleuve des eaux de rue des villes appliquant le système séparateur ordinaire.

Naturellement les conditions sont assez différentes quand des villes comme Vienne ou Budapesth ont affaire au Danube, Bâle ou Cologne au Rhin, Genève ou Lyon au Rhône, la dilution des eaux d'égout dans le fleuve étant alors énorme et la rapidité du courant prévenant d'ordinaire les envasements. Nos grands centres industriels du Nord, Lille, Roubaix, Tourcoing, avec les filets d'eau qui s'appellent la Deule, l'Espierre, le Trichon se trouvent dans une situation précisément opposée et qui réclame des mesures protectrices que d'ailleurs on ne paraît guère songer sérieusement à prendre. En dehors de Paris nous ne voyons guère dans notre pays que la ville de Reims qui ait fait un très notable effort pour épargner au petit cours d'eau qui la traverse le déversement de ses liquides résiduaires. A l'étranger au contraire, non seulement en Angleterre (seul pays où la loi soit intervenue avec quelque rigueur), mais aussi en Allemagne bon nombre de villes d'importance diverse, dotées d'un réseau d'égouts unitaires ou non, évacuant par flottaison le plus d'immondices possible, s'efforcent de trouver un mode d'épuration pratique de ces liquides résiduaires qui permette de les laisser ensuite aller se confondre avec les collections ou les cours d'eau de la surface ou de la profondeur du sol sans que l'on n'ait plus rien à redouter de ce fait au point de vue sanitaire.

Les pages suivantes vont être consacrées à l'exposé des divers modes d'épuration des liquides résiduaires urbains ; les nombreux systèmes usités peuvent être classés en un petit nombre de groupes suivant qu'ils sont basés tantôt sur des actions biologiques, tantôt sur des actions physiques ou physico-chimiques.

**Epuration par voie biologique en milieu naturel (le sol).** — Nous avons vu précédemment (Chap. Ier, p. 34) que le sol, grâce à ses propriétés physio-chimiques intrinsèques et surtout grâce à la présence dans l'intimité de ses premières couches de toute la série des ferments capables de réaliser successivement la dégradation des diverses formes de la matière organique (liquéfaction et oxydation), possédait en somme un merveilleux pouvoir épurateur sous l'influence duquel le carbonne, l'hydrogène, l'oxygène et surtout l'azote des substances putrescibles d'abord solubilisées prenaient respectivement les états d'acide carbonique, d'eau, de nitrates et d'azote gazeux : termes extrêmes des transformations régressives de la matière organique qui dès lors ne saurait plus compromettre l'intégrité des milieux et qui au surplus devient susceptible de rentrer sous ces aspects nouveaux dans le cycle du monde vivant. On devait songer à avoir recours à cette action si remarquable du sol, d'ordre essentiellement biologique, base fondamentale de tout assainissement naturel, pour épurer les eaux résiduaires des villes d'une façon aussi parfaite que possible avant de les déverser dans les rivières ou dans les fleuves, du moment où les phénomènes de l'épuration spontanée n'étaient plus assez puissants au sein de ces cours d'eau pour venir très promptement à bout de la souillure qu'on leur imposait en y faisant aboutir directement les égouts. D'ailleurs en confiant au sol l'épuration des eaux d'égout il est loisible de faire profiter l'agriculture d'une partie des principes fertilisants (azote, acide phosphorique, etc.) précisément contenus dans ces eaux et qui sans cela seraient entièrement perdus. C'est même cet avantage qui à une époque déjà éloignée, où les problèmes de l'assainissement n'étaient guère abordés et où l'on ne soupçonnait pas le côté hygiénique de la pratique à laquelle on se livrait, avait fait organiser l'*irrigation* du sol par les eaux d'égout sur les *marcites* de Milan et dans quelques fermes (Loch-End, Craigentinny) des environs d'Edimbourg. Mais depuis bientôt une quarantaine d'années on a compris en Angleterre d'abord, notamment à la suite des études de Frankland, puis en France et en Allemagne, quel bénéfice sanitaire on pouvait retirer avant tout de cette méthode qui a été depuis lors scientifiquement étudiée, régularisée, et compte aujourd'hui de nombreuses et très importantes applications.

**Conditions de l'irrigation**. — D'une manière générale, ainsi qu'il résulte de l'expérience acquise soit sur les grands domaines employés à l'épuration des eaux d'égout ou des données fournies par les essais de la station d'études de Lawrence (Etats-Unis), les conditions dans lesquelles doit s'effectuer l'irrigation reproduisent celles qui ont été indiquées comme particulièrement favorables à la transformation des souillures ou sein du sol (p. 34), laquelle est régie en résumé par la nature et l'agencement des éléments de chaque terrain, d'où dépendent ses propriétés absorbantes et sa perméabilité aux liquides, ainsi que son aération, son humidité, circonstances de première importance vis-à-vis de l'activité des ferments nitrificateurs. Car, comme le dit Duclaux dans son exposé des principes essentiels de l'irrigation que nous nous bornons presque à résumer, il ne s'agit en somme ici que de réaliser avec son maximum d'intensité, sur le moindre espace possible, le travail de transformation qui se fait naturellement plus ou moins vite dans presque tous les sols.

Bien entendu il ne suffit pas de répandre à la surface d'un terrain donné une masse d'eau d'égout pour ainsi dire illimitée dont une partie seulement s'infiltrerait dans la profondeur, comme cela a lieu pour les irrigations avec de l'eau ordinaire ; on n'obtiendrait finalement de la sorte qu'une médiocre épuration ; pour qu'elle atteigne au degré convenable on ne devra laisser arriver sur le sol qu'une quantité d'eau d'égout déterminée dont la totalité, sauf la portion évaporée, devra pénétrer au travers du terrain. D'où la nécessité pour celui-ci d'être bien perméable à l'eau ; mais il ne faut pas cependant que cette perméabilité soit trop grande et que le pouvoir absorbant soit trop faible comme c'est le cas pour le sable pur un peu grossier : car alors l'eau passe trop vite entre les éléments du sol et la matière organique n'y est pas assez retenue pour y être détruite. Du sable mélangé d'un peu d'argile et de calcaire ou d'humus a d'ordinaire paru convenir le mieux. Toutefois, d'après les expériences de Lawrence, et lorsqu'il ne s'agit que d'épuration proprement dite, le sable pur, de moyenne grosseur, serait à préférer. L'évolution des phénomènes biologiques qui aboutissent à l'oxydation complète de la matière organique exigeant d'ailleurs une aération très active du sol, il importe que l'arrivée de l'eau soit intermittente et que les pores dans lesquelles cette eau circule soient assez larges pour laisser passer de l'air tandis que les éléments qui forment leurs parois sont encore couverts d'une fine couche liquide ; d'autre part il est nécessaire d'entraver par un bon drainage l'ascension de la nappe souterraine et d'assurer au contraire de la sorte une évacuation régulière de l'eau à mesure qu'elle s'est dépouillée de sa matière organique dans son passage à travers le sol : ce même drainage facilite aussi directement la circulation indispensable de l'air en se prêtant à l'issue de l'acide carbonique produit par la gazéification du carbone.

L'apport en eau d'égout pour un sol donné est limité par l'obligation de ne pas réaliser une saturation du terrain par la matière organique et de laisser aux microbes le temps de détruire celle-ci. Il faut tâter la puissance nitrifiante des microbes du sol et y proportionner l'arrivée d'eau d'égout, en tenant compte d'ailleurs de la concentration de cette eau, et aussi des circonstances variables qui comme nous l'avons appris influent sur l'activité microbienne : l'aération du sol, sa température, etc. Quand l'irrigation est bien faite, non seulement l'on évite entre autres le colmatage de la couche superficielle du sol par les dépôts organiques et inorganiques qui aboutissent à entraver la pénétration de l'eau et de l'air s'ils ne sont pas enlevés en temps utile, mais le pouvoir nitrificateur du terrain ne s'affaiblit pas à la longue : il va même au contraire en s'améliorant. Peut-être, remarque Duclaux, pourrait-on songer à l'augmenter singulièrement et à restreindre par suite l'étendue des terres nécessaires à l'irrigation en faisant un choix méthodique parmi les espèces microbiennes susceptibles de lui donner naissance, au lieu de se fier simplement à cet égard à la nature.

La culture des terrains où s'effectue l'irrigation, c'est-à-dire leur exploitation agricole, n'est nullement une condition de l'épuration des eaux d'égout ; cette épuration s'opère tout aussi bien dans le sol nu, à condition que la surface de celui-ci soit régulièrement ameublie de temps à autre, de manière à favoriser l'entretien de la perméabilité de cette couche superficielle à l'air et à l'eau en détruisant notamment le colmatage auquel finit par donner lieu le dépôt des corps en suspension dans le liquide souillé. La végétation comme nous le redirons n'intervient en rien dans les phénomènes de transformation de la matière organique et se borne le cas échéant à utiliser dans une certaine mesure les éléments fertilisants qui en dérivent (carbone, nitrates), ou qui ont été apportés avec elle (acide phosphorique) : chose excellente et sans aucun doute désirable économiquement parlant, mais dont on ne saurait faire en aucun cas une obligation hygiénique.

C'est pourquoi il n'y a aucune raison fondamentale de distinguer de l'irrigation sous le nom de *filtration* le système qui consiste à faire absorber l'eau d'égout par un sol nu que l'on ne cultive que de loin en loin, comme cela a lieu dans quelques villes anglaises et aussi dans certaines parties des champs d'irrigation de Berlin. Le point essentiel à relever en ce qui concerne ce mode de procéder est la liberté plus grande qu'il donne au point de vue de la régularité et de l'abondance de l'apport en eau à épurer à la surface du terrain : car on n'a plus à compter avec les exigences si variables des cultures selon leur état, la saison, etc. Il va sans dire que l'apport d'eau d'égout n'en doit pas moins cependant être toujours intermittent.

En pratique il n'est guère de sol qui par sa nature ne puisse pas du tout se prêter à l'irrigation : pourtant une couche susceptible d'épurer offrant au moins 1 m. d'épaisseur est indispensable. Mais le plus difficile est peut-être de savoir se bien servir de ce que l'on a et de régler selon les cas l'arrivée de l'eau. On s'efforcera du reste de trouver un terrain s'inclinant en pente douce et égale vers un cours d'eau, mais situé à une altitude telle qu'il dépasse de 1.20 à 1.50 le niveau des plus fortes crues de ce fleuve ou de cette rivière ; d'où une excellente situation pour évacuer toujours aisément les eaux de drainage du terrain irrigué. Au point culminant de celui-ci aboutira l'émissaire principal des eaux résiduaires qui de là seront distribuées d'abord dans un certain nombre de conduites fermées, puis dans une série de rigoles d'alimentation convenablement inclinées, à ciel ouvert. Un terrain trop plat et surtout un terrain coupé, avec des pentes raides, occasionnent de grandes dépenses pour la régularisation de l'amenée ou de l'évacuation de l'eau. Bien que les domaines irrigués ne soient nullement insalubres de ce fait, comme nous aurons à le noter, il est bon néanmoins de ne pas les placer au voisinage immédiat de groupes importants d'habitations, car ils peuvent donner lieu de temps à autre à quelques émanations malodorantes : le moindre intervalle permettra d'échapper à cet inconvénient. Au reste on ne devra pas perdre de vue qu'il faut se ménager la possibilité d'étendre le cas échéant sans trop de frais les domaines en question. On ne saurait fixer d'ailleurs approximativement la superficie nécessaire : tout dépend à cet égard de circonstances locales très diverses (nature du sol, genre d'exploitation, composition de l'eau d'égout, degré d'épuration voulu), qui font varier la quantité d'eau admissible par une étendue de terrain donné.

Le terrain peut être disposé de trois manières différentes pour l'irrigation avec utilisation agricole. La plus communément adoptée de ces dispositions consiste à

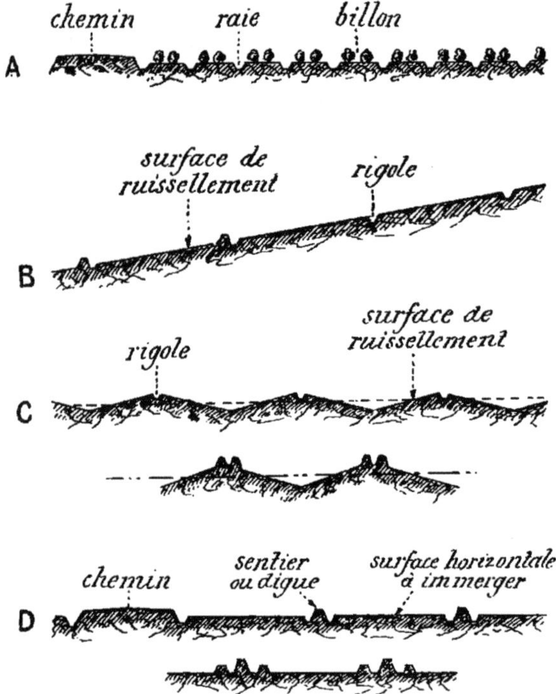


Fig. 132. — *A, B, C, D, Dispositifs divers pour l'irrigation à l'eau d'égout.*

tracer perpendiculairement aux rigoles d'alimentation des sillons ou *raies* d'une cinquantaine de mètres de long, larges de 0 m. 30, qui séparent des bandes de terrain ou *billons* de 1 m. de large environ (fig. 132 A.) ; l'eau d'égout remplit les raies et pénètre par infiltration latérale dans l'épaisseur des billons sur lesquels se trouvent les plantes cultivées dont les racines seules sont ainsi baignées par le liquide. D'autres fois, quand les cultures s'y prêtent, on fait en somme du ruissellement avec des plans plus ou moins inclinés dont le côté le plus élevé présente une rigole d'où l'eau déborde en nappe à la surface de la zone déclive contiguë (fig. 132 B.). La portion d'eau qui pendant le ruissellement n'a pas pénétré dans le sol est reçue dans une nouvelle rigole, d'où elle déborde ensuite, sur un autre plan incliné. Si le terrain n'offre pas de lui-même les pentes voulues on en crée d'artificielles, comme le montre la fig. 132 C. ; la rigole d'alimentation passe le long de l'arête des plans inclinés opposés ainsi déterminés. Enfin on s'est décidé dans quelques cas pour le procédé qui consiste à établir une suite d'espèces de petits bassins d'une surface parfaitement horizontale entourée de tous côtés par une rigole et un bourrelet jouant le rôle de digue quand l'eau de la rigole s'est répandue sur toute l'étendue du bassin (fig. 132 D.); les divers bassins peuvent être placés en gradins si le terrain offre une pente générale assez forte.

Les circonstances locales décident de l'aménagement qui convient ; sur un même domaine on peut du reste combiner les divers dispositifs. Lorsqu'on ne fait pas d'utilisation agricole le dispositif d'irrigation importe assez peu ; l'essentiel est de labourer à intervalles déterminés les surfaces d'absorption.

Quant aux cultures à adopter pour les terrains d'irrigation, ce seront naturellement celles de plantes s'accommodant bien, et pendant une longue période, de la plus grande quantité d'eau possible. A cet égard les graminées et les divers légumes devront être préférés, c'est-à-dire qu'on utilisera surtout l'irrigation à l'eau d'égout au moyen de prairies et de culture maraîchère ; les pépinières peuvent aussi être très largement irriguées. On consacrera d'ailleurs les diverses parties des domaines irrigués à des cultures différentes de manière à avoir à toutes les saisons des zones où l'eau puisse être envoyée. Les plantations maraîchères ont l'avantage de se prêter à l'irrigation n'importe à quelle époque : en général il semble au surplus que les irrigations ne sont pas matériellement impossibles en hiver, la partie la plus superficielle de l'eau d'égout seule se congelant dans les rigoles et formant alors une croûte protectrice pour le sol qui demeure perméable au reste du liquide ; du moins le fait a-t-il été habituellement observé à Paris, en Angleterre et même à Berlin. Toutefois les expériences de Lawrence tendent à prouver que l'activité des germes nitrificateurs serait directement affaiblie par les basses températures.

Il est bien entendu que tout champ irrigué sera méthodiquement drainé à une profondeur convenable au moyen d'un réseau de tuyaux en poterie ou en béton (perforés) destinés à évacuer au fur et à mesure l'eau épurée ; ces drains aboutissent d'ordinaire à des canaux à ciel ouvert qui vont se réunir aux cours d'eau naturels du voisinage.

**Exemples d'irrigation.** — Nous donnerons ici quelques renseignements sur les principales installations d'irrigation à l'eau d'égout qui fonctionnent actuellement soit en France soit à l'étranger et qui presque toutes d'ailleurs comportent une utilisation agricole.

Paris. — Dans notre pays c'est en 1869 que la ville de Paris fit faire sur quelques hectares de mauvais terrain sablonneux à Gennevilliers les premiers essais d'irrigation à l'eau d'égout sous la direction des ingénieurs Mille et Durand-Claye ; l'expérience ayant réussi, la surface irriguée fut peu à peu étendue ; en 1878 elle était de 370 hectares et absorbait en moyenne 50.000 m³ d'eau d'égout par jour. Par suite de résistances obstinées, dix ans plus tard en 1888, les terrains d'irrigation n'offraient guère plus de 600 hectares et n'absorbaient pas le quart des eaux d'égout de Paris. C'est alors qu'on finit par obtenir du Parlement le vote de la loi du 4 avril 1889 qui permettait d'ajouter aux terrains de Gennevilliers un domaine de 800 hectares à Achères. Et comme cela ne pouvait encore suffire pour l'épuration avec utilisation agricole de la totalité des eaux d'égout, d'autant plus qu'on en limitait le déversement à un maximum de 40.000 m³ par hectare et par an (soit 11 litres d'eau par jour et par mètre superficiel), la loi du 10 juillet 1894, qui a rendu d'autre part obligatoire pour Paris l'écoulement direct à l'égout de toutes les eaux usées, y compris celles des cabinets d'aisances, vint enfin donner à la ville les moyens de se procurer et d'aménager de nouveaux domaines en vue de l'irrigation. L'émissaire général des eaux

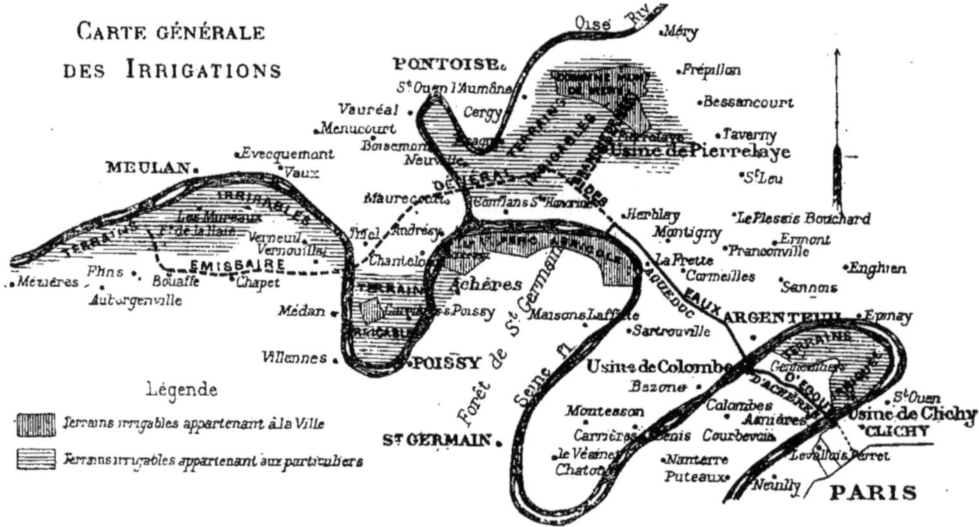


Fig. 133. — *Terrains d'irrigations à l'eau d'égout de Paris.*

d'égout partant de l'usine élévatoire de Clichy fut alors prolongé dans la direction de Méry-Pierrelaye, puis de Triel. A cette époque on disposait à Gennevilliers de 800 hectares ; l'exploitation du domaine d'Achères commença en juillet 1895 et s'opéra l'année suivante sur 1000 hectares : on eut ainsi en 1897 de quoi épurer journellement 210.000 m³ par jour (au taux de 40.000 m³ à l'hectare), soit la moitié précisément du débit des collecteurs parisiens (Launay). En juillet 1899 on a pratiqué l'irrigation de 2000 hectares à Méry-Pierrelaye et de près de 1000 à Triel ; on a pu par suite cesser le déversement régulier d'eau d'égout de Paris dans la Seine. Les grands travaux par lesquels a été menée à bien dans ces dernières années cette magnifique création d'assainissement ont été dirigés par l'ingénieur Bechmann.

Avant de s'engager dans l'émissaire général les eaux d'égout passent dans des bassins de dégrossissage où sont arrêtés : 1° les corps flottants, fumier, paille, etc., au moyen de grilles et de rateaux automatiques ; 2° les sables et les vases qui se déposent dans le fond des bassins d'où ils sont extraits par des dragues spéciales pour être évacués par bateaux ou wagons. Les terrains irrigués, généralement sablonneux, sont presque uniformément disposés par raies et billons, avec un drainage en tuyaux de béton ou de poterie perforés placés à 4m. de profondeur. Au point de vue de l'exploitation il faut distinguer les terrains appartenant à des particuliers, soit 3000 hectres environ, où la culture est libre et dont les occupants n'utilisent l'eau d'égout que dans la mesure où il leur paraît convenable, et les domaines municipaux, comprenant seulement 1600 hectares, où les fermiers de la ville doivent subordonner la culture aux besoins de l'épuration. A Gennevilliers on fait surtout de la culture maraîchère;

à Achères la betterave, la pomme de terre, les prairies et les plantations forestières prédominent; sur le domaine municipal de Méry et notamment sur les 500 hectares de la ferme de la Hauteborne on a adopté surtout les cultures fourragères, les prairies artificielles ou naturelles, et on va faire de l'élevage avec production laitière.

La dose annuelle de 40.000 $m^3$ d'eau d'égout par hectare fixée par la loi est d'ailleurs forcément une moyenne du moment que l'on pratique l'utilisation agricole. Ainsi à Gennevilliers, terrain de culture libre, tandis que la plus grande partie de la surface occupée par des légumes variés ne reçoit que 10.000 à 12.000 $m^3$ par hectare et par an, les surfaces où poussent les choux et les artichauts 25.000 $m^3$, les prairies qui sont arrosées tous les jours en reçoivent au moins jusqu'à 100.000 $m^3$ ; d'autre part, en hiver, certains terrains nus où l'on fait de propos délibéré du colmatage, en attendant les labours puis les semailles du printemps, sont irrigués également à raison d'environ 100.000 $m^3$ d'eau d'égout par hectare et par an.

On a prétendu que les irrigations sont impossibles en temps de pluie : mais d'abord le débit du fleuve alors accru offre à l'eau d'égout non épurée une dilution bien plus grande que d'ordinaire ; et ensuite il ne faut pas s'exagérer l'importance de la quantité d'eau météorique qui peut tomber sur les terrains d'irrigation, la hauteur d'eau de pluie annuelle sur les dits terrains ne dépassant pas $0^m,55$ dans les environs de Paris, tandis que le déversement de 40.000 $m^3$ d'eau d'égout par hectare représente sur la même surface une hauteur d'eau de 4 m.

Les communes de la banlieue de Paris et notamment beaucoup de communes importantes de Seine-et-Oise déversant encore leurs eaux d'égout à la Seine, il faut prévoir l'adjonction de nouveaux terrains d'irrigation à ceux actuellement existant si l'on veut arriver à une sérieuse épuration du fleuve.

Reims. — La ville de Reims envoie depuis quelques années, à l'instigation de de son ancien maire Henrot, ses eaux d'égout (environ 40.000 $m^3$ par jour) sur un terrain d'environ 600 hectares où elles sont employées en irrigations avec utilisation agricole ; ce terrain situé à 6 kil. au nord-ouest de la ville est affermé pour la presque totalité à une compagnie ; il est en grande partie composé d'une couche assez mince d'humus riche en calcaire reposant sur la craie fendillée ; une certaine étendue toutefois est marécageuse. Le drainage est assuré par des canaux profonds, ouverts à l'air libre, dans lesquels le niveau de l'eau est toujours au moins à 2 m. au-dessous de la surface du sol. Vallin assure que même en été on ne perçoit aucune odeur en parcourant ces terrains, si ce n'est près des bassins où se fait le dégrossissage des eaux d'égout avant leur refoulement dans les conduites de distribution. Il convient de dire que les eaux d'égout de Reims sont surtout des eaux résiduaires industrielles relativement peu chargées en matières organiques ; elles ne reçoivent pas les matières excrémentitielles humaines faute d'eau pour organiser dans les maisons l'évacuation par flottaison des immondices en question. En attendant, les irrigations ont remédié de la façon la plus sérieuse à l'infection de la Vesle, petit cours d'eau où se déversaient directement auparavant tous les liquides résiduaires de Reims.

En dehors des villes de Paris et de Reims, l'épuration des eaux d'égout par irrigation du sol n'est systématiquement organisée en France que par de rares établissements collectifs, entre autres l'Hospice Saint-Charles (Evreux), l'hospice de la Tronche (Grenoble). Mentionnons aussi l'épuration par le même procédé des eaux résiduaires de bon nombre d'établissements industriels (distilleries ou raffineries surtout) du département du Nord, encore que le terrain de cette région soit le plus souvent très argileux. — Il existe pour Lyon un projet de canalisation unitaire avec épuration des eaux d'égout par le sol (Resal).

Berlin. — La ville de Berlin, située dans une plaine sablonneuse, envoie en temps ordinaire par sept émissaires la totalité de ses eaux résiduaires sur de vastes terrains d'irrigation se composant de deux groupes de domaines, l'un au N.-E., à une distance approximative de 6 kil. de la ville, l'autre au S.-O. à 12 kil. au moins ; l'organisation de ces terrains a commencé en 1875 ; l'ensemble représente actuellement une superficie de plus de 9.000 hectares, mais en réalité on ne déverse les eaux d'égout, dont le total atteint 172.000 m³ par jour (pour 1.600.000 habitants), que sur environ 5.000 hectares. Par conséquent l'apport moyen en eau d'égout ne dépasse pas 12.000 m³ par hectare et par an. Les eaux vannes de Berlin, il est vrai, sont deux fois plus chargées que celles de

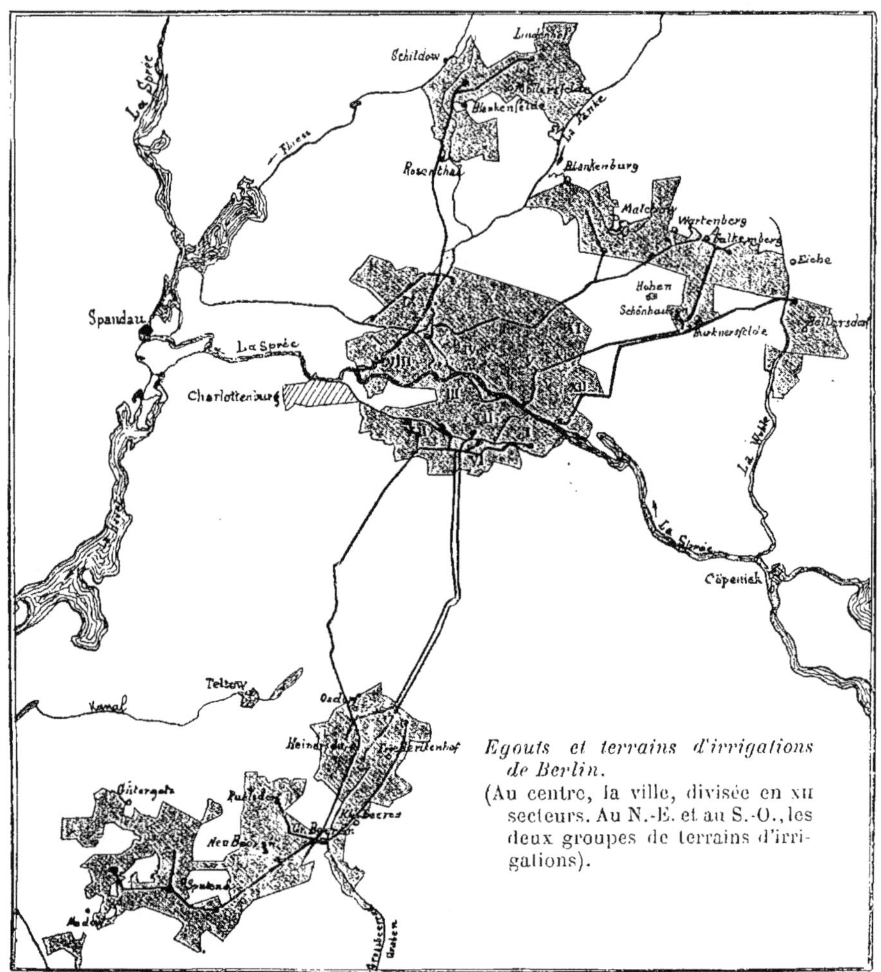


Fig. 134. — *Egouts et terrains d'irrigations de Berlin.*

Paris et d'autre part le sable argileux des champs d'irrigation de la capitale allemande est très notablement moins favorable à l'absorption et à l'épuration des eaux d'égout que les sables graveleux de la vallée de la Seine ; ceux-ci au surplus offrent 3 à 6 m. d'épaisseur tandis qu'à Berlin la couche perméable n'a guère que 1 m. à 1 m. et 1/2. C'est la ville qui exploite en régie les terrains irrigués, sauf quelques parcelles. On fait de la culture maraîchère avec des raies et des billons ; mais on arrose surtout par ruissellement une grande étendue de prairies naturelles ou artificielles ; en outre une surface assez considérable de terrain est disposée en sortes de vastes bassins de quelques décimètres de profondeur où l'on déverse l'eau d'égout seulement en hiver pour faire du colmatage : au printemps on cultive ces surfaces et on y sème des céréales, des betteraves, des plantes oléagineuses.

L'œuvre de canalisation et d'épuration des eaux d'égout de Berlin, d'après les renseignements de Launay, a occasionné une dépense de premier établissement d'environ 110 millions ; la dépense annuelle (exploitation, intérêts, amortissement) est de près de 10 millions dont 6 sont couverts par les recettes spéciales du service. L'exploitation seule des champs d'irrigation (avec service de la dette) revient à 4,400,000 francs ; les recettes provenant de ces mêmes champs atteignent 2,320,000 francs, soit un découvert annuel de 2 millions.

Breslau (360,000 habitants) a adopté en 1881 le système des irrigations à l'eau d'égout et emploie actuellement à cet effet 800 hectares que l'on se propose de porter bientôt à 1,200. Superficiellement ces terrains très plats qui s'étendent le long de l'Oder, à 2 k. en aval de la ville, présentent une couche assez riche en argile sur environ 0 m. 50 d'épaisseur ; mais cette couche est encore suffisamment perméable et repose sur du sable qui l'est tout à fait. On paraît opérer surtout par ruissellement sur des parcelles de 2 à 3 hectares chacune.

Fribourg en Brisgau (55,000 habitants) s'est décidée en faveur de l'irrigation du sol en 1889, et a acquis dans ce but 500 hectares d'un terrain composé de sable souvent graveleux quelque peu entremêlé d'argile. Avant de passer dans les rigoles d'alimentation les eaux provenant de la ville par simple gravitation traversent un double bassin de décantation muni de chicanes. Les parcelles de terrain sont en général divisées en raies et billons. D'après L. Masson la plus grande partie du domaine, exploité pour la ville par un gestionnaire, est consacrée à la culture des céréales et des plantes fourragères ; le reste est en prairies ; çà et là un peu de culture maraîchère. La dépense totale, y compris la canalisation de la ville (en tuyautages) n'a pas dépassé 3 millions.

Citons encore en Allemagne comme pratiquant l'irrigation du sol avec l'eau de leurs égouts les villes de : Dantzig (125,000 habitants) qui a adopté la méthode depuis 1872 et irrigue environ 500 hectares de dunes près de l'embouchure de la Vistule ; Magdebourg (230,000 habitants) dont la municipalité a résolu en 1895 d'acheter pour les irriguer environ 1000 hectares (sable ou argile sablonneuse), situés à une dizaine de kilomètres de la ville ; 400 hectares sont actuellement exploités ; — Brunswick qui s'est prononcée en 1896 pour l'épuration des eaux résiduaires par le sol comme étant le système le moins coûteux et irrigue 450 hectares (pour 100,000 habitants) ; — Kattowitz (23,000 habitants) qui pour le même motif a organisé il y a quatre ans des champs d'irrigation d'une étendue de 180 hectares. Enfin on rencontre en Allemagne beaucoup de grands établissements collectifs situés hors des villes, des asiles d'aliénés notamment, qui font aussi de l'irrigation avec leurs eaux résiduaires sur des domaines leur appartenant.

L'Angleterre est le pays d'origine de l'épuration régulière des eaux d'égout par le sol ; la loi de protection des cours d'eau naturels vis-à-vis de ces liquides résiduaires a naturellement conduit à l'extension de cette si remarquable méthode d'épuration. Dans ces dernières années son emploi a même été plus ou moins imposé à diverses localités, l'administration ayant jugé que les autres méthodes ne donnaient pas de résultats suffisants. D'après une communication de Roechling à Th. Weyl, en 1895 il y avait 42 villes anglaises de 10,000 habitants au moins qui irriguaient à l'eau d'égout. Nous mentionnerons seulement les plus importantes avec l'indication de la superficie des terrain irrigués, superficie d'ailleurs souvent remarquablement faible eu égard à l'importance de l'agglomération urbaine correspondante, circonstance qui peut tenir soit à l'épuration d'une partie seulement du sewage, souvent en raison de l'existence du système séparateur (les eaux provenant des maisons étant seules épurées), soit à l'emploi d'une épuration chimique préalable, soit enfin à la non utilisation agricole des terrains d'épuration, ce qui permet de leur faire absorber de très grandes quantités d'eau, encore que le sol se trouve dans bien des cas plus argileux qu'il ne conviendrait : Birmingham (430,000 hab.) avec 500 hectares de terrain irrigué ; Nottingham (212,000 hab.) avec 400 hectares ; Leicester (180,000 hab.) avec 687 hectares ; Blackburn (120,000 hab.) avec 278 hectares ; Croydon (102,000 hab.) avec 254 hectares ; Norwich (100,000 hab.) avec 202 hectares ; enfin Edimbourg (270,000 hab.) avec 134 hectares seulement, l'irrigation ne se faisant qu'avec une portion assez restreinte des eaux d'égout. On trouve encore des domaines irrigués relativement étendus à Reading (60.000 hab. et 340 hectares), Burton (46,000 hab.), Cheltenham (42,000 hab. et 226 hectares).

En Russie la ville d'Odessa épure ses eaux d'égout par le sol depuis 1887 et emploie aujourd'hui à cet effet dans la plaine du Péressipe environ 300 hectares dont 220 sont occupés par des cultures maraîchères.

Enfin aux Etats-Unis, d'après le grand ouvrage récent de Ratter et Baker sur la destination des eaux d'égout, les irrigations avec ces liquides résiduaires seraient de plus en plus en faveur ; les deux auteurs conseillent du reste l'adoption de cette méthode, hormis les cas où l'on se trouve en présence de conditions de terrain ou de climat trop défavorables.

**Résultats de l'irrigation.** — Pour apprécier le résultat essentiel des irrigations à l'eau d'égout, à savoir l'épuration par le sol de ces liquides profondément souillés, il suffit d'examiner comparativement l'eau d'égout déversée sur les terrains irrigués et l'eau de drainage qui en sort. Voici d'après les analyses d'A. Lévy la composition moyenne, de 1887 à 1896, d'une part de l'eau des collecteurs parisiens, d'autre part de l'eau des drains de Gennevilliers :

| | Matière organique. | Az. org. | Az. ammoniac. | Az. nitrique. | Chlore. |
|---|---|---|---|---|---|
| Collecteurs. . . | 47,8 | 6,4 | 21,9 | 3,7 | 76 |
| Drains . . . . | 1,4 | » | » | 22,1 | 72 |

Ainsi par le fait de leur passage à travers le sol, les eaux d'égout ont perdu conformément à la théorie presque toute leur matière organique et leur ammoniaque s'est transformée en nitrates dont les eaux de drainage se trouvent fort riches car le sol ne retient pas ces sels ; pour la même raison les eaux de drainage sont encore très chargées de chlorure de sodium provenant notamment des urines ; ces eaux de drainage sont d'ailleurs parfaitement limpides, sans odeur ni saveur appréciables ; mentionnons qu'elles offrent une teneur élevée en chaux enlevée au sol.

Voici d'après Klopsch pour Breslau, Salkowski pour Berlin, Korn pour Fribourg, des analyses comparatives qui dénotent des résultats analogues :

| | Mat. org. | Ammoniaq. | Ac. nitriq. | Ac. nitreux. | Az. total. | Chlore. | Ac. phosphor. |
|---|---|---|---|---|---|---|---|
| **BRESLAU** | | | | | | | |
| Eau d'égout . . | 510 | 56,6 | 0 | 0 | 94,6 | 137 | 23 |
| Eau de drainage . | 100 | 3 | 24,8 | 1,8 | 30,5 | 97 | traces |

| | | | | | | | |
|---|---|---|---|---|---|---|---|
| | | | BERLIN | | | | |
| Eau d'égout . . | 292 | 77,3 | traces | traces | 87,3 | 167,5 | 18,5 |
| Eau de drainage . | 109 | 2,9 | 28,2 | | 31,6 | 145,6 | traces |
| | | | FRIBOURG | | | | |
| Eau d'égout . . | 195 | 66,7 | 0 | 0 | » | 42,6 | 15,1 |
| Eau de drainage . | 35 | 1,2 | 7,6 | traces | » | 18 | 2,5 |

En général il semble que du moment où la température n'est pas trop basse pour empêcher l'irrigation, l'épuration se montre à peu près aussi active en hiver qu'en été : Korn insiste sur ce point en ce qui concerne Fribourg de même que A. Lévy en ce qui concerne Paris.

Toutes les observations faites jusqu'à présent établissent que le pouvoir épurateur des divers terrains irrigués ne paraît nullement s'affaiblir avec le temps : les eaux des drains de Gennevilliers, celles des drains d'Osdorf (Berlin) présentent depuis 15 ans à peu près la même composition.

L'épuration obtenue au point de vue bactériologique n'est pas moins satisfaisante que celle opérée au point de vue chimique. Miquel à Paris compte (année moyenne) 18 millions de germes par centimètre cube d'eau d'égout, et seulement 9000 germes environ dans l'eau des drains de Gennevilliers ; d'après les chiffres rapportés par König l'eau des drains des champs d'irrigation de Berlin contiendrait en moyenne 16.000 germes par c. c., quand il y en a comme à Paris des millions dans l'eau d'égout. Korn à Fribourg a pu faire des observations analogues ; il constate d'ailleurs que si la composition chimique et la teneur microbienne des eaux vannes semblent exercer l'une sur l'autre une action réciproque, il n'en va pas du tout de même pour l'eau des drains.

Ainsi donc le sol diminue dans des proportions énormes le nombre des microbes des eaux qui le traversent ; selon Duclaux cette action s'accuse d'autant plus que la nitrification est plus intense, car les ferments nitreux et nitrique s'emparent du terrain et en chassent par des phénomènes de concurrence vitale, ou détruisent par les produits auxquels ils donnent naissance, les autres microbes — qu'ils remplacent sans doute aussi dans les eaux de drainage. Il est d'ailleurs assez évident que les microbes pathogènes qui pourraient arriver jusqu'aux champs d'irrigations seront eux aussi retenus par le sol et auront dans ces conditions les plus grandes chances de périr là, tout comme les innombrables saprophytes apportés par l'eau d'égout et dont l'analyse démontre que le nombre n'augmente pas dans la terre servant aux irrigations. Du reste Stutzer ayant arrosé avec de l'eau chargée de bacilles du choléra des échantillons de terre empruntés aux champs irrigués de Berlin constate que ces bacilles disparaissent dans l'espace de 48 heures pour peu que l'on verse une petite quantité d'urine sur la terre ; il n'en va pas ainsi avec de la terre empruntée à un sol non irrigué. Stutzer conclut par suite comme Duclaux à la présence dans le sol des champs d'irrigation de germes qui par action biologique ou chimique détruisent assez promptement les espèces pathogènes qui seraient introduites dans ce milieu.

Ces indications sont fort rassurantes et permettent d'écarter *a priori* l'hypothèse suivant laquelle les domaines irrigués à l'eau d'égout seraient susceptibles de se transformer peu à peu en foyers d'infections redoutables. Au surplus les faits n'ont jamais fourni le moindre argument de nature à appuyer cette supposition. La meilleure preuve en est l'excellent état sanitaire des ouvriers agricoles employés aux travaux des champs d'irrigation, et plus encore celui des groupes qui habitent au milieu même de ces champs : la salubrité de la commune de Gennevilliers ne paraît rien laisser à désirer, et spécialement la fièvre typhoïde ne s'y montre guère, le choléra pas du tout ; au congrès de Vienne en 1887 Frankland déclarait que jamais aucun des divers domaines irrigués à l'eau d'égout en Angleterre n'avait donné naissance à une manifestation épidémique quelconque ; R. Virchow, Th. Weyl ont prouvé que les nombreux habitants installés le long de la limite ou dans l'intérieur des domaines qu'irriguent les eaux d'égout de Berlin ont une morbidité et une mortalité médiocre, et qu'entre autres la fièvre typhoïde les atteint rarement.

Aussi bien, avec Duclaux, nous ne pensons pas que les irrigations à l'eau d'égout constituent pour la salubrité du lieu où elles s'effectuent un danger plus sérieux que l'épandage des matières fécales en nature, tel qu'il se pratique tout autour de Lille, et jusque dans les jardins privés ou publics de cette ville, où pourtant les maladies infectieuses susceptibles d'être attribuées à de pareils errements sont justement moins fréquentes que dans les autres grandes agglomérations urbaines de notre pays.

Par suite nous ne croyons pas non plus à la transmission d'infection par l'intermédiaire des légumes récoltées dans les champs d'irrigation. Et d'abord il est hors de doute qu'aucun germe suspect ne saurait pénétrer dans l'intérieur des tissus végétaux (Fernbach) ; d'autre part il est inutile de s'occuper de l'infection superficielle des légumes que l'on mange cuits ; reste à se demander si les salades par exemple ne pourraient pas conserver sur leurs feuilles et apporter en nombre suffisant aux consommateurs des germes dangereux. Remlinger paraît avoir obtenu dans ce sens des résultats expérimentaux positifs, mais dans des conditions fort différentes des circonstances naturelles. Brandeis, il est vrai, à Bayonne, pense avoir distingué le bacille typhique et le bacille tuberculeux sur des légumes que l'on arrosait directement, paraît-il, avec des liquides fécaloïdes ; Geschwind a attribué à cette pratique l'origine d'un groupe de 5 cas de fièvre typhoïde. Assurément on ferait mieux de s'abstenir des arrosages incriminés sur les feuilles mêmes des légumes quelconques ; mais il faut avouer que les soi disant conséquences sanitaires de ces arrosages sont pratiquement bien bénignes. Du reste, à Lille et aux alentours, *il ne se mange pas un radis, pas une salade qui n'ait reçu sa part plus ou moins large de matière fécale ; les fraises obtenues par ce système sont belles, savoureuses et parfumées ; on ne les fait pas cuire, et les Lillois, qui en mangent beaucoup, n'ont pas trop la fièvre typhoïde* (Jules Arnould). Reconnaissons toutefois qu'ici il ne s'agit pas en général d'épandage sur les plantes elles-mêmes. Mais rappelons aussi les expériences de Diatroptoff qui souillant les légumes plantés dans les champs d'irrigation d'Odessa au moyen d'une eau chargée de bacilles du choléra a constaté la destruction régulière des dits bacilles en 3 ou 4 heures sous l'influence notamment de la lumière, de la dessiccation, etc. Il est probable que dans les mêmes conditions le bacille typhique ne résisterait pas beaucoup mieux. Finalement on ne déverse pas les eaux d'égout sur les cultures maraîchères qui couvrent les billons des champs d'irrigation et il ne paraît pas le moins du monde que la consommation de ces légumes ait jamais eu un inconvénient quelconque.

Au surplus, viendrait-on contre toute vraisemblance à observer le contraire qu'on en serait quitte pour renoncer à l'utilisation agricole des éléments fertilisants contenus dans les eaux d'égout sans que pour cela le principe de l'épuration des eaux par le sol fût atteint en quoi que ce soit. En effet si l'eau qui sort des champs d'irrigation est remarquablement pure, peut être déversée en toute sécurité dans les cours d'eau, et même employée à différents usages domestiques — sans qu'il soit bon cependant d'en faire usage pour la boisson, — il faut bien se convaincre que la végétation qui prospère à la surface des terrains irrigués ne joue aucun rôle sérieux dans l'obtention de ce résultat capital, le seul en somme qui intéresse directement l'hygiène. C'est un fait qui a été avancé dès 1878 par Schloesing et qu'il a affirmé de nouveau plus récemment avec Riche ; au reste la démonstration en a été donnée il y a plus de trente ans par ce que l'on a appelé la *filtration intermittente* par le sol nu qu'avait organsée Bailey-Denton en Angleterre. Les plantes n'absorbent la matière organique sous aucune de ses formes ; elles vivent seulement de carbone et de composés minéraux divers ; elles *organisent* ainsi une partie de l'acide phosphorique retenu dans le sol comme une partie des nitrates dont la plus grosse masse est néanmoins entraînée dans les eaux de drainage ; les plantes évaporent sans doute de l'eau, mais selon Schloesing en quantité assez modérée, inférieure au seizième du cube répandu. Tous ces effets peuvent être négligés au seul point de vue de l'hygiène ; peu lui importe que le carbone se perde à l'état d'acide carbonique, que la totalité des nitrates passe dans les eaux de rivières et que la teneur du sol en acide phosphorique augmente. En revanche la suppression de la culture ou plutôt de la végétation qu'elle entretient permettrait de rendre les irrigations bien plus régulières, et par suite de faire absorber par un terrain donné une plus grande quantité d'eau ; suivant les indications de Schloesing on se contenterait au moyen de labours périodiques d'entretenir à la surface des terrains nus une couche de $0^m,35$ à 0,40 de profondeur en état d'ameublissement, pour faciliter l'absorption immédiate de l'eau et l'aération du terrain qui seraient ainsi bien mieux assurées qu'avec des champs couverts de récoltes, celles-ci empêchant souvent longtemps qu'on ne modifie l'état de la croûte superficielle du sol. La non utilisation agricole des irrigations rend encore possible l'épuration par le sol de certaines eaux résiduaires industrielles nuisibles à la végétation.

L'utilisation agricole des irrigations à l'eau d'égout n'en reste pas moins recommandable parce qu'elle donne aux villes l'occasion de tirer un certain profit immédiat de cette méthode d'épuration qui est ainsi rendue moins coûteuse. On a fertilisé avec les eaux d'égout des terres stériles ou médiocres ; les champs d'irrigation de Berlin qui ne se louent que 100 fr. l'hectare quand ils ne reçoivent pas d'eau d'égout se louent 250 à 290 lorsque au contraire ils sont effectivement irrigués ; à Gennevilliers cette valeur locative qui ne dépassait pas 150 fr. avant les irrigations atteint maintenant 400 fr. Toutefois il ne paraît pas que l'exploitation agricole des domaines où les villes épurent par le sol leurs eaux résiduaires puisse jamais arriver à autre chose qu'à atténuer dans une certaine mesure les dépenses que l'on doit s'imposer pour l'accomplissement de cette grande œuvre d'assainissement ; d'autant plus que si l'on prétendait utiliser de la façon la plus complète des eaux d'égout telles que celles de Paris, il faudrait d'après Vincey commencer par les diluer très notablement et par suite étendre encore beaucoup la superficie des terrains irrigués : d'où de nouveaux frais. Au surplus il convient de dire que dans des conditions favorables l'épuration des eaux d'égout par le sol peut ne revenir qu'à une assez faible somme ; à Breslau (d'après les chiffres rapportés par König) le mètre cube d'eau d'égout éloigné de la ville et épuré reviendrait tout compris à 1 centime 11 soit une dépense annuelle de 55 centimes par habitant. En revanche à Berlin le mètre cube d'eau d'égout reviendrait à 9 centimes 92 soit 4 fr. 20 par an et par habitant. Nous verrons que ces derniers prix sont encore très inférieurs à ceux de l'épuration par les différentes méthodes chimiques ou mécaniques en usage dans un certain nombre de villes.

Finalement l'épuration des eaux d'égout par le sol est au point de vue hygiénique comme au point de vue économique (en y joignant l'utilisation agricole) la méthode la plus recommandable pour peu que les circonstances locales ne s'opposent pas absolument à son adoption ; c'est un point sur lequel aujourd'hui les hygiénistes sont unanimement d'accord, sans nier d'ailleurs que dans des cas particuliers il puisse être nécessaire de recourir à d'autres procédés : mais ce seront là des solutions exceptionnelles.

**Epuration par voie biologique en milieu artificiel.** — Des essais poursuivis depuis 1888 à la station d'expériences de Lawrence (Massachusetts. E. U.), et que Vallin a fait connaître chez nous, avaient montré que dans certains milieux artificiels, plus ou moins différents d'un sol naturel, il était possible d'obtenir l'épuration de quantités d'eaux d'égout relativement très considérables par rapport à la surface sur laquelle ces eaux étaient envoyées d'une façon intermittente, comme cela a lieu sur les champs d'irrigation. Vallin avait particulièrement insisté sur ce remarquable résultat. L'eau d'égout déversée offrait du reste la composition moyenne que l'on peut s'attendre à rencontrer dans un liquide de ce genre, et son épuration, tant chimique que microbienne, était satisfaisante. Cette épuration se faisait au mieux dans du gravier pur, avec des éléments qui étaient tous retenus par un tamis à mailles de 3 mm. 2 et dont 71 0/0 passaient seulement par des mailles de 6 à 12 mm., de telle sorte que l'air se renouvelait très facilement dans la masse ainsi constituée sans toutefois que l'eau s'écoulât trop vite : double condition aussi avantageuse que délicate à remplir, et qui était destinée à assurer aux ferments transformateurs de la matière organique d'une part tout l'oxygène indispensable à leur activité, d'autre part le temps nécessaire à la réalisation des oxydations. On arrivait à l'équilibre voulu entre l'aération et la durée du contact en réglant l'arrivée de l'eau, en la fractionnant, etc. Finalement on épurait avec le gravier mentionné tout à l'heure un volume d'eau correspondant à plus de 1500 m³ par hectare et par jour, soit plus de 500.000 m³ par an. Au bout de quelques semaines de fonctionnement, les graviers se couvrant d'une pellicule organique et microbienne (analogue à celle des filtres à sable pour l'épuration de l'eau de boisson), il suffisait soit de changer la couche superficielle de la masse des graviers soit de la repiquer et de la ratisser pour conserver à l'épuration son intensité habituelle.

On peut considérer comme dérivant directement des expériences que nous venons de rappeler la méthode d'épuration par voie biologique en milieu artificiel mise en essai en 1893 à Barking par Dibbin, et à laquelle s'attachera le nom de ce chimiste anglais. Après quelques tâtonnements Dibbin constitua ce qu'il appelle un filtre, lequel est représenté dans une sorte de bassin de 4000 m² par une couche de coke en fragments offrant 0 m. 90 d'épaisseur, recouverte par 7 à 8 centimètres de gravier ; au-dessous se trouve un réseau de drains; l'eau d'égout est amenée dans ce milieu trois fois par jour, de manière à réaliser par 24 h. trois opérations comprenant chacune 2 h. de remplissage, 1 h. de repos, 5 h. d'égouttage. Pendant plus d'un an on traita ainsi quotidiennement 4500 m³ d'eau d'égout de Londres (grossièrement purifiée au préalable il est vrai par la chaux et le sulfate de fer qui avaient précipité les matières en suspension), soit plus de 1 m³ d'eau d'égout par mètre carré ou cube de filtre. Le coefficient d'épuration était supérieur à 75 0/0. Ce procédé permettrait donc d'épurer d'une façon satisfaisante 10.000 m³ d'eau d'égout par jour et par hectare d'un milieu artificiel facile à composer; l'épuration par voie biologique des eaux résiduaires deviendrait dès lors accessible même aux localités que des conditions particulières empêchent d'organiser des champs d'irrigations avec utilisation agricole.

Il est d'ailleurs assez évident d'après ce que nous avons dit que le principe de l'épuration reste foncièrement le même qu'on ait recours au sol naturel ou à un support artificiel comme milieu de transformation de la matière organique sous l'influence des ferments liquéfiants et oxydants dont relève spontanément ce grand processus salubre. On ne se laissera pas illusionner par le nom de *filtre* appliqué par Dibbin à la masse au sein de laquelle s'effectue l'épuration ; les actions physico-chimiques de contact, en somme prédominantes dans la filtration proprement dite, ne jouent sans doute ici qu'un rôle assez effacé, les matériaux que viennent baigner les eaux d'égout ne représentant que le substratum indispensable aux microbes pour exercer leur activité dans des conditions favorables.

Au surplus, les matériaux en question peuvent varier de nature ; à Sutton où Dibbin a dirigé des essais parallèlement à ceux de Barking, on faisait arriver l'eau d'égout (relativement concentrée par suite de l'existence du système séparateur) dans un bassin rempli de terre cuite en morceaux de la grosseur d'une noix, et les résultats n'étaient pas moins favorables. A Wolverhampton on s'est servi avec succès de charbon. Dunbar qui a repris cette étude à Hambourg a employé par économie des scories provenant des fours où l'on brûle les immondices solides de la ville ; ces scories étaient en morceaux de 4 à 6 millimètres de diamètre sur une épaisseur de 1 m. 25, dans un bassin dont le fond était soigneusement drainé ; avant d'arriver là les eaux d'égout séjournaient une dizaine de minutes dans un bassin situé à un niveau plus élevé où se précipitait le plus gros des matières en suspension ; au sortir des scories les eaux étaient reçues dans un troisième bassin contenant un filtre à sable ordinaire. Les eaux que l'on traitait provenaient du grand hôpital de Hambourg-Eppendorf ; selon Dunbar elles offraient sensiblement les caractères habituels des eaux résiduaires des agglomérations urbaines non industrielles. Le plus souvent on introduisait ces eaux une fois par jour dans le support d'oxydation et on les y gardait durant 4 heures ; puis on les évacuait et on laissait le milieu s'aérer le reste du temps ; on aurait pu de cette manière, dit Dunbar, traiter quotidiennement par hectare de support d'oxydation environ 3000 m³ d'une eau d'égout au moins aussi chargée en impuretés que celle de Berlin. L'eau épurée est sans odeur et ne se putréfie pas même quand on la conserve quelques jours ; elle consomme 86 à 134 milligr. de permanganate par litre, quand l'eau brute en consommait 400 à 500 milligr., soit une diminution approximative de 80 0/0 sur ces dernières quantités, résultat comparable à celui que procurerait l'épuration par le sol naturel. Quand l'eau issue de la masse de scories a passé par le filtre à sable elle est encore très améliorée, surtout au point de vue bactériologique.

En remplaçant les scories par du gravier l'épuration n'est pas moins bonne ; mais d'après Dunbar le gravier s'encrasse plus rapidement que les scories.

Dunbar tend à admettre que la nature du support d'oxydation n'est pas indifférente parce qu'il a remarqué que l'oxydabilité de l'eau impure diminuait surtout pendant les 5 premières minutes de la présence de cette eau dans le milieu d'oxydation : la brusquerie initiale de ce phénomène devrait être attribuée moins à une action microbienne qu'à l'effet du pouvoir absorbant des matériaux humectés vis-à-vis des matières organiques dissoutes. L'action microbienne s'exercerait surtout pendant la période d'aération du filtre et notamment alors vis-à-vis de la vase organique déposée sur les matériaux constituants du filtre. Aussi le rendement d'un filtre serait-il d'autant plus grand que ses éléments seraient jusqu'à un certain point d'un grain plus fin. Ce qui n'empêche pas d'ailleurs que le rendement soit meilleur au bout de quelques jours que tout au début du fonctionnement : et cela grâce à la multiplication des microbes utiles et à la constitution à la surface des éléments du filtre de cette couche gluante, organique et organisée, dont nous avons déjà parlé. Du reste Dunbar reconnaît que la porosité plus ou moins grande des matériaux dont est formé le support d'oxydation n'a pas d'influence appréciable.

Poursuivant ses expériences Dunbar essaya l'effet du passage de l'eau successivement à travers deux milieux ou supports d'oxydation, le premier à éléments relativement volumineux (morceaux de 1 à 3 centimètres de diamètre) jouant le rôle de dégrossisseur ; le contact ne durait ici qu'une dizaine de minutes, temps suffisant pour abaisser de 1/3 l'oxydabilité de l'eau qui était ensuite envoyée dans le deuxième support composé d'éléments de 4 à 9 mm. de diamètre. Finalement l'oxydabilité put être diminuée de 80 0/0 en moyenne, un peu plus en se servant du coke, un peu moins avec les scories ou le gravier. Il ne faut pas cependant, même avec le dispositif qui vient d'être indiqué, remplir d'eau les supports d'oxydation plus de deux fois par jour si l'on veut éviter qu'ils ne s'encrassent très vite.

Mais quoi que l'on fasse l'encrassement finit toujours par se produire, et les supports d'oxydation épurent alors peu à peu une quantité d'eau de moins en moins considérable. Pour remédier à ce phénomène il faut absolument en venir au nettoyage, au lavage des matériaux composant le support. Il en résulte, cela va sans dire, une manipulation de nature à compliquer peut-être d'une façon sérieuse l'exploitation de la méthode. De plus, l'opération faite, on se trouve en présence d'une certaine quantité de boue dont il faut se débarrasser : or nous verrons que cette question est précisément la cause continuelle de l'échec de tous les procédés d'épuration des eaux d'égout par voie mécanique ou chimique. Il y a donc là de quoi faire des réserves quant à l'avenir de l'épuration par voie biologique en milieu artificiel, quelque séduisante que puisse d'ailleurs paraître la méthode. Ajoutons qu'à vrai dire selon Dunbar les boues extraites des milieux artificiels d'oxydation sont peu putrescibles et que toutes choses égales leur qualité n'atteindrait pas plus du tiers de celles des boues produites par l'application des procédés physiques ou chimiques d'épuration.

Enfin Dunbar estime que l'épuration biologique des eaux d'égout en milieu artificiel reviendra à un prix encore assez élevé, et sera probablement plus coûteuse en général que l'épuration par le sol avec utilisation agricole.

Pour finir il convient de mentionner une forme particulière donnée à l'épuration par voie biologique et qui consiste à recevoir l'eau d'égout dans une sorte de bassin (*septic-tank*) aussi peu aéré que possible où sous l'influence des germes anaérobies la matière organique solide envahie par la putréfaction se liquéfie; de là les eaux sont envoyées dans un des milieux artificiels précédemment décrits pour que la matière organique dissoute subisse en présence de l'oxygène l'action des microbes aérobies qui achèveront sa transformation.

Ce procédé a été employé pour la première fois à Exeter par Cameron. Les matières en suspension se déposent naturellement en grande quantité au fond de la fosse de putréfaction ; mais la majeure partie de la boue ainsi formée, ou plus exactement tous ses éléments organiques, se liquéfieraient, et selon Dibbin et Thudichum le résidu final ne dépasserait pas le cinquième de la masse dont les eaux sont dépouillées.

Dans les essais qui ont eu lieu en Allemagne à Gross-Lichterfeld sous la direction de Schweder, Merten et Cie, il a bien été constaté par Schmidtmann et Proskauer, puis par Schumburg, que l'épuration obtenue était satisfaisante, du moins au point de vue chimique (les matières oxydables de l'eau d'égout ayant été réduites par le traitement de 70 0/0, l'azote total de 50 0/0) ; il n'en était pas de même toutefois au point de vue bactériologique, bien que l'eau sortant des supports d'oxydation ne montrât pas de tendances à la putréfaction ; mais de plus la question des boues a paru à Schmidtmann et Proskauer devoir faire l'objet des plus expresses réserves quant à la quantité des dites boues dont la nature ne différerait pas d'une façon très sensible de celle des boues des bassins de simple sédimentation : autrement dit, dans les expériences de Gross-Lichterfelde rien n'a témoigné en faveur d'une réduction des dépôts boueux qui sont d'ailleurs la plaie de tous les procédés d'épuration artificielle des eaux d'égout actuellement en usage.

La possibilité d'une production de boues encombrantes, même avec l'adjonction d'une fermentation anaérobie préalable, rend nécessaire une plus ample information, des essais plus prolongés et exécutés sur une plus vaste échelle, avant que l'on puisse se prononcer d'une façon définitive sur la valeur pratique de l'épuration biologique des eaux d'égout en milieu artificiel. Au surplus ce « *septic-tank* » est par lui-même *a priori* fort peu séduisant. L'hygiène n'aime pas en effet les foyers de putréfaction quels qu'ils soient.

**Epuration par voie physique ou physico-chimique.** — Cette méthode d'épuration est presque exclusivement fondée sur l'emploi de la *sédimentation* pour dépouiller les eaux d'égout des souillures qu'elles renferment ; le phénomène physique en question d'un côté ne saurait guère intéresser que les matières en suspension dans les eaux, et non celles qui s'y trouvent dissoutes ; d'un autre côté il est incapable de transformer ou même de modifier en quoi que ce soit les matières organiques solides ainsi séparées des liquides résiduaires. Il en résulte fatalement que d'une part ces liquides ne subissent qu'une simple clarification, tandis que leur épuration proprement dite reste fort incomplète ; et que d'autre part la méthode aboutit à la constitution de dépôts boueux éminemment putrescibles dont on ne se débarrasse d'ailleurs qu'avec la plus grande difficulté nonobstant qu'ils puissent théoriquement trouver leur emploi comme engrais agricoles.

Un petit nombre des procédés qui seront exposés sommairement ci-dessous semblent échapper dans une certaine mesure à cette critique générale, soit qu'ils comportent entre autres opérations une filtration au cours de laquelle s'opère une oxydation appréciable de l'ensemble des matières organiques (procédé Howatson), soit qu'ils se fondent essentiellement sur une action électrique, de nature à produire elle aussi une oxydation de ces mêmes matières.

Mais à vrai dire ni ces procédés ni ceux qui ne déterminent guère autre chose qu'une sédimentation des seules substances solides ne paraissent susceptibles d'être recommandés dans la pratique; au point de vue hygiénique leurs résultats sont la plupart du temps inférieurs à ceux que peut procurer l'épuration par voie biologique; au point de vue économique la comparaison n'est pas moins défavorable : l'exploitation des procédés d'épuration par voie physique ou mixte nécessite soit une force motrice ou des manipulations coûteuses, soit des ingrédients en quantités telles qu'il finit par s'ensuivre également un prix de revient relativement élevé, étant donné du reste la difficulté avec laquelle on trouve à tirer parti des résidus du traitement deseaux souillées ; ces résidus s'accumulent sous forme de masses énormes de boues dont on n'arrive pas à se débarrasser.

L'objectif essentiel des dispositifs ayant pour but de déterminer par le seul effet d'une action mécanique une sédimentation des corps en suspension dans les eaux souillées est le ralentissement de la vitesse d'écoulement de ces eaux. A cet effet celles-ci peuvent être reçues dans des bassins de médiocre profondeur où leur masse doit s'étaler sous une épaisseur bien uniforme ; dès que la rapidité de progression du liquide ne dépasse pas au maximum 4 millimètres par seconde, les corps spécifiquement plus lourds que l'eau se déposent peu à peu au fond des bassins, à commencer par les matières minérales auxquelles se joignent ensuite les plus grossières des matières organiques solides. Il importe d'éviter la formation de tout courant local ou tourbillon quelconque ; aussi donne-t-on aux bassins de vastes dimensions, surtout dans le sens de la direction prise par l'eau, afin que la sédimentation ait le plus de temps possible pour s'opérer. Le curage des bassins qui doit avoir lieu tous les 6 à 10 jours, selon l'impureté des eaux, ne peut se faire qu'après suspension de l'arrivée de celles-ci ; l'opération ne laisse pas d'ailleurs que d'être assez compliquée en raison de la grande surface occupée par les boues qu'il s'agit d'enlever.

Ces difficultés disparaissent si les eaux au lieu de suivre une direction horizontale dans des bassins plats sont reçues à la partie inférieure d'espèces de puits ou de tours dans lesquels on les oblige à prendre une direction verticale, ascensionnelle. Pour que la sédimentation s'opère alors il faut que la vitesse de progression de l'eau ne dépasse pas 2 millimètres par seconde de manière à rester inférieure à la vitesse de chute des particules qui tendent à se déposer ; en revanche le temps dévolu à la sédimentation peut être beaucoup plus court que précédemment. Le fond des puits ou tours offre la forme d'un entonnoir ; rien ne s'oppose à ce que, en plein fonctionnement, on enlève au moyen de pompes les boues qui s'y accumulent.

Avant d'introduire les eaux d'égout dans un bassin de sédimentation quel qu'il soit, il convient de les débarrasser par leur passage à travers une grille des débris les plus volumineux (verre, faïence, os, masses organiques) qu'elles roulent ou qui flottent à leur surface, de manière à ne pas s'exposer à trop de causes d'obstruction dans les tuyaux où seront aspirées les boues. Riensch a eu l'idée de développer cette sorte d'épuration grossière, préparatoire, et d'employer à cet effet toute une série de grillages, de tamis, de rateaux mobiles dont le nettoyage serait à peu près automatique. Selon Fraenkel, ce procédé pourrait arriver à enlever aux eaux 40 à 50 0/0 de leurs impuretés solides et fonctionnerait convenablement à Marburg. Toutefois il a été abandonné à Wiesbaden où on l'avait d'abord expérimenté.

En général, aucun des dispositifs matériels dont nous venons de donner une idée n'est considéré comme susceptible d'épurer d'une façon suffisante les eaux d'égout. Citons cependant les villes allemandes de Cassel, de Hannovre et de Cologne qui essaient de se contenter de la sédimentation dans de grands bassins plats où l'on retiendrait ainsi, dit-on, en moyenne 50 à 60 0/0 des matières organiques en suspension ; à vrai dire les résultats ne sont pas très réguliers ; les germes sont volontiers plus abondants après qu'avant traitement (Hubner) ; et puis les boues, comme toujours, constituent un gros embarras ; à Cassel elles ont donné naissance à des odeurs contre lesquelles on a vivement protesté ; il a fallu les additionner de chaux pour entraver leur putréfaction sur les emplacements où on essayait de les faire sécher afin de les rendre plus maniables : on les cède pour rien aux cultivateurs qui veulent bien venir les chercher, ce qui indique que ce débouché est fort aléatoire. A Cologne on songe à mélanger ces boues aux immondices solides pour essayer de brûler le tout ensemble.

D'habitude à la sédimentation obtenue par le seul ralentissement du cours des eaux impures on combine un traitement chimique ayant pour effet de développer à son tour des actions physiques complémentaires de celles qui s'exercent déjà comme conséquences des dispositions matérielles adoptées. En sorte que c'est presque toujours à une méthode mixte, physico-chimique, que l'on a recours. Le traitement chimique consiste d'ailleurs à additionner l'eau souillée d'une ou plusieurs substances capables de donner naissance à un précipité plus lourd que ne le sont les matières déjà en suspension dans cette eau : les dites matières sont alors englobées et entraînées par ce précipité, d'où une clarification plus prompte et aussi plus complète que tout à l'heure, mais encore une fois une clarification seulement et non une épuration sérieuse, car la majeure partie des matières organiques dissoutes reste présente dans le liquide ainsi traité.

C'est la chaux qui a paru convenir le mieux à clarifier les eaux comme il vient d'être dit; mais on a encore employé dans le même but les sels d'alumine, de magnésie, de fer, etc. ; et l'on a combiné diversement toutes ces substances, ce qui a produit en fin de compte une foule de procédés (König n'en énumère pas moins de 75) dont nous ne retiendrons que les principaux. La chaux qui forme l'élément capital d'un grand nombre d'entre eux présente l'avantage d'être douée d'un certain pouvoir désinfectant ; mais pour que ce pouvoir s'exerce d'une façon tant soit peu efficace et durable, il faut additionner l'eau souillée de plus de chaux qu'il ne peut en être transformé en carbonate par $CO^2$ disponible ; or cet excès de chaux a pour effet de solubiliser une partie de la matière organique en suspension, de telle sorte qu'après traitement les eaux souillées contiennent plus de matière organique dissoute qu'avant et sont finalement encore plus putrescibles. Au reste, les expériences récentes de Grether et surtout celles de Dunbar et Zirn tendent à démontrer que pour obtenir une désinfection sérieuse des eaux vannes par la chaux, même au seul point de vue des microbes pathogènes, la quantité de 1 gr. de chaux par litre ne serait pas toujours suffisante, contrairement à ce que Liborius et Pfuhl avaient cru pouvoir conclure de leurs recherches : dans ces conditions on aboutirait à des dépenses considérables si l'on essayait d'éliminer les principaux microbes des eaux d'égout par la chaux, ce qui n'empêcherait pas encore qu'au bout de quelque temps les eaux désinfectées ne soient envahies par un nombre de germes d'autant plus grand quelles contiendraient plus de chaux libre. Dunbar estime d'ailleurs avec raison que c'est une erreur de poursuivre la désinfection des eaux vannes, c'est-à-dire l'élimination systématique des germes pathogènes qu'elles peuvent renfermer, en même temps que leur épuration : il ne faut procéder à la première de ces opérations que s'il y a indication bien nette de son utilité, et en ce cas on effectuera d'abord l'épuration des eaux vannes contaminées pour les traiter ensuite par le chlorure de chaux, qui dans la proportion de 1 pour 10.000 tue en une heure le bacille typhique et celui du choléra.

Bien entendu la sédimentation complétée par addition de substances chimiques aboutit à la production de quantités de boues encore plus abondantes que lorsqu'elle ne résulte que de dispositions matérielles : d'après König on doit s'attendre en moyenne à recueillir par mètre cube d'eau vanne épurée 8 à 10 litres d'une boue très fluide, contenant 90 0/0 de liquide, peu maniable, putrescible, très encombrante, de médiocre valeur comme engrais, même après qu'on est arrivé à lui faire perdre par séchage 40 à 50 0/0 de son eau. On ne sait comment se débarrasser des masses boueuses qui s'accumulent peu à peu auprès des établissements d'épuration. Ce seul fait a causé bien des fois l'échec et l'abandon de quantité de procédés.

**Exemples d'épuration physico-chimique.** — *La chaux* est employée seule pour compléter la sédimentation obtenue par ralentissement du courant dans de grands bassins plats à Wiesbaden, à Blackburn, à Bradford ; Leicester a renoncé à ce procédé. A Wiesbaden (70,000 hab.) on traite de la sorte environ 12,000 m³ d'eau par jour avec 3000 kilogr. de chaux ; les résultats paraissent irréguliers, souvent très médiocres au point de vue de l'épuration, ce qui peut tenir aux variations de composition de l'eau d'égout, variations que le traitement chimique a naturellement les plus grandes peines à suivre comme il le faudrait. En attendant il reste quotidiennement 63 m³ de boue à 90 0/0 d'eau dont on ne sait plus que faire. A Blackburn on épure par le sol les eaux d'abord clarifiées par la chaux.

A Francfort-sur-le-Mein on traite environ quotidiennement 25,000 m³ d'eau d'égout, d'abord reçue dans des bassins plats, au moyen de la *chaux* et du *sulfate d'alumine*. Voici quelques résultats qui ne sont relativement pas mauvais (Lepsius) :

| | Matières solides | | | Matières dissoutes | | |
|---|---|---|---|---|---|---|
| | Inorg. | Organ. | Azote | Organ. | Azote | Ammoniaque. |
| Eau brute. . . | 387 mg. | 806 | 45 | 517 | 11 | 63 |
| Eau épurée . . | 69 — | 89 | 4,1 | 282 | 7 | 51 |

On a 2000 m³ de boues par mois, et l'on en est fort embarrassé malgré leur passage au filtre-presse pour les amener à 60 0/0 d'eau. Depuis quelques années on a eu recours à Glasgow à un procédé très analogue à celui de Francfort, et on en serait assez satisfait, au dire de Resal.

Les eaux d'égout de Londres, de Manchester, de Salford sont traitées dans des bassins de précipitation par la *chaux* et le *sulfate de fer*. Les grands établissements qui fonctionnent pour Londres à Barking et à Crossness sont bien connus ; on n'y cherche guère qu'à prévenir au moyen d'une clarification grossière l'envasement du cours inférieur de la Tamise ; les matières organiques dissoutes n'ont jamais été diminuées de plus de 20 0/0 en moyenne ; les boues sont déversées en mer au moyen de bateaux-citernes. A Manchester et à Salford on tâche d'améliorer les résultats par filtration mécanique sur le coke ou les cendres.

Naguère on a mis en essai à Pankow, près de Berlin, la méthode dite d'Eichen qui consiste à additionner les eaux d'égout d'une première *substance clarifiante* sur laquelle l'inventeur ne donne aucun renseignement, après quoi ces eaux passent lentement dans une série de bassins en forme d'entonnoirs, séparés les uns des autres par des cloisons en chicane ; une forte proportion de boue se dépose au fond de ces bassins ; les eaux traversent alors un petit filtre de gravier puis sont additionnées de *chaux* et passent par une nouvelle série de bassins semblables aux premiers ; elles traversent encore un filtre de gravier et sont enfin écoulées au dehors. Vogel a émis sur cette méthode un avis très favorable ; Brix ne paraît pas très assuré qu'on trouve le placement des boues retirées des bassins ; Proskauer et Elsner ont constaté en dernier lieu que les résultats obtenus au point de vue de l'épuration n'étaient pas sensiblement meilleurs que ceux de toutes les méthodes déjà connues basées sur l'emploi de la chaux. La désinfection serait momentanément très complète en apparence : ce qui n'empêche pas l'eau traitée et les boues d'être ensuite facilement envahies par la putréfaction.

A Essen fonctionne depuis déjà une douzaine d'années avec un certain succès, et plus récemment à Postdam, le système Röckner-Rothe qui se distingue plutôt par un dispositif matériel spécial que par l'emploi d'une substance chimique particulière : à vrai dire on se sert ordinairement de *chaux* et de *sulfate d'alumine* mais on peut avoir recours à d'autres corps. L'appareil, qui applique en somme le principe de l'ascension lente de l'eau dans le but de produire la sédimentation, consiste essentiellement en un gros cylindre de 7 à 8 m. de hauteur par le fond duquel arrive l'eau à épurer préalablement additionnée du clarifiant chimique ; cette eau s'élève dans le cylindre sous l'action d'une pompe aspirante qui en occupe le sommet ; l'intérieur du cylindre est d'ailleurs garni d'espèces de lames de jalousies sur lesquelles se forment des dépôts boueux au travers desquels l'eau nouvelle qui monte doit passer et se dépouiller d'autant mieux. D'après König, à Essen, les résultats très bons vis-à-vis des matières en suspension sont tout à fait défectueux en ce qui concerne les matières dissoutes ; Proskauer et Nocht ont fait à Postdam des constatations un peu plus favorables. En tous cas il y a une diminution tres grande du chiffre des germes. La méthode serait d'ailleurs assez coûteuse et la question des boues est toujours à résoudre.

A. et P. Buisine ont essayé pendant quelque temps le *sulfate ferrique* pour épurer les eaux résiduaires extraordinairement chargées de Roubaix et de Tourcoing ; le sulfate étant décomposé par les éléments alcalins et alcalino-terreux des eaux, il se produisait un précipité d'oxyde ferrique qui entraînait non seulement les matières en suspension et les graisses mais encore, semble-t-il, la majeure partie des matières organiques dissoutes. Mais il était difficile de bien proportionner la quantité de sulfate ferrique voulue à la composition des eaux, toujours très variable. De plus on ne parvint pas à tirer des boues, cependant riches en graisses et en azote, le profit indispensable pour atténuer les frais de l'épuration.

Degener additionne les eaux à épurer d'une bouillie formée d'un mélange de *tourbe*, de *terre riche en humus* et de *charbon* ; il compte faire absorber la matière organique dissoute par ces substances ; on précipite ensuite l'ensemble par un *sel de fer* et on complète la sédimentation en faisant passer les eaux dans un appareil de Röckner-Rothe. On a essayé ce système à Essen et à Spandau (Postdam). La diminution des matières en suspension est très satisfaisante ; par ailleurs Proskauer et Elsner ont constaté que l'oxydabilité des eaux traitées était en général de 90 0/0 inférieure à celle des eaux brutes et que la teneur en matière organique azotée avait diminué de 60 à 80 0/0. Il serait d'ailleurs très facile de désinfecter l'effluent avec 0,015 p. 1000 de chlorure de chaux. A vrai dire la méthode est coûteuse : mais on compte vendre comme combustible les résidus boueux agglomérés sous forme de briquettes.

Notons en passant que G. Frank a proposé de filtrer par la *tourbe* les eaux d'égout, espérant que celles-ci laisseraient dans la substance filtrante une partie de leur matière organique qui du reste ne se putréfierait pas, grâce à l'action antiseptique de la tourbe. On n'a jamais fait d'essais en grand de ce procédé. Mais, se fondant sur les recherches de Proskauer à propos d'un filtre à la tourbe de Swartzkopf-Petri, Steuernagel estime que le pouvoir filtrant de la tourbe, toujours médiocre, diminue en outre rapidement ; d'autre part on sait aujourd'hui qu'il ne faut pas faire grand fond sur le pouvoir antiseptique de cette même substance.

Le *procédé international*, ou de Howatson, qui a joui naguère d'une certaine vogue est basé sur deux opérations : la première consiste à additionner les eaux vannes de « ferozone » qui est essentiellement un mélange de sulfate d'alumine et de sulfate de fer avec un peu de silice et d'oxyde ferrique ; il s'ensuit un précipité abondant qui comprend non seulement les matières en suspension dans l'eau mais encore une partie de celles qui y sont dissoutes ; après passage dans des bassins de décantation on procède à la deuxième opération laquelle comporte une filtration sur une couche de sable et d'oxyde de fer magnétique dit

« polarite ». D'après l'inventeur du procédé cette substance fournirait à la matière organique une grande quantité d'oxygène gazeux et en assurerait ainsi la combustion. Mais il est bien plus probable, comme le pensent Van Ermengem et König, qu'il se développe dans la masse filtrante les actions biologiques que nous avons appris à connaître. Le procédé a été notamment employé en Angleterre à Huddersfield (100.000 hab., 30.000 m³ d'eaux vannes par jour), à Royton, à Hendon et à Acton; Frankland, Roscoe, Carter Bell lui ont rendu bon témoignage en ce qui concerne l'épuration, et il a été de même de G. Pouchet, de van Ermengem, de Metzger, qui l'ont expérimenté (non pas en grand, il est vrai). Dans la pratique on peut espérer vraisemblablement réduire ainsi de 80 0/0 la matière organique totale des eaux vannes et une partie de l'azote apparaîtra sous forme de nitrates dans l'effluent; des germes s'y rencontreraient encore en nombre assez élevé, mais il ne serait pas difficile de les éliminer si cela était nécessaire par une opération supplémentaire. Et cependant comme l'ont constaté Dunbar, König, la méthode est peu à peu abandonnée en Angleterre où elle avait d'abord paru obtenir beaucoup de succès. C'est qu'elle est assez coûteuse, croyons-nous, et que surtout elle ne résout pas l'éternel problème des boues ; à Huddersfield après passage au filtre-presse on se trouve en présence d'une production journalière de 40 tonnes de tourteaux sans aucune valeur marchande.

Citons enfin les méthodes basées sur le traitement des eaux vannes par l'*électricité* et qui prétendent surtout oxyder la matière organique. Dans le procédé Webster on fait passer le courant électrique entre deux électrodes à travers un liquide contenant des chlorures; de l'hydrogène est mis en liberté au pôle négatif, du chlore au pôle positif; ce chlore détruirait les matières organiques par oxydation et il se formerait aussi un chlorure de fer qui décomposé par l'ammoniaque donnerait un précipité d'oxyde de fer très utile pour dépouiller l'eau des matières en suspension. D'après des expériences faites sur l'eau d'égout de Londres, puis sur celle de Salford, et rapportées par Rœchling, on serait arrivé à faire diminuer ainsi les matières organiques de 70 0/0; Fermi constatait que 50 0/0 des germes disparaissaient en même temps; toutefois König et Remelé concluent de leurs recherches qu'il n'y aurait pas en réalité d'oxydation, mais seulement une précipitation des matières en suspension. Les frais d'exploitation du procédé seraient du reste beaucoup trop élevés. — Il en est de même pour le procédé Hermite qui se propose d'épurer ou plutôt de désinfecter l'eau vanne au moyen du chlore mis en liberté par l'électrolyse de l'eau de mer. Expérimenté en France et en Angleterre (au Havre, à Lorient, à Brest, au camp de Châlons, à Nice, à Worthing, à Ipswich), ce procédé a été quelquefois l'objet de rapports favorables quant à ses résultats; cependant E. Klein a compté 800 à 1000 germes par centimètre cube dans des eaux d'égout traitées sous la direction de l'inventeur du système. Les essais du Havre, d'autre part, n'ont pas été satisfaisants au point de vue économique.

D'après les chiffres fournis par König, le traitement chimique seul reviendrait à Francfort et à Wiesbaden à environ 24 centimes par mètre cube d'eau d'égout, à Essen à 11 centimes; les méthodes d'épuration employées dans les villes en question passent pour être des moins coûteuses parmi les méthodes physico-chimiques : or à Berlin, l'irrigation seule (non compris les dépenses relatives à l'évacuation des eaux d'égout) ne revient pas à 2 centimes et demi par mètre cube.

**Bibliographie.** — Waring (G. E.) : *The sewerage of Memphis* (Transact. of the Sanit. Institute of gr. Britain, II, 1880). — Shone (J.) : *Report on the gravitating Sewerage Scheme* (per se) *intented for Stansty*, etc., *with Exposal for ewering the same on « Isaac*

*Shone's Sewerage System* » (London, 1888). — PHILBRICK : *American Sanitary Engineering* (New-York, 1881). — HELLYER (S.). *The Plumber and Sanitary Houses*, 2e éd. London, 1881. — DURAND-CLAYE (A.) : *Les travaux d'assainissement de Danzig, Berlin, Breslau* (Rev. d'Hyg., III, 1881). — BROUARDEL, WURTZ, SCHLŒSING, GIRARD, etc. : *Rapports et avis de la Commission de l'assainissement de Paris* (Paris, 1881). — BERLIER : *Sur l'évacuation des vidanges* (Bull. Soc. méd. publ. 1882). — VIRCHOW (R.), MEYER (A.), EMMERICH (R.), VARRENTRAPP (G.), etc. : *Ueber Städtereinigung und die Verwendung der städtischen Unreinigkeiten* (D. V. f. öff. Gesdplg., XV, 1883). — SALKOWSKI (E.) : *Untersuchungen über die Osdorfer Rieselfelder* (Deutsche medic. Wochenschr., IX, 1883), — LIERNUR : *Rationnelle Städteentwässerung* (Berlin, 1883). — BERGSMA, DURAND-CLAYE (A.), etc. : *De l'assainissement des villes* (Congrès d'Hygiène. La Haye, 1884). — PUTZEYS (F. et E.) : *L'hygiène dans la construction des habitations privées.* 2e éd., Paris-Liège, 1885. — AIRD (C.) : *Ueber die Ableitung städtischer Kanalwasser in das Meer* (Gesundheits-Ingenieur, 1886). — EGER : *Die Entwässerung und Reinigung von Breslau* (Ibid., 1886). — CARNOT (A.) : *Sur le choix des terrains destinés à recevoir les eaux d'égout des villes* (Association franç. pour l'av. des sciences. Nancy, 1886). — BOURNEVILLE : *L'utilisation agricole des eaux d'égout de Paris* (Rapport à la Chambre des députés. Paris, 1887). — DURAND-CLAYE (A.), PONTZEN, KNAUFF, etc. : *L'évacuation des immondices dans les villes* (Congrès d'hygiène, Vienne, 1887). — KÖNIG (J.), FRANKLAND : *L'épuration des eaux d'égout* (Ibid.). — KNAUFF : *Die Reinigung von Spüljauchen durch intermittierende Abwärtsfiltration* (Gesundheits-Ingenieur., 1887). — KAUMANN, ARNOLD, etc. : *Ueber Rieselanlagen, mit besonderer Berücksichtigung von Breslau, und über andere Reinigungsmethoden der städtischen Abwässer* (D. V. f. öff. Gesdpflg., XIX, 1887). — PFEIFFER (A.) : *Ueber die Unzulässigkeit der Klärung der städtischer Abwässer mit Hülfe chemischer Fallung der suspendirten organischen Bestandheile* (*Ibid.*, XX, 1888). — MORI (Rintaro) : *Ueber pathogene Bacterien im Canalwasser* (Zeitschrift f. Hyg., IV, 1888). — ARNOULD (J.) : *L'épuration des eaux urbaines* (Rev. d'hyg., X, 1888). — DANDRIEU : *Influence de la lumière sur la destruction des bactéries pour servir à l'étude du tout à l'égout* (Annales d'hygiène, 1888). — LINDLEY, WINTER, WIEBE, LOHAUSEN : *Welche Erfahrungen sind mit den in den letzten Jahren errichteten Klärvorrichtungen städtischer Abwässer gemacht worden* (D. V. f. ö. Gesundheitspflege, XXI, 1888). — J. ARNOULD et A.-J. MARTIN : *Rapports sur la protection des cours d'eau et des nappes souterraines contre la pollution des résidus industriels* (Congrès d'hygiène, Paris, 1889). — BERTILLON : *Etat sanitaire des localités irriguées à l'eau d'égout* (Rev. d'hyg., 1889). — AUGIER : *Nouveau système de latrines à tinettes-siphons pour établissements militaires* (Revue du Génie mil., 1890). — PETTENKOFER : *Die Verunreinigung der Isar durch das Schwemmsystem von München* (Munich, 1890). — WEIGMANN (H.) : *Die Wirkung der Aetzkalkes bei der Reinigung der Abwässer* (Gesundheits-Ingenieur, 1890). — CAZENEUVE (P.) : *Sur l'assainissement spontané des fleuves à propos des eaux du Rhône* (Rev. d'hygiène, 1890). — MAURIAC (E.) : *Les vidangeuses automatiques* (Conseil d'hyg. de la Gironde, Bordeaux, 1891). — A. MEYER : *Systematische Untersuchung über die Selbstreinigung der Flüsse* (D. V. f. ö. Gesundheitspflege, XXIV, 1891). — MARTIN (A.-J.) et THOINOT : *Cabinets d'aisances : installation dans les hôpitaux et hospices* (Comité cons. d'hyg. de France, 1891). — E. RICHARD : *Précis d'hygiène appliquée.* Paris, 1891. — KŒNIG : *Die Reinigung städtischer Abwässer mitteltst Kalk* (Hyg. Rundschau, I, 1891). — WEBSTER : *Reinigung von Schmutz und Abwässern auf elektrischem Wege* (Hyg. Rundschau, I, 1891). — PROSKAUER et NOCHT : *Ueber die chemische und bakteriologische Untersuchung der Kläranlage* (System Rökner-Rothe) *in Postdam* (Zeitschr. f. Hyg., X). — J. ROCHARD : *La vie souterraine* (Encyclop. d'Hyg. de Rochard, III, 1891). — J. ROCHARD et E. RICHARD : *Installations complémentaires de l'habitation* (Ibid.). — MASSON : *Cabinet d'aisances pour habitations privées* (Rev. d'Hyg., 1892). — FERMI : *Ueber die Reinigung der Abwässer durch Elektricität* (Archiv. f. Hyg. XIII, 1892). — LÉVY et MIQUEL : *Note sur l'altération progressive de la Seine en amont, dans la traversée et en aval de Paris* (Rev. d'hyg., 1892). — ROECHLING (A.) : *Die Reinigung der Spüljanche durch das « Internationale » Verfahren* (Gesundh. Ingenieur, 1892). — PFUHL : *Die Desinfection der städtischen Abwässer mit Kalk* (Zeitschr. f. Hyg., XII, 1892). — BUISINE (A. et P.) : *Epuration des eaux d'égout par le sulfate ferrique* (C. R. Acad. des sc. 1892). — E. VALLIN : *Sur quelques perfectionnements des vidangeuses automatiques* (Rev. d'hyg., 1892). — GÉRARD et BLAREZ : *Les fosses automatiques de la ville de Bordeaux* (Le Génie sanitaire, 1893). — E. VALLIN : *La station d'expérience de Lawrence pour l'épuration des eaux d'égout par le sol* (Rev. d'Hyg., 1893). — DUCLAUX (E.) : *La purification spontanée des eaux des fleuves* (Annales de l'I. P., 1894). — E. VALLIN : *L'assainissement de la Seine* (Rev. d'Hyg., 1894). — MARTIN (A.-J.) : *Rapport sur l'assainissement de la voirie de l'Est* (Conseil municipal de Paris, 1894). — G. ALESSI : *Sui gas putridi come cause predisponenti all'infezione tifoïde* (Ann. dell' Ist. d'Ig. di Roma, IV, 1894). — GÆRTNER : *Torfmüll als Desinfectionsmittel von Fäkalien nebst Bemerkungen über Kothdesinfection im algemeinen, über Tonnen und Grubensystem, sowie über Closet-ventilation* (Zeitschr. f. Hyg., XVIII, 1894). — J. BRIX, PFUHL et NOCHT : *Die Bekämpfung der Infections-Krankheiten* (Leipzig, 1894). — G. BECHMANN : *Résultats techniques des canalisations effectuées durant ces dix dernières années dans les grandes villes* (Congrès d'hyg. de Budapesth, 1894). — LINDLEY (W. H.) : *Welche technischen Resultate ergaben die Canalbauten der letzten Decennien in grösseren Stätten ?* (Ibid.). — R. BLASIUS et W. BUSING : *Die Städtereinigung, Abfuhrsyteme, Kanalisation* (Handb. der Hyg. de Th. Weyl. Iena, 1894). — E. KLEIN : *Ueber das systeme Hermite* (Hyg., Rundschau, 1894). — HUBNER : *Ueber Kanalwasserreinigung durch einfaches Sedimentiren ohne fällende Zusätze* (Archiv. f. Hyg., XVIII, 1894). — A. ROECHLING : *Technische Einrichtungen für Wasserversorgung und canalisation in Wohnhaüsern* (D. V. f. ö. Gesundheitspflege, XXVII, 1895). — REINCKE et A. MEYER : *Beseitigung des Kehrichts und anderer städtischer Abfälle, besonders durch Verbrennung* (Ibid.). — F. LAUNAY : *Les irrigations à l'eau d'égout de Gennevilliers pendant l'hiver de* 1895 (Rev. d'Hyg., XVII, 1895). — G. V. POORE : *Dry methods of sanitation* (Journ. of. the Sanit. Instit., 1895). — L. MASSON : *Des effets de la gelée sur les conduites de distribution et d'évacuation des eaux dans l'habitation* (Le Génie sanitaire, 1895). — D. SPATARO : *Manuale di fognatura cittadina* (Milan, 1895). — A. UNNA : *Die Ausführung der Hausentwässerung mit Rücksicht auf die hygienische Bedeutung der Kanalgase* (Gesundheits-Ingen., 1895). — OLSHAUSEN : *Frostchäden an Hautsentwässerungs-Anlagen* (Ibid.). — F. LAUNAY : *L'assainissement de la ville de Berlin en* 1894 (Ann. des Ponts et Chaussées, 1895). — SCHLOESING et RICHE : *Inconvénients de la dilution des eaux résiduelles* (Ann. d'Hyg., XXXV, 1896). — E. VALLIN : *La mise en culture des champs d'épuration* (Rev. d'Hyg., XVIII, 1896). — TH. WEYL : *Beeinflussen der Rieselfelder auf die öffentliche Gesundheit ?* (Berl. Klin. Woch., 1895-96). — E. VALLIN : *Les urinoirs à l'huile* (Rev. d'Hyg., XVIII, 1896). — H. MAURY : *Rapport sur le concours d'appareils de cabinets d'aisances pour usines et ateliers* (Ibid.). — KIRCHNER et LINDLEY : *Schädlichkeit der Kanalgase und Sicherung unseres Wohnraüme gegen dieselben* (D. v. f. ö. Gesundheitspflege, XXVIII, 1896). — A. STUTZER : *Untersuchungen über das Verhalten der Cholerabakterien in städtischer Spüljauche und im Boden der Berliner Rieselfelder* (Centralbl. f. Bakter., XIX, 1896). — E. VALLIN : *L'épuration des eaux d'égout en hiver et l'aération artificielle du sol* (Rev. d'Hyg., XVIII, 1896). — H. GERSON, J.-H. VOGEL et TH. WEYL : *Die Schicksale der Fäkalien. Rieselfelder* (Handb. der Hyg. de Th. Weyl, Iena, 1896). — E. VALLIN : *L'épuration des eaux d'égout à Reims* (Rev. d'Hyg., XVIII, 1896). — PETSCHE : *Essai à Paris de destruction par le feu des ordures ménagères* (Le Génie sanitaire, 1896). — G. GRETHER : *Betrachtungen zur Frage der Abwasserreinigung* (Archiv. f. Hyg., XXVII, 1896). — BRANDEIS : *Dangers de l'arrosage des plantes potagères par les matières fécales* (Journ. de méd. et de chir. pratiques, 1896). — J.-H. VOGEL : *Die Verwerthung der städtischen Abfallstoffe* (Berlin, 1896). — J. KÖNIG et REMELÉ : *Ueber die Reinigung von Schmutzwässern durch Elektricität* (Archiv. f. Hyg., XXVIII, 1897). — GESCHWIND : *Fièvre typhoïde attribuée à l'épandage direct sur les légumes* (Arch. de méd. milit., 1897). — E. VALLIN : *La destruction et l'utilisation agricoles des immondices urbaines* (Rev. d'Hyg., XIX, 1897). — J. VOGEL : *Die Verwandlung der Fæces in Poudrette* (Gesundh. Ingen., 1897). — TH. WEYL : *Flussverunreinigung, Klärung der Abwässer, Selbstreinigung der Flüsse* (Handb. der Hyg. de Th. Weyl, II). — A. MEYER : *Die städtische Verbrennungsanstalt für Abfallstoffe am Bullerdeich in Hamburg* (D. V. f. ö. Gesundheitspflege, XXIX, 1897). — J. H. VOGEL : *Die Beseitigung und Verwertung des Hausmülls vom hygienischen und Volkswirtschaftlichen Standpunkte* (Jena, 1897). — F. LAUNAY : *Les champs d'épandage de la ville de Paris* (Rev. d'Hyg., XIX, 1897). — L. MASSON : *L'assainissement de la maison à Paris en* 1897 (*Ibid.*). — P. GERHARD, *Ausgeführte Beispile von Amerikanischen Hausentwässerungs-Anlagen* (Gesundh. Ingen., 1897). — DIBBIN : *The purification of sewage and water* (Londres, 1897). — BECHMANN : *Nouveaux aperçus sur l'épuration des eaux d'égout* (Rev. d'hyg., XX, 1898).

VAN ERMENGEM : *Rapport sur l'assainissement des villes d'Ostende, Mariakerke et Middelkerke* (Gand, 1898). — GÆRTNER et HERZBERG : *Vortheile und Nachtheile der getrennten Abführung der Meteorwässer bei der Canalisation der Städte* (D. V. f. ö. Gesundheits. pfl., XXX, 1898). — A. MEYER : *Mittheilungen über den Stand der Kehrichtverbrennung in Deutschland* (Ibid.). — E. RESAL : *Assainissement général de la ville de Lyon* (Lyon, 1898). — W. J. DIBBIN et G. THUDICHUM : *The scientific basis of sewage treatment* (Journ. of the Sanit. Instit., 1898). — D. CAMERON : *A year's experience of the septic tank system of sewage disposal at Exeter* (Ibid.). — P. CANALIS : *Intorno al sistema di canalizzazione separata con riguardo speciale alla fognatura delle citadella Liguria* (Riv. d'igiene e sanita publ., 1898). — A. UNNA, *Versuche über die Nothwendigkeit der sekundären Entlüftungsrohre bei Hausentwässerungsleitungen und der hiermit in Zusammenhang stehenden Bewegung von Wasser und Luft in denselben* (Gesundheits-Ingen., 1898). — G. BECHMANN : *Salubrité urbaine, distribution d'eau et assainissement* (Paris, 1898). — L. MASSON : *L'assainissement de la ville de Fribourg en Brisgau* (Rev. d'hyg., XX, 1898). — P. DEGENER : *Ueber Nutzbarmachung und Beseitigung städtischer Abwässer* (V. f. gerichtl. Med. u. ö, Sanitætswesen, XV, 1898). — O. KORN : *Die Rieselfelder der Stadt Freiburg* (Archiv. f. hyg. XXXII, 1898). — ROECHLING : *Die Entwässerung von Wohnhaüsern* (Gesundh.-Ing., 1898). — J. OLSHAUSEN : *Der Hauptwässerverschluss* (Ibid.). — L. A. et P. BARRÉ : *Manuel du génie sanitaire. La maison salubre. La ville salubre* (Paris, 1898. — J. BRIX : *Das Eichen'sche Verfahren zur Reinigung städtischer und industrieller Abwässer* (V. f. gerichtl. Med. u. ö. Sanitätswesen, XVI, Supplément, 1899). — PROSKAUER et ELSNER : *Bericht über die Ergebnisse der bisheutigen Prüfung der Versuchs Kläranlage system Eichen in Pankow bei Berlin* (Ibid.). — PROSKAUER et ELSNER. — *Ueber die hygienische Untersuchung des Kohlebreiverfahrens zur Reinigung von Abwässer auf der Klärstation in Postdam* (Ibid.). — DUNBAR et ZIRN : *Beitrag zur Frage über die Desinfection städtischer Abwässer* (Ibid.). — SCHMIDTMANN, PROSKAUER, ELSNER, etc. : *Bericht über die Prüfung der von Schweder Merten und C°, bei Gross-Lichterfelde errichteten Versuchsreinigungsanlage für städtische Spüljauche* (Ibid.). — FRAENKEL : *Die mechanische Reinigung der Kanalwässer in Marburg vermittels der Werkzeuge von Riensch* (Ibid.). — GARTNER : *Ueber das Absterben von Krankheitserregern in Mist und Compost.* (Zeitschr. f. Hyg., XXVIII, 1898). — E. VALLIN : *L'épuration des eaux industrielles à la station d'expériences de Lawrence* (Rev. d'Hyg., XXI, 1899). — L THOINOT : *Un essai d'assainissement à Trouville par le système Liernur* (Annales d'Hyg., I, 41. 1899). — A.-J. MARTIN : *L'assainissement de la Seine* (Rev. d'Hyg, XXI, 1899). — P. VINCEY : *L'épuration terrienne des eaux d'égout* (Ibid ). — DUNBAR et ROECHLING : *Die Behandlung städtischer Spüljauche mit Berücksichtigung neuerer Methoden* (D. V. f. ö. Gesundheitspfl, XXXI, 1899). — DUNBAR : *Zur Frage über die Natur und Anwendbarkeit der biologischen Abwasserreinigungsverfahren, insbesondere der Oxydations Verfahren* (Ibid.). — SCHUMBURG : *Untersuchungen über die bei Gross-Lichterfelde errichtete Schweder'sche Kläranlage* (V. f. gerichtl. Med. u. ö. Sanitätswesen, XVII, 1899). — NOCHT : *Ueber Abwasserbeseitigung und Reinigung in einigen englischen Städten* (Hyg. Rundschau, 1899). — W. KRUSE : *Ueber Verunreinigung und Selbstreinigung der Flüsse* (Centralbl. f. allg. Gesundh., 1899). — J. KOENIG : *Die Verunreinigung der Gewässer* (Berlin, 1899). — DUNBAR : *Beitrag zur Kentniss des Oxydations-verfahrens zur Reinigung von Abwässern* (V. f. gerichtl. Med. u. ö. Sanitätswesen, XIX, Supplément, 1900). — DUNBAR et ZIRN : *Beitrag zur Beurtheilung der Anwendbarkeit des Oxydationsverfahrens für die Reinigung städtischer Abwässer* (Ibid.). — LACAU et L. MASSON : *Assainissement intérieur des maisons reliées à l'égout public ; règles essentielles et moyens d'en assurer l'observation* (Congrès d'Hyg., Paris, 1900).

# CHAPITRE V

# LE VÊTEMENT

CONSTITUTION ET PROPRIÉTÉS DES TISSUS VESTIMENTAIRES. — ACTION ET FORMES DU VÊTEMENT.

Le vêtement dont nous nous couvrons est destiné tout d'abord à éviter que la surface cutanée du corps ne se trouve en rapports trop directs avec le milieu extérieur, cette circonstance étant susceptible d'entraîner parfois pour l'organisme des conséquences nuisibles ou simplement désagréables. On peut s'attendre à une atténuation de ces conséquences lorsque les phénomènes dont elles découlent doivent exercer leur action à travers le vêtement interposé entre la peau et le milieu ambiant. C'est ainsi que le vêtement nous offrira une certaine protection contre diverses actions mécaniques et surtout contre les conditions thermiques ambiantes auxquelles sont dues les variations incessantes de la déperdition de chaleur qui s'effectue normalement par rayonnement, conduction et évaporation au niveau de la peau. L'influence du vêtement sur les échanges de calorique dont il est l'intermédiaire obligé entre la surface du corps et le milieu extérieur dépendra d'ailleurs de ses propriétés physiques, lesquelles ont été naguère l'objet d'une étude des plus complètes entreprise par Rubner ; ce sont en particulier les résultats de ce savant observateur qui serviront de base à l'exposé des propriétés du vêtement dans le présent chapitre.

Il ne faut pas oublier que tout en intervenant comme il vient d'être dit pour modifier les relations du milieu extérieur avec la surface cutanée, le vêtement ne doit jamais entraver les fonctions de cette dernière. Elle exhale de l'acide carbonique et excrète de la sueur dont il importe de la débarrasser. Nous verrons que cette double élimination ne sera convenablement réalisée que si le vêtement n'apporte pas un obstacle trop absolu à la pénétration de l'air ambiant jusqu'à la peau, sans cesser cependant de s'opposer à la trop libre circulation de cet air au contact de cette surface.

A un point de vue plus général le vêtement ne doit gêner ni les fonctions musculaires ni celles d'aucun des grands appareils de l'organisme et notamment des appareils respiratoire et circulatoire. Ce ne sont plus ici les propriétés des tissus vestimentaires qui sont en question, mais les formes affectées par le vêtement, formes dont nous aurons par suite à nous occuper aussi.

## CONSTITUTION ET PROPRIÉTÉS DES TISSUS VESTIMENTAIRES

Les tissus qui servent à revêtir le corps humain sont fabriqués au moyen de fibres végétales ou animales dont les plus communément employées, soit séparément, soit quelquefois en mélange, sont celles de lin, de chanvre, de coton, de soie, de laine. Ces fibres représentent les *matières vestimentaires* fondamentales; leurs propriétés différentes, leur agencement variable produisent les divers tissus avec leurs caractères plus ou moins dissemblables. Aux matières qui viennent d'être énumérées il faut ajouter comme pouvant entrer également dans la composition du vêtement les peaux garnies de fourrures et les peaux à l'état de cuir : il sera question de ces dernières à propos de la chaussure.

Les fibres de lin, de chanvre, de coton, de soie, de laine se distinguent aisément les unes des autres par leurs caractères microscopiques reproduits dans la figure ci-dessous.

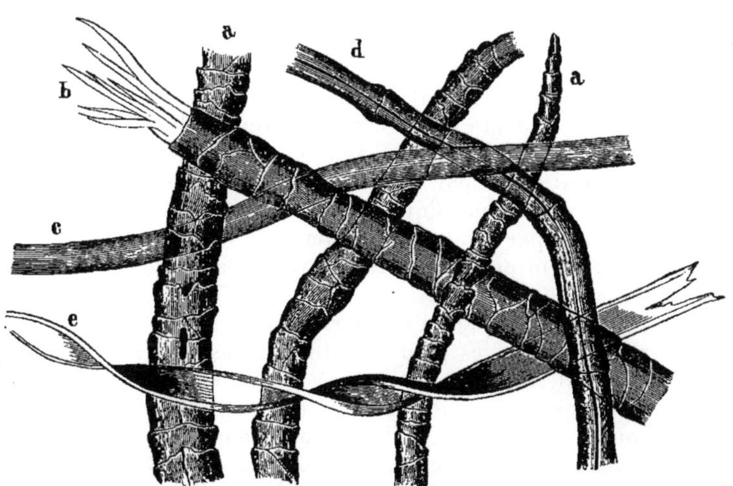


Fig. 135. — *Matières vestimentaires;* a, b, *fibres de laine;* c, *fibre de soie,* d, *fibre de lin,* e, *fibre de coton.*

En présence d'un mélange de plusieurs espèces de fibres, pour déterminer sans trop de difficultés la proportion de chaque espèce dans le dit mélange on usera de certains procédés chimiques. Ainsi la laine et la soie pourront être dissoutes dans une solution à 10 0/0 de potasse (Rubner) ou de soude (Kratschmer), qui laissera par contre les fibres végétales intactes ; une solution ammoniacale de cuivre dissout ou gonfle vite le coton et le lin, gonfle très lentement la laine, ne modifie pas la soie.

**Éléments et structure des tissus**. — Pour bien mettre en lumière la constitution, la structure des divers tissus que l'on obtient par la mise en œuvre des différentes espèces de fibres textiles mentionnées ci-dessus, Rubner a imaginé de pratiquer des coupes d'ensemble de chacun de ces tissus, et il a montré ainsi à l'aide du microscope que tous étaient en somme constitués par un réseau de fibres diversement orientées, tantôt suivant tous les plans imaginables (tricots, flanelles), tantôt dans un plan unique (toiles), et que les mailles plus ou moins nombreuses du dit réseau circonscrivent des espaces de dimensions variées, qui communiquent entre eux de toutes parts, et qui sont occupés par de l'air.

Cette coexistence constante d'un élément solide et d'un élément gazeux étroitement associés est, à notre point de vue, le trait essentiel de la constitution des tissus ; c'est ce qui décide de la plupart de leurs propriétés les plus importantes dont les modalités d'un tissu à l'autre dépendent généralement, comme nous le verrons, des proportions relatives d'air et de matière solide combinées plutôt que de la nature même des fibres représentant la matière en question.

Après avoir reconnu l'espèce des fibres entrant dans la composition d'un tissu il faut donc déterminer en quelles quantités respectives se trouvent dans un volume donné et ces fibres et l'air qu'elles renferment dans leurs mailles. On commencera à cet effet par établir quel est le poids de 1 c. c. de tissu ; la valeur obtenue pourra être directement considérée à la fois comme le poids de la matière solide contenue dans 1 c. c. de tissu et comme le *poids spécifique* du tissu, car le poids de l'air compris dans la petite unité de volume envisagée est négligeable. Le poids spécifique des diverses matières vestimentaires étant d'ailleurs sensiblement uniforme (d'après Rubner ce serait 1,3), il est clair que l'on aura déjà dans les poids spécifiques des tissus une expression de la masse de matière vestimentaire existant dans l'unité de volume ; plus le poids spécifique du tissu sera faible moins il y aura de fibres dans l'unité de volume et par contre plus il s'y trouvera d'air. D'ailleurs on rendra ces proportions de matière solide et d'air plus facilement appréciables en les exprimant en volumes : dans ce but on divisera par 1,3 le poids de la matière vestimentaire par centimètre cube (ou poids spécifique du tissu), ce qui donnera le volume de matière vestimentaire par centimètre cube; par soustraction on calculera ensuite le volume restant pour l'air, ce qui représentera le volume des pores du tissu.

D'après les résultats auxquels est arrivé Rubner, les écarts d'ailleurs peu considérables relevés entre les poids spécifiques des diverses étoffes tiennent surtout à la texture de celles-ci, très peu à la nature de la matière employée. Les poids les plus élevés appartiennent aux étoffes tissées comme les *toiles* de telle sorte que toutes leurs fibres sont dans un même plan ou du moins dans des plans parallèles (c'est le genre de tissu *glattgewebt* de Rubner, littéralement *tissé lisse*); les poids les plus faibles sont ceux des *flanelles ;* les poids intermédiaires caractérisent les tissus *tricotés* et la plupart des draps. Ceci montre nettement combien les poids spécifiques des tissus dépendent de leur structure, de leur laxité plus ou moins grande, et fort peu de la nature des fibres composant les étoffes, sauf dans les cas où il s'agit de tissus de même texture mais de matières différentes : les tissus de laine sont alors les plus légers, les fibres de laine offrant naturellement la moindre compacité et contenant toujours beaucoup d'air. Voici quelques exemples à l'appui des données générales qui viennent d'être formulées :

| | Poids spécifique | Volume des pores (0/0) |
|---|---|---|
| Flanelle de laine. . . . . . | 0,401 | 92,3 |
| — de coton . . . . . | 0,146 | 88,8 |
| Tricot de laine. . . . . . | 0,179 | 86,3 |
| — de coton . . . . . | 0,199 | 84,7 |
| — de soie . . . . . . | 0,219 | 83,2 |
| — de lin . . . . . . | 0,348 | 73,3 |
| Toile de coton. . . . . . | 0,624 | 52,0 |
| — de lin . . . . . . | 0,665 | 48,9 |

A vrai dire, le poids spécifique de toute étoffe varie avec la compression à laquelle est soumise cette étoffe et suivant sa *compressibilité*. Celle-ci est mesurée par la diminution d'*épaisseur* naturelle de l'étoffe sous un poids donné. Rubner a constaté que dans ces conditions la diminution d'épaisseur était de 37 0/0 pour un tricot de coton, de 43 0/0 pour un tricot de laine, et atteignait 50 0/0 pour une flanelle de coton, 54 0/0 pour une flanelle de laine. Autrement dit la compressibilité serait surtout affaire de texture des tissus et dépendrait notamment de la quantité de matière solide existant dans l'unité de volume : les étoffes offrant les poids spécifiques les plus élevés seraient donc les moins compressibles, et inversement. Toutefois cette règle n'est point absolue, car la compressibilité se trouve encore influencée par la nature des fibres, leur élasticité particulière. D'autre part, sous l'action d'une même compression, les toiles sont les étoffes perdant relativement le plus d'air, les tricots un peu moins et les flanelles encore moins : de sorte que ces dernières restent finalement les plus riches en air.

Les fourrures ont un poids spécifique inférieur de près de moitié à celui des flanelles : elles contiennent une proportion d'air énorme, représentant 95 à 96 0/0 de leur volume.

**Perméabilité à l'air.** — L'air présent dans l'intimité des tissus vestimentaires n'y est pas complètement immobilisé ; sans cesse, au contraire, il se déplace plus ou moins soit sous l'influence des différences de température qui existent entre lui et l'air extérieur, sous l'action des changements de pression que lui font éprouver les courants de l'air ambiant ou les mouvements du corps enveloppé par les tissus.

En conséquence il s'opère à travers les pores de ces tissus, grâce à une certaine *perméabilité,* des échanges gazeux qui permettent en somme à l'air du dehors de venir peu à peu circuler, d'une façon d'ailleurs insensible, jusqu'au contact même de la peau, au grand avantage de celle-ci dont le bon fonctionnement se trouve ainsi favorisé.

La chose est facile à démontrer. L'air contenu dans les tissus portés renferme une proportion d'acide carbonique supérieure à celle de l'air normal ; cet acide carbonique est surtout un produit de la perspiration cutanée ; évidemment son exhalation par la surface du corps rencontrerait des difficultés croissantes si ce gaz s'accumulait indéfiniment dans les vêtements : mais ceci n'a pas lieu et l'acide carbonique se maintient à un taux sensiblement constant dans les étoffes grâce à la dilution que l'arrivée d'air neuf vient y opérer continuellement. D'autre part, toujours à la faveur de la perméabilité des tissus, une partie de l'acide carbonique présent dans leur épaisseur diffuse sans doute vers le dehors où la proportion de ce gaz est moins élevée.

La teneur de l'air des tissus en $CO^2$ pourrait même servir de base à une détermination approximative de la perméabilité de ces étoffes si l'élimination de $CO^2$ par la peau restait uniforme. De fait on constate en général que $CO^2$ est d'autant plus abondant dans l'air des vêtements que ceux-ci sont plus épais, et inversement : variations qui sont, sans aucun doute, surtout en rapport avec le degré différent de résistance rencontré par l'air extérieur pour passer au travers des tissus vestimentaires. Mais il faut reconnaître aussi que l'exhalation de $CO^2$ par la peau se modifie selon les états de l'organisme, qu'elle est par exemple plus abondante pendant le travail que durant le repos, qu'elle peut être augmentée à la suite de l'élévation de la température de la peau sous l'influence d'un accroissement de l'épaisseur du vêtement.

Aussi est-il préférable de s'en rapporter, en ce qui concerne la perméabilité des tissus, aux déterminations directes très précises que l'on doit à Rubner ; il ressort de leurs résultats que d'une façon générale la perméabilité est étroitement liée au volume des pores des divers tissus considérés sous une même épaisseur, c'est-à-dire d'autant plus élevée que le poids spécifique sera plus faible — sauf quelques exceptions à mettre sur le compte de certaines textures. Ainsi les toiles sont moins perméables à l'air que les draps et surtout que les tricots. Mais dans la pratique il faut tenir grand compte de l'épaisseur différente des tissus : les temps nécessaires pour faire passer à travers ceux-ci, toutes choses égales d'ailleurs, une même quantité d'air sont entre eux comme les épaisseurs auxquelles on a affaire.

Il va sans dire que la perméabilité des tissus à l'air est pour l'évaporation au niveau de la peau une condition aussi importante que pour l'élimination de $CO^2$ ; plus cette perméabilité est grande, plus vite la vapeur d'eau se trouve entraînée au dehors, moins l'humidité relative et la tension de vapeur sont élevées dans l'air du vêtement : il en résulte qu'il y a moins de chances de voir se produire dans les tissus une condensation qui amènerait bientôt un amoindrissement de la perméabilité ainsi qu'il arrive régulièrement, comme nous allons le dire tout à l'heure, en cas d'humectation d'une étoffe.

**Propriétés hygrosoopiques.** — Les tissus vestimentaires ont de fréquents rapports avec l'eau provenant soit de la surface cutanée, soit de l'atmosphère extérieure, et la façon dont ils se comportent vis-à-vis de ces liquides exerce la plus sérieuse influence sur presque toutes leurs autres propriétés. Le degré de cette influence ne dépend pas seulement de la quantité d'eau qui pénètre et se maintient au sein des tissus, mais encore de la forme sous laquelle elle est absorbée ; il faut distinguer à cet égard d'une part l'*eau hygroscopique* qui s'est présentée à l'état de vapeur et s'est condensée dans l'épaisseur même des fibres de l'étoffe, d'autre part l'*eau d'interposition* infiltrée à l'état liquide dans les mailles des tissus où elle est retenue par capillarité — encore que l'on ne puisse pas toujours établir de démarcation absolue entre ces deux modalités. Mais il est évident *a priori* qu'en raison de sa masse, de l'espace qu'elle occupe aux dépens de l'air, l'eau d'interposition doit apporter dans les propriétés des tissus normaux des changements beaucoup plus sérieux que ne saurait le faire l'eau hygroscopique ; toutefois, l'absorption de cette dernière est chose intéressante au point de vue de l'évaporation cutanée.

Pettenkofer a montré, il y a déjà longtemps, que la laine était susceptible d'absorber deux fois plus de vapeur d'eau que le lin, mais qu'en revanche elle s'en débarrassait beaucoup plus lentement. Ces résultats ont été confirmés par Linroth, puis par Reichenbach, qui constatèrent en outre que la soie offrait vis-à-vis de la vapeur d'eau un pouvoir absorbant intermédiaire entre celui de la laine et celui du lin. Les fibres des tissus ainsi rendus humides par la vapeur d'eau se gonflent et rétrécissent quelque peu les pores où circule l'air : il s'ensuit une très légère diminution de la perméabilité pour l'air, comme Kolb l'a observé sur des tissus saturés de vapeur d'eau.

En ce qui concerne l'eau d'interposition on distinguera d'abord avec Rubner la capacité maxima et la capacité minima des tissus pour le liquide. La première n'est satisfaite que si les tissus sont plongés dans l'eau qui remplit alors la totalité de leurs pores après en avoir chassé l'air ; il va sans dire que la mesure de cette capacité n'est autre que le volume des pores, et que par suite en cas d'immersion ce sont les flanelles qui admettent le plus d'eau, les tricots un peu moins, et les toiles la plus faible quantité. La capacité minima est celle dont il s'agit quand les tissus sont mouillés, hors de l'eau, par la pluie ou la sueur par exemple ; l'eau qu'ils conservent alors est celle qui est retenue par action capillaire. Rubner a déterminé sa quantité dans des tissus également bien comprimés, et rapportant cette quantité à celle qu'admettrait la capacité maxima il a exprimé de la sorte la proportion du volume des pores qui se trouvait remplie quand la capacité minima était satisfaite : indication extrêmement précieuse notamment au sujet de la diminution de perméabilité à l'air par l'humectation.

| | Grammes d'eau par gramme d'étoffe Capacité maxima | Capacité minima | Remplissage des pores |
|---|---|---|---|
| Flanelle de laine . . . | 10,3 | 1,343 | 13,0 0/0 |
| — de coton . . . | 6,0 | 1,118 | 18,6 — |
| Tricot de laine . . . . | 4,8 | 1,278 | 26,6 — |
| — de coton . . . . | 4,2 | 1,143 | 27,2 — |
| — de lin. . . . . | 4,1 | 1,191 | 56,7 — |
| — de soie . . . . | 3,8 | 1,514 | 39,8 — |
| Toile de coton . . . . | 0,8 | 0,810 | 100,0 — |

Ainsi c'est avant tout, comme on pouvait s'y attendre, la texture des étoffes qui conditionne très généralement et la capacité maxima pour l'eau et le remplissage des pores par l'eau d'interposition retenue dans les espaces capillaires. Fait remarquable, les tissus susceptibles d'admettre la plus grande quantité d'eau sont d'autre part ceux qui ne conservent ce liquide que dans la plus faible proportion de leurs pores, et chez lesquels en conséquence la perméabilité à l'air se trouve diminuée dans la moindre mesure par le mouillage : telles les flanelles dont la perméabilité ne diminue que de 13 à 18,6 0/0. Au contraire les toiles mouillées perdent toute perméabilité à l'air et entravent dès lors l'évaporation de la peau sous-jacente. On constate d'ailleurs que pour des étoffes de même structure la nature des fibres intervient vis-à-vis du remplissage des pores : la perméabilité se maintient mieux avec le coton et surtout avec la laine qu'avec la soie ou le lin, ces diverses fibres n'étant pas également susceptibles de se *mouiller*, ou en d'autres termes de contracter une certaine adhésion moléculaire avec l'eau.

Nocht a fait quelques recherches sur la rapidité d'absorption de l'eau par les étoffes exposées à une sorte de pluie artificielle : il faudrait une demi-heure pour tremper complètement de la flanelle, un tricot de laine, un tricot de coton, alors que une minute suffirait à atteindre ce résultat avec de la toile de lin. Si l'on place les tissus sur l'eau le lin est aussitôt entièrement mouillé, le tricot de coton et celui de laine résistent plusieurs heures à l'imbibition complète, la flanelle toute une journée. La flanelle et en général les tissus de laine ne se laissent donc mouiller qu'avec la plus grande lenteur.

Ces mêmes tissus sont encore ceux qui demandent le plus de temps pour sécher après avoir été mouillés, comme l'ont montré Pettenkofer puis Klas Linroth. Pendant la première demi-heure de séchage la laine perd 27 0/0 de l'eau qu'elle doit évaporer, le lin 55 0/0, le coton 70 0/0. L'évaporation et le refroidissement auquel la première donne lieu varient en conséquence : c'est un point sur lequel nous reviendrons à propos des propriétés thermiques des tissus.

**Propriétés thermiques.** — Nous étudierons ici le pouvoir conducteur, le pouvoir rayonnant et le pouvoir absorbant des tissus en indiquant les modifications que ces propriétés peuvent subir dans diverses conditions. L'une de celles-ci est l'état humide lequel joue d'autre part le rôle de cause première vis-à-vis de l'évaporation, phénomène des plus importants au point de vue thermique.

Le *pouvoir conducteur* d'un corps exprime la quantité de chaleur transmise par conduction entre les deux faces d'un corps quand celles-ci offrent une certaine différence de température : l'étendue de la surface considérée, l'épaisseur du corps, le temps pendant lequel se fait la transmission, doivent d'ailleurs être déterminés. Voici d'après Rubner, en microcalories, le pouvoir conducteur d'un certain nombre d'étoffes, c'est-à-dire la quantité de chaleur transmise en 1 seconde par une surface de 1cm², sous une épaisseur de 1 centimètre et avec une différence de température de 1°.

| | Poids spécifique | Pouvoir conducteur |
|---|---|---|
| Flanelle de laine. . . . . . . | 0,105 | 0,0000650 |
| Tricot de laine . . . . . . . . | 9,179 | 0,0000659 |
| Toile de soie . . . . . . . . . | 0,302 | 0,0000719 |
| Toile de lin (batiste) . . . . . | 0,179 | 0.0000789 |
| Tricot de soie . . . . . . . . | 0,219 | 0,0000916 |
| Tricot de coton . . . . . . . . | 0,199 | 0,0001002 |
| Tricot de lin . . . . . . . . . | 0,302 | 0,0001181 |

Les pouvoirs conducteurs de l'air et des fibres de diverse nature qui composent les tissus vestimentaires sont très différents, comme cela résulte des recherches de Schuhmeister et de celles plus complètes de Rubner : si l'on représente par 1 le pouvoir conducteur de l'air, celui de la laine devra être exprimé par 6,1, celui de la soie par 19,2, celui du coton et celui du lin par 29,9. En conséquence le pouvoir conducteur d'un tissu dépend à la fois et de la nature de ses fibres et de la proportion dans laquelle ces fibres sont mélangées avec de l'air. L'abondance relative de l'air au sein d'un tissu, c'est-à-dire la faiblesse du poids spécifique de ce dernier, est la condition la plus importante pour l'abaissement du pouvoir conducteur ; cette condition se trouve d'ailleurs plus ou moins contrariée par la nature des fibres du tissu. Ainsi les flanelles, les draps et les tricots de laine se trouvant à la fois les tissus les plus poreux et ceux qui sont composés de la matière vestimentaire la moins conductrice, sont finalement les tissus qui offrent le pouvoir conducteur le plus faible. Au surplus la structure des tissus n'intervient pas seulement vis-à-vis du pouvoir conducteur comme condition déterminante de la proportion d'air : le sens suivant lequel sont dirigées les fibres par rapport aux surfaces de l'étoffe importe dans une notable mesure à la conduction de la chaleur, mieux assurée par des fibres perpendiculaires aux surfaces (comme il s'en trouve dans les flanelles et les tricots, où les fils sont dirigés suivant trois plans entrecroisés) que par des fibres placées parallèlement à ces surfaces (comme toutes les fibres des toiles).

En pratique il faut d'ailleurs tenir grand compte de l'épaisseur des tissus employés. Ce caractère influence au plus haut degré la transmission de la chaleur par l'intermédiaire de son action sur la perméabilité de l'air, celle-ci diminuant à mesure que l'accroissement d'épaisseur du tissu augmente les résistances au passage de l'air. Plus les étoffes sont épaisses moins l'air les traverse aisément, et dès lors moins il emporte de chaleur par convection. C'est ce qu'expriment les chiffres ci-après :

| | Epaisseur | Transmission de la chaleur |
|---|---|---|
| Tricot de laine . . | 0,46 | 0,002053 |
| — . . | 1,12 | 0,000635 |
| Tricot de coton. . | 1,01 | 0,000994 |
| — . . | 2,25 | 0,000425 |
| Tricot de lin. . . | 0,30 | 0,003953 |
| Toile de lin . . . | 0,23 | 0,005795 |
| Drap d'uniforme . | 1,50 | 0,000624 |

On comprend par là que la perméabilité des étoffes à l'air agit dans une certaine mesure à l'inverse de leur porosité, le développement de cette dernière abaissant le pouvoir conducteur tandis que la transmission de la chaleur s'accroît avec la perméabilité. Si les étoffes poreuses immobilisaient dans leurs mailles l'air qui s'y trouve contenu, elles s'opposeraient bien mieux au passage du calorique que lorsqu'elles laissent circuler cet air.

Par contre on perdrait alors les précieux avantages découlant d'autre part de la perméabilité à l'air. Toutefois on voit que celle-ci ne doit pas être poussée trop loin dans un tissu qui a pour mission d'offrir un obstacle aussi sérieux que possible au passage de la chaleur.

Une dernière remarque à propos des faits sus-énoncés : en employant sous une certaine épaisseur une étoffe qui par suite de sa compacité offrirait un pouvoir conducteur élevé, on peut arriver à contrebalancer l'effet de celui-ci et obtenir en fin de compte une transmission modérée de la chaleur.

Le pouvoir conducteur de tout tissu est évidemment modifié par la présence de l'eau dans son intimité, soit à l'état d'eau hygroscopique, soit à l'état d'eau d'interposition, car ce liquide dont le pouvoir conducteur est égal à 0,0014750 prend la place d'une certaine quantité d'air dont le pouvoir conducteur est égal seulement à 0,0000532. Lorsque la laine est saturée d'eau hygroscopique son pouvoir conducteur est augmenté de 109 0/0, celui de la soie dans les mêmes conditions de 40 0/0, celui du coton de 16 0/0 : l'augmentation est en quelque sorte proportionnelle à la quantité de vapeur d'eau absorbée, car c'est la laine qui en prend le plus, le coton le moins comme il a été dit plus haut. Notons que l'aptitude à l'absorption d'eau hygroscopique est très développée pour les étoffes présentant un faible pouvoir conducteur, et inversement. Par suite, en cas de saturation par la vapeur d'eau l'ordre de classement des tissus au point de vue du pouvoir conducteur se trouve renversé : moins ils étaient bons conducteurs à l'état sec meilleurs ils le deviennent quand ils sont humides. L'eau d'interposition, qui est surtout celle qui modifie la teneur des tissus en air et prend la place de ce dernier, détermine aussi la plus forte augmentation du pouvoir conducteur. Cette augmentation, déjà très sensible même avec une faible quantité de liquide, est en général d'autant moins rapide et moins importante que l'on a affaire à des étoffes plus poreuses, dont la perméabilité à l'air, grâce à la médiocrité de la capacité minima pour l'eau par rapport à la capacité maxima, se maintient le mieux lors de l'humectation. Les étoffes de laine restent dans ces conditions les moins conductrices du calorique.

| | Pouvoir conducteur | | Rapport |
|---|---|---|---|
| | Etoffe sèche | Etoffe mouillée | entre les deux pouvoirs |
| Flanelle de laine. . . | 0,0000723 | 0,0001136 | 1 : 1,56 |
| Tricot de laine . . . | 0,0000656 | 0,0001425 | 1 : 2,17 |
| Étoffe de soie . . . . | 0,0000658 | 0,0001844 | 1 : 2,80 |
| Toile de coton . . . . | 0,0000810 | 0,0002750 | 1 : 3,39 |

Le *pouvoir rayonnant* des diverses étoffes est assez inégal de l'une à l'autre. D'après Rubner, la chose ne s'expliquerait pas seulement par l'état plus ou moins rugueux, hérissé, ou au contraire lisse des surfaces en jeu ; la nature des fibres auxquelles on aurait affaire n'entrerait guère en ligne de compte : ce serait plutôt la texture de l'étoffe qui déciderait de son pouvoir rayonnant. Voici pour quelques tissus la quantité de calories rayonnées en une heure par 1 m$^2$ de surface offrant une température supérieure de 1° à celle de l'air ambiant (cet air étant à 15°).

| | Calories | | Calories |
|---|---|---|---|
| Soie brillante . . . | 3,47 | Tricot de soie . . . | 4,53 |
| Coton apprêté . . . | 3,65 | — de coton . . . | 4,53 |
| Flanelle de laine . . | 4,51 | — de laine . . . | 4,53 |

Le pouvoir rayonnant s'élèverait d'environ 37 0/0 si les étoffes étaient mouillées tout en conservant leur surface à la même température. Mais c'est là une condition presque purement théorique : en pratique l'évaporation — à moins qu'elle ne soit insignifiante — abaisse la température de la surface mouillée, et par suite le rayonnement diminue.

L'*évaporation* qui se produit aux dépens des étoffes mouillées et qui, du moment où elle atteint une certaine intensité, occasionne une perte de chaleur si importante, n'est pas seulement conditionnée par la température et l'humidité relative de l'air ambiant, mais aussi par la nature des fibres composant les tissus (ces fibres n'offrant pas toujours la même affinité pour l'eau), et surtout par la masse d'eau que renferment les tissus relativement à leur volume : en d'autres termes, toutes choses égales d'ailleurs, plus il y a de pores remplis d'eau, plus l'évaporation est active. Aussi le lin évapore-t-il un peu plus vite que la laine, et les flanelles beaucoup moins que les toiles. L'évaporation s'effectue surtout à la surface des étoffes, là où le renouvellement de l'air est assez rapide pour prévenir la saturation de celles de ses couches qui entrent en contact avec les tissus mouillés. Notons que les étoffes à surface villeuse semblent protégées par là même contre une évaporation rapide.

Le *pouvoir absorbant* des étoffes pour la chaleur doit être à peu près parallèle à leur pouvoir rayonnant tant qu'il s'agit de la chaleur sombre. Il en va autrement au point de vue de l'absorption des rayons calorifiques lumineux. La couleur des étoffes joue alors le rôle prépondérant, la nature des fibres ou la manière dont elles sont tissées n'important guère. Pettenkofer, Krieger ont constaté que si 100 représente la quantité de chaleur lumineuse absorbée par une étoffe blanche, dans les mêmes conditions une étoffe jaune foncé absorbera 140, une étoffe rouge 168, une étoffe brune ou bleu foncé 198, une étoffe noire 208.

**Coloration des étoffes.** — Nous venons de voir l'influence de la couleur des étoffes sur leur pouvoir absorbant pour la chaleur. Notons encore que certains colorants diminueraient légèrement la perméabilité des tissus à l'air (Boubnoff) et sans doute aussi leur aptitude à se mouiller.

Au surplus, cette question de coloration intéresse encore l'hygiène à d'autres points de vue.

Un certain nombre de matières tinctoriales sont toxiques et peuvent déterminer soit des lésions de la peau avec laquelle les étoffes colorées sont en contact, soit même des phénomènes généraux d'empoisonnement. Au premier rang des agents toxiques dont on devra suspecter la présence en pareil cas se place l'arsenic ; non pas le plus souvent que l'on fasse usage de couleurs à base d'arsenic, mais parce que cette substance entre dans la composition de différents mordants, ou se trouve mêlée à titre d'impureté à certaines matières colorantes : le fait n'était pas rare naguère avec les couleurs d'aniline, ordinairement mieux faites aujourd'hui. Les observations de Viaud-Grandmarais et de Richardson ont montré que des tissus colorés avec la fuchsine pouvaient déterminer sur la peau des éruptions vésiculeuses et des symptômes généraux d'intoxication. Tardieu a signalé d'ailleurs le danger des étoffes colorées par la coralline, qui s'applique à l'aide d'un mordant arsenical.

Il y a quelques années on a dû interdire aussi l'usage du tartre stibié comme mordant pour des couleurs d'aniline : de l'oxyde d'antimoine passait dans la sueur et causait de vives démangeaisons cutanées.

On se défiera également des tissus coton teints en jaune au moyen du chromate de plomb : ce colorant est souvent l'origine d'accidents saturnins chez les ouvriers maniant les tissus qui en sont imprégnés; il n'est pas impossible que les personnes revêtues des mêmes tissus n'en éprouvent aussi quelque inconvénient (K. B. Lehmann).

## ACTION ET FORMES DU VÊTEMENT

Les propriétés des tissus vestimentaires étant connues, nous allons maintenant considérer l'action de ces tissus vis-à-vis du corps humain en tenant compte des conditions de la pratique dans lesquelles, une fois transformés en vêtement, ils recouvrent la majeure partie (environ 80 0/0) de notre surface cutanée. On se rappellera d'ailleurs que c'est au niveau de cette surface que s'accomplissent les plus importants des phénomènes de déperdition calorique qui intéressent l'organisme ; de fait celui-ci dépensant quotidiennement, au repos, à peu près 2700 calories, en perd 95 0/0 par la peau, soit 1181 par rayonnement, 833 par conduction et 558 par évaporation (Rubner). Le vêtement a pour rôle essentiel d'intervenir à l'égard de ces phénomènes et de les modifier dans une mesure dont décident à la fois les propriétés des tissus vestimentaires qui le composent et les formes qu'il affecte.

**Action thermique générale du vêtement.** — Lorsque l'air ambiant se trouve à la température moyenne de 15°, on constate que les parties de la peau qui sont découvertes offrent une température d'environ 29°, tandis que la surface extérieure des vêtements qui recouvrent le reste du corps n'atteint d'habitude pas plus de 21°. On peut inférer de là que la quantité de calorique cédée par le vêtement au milieu extérieur est notablement inférieure à celle qui serait abandonnée dans les mêmes conditions par la peau nue. D'où cette conclusion si importante, directement vérifiée par les recherches calorimétriques de Rumpel et de Rubner, à savoir que le vêtement diminue en général la perte de chaleur du corps.

La diminution obtenue varie d'ailleurs selon les circonstances extérieures et selon le vêtement porté. Voici d'abord ce qu'elle serait en regard de diverses températures de l'air avec un vêtement donné composé d'une chemise ou gilet de laine, chemise de toile de lin et habit de drap superposés :

| Température de l'air | Diminution de la perte de chaleur |
|---|---|
| 6°6 | 25 0/0 |
| 10°6 | 32,7 — |
| 15°8 | 30,4 — |
| 20°8 | 28,3 — |
| 29°6 | 14,1 — |

Il y aurait donc un maximum à une certaine température en deçà et au delà de laquelle la diminution de déperdition de chaleur décroîtrait. D'autre part à une température moyenne de l'air donnée la température superficielle de vêtements différents serait d'autant plus basse par rapport à la température de la peau nue que l'on aurait affaire à une plus grande épaisseur d'étoffes ; par exemple l'air étant à 14°8 et la peau nue offrant 31°8, Rubner trouve 28°5 à la surface d'une chemise ou gilet de laine, 24°8 à la surface d'une chemise de lin, 22°9 à la surface d'un habit de drap, 19°4 à la surface d'un pardessus, ces divers vêtements étant successivement superposés les uns aux autres.

On soupçonne d'après cela quelle doit être la valeur de l'épaisseur des vêtements vis-à-vis de la déperdition de calorique du corps et comment cette déperdition pourra être réglée grâce à des modifications de cette épaisseur. Des observations directes ont permis à Rubner de s'assurer en effet que la quantité de chaleur émise par le corps, tant par rayonnement que par conduction, diminue quand sous l'influence de l'augmentation d'épaisseur du vêtement (ou de l'accroissement du nombre de ses couches) la température de la surface extérieure du dit vêtement s'abaisse. Avec la superposition d'effets indiquée tout à l'heure on aurait, par millimètre d'épaisseur d'étoffe, une réduction de la perte de calorique de 3,5 0/0 avec le gilet ou chemise de laine, de 3 0/0 avec la chemise de toile de lin, de 6,7 0/0 avec l'habit de drap et de 1 0/0 avec le pardessus. Les différences qui ressortent des chiffres ci-dessus tiennent à la conductibilité propre de chaque tissu en même temps qu'à la place occupée par chaque couche de vêtement. L'action de la première couche d'étoffe appliquée sur la peau est, toutes choses égales d'ailleurs (épaisseur, pouvoir conducteur), relativement supérieure à celle des autres couches que l'on peut accumuler ensuite et dont l'effet va toujours en s'amoindrissant au fur et à mesure de l'augmentation de leur nombre, c'est-à-dire de l'épaisseur totale du vêtement. Aussi à partir d'une certaine épaisseur de petites variations en plus ou en moins, comme celles que l'on observe entre les diverses zones de notre vêtement usuel, n'ont-elles pas grande importance.

Quant au rayonnement, qui relève surtout de la température absolue des surfaces — au lieu que la conduction dépend de la différence entre cette température et celle de l'air — il s'atténue avec l'augmentation d'épaisseur du vêtement, cause d'abaissement progressif de la température de la surface extérieure de cette enveloppe ; par suite les inégalités de pouvoir rayonnant qui peuvent exister entre les étoffes vestimentaires n'ont de conséquences pratiques sérieuses qu'avec un vêtement mince.

Le résultat thermique final obtenu à l'aide du vêtement n'est pas tout à fait conforme à celui que permettraient de prévoir les données précédentes et celles antérieurement acquises par l'étude des propriétés des tissus vestimentaires. La cause principale en est à la présence de couches d'air entre la peau et l'étoffe qui la recouvre, ainsi qu'entre les étoffes superposées. Ces couches d'air sont naturellement plus ou moins épaisses suivant que les vêtements s'appliquent plus ou moins étroitement à la peau ou les uns sur les autres. Dans un vêtement de composition ordinaire les couches d'air intercalées entre les différentes pièces ne représenteraient pas loin de la moitié de l'épaisseur totale. Or, d'après Rubner, si par exemple une manche collante en coton abaisse de 12,5 0/0 la perte de chaleur du bras, une manche plus ample de même étoffe donnera lieu à une économie de 17,5 0/0. Mais la plupart du temps l'influence des couches d'air sous-jacentes aux diverses parties du vêtement vis-à-vis de la déperdition de calorique tient surtout au renouvellement plus ou moins rapide de l'air dont ces couches sont formées. Des échanges continuels s'opèrent en effet entre cet air et celui de l'extérieur par l'intermédiaire des ouvertures des vêtements et mieux encore à travers les étoffes dont la porosité est suffisante. L'activité des échanges, et en conséquence l'activité de la convection comme aussi de l'évaporation qu'ils déterminent soit à l'égard de la peau soit à l'égard des étoffes, dépendent des écarts de température entre l'air ambiant et l'air du vêtement, ainsi que des actions mécaniques produites sur ce dernier par les mouvements du corps.

Nocht a évalué à $0^{mm},04$ d'eau la pression moyenne, tantôt positive, tantôt négative, résultant pour l'air du vêtement des seuls mouvements respiratoires de l'individu au repos. Cette faible pression serait déjà susceptible de faire passer par mètre carré d'étoffe et par minute 87 litres d'air à travers une flanelle,

14 litres à travers une toile de lin. Les alternatives d'aspiration et de refoulement énergiques qu'engendrent les grands mouvements musculaires donnent naturellement lieu sous nos vêtements à une circulation d'air encore bien plus active.

La circulation de l'air dans le vêtement est au surplus une condition capitale des allures de l'évaporation au niveau de la surface cutanée ; ce dernier phénomène, susceptible d'enlever à l'organisme de si grandes quantités de chaleur, dépend d'ailleurs d'abord de la transpiration, laquelle est de son côté fonction de la température de l'air au contact de la peau et augmente avec cette température ; l'épaisseur et la perméabilité du vêtement à l'air (la première influant du reste sur la seconde) dominent donc encore en fin de compte la perte de chaleur par évaporation, puisqu'elles règlent dans une certaine mesure la température au contact de la peau, et d'une manière absolue la circulation de l'air sous le vêtement. Celle-ci ne s'opérant jamais qu'avec une lenteur relative, il s'ensuit que le vêtement modère par là d'une façon générale l'activité de l'évaporation cutanée et le refroidissement dont elle est l'origine.

En somme le vêtement, surtout grâce à son épaisseur, c'est-à-dire le plus souvent grâce au nombre des couches d'étoffes superposées dont il se compose, exerce une action réductrice évidente sur toutes les formes de l'activité des échanges de calorique qui ont lieu à nos dépens entre l'organisme et le milieu extérieur, du moment où ce dernier offre une température notablement inférieure à celle de la peau. Le vêtement permet donc d'économiser dans une certaine mesure les aliments producteurs de chaleur qui, pour maintenir notre température, doivent être consommés en quantité d'autant plus considérable que nos pertes de calorique augmentent ; c'est un régulateur artificiel de la température physiologique, et ses effets dispensent en partie de faire appel à la régulation chimique naturelle due aux phénomènes nutritifs lorsque nous affrontons le froid. Le vêtement épargne aussi à la peau l'impression désagréable qui résulte d'un refroidissement trop intense ; il entretient au contraire des sensations thermiques agréables contribuant à notre bien-être général.

Le vêtement intervient encore avec utilité lorsque la température extérieure s'élève ; en premier lieu il protège le tégument contre les effets d'une trop vive insolation directe ; ensuite il nous évite de ressentir les brusques refroidissements qui peuvent être amenés, même lors d'une grande chaleur, par certaines circonstances fortuites, entre autres un courant aérien capable de déterminer une soudaine activité de l'évaporation. Le corps étant vêtu c'est la surface du vêtement dont la température s'abaisse surtout et d'abord, au lieu que ce soit celle de la peau.

**Action du vêtement mouillé.** — La perte de chaleur du bras nu étant représentée par 100, voici d'après Rubner les chiffres qui expriment les pertes de chaleur du même membre revêtu d'étoffes tantôt sèches tantôt mouillées.

| | Perte de chaleur avec l'étoffe sèche | Perte de chaleur avec l'étoffe mouillée |
|---|---|---|
| Flanelle de laine. . . . | 80,8 | 131,7 |
| Tricot de laine . . . . | 79,0 | 124,0 |
| Tricot de soie. . . . . | 83,0 | 134,7 |
| Tricot de coton . . . . | 83,0 | 144,4 |
| Toile de coton. . . . . | 83,0 | 157,0 |

Les recherches qui ont conduit à ces résultats ont été faites à une température de 18° à 24°, avec des étoffes en couches de 3 à 4 millimètres d'épaisseur totale, l'évaporation étant réduite au minimum et toutes les autres conditions étant aussi semblables que possible dans chacune des expériences.

Il est facile de voir par le tableau ci-dessus à quel point le mouillage modifie l'action thermique des vêtements vis-à-vis du corps : au lieu de réduire la déperdition de calorique de ce dernier comme lorsqu'ils sont secs, les vêtements mouillés l'augmentent, et dans des proportions très considérables. C'est là d'abord une conséquence des changements survenus dans la conductibilité des étoffes où l'eau a remplacé l'air dans un plus ou moins grand nombre des pores : ce qui explique en partie les écarts entre les effets des diverses étoffes mouillées. Mais la perte de chaleur est aussi favorisée par les changements que le mouillage apporte suivant la nature et la structure des tissus à la compressibilité (ou élasticité) de ceux-ci, et en même temps à leur adhésion les uns aux autres ou à la peau qu'ils recouvrent ; les contacts deviennent plus étroits, les plis s'affaissent, et par suite les couches d'air interposées entre les étoffes ou entre elles et la peau tendent à disparaître : ce phénomène est surtout marqué avec les toiles minces de coton ou de lin, moins avec les tricots ou les flanelles de laine, l'épaisseur, l'état villeux ou non de la surface du tissu, la quantité d'eau absorbée par unité de volume, exerçant à cet égard la principale influence. Au surplus l'évaporation presque toujours active qui se produit à la surface libre du vêtement mouillé joue dans la réfrigération un rôle important et susceptible de devenir même prédominant pour peu que la température, l'humidité et en particulier le mouvement de l'air ambiant s'y prêtent ; le moindre courant exerce dans l'espèce une action énorme.

Le vêtement mouillé n'est pas seulement une cause de refroidissement anormal ; avec l'eau qui remplit une partie de ses pores et le fait coller à la peau, il entrave dans une mesure plus ou moins considérable la circulation au contact du tégument de l'air dont le renouvellement est indispensable à l'évaporation de la sueur, il charge l'individu habillé d'un poids relativement élevé, et enfin il apporte une notable gêne à l'exécution des divers mouvements. Tous ces effets dépendent cela va sans dire des propriétés hygroscopiques des tissus, entre autres de la proportion dans laquelle leurs pores sont obstrués et de la quantité d'eau qui s'y trouve retenue.

C'est par la sueur que le vêtement se trouve le plus souvent humecté ou mouillé ; et le fait est d'autant plus intéressant que ce sont naturellement surtout les vêtements en contact avec la peau qui sont ainsi imprégnés de vapeur d'eau ou d'eau, c'est-à-dire ceux dont les conditions de sécheresse ou d'humidité offrent une importance particulière pour notre surface cutanée. D'après Reichenbach au cours d'une marche en temps chaud, la sécrétion de sueur étant modérée, des tissus de laine et de coton tricotés auraient absorbé au contact de la peau environ 50 0/0 de leur poids de liquide ; à ce compte seulement 10, 3 0/0 des pores du tricot de laine et 11,7 0/0 des pores du tricot de coton étaient obstrués. Dans les mêmes circonstances une toile de lin aurait eu 68 0/0 de ses pores remplis par l'eau, d'où une imperméabilité presque complète à l'air et un tel obstacle à l'évaporation de la sueur que cette dernière eût pénétré à l'état liquide en quantité de plus en plus forte dans les vêtements ; car non seulement elle n'aurait pu gagner l'extérieur sous forme de vapeur, mais encore elle aurait été sécrétée en plus grande abondance sous l'influence du surchauffement auquel eût contribué précisément le fait du défaut de déperdition de calorique par évaporation (malgré l'augmentation de la perte de chaleur par conduction).

Notons en passant la supériorité que confère aux flanelles et tricots de laine la propriété de retenir à l'état d'eau hygroscopique plus de vapeur d'eau que les autres tissus ; en effet l'eau hygroscopique modifie peu la valeur thermique et la perméabilité à l'air des étoffes ; il n'en est pas de même de l'eau d'interposition qui apparaît dans les tissus du moment où de la vapeur d'eau continue à leur arriver une fois leur capacité pour l'eau hygroscopique satisfaite.

Il convient de rappeler ici les différences de rapidité d'absorption qui se manifestent entre les divers tissus : les toiles se mouillent très rapidement par rapport aux tricots et aux flanelles. D'autre part l'évaporation fait perdre bien plus vite son eau au coton et au lin qu'à la laine.

Ainsi cette dernière après avoir été mouillée ne refroidit relativement pas trop la peau à laquelle elle est superposée. Enfin la laine ne retient pas tant que le coton ou le lin la matière organique et les sels véhiculés par la sueur ou par le produit des glandes sébacées : elle reste dès lors plus longtemps propre.

Les étoffes de laine paraissent donc être celles qui se comportent à tous égards le moins défavorablement vis-à-vis du corps humain dans les cas où le vêtement se trouve en rapport soit avec la sueur soit avec l'eau provenant du milieu extérieur.

Toutefois à ce dernier point de vue la haute capacité d'absorption des étoffes de laine, spécialement des flanelles et des draps, finit par présenter un désavantage appréciable : ces étoffes sont en effet celles dont le poids augmente le plus lorsqu'elles sont exposées à la pluie. Au reste l'imbibition par l'eau double au moins le poids d'un vêtement de composition ordinaire.

**Imperméabilisation des vêtements.** — Les inconvénients résultant à tous égards du mouillage de nos vêtements ont conduit à rechercher un moyen d'empêcher la production de ce phénomène et d'éviter par suite à l'individu habillé l'accroissement de charge, la gêne dans les mouvements, et surtout le refroidissement qui ne tardent pas à en être la conséquence. Il ne peut d'ailleurs être question que de l'imperméabilisation vis-à-vis de l'eau de ceux de nos vêtements qui ne se portent pas en contact avec la peau, ceux qui se trouvent dans cette dernière situation devant au contraire rester susceptibles d'absorber le cas échéant le plus de sueur possible, ou du moins de se laisser traverser par elle. D'un autre côté, il est particulièrement désirable de conserver à nos vêtements superficiels leur teneur en air et leur perméabilité à l'air, conditions essentielles de la valeur thermique des dits vêtements et de l'entretien d'une évaporation suffisamment active de la sueur qui tend sans cesse à imprégner les couches d'étoffes plus voisines de la peau. C'est pourquoi on considérera comme peu pratiques en général le caoutchouc ou les tissus caoutchoutés : sans doute ils sont parfaitement imperméables à l'eau, mais ils sont en outre imperméables à l'air et n'en contiennent que des quantités insignifiantes ; aussi d'une part s'opposent-ils à la ventilation des étoffes sous-jacentes et de la surface cutanée qui sont bientôt baignées de sueur pour peu que la température ambiante soit assez élevée ou que la production de chaleur par l'organisme offre quelque augmentation, sous l'influence du travail musculaire notamment ; et d'autre part, lorsque la température est basse, ils laissent perdre par conduction une trop grande quantité de chaleur.

Du moment où l'on ne pouvait songer à étendre sur nos vêtements habituels une couche continue de substance impénétrable à la fois à l'eau et à l'air, ni à fermer d'une manière quelconque les pores des étoffes vestimentaires, il ne restait qu'à tenter de supprimer, comme le dit Cathoire, les phénomènes d'attraction moléculaire grâce auxquels l'eau adhère aux fibres de ces tissus, les *mouille*, et pénètre dans les espaces capillaires formés par leur enchevêtrement. Du reste, il existe une fibre vestimentaire qui naturellement se mouille fort peu et qui, tissée sans avoir subi de traitement spécial, donne des étoffes d'une certaine imperméabilité pour l'eau, quoique bien poreuses ; c'est la fibre de laine brute, alors imprégnée naturellement d'une substance grasse spéciale, le suint, à laquelle l'eau n'adhère pas ; mais l'industrie débarrasse la laine du suint pour mieux la travailler et la teindre.

Berthier a proposé d'imperméabiliser les vêtements de drap de laine en restituant à leur matière première le suint dont elle était primitivement enduite. Des expériences où les vêtements avaient été traités soit par la lanoline (extraite du suint), soit par un suint neutre en solution dans l'essence de pétrole, ont paru donner d'assez bons résultats : les draps ne furent pas traversés par l'eau à l'état liquide et n'augmentèrent pas sensiblement de poids, même lors d'une forte pluie, tandis qu'ils laissaient passer et l'air et l'eau à l'état de vapeur, permettant ainsi à l'évaporation de s'effectuer au-dessous d'eux. Mais l'imperméabilisation obtenue ne résisterait pas au savonnage. Fait plus fâcheux, elle favoriserait l'adhérence de la poussière à la surface des étoffes.

Précédemment on avait surtout imperméabilisé les vêtements à l'aide de solutions de sels d'alumine, l'acétate d'alumine étant employé de préférence ; ce sel métallique en se déposant sur les fibres vestimentaires empêche plus ou moins l'eau d'y adhérer et prévient ainsi dans une certaine mesure le mouillage des tissus, sans modifier d'ailleurs beaucoup leur porosité et leur perméabilité à l'air. Lorenz a vu des vêtements imperméabilisés à l'acétate d'alumine n'absorber que 30 à 38 0/0 de leur poids d'eau, quand ils en prenaient 86 à 116 0/0 avant d'avoir été traités ; dans le premier cas leur perméabilité à l'air, d'après Hiller, était bien moins affaiblie que dans le second. Lorenz soupçonne toutefois les vêtements imperméabilisés par l'alumine d'apporter quelque gêne à l'évaporation de la sueur. En outre il leur reproche de n'être à peu près pas nettoyables par les moyens ordinaires, c'est-à-dire à l'eau et au savon, précisément en raison de leur non imbibition par l'eau. D'un autre côté l'imperméabilisation obtenue se perd assez rapidement du seul fait du port des vêtements.

Naguère Cathoire a préconisé pour imperméabiliser les draps l'emploi de la paraffine dissoute dans l'essence de pétrole, procédé dont Vallin avait eu antérieurement l'idée. Cathoire mélange la paraffine d'un tiers de vaseline afin d'obtenir un enduit hydrofuge plus onctueux, plus souple. Ce mélange est dissous dans l'essence de pétrole à raison de 25 gr. par litre ; son application a fourni au cours de diverses expériences des résultats satisfaisants, surtout lorsque le paraffinage succédait à un alunage préalable ; même sans cela, des manteaux exposés à une douche en pluie ne prenaient que 270 gr. d'eau quand un manteau témoin non paraffiné en prenait 1300 gr. Le paraffinage laisse d'ailleurs à peu près intacte la perméabilité des étoffes à l'air et ne semble modifier ni leur souplesse ni leur couleur. Enfin cette imperméabilisation serait très durable et pas très coûteuse (moins de 1 fr. par vêtement). Cathoire ne dit rien des conditions où se trouvent au point de vue du nettoyage les vêtements ainsi traités.

**Choix du vêtement.** — En théorie le vêtement devrait être modifié suivant les conditions variables de l'économie ou du milieu extérieur qui amènent à chaque instant des besoins différents. En pratique on adoptera un vêtement qui satisfasse dans une mesure convenable au plus grand nombre de ces besoins afin de pouvoir le conserver sans changement le plus longtemps possible. De fait nous n'avons guère que deux vêtements, l'un pour l'hiver, l'autre pour l'été.

On se préoccupera en premier lieu de donner au vêtement une certaine épaisseur, car nous avons vu que c'est ce caractère qui décide surtout de l'action principale du vêtement, à savoir son action thermique, l'épaisseur pouvant même contrebalancer vis-à-vis de la transmission générale de la chaleur les conséquences du pouvoir conducteur des tissus. C'est d'habitude en réglant l'épaisseur du vêtement que l'on arrivera à donner à sa surface externe la température voulue pour rendre agréables les échanges entre le corps et le milieu extérieur : selon Rubner, le corps étant au repos et l'atmosphère ambiante offrant une humidité moyenne, on se trouvera particulièrement bien d'une température de la surface du vêtement excédant de 5° à 6° celle de l'air. D'ailleurs on donnera la préférence aux étoffes qui permettront d'obtenir ce résultat avec le moindre poids, de manière à ne pas augmenter inutilement la charge portée par l'individu. En été l'épaisseur du vêtement n'est guère que de 3 mm., pour atteindre 5 à 6 mm. au printemps et en automne, 12 à 13 mm. en hiver ; le vêtement d'été présentant en outre une conductibilité supérieure à celle du vêtement d'hiver, le premier laisse passer en moyenne 5 fois plus de chaleur que le second (Rubner).

Le vêtement normal se compose toujours au minimun de deux couches, l'une interne, en contact avec la peau, et formant le *vêtement de dessous*, l'autre externe, superficielle, formant le *vêtement de dessus*. Le rôle de chacun des dits vêtements est assez spécial, et partant les qualités à réclamer de chacune de ces couches sont assez différentes.

Le vêtement de dessous, qui comprend la chemise et le caleçon, est d'ordinaire en toile de lin ou de coton ; ces tissus sont très minces et offrent la plupart du temps un coefficient de transmission pour la chaleur assez élevé ; en outre leur capacité minima pour l'eau se confond à peu près avec leur capacité maxima, et par suite lorsqu'ils sont mouillés (ce qui n'exige que peu d'eau) ils deviennent complètement imperméables à l'air et à la vapeur d'eau. Aussi la chemise et le caleçon de toile constituent-ils une médiocre défense contre le froid et entraînent-ils l'évaporation de la sueur dès que cette dernière a été sécrétée en quantité suffisante pour les mouiller, c'est-à-dire au moment où l'écart entre la température de la surface externe du vêtement et la température de l'air environnant diminuant, l'évaporation est plus que jamais nécessaire pour permettre à l'organisme de se refroidir suffisamment. Du reste le liquide s'étalant rapidement par capillarité sur une vaste surface de la toile mince, celle-ci colle à la peau ; et lorsque survient enfin l'évaporation de l'eau contenue dans le tissu, le tégument cutané subit un brusque et très sérieux refroidissement. La ventilation de la peau de la poitrine est en tout temps bien plus compromise encore que celle du reste du corps par le fait qu'à ce niveau la chemise est formée d'une double toile et se trouve volontiers empesée. Enfin les toiles de lin ou de coton ont l'inconvénient de conserver au contact de la peau les souillures qui en émanent. Il est vrai que ces toiles se prêtent bien au nettoyage : c'est leur plus réel avantage.

Rubner estime que la première couche de tissu en contact avec la peau ne devrait pas être trop mince, afin de ne pas être facilement saturée d'eau et de ne pas coller alors au corps. Il ne faudrait pas non plus employer là une étoffe dont la majeure partie des pores sont susceptibles de retenir l'eau. D'où l'indication d'écarter les toiles de lin ou de coton de la confection des chemises et caleçons, ou du moins de ne prendre que les plus épaisses : mais il vaut mieux les remplacer par des tricots de coton ou des tissus crêpés. On ne gagne du reste pas grand chose à intercaler entre la peau et la toile un tissu destiné à pallier les défauts de cette dernière : l'évaporation n'en est pas moins difficile.

Le vêtement de dessus, représenté par la veste ou ce qui en tient lieu et par le pantalon, se fait communément pour l'hiver et les saisons intermédiaires en drap de laine qui d'ordinaire retient bien la chaleur et reste assez perméable à l'air même après avoir été mouillé. Toutefois un certain nombre de draps minces, à bon marché, n'offrent pas à un degré suffisant les qualités dont il vient d'être question, cela en raison surtout de la compacité qu'on a dû leur donner pour les rendre assez solides. D'un autre côté les doublures en coton ou soie mince que l'on fixe à la face interne de beaucoup de nos vêtements de drap ne sont guère faites pour les améliorer ; toutes ces doublures ont un pouvoir conducteur relativement élevé, sont peu perméables à l'air et surtout apportent le plus grand obstacle à la circulation de l'air dès que la moindre quantité d'eau vient les mouiller.

Ces doublures du vêtement de dessus et le port habituel de chemises de toile comme vêtement de dessous font que l'ensemble de notre vêtement n'est pas la plupart du temps assez perméable à l'air; Rubner insiste sur ce point qui lui paraît d'autant plus important que nous nous habillons volontiers un peu trop chaudement: d'où à l'occasion du moindre effort musculaire des tendances à une production assez abondante de sueur, laquelle ne trouve pas à s'évaporer d'une façon convenable au fur et à mesure de sa formation. Dès lors l'air au contact de la surface cutanée se sature de vapeur d'eau, et il s'ensuit un sentiment de malaise bientôt aggravé par le fait que la sueur ruisselle sur la peau après avoir imbibé le vêtement qui devient de moins en moins perméable à l'air. Dans ces conditions l'activité musculaire est pénible ; en même temps le vêtement se salit plus que de raison.

Il y a donc lieu de s'inquiéter spécialement de la perméabilité à l'air du vêtement, laquelle dépend au surplus de la porosité des étoffes bien plus que des formes, de l'ampleur des pièces d'habillement. Sans doute une grande perméabilité à l'air peut affaiblir la protection thermique que les tissus vestimentaires seraient susceptibles d'offrir : mais rien n'empêche de trouver une compensation à cet égard dans l'épaisseur des dites étoffes qui seront d'ailleurs légères. On jouira ainsi d'un vêtement à la fois chaud et très aéré ; l'épaisseur des tissus dont il se composera garantira en outre dans une certaine mesure la persistance des couches d'air interposées entre les diverses pièces du vêtement, couches qui au contraire sont sujettes à se réduire beaucoup ou même à disparaître avec des étoffes minces, une fois que celles-ci sont mouillées.

La constitution d'un vêtement d'hiver est assez simple ; on pourra porter sur la peau des flanelles ou autres tissus de laine, bien poreux, absorbant au besoin beaucoup de sueur sans perdre notablement de leur perméabilité ni de leur élasticité et sans trop retenir les souillures provenant des sécrétions cutanées; comme vêtement de dessus on donnera la préférence aux tricotsou aux draps épais de laine. Si l'on a à affronter de grands froids on aura recours aux peaux à fourrures ; les fourrures ont en effet un poids spécifique inférieur d'environ moitié à celui des flanelles de laine ; elles contiennent 95 0/0 d'air et leur pouvoir conducteur ne diffère guère de celui de l'air : sous un très faible poids leur action thermique sera donc considérable, et supérieur à celle de toute étoffe sous le même poids. Toutefois, il faut reconnaître que la perméabilité à l'air de la peau proprement dite qui porte la fourrure laisse fort à désirer.

Un bon vêtement d'été est plus difficile à composer. Bien des tissus qui au premier abord paraissent pouvoir en faire partie à cause de leur peu d'épaisseur et de la facilité avec laquelle ils laissent passer la chaleur doivent être rejetés en raison de leur perméabilité insuffisante à l'air et à la vapeur d'eau. Comme on ne saurait cependant s'en tenir aux étoffes de laine qui sont trop chaudes, on devra adopter le plus souvent des tissus formés d'un mélange de laine et de coton que l'on aura soin de choisir très poreux, et de couleur blanche ou du moins de nuance très claire.

On a parfois préconisé pour le vêtement de l'homme soit la laine, soit le coton, ou même la soie, à l'exclusion de toute autre matière vestimentaire. Rubner a longuement démontré que ces idées systématiques ne reposaient pas sur une base rationnelle; ce n'est pas de la nature de la matière dont elle est faite que dépendent les propriétés décisives (au point de vue hygiénique) d'une étoffe, mais bien plutôt de sa structure. Si cependant les tissus de laine paraissent ordinairement les plus avantageux c'est qu'il se trouve que ce sont les tissus les plus légers et les plus perméables à l'air même après avoir été mouillés.

Rappelons en terminant qu'au point de vue de la forme des vêtements l'hygiéniste devra demander la suppression de toute ligature ou constriction gênant les mouvements quels qu'ils soient, entre autres les mouvements respiratoires, ou faisant obstacle à la circulation sanguine. Les diverses pièces du vêtement devront du reste offrir la forme la mieux appropriée pour recouvrir entièrement les différentes parties du corps auxquelles ces pièces sont destinées. Il est bon qu'elles s'agencent entre elles de manière à se superposer les unes aux autres précisément au niveau de certaines régions douées d'une sensibilité particulière aux variations thermiques; ainsi le ventre devra être recouvert à la fois par le bas du vêtement de la poitrine et par le haut du vêtement des membres inférieurs. Au reste le vêtement ne sera ni trop collant ni trop ample du moment où il aura surtout à nous protéger contre le froid ; le vêtement flottant ne trouve son indication que dans les pays chauds.

## De quelques vêtements spéciaux.

Nous traiterons ici de quelques vêtements à destination spéciale, qui doivent soit fournir une protection d'un genre un peu particulier à certaines régions du corps (coiffure, corset, vêtement du pied), soit envelopper et protéger tout le corps dans des circonstances différant d'une façon assez nette de celles que nous avons envisagées presque exclusivement jusqu'ici, et qui correspondent à la période d'activité plus ou moins intense de l'individu : il est bon de considérer à part la période de repos complet ou de sommeil et de déterminer le vêtement qui lui convient (vêtement nocturne, literie).

**La coiffure.** — Le crâne, naturellement protégé par les cheveux, n'a pas besoin à la rigueur d'autre vêtement dans un grand nombre de cas. La coiffure ne s'impose guère que vis-à-vis du soleil ou lors des grands froids. En été un chapeau d'une épaisseur suffisante et à larges bords abritera utilement l'ensemble de la tête, y compris la face ; de même aux moments les plus rudes de l'hiver on gagnera à recouvrir à la fois le crâne et les parties voisines, oreilles, nuque, etc. Mais en tout temps la coiffure devra être assez légère, et surtout aussi perméable que possible à l'air ; lourde, dure, elle pèse et exerce sur la tête des compressions fâcheuses ; imperméable, elle contribue si la température ambiante est élevée à produire un certain surchauffement du crâne à la surface duquel elle entrave l'évaporation de la sueur, seul moyen alors susceptible d'amener un refroidissement notable ; il est même à souhaiter qu'elle garde encore sa perméabilité après avoir été mouillée.

L'absorption des rayons solaires par la coiffure est chose des plus importantes. Il faut absolument prévenir l'élévation de température à laquelle serait soumis le crâne si cette absorption était trop considérable. A cet égard nos chapeaux de couleur sombre sont tout ce qu'il y a de plus désavantageux. Etant donnée d'autre part leur faible perméabilité à l'air on ne s'étonnera pas des 42° à 46° observés par Vallin sous un chapeau de soie noire ordinaire après une heure de promenade au soleil en juillet. Avec 50° au soleil Jousset a vu au Sénégal 45° sous un feutre mou de couleur noire, 32° sous un casque gris clair.

Dans les pays chauds, non seulement il est indispensable que la coiffure soit blanche ou de nuance claire, très bien aérée, pourvue de larges bords : elle doit aussi offrir une assez grande épaisseur pour ne pas se laisser traverser trop aisément par la chaleur des rayons solaires directs.

Dans les pays tempérés, pendant les trois quarts de l'année le feutre mou ou le béret paraissent être les coiffures les plus pratiques ; souples et légères, commodes, elles n'ont d'autre défaut notable qu'une faible perméabilité à l'air ; peut-être ne serait-il pas très difficile de les améliorer à cet égard en même temps qu'on les rendrait imperméables à l'eau. Pour l'été on adoptera le chapeau de paille à bords de quelque ampleur.

La coiffure féminine est surtout une parure, un prétexte à fleurs et à rubans ; on s'aperçoit du reste que ce n'est pas positivement pour se couvrir la tête que les femmes portent des chapeaux. En fait, grâce à l'abondance de leur chevelure, elles peuvent s'en passer la plupart du temps sans inconvénient. Toutefois en été et dans les pays chauds les femmes font bien d'adopter pour sortir un véritable chapeau, assez léger mais à larges bords, qui abrite toute la tête.

**Le corset.** — Étant donnée la forme du vêtement féminin, dont toute la portion inférieure (jupe, jupons, pantalon), relativement considérable, vient s'attacher et prendre point d'appui au-dessus des crêtes iliaques par l'intermédiaire de liens multiples qu'il faut bien serrer autour du corps, il est jusqu'à un certain point indispensable à la femme d'envelopper sa taille d'un appareil suffisamment rigide pour répartir sur une assez large surface et supporter en partie la constriction exercée par les liens en question. Cet appareil est le corset. Sans lui les ceintures étroites et les cordons des jupes et des jupons tendent à creuser d'un sillon les régions qu'ils circonscrivent : d'où une véritable souffrance dès que l'on veut fixer avec quelque solidité les vêtements. Nous admettrons donc un corset établi de manière à offrir une zone d'appui convenable pour l'attache autour de la taille des vêtements de la partie inférieure du corps.

Mais les femmes prétendent faire jouer au corset un bien autre rôle, celui de modifier suivant une conception bizarre l'aspect naturel des formes, et notamment d'amincir d'une façon extraordinaire la taille pour faire paraître plus développées en comparaison les hanches et la région supérieure de la poitrine, où le corset viendrait d'ailleurs soutenir les seins. Dans ce but le corset armé de buscs métalliques et muni de nombreuses baleines commence au niveau des seins, puis descend vers la taille en se rétrécissant peu à peu de telle sorte qu'il enserre étroitement toute la moitié inférieure de la cage thoracique; celle-ci prend sous l'influence de cette pression la forme d'un tronc de cône à base placée en haut, contrairement aux dispositions anatomiques naturelles d'après lesquelles cette base est placée en bas. Par suite les fausses côtes sont immobilisées et ne permettent plus l'ampliation à leur niveau des différents diamètres du thorax lors des mouvements respiratoires. Aussi la femme corsetée ne dispose guère pour respirer que de la partie la plus élevée du thorax, qui devient aisément insuffisante quand il faut fournir quelque effort. D'autre part le corset déprimant la région épigastrique, les viscères abdominaux qui se trouvent à cette hauteur, pressés en outre par le diaphragme placé au-dessus d'eux, s'abaissent forcément dans la cavité abdominale dont la portion supérieure est diminuée ; en revanche le ventre tend à faire plus bas une saillie anormale et disgracieuse en avant, tandis que le bon fonctionnement des organes comprimés et refoulés est du même coup plus ou moins compromis.

Ainsi compris, et pour peu qu'on cède à la tentation de le serrer pour obtenir une taille « à la mode », le corset est un appareil très nuisible à la santé, comme on l'a dit bien souvent. Ses fâcheux effets sont d'autant plus accusés que la femme le porte toute jeune fille sous prétexte de soutenir la colonne vertébrale et de lui donner de la rectitude. D'après M^me^ Gaches Sarraute, à laquelle on doit une bonne étude du corset, le résultat le plus clair de cette pratique serait d'abord d'entraver l'action des muscles dorsaux redresseurs de la colonne vertébrale, d'atrophier les muscles droits de la face antérieure du buste, d'amener l'incurvation de celui-ci en avant, de le fixer dans cette position fâcheuse et de diminuer par suite la cambrure naturelle de la taille. D'un autre côté la tonicité de la paroi abdominale est affaiblie, et l'on ne voit pas du tout ce que les seins peuvent gagner à être ramenés de force vers la ligne médiane du corps, relevés, et finalement plus ou moins comprimés s'ils sont assez développés : il y a peut-être là une des causes de l'impossibilité matérielle d'allaiter leurs enfants où se trouvent volontiers les femmes des classes riches.

Au surplus le corset en déterminant la compression de l'estomac constitue vis-à-vis des mouvements de cet organe une gêne capable d'entraîner par stase alimentaire un certain degré de dilatation, et à coup sûr, d'une façon fréquente, des troubles digestifs sérieux (A. Mathieu, Bouveret, etc.).

Enfin on a accusé l'usage du corset trop serré de contribuer à l'abaissement du foie, du rein. Il est positif qu'il est volontiers l'origine de divers troubles utérins, soit en dehors de la grossesse soit surtout pendant celle-ci dont il est susceptible de compromettre le bon résultat : Charpentier, Tarnier, Pinard le comptent parmi les causes notoires d'avortement, et beaucoup d'accoucheurs proscrivent même l'appareil connu sous le nom de « corset de grossesse ».

Il est possible de faire disparaître les inconvénients du corset en le réduisant à n'être qu'une sorte de large ceinture à la fois assez résistante et assez élastique, prenant point d'appui sur le bassin, uniquement suffisante à servir de soutien pour l'attache des vêtements de la partie inférieure du corps de la femme, et qui ne sera jamais assez serrée pour modifier sensiblement les formes naturelles. A vrai dire on ne peut espérer voir adopter une semblable transformation du corset qu'après avoir opéré dans l'esprit des femmes et le goût des hommes une véritable révolution ; c'est affaire d'instruction hygiénique et d'éducation artistique : il s'agit d'apprendre que le vêtement de la femme n'a pas pour seul but de la parer, ni même de l'enlaidir.

Signalons en attendant que le dernier modèle de corset actuellement porté réalise sur ses devanciers un certain progrès en ce sens qu'il se fait droit devant et très cambré sur les reins ; il n'en serait pas moins propre, d'après les annonces, à « dissimuler l'abdomen et les hanches » ! On soupçonne par quels moyens on tente d'obtenir ce beau résultat.

Pour M^me^ Gaches-Sarraute non seulement le corset doit être droit devant et cambré comme la taille en arrière, mais encore il doit s'arrêter en haut au niveau de l'estomac, n'exercer aucune compression notable sur cet organe ou sur les côtes, et prendre à peu près exclusivement point d'appui sur le bassin ; il serait loin d'atteindre les seins, que l'on évitera de jamais enfermer à leur grand détriment dans des goussets imperméables, et que l'on se bornera à soutenir le cas échéant avec une simple brassière en tissu très léger (bien perméable) ; en revanche le corset descendrait jusqu'au pubis à la façon d'une ceinture abdominale et même dépasserait un peu le pli de l'aine. Peut-être y aurait-il lieu de critiquer cette dernière indication, encore que le corset de Mme Gaches-Sarraute étant muni du plus petit nombre de baleines possible ne soit guère qu'un maillot et non pas une cuirasse rigide et imperméable : il laisse donc au corps toute sa souplesse et aux différents organes la liberté nécessaire à leur bon fonctionnement physiologique, but essentiel à atteindre.

**Le vêtement du pied.** — Le vêtement du pied n'est point toujours chose indispensable ; sans parler des peuplades sauvages qui n'en font pas usage, rappelons que bien des campagnards des régions méridionales de l'Europe circulent habituellement nu-pieds. Il ne peut en être de même dans les pays froids, et au surplus il est partout avantageux de protéger le pied non seulement contre la température extérieure mais aussi contre les traumatismes auxquels l'exposent les frottements et les chocs inévitables pendant la marche.

Ce dernier rôle si important d'ailleurs de l'enveloppe artificielle du pied obligeant à donner d'abord à celle-ci une assez grande solidité et par conséquent une certaine rigidité, l'attention des hygiénistes s'était portée jusque dans ces derniers temps presque exclusivement sur la question des rapports entre la forme du pied et celle de la chaussure. Nothwang et surtout Rubner se sont avisés toutefois que l'on ne pouvait continuer à envisager le vêtement du pied seulement au point de vue morphologique. De fait, plus peut-être encore que d'autres parties du corps, le pied en rapport à la fois avec l'atmosphère et avec le sol a besoin d'être garanti contre le froid ; en outre il est urgent d'assurer aux fonctions de la peau de cet organe les meilleures conditions possible, étant donné d'une part l'activité particulière des dites fonctions, notamment de la transpiration, à ce niveau, et d'un autre côté les fâcheux effets qui ne tardent pas à résulter en ce qui concerne l'intégrité de la peau du pied de la présence d'un liquide (sueur ou eau d'origine extérieure) au contact de cette portion de notre surface cutanée.

Nous tiendrons le plus grand compte de ces indications nouvelles dans l'étude ci-après des qualités à réclamer de la double enveloppe qui constitue le vêtement ordinaire du pied, la chaussure de cuir en dehors, la chaussette ou le bas d'étoffe en dedans.

**La chaussure.** — La chaussure proprement dite est une enveloppe de cuir, matière constituée par la peau de divers animaux (spécialement des ruminants) qui subit au préalable plusieurs manipulations, entre autres le *tannage* destiné à assurer sa conservation, le *battage*, qui doit augmenter sa consistanee, le *corroyage* qui a pour résultat de lui donner plus de souplesse ; dans ce dernier but les cuirs sont aussi *nourris*, c'est-à-dire imprégnés d'huiles animales ou dégras. Le tannage s'opère régulièrement d'abord par immersion des peaux dans des jus de tannée (ou *jusées*, macération d'écorces de chênes, de châtaigniers, etc.), puis s'achève dans des fosses où les peaux sont empilées entre des couches de tan ; l'ensemble de ces opérations dure 18 mois avec les cuirs les plus épais. On use volontiers aujourd'hui de procédés beaucoup plus rapides, basés sur l'emploi d'infusions concentrées ou d'extraits de matières tannantes, et malheureusement aussi on se sert à cet effet de l'acide sulfurique dont l'action est ultérieurement très défavorable à la bonne qualité du cuir.

La *semelle* de la chaussure, placée entre le pied et le sol et qui par conséquent doit subir le plus de chocs et de frottements, présente d'ordinaire une épaisseur de 8 à 10 mm. ; elle se compose, au moins dans les chaussures très solides, d'une ou deux couches de cuir fort (peau de bœuf, de 4 mm. d'épaisseur environ après battage), et par dessus d'une couche de cuir lissé (grosse peau de vache de 2 mm. après battage) ; l'*empeigne* destinée à recouvrir le pied est faite de cuir de vache ou même de veau bien corroyé et nourri, n'ayant guère que 1 mm. d'épaisseur ; le *quartier* qui embrasse le talon est en cuir de même nature un peu plus épais et un peu moins nourri, partant plus ferme.

Les épaisseurs habituelles des différentes parties de la chaussure qui a pour mission de bien protéger le pied contre les actions mécaniques extérieures, le peu de souplesse relative qui en résulte, étant donnée d'ailleurs la faible extensibilité du cuir en général, font comprendre toute l'importance de l'adaptation de la forme de la chaussure à la forme du pied. C'est cependant un point de vue fréquemment négligé dans la pratique et par les cordonniers et par le public, comme s'il était sans inconvénient d'adopter une chaussure de forme quelconque, arbitrairement choisie, et d'obliger le pied à s'en accommoder. Sans compter le malaise, la souffrance, cette manière de faire engendre inévitablement d'abord de petites blessures du pied en cas de longues marches, l'apparition de callosités volontiers douloureuses aux points de frottements intempestifs, enfin la production de véritables déformations du pied résultant directement de l'attitude défectueuse imposée à ce dernier par des chaussures qui ne correspondent pas à sa forme anatomique. L'inaptitude à la marche est l'aboutissant ordinaire de tout ceci.

Depuis H. v. Meyer, Tourainne, Nystrom, etc., les hygiénistes n'ont cessé de demander que l'on s'inspire pour la conformation des chaussures de l'anatomie et de la physiologie du pied. On ne perdra surtout pas de vue l'asymétrie de cet organe, que l'on envisage l'une ou l'autre de ses faces. La plante figure à sa partie moyenne une voûte surbaissée très accusée vers le bord interne du pied, mais faisant presque entièrement défaut vers le bord externe où se trouve au contraire la légère saillie de l'extrémité postérieure du cinquième métatarsien. Cette saillie, celle de la tête du premier métatarsien et celle du calcanéum représentent les trois piliers de la voûte plantaire, points d'appuis essentiels du pied. On considérera d'autre part que le contour d'un pied normal offre du côté interne une ligne à peu près droite, spécialement dans sa partie antérieure formée par le gros orteil dont l'axe est sensiblement parallèle à la ligne représentant à ce niveau le bord interne du pied (fig. 138, n° 4) : c'est là en particulier un fait très important, bien mis en lumière par l'examen des empreintes du pied d'individus qui n'ont pas porté de chaussures. Certaines de ces empreintes peuvent même permettre de vérifier l'assertion de Meyer, à savoir que l'axe du gros orteil non dévié (ou tout au moins, d'après Laveran, son bord externe) prolongé en arrière viendrait passer à peu près par le milieu du talon. Enfin le dos du pied présente le sommet de sa convexité à un travers de doigt en dedans de la ligne médiane antéro-postérieure, tout proche par conséquent de l'axe du gros orteil. En ce qui concerne d'ailleurs le fonctionnement du pied rappelons qu'au moment de l'appui sur le sol l'élasticité de la voûte plantaire entrant en jeu cette voûte s'abaisse sous le poids du corps, le pied s'allonge et s'élargit un peu.

La routine, soutenue par une conception esthétique bizarre, ne tient guère compte de ces notions, et la plupart du temps nous continuons à porter une chaussure presque symétrique, c'est-à-dire dont la semelle, qui va du reste en se rétrécissant à partir de la tête du premier métatarsien jusqu'à son extrémité antérieure, pourrait être partagée dans sa longueur en deux moitiés à peu près semblables par une ligne médiane (fig. 136, n° 1), et dont l'empeigne présente sa partie la plus saillante sur le milieu du dos du pied (fig. 136, n^os^ 2 et 3). La première conséquence de cette pratique est de rejeter le gros orteil en dehors, vers les autres orteils ; comme on tend d'ailleurs à faire la chaussure étroite, ces orteils sont comprimés, serrés les uns contre les autres ; le 2e et souvent le 3e chevauchent volontiers au-dessus du 1er et du 4e (fig. 136, n° 4). D'un autre côté la ligne de brisure de l'empeigne correspondant au milieu du dos du pied ce-

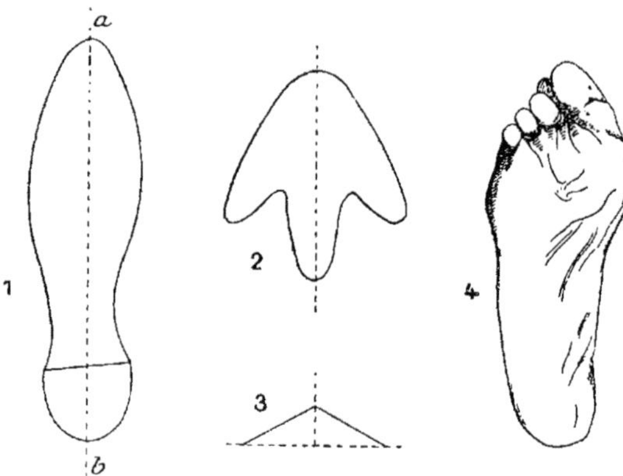


Fig. 136. — *La chaussure symétrique et les déformations du pied* (d'après A. Laveran).

lui-ci est poussé à basculer et à porter davantage sur son bord interne, sous lequel la voûte plantaire s'écrase. Par suite l'appui du pied sur le sol tend à se faire d'une façon très défectueuse, la démarche est moins assurée, la marche devient vite fatigante et amène même bientôt des douleurs pour peu que la chaussure soit trop ajustée, comme c'est fréquemment le cas, et se trouve donc étroite au moment où le pied supportant le corps devrait s'élargir et s'allonger.

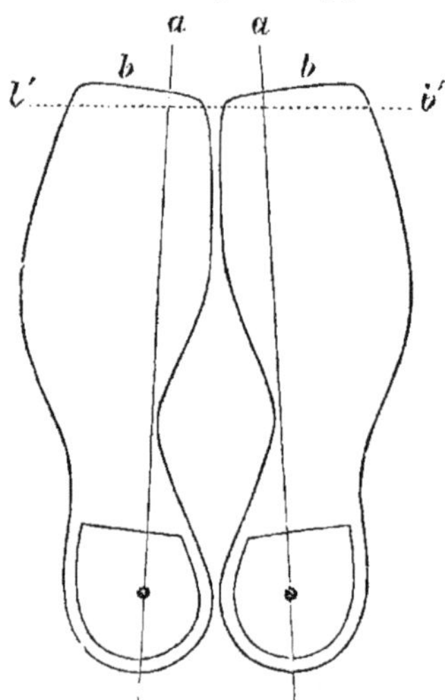


Fig. 137. — *Semelles de la chaussure rationnelle* selon H. v. Meyer.

La chaussure rationnelle ne modifie en rien la structure du pied et laisse toute liberté à son fonctionnement normal. Pour prendre mesure Tourainne a conseillé de procéder comme suit : « on place un pied bien d'aplomb sur un cuir à semelle ; à partir de la naissance du petit orteil, on trace avec un poinçon mousse, le manche légèrement incliné en dehors, une ligne qui contourne le pied jusqu'au niveau de l'articulation du gros orteil ; à 15 millimètres de l'extrémité antérieure de celui-ci, on tire une ligne perpendiculaire à l'axe du pied ; avec une règle placée au côté interne, à 5 millimètres en dedans du gros orteil, on réunit la ligne latérale interne avec la ligne perpendiculaire antérieure. On agit de même à l'égard du petit orteil ; mais on ne laisse entre lui et la règle qu'un espace de 3 millimètres. On coupe ensuite la semelle, on la retourne, on la place sur le cuir et, en suivant le tracé qu'elle détermine, on coupe la deuxième semelle, qui est identique à la première. » La coupe de la semelle ainsi obtenue est bonne si le pied qui a servi à la tracer n'est pas trop déformé. Meyer recommande de tirer une ligne du milieu du talon au milieu du premier métatarsien et la prolonge en avant du pied ; l'axe du gros orteil *devrait* se trouver dans ce prolongement si le pied n'était point déformé. La semelle doit être coupée parallèlement à cette ligne, à partir du niveau de l'articulation métatarsophalangienne du gros orteil, en s'écartant de celui-ci de la moitié au moins de sa largeur.

Les semelles ont alors la forme reproduite dans la fig. 137, et, même en leur donnant un bord antérieur *b* perpendiculaire à la ligne d'axe *a*, au lieu d'adopter la direction *b'b'*, il en résulte des chaussures d'aspect assez disgracieux. A vrai dire il est encore bien plus fâcheux d'avoir un pied déformé par une chaussure prétendue élégante et avec laquelle on ne peut marcher sérieusement

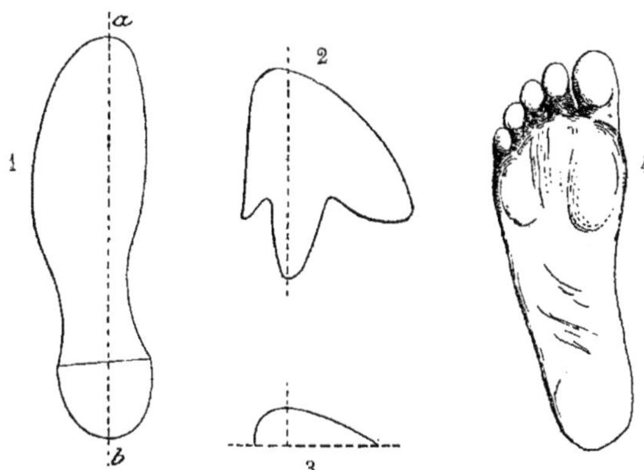


Fig. 138. — *Chaussure rationnelle asymétrique et pied normal* (d'après A. Laveran).

sans souffrance. Au reste nous croyons avec Laveran qu'il n'y a pas grand inconvénient à apporter quelque tolérance dans l'application des principes de Meyer : l'essentiel est d'arriver à une semelle non symétrique, dont la partie antérieure soit bien large avec un bord interne peu infléchi (fig. 138).

La face supérieure de la *semelle* présentera une dépression pour loger la saillie plantaire de la tête du premier métatarsien ; une autre logera le talon. Ces dépressions comportent des saillies correspondantes dans la *forme*. Par ailleurs la semelle sera à peu près plane. On se gardera de la cambrer symétriquement, ce qui d'une part annihile les avantages de la voûte du pied, c'est-à-dire neutralise son élasticité et comprime une région qui devait échapper aux pressions, d'autre part relève le bord externe du pied où la voûte plantaire n'existe pour ainsi dire pas. On rejettera aussi les semelles trop convexes qui ne touchent le sol que par le centre de cette convexité : par suite, le pied n'a plus que deux points d'appui (le talon et le sommet de la convexité de la semelle), et la stabilité est diminuée. La semelle doit être épaisse (8 à 11 millimètres) et bien garnie de clous sur les bords, si la chaussure est faite pour des individus appelés à fournir des marches longues et sur n'importe quel terrain. Il ne convient pas en général de faire déborder beaucoup la semelle autour de l'empeigne ; ce peut être là un avantage sur un sol sec et pierreux, mais du jour où l'on s'aventurera dans des terres molles et détrempées les rebords en question se chargeront d'une masse de boue qui augmentera singulièrement la fatigue de la marche.

Le *talon*, deux à trois fois plus épais que la semelle, ferré si c'est nécessaire, sera large, à bords verticaux, de manière à ne pas offrir une forme conique. Trop élevé, comme on le voit souvent aux chaussures des femmes, il prédispose aux entorses, produit l'exagération des courbures normales du rachis, rend le pas plus court qu'il n'est normalement, enfin en raison de la pente exagérée de la semelle le pied tend à glisser en avant et les orteils à venir se recourber contre le bout de l'empeigne. Le talon de la chaussure doit correspondre au talon du pied et non être ramené en avant, sous la voûte plantaire.

L'*empeigne* aura comme il a déjà été dit sa portion la plus saillante presque sur l'axe du gros orteil et non pas sur la ligne médiane du pied ; elle se réunira en avant à la semelle de manière à ménager un espace suffisant pour ne pas serrer les orteils dans le sens de leur épaisseur ; enfin elle embrassera bien le cou-de-pied, et le changement de direction entre la partie de l'empeigne qui recouvre les orteils et celle qui se superpose au cou-de-pied sera marquée par un sillon très net. Nous retrouvons ici la règle de ne faire de constriction nulle part, plus rigoureuse encore quand il s'agit d'une extrémité du corps où le sang veineux doit circuler en sens contraire de ce que voudrait la pesanteur. A cet égard les empeignes fendues, que l'on serre à volonté sur le pied à l'aide d'un lacet, et qui caractérisent le genre de chaussure dit *brodequin*, offrent une notable supériorité ; elles se prêtent au mieux aux changements de volume du pied sous l'influence du travail et du repos; pour les autres empeignes on devra avoir eu soin de déterminer avec précision la distance entre le sommet du cou-de-pied et la courbe du talon, points entre lesquels le pied sera nécessairement serré d'une manière invariable.

Le *quartier*, plus épais que l'empeigne, emboîtera très exactement le talon ; on le renforce souvent par un *contrefort* qui doit toujours être extérieur et ne pas monter jusqu'aux malléoles qu'il blesserait. Du reste toutes les coutures de la chaussure seront extérieures pour éviter les excoriations.

Exposons maintenant les caractères généraux de la chaussure en ce qui concerne la transmission de la chaleur et le passage de l'air ou de l'eau à travers le cuir.

D'après Rubner le cuir tanné vulgairement employé pour la cordonnerie aurait en moyenne un poids spécifique de 0,714, une teneur en air de 42 0/0, une teneur en graisse de 12 0/0 ; son pouvoir conducteur serait égal à 0,0000727 (celui de l'air = 0,0000532), c'est-à-dire assez voisin de celui des étoffes de drap ; selon Lewaschew il s'approcherait d'habitude plutôt de 0,0001000 ; il varie au surplus avec la compacité du cuir, la proportion d'air et de graisse qu'il contient, la graisse agissant d'ailleurs en sens inverse de l'air car sa conductibilité est même supérieure à celle du cuir proprement dit. Dans la pratique la déperdition de calorique par seconde et par centimètre carré pour 1° de différence de température entre le dedans de la chaussure et l'extérieur serait à peu près de 0,001161 calorie à travers l'empeigne de 1 mm. d'épaisseur, et de 0,000105 calorie à travers la semelle de 1 cm. d'épaisseur.

Pour se faire une idée de la déperdition totale de chaleur à travers la chaussure Rubner a déterminé d'une part les conditions thermiques offertes par la face interne et la face externe du cuir, d'autre part l'étendue de surface en relation avec le sol et avec l'air. La température de l'empeigne varie avec la température de l'air ambiant à laquelle elle reste très généralement supérieure ou égale entre 10° et 25° ; la température de la semelle de son côté est conditionnée par celle du sol et la conductibilité de ce dernier. L'étendue de surface en contact avec le sol, qui par suite de la saillie du talon ne comprend qu'une partie de la semelle, ne serait guère que le dixième de l'étendue de la surface en contact avec l'air : cette dernière jouerait donc la plupart du temps le principal rôle dans la déperdition de calorique par le pied.

Les cuirs se comportent d'une façon très inégale vis-à-vis de l'eau, soit au point de vue de la rapidité d'absorption, soit au point de vue de la quantité de liquide retenue et de la proportion de pores obstrués par ce liquide. La teneur en graisse du cuir semble avoir la plus grande influence sur sa capacité d'absorption pour l'eau; d'où une indication pour limiter dans la pratique le mouillage des chaussures, lequel augmente sérieusement la conductibilité du cuir et par conséquent la perte de calorique s'effectuant à travers celui-ci : on l'enduira extérieurement d'un corps gras afin d'éviter cet inconvénient. Toutefois la graisse se substituant à l'air dans les pores du cuir élève aussi sa conductibilité, mais à un degré moindre que ne le ferait l'eau ; d'un autre côté le graissage prévient le vif refroidissement par évaporation qui succéderait au mouillage ; enfin il entretient le cuir dans un état de souplesse satisfaisante, tandis que celui-ci devient dur en séchant après avoir été mouillé et occasionne alors volontiers de petites blessures du pied.

A vrai dire le graissage diminue la perméabilité à l'air déjà naturellement assez médiocre du cuir (le volume des pores paraît le plus souvent se trouver entre 30 et 40 0/0). Cette dernière circonstance explique que l'air dans la chaussure est généralement très riche en vapeur d'eau, étant donné d'autre part qu'il se produit d'habitude au niveau du pied une transpiration très abondante en rapport avec le grand nombre de glandes sudoripares de la peau de cet organe et aussi avec l'activité de son fonctionnement; la sueur sécrétée par les deux pieds seulement égalerait en effet la plupart du temps le quart de la quantité mise en liberté sur le reste de la surface cutanée couverte de vêtements. Pour peu que cette transsudation augmente d'une façon plus ou moins transitoire, la sueur apparaît sous forme liquide dans la chaussure par suite des difficultés de l'évaporation. Si le cuir n'est pas trop gras une partie de cette sueur peut être absorbée par lui et s'évaporer ensuite au dehors, abandonnant des dépôts salins sur la face interne de la semelle ou même de l'empeigne. Mais le plus souvent la peau du pied est exposée à baigner et à se ramollir dans sa propre sueur. Cependant on ne peut adopter pour la chaussure une matière différente du cuir, et sa faible perméabilité est fort utile pour protéger le pied contre l'eau venant du dehors. On remédiera en partie aux difficultés de l'évaporation de la sueur, aux inconvénients de la présence de ce liquide au contact de la peau, par le choix d'un type de chaussure permettant une certaine ventilation directe et par le port de chaussettes. Nous verrons plus loin le rôle de cette partie du vêtement du pied. Quant aux chaussures dont la forme favorise le plus l'aération de leur intérieur par leur ouverture supérieure, Wolpert a démontré que c'étaient les chaussures lacées : on retiendra ce nouvel avantage des dites chaussures (brodequins).

Le cuir non entretenu se dessèche et se durcit volontiers ; il faut le graisser pour qu'il conserve sa souplesse et reste peu perméable à l'eau. L'emploi du cirage n'atteint pas ce résultat ; au contraire beaucoup de cirages contenant des acides durcissent et fendillent le cuir. On aura plutôt recours à des graisses animales, aux dégras, à la suintine (Berthier), etc.

Dans ces derniers temps on a signalé (Landouzy et G. Brouardel entre autres) un certain nombre de cas d'intoxication par une sorte de cirage liquide contenant de l'aniline et que l'on employait à teindre en noir des chaussures primitivement jaunes ; il y avait absorption par la peau du pied, ou peut-être inhalation de vapeurs toxiques.

**La chaussette** (ou **le bas**). — La chaussure proprement dite représente parfois à elle seule tout le vêtement du pied ; mais d'habitude on interpose entre cette enveloppe de cuir et le pied une seconde enveloppe faite d'étoffe, la chaussette ou le bas, bien étudiée par Rubner au travail duquel nous empruntons les indications qui suivent.

Toutes les matières vestimentaires peuvent constituer des chaussettes ; le plus souvent on se sert de coton ou de laine, et ordinairement sous forme de tricot plus ou moins épais ; à cet égard il convient de mentionner en particulier les tricots dits « à côtes » qui sont les plus épais. Voici d'après Rubner les principaux caractères des différentes sortes de chaussettes les plus usuelles.

| | Poids spec. | Teneur en air | Pouvoir conducteur | Epaisseur naturelle en mm. | Transmission de la chaleur par 1 c. carré sous l'épaisseur ci-contre |
|---|---|---|---|---|---|
| Chaussette de coton. . . . | 0,297 | 77,2 0/0 | 0,0000 956 | 0,74 | 0,0012 833 |
| — de coton (tricotées) | » | » | » | 1,01 | 0,0009 940 |
| — de laine. . . . | 0,189 | 85,5 0/0 | 0,0000 677 | 2.7 | 0,0002 507 |
| — de laine (à côtes. | 0,153 | 88,3 0/0 | 0,0000 626 | 3,2 | 0,0001 950 |

Ces chiffres montrent que là comme ailleurs la structure des tissus, la quantité d'air qu'ils renferment, leur poids spécifique, décident de leur conductibilité au moins autant que la nature de la matière dont ils sont constitués. Mais ce sont les épaisseurs employées qui règlent finalement la déperdition de calorique ; les tricots à côte étant à la fois très riches en air et très épais donnent les chaussettes les plus chaudes. En somme toutes les chaussettes d'une épaisseur d'au moins 1 mm., épaisseur minima pour un bon usage pratique, retiennent mieux la chaleur qu'une empeigne de 1 mm. d'épaisseur, moins qu'une semelle de 1 cm. Ainsi d'ordinaire la perte de chaleur par la plante du pied relève surtout de l'épaisseur de cuir de la semelle, tandis que la perte de chaleur par le reste du pied est principalement conditionnée par l'épaisseur de la chaussette ; celle-ci reprend toutefois une certaine importance vis-à-vis de la plante du pied quand la chaussure se trouve en contact avec un sol très froid. Tout ceci montre du reste la grande valeur de la chaussette du moment où la température extérieure est basse ; la chaussette de laine avec une épaisseur convenable étant d'ailleurs la plus recommandable en pareille circonstance.

La chaussette joue encore un rôle considérable vis-à-vis du fonctionnement du pied grâce à sa compressibilité qui jointe à celle du cuir doit amortir autant que possible la série de chocs reçus par le pied au cours de la marche ; la compressibilité ou élasticité de la chaussette doit en outre protéger le pied contre les contacts trop rudes avec le cuir de la chaussure. Ce sont les tricots de laine qui paraissent posséder la plus grande élasticité et conserver le plus d'air sous une compression donnée, bien que ce soient eux qui perdent alors le plus d'épaisseur ; d'autre part ce sont eux qui reprennent le mieux leur épaisseur primitive après avoir subi une compression : ces divers points sont fort intéressants à connaître puisqu'une bonne partie de la chaussette se trouve supporter tout le poids du corps. Le mouillage modifie peu l'élasticité des tricots de coton, pas du tout celle des tricots de laine ; mais il fait adhérer dans une notable mesure les tricots de coton à la peau, moins ceux de laine ; cette adhésion supprime les glissements de la chaussette sur le pied pendant les mouvements de ce dernier et provoque la formation de plis sous l'influence du frottement contre la chaussure de cuir ; ces plis prennent surtout naissance avec les chaussettes minces, qui se mouillent vite et deviennent flasques, comme les chaussettes de coton ; ils apparaissent moins volontiers avec les chaussettes de laine.

Enfin Rubner s'est préoccupé des rapports de la chaussette avec la transpiration de la peau du pied ; selon lui aucun tissu n'exerce une influence spéciale sur la sécrétion de la sueur pour l'augmenter ou la diminuer, l'action d'un vêtement tel que la chaussette étant du reste trop locale, alors que la sécrétion de la sueur est essentiellement régie par les conditions générales de l'organisme. Ce qui se produit à des degrés divers, c'est l'accumulation de la sueur sous forme liquide à l'intérieur de la chaussure, phénomène dont la cause doit être cherchée dans l'activité plus ou moins grande de la ventilation ; c'est vis-à-vis de celle-ci qu'interviennent les chaussettes suivant leur perméabilité à l'air. Le mouillage modifie notablement cette perméabilité dans la chaussette de coton, peu dans la chaussette de laine qui conserve toujours relativement beaucoup d'air au milieu de ses mailles (58 0/0), et se prête à une certaine circulation, laquelle a pour effet d'accélérer l'assèchement des parties du tissu en contact avec la peau. D'ailleurs si la chaussette de laine a une capacité considérable pour l'eau, elle laisse en revanche filtrer une assez grande quantité de ce liquide (Cramer), tandis que la chaussette de coton le retient complètement et provoque dès lors la macération de l'épiderme cutané quand la sueur sécrétée en abondance ne peut s'évaporer suffisamment. Emmagasinée dans la chaussette cette sueur se décompose partiellement et donne naissance à des produits volatils malodorants, surtout si la chaussette est portée longtemps et la propreté du pied négligée.

C'est sur le vêtement d'étoffe du pied que Cramer a constaté que les divers éléments organiques ou minéraux de la sueur sécrétés par les glandes sébacées ou sudoripares — sans parler des débris épidermiques — s'accumulaient bien davantage dans les tissus de coton que dans les tissus de laine.

Toutes ces données tendent finalement à établir la supériorité générale de la chaussette de laine sur celle de coton ; plus ou moins épaisse suivant les circonstances la chaussette de laine est celle qui rendra la plupart du temps les meilleurs services ; la chaussette de coton ne sera qu'exceptionnellement d'un bon usage, en été, et chez les individus dont la transpiration des pieds se trouve anormalement abondante : encore cette chaussette devra-t-elle être fréquemment changée.

**Vêtement nocturne, literie.** — L'homme civilisé pour prendre son repos nocturne se débarrasse de ses vêtements de jour, plus ou moins ajustés, peu favorables par conséquent à la liberté, au relâchement total sans lesquels le sommeil n'est guère réparateur. Il est clair qu'en outre de l'agrément et de la perfection du repos l'alternance entre le vêtement de jour et un vêtement de nuit contribue singulièrement à l'assainissement de l'un et de l'autre ; non seulement celui dont on ne se sert pas cesse de se salir, mais de plus il s'aère pendant ce temps, surtout si on le place à cet égard dans des conditions propices, c'est-à-dire si l'on a soin de l'exposer au grand air : dans ce but il faudra tout au moins exclure le vêtement de jour de la chambre à coucher, et bien aérer celle-ci lorsque le vêtement nocturne qui y séjourne en permanence ne sera pas utilisé.

Aux pièces d'étoffes diverses dont l'homme se couvre et s'enveloppe pour la nuit il faut joindre les éléments qui constituent le support moelleux ou la couche proprement dite sur laquelle il a coutume de s'étendre, le tout pouvant être compris sous le nom de *literie*. La chemise de nuit seule ne fait pas partie de l'ensemble ainsi désigné : mais il est inutile de s'y arrêter spécialement.

Le corps vêtu d'une chemise est ensuite enveloppé par des draps en toile de chanvre, de coton ou de lin : ces tissus sont plutôt là au point de vue des sensations tactiles plus ou moins agréables qu'ils sont susceptibles de faire naître que pour jouer un rôle thermique sérieux, sauf en été où ils favorisent la déperdition de calorique. Quand il s'agit au contraire de restreindre cette déperdition, on a recours à des couvertures de quelque épaisseur, en coton (tricot) et surtout en laine. Mais on interpose toujours des draps de toile entre le corps et ces couvertures afin de ménager la propreté de ces dernières qu'il est plus difficile de laver que les draps salis au contact de la peau.

Les couvertures de laine, de 3 à 4 mm. d'épaisseur perdent en 1 seconde et par centimètre carré d'après Spitta environ 0 cal. 0002000 avec 1° de différence entre la température de leur face supérieure et celle de leur face inférieure. (Dans les mêmes conditions la perte pour des toiles relativement grossières de 0mm.42 d'épaisseur atteint 0,0047175 et jusqu'à 0,0113140 pour des draps de toile fine offrant 0mm,22 d'épaisseur). On peut du reste superposer plusieurs couvertures les unes au-dessus des autres. Les couvre-pieds piqués contenant soit du coton non filé soit de la laine dans le même état ne semblent pas sous une épaisseur de 5mm. retenir beaucoup plus la chaleur qu'une couverture ordinaire de laine épaisse de 3mm.5. Les édredons de plume sont susceptibles de retenir davantage la chaleur, étant donnée leur grande épaisseur : on fera bien de ne pas en abuser, car ils entretiennent volontiers le corps dans un état de moiteur peu désirable.

La literie comprend enfin les *matelas*, *paillasses*, *sommiers* destinés à former un support assez élastique pour atténuer dans la mesure du possible les effets de compression auxquels sont exposées les parties du corps reposant sur le dit support. Les matelas se composent généralement d'une enveloppe de toile renfermant un mélange de crin et de laine non tissée en couche épaisse de plusieurs centimètres ; ces matelas, très aptes à recueillir les gaz et les germes de toutes espèces, sont difficiles à purifier ; on leur substituera souvent avec avantage les matelas de varech dont le contenu peu coûteux pourra être changé au besoin sans grande dépense. Le matelas de plume amène trop facilement des sueurs chez le dormeur et l'amollit ; on s'en abstiendra.

On place quelquefois sous le ou les matelas une paillasse, simple sac rempli de grande paille ou de feuilles sèches de maïs, matières qui doivent être souvent renouvelées. Mieux vaut avoir recours à l'élasticité d'un sommier. Longtemps on n'a guère connu que le sommier composé d'un cadre en bois sur lequel était tendue une toile rembourrée de crin et soutenue par des rangées de ressorts en laiton ; cela constituait un tout difficile à tenir propre, pratiquement impossible à purifier s'il était une fois infecté. Ce type est de plus en plus remplacé aujourd'hui par de simples lames d'acier courbées ou des sortes de toiles faites de fils d'acier contournés en spirale, sans garniture d'étoffe ni rembourrage quelconque : ce nouveau genre de sommier fait partie du lit proprement dit et non plus de la literie.

La structure du corps humain étant telle que le décubitus sur un plan absolument horizontal est d'habitude assez pénible, on placera sous la tête du dormeur un *oreiller* ou un *traversin* de crin, voire les deux à la fois, sans cependant relever la tête avec une inutile exagération.

**Bibliographie**. — Coulier : *Expériences sur les étoffes qui servent à confectionner les vêtements militaires* (Journ. de la physiologie, I, 1858). — Meyer und Zeller : *Die richtige Gestalt der Schuhe*. Zürich, 1858. — Pettenkofer : *Ueber die Funktion der Kleider* (Zeitschr. f. Biol., I, 1865). — Nystrom (A.) : *Du pied et de la forme hygiénique des chaus-*

*sures*. Paris, 1870. — TOURAINNE : *Notes sur la chaussure du fantassin* (Rec. de mém. de méd. milit., VIII, 1872). — SCHUHMEISTER : *Versuche über das Wärmeleitungsvermögen der Baumwolle, Schafwolle und Seide* (Wiener Akad. d. Wissensch., 1877). — LINROTH (Klas) : *Einige Versuche über das Verhalten des Wassers in unseren Kleidern* (Zeitschr. f. Biol., XVII, 1881). — BOUBNOFF (Sergius) : *Zur Frage vom Verhalten gefärbter Zeuge zum Wasser und zur Luft* (Archiv f. Hyg., I). — ZIEGLER : *Effets de la chaussure vicieuse et moyens de les prévenir* (Congrès d'hygiène, Genève, 1883). — SALQUIN (Mme) : *La chaussure normale civile et militaire*. Genève, 1883. — MEYER (H. v.) : *Statik und Mechanik des menschlichen Fusses*. Jena, 1885.— HILLER (A). : *Ueber Erwarmung und Abkühlung der Infanteristen auf dem Marsche und dem Einfluss der Kleidung darauf* (Deut. militärarztl. Zeitschr., 1885). — DU MÊME : *Weitere Beiträge zur Kenntniss der Wärmeokonomie des Infanteristen auf dem Marsche*, u. s. w. (Ibid., 1886). — MEYER (H. v.) : *Zur Schuhfrage* (Zeitschr. f. Hyg. III, 1887). — SCHUSTER (A.) : *Ueber das Verhalten der trockenen Kleidungstoffe gegenüber dem Wärmedurchgang* (Archiv f. Hyg., VIII, 1888). — HILLER (A.) : *Untersuchungen über die Brauchbarkeit der Porös-wasserdichtstoffs fur die militär Bekleidung* (D. milit. ärztl. Zeitschrift, 1888). — VAQUEZ : *Hygiène des vêtements* (Rev. d'Hyg., 1888). — RUMPEL : *Ueber den Werth der Bekleidung und ihre Rolle bei der Wärmeregulation* (Arch. f. Hygiene, IX, 1889). — NOCHT : *Vergleichende Untersuchungen über verschiedene zu Unterkleidern verwendete Stoffe* (Zeitschr. f. Hyg., V, 1889). — CRAMER : *Ueber die Beziehung der Kleidung zur Hautthätigkeit* (Arch. f. Hyg., X, 1890). — POMMAY : *De l'imperméabilisation des vêtements* (Rev. d'Hyg., 1891). — REICHENBACH : *Beiträge zur Lehre der Wasseraufnahme durch die Kleidung* (Arch. f. Hyg., XIII, 1891). — A. BALLAND, *Recherches sur les cuirs employés aux chaussures de l'armée*. Paris, 1891. — RUBNER, *Ueber einige wichtige Eigenschaften unserer Kleidungstoffe* (Archiv f. Hyg., XV, 1892). — NOGIER : *Morphologie du pied* (Arch. de méd. milit., 1893). — RUBNER : *Ueber den Werth und die Beuhrtheilung einer rationellen Bekleidung* (D. V. f. öff. Gesundheitspflege, XXV, 1893. — DU MÊME : *Vergleich des Wärmestrahlungsvermögens trockener Kleidungstoffe* (Archiv f. Hyg., XVI, 1893. — DU MÊME : *Das Strahlungswermögen des Kleidungstoffe nach absolutem Maas* (Ibid., XVII, 1893). — DU MÊME : *Abhängigkeit des Wärmedurchgangs durch trockene Kleidungstoffe von der Dicke der Schicht* (Ibid., XVI, 1893). — DU MÊME : *Die mikroskopische Structur unserer Kleidung* (Ibid., XXIII, 1895). — DU MÊME : *Das Wärmeleitungsvermögen der Grundstoffe unserer Kleidung* (Ibid., XXIV, 1895). — DU MÊME : *Das Wärmeleitungsvermögen der Gewebe unserer Kleidung* (Ibid., XXIV, 1895). — DU MÊME : *Luftbewegung und Wärmedurchgang bei Kleidungsstoffe* (Ibid., XXV, 1895). — DU MÊME : *Einfluss der Feuchtigkeit auf das Wärmeleitungsvermögen der Kleidungsstoffe* (Ibid.). — DU MÊME : *Die aüsseren Bedingungen der Wärmeabgabe von feuchten Kleidungstoffen* (Ibid.). — DU MÊME : *Ueber den Wärmeschutz durch trockene Kleidungsstoffe nach Versuchen am menschlichen Arme* (Ibid.). — DU MÊME : *Calorimetrische Versuche am menschlichen Arme bei nasser Kleidung* (Ibid.). — GACHES-SARRAUTE (Mme) : *Etude du corset au point de vue de l'hygiène* (Revue d'Hyg., XVII, 1895). — H. WOLPERT : *Ueber den Kohlensaüregehalt der Kleiderluft* (Archiv f. Hyg., XXVII, 1896). — RUBNER : *Die Comprimirbarkeit der Kleidungsstoffe im trockenen Zustande und bei Gegenwart von Feuchtigkeit* (Ibid.). — DU MÊME : *Ueber die Permeabilität der Kleidungstoffe* (Ibid.). — DU MÊME : *Experimentelle Untersuchung über die modernen Bekleidungssysteme* (Ibid., XXIX, XXXI, 1897, et XXXII, 1898). — DU MÊME : *Zur Hygiene der Fussbekleidung* (Ibid., XXXI, 1897). — A. BERTHIER : *Utilisation du suint en hygiène* (Rev. d'Hyg., XX, 1898). — DU MÊME : *Hygiène du pied et suintine* (Annales d'Hyg., XL, 1898). — GACHES-SARRAUTE (Mme) : *Le corset, étude physiologique et pratique*. Paris, 1900. — CATHOIRE : *L'imperméabilisation hydrofuge des vêtements par la paraffine* (Revue d'Hyg., XXII, 1900).

# CHAPITRE VI

# LES ALIMENTS ET LES BOISSONS ARTIFICIELLES

NOTIONS GÉNÉRALES SUR L'ALIMENTATION. — SUBSTANCES ALIMENTAIRES ANIMALES. — SUBSTANCES ALIMENTAIRES VÉGÉTALES. — CONDIMENTS. — PRÉPARATION ET COMBINAISON DES ALIMENTS. — CONSERVES. — BOISSONS ARTIFICIELLES NON ALCOOLIQUES. — BOISSONS ARTIFICIELLES ALCOOLIQUES.

Pour se nourrir, c'est-à-dire pour subvenir d'une part à la réparation et le cas échéant à la croissance des tissus de son organisme, pour faire face d'autre part à ses dépenses soit sous forme de travail mécanique, soit sous forme de calorique, l'homme a besoin à la fois d'une certaine quantité de matière et surtout d'une certaine quantité d'*énergie* qu'il emprunte à des *substances alimentaires* (ou aliments composés) provenant des tissus des animaux et des végétaux. Il y ajoute de l'eau, boisson naturelle. Celle-ci ayant déjà fait l'objet d'un chapitre spécial, nous n'étudierons ici au point de vue hygiénique que les diverses substances alimentaires vulgairement désignées sous le nom d'*aliments*, ainsi que les *boissons artificielles*.

## 1° NOTIONS GÉNÉRALES SUR L'ALIMENTATION

Avant de considérer chacune des substances alimentaires en particulier il est indispensable d'envisager d'une façon générale l'alimentation dans son ensemble, de rappeler comment elle est assurée par les divers *principes alimentaires* immédiats (ou aliments simples) que renferment les substances alimentaires, d'indiquer leur rôle et leur valeur respective, ainsi que la proportion relative qu'il est utile de faire atteindre à chacun d'eux dans la ration journalière destinée en fin de compte à entretenir en toutes circonstances la vitalité de l'organisme humain. Nous ne retiendrons du reste de ces notions physiologiques, résumées d'après les exposés de I. Munk et surtout de E. Lambling, que les plus directement utilisables pour déterminer d'abord la quotité et la composition élémentaire d'une ration alimentaire favorable à la santé. Ces mêmes notions nous permettront d'un autre côté de comprendre par où pèchent certains régimes qui, soit du fait de leur insuffisance ou de leur abondance générales, soit du fait d'une composition élémentaire défectueuse, exercent sur la santé une action pernicieuse qu'il importe de signaler et dont il faut savoir discerner les causes.

**Principes alimentaires fondamentaux.** — La grande masse de la plupart des substances alimentaires animales ou végétales dont nous nous nourrissons est constituée, outre une notable quantité d'eau, par des éléments organiques complexes, les albuminoïdes, les hydrates de carbone et les graisses, dits *principes alimentaires* immédiats, qui après avoir circulé au sein des liquides de l'organisme et avoir fait partie intégrante de nos cellules, se désagrègent en fixant de l'oxygène ; ils mettent ainsi en liberté leur énergie chimique potentielle qui est utilisée par l'organisme soit sous forme de travail mécanique, soit sous forme de chaleur, la décomposition de ces principes alimentaires aboutissant d'ailleurs finalement à une série de déchets, notamment l'eau, l'acide carbonique et l'urée.

Les *albuminoïdes* représentent la majeure partie des matériaux organiques des tissus animaux ; elles prédominent de beaucoup dans le protoplasma cellulaire, et le sang, la lymphe, le lait en contiennent des proportions considérables. Comme ces matières figurent aussi dans toute cellule végétale, on peut dire qu'elles ne font défaut dans aucun de nos aliments usuels.

Les *hydrates de carbone* forment après l'eau la masse la plus importante des aliments d'origine végétale dans certains desquels (céréales, légumineuses) leur quantité, sous forme d'amidon, est même de trois à cinq fois supérieure à celle de l'eau.

Les *graisses* se rencontrent en proportions éminemment variables dans les diverses substances alimentaires animales ou végétales.

Si l'on évalue au calorimètre en unités de chaleur l'énergie chimique potentielle des divers principes alimentaires que nous venons d'énumérer, on constate qu'un poids donné de chacun d'eux, soit 1 gr. par exemple, renferme des quantités d'énergie différentes, soit :

| | |
|---|---|
| Albumine. . . . . . . . | 4,8 |
| Hydro-carbonés. . . . . | 4,1 |
| Graisses . . . . . . . . | 9,3 |

On abaissera toutefois à 4,1 calories par gramme la valeur thermique de l'albumine d'origine mixte, c'est-à-dire en partie animale en partie végétale, les albuminoïdes végétaux pouvant contenir bien plus d'azote (éliminé par l'organisme) que l'albumine animale.

Pour savoir maintenant quelle quantité totale de principes alimentaires devra être fournie à l'organisme, il faut déterminer tout d'abord la grandeur du besoin de l'organisme en énergie : on exprimera cette grandeur en calories, ce qui paraît d'autant plus logique que c'est sous cette forme même que la plus grande partie de cette énergie est dépensée. Les nombreuses recherches auxquelles ont procédé les physiologistes sur notre dépense journalière en calories dans les principales circonstances de l'existence ont abouti à des résultats qui peuvent être résumés comme suit d'après Rubner pour un sujet moyen de 70 kilogr.

| | Dépense totale de calories. | Dépense par kil. de poids vif. |
|---|---|---|
| Etat de repos ordinaire . . . . | 2303 | 32,9 |
| — de travail moyen . . . . | 2868 | 41,0 |
| — de travail énergique . . . | 3362 | 48,0 |

De son côté A. Gautier a calculé qu'un ouvrier français de 70 kilog. produisant un travail assez considérable dépense environ 3,669 calories, soit 52,4 calories par kilogr. de poids vif. C. von Noorden donne des chiffres analogues.

Remarquons au surplus que si comme Richet on rapporte le nombre de calories dépensées par l'individu non plus à l'unité de poids mais à l'unité de surface du corps, la constance des résultats relevés sur des sujets très divers amène à faire conclure que de toutes les causes du besoin de calories la grandeur du refroidissement de l'organisme est vraisemblablement la plus importante. De fait, 80 à 90 0/0 de l'énergie dépensée par le corps l'est sous forme de chaleur. Il semble donc que la thermogénèse domine l'ensemble des échanges nutritifs et que la quantité d'énergie à provenir de l'alimentation est commandée par les besoins de la calorification générale de l'organisme.

En conséquence on pourrait être tenté de se borner à envisager dans les principes alimentaires l'énergie calorifique qu'ils sont susceptibles de fournir, et l'on admettrait alors qu'il est possible, au moins théoriquement, d'emprunter indifféremment à l'un ou à l'autre de ces principes la ration alimentaire de l'organisme, pourvu qu'en somme cette ration renferme le nombre de calories voulues pour couvrir la dépense totale de l'organisme. En d'autres termes rien ne s'opposerait à la substitution d'un principe alimentaire à l'autre dans le rapport des énergies calorifiques représentées par les dits principes. Telle est la doctrine de l'*isodynamie* de Rubner, vérifiée jusqu'à un certain point expérimentalement, et d'après laquelle 100 gr. d'albumine, 100 gr. d'hydrates de carbone, et 44 gr.1 de graisse capables de produire le même nombre de 410 calories auraient la même valeur pour l'organisme : ce sont des quantités *isodynames*.

Il y a là incontestablement une notion juste et fort utile à connaître. Mais ce n'est point à dire que la doctrine de l'isodynamie puisse être adoptée sans réserves, que la valeur nutritive générale des divers principes alimentaires se confonde absolument avec leur pouvoir thermogène ou dynamogène, et que par exemple 2 gr. 37 d'albumine, 2 gr. 37 d'hydrates de carbone et 1 gr. de graisse soient des quantités non seulement *isoénergétiques* (ou *isothermogènes*), mais encore *isotrophiques*. En effet, les principes alimentaires n'ont pas seulement un rôle dynamogène à remplir, mais aussi un rôle plastique, c'est-à-dire qu'ils doivent réparer l'usure des tissus produite par le fonctionnement vital. Or ce dernier rôle paraît bien nécessiter l'apport de certains principes alimentaires déterminés, sans qu'il soit possible de les remplacer par d'autres.

C'est ainsi que l'expérience a démontré qu'une certaine quantité d'albumine (seul principe azoté) est toujours indispensable à l'organisme qui ne saurait tolérer à cet égard aucune substitution. Les physiologistes se sont attachés à déterminer quel est le minimum d'albumine compatible avec l'entretien de l'individu normal ; les résultats obtenus ont été assez divers ; mais au reste c'est un point qui nous importe moins que la détermination de la quantité d'albumine qu'il est utile de faire figurer dans les rations pratiques : nous y viendrons plus loin. On ne s'est pas occupé d'ailleurs du minimum d'hydrocarbonés ou de graisse indispensable à l'organisme, parce que si, comme Pflüger l'a constaté chez le chien, l'entretien de la vie est possible avec l'albumine seule, qui serait capable au moins théoriquement de suppléer entièrement les autres principes alimentaires, la réciproque n'est pas vraie.

Chauveau a formulé une autre restriction importante à l'endroit de la théorie de l'isodynamie de certaines quantités de principes alimentaires. C'est que le travail physiologique intime des muscles (ou leur mise en état de contraction), même lorsqu'il ne produit aucun effet mécanique appréciable, dépense une énergie dont la source immédiate et à peu près exclusive réside dans la combustion du glycogène, lequel ne peut provenir de l'albumine ou de la graisse qu'à la suite d'une transformation (hydratation ou oxydation partielle) s'accompagnant nécessairement de la perte en dehors du muscle d'une partie de l'énergie de la substance transformée. Dès lors les poids isotrophiques de la graisse et du sucre ne sauraient se confondre avec leurs poids isoénergétiques. Mais en revanche les poids isotrophiques de ces deux substances se confondraient avec leurs poids *isoglycogénétiques ;* autrement dit l'égalité nutritive entre le sucre et la graisse est réalisée par des poids de ces substances tels qu'ils s'équivalent, non pas au point de vue thermique, mais au point de vue de la quantité de glucose ou de glycogène qu'ils sont capables de former et de mettre à la disposition du muscle. Or, tandis que les poids isoénergétiques de la graisse et du sucre sont 1 et 2,37, les poids isotrophiques seraient 1 et 1,52. Dans ces conditions le sucre prendrait une importance alimentaire pratique très supérieure à celle qui lui avait été reconnue jusqu'ici et que la doctrine de l'isodynamie lui attribuait.

**Composition essentielle de la ration journalière.** — Voyons maintenant à l'aide de quelles proportions relatives de chacun des principes alimentaires (albumine, hydrates de carbone, graisse et eau) l'homme couvre en effet instinctivement ses besoins alimentaires selon les circonstances de la vie. Nous établirons ainsi la composition élémentaire essentielle de la ration journalière dite d'entretien, c'est-à-dire qui équilibre les dépenses de l'individu : elle lui permet de maintenir stationnaire le poids de son corps, tandis que si elle n'est pas réalisée, l'organisme empruntant à ses propres tissus le complément de principes alimentaires nécessaire au moins pour subvenir à sa consommation d'énergie, le poids du corps diminue.

Voici d'après Rubner l'apport de chaque catégorie de principes alimentaires dans la ration habituelle d'une série d'individus appartenant à des classes sociales diverses et fournissant un travail très différent.

| | Sur 100 calories l'organisme en a trouvé : | | |
|---|---|---|---|
| | dans l'albumine | dans la graisse | dans les hyd.carb. |
| Jeune médecin, administrateur . | 19,2 | 29,8 | 51,6 |
| Ouvrier moyen, menuisier . . . | 16,7 | 16,3 | 66,9 |
| Mineurs, ouvriers agricoles . . . | 13,4 | 21,2 | 65,3 |
| Bûcherons. . . . . . . . . . | 8,3 | 38,7 | 52,8 |

On remarquera d'abord que l'*albumine*, qui théoriquement pourrait à elle seule suffire à l'entretien de l'existence, et dont un certain minimum est en tous cas rigoureusement nécessaire, ne joue pourtant qu'un rôle assez secondaire dans l'apport total d'énergie à l'organisme : elle n'en représenterait effectivement en moyenne que 11 à 18 0/0, et de plus cette proportion irait en s'amoindrissant à mesure que l'aisance sociale diminue, cependant que le travail fourni augmente. Sans doute, les gens fortunés ont pris l'habitude d'une alimentation surtout animale, très riche par conséquent en albumine ; et d'un autre côté, chez ces mêmes individus, la somme totale des calories à fournir étant moindre que chez ceux qui exercent des professions pénibles, de ce fait la proportion relative d'albumine se trouve encore augmentée dans la ration des premiers, diminuée dans celle des seconds. Il n'en est pas moins vrai que l'albumine paraît ne subvenir que dans une assez faible mesure à l'activité physique, celle-ci n'entraînant guère qu'un surcroît de consommation des substances non azotées. Cependant Munk observe qu'il est utile de fournir de l'albumine en assez grande abondance aux sujets, généralement bien musclés, qui travaillent beaucoup : c'est le meilleur moyen de conserver aux muscles, très riches en albumine, leur bon état nutritif, et même d'augmenter leur masse.

Mais d'ailleurs, pratiquement, l'homme ne saurait se nourrir exclusivement avec de l'albumine, car pour fournir les quelques 2500 calories qui lui sont nécessaires par jour, il faudrait ingérer plus de 600 gr. d'albumine, soit à peu près 3 kilogr. de viande : or notre pouvoir digestif est impuissant à soutenir un pareil régime. Il est difficile d'absorber une quantité d'albumine très supérieure à 200 gr. par jour, ce qui représente 820 calories, soit seulement 33 0/0 du besoin total. Les rations usuelles sont fort au-dessous de ce chiffre. D'après Voit un ouvrier pesant 70 kil. et effectuant un travail moyen aurait consommé quotidiennement 118 gr. d'albumine, soit 1 gr. 7 par kilogramme de poids vif. C'est peut-être une allocation un peu généreuse ; sans vouloir se régler sur les Japonais ou sur les Abyssins qui d'après les recherches de Tsuboi et Murato, de Mori, de Lapicque, se contenteraient d'environ 1 gr. d'albumine par kilogr. de poids vif, probablement grâce à une accoutumance spéciale de la race, il semble que l'on puisse admettre avec Munk qu'un Européen adulte de 62 à 70 kil. fournissant un travail léger se trouvera dans de bonnes conditions en recevant 100 gr. d'albumine par jour (soit approximativement 1 gr. 5 par kilogr. de poids vif), le surplus des calories nécessaires étant couvert au moyen de graisses et d'hydrates de carbone dans les proportions indiquées plus loin. En cas de travail moyen on donnera utilement 100 à 110 gr. d'albumine, et jusqu'à 125 gr. pour un travail considérable, fatigant.

En ce qui concerne les *hydro-carbonés*, les chiffres de Rubner cités plus haut montrent bien clairement que c'est cette catégorie de principes alimentaires qui fournit toujours la majeure partie de l'énergie dépensée par l'organisme, soit 51 à 67 0/0. La proportion tend d'abord à s'élever quand le travail augmente ; mais arrivée à une certaine limite elle fléchit d'une façon très notable. C'est qu'une quantité un peu forte d'hydrates de carbone, étant donné que ceux-ci sont généralement consommés sous forme de pain ou de féculents, constitue bientôt une masse encombrante, difficile à ingérer. Selon Munk il ne faudrait pas chercher à en introduire plus de 500 gr. dans la ration journalière (et 400 à 450 gr. en cas de travail léger) ; si cela ne suffit pas à donner le nombre total de calories voulu pour l'ensemble de la ration, c'est aux graisses que l'on devra demander le complément nécessaire comme l'ont fait les bûcherons observés par Rubner — à moins toutefois que l'on ne s'adresse au sucre, conformément aux idées de Chauveau.

Les *graisses* renfermant presque toujours, à masse égale, une énergie potentielle très supérieure à celle qui pourrait être cédée par les autres principes alimentaires constituent évidemment une ressource précieuse quand l'importance de la nation journalière devient telle qu'elle arrive à être trop volumineuse pour notre appareil digestif. Aussi Munk, avec Voit, porte-t-il la quantité quotidienne de graisse de 56 gr. en cas de travail léger ou moyen jusqu'à 100 gr. en cas de travail considérable. D'ailleurs l'activité musculaire augmente la destruction de la graisse des tissus du corps, et dès que la teneur en graisse de ceux-ci diminue l'albumine ne tarde pas à diminuer également : d'où une double utilité à l'élévation de la ration de graisse quand le travail fourni devient assez intense. Avec le froid la décomposition de la graisse augmente aussi jusque dans la proportion d'un tiers en plus que sous une température moyenne ; on donnera donc dans les climats froids de la graisse avec une certaine abondance, car c'est le meilleur moyen de faire emmagasiner par l'organisme une graisse fort utile au reste, en sa qualité de corps mauvais conducteur de la chaleur, pour diminuer la perte de calorique résultant de l'abaissement de la température ambiante. Il convient de noter que nous ne pouvons guère digérer d'habitude que 100 à 150 gr. de graisse par jour.

En résumé la ration journalière moyenne de l'homme doit être mixte et sera approximativement constituée par 100 à 110 gr. d'albumine, 500 gr. d'hydrocarbonés, 56 gr. de graisse. Elle sera un peu plus forte en albumine et surtout en graisse quand l'individu accomplira un travail considérable ; un peu plus généreuse dans son ensemble, et notamment en ce qui concerne la graisse, quand on se trouve exposé à de basses températures que si l'on a affaire aux climats chauds.

La composition essentielle de la ration comprend encore une quantité d'*eau* qui surpasse même de beaucoup la proportion des principes alimentaires fondamentaux, et qui n'est pas moins indispensable qu'eux. L'eau représente au point de vue de la nutrition un milieu nécessaire. Le corps humain en renferme environ 64 0/0 de son poids ; au repos, d'après Voit, Pettenkofer, il en perd normalement environ 2240 gr. par jour, et jusqu'à 3000 gr. sous l'influence du travail par suite de l'intensité de l'évaporation par la peau et les poumons. Il faut absolument compenser cette perte énorme, ce qui a lieu partie à l'aide des substances alimentaires de la ration (contenant en moyenne 1000 gr. d'eau), partie à l'aide des boissons. Au total l'homme, selon Forster, ingère chaque jour 2500 à 3500 gr. d'eau, soit un peu plus que le besoin théorique.

**Eléments accessoires de la ration alimentaire.** — Les substances alimentaires dont se compose pratiquement la ration journalière ne renferment pas seulement de l'albumine, des hydrocarbonés, des graisses et de l'eau, encore que ces principes en représentent la partie la plus importante, au double point de vue quantitatif et qualitatif. A côté d'eux se rencontrent un assez grand nombre d'éléments plus ou moins bien déterminés et dont beaucoup seraient aussi nécessaires à l'entretien de la vie que tel ou tel principe alimentaire fondamental, encore que ces éléments puissent être considérés comme accessoires en raison de la quantité minime sous laquelle il suffit d'ordinaire que chacun d'eux soit fourni. Leur multiplicité d'un autre côté serait telle que, d'après Richet et Lapicque, il y aurait peu de chances de les trouver tous dans un petit nombre de substances alimentaires : ce qui expliquerait en partie la supériorité nutritive générale d'une alimentation variée sur un régime très uniforme — supériorité dans laquelle intervient aussi par ailleurs un phénomène nerveux incontestable.

Forster a constaté que des animaux recevant une nourriture suffisamment abondante, mais absolument privée d'éléments *minéraux* ou *sels*, mouraient plus vite que s'ils avaient été soumis au jeune complet. On sait au reste que la quantité de sels apportée à l'organisme humain par notre ration ordinaire, de composition mixte, est déjà supérieure au besoin naturel. Mais à cela se bornent à peu près les renseignements pratiques que nous possédons à l'égard de ce besoin. Il s'ensuit toutefois que l'addition de chlorure de sodium à notre nourriture n'est probablement guère autre chose que la recherche d'une sensation gustative à laquelle nous sommes habitués : dès lors le sel serait un simple condiment, comme les substances qui seront signalées tout à l'heure.

Outre l'albumine nos aliments usuels renferment en petites quantités quelques matières organiques azotées mal connues pour la plupart, les *nucléines*, les *lécithines*, et celles que l'on désigne sous le nom de *matières extractives*, qui semblent indispensables à l'entretien de l'organisme. C'est du moins à leur défaut dans les rations d'entretien artificielles composées seulement d'albumine pure, d'hydrocarbonés, de graisse, d'eau, de sels en proportions convenables, que l'on attribue l'inaptitude constante des dites rations à nourrir longtemps un animal. On ne saurait du reste rien dire de plus précis sur la valeur alimentaire des matériaux organiques en question.

Viennent ensuite d'autres substances organiques azotées susceptibles d'être consommées en quantité très supérieure aux précédentes et dont la composition paraît bien annoncer qu'elles représentent des matières combustibles pour l'organisme : les *peptones* et la *gélatine*. En ce qui concerne les premières les expériences de Deiteis semblent établir leur isodynamie vis-à-vis de l'albumine, au point qu'elles pourraient remplacer jusqu'à 70 0/0 environ du minimum d'albumine nécessaire à la constitution d'une ration d'entretien. Toutefois on remarquera que les peptones commerciales qui ont servi aux expériences de Deiters étaient en somme un mélange d'albuminoses et de peptone vraie. La valeur de celle-ci reste donc encore indécise. Il n'en est pas de même pour la gélatine, qui a été pendant longtemps l'objet de tant de discussions. Voit a démontré que si à vrai dire la gélatine ne peut jamais remplacer entièrement l'albumine elle peut du moins suppléer une fraction importante de celle-ci. Aussi dans la pratique la gélatine qui fait partie d'une alimentation mixte peut-elle être comptée comme albumine.

Enfin l'homme absorbe encore un certain nombre de substances de nature très variée dont la valeur alimentaire est au moins douteuse ou en tous cas le rôle dans l'alimentation très spécial, en ce sens que les dites substances seraient incapables de satisfaire par elles-mêmes aux besoins nutritifs de l'organisme, mais qu'elles exercent cependant, d'une façon passagère, une incontestable action vis-à-vis des sensations nerveuses corrélatives de ces besoins. Il faut citer à ce titre l'*alcool*, le *café*, le *thé*, la *kola*, la *coca*, ainsi que le *bouillon* et tous les *condiments* proprement dits.

Le rôle de l'alcool, entre autres, a été longtemps discuté, car il semblait bien que cette substance pouvant développer 7 calories par gramme devait produire dans l'organisme un effet thermique important; aussi y voyait-on le type de ce que l'on appelait les « aliments d'épargne », qui en l'absence de tout apport de principes alimentaires fondamentaux permettraient à l'individu de fournir un travail considérable sans que se produisît pendant un certain temps la sensation de faim, de fatigue et d'épuisement qui accompagne normalement l'inanition. De fait, l'alcool lui-même, encore qu'il soit combustible dans l'organisme, et que ajouté à une ration alimentaire d'ailleurs abondante il provoque l'engraissement (Strassmann), n'est nullement isodyname à une certaine quantité d'hydrates de carbone par exemple, et ne peut les remplacer en aucune façon dans une ration strictement suffisante (Stammreich, Miura). Toutefois l'alcool ingéré agit sur le système nerveux, et, sans rien changer aux phénomènes de dénutrition effective de l'organisme vivant de sa propre substance, supprime ou tout au moins atténue les sensations nerveuses de faim, de faiblesse. Le café, le thé, la kola par leur caféine, la coca par la cocaïne, arrivent au même résultat. Mais bien entendu, il n'y a là aucune espèce d'épargne soit des aliments réels fournis à l'organisme, soit des réserves de celui-ci si ces aliments ne lui sont pas fournis ou ne le sont qu'en quantité insuffisante.

La sensation de réconfort produite par l'ingestion de bouillon ou d'extrait de viande, lesquels ne possèdent de par leur constitution qu'une très faible valeur alimentaire effective, est encore une simple affaire d'influence sur le système nerveux.

Les condiments proprement dits, qui n'ont pour but immédiat que d'exercer une action agréable sur le goût et l'odorat, jouent un rôle absolument analogue : ce qui ne veut pas dire au reste que par cela même leur utilité ne soit pas très grande au point de vue de la nutrition qui s'en trouve incontestablement favorisée, sans doute parce que les sensations olfactives et gustatives dont les condiments sont la cause interviennent par réflexe vis-à-vis des sécrétions digestives.

Toutes les substances que nous venons de signaler comme agissant sur le système nerveux perdent peu à peu de leur pouvoir lorsqu'il en est fait usage d'une façon continue; la sensibilité à leur égard s'émousse, et cela d'autant plus vite que les doses employées ont été plus fortes. On se trouvera toujours bien de n'y avoir recours qu'avec modération.

**Alimentation surabondante et alimentation insuffisante.** — L'alimentation peut pécher par excès ou par défaut ; on comprend d'ailleurs, par ce qui a été dit précédemment, que l'on observe moins souvent la surabondance ou l'insuffisance absolue de l'ensemble des éléments nutritifs que la surabondance ou l'insuffisance de tel ou tel principe alimentaire par rapport à la quantité sous laquelle il devrait être rationnellement fourni, d'après les indications données plus haut. Toutes ces défectuosités ne manquent pas d'engendrer des troubles de la santé dont beaucoup, fort délicats à apprécier, sont il est vrai encore mal connus. Nous nous bornerons à signaler les plus importants soit par eux-mêmes, soit par leurs conséquences possibles.

L'alimentation surabondante ne saurait longtemps nous arrêter, d'autant que d'ordinaire elle ne se réalise que pour quelques individualités. En pratique c'est le plus souvent l'albumine qui est prise en excès ; elle n'est guère fixée par l'organisme, mais sa destruction entraîne une économie correspondante dans l'utilisation des autres principes alimentaires de la ration (hydrates de carbone ou graisses), qui sont alors mis en réserve au sein des tissus sous forme de graisse. Ce dernier résultat est encore obtenu, cela va sans dire, si c'est le taux nécessaire des hydrates de carbone et des graisses qui est dépassé dans la ration, l'albumine s'y trouvant d'ailleurs en quantité suffisante ou en excès. Mais ce régime ne paraît pas susceptible plus que le précédent d'amener une épargne notable d'albumine, c'est-à-dire d'en accroître la masse faisant partie intégrante de l'organisme: l'augmentation de cette masse, et spécialement du muscle qui en contient la majeure partie, serait avant tout fonction de l'activité des cellules bien plutôt que de l'alimentation, et ne s'observerait guère que dans un organisme en voie de développement, de réparation, ou encore qui fournit un travail musculaire considérable. L'alimentation surabondante est donc essentiellement une cause d'engraissement de l'individu dont le pouvoir fonctionnel tend à s'amoindrir dès que l'accumulation de graisse a atteint une certaine limite supérieure où commence l'obésité. Mais en revanche un individu modérément gras paraît être dans d'excellentes conditions générales ; en particulier, toutes choses égales d'ailleurs, il supportera plus facilement un travail prolongé et plus longtemps l'inanition qu'une personne maigre : car l'existence de la graisse est une garantie contre la décomposition de l'albumine de l'organisme, c'est-à-dire contre un dépérissement trop rapide en présence de circonstances défavorables. Il convient d'observer aussi que le dépôt de graisse dans le tissu conjonctif sous-cutané n'est pas inutile dans les climats froids, car le pannicule adipeux étant très mauvais conducteur de la chaleur, la perte de calorique par la surface du corps diminue lorsqu'il atteint quelque épaisseur.

En ce qui concerne l'alimentation insuffisante qui conduit l'organisme à emprunter à la graisse et à l'albumine de ses propres tissus l'énergie indispensable à la vie, nous ne nous occuperons pas de l'*inanition* complète, fait accidentel dont la terminaison régulière dès qu'il se prolonge quelque temps est la mort du sujet, et nous insisterons plutôt sur l'alimentation insuffisante proprement dite, engendrant un état spécial de l'organisme susceptible de se maintenir tant bien que mal durant une longue période. Les recherches physiologiques nous apprennent en effet qu'en pareil cas il y a probablement adaptation de l'organisme à son régime défectueux ; la dépense de calories diminuerait (Pettenkofer et Voit,

Rechenberg), et le déficit alimentaire, tout en continuant à être couvert aux dépens des tissus du corps, le serait du moins avec parcimonie.

A vrai dire cette situation comporte toutefois un incontestable affaiblissement de la vitalité de l'organisme lequel se trouve en somme en état de misère physiologique, et comme tel peu apte au travail ainsi que particulièrement sensible à l'action d'une foule de causes morbigènes. C'est ce qui s'observe sur les groupes en proie à la *famine*, d'ordinaire décimés par les maladies infectieuses, notamment par le *typhus* qui pour cette raison a été souvent désigné jadis sous les noms de « fièvre de famine » ou de « typhus famélique », et par le *scorbut*. Au surplus les affamés ingèrent volontiers toutes sortes de substances de valeur alimentaire douteuse mais fort capables de léser les voies digestives et d'introduire dans l'économie des germes pathogènes très divers, vis-à-vis desquels elle sera impuissante à réagir : d'où la diarrhée et des infections multiples qui tendent fréquemment à la suppuration (J. Arnould), la famine paraissant ainsi imprimer une évolution spéciale aux maladies dont elle est l'occasion.

Expérimentalement Canalis et Morpurgo ont établi que le jeûne précédant ou suivant l'inoculation permettait de donner le charbon aux pigeons et aux poules, animaux qui sont réfractaires à cette maladie quand ils sont nourris de façon normale. Pour Canalis et Morpurgo il faut voir là l'effet de l'affaiblissement de la phagocytose sous l'influence de l'inanition. D'autre part Statkevitch, cité par Charrin, aurait constaté que cet état provoquait des altérations très sérieuses des épithéliums glandulaires qui sécrètent des sucs dont les propriétés bactéricides, ou tout au moins nuisibles à la pullulation des germes, jouent un rôle si utile dans la résistance de l'organisme sain à l'infection ; et Feser estime que les propriétés humorales en question sont effectivement atténuées chez les sujets affamés.

On ne relève pas toujours une alimentation insuffisante à l'origine du typhus ; mais en revanche il semble bien que ce soit la règle à l'origine du *scorbut*, du *béribéri* et même de la *pellagre*. A notre avis une telle constance enlève à la cause en question, vis-à-vis de ces trois dernières maladies, quelque chose de sa banalité, bien qu'elle n'ait sans doute ici encore d'autre rôle que de préparer l'organisme soit à servir de terrain de développement à des germes d'ailleurs indéterminés jusqu'à présent, soit à devenir sensible à des poisons formés tantôt au dehors tantôt au sein de l'économie même ; l'influence étiologique de l'alimentation quantitativement défectueuse (en bloc ou par rapport à certains principes) revêtirait donc ici un caractère dans une certaine mesure spécifique au point de vue de la détérioration organique nécessaire ; ce qui ne veut pas dire cependant que cette influence ne soit pas renforcée très souvent par celle d'autres conditions (encombrement, etc.) ; mais ces dernières sont inconstantes, variables, et aucune d'entre elles n'est indispensable comme se montre au contraire (en dehors des cas de contagion) l'alimentation insuffisante.

Au surplus on ne saurait préciser en quoi est insuffisante l'alimentation à laquelle on attribue dans la genèse du scorbut, du béribéri et de la pellagre, le rôle que nous venons d'indiquer. Pour le scorbut on a surtout incriminé la privation de vivres frais, particulièrement de végétaux frais, et parallèlement l'uniformité du régime, entre autres dans les cas où il est constitué par des conserves, les salaisons étant en l'espèce des plus nuisibles ; mais ces conditions n'ayant point existé à l'origine de certaines manifestations scorbutiques, on a mis alors en cause le manque de graisse dans une ration d'ailleurs faible d'une façon générale. D'autres fois le scorbut apparaît parmi des groupes dont l'ensemble de l'alimentation est de toute évidence insuffisant, parmi les populations faméliques par exemple. Le béribéri se montrerait chez les individus misérablement nourris, soumis à un régime toujours le même : on l'a constaté de préférence en cas d'alimentation par le riz à peu près exclusivement ; mais Miura l'a observé aussi sur des groupes qui ne consommaient guère que du poisson. Enfin L. Laurent estime qu'un régime pauvre en graisse et d'ailleurs médiocrement réparateur constituerait une préparation suffisante à l'apparition de la maladie. Ajoutons que le béribéri, très probablement contagieux (Hagen), comme le scorbut (Berthenson), est sans doute ainsi que ce dernier de nature infectieuse.

Il est plus difficile de se prononcer à cet égard au sujet de la pellagre qui est peut-être une intoxication due à l'altération de certaines substances alimentaires, sous une influence microbienne il est vrai. En tous cas la pellagre n'apparaît jamais que chez des gens dont l'alimentation est notoirement misérable et volontiers insuffisante à peu près à tous les points de vue.

L'homme insuffisamment nourri ne résiste d'ailleurs pas plus aux vicissitudes atmosphériques, et surtout au froid, qu'aux germes infectieux.

**Bibliographie**. — E. Lambling : *Les aliments* (Encyclop. chimique, 1892). — I. Munk : *Einzelernährung und Massenernährung* (Handb. der Hyg. de Th. Weyl, III, 1893). — Ch. Richet et Lapicque : *Aliments* (Dict. de physiologie de Richet, I, 1895). — I. Munk et A. Ewald : *Die Ernährung des gesunden und kranken Menschen* (Traduction française par Heymans et Masoin. Paris, Bruxelles, 1897). — E. Lambling : *Notions générales sur la nutrition à l'état normal* (Traité de pathol. générale de Bouchard, III, 1899).

## 2° SUBSTANCES ALIMENTAIRES ANIMALES

Les substances alimentaires animales comprennent *la viande* des divers animaux, *le lait* et ses *dérivés* ainsi que les autres *graisses* d'origine animale, enfin les *œufs*. Rappelons que l'albumine est particulièrement abondante dans toutes ces substances, qui sont aussi d'ailleurs la plupart du temps riches en graisse.

### La viande

La viande utilisée dans l'alimentation est essentiellement la chair des bêtes bovines, ovines, porcines, du cheval, de la volaille, du gibier de poil et de plume, des poissons, de divers crustacés et mollusques, ces différentes espèces animales étant rangées ici par ordre d'importance au point de vue de la consommation générale. La composition chimique de toutes ces viandes, ou au moins des principales, ne varie que dans des limites assez étroites, sauf en ce qui concerne la graisse ; toutefois chaque analyse révèle des différences d'une bête à l'autre de la même espèce, comme d'une région à l'autre du corps d'un même animal. Balland estime qu'en moyenne pour les mammifères, les couches de graisse étant écartées, on aura : *Eau* 70 à 76 0/0, *Matières azotées* 18,75 à 21,87 0/0, *Graisse* 1,40 à 11,30 0/0, *Matières minérales* 0,50 à 1,25 0/0. Les trois derniers éléments sont d'ailleurs en rapport direct avec la proportion d'eau, laquelle varie sous une foule d'influences, et notamment selon la dessiccation plus ou moins prononcée qui pourra avoir lieu entre le découpage d'une bête et l'analyse d'un de ses morceaux.

Voici d'après Balland la composition centésimale de la viande des mammifères communément vendus pour l'alimentation, l'analyse ayant porté presque toujours sur la cuisse des animaux.

| | Bœuf | Veau | Mouton | Porc | Cheval | Lièvre | Lapin | Poulet | Canard |
|---|---|---|---|---|---|---|---|---|---|
| Eau. . . . . . . . . | 74,50 | 75,30 | 72,20 | 74,00 | 73,10 | 61,20 | 72,00 | 70,00 | 69,80 |
| Matières azotées. . | 21,67 | 20,40 | 17,86 | 20,30 | 21,96 | 29,88 | 23,49 | 17,19 | 19,75 |
| — grasses . . . | 1,37 | 2,28 | 6,53 | 3,10 | 2,95 | 3,34 | 3,14 | 10,95 | 7,28 |
| — extractives . | 1,39 | 0,92 | 2,36 | 1,58 | 1,44 | 2,55 | 0,47 | 1,16 | 1,83 |
| Cendres . . . . . . | 0,07 | 1,10 | 1,05 | 1,02 | 0,56 | 3,03 | 0,90 | 0,70 | 1,34 |

König donne les chiffres suivants pour la viande maigre (c'est-à-dire dégraissée).

| | Bœuf | Veau | Mouton | Porc | Lièvre | Poulet | Pigeon | Esturgeon | Anguille |
|---|---|---|---|---|---|---|---|---|---|
| Eau. . . . . . . . . | 76,7 | 78,8 | 76,0 | 72,0 | 74,2 | 76,2 | 75,1 | 79,6 | 76,9 |
| Mat. albuminoïde. | 20,8 | 19,9 | 17,1 | 19,9 | 23,3 | 19,7 | 22,1 | 18,3 | 13,6 |
| — grasses. . . . | 1,5 | 0,8 | 5,8 | 6,8 | 1.1 | 1,4 | 1,0 | 0,5 | 5,0 |

On désigne encore sous le terme de viande les viscères des animaux ; leur composition chimique ne s'écarte pas beaucoup au surplus de celle de la chair proprement dite.

Substance alimentaire de haute valeur en raison de sa richesse en albuminoïdes, la viande ne paraît pas entrer en quantité suffisante dans l'alimentation de la plupart des classes ouvrières, et spécialement des gens de la campagne, représentant la grande masse de la population et celle qui fournit presque tout le travail musculaire. Rubner estime qu'un adulte de 65 à 70 k. devrait manger au moins 230 gr. de viande par jour, soit plus de 83 kilogs par an ; seule la population des villes atteint ou dépasse ce taux, à en juger d'après les chiffres très approximatifs indiquant la consommation par tête dans certaines villes (sans que l'on tienne compte de la proportion des enfants, des femmes dans la population) ; à la campagne, en France, au dire de Bouley et Nocard il n'entrerait pas plus de 15 kilogr. de viande dans la consommation annuelle moyenne d'un individu. Et pourtant la population française serait encore parmi les populations européennes une de celles qui fait le plus usage de la viande ; à cet égard les Anglais seuls nous surpasseraient.

**Viandes salubres et viandes insalubres.** — En dehors de sa valeur alimentaire générale et d'ailleurs variable précédemment établie, la viande présente à considérer ce fait capital pour l'hygiène qu'elle peut être salubre ou insalubre. A notre avis cela signifie qu'il y a lieu de distinguer d'une part les viandes dont la consommation ne saurait jamais amener chez l'homme aucun trouble morbide caractérisé, quelle que soit la qualité nutritive de l'aliment, et d'autre part les viandes dont l'ingestion est susceptible de devenir l'origine d'une atteinte positive à la santé des consommateurs. L'usage des viandes du premier groupe paraît pouvoir être toujours autorisé, tandis que l'interdiction de faire servir les viandes du second groupe à l'alimentation s'impose évidemment. A vrai dire la juste répartition des viandes entre les deux groupes en question est d'une singulière difficulté.

Effectivement, au point de vue théorique que nous examinerons d'abord, nous nous trouvons encore assez mal renseignés sur les causes capables de rendre une viande insalubre, dans le sens où nous croyons devoir entendre ce mot. Jusqu'en ces derniers temps, tout en reconnaissant le danger spécial que pouvaient offrir les viandes provenant soit d'animaux atteints de maladies infectieuses bien connues, transmissibles à l'homme (comme le charbon ou la tuberculose), soit d'animaux envahis par de gros parasites (ténias, trichines, etc.), on attribuait le plus souvent la nocivité de la viande à son altération *post mortem*, au processus putride qui finit alors par s'en emparer. Les divers accidents morbides relativement fréquents désignés sous le nom d'*intoxications alimentaires* étaient surtout rapportés à l'absorption des *ptomaïnes* de Gautier, produits toxiques dérivant de la décomposition des matières albuminoïdes sous l'influence des microbes saprophytes multiples qui ne tardent pas à pulluler au sein des matières organiques mortes. Il paraît bien qu'il se forme ainsi par dédoublement des matières albuminoïdes, grâce à l'action des diastases microbiennes, des toxines à fonction alcaloïdique dont plusieurs sont fort redoutables, d'autres assez peu : ces variations tiennent du reste à la composition chimique du milieu, à la nature des microbes, voire aux conditions d'aération, de chaleur, d'humidité qui interviennent vis-à-vis du processus fermentatif, à la phase d'évolution de ce processus, sans que l'on puisse jusqu'à présent rien rapporter spécialement à tel ou tel facteur ou à une espèce microbienne en particulier. Mais du moment où la putréfaction est un peu avancée elle devient apparente, et alors les viandes répugnent suffisamment pour qu'elles ne soient plus consommées par personne. Le degré extrême d'altération putréfactive admissible est sans doute représenté par le gibier dit « faisandé » que recherchent nombre d'amateurs ; or, la consommation assez fréquente de ce gibier même ne semble pas avoir jamais amené d'accidents sérieux. On peut donc se demander pourquoi il en serait autrement avec les viandes de boucherie formant la base de l'alimentation animale, dans le cas où ces viandes offriraient un commencement de putréfaction. En fin de compte l'observation rigoureuse a fait mettre de plus en plus en doute qu'il y eût réellement beaucoup d'intoxications alimentaires consécutives à l'ingestion de viandes corrompues *post mortem*.

Faut-il en revanche incriminer ces viandes d'aspect anormal, provenant soit d'animaux surmenés, soit d'animaux mal saignés, soit enfin d'animaux amaigris, étiques, viandes qui renferment une plus ou moins grande quantité de *leucomaïnes*, poisons alcaloïdiques que produisent régulièrement aux dépens des matières albuminoïdes les cellules de l'organisme vivant, et dont la formation augmente avec l'intensité de la désassimilation ? Ces toxines se rencontrent aussi en abondance dans les tissus des animaux chez lesquels les organes (foie, rein) chargés de transformer ou d'éliminer ces substances nocives ne fonctionnent plus bien. Les états asphyxiques, en entravant l'oxydation de ces mêmes substances, tendent également à déterminer leur accumulation dans l'organisme. Mais les leucomaïnes ne sont généralement pas très toxiques, et il n'est guère démontré que leur ingestion puisse amener des accidents morbides. On relate à peine un ou deux exemples, toujours les mêmes, d'intoxications alimentaires paraissant se rapporter au surmenage des animaux consommés (le cas de Kühnert et celui de Reiset). A côté de cela nous ferons remarquer que l'on mange souvent, et sans aucun inconvénient, la chair de bêtes longtemps chassées et très certainement surmenées au plus haut point. D'autres fois c'est du gibier « forcé », autrement dit qui a succombé à une sorte d'asphyxie, que l'on sert sur nos tables où il fait du reste très bonne figure. A vrai dire les viandes surmenées et les viandes asphyxiques sont envahies avec une promptitude particulière par la putréfaction. On en sera quitte pour en faire usage dans un assez court délai.

A notre avis il n'y aurait pas d'inconvénient à consommer dans les mêmes conditions les viandes d'animaux en mauvais état, très maigres, voire cachectiques ; ces viandes aussi se corrompent facilement ; Portet a constaté que toutes fraîches elles renferment généralement du streptocoque, du staphylocoque et du B. coli qui se multiplient bientôt au sein des tissus pour faire place ensuite aux germes de la putréfaction ; mais ce streptocoque, ce staphylocoque, ce B. coli ne sont point virulents ; leur présence dans les muscles n'est guère liée à autre chose qu'à l'affaiblissement de la phagocytose et de la résistance normale des tissus à l'envahissement microbien ; nous ne voyons pas bien quel danger il y aurait à ingérer ces microbes dont l'appareil digestif de chacun de nous renferme d'ailleurs de très nombreux échantillons. Il suffira amplement croyons-nous de ne pas leur laisser le temps de trop se multiplier dans la viande des animaux abattus, ou plutôt de s'opposer provisoirement à cette multiplication par des moyens appropriés.

Nous serons plus sévères pour les viandes dites *fiévreuses* provenant d'animaux atteints de pyrexies quelconques : Portet n'a pas trouvé dans ces chairs d'autres germes ni des germes plus virulents que dans les viandes précédemment citées ; mais le cas peut se présenter, à la rigueur, et de plus il est à craindre qu'un processus fébrile assez intense pour altérer visiblement les chairs les imprègne aussi des produits toxiques d'une désassimilation pathologique intense. Ce sont là des viandes à considérer par prudence comme susceptibles d'engendrer des accidents.

Viennent finalement les viandes d'animaux atteints de certaines maladies infectieuses plus ou moins bien déterminées, l'étude de plusieurs d'entre elles étant encore fort incomplète : c'est croyons-nous à peu près exclusivement dans ce groupe que se rencontrent les viandes insalubres capables d'engendrer le syndrome *intoxication alimentaire*, état morbide qui relève du reste tantôt d'une intoxication d'emblée de l'individu, tantôt et plus souvent d'une infection immédiatement suivie d'intoxication par les toxines des germes pullulant dans l'organisme. L'opinion à laquelle nous nous rangeons a été formulée pour la première fois en 1895 par Van Ermengem, et les recherches effectuées depuis lors n'ont cessé d'apporter des arguments en sa faveur : de plus en plus il apparaît qu'il convient de restreindre toujours davantage le rôle attribué autrefois aux ptomaïnes de la putréfaction, et de reconnaître que les phénomènes de gastro-entérite aiguë d'origine alimentaire volontiers accompagnés de manifestations nerveuses sont dus la plupart du temps, sinon dans tous les cas, à la consommation de viande d'animaux atteints de certaines infections à allures septicémiques.

Van Ermengem a rappelé à l'appui de cette manière de voir les observations de Ballard et Klein, de Gärtner, de Johne, etc., et surtout les siennes propres. Les viandes incriminées contiennent des germes pathogènes capables d'infecter l'homme après avoir rendu l'animal malade ; elles renferment sans doute aussi des *toxines* sécrétées par ces microbes, et des *toxalbumines* provenant soit de ces mêmes germes soit des cellules de l'organisme dont l'infection aurait modifié le chimisme physiologique tout en accroissant le mouvement de désassimilation qui l'exprime. Les microbes ne sont pas identiques dans chaque cas (ce qui explique en partie les variations des symptômes morbides), mais appartiennent tous à un même groupe, celui des bacilles coliformes : ils déterminent chez les animaux certaines entérites ou diarrhées infectieuses. Toutefois l'on pourrait avoir aussi affaire, mais bien plus rarement, à des germes pyogènes, streptocoque ou staphylocoques, amenant chez les animaux des infections purulentes souvent désignées sous le nom de septico-pyémies et qui semblent être d'habitude d'origine puerpérale.

Bien entendu les viandes insalubres comprennent d'autre part les viandes provenant de bêtes atteintes de maladies infectieuses parfaitement déterminées et transmissibles à l'homme.

Enfin les viandes *parasitaires* complètent le tableau d'ensemble des viandes insalubres sur chacune desquelles nous allons revenir tout à l'heure en détail.

**Expertise des viandes.** — Ici apparaissent les difficultés pratiques de la classification des viandes en un groupe salubre et un groupe insalubre. A vrai dire il faut distinguer deux cas bien différents : celui où l'on examine d'abord la viande « sur pied », c'est-à-dire l'animal vivant, et celui où l'on ne voit que la viande en quartiers ou même en morceaux. D'après ce que nous avons dit des causes qui rendent la viande insalubre on comprend que le premier de ces deux examens a une valeur capitale car il permet le plus souvent de reconnaître assez aisément l'état de santé d'un animal, et si celui-ci est malade un vétérinaire pourra d'ordinaire diagnostiquer de quelle affection il est atteint : d'où la possibilité de prendre une décision rationnellement fondée. Au moins on se sera déjà assuré de la sorte de très sérieuses garanties non seulement en ce qui concerne la salubrité de la viande mais aussi au point de vue de sa qualité nutritive. L'ouverture de la bête après l'abatage, l'examen des viscères et enfin celui de la viande elle-même en quartiers ou en morceaux, compléteront avec avantage l'examen de la viande sur pied en donnant l'occasion de constater l'existence de certaines lésions pathologiques, la présence de certains parasites, que l'inspection de l'animal vivant pourrait ne pas avoir fait diagnostiquer.

Si au contraire on ne dispose pour se renseigner que de l'examen de la viande en morceaux on est très exposé à méconnaître les infections microbiennes dont auraient été atteints les animaux qui ont fourni la viande expertisée. On n'a d'autre base de jugement que l'aspect normal ou anormal des tissus : cela peut suffire à un praticien pour établir *grosso modo* l'état général de la bête dont provient la viande, mais dans le cas où cet état serait déclaré avoir été mauvais on ne saurait le plus souvent rien dire de précis quant à sa cause, de laquelle dépend pourtant entièrement la question de salubrité ou d'insalubrité. Dans le doute on interdit la consommation de la viande anormale, et pour atténuer ce que cette décision a d'excessif en principe, on se hâte d'ajouter qu'au surplus la viande rejetée eût fourni un très médiocre aliment. C'est souvent exact. Mais alors on mêle deux choses bien différentes, la salubrité et la qualité nutritive de la viande, que déjà Bouley et Nocard s'étaient efforcés de séparer dans un important rapport au Congrès d'hygiène de 1878. La qualité nutritive est un élément important sans aucun doute, qui intéresse l'hygiène, qui est de nature à faire recommander telle viande de préférence à telle autre, mais qui en soi ne devrait jamais entraîner une interdiction de consommer, mesure que seule l'insalubrité positive de la viande justifie. D'ailleurs il est des affections microbiennes capables de rendre la viande malsaine sans altérer ses caractères normaux, surtout si l'animal est sacrifié à une période assez rapprochée du début de sa maladie, alors que le tissu musculaire n'a pas eu le temps de subir de modifications d'aspect : en pareil cas on sera exposé à déclarer bonne une viande dont l'ingestion devient cependant l'origine d'accidents morbides plus ou moins graves. Pour éviter de semblables erreurs il serait nécessaire de se livrer continuellement à des recherches bactériologiques avant de donner l'autorisation de faire usage d'une viande.

Il vaut infiniment mieux empêcher dans les limites du possible la mise en consommation de toute bête de boucherie qui n'aurait pas été examinée sur pied par un vétérinaire, immédiatement avant d'être abattue ; ce vétérinaire verrait ensuite le corps de l'animal ouvert, avec les viscères en place. Ostertag déclare avec raison qu'à défaut de cette double expertise on n'aura pas de garantie complète de la salubrité de la viande.

En d'autres termes, il faudrait interdire la vente de toute viande ne sortant pas d'un abattoir où fonctionne un bon service d'inspection vétérinaire, comme le congrès international vétérinaire de Baden-Baden l'a demandé. Les tueries particulières seraient supprimées. C'est là du reste un vœu formulé depuis longtemps par les hygiénistes et adopté par l'Académie de médecine. Le jour où il lui sera donné suite on verra disparaître la plupart des intoxications alimentaires dues à des viandes fraîches, accidents qui ont presque tous pour origine la mise en consommation d'animaux malades clandestinement abattus ; ces bêtes sont débitées soit à la campagne soit même dans les villes, où leur viande est introduite en morceaux (viande foraine).

Aujourd'hui non seulement les abattoirs surveillés sont peu nombreux, mais les villes qui en sont pourvues admettent aussi des viandes provenant d'animaux abattus au dehors ; en pareil cas il faut au moins exiger que la viande soit apportée en quartiers (c'est-à-dire chaque bête coupée seulement en deux ou en quatre), avec les séreuses adhérentes, afin de pouvoir encore faire un examen de quelque valeur. Cela n'empêche pas cependant que l'on reste souvent dans l'incertitude en ce qui concerne la salubrité ou l'insalubrité de la viande, car l'on ne peut guère se renseigner positivement que par l'aspect de cette viande, ce qui est insuffisant, comme nous l'avons dit. Les causes véritables d'un aspect anormal demeurent habituellement indéterminées. Et alors, dans le doute, de crainte de se tromper, on donne volontiers l'interprétation la plus défavorable aux caractères observés et on rejette la viande anormale, ou plutôt on ordonne sa « saisie ». Il arrive naturellement ainsi que l'on enlève à la consommation des viandes qui ne sont pas insalubres, mais simplement de médiocre qualité : mesure fâcheuse dans nos pays où la viande n'est certes pas surabondante. Et à côté de cela, notons-le une fois de plus, on pourra laisser consommer des viandes insalubres dont l'apparence n'offrira rien ou presque rien de suspect grâce à un abattage pratiqué en temps opportun, avant que la maladie ait assez duré pour produire des altérations visibles à l'œil nu.

On s'explique dès lors que la manière de voir des divers vétérinaires chargés de l'inspection des viandes ne soit nullement uniforme en ce qui concerne les saisies, et que tel caractère anormal de la viande soit motif de saisie dans une ville qui ne l'est pas dans la ville voisine ; cela dépend de la signification qu'on veut bien lui attribuer, et aussi de la façon dont l'inspecteur comprend son rôle vis-à-vis du public auquel on prétend ici ne laisser consommer que des viandes d'assez bonne qualité, tandis qu'ailleurs on estime suffisant de le protéger contre les dangers sanitaires positifs. Les variations résultant de cet état de choses ne sont point faites, cela va sans dire, pour donner de l'autorité aux décisions des inspecteurs des viandes, soit aux yeux des municipalités dont ces inspecteurs sont les agents, soit vis-à-vis des commerçants dont ils examinent la marchandise. Aussi le plus grand nombre des vétérinaires est-il aujourd'hui d'avis de réglementer d'une manière uniforme les motifs de saisie des viandes, et en France, à la suite de la campagne menée notamment par Ch. Morot, cette opinion a prévalu devant les Congrès vétérinaires de 1897 et de 1900. Nous la tenons pour excellente en principe.

Malheureusement on ne s'entend plus du moment où l'on cherche à dresser une nomenclature des motifs de saisie. Ce qui tient surtout à ce que personne ne se résoud sans peine à sacrifier ses idées personnelles, plus ou moins bien fondées, d'abord sur le rôle de l'inspection des viandes dans les abattoirs, ensuite sur la valeur intrinsèque des diverses constatations que peut faire cette inspection. Or, Leclainche nous paraît l'avoir dit fort justement, « il sera impossible de s'entendre tant que l'on n'aura pas abandonné la conception bâtarde actuelle d'après laquelle l'inspecteur des viandes exerce un contrôle non seulement sur la salubrité, mais aussi sur la qualité des viandes. Le but unique de l'inspection doit être de retirer de la consommation les aliments insalubres, c'est-à-dire ceux qui sont capables d'altérer la santé du consommateur. » Peut-être cependant ceci est-il un peu trop radical. Nous croyons bon que le vétérinaire se prononce le cas échéant sur la qualité des viandes : mais les défectuosités relevées à cet égard ne doivent pas entraîner la saisie ; celle-ci doit être exclusivement réservée aux viandes insalubres proprement dites. Car, avec Leclainche, il nous semble excessif de saisir une viande maigre ou saigneuse en se fondant simplement sur cette maigreur ou sur la présence de sang dans le tissu musculaire. Pour saisir en totalité ou en partie il faut s'être assuré que les états anormaux tels que ceux qui viennent d'être cités ont pour origine une affection réellement capable de rendre la viande dangereuse pour l'homme. On ne saurait arriver à cette détermination sans avoir vu la bête sur pied, puis ouverte, les viscères en place.

Les viandes de qualité inférieure, mais non insalubres, seraient signalées afin d'empêcher leur vente à trop haut prix. A cet effet on ne permettrait par exemple de les débiter que dans des étaux spéciaux, ce qui faciliterait une certaine surveillance ultérieure. Cette manière de faire a été préconisée entre autres par le congrès international vétérinaire de Baden-Baden (1899). On pourrait autoriser la vente dans les mêmes conditions des viandes qui n'auraient pas été vues sur pied, voire à la rigueur d'un certain nombre de viandes reconnues insalubres à l'état cru : mais ces deux dernières catégories de viandes seraient auparavant parfaitement stérilisées par la chaleur dans les abattoirs, c'est-à-dire cuites à fond, et ainsi rendues inoffensives, au moyen d'appareils spéciaux, avant d'être livrées au commerce. Les étaux de basse boucherie que nous conseillons ici existent en Allemagne (sous le nom de *Freibänke*), en Autriche, en Suisse, en Hollande, et la stérilisation des viandes suspectes par la chaleur se pratique dans quelques abattoirs de ces mêmes pays. Morot, à Troyes, tente d'acclimater cette méthode. C'est un essai louable ; nous nous demandons toutefois jusqu'à quel point il a chance de réussir chez nous où la population ouvrière a volontiers beaucoup de préjugés et de ridicules prétentions en matière d'alimentation. On verra d'ailleurs plus loin que la cuisson telle qu'elle s'opère d'habitude dans les cuisines est aisément insuffisante pour amener la stérilisation des viandes : il faut donc que cette cuisson ait lieu à l'abattoir, sous le contrôle des inspecteurs de cet établissement.

**Viande normale de boucherie.** — La viande de boucherie est représentée par le bœuf, le veau, le mouton, le porc. Voici en résumé, d'après Villain, les caractères et conditions que doit offrir une bonne viande, normale et saine.

I. Le bœuf. — On recherchera les bêtes châtrées dans leur jeune âge, ayant 4 à 8 ans, systématiquement engraissées. La boucherie de Paris apprécie surtout les bœufs limousins, ceux du Charolais-Nivernais et les normands : viennent ensuite ceux de la Mayenne et de la Sarthe (manceaux).

La *couleur* de la viande de bœuf est rouge. Sur une section perpendiculaire aux fibres, on voit la mosaïque de petits polygones dont chacun est la coupe d'un faisceau musculaire, et qui constitue le *grain* de la viande ; il doit être fin, qualité qui s'apprécie surtout au toucher. La coupe de la viande permet de voir si elle est *persillée*, c'est-à-dire si la graisse pénètre dans les interstices musculaires en formant des marbrures blanches (le persillé manque chez les normands). A l'incision d'une bonne viande il s'écoule une petite quantité de *jus* rouge vif. Le toucher juge encore de l'état de sécheresse ou d'humidité en rapport avec la quantité de ce jus ; il permet de s'assurer de la *consistance* de la viande, relativement ferme, mais variable selon le temps qui s'est écoulé depuis le sacrifice de l'animal (plus molle le jour de l'abatage que le lendemain, puis perdant ensuite peu à peu de sa fermeté) et selon l'état de l'atmosphère ; par les pluies les viandes restent molles, ont une couleur blafarde ; au contraire, par le froid elles acquièrent une vraie raideur. L'*odeur* de la viande de bœuf est assez fade. La *graisse de couverture* doit être épaisse, ferme, *frisée* ou *ondulée* sur le dos et les côtes, d'un blanc rosé, quelquefois jaunâtre (surtout chez les normands et les nivernais). La graisse interne sera abondante autour des reins. La *moelle* des os doit être ferme, solide, blanc-jaunâtre ou légèrement rose. Les bœufs nourris dans les distilleries sont gras et persillés ; mais leur graisse de couverture est molle, glaireuse ; leur viande est sans consistance, laisse couler un jus trop abondant, exhale une odeur spéciale assez désagréable, et a souvent un aspect terne.

On ne vend soi-disant pas de *vache ;* et cependant on en mange beaucoup. A Paris même la vache représente le quart de la viande débitée sous le nom de bœuf. A vrai dire la vache jeune, génisse convenablement engraissée, donne une viande peut-être préférable à celle du bœuf, d'un grain plus fin que cette dernière. C'est la bête âgée, épuisée par des gestations successives et une lactation presque continue, qui a fait la mauvaise réputation de la viande de vache. En général les vaches destinées à l'abattoir sont fécondées pour favoriser leur engraissement ; peut-être vaudrait-il mieux les castrer.

Le *taureau*, comme la vache, est censé ne pas figurer à la boucherie ; en réalité il s'y rencontre fréquemment, et selon Villain le goût du public pour une viande presque dépourvue de graisse apparente, faisant bon effet en tranches, sur l'assiette, incite le commerce à employer de plus en plus ce genre de bête. Il faut avouer que le taureau jeune, bien engraissé, ne donne pas une mauvaise viande. On la reconnaîtra à ce qu'elle n'est jamais persillée, et que d'ordinaire la graisse de couverture est fort peu abondante. La viande du vieux taureau, au grain grossier, aux épaisses aponévroses bleuâtres des épaules et des cuisses, qui sera toujours dure, coriace, est un aliment médiocre.

II. Le Veau. — Le type préféré de la boucherie serait une bête d'environ trois mois, nourrie de lait et d'œufs, avec une viande d'un blanc rosé et une graisse satinée, onctueuse, fondant entre les doigts. C'est là un type assez rare, dont la production entraîne trop de dépenses. Par suite on a généralement affaire à des veaux moins délicatement nourris pesant environ 65 kilogr. et dont la viande plus foncée ressemble à celle du porc ou même tend à se rapprocher de celle de l'animal adulte. D'autres fois le veau est vendu trop jeune, à trois semaines ou un mois ; la chair est alors gélatineuse, la graisse d'un gris sale, la moelle des os sanguinolente, boueuse. Aussi a-t-on fixé çà et là un âge minimum pour le veau qui doit être livré à la boucherie : 40 jours à Nice, à Saint-Quentin ; six semaines à Paris, à Arras ; 50 jours à Nancy, à Oran ; 60 jours à Marseille, à Draguignan. Ces sortes de règlements sont difficiles à faire observer.

Dans quelques contrées on fait des saignées aux veaux trop âgés dont on veut blanchir la viande ; à vrai dire, ce procédé donne presque toujours aux chairs une coloration d'un gris terne, très dépréciatrice.

III. Le Mouton. — Les moutons du Berri, de la Sologne, du Dorat (Haute-Vienne), du Bizet (Haute-Loire), sont les plus estimés de France. Ces animaux doivent être châtrés de bonne heure, nourris dans les pâturages et livrés à la boucherie à l'âge de deux ou trois ans, pas trop gras. La Prusse et l'Allemagne fournissent aujourd'hui une quantité considérable de moutons, d'ailleurs de bonne qualité. La viande du mouton est assez foncée, jamais persillée ; sa graisse est très blanche. Chez les *brebis*, dont la viande est de moindre qualité, la graisse de la région inguinale est lisse et non lobulée comme chez le mâle. La chair de l'*agneau* est pâle, un peu flasque, volontiers sans jus.

IV. Le Porc. — A Paris on préfère les porcs manceaux, les craonnais, ceux de Vendée et de Lorraine ; ailleurs on choisit plus volontiers les métis anglais dont le lard est plus épais. La blancheur, la fermeté, l'onctuosité de ce lard sont les qualités recherchées ; la viande doit avoir une couleur légèrement rosée. La nourriture à laquelle on soumet le porc, animal au goût vraiment trop complaisant, a la plus grande influence sur toutes ses qualités alimentaires. Les grains (le maïs entre autres), les farines, les pommes de terre, les glands et dans les derniers jours le lait, doivent former la base de la nourriture du porc qu'on engraisse ; les animaux nourris d'eaux grasses, de résidus de caserne, de débris de viande ont souvent des tissus mous, infiltrés et blafards. La *truie* et le *verrat* ayant longtemps servi à la reproduction donnent une viande brune, coriace, parfois malodorante ; leur lard est souvent sclérosé.

Le *rendement* d'une bête de boucherie, c'est-à-dire le poids de la viande (os compris) qui figure à l'étal du boucher, par rapport au poids de l'animal vivant lequel doit être diminué de la peau, des intestins, des pieds, du sang, varie dans une même espèce suivant les races : chez le bœuf, de 50 à 60 p. 100 (on atteint 60 à 65 p. 100 chez les bêtes très grasses, présentées aux concours) ; chez le mouton, de 40 à 50 p. 100 ; chez le porc, de 65 à 75 p. 100. Les os et la graisse forment environ 17 p. 100 de la viande proprement dite. Un bœuf gras peut avoir le tiers de son poids de graisse ; un cochon, la moitié (Lawes et Gilbert). La graisse est en raison inverse de l'eau ; la viande maigre contient presque deux fois plus d'eau que la viande grasse. Chez le bœuf il faut compter 200 à 240 grammes d'os pour 1 kilogramme de viande ; la proportion est à peu près la même chez le mouton. Les jeunes animaux fournissent plus de gélatine ; cette dernière est nutritive si l'albumine se trouve d'ailleurs en quantité suffisante

On est convenu de classer les bêtes de boucherie au point de vue de leur valeur alimentaire, et par conséquent vénale, en trois groupes. Le premier comprend les animaux ou *viandes de 1re qualité :* la viande présente les conditions indiquées comme devant être recherchées dans les espèces étudiées plus haut. Dans le second groupe, ou *viandes de 2e qualité*, on peut ranger les bœufs de 8 à 10 ans, usés par le travail et mal engraissés, les veaux trop âgés et mal nourris, les moutons trop gras. Enfin, le vieux taureau ayant longtemps sailli, la vache épuisée par la lactation, sont les représentants ordinaires de *viandes de 3e qualité*, avec les moutons maigres et les porcs dont la nourriture a été par trop grossière.

A prix égal, la viande de qualité inférieure revient beaucoup plus cher que celle de 1re qualité, parce qu'elle est bien moins nutritive pour un même poids. Il est généralement préférable d'acheter les morceaux les moins avantageux d'une bête de 1re qualité que les meilleurs d'une bête de 3e qualité, d'autant plus que ce sont justement ceux-ci qui, chez les animaux maigres, perdent le plus en musculine et en graisse. La viande maigre au surplus offre une sapidité médiocre et peut-être une digestibilité inférieure.

Enfin les divers morceaux d'une même bête sont rangés d'après leur valeur marchande en trois *catégories*.

Dans la *1re catégorie* se trouvent les muscles des régions fessière, ischio-tibiale, sus et sous-lombaires, sous les noms de *culotte*, *tranche*, *tranche grasse*, *gîte à la noix, aloyau, filet;* ce sont les muscles les plus épais, les mieux infiltrés de graisse, les plus pauvres en intersections tendineuses ; ils représentent environ 30 p. 100 du poids net de l'animal.

La 2e *catégorie* comprend les muscles de l'épaule et de la région costale, c'est-à-dire le *paleron*, le *talon de collier*, le *train de côtes*, la *bavette d'aloyau ;* elle représente à peu près 25 p. 100 du poids net.

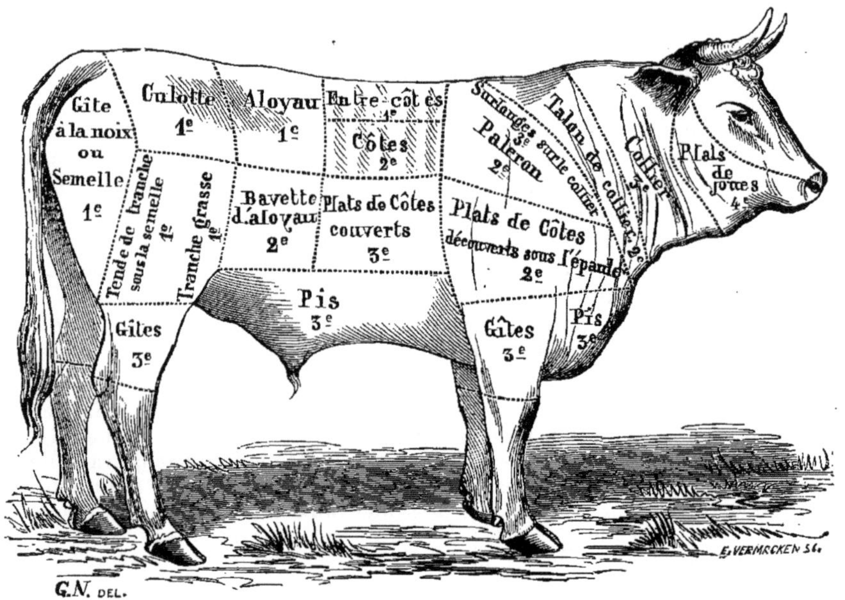


Fig. 139. — *Débit détaillé du bœuf au point de vue de la boucherie.* (Les numéros indiquent les différentes catégories de viande).

Dans la 3e *catégorie* sont placés les muscles du cou et de la tête, les muscles abdominaux, la partie inférieure des membres et de la queue, sous les noms de *collier*, *plat de joues* ou *de côtes*, *gîte de devant* ou *de derrière*, constituant environ 40 p. 100 du poids net.

La figure 139 aidera à l'intelligence de cette répartition.

**Viscères, parenchymes, sang, etc.** — Nous réunirons ici non seulement les organes parenchymateux et les viscères (poumons, thymus, foie, rate, rein, cervelle, cœur) mais encore la langue, la tête, les pieds et enfin le sang des bêtes de boucherie. Voici au point de vue de la composition chimique de ces diverses parties quelques chiffres empruntés à I. Munk.

| | Foie | Reins | Poumons | Rate | Cœur et langue | Sang |
|---|---|---|---|---|---|---|
| Eau . . . . . . | 71,6 | 75,5 | 79,9 | 75,4 | 70,1 | 77,8 |
| Mat. albumin . | 19,9 | 18,4 | 15,2 | 17,8 | 21,5 | 20,4 |
| — grasses. . . | 3,6 | 4,5 | 2,5 | 4,2 | 7,4 | 0,2 |
| — extractives. | 3,3 | 0,4 | 0,5 | 1,0 | 0,2 | 0,7 |
| Cendres . . . . | 1,6 | 1,2 | 1,9 | 1,6 | 0,8 | 0,9 |

D'après cela il faudrait attribuer à la plupart des organes en question une valeur alimentaire peu inférieure à celle de la chair musculaire. Cependant certains comme les poumons, l'intestin, très riches en tissu conjonctif et élastique, sont difficilement utilisés par notre appareil digestif. D'autres ont une saveur particulière assez prononcée pour que l'on s'en fatigue vite si l'on essaye d'en faire un usage prolongé (le foie, les reins ou rognons). Enfin la tête, les pieds renferment beaucoup d'éléments susceptibles de se transformer par la coction en gélatine, qui ne vaut pas tout à fait l'albumine.

Le sang (celui du porc principalement) est employé à la fabrication du boudin, avec addition de graisse, de condiments. Par lui-même le sang est d'une digestion difficile. Nous nous étonnons que l'on puisse encore voir dans les abattoirs « une foule s'empresser de boire le sang chaud des animaux que l'on vient de sacrifier » (Villain).

On ne perdra pas de vue que les viscères d'un animal sont toujours beaucoup plus suspects que la chair musculaire de n'être pas sains. Nous aurons l'occasion d'indiquer plus loin divers cas où l'on peut même mettre la viande d'une bête en consommation après avoir éliminé tel ou tel organe malade.

**Altération des viandes après l'abatage.** — Après être restée assez ferme pendant un temps plus ou moins long, la viande des animaux abattus commence à se ramollir, phénomène qui marque le début d'une altération positive. Celle-ci est hâtée par l'humidité atmosphérique, la chaleur, et se manifeste avec une promptitude particulière sur beaucoup de viandes anormales ; c'est même le motif communément allégué pour appliquer la saisie aux viandes en question. En même temps que la consistance diminue se développe une odeur spéciale, dite de *relent*. Finalement apparaissent les signes caractéristiques de la putréfaction, avec les reflets irisés des aponévroses, puis leur teinte verdâtre et une odeur repoussante. Nous avons déjà dit que cette évolution fatale, due à l'action de germes saprophytes vulgaires ne nous paraissait pratiquement pas très inquiétante au point de vue de la consommation : celle-ci n'a guère lieu du moment où la viande a acquis des propriétés insalubres, car alors elle est trop répugnante ; par suite un nombre fort restreint de cas d'intoxication alimentaire reconnaissent pour cause les ptomaïnes dues au *Proteus vulgaris* (Levy), au *B. cellulæ formans* (Hamburger), ou à l'association d'une foule d'autres saprophytes *B. subtilis*, *B. fluorescens putidus*, *B. fluorescens liquefaciens*, etc. (d'après Liermann) ; cependant le fait est possible, il a vraisemblablement eu lieu, et l'on a observé en cette occurrence des symptômes de gastro-entérite plus ou moins intense (avec évacuations sanglantes lorsque le *Proteus* est particulièrement en jeu), accompagnés volontiers de manifestations adynamiques à allures quelquefois cholériformes ou typhiques.

Il arrive plus souvent, croyons-nous, qu'une viande mangée quand elle était sur le point de se putréfier soit l'occasion de fermentations intestinales exagérées, anormales, se traduisant par un peu de diarrhée d'ailleurs banale. On a d'autre part émis l'opinion que dans quelques cas les circonstances (constitution du milieu intestinal, associations microbiennes) devenaient favorables à la prise d'une certaine virulence par le B. coli de l'homme : d'où production d'accidents morbides assez sérieux.

Bien entendu les faits auxquels nous venons de faire allusion ne sauraient se produire qu'à la condition que les germes ou les toxines de la viande aient résisté à la cuisson : mais ceci n'a rien d'extraordinaire étant donné le faible chauffage habituellement subi par la viande dans nos cuisines, et surtout la grande résistance de la plupart des toxines à la chaleur.

Portet a observé que les viandes anormales qui se putréfient rapidement présentent déjà pour la plupart peu après l'abatage divers microbes (streptocoque, staphylocoques, B. coli non virulents) jusque dans la profondeur des divers muscles ; ces microbes venus sans doute par la voie sanguine ou directement, par contiguité, de l'intestin, se multiplient rapidement, surtout si la température extérieure n'est pas trop basse ; bientôt viennent s'y ajouter les germes proprement dits de la putréfaction (*B. termo*, etc.) venus de l'extérieur, qui envahissent très vite toute la masse de la viande. Au contraire, les viandes provenant d'animaux sains et en bon état ne contiennent primitivement aucun microbe (Vaillard, Basenau, Presuhn) ; et quand elles commencent à se putréfier on ne rencontre pendant quelque temps, d'après Portet, les germes de la putréfaction que dans une zone assez superficielle des morceaux, l'envahissement des parties centrales de ceux-ci ne se faisant que très progressivement et d'une façon tardive.

Il va sans dire qu'il faut s'efforcer de soustraire la viande aux causes susceptibles de hâter sa corruption, et tout d'abord à une atmosphère à la fois chaude et humide (celle des temps d'orage entre autres). Le froid sec favorisera au contraire dans certaines limites la conservation provisoire de la viande ; nous ne voulons pas parler ici de la congélation de celle-ci, destinée à la conserver sans altération pendant une longue période, mais seulement de son placement dans une atmosphère à basse température pour permettre de retarder sans inconvénient de 24 ou 48 heures sa mise en consommation. On aura soin d'éviter en même temps l'humidité : on se gardera notamment de mettre de la glace au contact de la viande.

D'ailleurs il convient de proscrire d'une façon absolue l'emploi de tout antiseptique destiné à prévenir la pullulation des germes saprophytes dans la viande. Les agents chimiques utilisés parfois à cet effet agissent du reste à peine sur les microbes aux doses que l'on ne peut dépasser sans s'exposer à rendre les aliments dangereux : c'est entre autres le cas du borax et de l'acide borique (Nocard). On interdira aussi, comme l'a fait le conseil d'hygiène de la Seine, l'usage des sulfites ou bisulfites qui modifient la fibre musculaire et peuvent y incorporer de l'acide sulfurique (Riche).

En revanche on devrait prendre de sérieuses précautions pour épargner le plus possible à la viande les souillures banales ou même spécifiques auxquelles on l'expose d'ordinaire avec une grande insouciance depuis l'abattoir jusqu'à la cuisine. Les poussières atmosphériques, les mouches, le contact des mains, des instruments des bouchers, de toutes les surfaces insuffisamment propres, sont autant d'occasions pour la viande de s'ensemencer de germes qui hâtent son altération, voire de germes pathogènes, encore que de ce côté le danger ne soit pas très inquiétant, car il ne s'agit jamais que d'une contamination localisée et superficielle. Quoi qu'il en soit il est à désirer de voir observer vis-à-vis des viandes une propreté rigoureuse. Il faut réduire au strict nécessaire les attouchements dont elles sont l'objet, et veiller à la propreté parfaite des locaux, des récipients où elles passent successivement. La coutume de les étaler librement, sans la moindre protection, sous les yeux du public n'est peut-être pas des meilleures. Une inspection des boucheries par la police sanitaire ne constituerait pas une superfluité : les questions de propreté, d'état de conservation des viandes, de prix de vente suivant les qualités, feraient justement l'objet d'une active surveillance.

**Viandes anormales non insalubres.** — Nous réunissons ici les viandes d'aspect anormal assez caractéristique pour un expert qui proviennent d'animaux en plus ou moins mauvais état, mais non atteints d'une affection susceptible de rendre leur chair positivement insalubre. Ces viandes sont pour la plupart de très médiocre qualité, la chose doit être bien entendue ; beaucoup sont en outre prédisposées à se corrompre très vite. En théorie les vétérinaires se prononcent généralement pour leur saisie, sans justifier d'ailleurs cette mesure d'une façon suffisante à notre avis, comme nous l'avons dit plus haut. En pratique ils procèdent d'une manière très variable à leur égard, car ils n'osent ne pas tenir compte du degré de l'anomalie offerte : or l'appréciation de ce degré ne peut qu'être le résultat d'une impression personnelle à chaque inspecteur, et diffère par suite de l'un à l'autre. On ne saurait en effet fixer des limites précises et reconnaissables par tout expert entre les viandes maigres et les viandes très maigres par exemple, ou entre les viandes très maigres et les viandes étiques ; personne ne peut déterminer où commence l'extrême jeunesse, etc. Il nous semble préférable de ne pas s'engager dans cette voie fertile en discussions interminables, et d'admettre plutôt la mise en consommation des viandes anormales non insalubres dans des étaux de basse boucherie, à un tarif spécial. On en sera quitte pour surveiller de près ces étaux, l'altération de leur marchandise, et même autant que possible la destination finale de cette marchandise afin d'éviter qu'elle ne soit vendue de nouveau (dans certains restaurants par exemple), et pour autre chose que ce qu'elle est en réalité : à vrai dire peut-être y a-t-il là une assez grosse difficulté à résoudre. Cependant elle n'a pas empêché l'adoption de la méthode à l'étranger, où l'on fait ainsi profiter les pauvres gens d'une quantité très notable d'un aliment en somme relativement rare, et dont la valeur nutritive quoique faible dans l'espèce n'est pourtant pas du tout aussi nulle qu'on le prétend volontiers.

Au surplus il est entendu que ces viandes anormales auront été vues sur pied, comme les autres ; tout au moins leur origine sera-t-elle parfaitement déterminée quand il s'agira de bêtes ayant succombé à un accident ou abattues d'urgence à la suite d'un accident et mal saignées. Notons que si l'inspection des viandes était établie partout, on pourrait se borner à refuser et à faire sortir vivants des abattoirs bon nombre d'animaux en mauvais état, tandis qu'aujourd'hui cette mesure aboutit simplement à faire conduire les bêtes en question dans des tueries suburbaines non surveillées d'où la viande en morceaux est ensuite expédiée dans les campagnes ou même dans les villes. La viande des bêtes mortes spontanément ne sera jamais acceptée ; on refusera aussi celle des bêtes malades saignées *in extremis* sans que l'on sache au juste de quelle affection elles étaient atteintes.

La grande masse des viandes anormales est représentée par les viandes *trop jeunes*, *très maigres*, *étiques*, *cachectiques*, *hydroémiques*.

Les veaux, les agneaux, les chevreaux sont souvent conduits à l'abattoir à un âge où leur chair est encore gélatineuse, molle, insipide, et peu nutritive. Dans beaucoup de villes on a voulu fixer un âge minimum pour l'acceptation des veaux, entre autres ; les fixations adoptées varient du reste extraordinairement d'une ville à l'autre ; de plus il est souvent difficile de savoir à une semaine près quel est l'âge d'un animal. Moreau préfère s'en rapporter au seul aspect de la viande et de la graisse (couleur feuille morte autour des reins des bêtes très jeunes), pour prendre une décision. Nous sommes d'avis que ces viandes doivent être envoyées à des étaux de basse boucherie si les animaux dont elles proviennent sont d'ailleurs reconnus sains — à moins que l'organisation de l'inspection ne permette d'ajourner l'abatage des dits animaux.

Les viandes maigres non insalubres proviennent de bêtes mal nourries, ou encore de bêtes chez lesquelles la désassimilation se fait d'une façon exagérée comme il arrive dans la vieillesse, à la suite d'un travail trop pénible, d'une lactation indéfiniment prolongée. La graisse sous-cutanée et interstitielle a disparu, ailleurs elle est diffluente; la fibre musculaire, diminuée de volume, est sèche, coriace ; les os et les aponévroses prédominent. A un degré suffisamment prononcé de cet état on a ce que l'on appelle les viandes étiques ou cachectiques :

la graisse persistant autour des rognons n'est plus qu'une sorte de gelée grisâtre, de même que la moelle des os longs : on dit des animaux offrant cette dernière altération qu'ils *n'ont pas la moelle*, et actuellement leur viande est saisie par les vétérinaires inspecteurs ; le tissu musculaire émacié est flasque, souvent on trouve un peu de sérosité dans les espaces intermusculaires. L'infiltration séreuse est le caractère prédominant des viandes dites hydroémiques, qui peuvent du reste avoir conservé quelque graisse : cet état, ou celui très voisin désigné sous le nom de cachexie aqueuse, s'observe surtout chez le mouton.

L'aspect des viandes dont nous venons de parler ne trahit pas toujours simplement une misère physiologique plus ou moins profonde ; il peut être aussi le résultat de la dénutrition produite sous l'influence d'une maladie chronique déterminée : en ce cas c'est la nature de cette maladie qui fera décider de l'acceptation ou de la saisie de la viande.

Les *viandes saigneuses*, qui se rencontrent assez fréquemment, sont caractérisées par la présence d'une certaine quantité de sang dans les vaisseaux musculaires et ceux du tissu cellulaire interstitiel ; ces viandes proviennent d'animaux non saignés ou mal saignés : elles sont très suspectes quand on ne sait pas exactement dans quelles circonstances les bêtes qui les ont fournies furent tuées. D'autre part ces viandes sont sujettes à se corrompre rapidement. Les animaux *surmenés* et les animaux qui présentent au moment de l'abatage de l'*asphyxie* (par météorisme ou autrement) donnent de la viande qui peut être elle aussi qualifiée de saigneuse. En cas de surmenage le muscle est brun noirâtre, un peu gommeux, avec une consistance rappelant celle du caoutchouc ; la fibre en est cependant sèche, sans sérosité, sans jus ; le tissu cellulaire est injecté, de même que les ganglions et la moelle osseuse : la décomposition est très prompte à survenir. Il en est de même pour les viandes dites asphyxiques, qui présentent du reste des caractères analogues. C'est la rapidité avec laquelle toutes ces viandes plus ou moins saigneuses tendent à évoluer vers la putréfaction qui constitue à peu près le seul argument sérieux invoqué en faveur de leur saisie. Ne serait-il pas encore temps d'en venir là quand la putréfaction se montre effectivement?

Enfin nous rangerons parmi les viandes anormales non insalubres les viandes *ictériques* (tissus jaunâtres, goût désagréable) et la plupart des viandes dites *médicamentées :* on désigne surtout sous ce nom des viandes auxquelles certains médicaments ont communiqué une odeur spéciale, odeur d'acide phénique, de térébenthine, d'ammoniaque, etc. A vrai dire il n'y a guère que la chair des animaux ayant absorbé de grandes quantités d'arsenic qui puisse être dangereuse. Or ici il n'y a point d'odeur révélatrice du médicament toxique.

Au reste, d'après Fröhner et Knudsen, d'après Laho, la chair des animaux empoisonnés ne serait même pas impropre à la consommation : il suffirait d'écarter les viscères, surtout le foie et les reins.

**Viandes fiévreuses.** — Avec les viandes fiévreuses nous commençons l'énumération des viandes susceptibles de se montrer positivement insalubres, c'est-à-dire de porter une atteinte formelle à la santé des consommateurs. La fièvre, si elle est assez intense, quelle que soit son origine, donne au bout de quelques jours les caractères ci-après à la viande : sur une coupe le tissu musculaire apparaît d'abord décoloré et laisse transsuder une sérosité assez abondante ; la coloration au contact de l'air devient bientôt d'un rouge pâle, saumon ; la consistance est médiocre ; on trouve çà et là de la congestion et des infiltrations séro-sanguinolentes dans les interstices musculaires, souvent de l'imbibition des séreuses, de l'injection des ganglions ; enfin la viande exhale une odeur spéciale, aigrelette, dite de fièvre, qui se perçoit bien surtout en pratiquant une incision derrière l'épaule ou à la partie interne de la cuisse.

Il se peut que l'affection pyrétique dont témoignent ces signes ne soit pas dangereuse pour l'homme par sa nature particulière, autrement dit par l'espèce même du microbe qui la détermine. C'est le cas notamment pour la péripneumonie, pour la fièvre aphteuse, la clavelée (encore que ces deux dernières maladies soient transmissibles à l'homme, mais non par ingestion de viande), la pneumo-entérite infectieuse du porc et celle d'autres espèces animales (septicémies hémorrhagiques), le rouget du porc, voire la peste bovine (si la loi du 21 juillet 1881 défend de mettre en consommation la viande des bêtes atteintes de cette maladie, c'est uniquement dans un but de prophylaxie vis-à-vis du bétail). Mais du moment où la viande a pris l'aspect fiévreux, on peut craindre que des produits de dénutrition plus ou moins toxiques, volontiers anormaux et d'autant plus suspects, s'y trouvent accumulés en quantité assez considérable pour constituer parfois un danger sinon direct du moins indirect, en ce sens que ces produits et les germes dont ils relèvent, s'ils ne sont pas par eux-mêmes facteurs d'intoxication ou d'infection, sont susceptibles de créer dans l'organisme humain des circonstances extrêmement favorables au développement d'une toxi-infection par des microbes (B. coli) vivant en temps ordinaire à l'état latent, comme parasites inoffensifs, chez l'homme. La chose a été observée ; c'est vraisemblablement l'explication de ces faits d'intoxication alimentaire étudiés par Pouchet, par Silberschmidt, par Zschokke, et qui ont eu pour origine l'ingestion de viandes de porcs atteints de pneumo-entérite, alors que la bactérie ovoïde qui est l'agent de cette maladie semble pratiquement inoffensive pour l'homme (Nocard et Leclainche) : au reste dans les selles des malades Pouchet n'a trouvé qu'un B. coli très virulent. Enfin les viandes fiévreuses s'altèrent très vite après l'abatage. Pour toutes ces raisons nous croyons prudent de les écarter régulièrement de la consommation, comme le font du reste tous les vétérinaires inspecteurs.

D'ailleurs, quand les maladies mentionnées ci-dessus n'ont pas été assez graves, n'ont pas évolué assez longtemps pour donner à la viande les caractères de viande fiévreuse, il n'y a pas lieu à saisie : du moins se bornera-t-on très justement alors à faire écarter les viscères ou telle autre partie du corps des bêtes malades où les lésions paraissent à peu près localisées. Le décret du 28 juillet 1888 permet avec raison la consommation de la viande dans presque tous les cas qui ont été cités tout à l'heure, sous réserve de l'avis conforme d'un vétérinaire pour chaque bête malade.

A côté des viandes fiévreuses signalons encore les *viandes urineuses*, ainsi dénommées en raison de l'odeur d'urine qu'elles ont contractée à la suite de quelque affection grave de l'appareil urinaire ; ces viandes sont volontiers en même temps fiévreuses. Elles nous paraissent devoir être presque toujours saisies.

**Viandes d'animaux atteints de diarrhée infectieuse, de septico-pyémie,** etc. — Nous avons déjà indiqué que ces viandes étaient l'origine habituelle des accidents plus ou moins bien définis connus sous le nom d'*intoxications alimentaires* et qui, chez les individus malades, se traduisent surtout par une gastro-entérite aiguë avec phénomènes nerveux à allure générale adynamique. On a aussi donné à cet ensemble le nom de *botulisme*, à tort d'après Van Ermengem qui veut réserver cette appellation à un syndrome un peu particulier, engendré par un microbe spécial, anaérobie ; ce syndrome apparaîtrait seulement à la suite de l'ingestion de viandes conservées et se distinguerait par des troubles visuels très marqués, des troubles sécrétoires, de la constipation, de la dysphagie. Dans les accidents volontiers moins graves relevant de la consommation de viandes fraîches on a surtout à faire à des troubles gastriques avec des évacuations profuses d'ordinaire ; s'il y a de la mydriase et quelquefois même de la diplopie ces signes sont passagers, peu prononcés, et en tous cas l'ensemble des autres symptômes s'éloigne suffisamment de ce que l'on observe dans le botulisme.

Les accidents gastro-intestinaux consécutifs à l'ingestion de viandes fraîches paraissent devoir être attribués à l'infection de la viande par des microbes ayant déterminé une sorte de septicémie chez l'animal vivant qui a fourni cette viande. Ces microbes non détruits par une cuisson insuffisante pullulent dans le tube digestif du consommateur et agissent d'ailleurs par leurs toxines sur son organisme. Ce sont essentiellement des germes du groupe *B. coli*, observés par Gärtner, Holst, Poëls, Kaënsche, Van Ermengem, etc. (accidents de Frankenhausen, de Cotta, de Gaustadt, de Rotterdam, de Breslau, de Moorseele, etc. cités par Basenau, par A. Drouineau, par Portet) ; d'après Van Ermengem ces germes n'appartiennent à aucune des espèces vulgaires que l'on rencontre en abondance dans les organes ou la chair de cadavres quelconques près d'être envahis par la putréfaction ; on a affaire à des espèces proprement pathogènes agissant jusqu'à un certain point sur l'homme comme sur l'animal chez qui elles ont causé entre autres : la diarrhée infectieuse des veaux volontiers suivie de polyarthrite, peut-être le coryza gangréneux des bovidés (à forme intestinale), probablement de nombreux processus suppuratifs d'origine puerpérale (vaginites, métrites, complications septiques diverses), l'omphalo-phlébite septique des veaux dite aussi septico-pyoémie. Dans ces derniers cas les bacilles coliformes peuvent être seuls ou associés aux microbes proprement pyogènes (staphylocoques, streptocoques) qui interviennent d'autre part pour produire l'infection purulente vraie (avec abcès métastatiques, arthrites purulentes), les péritonites, etc. Quoi qu'il en soit on devra prononcer la saisie totale des animaux de boucherie ainsi atteints, encore que l'ingestion de leur viande ne soit sans doute pas susceptible d'amener une pyémie chez l'homme (Ostertag) : cette viande n'en est pas moins assurément insalubre.

La fréquence avec laquelle la viande de veau est incriminée dans les relations d'accidents toxiques alimentaires, l'extrême probabilité que cette viande provenait de bêtes malades et spécialement atteintes d'entérite infectieuse ou de septico-pyoémie, avaient inspiré à Vallin l'idée de demander des mesures particulières de protection contre ces maladies ou plutôt contre la mise en consommation de la viande provenant des animaux ainsi infectés. La chose serait d'autant plus utile que vraisemblablement cette viande en morceaux n'a pas toujours mauvais aspect et que seule une expertise bactériologique pourrait alors en déceler la haute insalubrité. Mais on ne sait aujourd'hui où inscrire une disposition légale du genre de celle proposée par Vallin ; il y a bien une loi (du 21 juillet 1881) pour protéger le bétail contre les maladies contagieuses ; mais ni l'entérite infectieuse, ni la septico-pyoémie, ni les accidents infectieux consécutifs à la parturition ne font épidémie : et il n'y a pas en France de loi pour protéger l'homme contre les affections des animaux. Plus exactement cette protection est abandonnée aux municipalités. Dans ces conditions on ne peut, comme l'Académie de médecine, sur la proposition de Nocard, que souhaiter la création et l'organisation d'un service général d'inspection des viandes avec suppression des tueries particulières.

**Viande d'animaux tuberculeux.** — La tuberculose est une affection très commune chez les bovidés adultes, notamment en Angleterre, en Allemagne, en France, en Danemark, dans une partie de la Suisse, etc. Elle paraît rare en

Russie et en Afrique. Pour notre pays on a estimé que 20 0/0 des bovidés adultes de certaines régions (la Beauce par exemple) étaient atteints de cette maladie. En revanche, elle est presque inconnue chez le veau, exceptionnelle chez le mouton, rare chez le porc (à peine 1 0/0).

Sans doute l'homme est susceptible de contracter la tuberculose par les voies digestives comme c'est également le cas pour les animaux, ainsi que l'ont démontré Chauveau pour le veau et la génisse, Villemin pour le lapin, Klebs pour le cobaye, Viseur pour le chat, Toussaint pour le porc. Les sucs digestifs, et spécialement ceux de l'homme, ne paraissent pas capables, même dans les conditions les plus favorables, d'enlever au bacille tuberculeux sa virulence; ceci résulte des expériences de Falk, de Wesener, et surtout de Straus et Würtz, puis de Cadéac et Bournay. Cependant, voire avec des animaux d'espèce très réceptive et auxquels on fait ingérer pendant longtemps des quantités considérables de matières tuberculeuses virulentes, le nombre des cas où l'on n'arrive pas à communiquer ainsi la tuberculose reste toujours fort important. Or la tuberculose, surtout chez les ruminants, n'est pas une maladie de toute la substance; les lésions tuberculeuses sont au contraire le plus souvent localisées aux viscères, et le sang qui pourrait généraliser l'infection aux masses musculaires ne charrie en somme que passagèrement, exceptionnellement, des bacilles tuberculeux.

Galtier n'a réussi que deux fois sur neuf à rendre tuberculeux des lapins qu'il inoculait avec du sang de vaches phtisiques; Bollinger dans les mêmes conditions n'a qu'un résultat positif sur 10 cobayes, Bang deux résultats positifs sur 38 lapins et 2 cobayes, et Mac Fadyean aucun résultat positif sur 5 lapins. Par suite, il est à prévoir que les bacilles tuberculeux ne sauraient être bien communs dans la chair musculaire des animaux pourtant tuberculeux d'autre part; c'est ce qui a été établi par de nombreuses inoculations (ordinairement péritonéales) à divers animaux du suc musculaire provenant de bêtes tuberculeuses le plus souvent à un haut degré. Citons d'après E. Leclainche : Toussaint qui rend tuberculeux un porc en lui inoculant sous la peau 2 cc. de suc musculaire d'une vache tuberculeuse ; Galtier qui obtient d'abord de la même manière deux succès sur 15 lapins inoculés et dans une série d'expériences ultérieures quatre succès en inoculant 16 cobayes et 2 lapins avec 2 à 10 cc. de suc musculaire provenant de vaches atteintes de tuberculose étendue; Nocard qui inocule (dans le péritoine) sans résultat positif 15 cobayes, et plus tard 40 avec un seul résultat positif; Chauveau et Arloing qui n'ont que deux cas de tuberculose sur 20 cobayes inoculés, et dans une autre expérience aucun résultat positif sur 6 cobayes ; Kastner qui n'observe aucun succès sur seize inoculations au cobaye; Perroncito et enfin Mac Fadyean dont l'un échoue sur 200 lapins et autant de cobayes, l'autre sur 23 lapins ou cobayes.

La virulence de la chair musculaire restant ainsi rarement décelée par l'inoculation péritonéale, excellente méthode de transmission expérimentale, on peut s'attendre à ce que l'ingestion de la viande proprement dite d'animaux tuberculeux, du moment où cette viande n'offre pas de lésions tuberculeuses apparentes à l'œil nu, ne communiquera guère la maladie. En effet, Nocard a fait manger impunément à 11 jeunes chats de la viande d'animaux tuberculeux; Mac Fadyean, Perroncito sont arrivés au même résultat, le premier avec 14 cobayes et 6 lapins, le second avec 12 porcelets sur lesquels il poursuit l'expérience durant plusieurs mois. De même Galtier a fait ingérer à plusieurs reprises à divers animaux, parmi lesquels 2 veaux et 2 porcelets, des quantités considérables de chair musculaire provenant de bêtes tuberculeuses sans jamais observer un cas de propagation de la maladie : cette propagation par ingestion lui paraît très incertaine, douteuse. Thomassen a donné pendant un à trois mois à 10 porcelets de la viande d'animaux offrant une tuberculose généralisée ; 3 devinrent tuberculeux : c'est qu'on avait ajouté à leur nourriture de petits fragments d'os qui ont sans doute ouvert des portes d'entrée à l'infection.

Evidemment le nombre médiocre de bacilles tuberculeux qui se trouvent d'habitude dans la viande est une des causes, peut-être même la plus importante, des suites négatives ordinaires de l'ingestion de viande provenant d'animaux par ailleurs tuberculeux : on voit ici un exemple de la nécessité, dans la pratique, d'une certaine abondance des germes pour faire naître une maladie. D'autre part le revêtement épithélial normal de la muqueuse digestive constitue sans doute un obstacle le plus souvent infranchissable à l'infection tuberculeuse, encore que le bacille en question puisse traverser ledit épithélium intact. En somme la tuberculose intestinale primitive est toujours chose rare chez l'homme, et pourtant nous avons consommé et nous consommons toujours la viande d'un grand nombre d'animaux tuberculeux sans la faire cuire d'ailleurs le plus souvent à un degré suffisant pour tuer les germes qu'elle pourrait contenir (D'après les expériences de Forster et de Man la virulence du B. tuberculeux dans les tissus ne serait détruite à 60° qu'en une heure ; à 70° dix minutes suffiraient, cinq à 80°, deux à 90°). Cette viande n'offrirait finalement qu'un danger très minime, de l'aveu général. Toutefois ce danger existe, soit par exemple que de petites masses tuberculeuses se trouvent dans des espaces intermusculaires, soit que lors du dépeçage la viande ait été superficiellement souillée par le contact de lésions tuberculeuses viscérales, ou par des mains, des couteaux, qui auraient touché ces lésions.

Il convient donc de prendre certaines précautions vis-à-vis des viandes provenant d'animaux tuberculeux. Mais presque tout le monde est aujourd'hui d'accord pour laisser consommer librement ces viandes lorsque la tuberculose n'est pas généralisée, qu'elle est limitée aux viscères ou locale, ce qui est le cas le plus fréquent ; que la bête en question présente un bon état général, on se bornera alors à rejeter les organes ou régions dont l'autopsie révèle l'état pathologique, et on agira de même vis-à-vis des parties qui seraient en relation directe par les lymphatiques avec les foyers tuberculeux. Au contraire on considérera comme dangereuse la totalité de tout animal qui offrirait de la tuberculose miliaire (du foie, de la rate, des lymphatiques) ou de la tuberculose généralisée s'étendant aux ganglions lymphatiques extra splanchniques, avec état d'amaigrissement prononcé ou de cachexie. Cette manière de voir a été implicitement celle des congrès de la tuberculose de 1893 et de 1898 à Paris ; le congrès international vétérinaire de Baden-Baden (1898) en la formulant n'a fait qu'exprimer l'avis général des savants et des praticiens experts : les décisions de la grande majorité de ces derniers s'en inspirent plus ou moins depuis plusieurs années déjà en tous pays, et chez nous en conformité avec l'esprit de l'arrêté du 28 septembre 1896 à ce sujet, ainsi que des instructions qui l'ont suivi pour recommander la tolérance.

A l'étranger, comme l'a conseillé le congrès de Baden-Baden, on applique volontiers aux viandes suspectes de tuberculose à un degré notable la stérilisation par la chaleur, pour les livrer ensuite à la consommation : cela dispense de rechercher la limite souvent imprécise où la généralisation de la maladie peut rendre la viande dangereuse. On opère ainsi à Berlin, à Lubeck, à Amsterdam, à Bruxelles. Selon Galtier la cuisson complète détruit totalement la virulence des bacilles, et quant à la toxine il y en a toujours si peu dans la viande qu'elle est pratiquement négligeable; la viande tuberculeuse stérilisée se trouve donc inoffensive ; le jus et le bouillon qui en proviennent ne sont pas toxiques d'une façon appréciable. A la rigueur on pourrait même manger après stérilisation des organes notoirement contaminés. En France l'arrêté du 28 septembre 1896 prévoit la stérilisation à l'abattoir des viandes tuberculeuses suffisamment grasses, et leur remise ultérieure aux propriétaires. Jusqu'à présent ces derniers semblent peu disposés à profiter de cette méthode, ce qui est fâcheux, car il serait à désirer que l'on y eût assez souvent recours, notamment dans les cas où l'on hésite sur l'opportunité de la saisie : et les cas de ce genre se présenteront toujours, si détaillé que soit le règlement.

Le meilleur moyen de se mettre à l'abri du danger offert par la viande des animaux tuberculeux serait de diminuer le nombre de ceux-ci grâce à une prophylaxie dont on possède aujourd'hui tous les éléments. Les animaux malades contagionnent les animaux sains. Or la tuberculine permet de reconnaître de bonne heure les premiers et de les isoler, tandis que l'on remplit de nouveau les étables désinfectées avec des animaux sains, ne réagissant pas à la tuberculine. Nocard fait campagne depuis plusieurs années déjà en France pour répandre cette méthode qui a donné les meilleurs résultats en Danemark. Il semble que l'initiative privée doive être encouragée le plus possible à s'engager dans cette voie comme l'a recommandé le Congrès international vétérinaire de Baden-Baden (1899).

**Viandes d'animaux atteints de charbon, de morve, etc.** — Le *charbon* est dans certaines régions une maladie assez répandue chez les bêtes bovines et surtout ovines ; on sait que l'agent de cette maladie transmissible à l'homme est un bacille facilement observable au microscope et qui foisonne dans le sang c'est-à-dire dans tous les tissus. A l'œil nu la viande des animaux malades ne présente pas d'autres caractères que ceux des viandes fiévreuses ou asphyxiques quelconques. On en a mangé sans aucun doute bien des fois, soit dans les fermes, soit dans les équarrissages, comme l'ont constaté J. Arnould, G. Colin : il ne paraît pas que cette consommation ait entraîné de graves conséquences. Et cependant il est bien certain que la moindre solution de continuité de l'épithélium des voies digestives constituerait une voie suffisante pour l'infection de tout l'organisme de l'homme qui ingère de la viande charbonneuse, une cuisson incomplète ne tuant pas le bacille ni surtout ses spores. On connaît d'ailleurs un certain nombre de cas de charbon intestinal : à vrai dire fort peu ont eu pour cause la consommation de viandes charbonneuses. Mais en attendant la manipulation de ces viandes est extrêmement dangereuse et a été l'origine d'une quantité de contaminations, entre autres chez des bouchers, à la suite d'une coupure, d'une piqûre, ou simplement du contact de la peau excoriée avec les viandes. Ces faits justifient amplement que ces viandes soient écartées d'une façon absolue de l'alimentation et détruites.

La *morve* (ou *farcin*) n'est guère moins dangereuse au point de vue qui nous occupe que le charbon. On ne signale pas non plus d'exemple de contamination de l'homme par les voies digestives, bien qu'il ait été consommé du cheval morveux durant les guerres ; en revanche il est certain que des animaux de ménagerie ont contracté la morve de cette façon : de plus le danger de la manipulation de viandes morveuses est non moins incontestable que celui de la manipulation de viandes provenant de bêtes charbonneuses. On n'hésitera jamais à rejeter et détruire ces viandes.

En ce qui concerne la *rage*, il est extrêmement probable que la consommation de viande d'animaux atteints de cette maladie n'aurait pas de suite fâcheuse, comme Galtier l'a observé dans des expériences sur divers animaux; mais il a constaté aussi qu'il suffisait d'une solution de continuité de la muqueuse digestive pour arriver à déterminer la contagion. On s'abstiendra donc de manger la viande des bêtes abattues pour cause de rage. En revanche, avec Nocard, Chauveau, Galtier, Villain il nous semble excessif de ne pas laisser consommer la viande de bêtes mordues par un animal enragé et abattues quelques jours seulement après la morsure.

Le *tétanos* ne comporte pas la même décision que la rage. Ostertag, Vollers, Niebel ne croient pas cette maladie transmissible par ingestion de viande d'animaux tétaniques; toutefois cette viande est fatalement de qualité inférieure et se corrompt aisément. Morot est d'avis de la laisser mettre en consommation si elle n'a pas mauvais aspect.

Mentionnons encore la *septicémie gangréneuse* due au vibrion septique qui doit entraîner la saisie.

Il faut aussi considérer comme insalubre la viande des animaux porteurs de *tumeurs* généralisées (carcinome, sarcome, épithéliome) même dans les viscères seulement.

**Viandes trichinées.** — Ce sont parmi les viandes parasitaires qui vont être maintenant passées en revue celles qui ont causé dans quelques pays les plus graves soucis au point de vue de l'hygiène alimentaire.

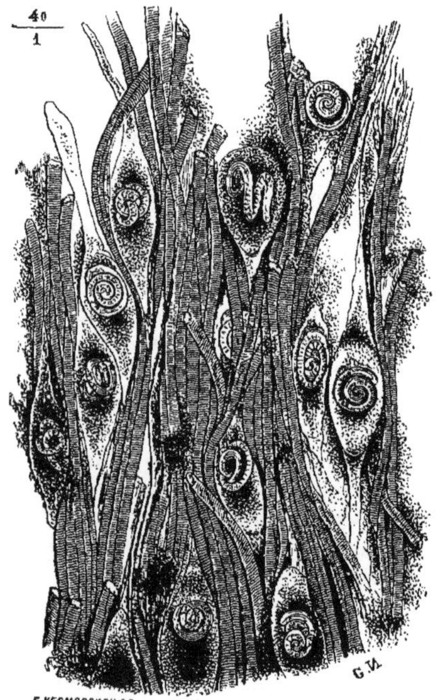


Fig. 140. — *Fragment de muscle contenant des trichines enkystées* (40 diamètres).

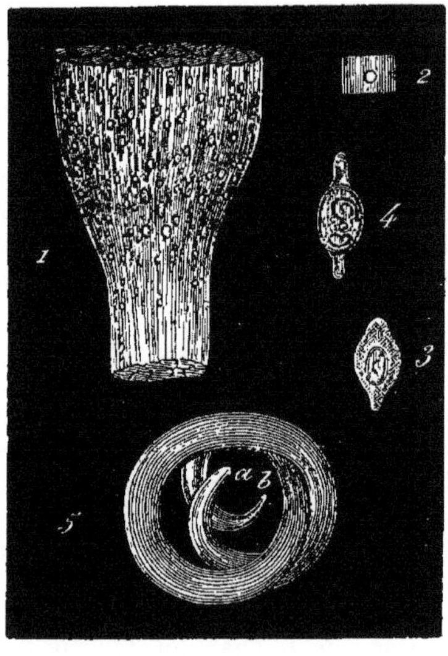


Fig. 141. — *Fragment de muscle trichiné. Kystes et Trichines isolées* (*).

(*) 1. Portion de muscle couverte de kystes de trichine. — 2. Kyste isolé. — 3. Kyste grossi 20 fois. — 4. Kyste contenant deux vers. — 5. Trichine à un grossissement de 200 diamètres. *a*, extrémité céphalique; *b*, extrémité caudale (d'après Owen).

La trichine est un ver (nématode) filiforme, long d'un millimètre, le plus habituellement enroulé de 1 à 2 fois sur lui-même dans un kyste calcaire de 2 à 3 dixièmes de millimètre de diamètre, qui envahit le système musculaire (diaphragme, masséter, larynx, muscles intercostaux, avant-bras, jambes) des porcs, des sangliers, des rats. Il semble probable que les porcs le prennent des rats ou des détritus d'autres porcs déjà trichinés. De la viande de porc, dont 1 kilogramme peut contenir quelques millions de trichines, l'animal enkysté pénètre dans l'estomac de l'homme qui consomme cette viande; le kyste se dissout, la trichine devient sexuée et fournit en cinq à six jours plus de 100 embryons, qui perforent la muqueuse intestinale et, par les capillaires, arrivent jusqu'aux muscles et s'y développent pour enfin s'enkyster à leur tour. Il faut chercher la trichine enkystée à l'aide du microscope, mais un grossissement de 50 diamètres est suffisant. Le point essentiel est de pratiquer des coupes musculaires très minces et de les examiner avec attention. On peut, quand la maladie est très développée, apercevoir les saillies qui trahissent les kystes, le long des fibres musculaires, sur des parcelles de ce tissu extraites de l'animal vivant à l'aide du harpon imaginé à cet effet. Les trichines sont particulièrement abondantes dans les points où le muscle va faire place au tendon.

Pour l'expertise au laboratoire, on peut utiliser la méthode de Tikhomirof, qui consiste à mettre la viande, coupée en petits fragments, à digérer pendant une demi-heure dans un mélange de 4 p. d'acide azotique pour 1 p. de chlorate de potasse; on porte ensuite des fragments de muscle dans un flacon rempli d'eau distillée et l'on agite avec force; les muscles se dissocient en fibrilles très minces sur lesquelles il est facile de reconnaître, même à l'œil nu, des renflements fusiformes qui sont les trichines enkystées. En Allemagne, on se borne souvent à écraser un peu de muscle entre deux lamelles de verre et à faire l'examen microscopique.

Les trichines agissent par leur nombre quand elles envahissent un animal, fût-il l'homme. Il y a d'abord des troubles digestifs, parfois des vomissements (*période cholériforme*); puis des fourmillements, des douleurs tétaniques, des contractures, avec un abattement plus ou moins profond (phase *musculaire* ou *typhique*); enfin, l'œdème de la face ou des membres. C'est dans la deuxième ou la troisième période que l'on meurt : 1 fois sur 3 à Hedersleben (1865), 1 fois sur 7 à Linden (Hanovre, 1874), 1 fois sur 6 à Emersleben (1883), 1 fois sur 3 à Herstal (Belgique, 1893).

En somme, bien que des méprises aient pu être commises, il est peu probable qu'on ait eu la trichinose en France, sans s'en douter (Brouardel et Grancher). Delpech, en 1866, écrivait que la trichinose de l'homme n'a jamais été observée en France, et ce fut la vérité jusqu'à la petite épidémie de Crépy-en-Valois (1873), dont Jolivet et Laboulbène dénoncèrent la nature et qui frappa 16 personnes (1 décès). Quivogne, Sézary, ont en outre observé une autre épidémie en Algérie en 1894 (17 cas, 8 décès).

En Allemagne, au contraire, la maladie est assez commune et provient surtout des porcs allemands, bien que, à Berlin comme en France, les protectionnistes veuillent rejeter tout le mal sur les porcs américains. Selon Leuckart, on trouve 1 porc trichiné sur 1,800, à Gotha; sur 300, à Halle; sur 550, à Schwerin; sur 340, à Rostock; sur 465, à Copenhague; sur 266, à Stockholm; sur 260, à Kiel.

Les jambons de Chicago seraient trichinés 1 fois sur 50 ou même plus souvent encore. Sans doute il n'en est pas ainsi pour les porcs de France. Mais il semble surtout que si nous n'avons pas de trichinose humaine cela tient probablement à nos habitudes culinaires : le Français ne mange pas de charcuterie crue, comme on le fait volontiers par contre en Allemagne. Or une température de 60° suffit à tuer les trichines; les parties centrales d'un gros morceau de viande n'arrivent, il est vrai, qu'assez difficilement à ce point. Mais d'autre part le salage et le fumage, souvent employés vis-à-vis de la viande de porc, détruisent aussi dans une certaine mesure la vitalité des trichines, encore que certains observateurs aient considéré ce fait comme inexact. Ces raisons rendent inutile en France une surveillance spéciale de la viande de porc au point de vue de la trichinose, comme cela existe en revanche en Allemagne : les porcs de ce dernier pays et ceux d'Amérique peuvent être importés chez nous sans inconvénient.

**Viandes ladres.** — On désigne sous le nom de viandes ladres celles qui contiennent des *cysticerques*, ou larves de diverses espèces de *ténias* : le cysticerque du porc donne dans le tube digestif de l'homme le *Tænia solium* dit tænia armé, le cysticerque du bœuf donne le *Tænia mediocanellata* (ou *saginata*), dit tænia inerme.

Le porc infesté de cysticerques peut fort bien ne pas paraître le moins du monde malade. On recherche et on reconnaît souvent la présence des cysticerques sous la muqueuse de la face inférieure de la langue (opération portant le nom de *langueyage*), ou encore dans les muscles du cou, les intercostaux, le diaphragme, le cœur : ces cysticerques offrent l'aspect de vésicules blanches, ovales ou elliptiques, de la grosseur d'un grain de chènevis, avec sur le côté une tache d'un blanc opaque. Dans la viande salée on voit des grains rosés,

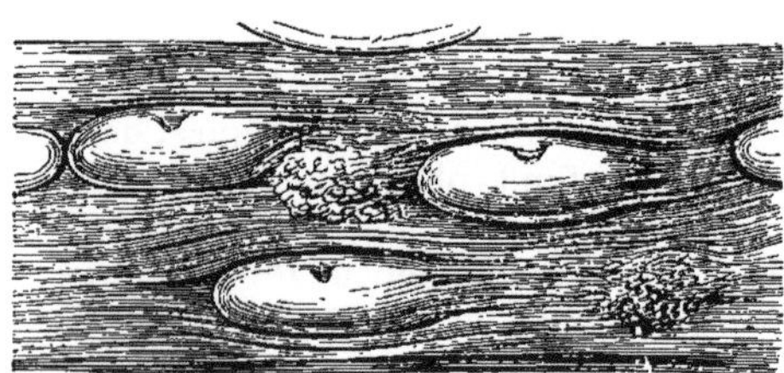

Fig. 142. — *Cysticerques enkystés dans un muscle.*

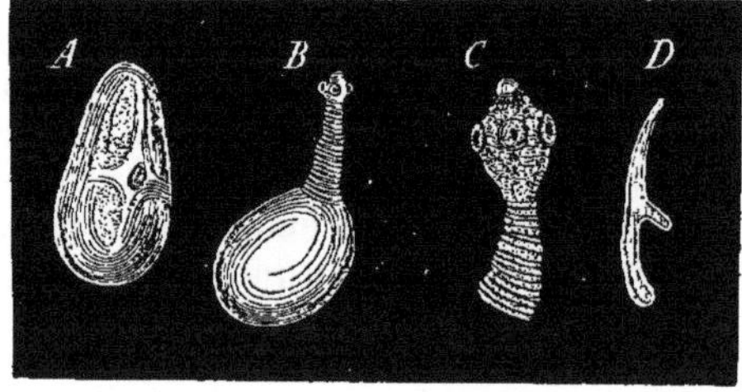


Fig. 143. — A, B, *Cysticerques isolés;* C, *Tête;* D, *Un de ses crochets.*

plus petits que les précédents. Lors même que l'on aurait enlevé les kystes, il est possible de retrouver dans les espaces intermusculaires les petites excavations qui les contenaient. En écrasant une vésicule entre deux lames de verre, on en fait sortir le *scolex* dont on reconnaît sans peine avec un grossissement moyen de 80 diamètres la tête avec ses ventouses et ses crochets, ces derniers caractéristiques du *tænia solium*.

On rencontre aujourd'hui beaucoup plus fréquemment chez l'homme, même en France, le *tænia mediocanellata* dont le cysticerque est enkysté dans la viande des bêtes bovines. Ce cysticerque sans crochets, plus petit que celui du porc, a d'abord été signalé en Algérie par J. Arnould dans un filet de bœuf, et depuis on a constaté à plusieurs reprises que sa présence n'était pas rare chez les bovidés d'Algérie et de Tunisie. On a cru longtemps qu'il en était autrement parmi le bétail européen, malgré les constatations de la clinique humaine d'après lesquelles, à Paris, il y aurait à peine 25 individus porteurs du *tænia solium* pour 1000 porteurs du *tænia saginata* (R. Blanchard). C'est que le cysticerque est bien moins abondant chez le bœuf que chez le porc ladre (souvent on n'en trouve qu'un seul), et qu'on n'a pas toujours su le chercher où il convenait, c'est-à-dire surtout dans les muscles masséters et ptérygoïdiens, la langue, le diaphragme, le cœur. On s'en est aperçu d'abord en Allemagne, et depuis Morot a montré que les bovidés de France n'étaient peut-être pas beaucoup moins souvent ladres que ceux d'Outre-Rhin.

Le ver solitaire est un hôte incommode, mais sa présence ne constitue pas une véritable maladie ; les viandes ladres ne sont donc pas positivement redoutables. On comprend néanmoins que chacun désire éviter les inconvénients de ce parasitisme : d'où l'indication formelle de saisir les viandes ladres, ou mieux de ne les livrer à la consommation qu'après avoir tué les cysticerques; car les préparations culinaires ne sont pas toujours suffisantes pour obtenir ce résultat, surtout en ce qui concerne le bœuf, volontiers mangé saignant, et n'ayant pas atteint par suite les 70° nécessaires à la destruction certaine des cysticerques. Il faudrait stériliser par la chaleur dans les abattoirs la viande de toutes les bêtes ladres. On pourrait encore la mettre pendant 3 semaines à la saumure (à 25 0/0) comme cela se pratique officiellement en Allemagne (à Hambourg, Leipsig, etc.). Enfin Reismann a montré que l'on tuait aussi les cysticerques en soumettant pendant 3 ou 4 jours la viande ladre à une température de quelques degrés au-dessous de zéro : pour E. Richard ce serait là le procédé de choix.

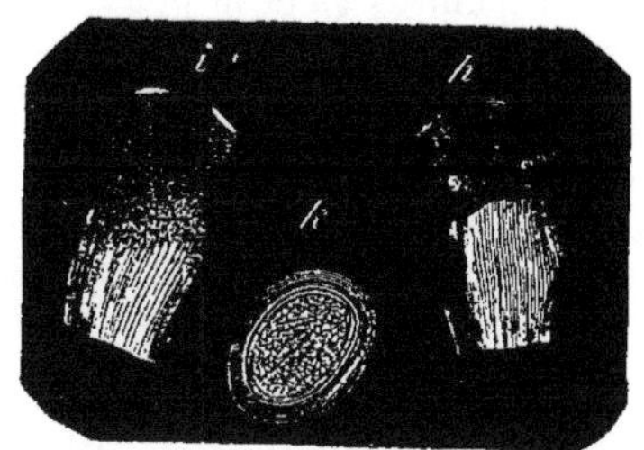


Fig. 144. — *Tête et œuf du Tænia mediocanellata*, d'après Davaine.

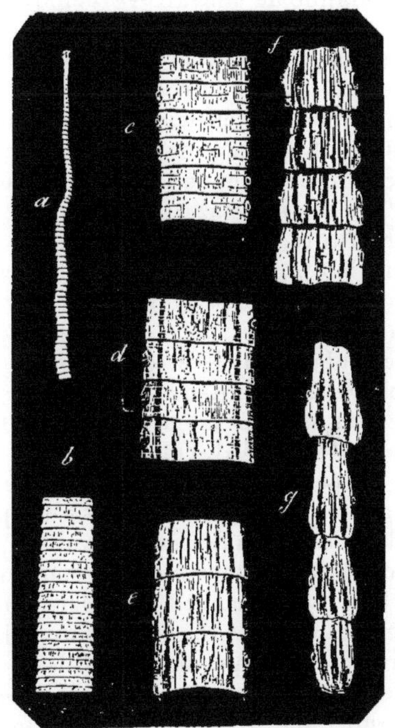


Fig. 145. — *Portions du Tænia mediocanellata grandeur naturelle* (a *et* b, *tête et cou*), d'après Davaine.

Morot demande avec raison l'adoption de l'un ou l'autre de ces procédés de destruction des cysticerques dans tous les cas où le nombre de ceux-ci paraît relativement restreint, soit 20 par morceaux de 1 à 2 kilogr. ; au delà on saisirait. Nous serions volontiers encore plus tolérants quant à la limite en question. Mais comme l'a fait remarquer Morot rien n'est plus démonstratif de la nécessité d'une réglementation générale sur la saisie des viandes insalubres que les errements actuels vis-à-vis des viandes ladres : ici on saisit toujours quel que soit le nombre des cysticerques (à Paris entre autres) ; là il en faut 20 pour entraîner semblable décision ; ailleurs on se base sur d'autres chiffres, ou bien on permet la consommation après salage, ou bien encore on enlève les cysticerques (épluchage). Évidemment il faut faire cesser ce bizarre état de choses.

**Autres viandes parasitaires.** — Nous citerons seulement :

La viande des bêtes offrant des *échinocoques* (bœuf, mouton, porc) ; les échinocoques ou hydatides se rencontrent de préférence dans le foie ou le poumon sous forme de vésicules de grosseur très variable, depuis celle d'un grain de millet jusqu'à celle d'une pomme ou même plus. L'ingestion d'hydatides n'est pas dangereuse pour l'homme, mais donne au chien le tænia échinocoque dont les œufs répandus çà et là peuvent arriver au tube digestif de l'homme et procurer ainsi à ce dernier des kystes hydatiques. C'est ce qui arrive surtout dans les pays où le chien et l'homme vivent dans une promiscuité étroite. D'où l'indication de soustraire au moins aux chiens les abats d'animaux chez lesquels des échinocoques ont été constatés.

La viande des bêtes présentant des *douves* n'est pas insalubre à proprement parler, car les parasites en question n'existent que dans le foie (et surtout chez le mouton) ; mais souvent l'animal porteur du parasite est atteint d'une sorte de cachexie, dite aqueuse, et sa viande est de très médiocre qualité.

La viande des animaux atteints de *psorospermose* (due au *Sarcocystis Miescheri* chez le porc, au *S. tenella* ou au *Balbiana gigantea* chez le mouton) ne serait pas nocive d'après Morot, malgré la présence des parasites dans le tissu musculaire.

**La viande de cheval.** — Bien que le cheval ne se prête pas à l'engraissement comme le bœuf et que l'on ne puisse obtenir, dans le filet du premier, le *persillé* qui caractérise la supériorité du second, il n'y a cependant aucune raison intrinsèque qui puisse faire repousser la viande de cheval, surtout si elle provient d'un animal sain et en bon état. Malheureusement, dans les habitudes modernes, le cas le plus exceptionnel est que le cheval offert à la consommation remplisse ces conditions ; on ne l'élève pas pour être mangé et on ne l'élèvera pas dans ce but tant qu'il restera un moyen de locomotion et qu'il sera indispensable à l'agriculture, au luxe et à la guerre.

On abat presque exclusivement des chevaux vieux, usés ou malades. C'est là ce qui justifie jusqu'à un certain point la répugnance du public vis-à-vis de cette viande.

Cependant, en diverses circonstances pressantes, on se rejette sur la viande de cheval, à défaut d'autre aliment ; le cas s'est présenté plus d'une fois dans les villes assiégées. Larrey, dans l'île de Lobau, alimenta ses blessés avec le bouillon de cheval. On a, il y a quelque 40 ans, relevé ces souvenirs avec un zèle un peu excessif. En Allemagne, ç'a été la Société protectrice des animaux qui a organisé des boucheries « hippiques », pour éviter aux chevaux de mourir de misère ; en France, Renault (d'Alfort), I. Geoffroy-Saint-Hilaire, Decroix, se sont faits les patrons de la même entreprise ; il a bien fallu que les assiégés de Metz et de Paris (1870-1871) se rangeassent du côté de cette doctrine alimentaire. Les services rendus alors par le « horsesteak » ne sont pas d'agréable souvenir, mais ils sont incontestables.

Depuis 1867, les boucheries de cheval sont autorisées à Paris ; en 1872, il n'y en avait guère plus de quarante, fournissant environ un million de kilogr. de viande ; d'après Villain, en 1887, on ne tuait encore à Paris que 2,000 chevaux ; depuis 1892 on en sacrifie annuellement près de 20,000 dans les abattoirs de Villejuif et de Pantin qui leur sont réservés. Cependant, au dire du même auteur, le préjugé est toujours très fort contre la viande de cheval ; les pauvres n'en achètent pas. Ce qui a déterminé le développement de l'hippophagie, c'est que l'on s'est mis à faire entrer très largement la viande de cheval dans des saucissons que toutes les classes de la société consomment, sans soupçonner d'ailleurs leur véritable composition. Dans certains pays étrangers les boucheries de cheval sont mieux achalandées que chez nous.

Outre des caractères spéciaux, rappelons ici que la viande de cheval se prête bien à l'expertise par l'odeur, indiquée par Zundel. On met la viande hachée dans une éprouvette, on verse dessus de l'acide sulfurique concentré et on agite avec une baguette de verre ; il s'en exhale une odeur rappelant celle qui appartient naturellement au cheval et qui est vulgairement connue ; c'est l'odeur d'écurie.

**La volaille.** — La chair des oiseaux de basse-cour tient une place assez considérable et très justifiée dans notre alimentation.

Le type le plus répandu de cette viande est le *poulet*. Jeune et engraissé, le poulet est un mets délicat, d'une digestion facile et qui ne laisse pas que d'être riche en principes nutritifs. Le poulet à point doit approcher d'un an. Au delà de deux ans, il est coq ou poule et ne fournit plus qu'une viande filandreuse, sèche, résistant à la dent, bonne tout au plus à faire du bouillon. Le meilleur poulet est celui qui a vécu en liberté, autour de la ferme, se nourrissant de grains, d'insectes, d'herbes. Les volailles nourries de sarrazin (Bresse, Maine), ou de maïs (Béarn) sont très estimées.

Le *dindon* ou *poulet d'Inde* est un aliment louable dans les mêmes conditions que le poulet, avec une chair un peu plus ferme et un fumet peut-être supérieur.

Comme la question d'âge est la plus importante, l'acheteur devra observer la longueur de la crête, l'aspect des pattes, et, chez les mâles de poulets ou de dindons, les dimensions de l'*ergot*. Les volailles vieilles ont la crête développée, les pattes recouvertes d'un épiderme rude, écailleux, rougeâtre, le dessous des doigts calleux ; l'ergot est plus ou moins apparent. Il est presque inutile d'ajouter que, quand le vendeur a abattu la crête et l'ergot, c'est qu'il éprouvait le besoin de dissimuler l'âge de sa marchandise. On distingue aisément un poulet maigre d'un poulet gras ; cependant, il est bon d'être prévenu que les coquetiers écrasent presque toujours le thorax de leurs volailles une fois tuées et plumées ; on ne juge plus alors de la saillie du sternum. Il faut toujours constater que l'oiseau a été saigné.

Les *pigeons* jeunes sont d'une consommation avantageuse, mais d'un prix élevé. On reconnaît les vieux pigeons, manger détestable, au développement et à la dureté de leurs plumes, surtout celles des ailes ; et s'ils sont plumés, au caractère d'endurcissement des pattes et du bec.

C'est encore de la même façon qu'on distingue les *oies* jeunes des vieilles, les *canetons* plumés des vieux *canards*. L'oie jeune et grasse, sans être un aliment de haut goût, est bien reçue des estomacs robustes ; elle ne coûte pas si cher que les pauvres gens ne puissent se l'offrir aux grandes fêtes. Le canard jeune, dont la chair est tendre et sapide, est plus recherché et, par conséquent, moins abordable aux petites bourses. Ces deux oiseaux ont une aptitude remarquable à l'engraissement ; le canard surtout, dont la gloutonnerie est proverbiale. On met à profit cette disposition pour obtenir ces « foies gras », presque pathologiques, de canard ou d'oie, dont on fait les pâtés.

Il convient de noter que la tuberculose est assez répandue parmi les volailles. Nocard a apporté récemment (1898) des preuves sérieuses en faveur de l'unicité de la maladie dont il s'agit ici et de la tuberculose humaine : on pourrait transformer sur des poules les bacilles de la tuberculose humaine en bacilles de la tuberculose aviaire. La réciproque pouvant également être vraie, il serait bon de tenir en suspicion sinon la chair du moins certains viscères (foie, poumon) des volailles tuberculeuses.

La diphtérie aviaire est différente de la diphtérie de l'homme pour qui elle est cependant contagieuse (pseudo-diphtérie) dans des conditions spéciales ; mais il ne paraît pas que la consommation de volailles malades soit dangereuse.

**Le gibier.** — La chair des animaux rangés dans cette catégorie se distingue jusqu'à un certain point par sa richesse en principes azotés, très généralement par la rareté de la graisse, et plus généralement encore par le fumet excitant qui flatte la plupart des palais. Ces deux qualités la font d'ordinaire accepter par l'estomac, et, par conséquent, constituent pour l'économie des chances d'utiliser l'azote dont elle abonde.

On consomme assez souvent de propos délibéré le gibier dans un état d'altération fort avancé ; le gibier est dit alors *faisandé*. Cette pratique n'est point à recommander. Mais nous pensons d'ailleurs qu'elle n'expose en général guère à autre chose qu'à une révolte de l'estomac ou à un peu de diarrhée sans grande importance : encore ces faits ne se produisent-ils pas fréquemment.

Le *lièvre* fournit une chair excellente, un aliment sérieux. Jeune et habitant les collines, sa viande est tendre et d'un fumet agréable ; on peut le manger frais. Vieux, il est dur, sec, coriace, a besoin d'être ramolli par un peu de faisandage et encore ne donne qu'un aliment médiocre. Le lièvre des vignes est bien supérieur à celui des forêts ; celui qui vit en pleine campagne, de beaucoup préférable au lièvre de parc. Il vient d'Allemagne de grandes quantités de lièvres de qualité très inférieure aux lièvres de notre pays. Un lièvre qui a le poil dru et brillant, les reins (râble) épais, la tête petite, présente à l'acheteur certaines garanties. On peut déchirer à la main l'oreille d'un lièvre jeune ; mais c'est une expertise que les vendeurs n'admettent guère.

Le *lapin* de garenne et le *lapin* domestique sont une puissante ressource alimentaire, en raison de la prolificité de l'espèce. La chair du lapin domestique est blanche, assez fade, mais saine ; c'est, du reste, un plat peu coûteux et bien accueilli des classes ouvrières. Le lapin sauvage a un fumet plus prononcé.

Le lapin est sujet à une affection parasitaire, la *coccidiose hépatique* qui doit faire rejeter le foie des animaux atteints, ce viscère étant envahi par un sporozoaire de la famille des coccidies. En ce cas le foie est généralement hypertrophié et offre des taches blanchâtres révélatrices de son état de maladie.

Le *chevreuil*, le *cerf*, jeunes et tués aux époques favorables (hors le temps de rut), fournissent une viande très généreuse et aisément digérée. Plus vieux, la chair en est détestable si elle n'est pas un peu « faite » et préparée par ce que les cuisinières appellent *marinage*.

Le *sanglier* n'a pas la graisse du cochon, mais sa viande possède en revanche un fumet qui trahit les habitudes de liberté de la bête. Pourtant le sanglier jeune, sans être un mets positivement délicat, est seul mangeable ; le vieux « solitaire » ne flatte que l'amour-propre du chasseur ; si ce n'était de la venaison, sa viande ne paraîtrait pas à table.

Enfin le *gibier à plumes* renferme un grand nombre d'oiseaux dont la viande de haut goût paraît plus nutrive que celle des animaux de basse-cour.

**Poissons et crustacés.** — D'après les analyses de König et celles de Balland, on peut dire d'une façon générale que la composition de la chair des poissons permet de diviser ceux-ci en deux groupes, l'un assez restreint qui serait celui des espèces riches en graisse, l'autre beaucoup plus considérable comprenant les espèces caractérisées au contraire par la faible quantité de cette substance. Le plus souvent l'analyse révèle une proportion d'eau d'autant moindre que la graisse se trouve plus abondante. Au reste il y a volontiers des écarts notables entre les chiffres rapportés par König et ceux auxquels est arrivé Balland, comme on en jugera par le tableau ci-après (où les indications de chacun de ces auteurs sont respectivement désignées par les lettres K et B).

*Poissons gras*

| | Anguille | | Saumon | | Alose | | Maquereau | | Ang. d. mer | | Hareng | |
|---|---|---|---|---|---|---|---|---|---|---|---|---|
| | K | B | K | B | K | B | K | B | K | B | K | B |
| Eau . . . . . | 57,42 | 59,80 | 64,29 | 61,40 | 70,44 | 63,91 | 71,20 | 67,60 | 71.45 | 75,80 | 74,64 | 76,00 |
| Mat. azot. . . | 12,83 | 13,05 | 21,60 | 17,65 | 18,76 | 21,89 | 19,36 | 15,67 | 18,46 | 16,97 | 14,55 | 17,23 |
| Graisse. . . . | 28,37 | 25,29 | 12,72 | 20,00 | 9,45 | 12,83 | 8,08 | 15,04 | 9,09 | 5,27 | 9,03 | 4,80 |

*Poissons maigres*

| | Carpe | | Sole | | Rouget | | Raie | | Morue | | Brochet | |
|---|---|---|---|---|---|---|---|---|---|---|---|---|
| | K | B | K | B | K | B | K | B | K | B | K | B |
| Eau. . . . . | 76,97 | 79,60 | 86,14 | 79,20 | » | 72,80 | 77.67 | 76,40 | 82,20 | 84,80 | 79,63 | 79,50 |
| Mat. azot . . . | 21,86 | 15,34 | 11,94 | 17,26 | » | 22,85 | 19,51 | 22,08 | 16,23 | 13,87 | 18,42 | 18,35 |
| Graisse . . . . | 1,09 | 3,56 | 0,25 | 0,81 | » | 0,98 | 0,91 | 0,45 | 0,33 | 0,14 | 0,53 | 0,66 |

La composition de la chair des poissons, encore qu'assez inégale suivant les espèces, ne semble donc pas beaucoup moins avantageuse que celle de la chair des mammifères au point de vue alimentaire. Toutefois, il convient de faire remarquer qu'une partie notable de la matière azotée des poissons est de nature collagène, c'est-à-dire de valeur inférieure à l'albumine. L'homme, d'après les expériences d'Atwater rapportées par Smolensky, assimilerait d'ailleurs le poisson aussi bien que la viande de boucherie. Au surplus le poisson entre pour une part prédominante dans l'alimentation de toutes les populations maritimes, et il est même pour ainsi dire le seul aliment de certaines tribus de pêcheurs qui ne paraissent pas positivement souffrir de cet état de choses, du moins quand la pêche est assez abondante.

Une fois sorti de l'eau, dans les conditions ordinaires, le poisson tend à s'altérer assez promptement; il faut le consommer le plus tôt possible. Si l'on veut essayer d'entreprendre sa conservation provisoire, le seul moyen est de recourir au froid. On évitera du reste ici comme avec toute autre viande le contact direct de la glace.

Le poisson frais, c'est-à-dire pris récemment, a des écailles brillantes, les branchies d'un rouge vif, les yeux saillants et brillants, la chair ferme ; il répand une odeur caractéristique.

L'altération du poisson qui n'est plus frais a été jusqu'à présent volontiers incriminée en cas d'accidents morbides consécutifs à l'ingestion du poisson. Mais les réserves formulées d'une façon générale vis-à-vis du processus putréfactif considéré comme cause de l'insalubrité des viandes sont justement applicables en l'espèce. Sans doute on fera bien de s'abstenir de manger du poisson altéré, et surtout du poisson réellement putréfié qui contient selon toute probabilité des ptomaïnes dont quelques-unes sont dangereuses. En mangea-t-on cependant qu'on peut se demander avec Smolensky s'il en résulterait de graves inconvénients ; de fait certaines peuplades font volontiers usage — par goût dit-on — de poisson plus ou moins pourri, sans qu'il s'ensuive aucun accident. On en a observé par contre dans certains cas où le poisson consommé ne paraissait pas altéré. Aussi croyons-nous devoir adopter l'opinion de Smolensky d'après laquelle les syndromes morbides survenant après l'ingestion de poisson reconnaissent le plus souvent, sinon toujours, pour origine une maladie infectieuse dont le poisson vivant était atteint et dont sa chair, ses organes, recèlent le germe, encore peu ou point défini ; d'ailleurs c'est ce dernier (ou sa toxine) qui agit sur l'organisme humain au sein duquel il vient à être introduit et détermine ces troubles variés parfois décrits sous le terme générique d'*ichtyosisme.* Nous n'avons du reste en vue ici que les accidents revêtant surtout l'allure d'une gastro-entérite et qui sont consécutifs à la consommation de poisson non conservé ; nous exposerons ailleurs ce qui a trait à la consommation des conserves de poisson proprement dites.

En dehors des cas où ils contiennent des germes dangereux ou des toxines microbiennes redoutables, les poissons ou plutôt quelques espèces de poissons sont encore susceptibles, même parfaitement frais, de se montrer nocifs pour le consommateur parce qu'ils renferment normalement des poisons cellulaires (leucomaïnes ou toxines physiologiques), soit en permanence, soit à certaines époques (poissons *vénéneux*), et principalement à l'époque du frai. Blanchard, Pellegrin, ont proposé le nom de *Ciguatère* pour les accidents morbides plus ou moins graves qui reconnaissent cette origine. Les poissons vénéneux ne se rencontrent guère en dehors des mers tropicales ou des côtes d'Asie ; il faut citer particulièrement parmi eux ceux du genre Tetrodon. Toutes les parties du corps de ces poissons ne sont sans doute pas dangereuses : mais on ne sait encore au juste à quoi s'en tenir sur la localisation des principes dont il s'agit.

Dans nos régions, au moment du frai, la carpe, le barbeau et le brochet peuvent donner lieu à des effets purgatifs qui ont été attribués aux œufs de ces poissons.

Enfin les poissons sont parfois les hôtes de *parasites* transmissibles à l'homme. Ainsi le brochet nous apporterait souvent la larve d'un ver cestoïde, le Botriocéphale, assez répandu en Suisse et dans les contrées voisines de la Baltique. D'après Zschokke la larve du Botriocéphale se rencontre aussi communément dans le foie de la lotte, de la perche, voire de la truite. Les poissons sont encore parfois envahis par des *Myxosporidies* (sporozoaires) produisant des psorospermies.

Les *Crustacés* qui entrent pour une part quelque peu notable dans l'alimentation sont : les homards, les langoustes, les écrevisses, les crevettes et les crabes. Leur chair forme assurément un mets louable. Cependant son ingestion a parfois amené chez les consommateurs des troubles gastro-intestinaux à l'ensemble desquels on a donné le nom de *Carabisme.* Comme tous les accidents d'origine alimentaire ceux-ci ont été jusqu'à présent presque exclusivement attribués à l'altération *post mortem* des crustacés, qui auraient alors contenu des ptomaïnes putréfactives (Pennetier et Renard, Grancher). En réalité rien n'est moins bien démontré, en dépit de ce fait que les accidents se produiraient surtout dit-on en été et dans les localités où les crustacés ne parviennent qu'après un transport de quelque durée. A. Drouineau incline à attacher grande importance à l'habitat spécial des crustacés, à la manière dont ils vivent et se nourrissent dans chaque cas particulier, autrement dit pensons-nous à l'état de santé ou de maladie de ces animaux : ce seraient les malades qui agiraient d'une façon défavorable sur le consommateur. On s'expliquerait du reste ainsi la rareté relative des empoisonnements alimentaires par les crustacés, lors même qu'ils sont mangés plusieurs jours après leur capture ; et on comprendrait surtout comment se produisent des accidents morbides à la suite d'ingestion de crustacés parfaitement frais, cas observé par exemple avec des écrevisses en 1894 à Epinal et dans quelques localités environnantes. Simon a signalé que des homards suspects d'avoir causé des accidents offraient une inflammation du tube digestif.

**Mollusques.** — Il suffit de citer ici les huîtres, les moules et les escargots, sans parler d'un assez grand nombre de coquillages divers qui se mangent le long des côtes. Voici, d'après Balland, la composition (0/0) des mollusques usuels : les chiffres indiqués prouvent qu'il n'y a pas là de bien grandes ressources alimentaires.

| | Huitres. | Moules. | Escargots. |
|---|---|---|---|
| Eau . . . . . . | 80,50 | 82,20 | 85,00 |
| Matières azotées . | 8,70 | 11,25 | 10,11 |
| — grasses . | 1,43 | 1,21 | 0,72 |
| — extractives | 7,33 | 4,04 | 2,61 |
| Cendres . . . . | 2,04 | 1,34 | 1,50 |

Tout le monde sait que les *moules* amènent assez souvent des accidents morbides plus ou moins graves chez les consommateurs. Dans un grand nombre de cas il s'agit d'une *idiosyncrasie*, c'est-à-dire d'une prédisposition individuelle et de nature inconnue, des personnes malades : celles-ci présentent de l'urticaire, des troubles gastro-intestinaux et même nerveux après avoir mangé des moules parfaitement saines et tout à fait inoffensives pour la plupart des autres sujets. Dans des cas beaucoup plus rares on observe un syndrome bien différent, caractérisé par le développement des manifestations nerveuses (dysphagie, excitation de la motilité, lourdeur de tête, parole difficile, troubles visuels, plus tard paralysie, oppression, algidité) et l'absence presque complète de phénomènes gastro-intestinaux ainsi que d'éruption cutanée ; tels sont du moins les traits principaux du syndrome observé notamment à Wilhemshaven en 1885 et 1887 par Wirchow sur un grand nombre d'individus, dont quelques-uns succombèrent, à la suite d'ingestion de moules recueillies dans un bassin de radoub du port. Il fut démontré que toutes les moules de ce bassin aux eaux stagnantes et malpropres étaient toxiques ; qu'elles perdaient peu à peu cette propriété quand on les installait dans une eau différente ; que des moules inoffensives apportées dans le bassin de radoub y devenaient toxiques (Schmidtmann). Ces moules toxiques sont donc des moules anormales, sinon malades, élaborant une leucomaïne (toxine cellulaire) redoutable, ou renfermant un germe susceptible de produire soit dans la moule soit dans l'organisme humain une toxine des plus actives : la question n'est pas encore tranchée ; il faut se borner à signaler les ressemblances du tableau clinique des accidents avec celui que Van Ermengem attribue sous le nom de *botulisme* à la toxine d'un microbe anaérobie spécial rencontré dans les viandes conservées (à l'abri de l'air). Toutefois s'il y a de grandes analogies, il n'y a pas cependant identité. Mais en tous cas on reconnaîtra qu'aucune des formes morbides que nous venons de signaler ne paraît avoir pour cause la corruption *post mortem* des moules.

Les *huîtres* déterminent bien plus rarement que les moules des accidents morbides chez les consommateurs ; on ne cite guère d'individus présentant en ce qui concerne les huîtres cette idiosyncrasie qui oblige certaines personnes à s'abstenir complètement de moules ; il n'existerait que deux observations d'accidents nerveux consécutifs à l'ingestion d'huîtres (un cas de Brosch, un cas de Casey). Seuls des troubles gastro-intestinaux, parfois à allure cholériforme, ont été signalés de temps à autre (Hameau, Lalesque, Chevron). Il convient d'écarter à ce propos toute idée de propriétés dangereuses dont les huîtres seraient douées pendant la période du frai coïncidant avec la saison chaude. Grancher, Netter ont fait justice de ce préjugé ; les populations côtières mangent pendant tout l'été, habituellement sans inconvénient, des huîtres ou d'autres coquillages que la crainte seule d'une trop prompte corruption sous l'influence de la température élevée empêche d'envoyer au loin. Au surplus les huîtres chargées d'embryons et dites *laiteuses* ou *ardoisées* ont un aspect assez répugnant pour qu'en cet état l'huître ne soit pas consommée. J. Chatin estime aussi qu'on ne saurait manger d'huîtres très malades offrant du *chambrage*, caractérisé par l'odeur nauséabonde que répand le mollusque. On est aussi prévenu de l'existence de quelques maladies de l'huître par un aspect noirâtre, jaune d'ocre, gris verdâtre : on ne confondra pas cette dernière coloration avec la couleur verte des huîtres de Marennes par exemple, qui leur confère au contraire une valeur spéciale.

On tend à penser aujourd'hui que les huîtres causes d'accidents gastro-intestinaux pour les consommateurs sont des huîtres souillées par des eaux très impures et contenant de ce fait un certain nombre de microbes capables de déterminer quelques désordres dans les voies digestives de l'homme. Chantemesse a trouvé des germes variés, et entre autres du B. coli, dans les huîtres vendues à Paris, malgré la phagocytose très active dont les tissus de ces mollusques sont le théâtre (Chatin). Plusieurs observateurs ont fait la même constatation pour des huîtres de diverses provenances, et peut-être doit-on chercher dans cette voie l'explication des troubles gastro-intestinaux quelquefois signalés à la suite d'une consommation d'huîtres.

Depuis quelques années on a voulu en outre considérer l'huître comme susceptible de véhiculer le germe de la fièvre typhoïde à la suite d'un séjour dans des eaux souillées par des déjections de typhoïsants. Cette manière de voir a pris naissance en Amérique (Conn) et en Angleterre (Broadbent); Chantemesse l'a ensuite soutenue chez nous, et récemment Mosny l'a défendue dans un très long travail où l'on trouvera un résumé de tout ce qui a été dit à cet égard. Nous avouons ne pas être absolument convaincus de la justesse de cette hypothèse étiologique, ni surtout de la fréquence de son application, au moins en France. Mosny arrive précisément à cette conclusion qu'un très petit nombre des parcs à huîtres de notre pays sont situés de façon à exposer les mollusques qui s'y trouvent à une contamination vraiment redoutable. Nous nous permettrons donc de penser que le danger de la propagation de la fièvre typhoïde par les huîtres est des plus faibles et ne mérite pas de retenir longtemps l'attention. Ce qui ne nous empêchera pas de souhaiter d'ailleurs que les huîtres ne soient point parquées à l'embouchure des égouts des villes maritimes, comme c'est le cas dans quelques ports.

**Bibliographie.** — Husson : *L'alimentation animale. La viande.* Paris, 1882. — J. Chatin : *La trichine et la trichinose.* Paris, 1883. — E. Richard : *Importation des viandes de porc de provenance américaine* (Trav. du Comité consult. d'hyg. publ. de France, XVI, 1887). — Gærtner : *Ueber die Fleischvergiftung und den Erreger derselben* (Breslauer ärtzliche Zeitschrift, 1888). — Brouardel, Pouchet, Loye : *Accidents causés par les substances alimentaires d'origine animale* (Congrès d'hyg. Paris, 1889). — Polin et Labit : *Etude sur les empoisonnements alimentaires.* Paris, 1890. — Villain et Bascou : *Manuel de l'inspecteur des viandes.* Paris, 1890. — E. Ballard : *On meat infections-food poisoning* (Congrès d'hyg. Londres, 1891). — Villain : *La viande saine.* Paris, 1892. — Hertwig : *Ueber Kochverfahren zum Zwecke der Erhaltung des Fleisches Kranker Thiere als Nahrungsmittel* (D. V. f. ö. Gesundheitspfl., XXIV, 1892). — Van Ermengem : *Recherches sur les empoisonnements produits par de la viande de veau à Moorseele.* Bruxelles, 1892. — A. Drouineau : *Essai critique sur les intoxications alimentaires* (Thèse. Lyon, 1893). — Kœnig : *Die menschlichen Nahrungs und Genussmittel.* Berlin, 1893. — A. Moreau : *Prophylaxie de la tuberculose d'origine alimentaire* (Thèse. Paris, 1894). — E. Leclainche : *La virulence des viandes tuberculeuses* (Revue de la Tuberculose, 1894). — A. Fiquet : *Etude sur les intoxications alimentaires d'origine carnée* (Thèse. Paris, 1894). — Villain : *La viande malade.* Paris, 1894. — Chalibert : *Le carabisme* (Thèse. Bordeaux, 1894). — Springfeld : *Ueber Vergiftungen durch den Genuss von niederen Seethieren vom Standpunkte der Sanitäts-polizei* (D. V. f. ö. Gesundheitspflege, XXVI, 1894). — J. Chatin : *Nocivité des huîtres* (Bull. Acad. de méd., 1896). — H. W. Conn : *The oyster epidemic of typhoid fever at Wesleyan University* (New-York, Med. Record, 1894). — Darde et Viger : *Les intoxications par la viande de veau* (Arch. de méd. milit., XXV, 1895). — E. Vallin

*Les intoxications alimentaires par la viande de veau* (Revue d'hyg., XVII, 1895). — VAN ERMENGEM : *Des empoisonnements par la viande* (Acad. roy. de méd. de Belgique, 1895). — *The Report of the royal Commission on Tuberculosis* (Brit. medical Journal, 1895). — OSTERTAG : *Handbuch der Fleischbeschau*, 2e édit. Stuttgard, 1895. — R. EDELMANN : *Fleischbeschau* (Handb. d. Hyg. de Th. Weyl, III : Iena, 1896). — OSTERTAG : *Ueber allgemeine obligatorische Fleischbeschau* (Deutsch. med. Wochenschrift, 1896). — A. GAUTIER : *Les toxines microbiennes et animales*. Paris, 1896. — VAN ERMENGEM : *Contribution à l'étude des intoxications alimentaires*. Gand, 1897. — POUCHET : *Application de la bactériologie à la médecine légale* (Annales d'hyg., XXXVII, 1897). — MOROT : *De la ladrerie bovine en France* (Recueil de méd. vétérinaire, 1897). — BASENAU : *Weitere Beiträge zur Geschichte der Fleischvergiftungen* (Archiv f. Hyg., XXXII, 1898). — E. RICHARD : *Les viandes ladres* (Revue d'hyg., XX, 1898). — A. DROUINEAU : *Bactériologie des intoxications par la viande* (Archives de méd. milit., XXXII, 1898). — SMOLENSKY : *Les poissons au point de vue hygiénique* (Traduction *in* Revue d'hyg., XX, 1898). — NOCARD et LECLAINCHE : *Les maladies microbiennes des animaux*, 2e édit. Paris, 1898. — SIEGEN, STUBBE, MOROT : *Stérilisation des viandes saisies provenant d'animaux tuberculeux* (Congrès de la tuberculose. Paris, 1898). — GALTIER : *Danger présumé de l'ingestion des viandes tuberculeuses* (Recueil de méd. vétérinaire, 1899). — MOROT : *Réglementation des motifs de saisie dans les abattoirs en France et à l'étranger*. Besançon, 1899. — R. ABEL : *Ueber Kochapparate für bedingt gesundheitsschädliches Fleisch*. (Zeitschr. f. Hyg., XXX, 1899). — MOSNY : *Des maladies provoquées par l'ingestion des mollusques* (Revue d'hyg., XXI et XXII, 1899-1900). — G. PORTET : *Les microbes de la viande. Leur rôle dans les intoxications alimentaires* (Thèse. Toulouse, 1900). — RICHARD ; *Etude sur les intoxications alimentaires* (Thèse. Paris, 1900). — BALLAND : Composition et valeur alimentaire des mammifères, des oiseaux, des reptiles (Revue de l'Intendance, XIII, 1900). — VILLAIN : *Les viandes insalubres*. Paris, 1900. — MOROT : *Les viandes impropres à l'alimentation humaine. Justification des motifs de saisie. Nécessité d'une réglementation uniforme* (Congrès vétérinaire. Paris, 1900).

## Lait et ses dérivés, graisses animales, œufs.

Le lait, produit de la sécrétion mammaire des mammifères femelles, est essentiellement une émulsion de matière albuminoïde (caséine) et de matière grasse dans une certaine quantité d'eau contenant d'ailleurs en dissolution du sucre de lait (lactose), et divers sels, entre autres des phosphates : le tout dans des proportions qui rendent ce liquide absolument propre à servir pendant une période assez longue d'aliment unique et suffisant au nouveau né, voire même à l'adulte d'une façon transitoire et dans des conditions particulières. Le présent chapitre ayant pour objet l'alimentation humaine en général il n'y sera naturellement question que du lait des animaux domestiques qui seul entre pour une part plus ou moins grande à la fois dans l'alimentation de l'homme adulte et aussi dans celle de l'enfant quand la femme ne nourrit pas celui-ci. En raison de cette dernière destination surtout, car il est alors l'aliment nécessaire, sans suppléance possible, volontiers susceptible au surplus par ses moindres modifications de compromettre gravement la santé des nourrissons et de porter ainsi une atteinte irrémédiable à la reproduction de l'espèce, le lait a droit à toute la sollicitude de l'hygiène.

Nous réserverons pour un chapitre ultérieur (HYGIÈNE DE L'ENFANCE) les questions qui ont exclusivement trait à l'allaitement proprement dit des enfants.

Après avoir étudié le lait nous passerons en revue ici ses dérivés les plus directs, la crème et les fromages, puis le beurre, les graisses animales et enfin les œufs.

**Caractères généraux et composition du lait.** — Le lait est un liquide opaque, d'un blanc mat ou très légèrement jaunâtre, d'une odeur spéciale, agréable, ne rappelant pas d'habitude celle de l'animal dont le lait provient (sauf peut-être pour la chèvre) si la traite a été faite avec une grande propreté. La saveur du lait est extrêmement douce. Sa densité à 15° oscille entre 1020 et 1034 suivant diverses circonstances. Sa réaction quand il est frais serait *amphotère* (rougissant le tournesol bleu et bleuissant le rouge), ou plutôt faiblement acide ; avec le temps elle devient de plus en plus acide.

Sous le microscope, la goutte de lait apparaît comme un amas de globules arrondis, de taille inégale, variant de 1 à 20 millièmes de millimètre de diamètre, à contours nets, et très réfringents, comme des corpuscules graisseux, sans nucléole. Ce n'est pas autre chose, en effet, que de la graisse sans membrane d'enveloppe (contrairement à l'opinion ancienne) qui se trouve en suspension dans le liquide incolore.

La composition chimique du lait est assez variable au point de vue quantitatif, d'abord suivant l'espèce, comme le montre le tableau ci-dessous, emprunté à Marfan, et qui résume les analyses de A. Gautier, Gautrelet, Michel, etc.

| | Composition pour 1000. | | | |
|---|---|---|---|---|
| | Caséine | Graisse | Lactose | Sels |
| Lait de femme . . . . . | 15 | 38 | 63 | 2,5 |
| Lait de vache . . . . . | 33 | 37 | 55 | 6 |
| Lait de chèvre . . . . . | 40 | 47 | 43 | 6 |
| Lait d'ânesse . . . . . | 16 | 27 | 60 | 5 |

Les chimistes ne sont pas d'accord sur la manière de considérer la matière albuminoïde du lait ; certains ont soutenu qu'il fallait distinguer une caséine, une albumine, voire une lactoprotéine. Duclaux est d'avis que les réactions sur lesquelles on a prétendu fonder ces distinctions n'ont pas une valeur suffisante. Il y aurait seulement une caséine dissoute et une caséine en suspension, cette dernière étant seule capable de se coaguler.

La matière grasse du lait est constituée comme toutes les graisses par une combinaison d'acides gras et de glycérine, en proportions assez variables. La faible densité de la matière grasse la fait se rassembler et surnager au-dessus de tous les autres éléments quand on laisse le lait au repos : la couche plus ou moins épaisse ainsi formée est la *crème*. Au-dessous d'elle se trouve en premier lieu une couche opalescente, jaunâtre, avec la lactose et la caséine dissoute : puis une masse épaisse, blanche, qui n'est autre que le dépôt de la caséine primitivement en suspension ; au fond du vase vient finalement un mince dépôt pulvérulent de phosphate tricalcique.

D'ailleurs l'absorption proprement dite du lait par l'homme adulte est extrêmement complète ; selon Forster, Uffelmann, on pourrait souvent constater que 9 0/0 seulement de la matière sèche n'est pas absorbée, soit environ 5 0/0 de l'albumine et 4 0/0 de la graisse du lait ingéré.

Le lait de vache est de beaucoup celui qui prédomine dans la consommation générale ; il convient donc d'étudier en détail sa composition et les variations qu'elle offre. Voici d'abord d'après divers auteurs quelle est la composition moyenne (pour 100) :

| ÉLÉMENTS CONSTITUANTS | AUTEURS | | | | | | | |
|---|---|---|---|---|---|---|---|---|
| | Fleischmann | Gorup-Besanez | G. Muller | Gerber | Vernois et Becquerel | Quévenne | Voit | König |
| Eau. . . . . . . . . | 87 25 | 85 70 | 86 46 | 86 23 | 86 41 | 89 81 | 87 10 | 87 40 |
| Matière albuminoïde . . | 3 90 | 5 40 | 4 93 | 3 70 | 5 51 | 3 68 | 4 10 | 3 30 |
| Graisse . . . . . . . | 5 50 | 4 30 | 4 33 | 4 51 | 3 61 | 3 43 | 3 90 | 3 70 |
| Sucre de lait . . . . . | 4 60 | 4 04 | 3 52 | 4 93 | 3 80 | 6 03 | 4 20 | 4 90 |
| Cendres. . . . . . . | 6 75 | 0 55 | 0 73 | 0 61 | 0 65 | » | 0 73 | 0 70 |

Un litre de lait de vache renferme en somme à peu près 10 gr. d'azote et 125 gr. de carbone. Mais on observe des variations notables surtout quant à la proportion de beurre c'est-à-dire de graisse.

La *race* des vaches est un facteur essentiel de la quantité et de la qualité du lait. Les races Hollandaise, Durham, Flamande, donnent plus de 3000 litres de lait par an, la Cottentine 2700, l'Auvergnate 2000, la Bretonne 1600 seulement ; la richesse en matière grasse serait d'autant moindre que l'abondance du liquide est plus grande : avec une vache bretonne il suffit de 20 litres de lait pour obtenir 1 kilogr. de beurre ; avec les vaches flamande ou hollandaise il faut 30 à 35 litres de lait pour faire la même quantité de beurre. Le *mode d'alimentation* influe d'autre part sur l'abondance et les qualités du lait, la proportion d'eau et même la quantité absolue de cette eau étant étroitement dépendante de celle des aliments consommés par les animaux ; toutefois il n'en est pas de même en ce qui concerne la proportion de beurre dans la matière sèche ; cette proportion est surtout affaire d'aptitude individuelle et variera d'un animal à l'autre avec la même nourriture (P. Gay). Il semble que l'emploi des pulpes, des mélasses dans l'alimentation du bétail ne modifie sensiblement à aucun point de vue la sécrétion lactée ; l'usage de drèches augmente la production de lait mais fait baisser la proportion de graisse qu'il contient. Notons encore que le lait est plus riche après le repos qu'après le travail, enfin qu'il présente de petites variations d'une traite à l'autre, voire du commencement à la fin d'une même traite, la proportion de matière grasse allant en augmentant du simple au double, ou plus encore, pendant cette opération. Enfin la quantité du lait diminue quand la période de lactation s'est suffisamment prolongée et les matières fixes subissent un accroissement proportionnel.

La mamelle n'est pas seulement l'organe de la sécrétion lactée ; elle joue aussi jusqu'à un certain point le rôle de simple émonctoire de l'organisme par où celui-ci élimine au besoin un certain nombre de substances qui dès lors se trouvent mêlées au lait. L'origine de ces substances parfois nuisibles remonte soit à l'alimentation défectueuse des femelles laitières, soit à l'absorption par ces bêtes de divers médicaments, soit enfin au développement chez elles d'affections microbiennes. Cette dernière question sera traitée ultérieurement en détail. Nous signalerons seulement ici que les fourrages gâtés, les tourteaux rances, les betteraves pourries, moisies, rendent défectueux, voire nuisible, le lait des bêtes ainsi nourries. D'autre part des vaches traitées par l'arsenic ou ayant ingéré certaines plantes vénéneuses donneraient un lait dangereux.

**Contamination par les microbes saprophytes.** — Théoriquement le lait sort pur de tout germe de la mamelle d'une bête saine. En pratique il est déjà contaminé au moment même de la traite par les microbes venus de l'extérieur et qui pénètrent normalement, de dehors en dedans, jusqu'à une certaine profondeur à l'intérieur des canaux galactophores ; c'est là toutefois une cause de contamination relativement peu importante. Les microbes communément présents dans le lait et dont dépendent la plupart des altérations de ce liquide proviennent surtout de la surface externe du pis, des mains des personnes opérant la traite, enfin des vases servant à recueillir le lait. « Relativement à ces sources de contamination, dit Duclaux, l'air ne compte pour ainsi dire pas, et si on l'accuse si souvent, c'est ou bien que l'on ne se rend pas compte de son peu d'importance, ou bien qu'on veut se dispenser des soins de propreté qu'il est possible de prendre sous prétexte qu'il est inutile de détruire les germes des vases du moment qu'on reste exposé aux germes de l'air. C'est la malpropreté des laitiers et des laiteries qui est la cause à peu près unique des difficultés de conservation du lait. »

La plupart des microbes saprophytes dont le lait se trouve ainsi ensemencé déterminent en effet sa *coagulation*, ou plutôt celle de la caséine, après s'être multipliés avec une extrême rapidité. Miquel trouve par exemple dans du lait, deux heures après sa traite, 9000 germes par c. c. ; le même lait contient, toujours par c. c., 21.750 germes 1 heure plus tard, 36.250 germes 2 heures plus tard, 60.000 germes 7 heures plus tard, 120.000 germes 9 heures plus tard. Freudenreich a observé que du lait recueilli dans de bonnes conditions ordinaires contenait généralement, 2 heures après la traite, 10.000 à 20.000 germes par c. c., nombre qui triple ou quadruple dans les 5 ou 6 heures suivantes, lors même que le lait serait gardé à 15°, température relativement peu favorable à la prolifération microbienne. Celle-ci prend de bien autres allures dès que la température ambiante est un peu élevée. Par exemple, au bout de 15 heures Miquel a trouvé dans un même lait 100.000 germes par c. c. quand la température ambiante était de 15°, et 72.000.000 de germes lorsque la température atteignait 25°. Notons qu'un lait qui contient 100.000 germes et plus par c. c. est encore parfaitement vendable, c'est-à-dire ne tend pas à se coaguler dès qu'on le chauffe un peu.

Les microbes saprophytes du lait peuvent être divisés en deux groupes principaux, selon qu'ils coagulent la caséine par action acide (après transformation du lactose en acide lactique) ou par action alcaline (à l'aide de diastases plus ou moins analogues à la présure provenant de la muqueuse gastrique) : le premier groupe est celui des *ferments lactiques*, le second celui des *ferments de la caséine*.

Les *ferments lactiques*, très nombreux, ne possèdent pas tous des propriétés identiques, et notamment donnent naissance à des quantités d'acide lactique fort différentes; quoi qu'il en soit le lait ne tarde pas à prendre sous leur influence une réaction acide et une saveur aigrelette, puis il se coagule ou « tourne » au bout de quelque temps, quand la proportion d'acide atteint 7 à 8 0/00; en faisant chauffer un peu le lait la coagulation survient même avec une acidité moindre. Selon Freudenreich les germes très divers qui pullulent d'abord dans le lait peu après la traite ne sont pas des ferments lactiques proprement dits, surtout si la température n'est guère élevée, car l'acidification du lait augmente d'abord fort peu ; ce n'est que plus tard ou bien si la température avoisine 25° qu'apparaissent les vrais ferments lactiques, qui dès lors prédominent rapidement sur toutes les autres espèces. Il y a même dans ce fait un indice de l'ancienneté et de l'altération du lait ; on le considérera comme déjà vieux et près de tourner s'il ne renferme guère qu'une espèce microbienne devant la pullulation de laquelle toutes les autres auront dû céder. La fermentation lactique une fois produite s'arrête spontanément parce que l'acide produit est un antiseptique pour les germes et que d'un autre côté ceux-ci sont englobés par la caséine coagulée. Au reste la plupart des ferments lactiques sont détruits à une température d'environ 70° : le chauffage sera donc un moyen efficace de prévenir leur action. Les ferments lactiques le plus communément observés paraissent appartenir au groupe des coli, et proviennent peut-être (indirectement) de l'intestin des animaux. D'ordinaire simples saprophytes, ils seraient en outre susceptibles de devenir pathogènes à la faveur de circonstances jusqu'à présent mal connues. A côté de ces coli (et du B. coli lui-même) il faut mentionner des microcoques et des streptocoques qui se montrent bien plus rarement.

A la fermentation lactique succède parfois dans le lait la fermentation butyrique due au *bacillus butyricus* de Pasteur, anaérobie qui se développe aux dépens de l'acide lactique. Duclaux enseigne qu'il existe d'ailleurs bien d'autres germes donnant accessoirement, par fermentation du sucre de lait, de l'acide butyrique reconnaissable à son odeur de beurre rance. L'origine de ces germes doit être cherchée en dehors de la laiterie; ils sont gênés par l'action des ferments lactiques et se développent de préférence quand ceux-ci ont été détruits dans le lait par un chauffage convenable : les ferments butyriques grâce à leurs spores résistent au contraire très bien à la chaleur.

Enfin le lactose peut encore subir une sorte de fermentation alcoolique sous l'influence de certaines levûres ; c'est ainsi que l'on obtient le *koumys* (fabriqué avec du lait de jument et qui contient à la fois de l'acide lactique, un peu d'alcool (16 à 18 0/0), ainsi que de la caséine moitié peptonisée, incoagulable, moitié à l'état de fins grumeaux) et le *képhyr* où le lactose du lait a subi à la fois la fermentation lactique et une fermentation alcoolique, tandisque la caséine attaquée de son côté par ses ferments ordinaires s'est redissoute après s'être coagulée.

Les *ferments de la caséine* ne se bornent pas en général à faire coaguler (ou « cailler ») le lait; la plupart liquéfient ultérieurement le coagulum et peptonisent la caséine qu'ils rendent ainsi assimilable (dans le tube digestif c'est la *caséase* du suc pancréatique qui redissout la caséine coagulée par la présure) ; en fin de compte les germes en question détruisent la caséine en l'utilisant à leur propre nourriture. De ces ferments, qui sont légion, les uns ne peuvent se développer qu'à l'abri de l'oxygène, les autres sont facultativement aérobies ou anaérobies. Ces derniers se rattachent surtout au groupe du *B. subtilis*, aérobie très répandu dans la nature et entre autres dans le foin, et au *B. mesentericus vulgatus* commun à la surface du sol et dans les excréments des animaux : il y aurait du reste un grand nombre de variétés microbiennes (notamment les tyrothrix) comprises sous ces deux dénominations. Un caractère important de presque toutes ces bactéries peptonisantes du lait est d'avoir des spores susceptibles de résister à la température de 100° ou même à une température un peu plus élevée, contrairement à ce qui se passe pour les ferments lactiques; aussi les ferments de la caséine compliquent-ils la stérilisation du lait par la chaleur.

Lübbert estime que certains ferments de la caséine du genre *B. mesentericus* pourraient devenir pathogènes, au moins pour les enfants ; Lesage a émis une opinion analogue. Il n'est pas impossible que le *B. subtilis* de son côté ne prenne de la virulence.

Ainsi, comme l'observe Marfan, la contamination du lait par les saprophytes n'aboutit pas seulement à altérer ce liquide de manière à lui faire perdre de sa valeur nutritive en modifiant ou même en détruisant une partie de ses matières sucrées et azotées ; il se peut aussi que des germes habituellement inoffensifs acquièrent des propriétés dangereuses et introduisent dans le lait de véritables toxines. C'est là toutefois une question encore mal élucidée et qui reste à l'étude.

Il convient de mentionner pour finir quelques microbes qui déterminent çà et là des altérations très spéciales du lait. On observe parfois des laits qui présentent une coloration anormale : elle est due à des espèces microbiennes chromogènes. C'est ainsi que le *lait bleu* est produit par le *B. cyanogène* étudié par Gessard. Le *lait rouge* contient le *micrococcus prodigiosus* si la coloration se manifeste sous forme de taches, le *B. lactis erythrogenes* si elle s'étend à toute la masse du liquide. — Le *lait filant* ou visqueux devrait cet aspect soit à un microcoque décrit par Schmidt Mühlheim, soit à des *actinobacters* signalés par Duclaux, soit même à d'autres germes encore. Le *lait amer* est rendu tel par un grand nombre de bactéries qui sont d'autre part des ferments de la caséine. Tous ces laits, cela va sans dire, seront écartés de la consommation. Les laiteries où ils apparaissent devront être soigneusement désinfectées pour éviter une contamination indéfinie.

**Contamination par les microbes pathogènes.** — Nous avons dit tout à l'heure que certains germes ordinairement saprophytes pouvaient acquérir dans le lait, à la faveur de circonstances encore mal connues, des propriétés pathogènes susceptibles de causer des accidents morbides chez les consommateurs. On rencontre en outre parfois dans le lait divers microbes régulièrement pathogènes provenant soit accidentellement du milieu extérieur (surface de la mamelle ou des pis, objets environnants, mains des gens employés à la traite, etc.), soit plutôt de l'organisme même de la femelle laitière atteint alors d'une affection dont le microbe pathogène présent dans le lait constitue l'agent. Ce dernier cas étant le plus fréquent, c'est surtout à la suite d'une souillure ayant cette origine que le lait devient suspect de servir à la transmission de maladies infectieuses. La mamelle ne représente du reste peut-être pas à proprement parler un émonctoire physiologique de l'organisme au point de vue microbien ; il semble, notamment d'après les expériences de Basenau et celles de Basch et Weleminsky, que les microbes en circulation au sein de l'organisme, dans le sang, ne s'éliminent par la mamelle que s'ils créent une lésion de cette glande, tout au moins à son niveau une lésion (parfois hémorrhagique) de la paroi des vaisseaux qui leur permet de passer dans les canaux galactophores. Malheureusement en pratique il ne faut pas compter reconnaître toujours l'existence de ces lésions mammaires : elles échappent à l'examen clinique quand elles ne sont pas déjà très développées et par suite on devra d'une façon générale se méfier du lait de toute femelle laitière offrant une maladie infectieuse transmissible à l'homme.

**Tuberculose.** — Au premier rang de ces infections, en raison de sa fréquence parmi les bêtes laitières, il convient de nommer la *tuberculose*. La présence du bacille tuberculeux dans le lait des vaches atteintes de tuberculose a été maintes fois constatée, quoique d'ailleurs le fait soit loin d'être la règle, à s'en tenir à la proportion des résultats positifs obtenus respectivement par divers auteurs comme suite de l'inoculation à des cobayes ou à des lapins du lait des vaches tuberculeuses. Voici quelques chiffres à ce sujet :

| | | | | |
|---|---|---|---|---|
| May (1884) inocule le lait de 6 vaches tuberculeuses et obtient 1 résultat positif. | | | | |
| Hirschberger (1889) | — 20 vaches | — | 11 résultats | — |
| Ernst (1889) | — 37 vaches | — | 10 résultats | — |
| Bang (1890) | — 28 vaches | — | 1 résultat | — |
| Bang (1891) | — 58 vaches | — | 9 résultats | — |

Citons encore la découverte par Ernst (1895) du bacille tuberculeux dans 19 échantillons de lait sur 36 provenant de vaches tuberculeuses. L. Rabinowitsch et Kempner (1899) injectant le dépôt des laits centrifugés provenant de 15 vaches tuberculeuses s'aperçoivent que 10 de ces laits contenaient du bacille tuberculeux. Enfin Delepine (d'Edimbourg, 1898) dit avoir constaté l'existence du bacille dans le lait de vaches tuberculeuses au moins 1 fois sur 4. Il est extrêmement probable que la principale raison des divergences d'estimation de la fréquence de la contamination spécifique en question doit être cherchée dans le plus ou moins de développement de la tuberculose chez les vaches dont on examine le lait, et spécialement dans le fait que la mamelle est ou non le siège de lésions tuberculeuses apparentes. Ainsi en ce qui concerne les observations citées plus haut de May, le seul résultat positif a été obtenu avec le lait de la seule vache dont la mamelle eut été reconnue tuberculeuse; en 1884 Bang trouve presque toujours le bacille tuberculeux dans le lait des vaches dont la mamelle contient des tubercules, très rarement en cas contraire : les 28 vaches tuberculeuses avec le lait desquelles il fait en 1890 des inoculations qui n'aboutissent qu'à 1 résultat positif avaient des mamelles saines ou paraissant telles. De même les 9 résultats positifs obtenus par Bang en 1891 correspondent pour la plupart aux vaches dont la tuberculose était la plus avancée, et notamment à 3 vaches dont les mamelles furent reconnues tuberculeuses à l'autopsie. Sur les 20 vaches de Hirschberger, 5 qui étaient tuberculeuses à un haut degré donnèrent 4 résultats positifs, 6 qui étaient moyennement tuberculeuses donnèrent 4 résultats positifs, et 9 qui étaient très peu tuberculeuses n'en donnèrent que 3. Toutefois Ernst prétend n'avoir eu entre les mains pour ses expériences que des laits provenant de vaches chez lesquelles il n'y avait point de tuberculose de la mamelle : cela est assez surprenant étant donnée la forte proportion des cas où l'observateur américain a décelé le bacille tuberculeux dans le lait. Il y avait des lésions de la mamelle chez 5 des vaches de Rabinowitsch et Kempner; notons que ces observateurs ont centrifugé les laits qu'ils examinaient.

Naturellement il ne suffit pas qu'un lait contienne des bacilles tuberculeux pour qu'il contagionne à coup sûr les personnes qui le consommeront. Ici comme à propos des viandes d'animaux tuberculeux une distinction profonde s'impose entre les effets de l'inoculation et ceux de l'ingestion : celle-ci aboutit beaucoup moins souvent que la première à un résultat positif. Ernst (1889) nourrissant 12 veaux avec du lait de vaches tuberculeuses obtient 5 résultats positifs, et 2 sur 5 cochons; au cours d'une autre série d'expériences du même genre (1895) 2 lapins sur 48 deviennent tuberculeux ainsi que 8 veaux sur 21 et 5 cochons de lait sur 12. Avant cela Gerlach, Bollinger, Bang étaient également parvenus à rendre tuberculeux quelques animaux nourris pendant assez longtemps de lait renfermant du bacille tuberculeux. En pareil cas on réussit d'autant mieux à contagionner les animaux en expérience que le lait qu'ils absorbent contient un plus grand nombre de bacilles et vient par suite surtout de vaches atteintes de tuberculose mammaire. Aussi Straus, Nocard, considèrent-ils comme pratiquement peu dangereuse la consommation du lait de vaches chez lesquelles la tuberculose a respecté la mamelle, organe dont l'envahissement est au surplus assez rare selon Nocard, moins d'après Bang : à vrai dire le diagnostic de cette lésion est difficile, au moins au début.

Quoi qu'il en soit on ne rapporte guère de cas de tuberculose humaine incontestablement attribuables à la consommation de lait tuberculeux (Straus). L'infection tuberculeuse de l'homme par la voie digestive rencontre il est vrai d'une façon générale de grandes difficultés. Mais d'ailleurs le lait consommé couramment se présente la plupart du temps dans des conditions de nature à atténuer de la manière la plus sérieuse la virulence dont il pourrait être doué; ce lait est en effet presque toujours un mélange du produit de plusieurs vaches, et si quelques-unes d'entre elles présentent de la tuberculose de la mamelle leur lait contaminé sera dilué par celui des vaches saines : en fin de compte les bacilles tuberculeux seront relativement peu abondants dans le lait tel qu'il est vendu. Or le nombre des germes tuberculeux que contient le lait importe notablement aux conséquences de son ingestion, voire de son inoculation ; même en employant ce dernier procédé (le meilleur) pour infecter les animaux avec du lait contenant du bacille tuberculeux, Bollinger, Gerlach, Friis échouent dès que le lait en question a subi une certaine dilution (à 1/40 en général); c'est là du reste une application d'un fait absolument général en matière d'infection microbienne. Aussi, malgré la fréquence de la tuberculose chez les bovidés, on ne tuberculise pas souvent les cobayes auxquels on injecte, sans le centrifuger, le lait du commerce. On trouve également là une des raisons de la rareté des faits cliniques susceptibles de témoigner en faveur d'une infection tuberculeuse ayant pour origine l'ingestion de lait spécifiquement contaminé.

Bien entendu les consommateurs du lait d'une seule et même vache ne doivent plus compter sur une dilution protectrice au cas où la vache qui leur sert deviendrait tuberculeuse; les quelques exemples de tuberculose humaine attribuée à l'usage d'un lait infectieux concernent précisément des personnes consommant le lait d'une seule vache, laquelle était tuberculeuse.

Finalement, encore que l'on possède des observations d'ingestion prolongée de lait tuberculeux sans tuberculose consécutive, il convient en général de se mettre à l'abri d'une contamination tuberculeuse possible en soumettant régulièrement le lait à un chauffage convenable : c'est une précaution des plus utiles. Nous dirons tout à l'heure comment on devra la prendre.

**Autres infections.** — En dehors de la tuberculose les maladies infectieuses dont les bêtes laitières sont parfois atteintes n'ont pour la plupart pas très grande importance au point de vue de la qualité sanitaire du lait, soit que ces maladies ne se manifestent pas fréquemment, soit qu'elles aient d'abord pour résultat de tarir la sécrétion lactée, soit enfin que leurs germes n'aient point de tendance à passer dans le lait. Toutes ces circonstances doivent être rappelées en ce qui concerne la contamination du lait par le bacille du *charbon*, capable de passer dans le lait d'après Chambrelent et Moussous, au contraire de ce qu'ont observé Bach et Weleminsky; du reste on ne connaît pas de fait de transmission du charbon à l'homme par le lait.

La *rage* d'après Pasteur et Roux serait très rarement susceptible de rendre un lait dangereux.

Les *mammites suppurées* sont l'occasion de l'apparition dans le lait de streptocoques virulents dont la présence fera rejeter le lait de la consommation : ces germes ont peut-être un rôle dans certaines entérites infantiles.

La *fièvre aphteuse* des vaches rend volontiers le lait de ces dernières capable de transmettre la maladie en question aux consommateurs. C'est un fait connu depuis longtemps, à l'appui duquel Proust a rassemblé de nombreuses observations. Pourtant, quoique la maladie soit assez répandue parmi les bestiaux, l'homme n'en est pas souvent atteint. La contamination est certainement possible, disent Nocard et Leclainche ; mais l'organisme humain offre d'habitude un terrain peu favorable au développement du virus aphteux. Celui-ci n'existe d'ailleurs dans le lait que grâce aux aphtes qui se trouvent sur les trayons des bêtes laitières; si l'on prenait de grandes précautions pour effectuer la traite, la contamination du lait n'aurait pas lieu ; mais il est plus simple et plus sûr d'avoir recours au chauffage du lait pour détruire le virus.

Gaffky a rapporté que le lait d'une vache atteinte d'*entérite infectieuse* hémorrhagique détermina une entérite infectieuse à allures graves chez trois personnes qui avaient bu de ce lait sans le faire cuire. Dans les selles des malades comme dans les déjections de la vache on décela un *B. coli* très virulent qui sans doute était venu contaminer le lait au cours de la traite effectuée avec trop peu de soins.

En Angleterre on a beaucoup parlé depuis quelques années de transmission de la *scarlatine* par le lait; Klein et Power ont même prétendu que les vaches pourraient être atteintes de cette affection, opinion réfutée par Albert et par Crookshank. S'il est vrai que des épidémies de scarlatine puissent sévir exclusivement sur la clientèle de certains laitiers, c'est sans doute que dans les fermes d'où provient le lait il y a des scarlatineux (convalescents) employés à sa manipulation (Dornblüth, Müller) : d'où une contamination possible du lait.

Théoriquement le même phénomène pourrait avoir lieu avec la *diphtérie;* en Angleterre Klein, Thorne-Thorne, etc. ont cité des cas dont ils s'expliquent ainsi l'étiologie; des observations plus démonstratives seraient nécessaires pour adopter cet avis.

La *fièvre typhoïde* aurait été réellement propagée par le lait, d'abord d'après de nombreux médecins anglais, puis aussi au témoignage de quelques médecins français. On a constaté que certaines séries de cas de fièvre typhoïde comprenaient exclusivement les consommateurs du lait de telle ou telle ferme où une personne avait eu peu auparavant la fièvre typhoïde. Souvent c'est l'eau de la ferme, infectée par les matières fécales du malade et employée à laver les récipients du lait ou même à frauder celui-ci, qui a été accusée d'avoir servi d'intermédiaire entre le typhoïsant et le lait. Il se peut aussi que ce rôle ait été joué par des personnes s'occupant alternativement du malade et de la manipulation du lait, sans prendre des soins de propreté suffisants.

Des faits analogues en ce qui concerne le *choléra* doivent être prévus lors d'une épidémie de cette affection.

Sans contredit toutes les contaminations que nous venons de passer en revue ne se produisent qu'exceptionnellement, grâce à un concours de circonstances qui ne saurait se réaliser que par hasard de temps à autre. Mais du moment où la chose est possible, il est bon de se précautionner en conséquence, d'autant que rien n'est plus simple comme nous le verrons.

**Falsifications et expertise**. — Le lait est l'objet de deux grandes falsifications; l'une l'*écrémage* consistant à lui enlever une partie de sa matière grasse rassemblée sous forme de crème, l'autre le *mouillage* consistant à l'additionner d'eau; l'écrémage et le mouillage peuvent être combinés. Naturellement il est toujours très fâcheux, et pour tout le monde, même au point de vue exclusivement sanitaire, de recevoir une substance alimentaire frauduleusement privée des éléments nutritifs sur lesquels on croit pouvoir compter. En ce qui concerne le lait la chose revêt un caractère particulier de gravité puisque c'est souvent l'aliment unique et indispensables de certaines personnes, des enfants, des malades. De plus le mouillage s'opère parfois à l'aide d'une eau renfermant des germes offensifs, soit pour le lait (c'est même le cas habituel), soit directement pour le consommateur. L'expertise sommaire d'un lait doit révéler ses falsifications et permettre d'une façon générale de juger de sa valeur alimentaire; dans ce but on déterminera approximativement l'ancienneté du lait, c'est-à-dire son état de conservation provisoire ou d'altération, puis sa richesse en graisse, ainsi que la présence des matières étrangères dont il arrive qu'il soit additionné. Au besoin on aura recours à l'analyse complète du lait, c'est-à-dire au dosage de tous ses éléments. Nous insisterons seulement ici sur les procédés d'expertise les plus simples et les plus rapides.

Examen préliminaire. — Il ne faut pas manquer d'examiner d'abord un lait à l'œil nu, de se rendre compte ainsi de sa couleur (bleuâtre en cas de mouillage); d'apprécier ensuite son odeur et son goût. Une goutte de lait versée sur une assiette ou sur l'ongle s'étale si le lait a été mouillé, au lieu de rester arrondie; tombant sur l'eau, elle se diffuse à la surface au lieu de plonger. Un examen microscopique même assez rapide pourra fournir des renseignements utiles : à un grossissement de 300 diamètres on aperçoit les globules graisseux, très réfringents, très nombreux, serrés les uns contre les autres avec un lait normal, plus clairsemés si le lait est écrémé ou mouillé; d'autre part on constatera à l'occasion la présence de matières solides étrangères dans le lait, celle de globules de pus, et même de divers microbes.

Enfin on prend la densité du lait au moyen d'une sorte d'aréomètre, le *lacto-densimètre* de Quevenne, dont la principale graduation donne les deux derniers millièmes du chiffre de la densité (30 signifie 1030); la densité doit être prise à une température voisine de 15°. Il faut bien se dire que la densité à elle seule ne donne pas grand renseignement sur les falsifications dont le lait a pu être l'objet; car pour masquer un écrémage qui aurait augmenté la densité, il suffit d'ajouter de l'eau au lait, ce qui agit en sens inverse, en sorte que le liquide se trouve à peu près ramené à la densité normale du lait tout en étant extrêmement pauvre en matière grasse. Cette dernière doit être dosée pour savoir si un lait offrant une densité normale (1032 en moyenne) n'a pas cependant été falsifié comme il vient d'être indiqué.

Recherche de l'ancienneté du lait. — On comprend d'après ce que nous avons dit plus haut qu'il est bon de pouvoir déterminer approximativement depuis combien de temps un lait a été recueilli, ou plutôt de savoir à quel degré sont parvenues les altérations qui se sont peu à peu produites depuis lors dans le lait. Le microscope montrera si déjà les espèces microbiennes multiples qui peuplent d'abord le lait quelques heures après la traite ont cédé la place presque complètement à une espèce unique, ferment lactique dont la pullulation va bientôt entraîner la coagulation du lait par action acide. On recherchera quelle est la réaction du lait, d'autant plus acide qu'il est recueilli depuis plus longtemps et conservé dans de mauvaises conditions. On peut aussi soumettre le lait à l'épreuve de la chaleur ; un lait qui n'est pas trop altéré supporte pendant un quart d'heure la température de 35°, ou pendant 5 minutes l'ébullition sans se coaguler.

Lezé conseille l'épreuve de la présure : on prend 100 c. c. de lait que l'on porte à 35° au bain-marie, et on y ajoute $0^{cc},1$ de présure diluée dans 9 fois son volume d'eau (soit 1c.c. de présure ordinaire commerciale); on note exactement le temps qui s'écoule entre cette addition et la coagulation consécutive; avec une bonne présure les laits normaux se coagulent en 3 ou 4 minutes; un lait qui se coagule plus vite ou plus lentement sera considéré comme suspect : les laits écrémés, mouillés, bouillis, pasteurisés se coagulent plus lentement, les laits altérés par les ferments lactiques se coagulent plus vite.

Il est plus précis de faire un dosage acidimétrique : dans du lait additionné de phénolphtaléine on verse une solution déci-normale de soude jusqu'à teinte rouge persistante indiquant une neutralisation complète de l'acidité. Vaudin a montré que le carmin d'indigo se décolorait d'autant plus vite dans le lait à une température donnée que ce lait contenait plus de germes aérobies absorbant l'oxygène; avec un lait normal à la température de 15° la coloration doit persister au moins 12 heures, et 4 heures à la température de 20° ou à une température un peu supérieure.

Dosage de la matière grasse. — L'emploi des *lactoscopes* au moyen desquels on prétendait déterminer approximativement la richesse des laits en matière grasse en comparant leurs opacités est aujourd'hui abandonné.

On fait encore usage du *crémomètre* de Chevalier indiquant la quantité de crème qui se rassemble en 24 heures à la surface du lait. L'appareil est une éprouvette de 38 millimètres de diamètre intérieur qui porte vers sa partie supérieure un trait marqué 0 au-dessous duquel l'éprouvette est divisée en 100 parties égales. Le lait est versé dans l'éprouvette jusqu'au trait marqué 0, et après 24 heures de repos à une température d'environ 12° on vient lire à combien de divisions à partir du 0 correspond la hauteur de la crème. On a ainsi en centièmes la richesse du lait en crème. Un bon lait présente 10 à 15 centièmes de crème ; au-dessous de 8 centièmes on sera certain d'avoir affaire à un lait écrémé (Duquesnel). Le procédé demande trop de temps, il ne s'applique pas au lait bouilli ; de plus, la montée de la crème est influencée par des causes nombreuses qui rendent les résultats assez variables.

Dans le commerce on a recours au *procédé Babcock-Gerber*, qui permet de doser en quelques minutes la matière grasse avec une approximation suffisante pour la pratique courante ; on traite le lait par l'acide sulfurique pur et concentré (de densité 1,82) et on soumet le mélange à la centrifugation qui provoque l'agglomération immédiate des globules graisseux isolés de la caséine dissoute par l'acide ; en opérant la centrifugation dans un tube gradué on mesure aussitôt le volume de matière grasse obtenu.

Le *procédé Ramschen-Fouard* permet de se passer de la centrifugation. Dans un ballon de 50 à 60 c. c. à col long, gradué en c. c. et dixièmes de c. c., on introduit, dit Lezé, 36 c. c. de lait et 10 c. c. du mélange ci-après :

| | |
|---|---|
| Potasse caustique . . . . . . . . | 8 gr. |
| Ammoniaque pure du commerce. . | 10 c. c. |
| Alcool éthylique . . . . . . . | 55 c. c. |
| Alcool amylique . . . . . . . | 15 c. c. |

complété à 100 c. c. avec de l'ammoniaque. On chauffe le tout au bain-marie presque bouillant en agitant le flacon pour faciliter l'agglomération des globules gras qui est terminée au bout de 12 ou 15 minutes ; on verse avec précaution de l'eau chaude sur les parois du col gradué pour y faire monter cette matière grasse. Soit $v$ le volume lu sur la graduation aux environs de 40°, le ballon étant plongé dans un bain-marie tiède, le poids de la matière grasse par litre égale 25 fois ce volume, 1 c. c. représentant 1 gr.

Le *procédé Marchand* est fondé sur la faible solubilité de la matière grasse dans un mélange de lait alcalinisé, d'éther et d'alcool. Voici comment on opère au laboratoire municipal de Paris. Dans un tube (*lactobutyromètre*) de 1 c. de diamètre, divisé en 100 c. c. et en dixièmes de c. c. on verse exactement 10 c. c. de lait, puis 20 c. c. du mélange suivant :

| | |
|---|---|
| Alcool à 90°. . . . . . . . . . . | 500 c. c. |
| Ether lavé et séché . . . . . . | 500 c. c. |
| Ammoniaque pure (densité 0,920) . | 5 c. c. |

On bouche et on retourne plusieurs fois le tube pour mélanger doucement. Enfin on place le tube dans l'eau à 43° ou 44° jusqu'à ce que la couche qui se forme à la partie supérieure n'augmente plus : on lit alors le nombre $n$ de c. c. qu'elle occupe. A chacun correspond un poids de 2gr,33 de beurre par litre de lait. Une partie du beurre est restée dissoute dans le mélange éthéro-alcoolique ;

elle correspond à 10gr,10 par litre de lait. Finalement on trouve le poids de matière grasse contenue dans un litre de lait examiné au moyen de la formule : 10gr,10 + $n \times$ 2gr,33. Les résultats cessent d'être bons avec des laits très pauvres en graisse, ou au contraire très riches. Le procédé n'est du reste pas applicable au lait bouilli.

Le *procédé d'Adam* préféré par Duclaux, par Heret est, d'après Villiers et Collin, inférieur au procédé Marchand tel qu'il vient d'être décrit : le procédé Adam demande en tous cas plus de temps ; son principe est le même, mais l'appareil employé (*galactotimètre*) est plus compliqué et d'un maniement assez délicat. Cet appareil (fig. 146) se compose d'une ampoule de verre continuée par un tube cylindrique fermé par un robinet ; un trait placé en haut du tube cylindrique mesure 10 c. c. à partir du robinet ; un autre trait vers le milieu de l'ampoule mesure 32 c. c. à partir du robinet. Ce dernier étant ouvert, on fait monter par aspiration 10 c. c. de lait dans l'appareil, puis on verse par en haut une solution éthéro-alcoolique (mélange de 100 vol. d'alcool ammoniacal à 75° et de 105 vol. d'éther pur à 65°) jusqu'au trait de 32 c. c. On bouche le haut du galactotimètre et on mélange doucement les liquides qu'il contient ; puis on laisse le tout au repos 5 minutes : une couche de matière grasse se rassemble pendant ce temps à la partie supérieure. On évacue toute la couche inférieure, ou à très peu près, par le robinet, et on remplace plusieurs fois le liquide évacué par de l'eau distillée que l'on fait couler sur les parois intérieures de l'appareil de manière à bien les laver. Enfin on laisse couler la couche grasse dans une capsule à fond plat, on évapore, on dessèche à 100°, et on pèse.

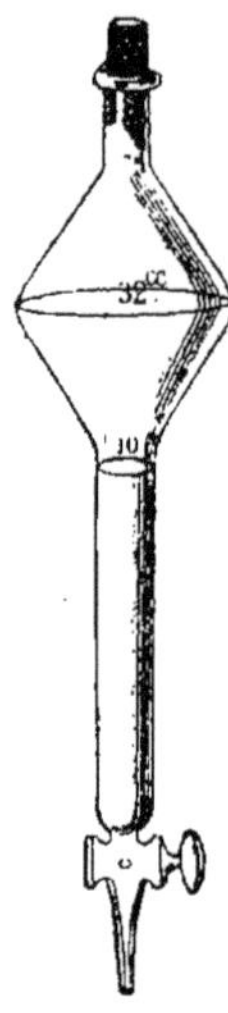


Fig. 146. *Galactotimètre d'Adam.*

Détermination du mouillage. — La détermination du mouillage est chose des plus délicates quand on ne dispose pas comme terme de comparaison d'un échantillon non falsifié du lait soumis à l'analyse : or c'est le cas le plus fréquent. Il faut souvent alors doser un grand nombre des éléments du lait et se baser pour les laits mélangés sur les moyennes ci-dessous que, d'après le Conseil d'hygiène et le Laboratoire municipal de Paris, doit présenter un lait pour 100 parties en poids.

| | |
|---|---|
| Densité à 15° | 1033 |
| Crémomètre | 10° |
| Extrait | 13 |
| Beurre | 4 |
| Sucre de lait | 5 |

D'autre part, on indique comme chiffres minima quel que soit le lait :

| | |
|---|---|
| Extrait | 11,50 |
| Beurre | 3,00 |
| Sucre de lait | 4,50 |

Si l'on a affaire à un lait simplement mouillé on pourra calculer (surtout avec un échantillon de comparaison non falsifié) la proportion d'eau ajoutée d'après la considération du poids de l'extrait diminué de celui du beurre (Villiers et Collin). L'extrait se dose en évaporant à 95° pendant 8 heures 10 c. c. de lait dans une capsule de platine.

Selon Villiers et Collin on pourrait déceler le mouillage d'un lait et reconnaître jusqu'à un certain point dans quelle proportion cette falsification a eu lieu au moyen de l'examen au réfractomètre du pouvoir réfringent du petit lait (liquide séparé du coagulum obtenu par action acide), pouvoir sensiblement constant dans les laits normaux et correspondant en général à 40 ou 41 divisions de l'oléo-réfractomètre d'Amagat et Jean ; avec une addition de 5 0/0 d'eau seulement au lait on n'aurait plus que 38 divisions.

**Assainissement et conservation provisoire du lait.** — Les mesures à prendre pour que le consommateur dispose finalement d'un lait *salubre* peuvent être *préventives* ou *réparatrices* : les premières ont pour but de permettre de recueillir un lait dans des conditions qui le mettent à l'abri de toute contamination microbienne ; les secondes visent essentiellement à annihiler les conséquences prochaines de cette contamination quand elle s'est produite, et d'ordinaire en détruisant les germes qui existent dans le lait. Les mêmes mesures assurent la conservation provisoire du lait, toujours si susceptible de s'altérer très promptement. Nous n'aurons du reste pas en vue ici la *stérilisation* proprement dite, complète du lait, telle qu'elle s'impose quand il s'agit de l'allaitement des très jeunes enfants : cette question spéciale nous paraît devoir être plutôt exposée dans le chapitre Hygiène de l'enfance, car elle n'intéresse aucun autre groupe que le groupe infantile.

La première condition à la salubrité du lait est de n'utiliser pour sa production que des bêtes dans un état de santé irréprochable. On doit actuellement se préoccuper surtout de n'avoir pas affaire à des vaches entachées de tuberculose ; l'arrêté du 28 juillet 1888 proscrit en France la vente et l'usage du lait provenant d'animaux tuberculeux ; on vérifiera donc à l'aide de la tuberculine, comme le recommandent Bang et Nocard, l'état même des moins suspectes en apparence de ces bêtes, et on écartera des étables où se récolte le lait toutes les vaches qui auront réagi à l'inoculation. Les vaches saines seront ainsi protégées contre la contagion ; on ne cessera pas d'ailleurs de les surveiller, de manière à ne pas faire usage momentanément de leur lait si elles venaient à être atteintes de quelque autre affection (fièvre aphteuse, mammites non spécifiques, entérite, voire troubles digestifs un peu graves). D'autre part les vaches laitières recevront une nourriture convenable et seront logées dans de bonnes étables.

En second lieu le lait sera recueilli avec la plus scrupuleuse propreté, laquelle doit s'étendre aux personnes, aux animaux et aux choses. En ce qui concerne les personnes employées à la traite ou aux manipulations quelconques du lait, leur état de santé même ne saurait être indifférent; on ne tolérera pas qu'elles soient atteintes d'une maladie infectieuse, ou récemment convalescentes d'une de ces maladies, ou encore en rapports avec une personne qui en serait atteinte. Tout malade diphtéritique, scarlatineux, typhoïdique pouvant être l'occasion d'une contamination directe ou indirecte du lait, des précautions rigoureuses seront prises pour éviter que ce fait ne se réalise : l'isolement du malade est nécessaire s'il est impossible de l'éloigner de la ferme ou de la laiterie. D'autre part le personnel employé à la traite aura les mains très propres et revêtira utilement un vêtement spécial pour se livrer à cette opération, au moment de laquelle les trayons des vaches seront d'ailleurs lavés avec une eau savonneuse tiède, car ils sont presque fatalement souillés de boue, d'urine, de matière fécale, si bien tenus que soient les animaux et les étables. « Le premier lait extrait du pis sert parfois à laver celui-ci et les mains qui l'expriment, dit Vallin..... Le lait couvre tout de sa blancheur perfide, et nous buvons de confiance. » Vallin demande avec raison que la traite n'ait pas lieu à l'étable, au-dessus de la litière, mais dans une salle exclusivement employée à cet effet. Les premiers jets de lait sortis du pis seront mis de côté. On atténuera de la sorte très notablement la souillure microbienne du lait et aussi cette souillure banale signalée çà et là par Soxhlet, Renk, Uhl, Plaut, Mazza et Gavelli, et caractérisée par la présence dans certains laits, très malproprement recueillis, de débris et poussières de toutes sortes.

Après la traite, le lait collectionné dans des récipients bien lavés, ébouillantés ou passés à la vapeur d'eau à 100°, sera placé dans des locaux spéciaux agencés de manière à être aisément maintenus très propres : des carrelages, des murs couverts de peinture vernissée sont indiqués ici. Le lait sera d'ailleurs rapidement refroidi et maintenu à basse température, circonstance très défavorable à la pullulation des espèces microbiennes présentes malgré tout dans le lait. et dont le développement finit par amener l'altération de ce précieux liquide.

En France on « coule » d'ordinaire le lait à travers des tamis très fins, souvent un morceau de mousseline, ce qui enlève au liquide la presque totalité des impuretés grossières signalées parfois en si grande quantité dans le lait par les auteurs étrangers. Les laiteries danoises filtrent volontiers le lait à l'aide du gravier, seule matière qui ne s'encrasse pas trop vite et se lave assez facilement; Dunbar constatant que cette filtration reste sans grand effet sur la teneur microbienne du lait trouve le procédé bien compliqué pour le résultat obtenu. La centrifugation n'est guère préférable : elle permet de nettoyer parfaitement le lait sans en modifier la constitution, au moins avec certains appareils, mais le lait centrifugé ne contient pas un nombre de germes beaucoup plus faible que le lait filtré sur le gravier.

Si toutes les précautions indiquées plus haut soit en ce qui concerne l'état sanitaire des bêtes laitières soit en ce qui concerne la traite du lait n'ont pas été observées — et c'est malheureusement aujourd'hui le cas habituel — il convient de traiter le lait de manière à le débarrasser sinon de tous les germes dont il est souillé, du moins de ceux qui sont susceptibles ou de nuire directement au consommateur (germes pathogènes) ou de déterminer une très prompte altération de l'aliment (ferments lactiques).

C'est essentiellement la *chaleur*, telle qu'on la fait communément agir en opérant la *cuisson* du lait, qui permettra d'obtenir ce double et très important résultat, supprimant d'une part tout danger d'infection pour les consommateurs, rendant possible d'autre part une conservation provisoire du lait : et cela sans trop modifier la constitution de celui-ci ni ses qualités naturelles. Effectivement il n'est pas besoin d'atteindre à une très haute température pour détruire ou du moins rendre inertes les microbes pathogènes et les ferments lactiques habituels du lait. La plupart de ces derniers, dit Duclaux, succombent au voisinage de 70°. Il ne faut pas aller beaucoup plus loin pour faire subir le même sort aux germes pathogènes ; le bacille tuberculeux, qui résiste le mieux parmi ceux que l'on rencontre un peu communément, ne paraît pas survivre à la température de 70° prolongée pendant 30 minutes (Morgenroth), ou de 75° pendant un quart d'heure (Bitter, Bang), ou enfin à l'ébullition maintenue 4 ou 5 minutes d'après les expériences les plus récentes de Morgenroth.

C'est donc à bon droit que Soxhlet a insisté sur la garantie qu'offre contre tout danger d'infection le lait « cuit à la façon ordinaire » dans une casserole, c'est-à-dire par un procédé à la portée de tout le monde et qui se trouve tout au moins convenir parfaitement pour les adultes, comme nous l'avons fait remarquer dans un autre ouvrage (J. Arnould). Rappelons que nous n'avons point en vue ici la stérilisation complète du lait, s'étendant aux ferments si résistants de la caséine, et à laquelle il faut recourir quand il s'agit d'allaitement des jeunes enfants ou de conservation assez prolongée du lait. Au surplus il convient de répéter que lorsqu'on chauffe le lait il « monte » vers 75° ou 80° avant de bouillir ; pour obtenir l'ébullition véritable et la température de 100°, il faut briser la membrane de caséine soulevée au-dessus du liquide et continuer quelques instants le chauffage. Rien de plus simple, partant de plus pratique, en même temps que de très efficace, surtout si le lait est cuit peu de temps après la traite. Après la coction il est bon de refroidir assez rapidement le lait qui n'est pas aussitôt consommé. Sans doute le lait cuit à plus de 70° prend un goût différent du lait cru : mais la chose ne nous paraît pas avoir le plus souvent d'inconvénient notable.

On peut procéder de deux autres manières au chauffage du lait pour prévenir les conséquences générales et prochaines de sa contamination par les microbes. La première de ces méthodes consiste à chauffer pendant un certain temps le lait au *bain-marie* bouillant : le lait est ainsi porté à 95°. C'est la méthode de Soxhlet qui s'applique surtout à l'allaitement et sur laquelle nous insisterons en traitant ce sujet spécial. La seconde méthode est la *pasteurisation* ou chauffage du lait entre 70° et 75° seulement, pendant 20 à 30 minutes ; on arrive de la sorte à ne donner au lait qu'un léger goût de cuit : mais en somme la pasteurisation n'offre pas d'avantages appréciables sur la cuisson ordinaire, et elle exige par contre des appareils assez compliqués, soit pour la chauffe, soit pour le refroidissement rapide qui doit suivre quand il s'agit de grandes quantités de lait. A vrai dire, quelque soit le procédé employé, il est maintenant reconnu qu'il est toujours utile de faire succéder au chauffage un refroidissement rapide.

On cherche quelquefois non pas à détruire les germes présents dans le lait, mais seulement à retarder leur pullulation et les altérations qui en sont la conséquence au moyen de l'addition de certaines substances *antiseptiques* (acide borique, borax, aldéhyde formique), ou simplement *alcalines* (carbonate ou bicarbonate de soude) ; tandis que les premières entravent en réalité jusqu'à un certain point le développement des germes quels qu'ils soient, le carbonate de soude n'a d'autre effet que de saturer l'acide lactique et de retarder ainsi un temps la coagulation du lait par action acide. Les hygiénistes sont généralement d'accord pour proscrire toutes ces substances, qui servent surtout à masquer frauduleusement tant bien que mal les gros défauts d'une mauvaise marchandise, et dont l'absorption n'est peut-être pas toujours sans inconvénient pour les consommateurs. Au reste on n'oubliera pas que le lait proprement recueilli se conserve plus longtemps que du lait additionné de quelqu'une des substances en question.

Pour finir nous signalerons que l'on a eu recours à la *congélation* afin de rendre le lait susceptible d'être conservé durant une vingtaine de jours. Sitôt après la traite le lait est d'abord pasteurisé, puis envoyé dans des boîtes métalliques plates où on le congèle brusquement sous forme de tablettes. On expédie ainsi du lait de Danemark en Angleterre. D'après Duclaux ce qui se congèle surtout c'est l'eau dont les cristaux enchevêtrés retiennent comme le ferait une éponge les matières en dissolution ou en suspension dans le lait. Aussi lorsque l'on fond un bloc congelé le produit obtenu n'a-t-il la composition du lait primitif qu'après fonte complète du bloc et brassage du liquide. Duclaux estime que cette méthode de conservation provisoire du lait est des plus louables.

**Surveillance du lait.** — Jusqu'à présent on s'est presque toujours borné à faire surveiller plus ou moins le lait au moment où il va passer entre les mains du consommateur, à rechercher ses falsifications proprement dites, et à en poursuivre la répression dans la mesure prévue par la législation.

On commence à s'apercevoir que cette soi-disant surveillance ne saurait suffire, lors même qu'elle serait exercée avec quelque rigueur. D'après ce que nous avons dit précédemment, il est clair que la contamination du lait par des germes pathogènes ou saprophytes, les altérations naturellement déterminées par ces derniers, sont au moins aussi essentielles à connaître, sinon plus, que les falsifications comme l'écrémage et le mouillage. Or pour savoir à quoi s'en tenir vis-à-vis de ces contaminations microbiennes si importantes au point de vue sanitaire général, c'est sur les lieux de production et de traite du lait qu'il faut transporter la surveillance. Pratiquement on devra contrôler la santé des vaches, celle du personnel employé dans les fermes ou laiteries, la propreté de ces établissements, des récipients du lait, etc. On s'efforcera d'ailleurs de diminuer le plus possible les intermédiaires entre les producteurs et les consommateurs.

Il existe çà et là de remarquables applications de ces principes. Quelques-unes sont déjà anciennes, d'autres très récentes. La plupart du temps il s'agit d'associations qui, quelquefois avec le patronage des autorités locales, ont organisé la surveillance et le contrôle volontaires de la production et de la vente du lait. C'est ce qui se passe notamment à Copenhague et à Stockolm, comme Vallin l'a fait connaître en détail. Voici un résumé des conditions imposées aux fermiers par la Société laitière de Stockolm, conditions moyennant lesquelles la Société, qui est sous le patronage du magistrat de la ville et des personnes les plus compétentes au point de vue technique, garantit au public la pureté et la qualité du lait : étables salubres, vaches de bonnes races, tenues très proprement, éprouvées à la tuberculine; toute vache malade signalée à un vétérinaire de la Société, après visite duquel on décide si le lait de cette bête continuera à être vendu; nourriture abondante des vaches, presque toujours avec du fourrage sec, exclusion des résidus de brasseries et distilleries, emploi restreint des tourteaux de colza ; avant la traite lavage soigneux des trayons des vaches, des mains de l'opérateur; le lait recueilli dans des vases ébouillantés ou passés à la vapeur est aussitôt refroidi et placé dans des locaux convenables; surveillance médicale de toute personne employée dans la ferme; analyse chimique quotidienne d'un échantillon de lait. Ces conditions rigoureuses se retrouvent à peu près les mêmes à Copenhague.

Des sociétés analogues fonctionnent avec succès à Turin (Vacherie suisse), à Milan (Laiterie lombarde), à Londres (Cie laitière d'Aylesbury), à Carlsruhe.

A Nice, le bureau municipal d'hygiène, auquel est annexée une inspection des vacheries, délivre des certificats de garantie aux producteurs de lait qui laissent éprouver leurs vaches par la tuberculine et les soumettent à la visite du vétérinaire délégué (Magnan).

En Italie, le règlement royal concernant la surveillance des denrées alimentaires prescrit des visites des vacheries par les vétérinaires municipaux, défend d'employer à la traite des personnes malades ou convalescentes depuis peu, ordonne que les mains des personnes qui pratiquent la traite seront lavées à l'eau et au savon, ainsi que les trayons des vaches (Vallin). En Danemark, en Écosse, se rencontrent quelques prescriptions relatives aux vaches laitières malades et aussi aux personnes malades employées dans les fermes ou laiteries.

**La crème.** — La crème est constituée, avons-nous déjà dit, par la couche de matière grasse qui se rassemble à la partie supérieure du lait abandonné à lui-même de préférence dans des vases de forme plate ; à vrai dire on ne recueille jamais ainsi plus de 85 0/0 de la matière grasse du lait, et encore au bout d'un temps (24 h.) assez prolongé pour permettre d'autre part à de sérieuses altérations d'évoluer au sein du liquide restant, qui peut alors devenir impropre à d'autres usages. La question est de savoir à quels usages on destine ledit liquide (Duclaux) ; évidemment si on veut encore le présenter aux consommateurs comme lait, il ne faut pas l'écrémer à fond, ni lui laisser le temps de s'aigrir : et alors l'écrémage par le repos est indiqué, de même aussi que dans le cas où l'on se propose de transformer le lait en fromage par coagulation. Mais si l'on a seulement en vue l'obtention de la plus grande quantité possible de crème, soit pour la débiter telle quelle, soit pour la transformer en beurre, on a recours à la centrifugation, qui dépouille rapidement le lait de la totalité de sa matière grasse, le liquide restant n'étant plus destiné qu'aux veaux ou aux porcs. On retiendra qu'avec l'emploi de la force centrifuge tous les éléments solides de densité supérieure au liquide (notamment les éléments accidentels dont le lait se trouve souillé) se rassembleront loin de l'axe de rotation, la crème au contraire dans son voisinage immédiat, le liquide occupant une position intermédiaire.

Une bonne crème d'après König doit contenir environ 30 0/0 de graisse, le reste étant de l'eau, un peu de caséine (4 0/0) et de sucre de lait (4 0/0). A vrai dire il semble d'après diverses analyses que les crèmes que l'on consomme telles quelles sont volontiers beaucoup moins riches en graisse. Il n'y a pas à s'en préoccuper autrement, car il s'agit en somme d'une consommation de luxe.

Mais il serait très fâcheux que les crèmes en question fussent insalubres à proprement parler, c'est-à-dire contaminées par des germes pathogènes susceptibles de déterminer des infections, ou des intoxications d'emblée ; or le cas se présente parfois, soit que la crème contienne des germes dangereux provenant du lait, soit qu'elle ait été accidentellement ensemencée au cours de sa préparation ou consécutivement à sa formation. Les crèmes glacées que l'on vend communément dans les rues pendant l'été sont fort suspectes à cet égard. Vaughan et Perkins ont trouvé dans une crème glacée un bacille coliforme qui avait été la cause chez plusieurs consommateurs d'accidents morbides sérieux : vomissements, diarrhée, refroidissement des extrémités, faiblesse du pouls. Ici le germe dangereux existait sans doute dans le lait qui avait servi à faire la crème. On comprend par suite le conseil de K. B. Lehmann de chauffer pendant 10 minutes la crème entre 80° et 85° : cela suffit pour y détruire même le bacille tuberculeux, et il semble que ce faisant l'on n'altérerait pas trop le goût de la crème tout en la rendant plus facile à conserver.

Le *lait écrémé* doit retenir un instant l'attention ; nous voulons parler ici du lait maigre dépourvu de graisse qui est le résidu d'un écrémage poussé à fond. Il sert probablement assez souvent à allonger le lait complet. Ailleurs on le donne aux veaux, aux porcs : sa pasteurisation préalable serait très désirable, car il peut renfermer des germes pathogènes pour ces animaux, entre autres des bacilles tuberculeux.

**Le fromage.** — Le fromage est essentiellement un résultat de la coagulation par action alcaline du lait plus ou moins écrémé : c'est-à-dire que l'on trouvera toujours dans un fromage une forte proportion de caséine unie à une quantité très variable de graisse avec quelques sels. Au reste il y a une infinie variété de fromages ; leurs caractères, leur valeur alimentaire, dépendent des procédés de fabrication employés, lesquels sont extrêmement nombreux. Nous ne saurions nous y arrêter.

Nous nous bornerons à dire que selon la proportion de matière grasse emprisonnée dans la caséine on distingue les fromages *gras* et *maigres*, parmi lesquels les uns sont *cuits*, les autres *crus*. Ces derniers, d'une conservation limitée, comprennent notamment : les fromages à la crème, le fromage blanc commun, le Brie, le Camembert, le Roquefort (préparé avec du lait de brebis et dans lequel on favorise le développement du *Penicillium glaucum*). Les fromages cuits les plus connus sont : le Gruyère, le Hollande, le Chester, le Parmesan.

Voici d'après Duclaux la composition d'un certain nombre de fromages :

| | Brie | Roquefort | Cantal | Hollande | Gruyère |
|---|---|---|---|---|---|
| Eau. . . . . . . | 51,87 | 38,84 | 44,2 | 35 à 40 | 36,00 |
| Mat. azot. . . . | 18,30 | 20,00 | 25,7 | 30 à 35 | 30,84 |
| — grasses . . | 24,83 | 35,18 | 24,0 | 24 à 25 | 29,29 |
| Sel marin. . . . | » | 4,21 | 3,1 | » | 0,57 |
| Sels. . . . . . . | 5 | 1,75 | 3,6 | 5 à 6 | 3,30 |

Voici quelques autres analyses dues à Balland :

| | Brie | Roquefort | Camembert | Hollande | Gruyère |
|---|---|---|---|---|---|
| Eau. . . . . . . | 48,80 | 28,90 | 49,00 | 37,90 | 31,70 |
| Mat. azot. . . . | 19,94 | 25,16 | 18,72 | 27,32 | 36,06 |
| — grasses . . | 22,45 | 38,30 | 21,65 | 25,90 | 26,95 |
| — extract.. . | 4,85 | 3,00 | 5,95 | 4,08 | 1,79 |
| Cendres. . . . . | 3,96 | 4,64 | 4,68 | 4,80 | 3,50 |

On voit par là que les fromages constituent en général des aliments très riches ; certains d'entre eux posséderaient même une teneur en matière azotée supérieure à la viande ; ainsi 100 gr. de gruyère contiendraient autant de matières azotées et grasses que 1 litre de lait et offriraient plus de substances nutritives que 250 gr. de viande (Balland). En outre les fromages possèdent à des degrés divers des propriétés particulièrement agréables au palais de presque tous les consommateurs, propriétés qui, dans un sens, favorisent la digestion aussi bien peut-être que l'état de digestibilité plus ou moins grande où se trouve la matière azotée de l'aliment : le tout relevant d'ailleurs des fermentations subies par les fromages et de leur maturation.

Les fromages paraissent susceptibles de renfermer quelques-uns des germes pathogènes dont nous avons indiqué que la présence était possible dans le lait, car ces germes se conservent volontiers assez longtemps dans ce milieu ; évidemment les fromages crus, qui sont mangés peu de temps après leur fabrication, doivent renfermer des germes pathogènes plus souvent que les fromages cuits, à pâte dure, conservés pendant une longue période : toutefois ces derniers fromages ne sont pas chauffés à plus de 55° ou 60°, c'est-à-dire à une température insuffisante pour détruire par exemple le bacille tuberculeux.

Dès 1887, Vaughan faisant des recherches chimiques sur des fromages dont l'ingestion avait causé des accidents morbides gastro-intestinaux crut pouvoir attribuer ceux-ci à une ptomaïne, le *tyroxicon*. Depuis lors d'autres recherches ont montré que certains fromages pouvaient renfermer des bacilles du genre B. coli qui produisaient chez les consommateurs des vomissements, de la diarrhée, de la fièvre, etc. Nous citerons seulement un travail de Vaughan et Perkins relatif à des cas d'infection par un bacille coliforme du fromage, et un travail de Holst où le bacille incriminé paraît être le B. coli lui-même, doué de propriétés virulentes. Dans les cas dont il s'agit les fromages consommés n'étaient en apparence nullement altérés ; c'est un point sur lequel il convient d'insister, car pour le fromage comme pour la viande on est encore souvent trop disposé à mettre sur le compte de l'état trop avancé, voire putréfactif, de l'aliment les accidents morbides graves consécutifs à son ingestion. La rareté même de ceux-ci est une preuve que leur origine est la plupart du temps toute autre.

**Le beurre.** — Le beurre s'obtient par le battage de la crème, ou quelquefois du lait lui-même, dans un appareil appelé baratte : il s'agit en somme de briser et d'agglutiner les globules graisseux de la crème ou du lait, ce à quoi l'on arrive en rompant la force de tension du sérum interposé qui faisait obstacle à la soudure de ces éléments émulsionnés (Duclaux). La baratte se compose d'un récipient et de battes, ces dernières ou le récipient étant susceptibles de recevoir un mouvement de rotation plus ou moins rapide ; l'appareil doit être facile à nettoyer et installé de manière à permettre de maintenir la crème entre 12° et 13° en été, 15° et 16° en hiver, températures convenables pour obtenir du beurre en 15 ou 20 minutes quand on baratte de la crème, ce qui est la règle aujourd'hui que l'on dispose de l'écrémage centrifuge donnant très promptement une crème fraîche et pure dont on provoque et dirige à volonté la fermentation acide avant de la transformer en beurre. Cette fermentation rend le barattage plus facile, élève le rendement, donne de l'arome au beurre. La masse rassemblée par le barattage doit être délaitée, c'est-à-dire débarrassée d'une bonne partie du sérum encore emprisonné dans la matière grasse agglomérée ; dans ce but on malaxe le beurre, soit à sec, soit dans un courant d'eau glacée. Le lait de beurre ou babeurre formant le résidu du barattage et du malaxage n'est pas dépourvu de toute matière grasse : on l'utilise pour la nourriture des animaux.

Le beurre bien préparé présente à la coupe une pâte fine, homogène, ne laissant pas suinter d'eau ; sa couleur plus ou moins jaunâtre est volontiers artificielle. Au point de vue chimique, le beurre est un mélange complexe de différents glycérides : oléine, palmitine, stéarine, butyrine, etc. Sa composition est assez variable, d'abord suivant le lait employé, dont dépend la proportion respective des différents glycérides ; puis suivant les soins apportés à la fabrication, notamment au délaitage dont dépend la proportion d'eau et de caséine ; voici à cet égard quelques chiffres empruntés à Duclaux :

| | Valeur moyenne (0/0) | Valeurs extrêmes |
|---|---|---|
| Eau | 14 | 8 à 18 |
| Matière grasse | 84 | 80 à 90 |
| — albuminoïde | 0,65 | 0,4 à 1,1 |
| Sucre de lait | 0,65 | 0,3 à 1,1 |
| Cendres | 0,2 | 0,1 à 0,2 |

Le tout constitue la plus agréable au goût des graisses animales, ajoutant sa saveur et son arome aux aliments auxquels on l'associe, et jouant ainsi jusqu'à un certain point le rôle de condiment, en outre de la haute valeur nutritive qu'elle offre d'une façon régulière. C'est la saveur seule du beurre qui justifie son prix très élevé par rapport à celui des autres graisses, car il n'est pas mieux utilisé que celles-ci par l'organisme. On peut regretter que la consommation de beurre en France soit relativement faible : 8 à 9 kilogr. par tête et par an à Paris contre 15 à 16 kilogr. à Londres (Lezé). Mais en somme il s'agit d'une denrée de luxe susceptible d'être remplacée par d'autres graisses.

Le beurre s'altère naturellement au bout de quelque temps ; il rancit, prend une odeur désagréable, une saveur âcre : c'est-à-dire que des acides volatils malodorants, et surtout de l'acide butyrique, s'y développent, selon Duclaux sous l'influence du dédoublement inévitable de la butyrine et de la caproïne en présence de l'oxygène de l'air et de la lumière ; l'intervention de certains microbes accélère d'autre part ce phénomène.

On le retarde en apportant les plus grands soins à la fabrication du beurre, en le privant le plus possible d'eau dont la présence favorise au contraire le rancissement. On peut aussi lutter contre celui-ci au moyen d'un salage du beurre avec du sel bien sec ajouté au moment du malaxage à raison de 60 gr. de sel environ par kilogr. de beurre. Les beurres dits « demi-sels » sont faits avec de la crème salée. D'autres fois on fond le beurre au bain-marie pour le conserver un peu plus longtemps : mais on lui fait perdre ainsi par élimination complète de son eau 15 à 20 0/0 de son poids et aussi beaucoup de ses qualités, en sorte qu'il ne peut plus guère être employé qu'à la cuisine.

La méthode malheureusement trop en usage chez certains commerçants et qui consiste à additionner le beurre d'acide borique ou de borate de soude pour le conserver doit être formellement proscrite comme suspecte d'insalubrité. A propos des conserves proprement dites nous nous expliquerons une fois pour toutes d'une façon complète sur l'introduction de tout antiseptique chimique dans les aliments quels qu'ils soient, et nous donnerons les raisons qui motivent le rejet absolu d'une semblable pratique.

Dans ces dernières années on s'est aperçu que le beurre pouvait renfermer quelques-uns des microbes pathogènes contenus primitivement dans le lait ; Heim, Gasperini, ont établi d'abord la possibilité de ce fait ; un peu plus tard Roth, Brusaferro, Obermüller, injectant à des cobayes du beurre provenant d'un certain nombre d'échantillons pris dans le commerce ont rendu tuberculeux quelques-uns de ces animaux. A vrai dire L. Rabinowitsch obtint beaucoup moins de résultats positifs et émit l'avis que les observateurs précédents avaient peut-être été induits en erreur par la présence assez fréquente dans le beurre d'un bacille pseudo-tuberculeux d'ailleurs inoffensif ; ce bacille fut signalé également par Petri, qui toutefois trouve concurremment dans bien des cas le vrai bacille tuberculeux. Il semble que les résultats observés varient du reste avec la région, la localité, où les recherches de ce genre ont lieu : la cause en est sans doute la fréquence plus ou moins grande de la tuberculose chez les vaches du pays. Les recherches de Rabinowitsch ont porté principalement sur des beurres d'Amérique. Sur 95 échantillons de beurre acheté à Milan, Coggi ne décèle que deux fois le bacille tuberculeux ; Schuchard en 1896, Bonhoff en 1899, ne rencontrent pas ce germe dans le beurre de Marburg ; Herbert fait aussi cette constatation avec le beurre de Tübingen, tandis que le même auteur trouve quelquefois le bacille tuberculeux dans le beurre de Stuttgart, et souvent dans le beurre de Berlin ; ce dernier serait infecté 32 fois 0/0 par le vrai bacille tuberculeux d'après Petri, davantage encore d'après les examens de Hormann et Morgenroth, puis de Obermüller, postérieurs au travail de Rabinowitsch. A Fribourg, Korn trouve 4 échantillons de beurre tuberculeux sur 17.

Il pourrait donc bien y avoir là un certain danger, et on comprend que l'on ait songé à y porter remède. En France, Reuss signale le radiateur de Salenius qui écrème le lait maintenu à une température de 70°, puis baratte la crème obtenue et promptement refroidie. Nous avons déjà dit que K.-B. Lehmann avait montré que l'on pouvait chauffer la crème à 80° ou 85° pendant 10 minutes avant de la transformer en beurre : ce dernier produit offrirait encore des qualités très satisfaisantes pour les consommateurs, et ne leur ferait plus courir aucun risque. Ce sont là des méthodes dont on devra user le cas échéant, c'est-à-dire dans les régions où la tuberculose serait très répandue parmi les vaches.

**Falsifications et expertise du beurre.** — La plus simple des falsifications du beurre consiste à lui incorporer une quantité d'eau anormale; Villiers et Collin estiment qu'il convient de déclarer falsifié par addition d'eau tout beurre qui en contient plus de 16 0/0.

La plus importante des falsifications du beurre consiste à remplacer une partie de la matière grasse qui la compose par d'autres matières grasses de moindre valeur : il doit être entendu qu'il y a seulement dans ce fait tromperie sur la qualité de la marchandise vendue, celle-ci n'étant point d'ailleurs rendue insalubre. D'ordinaire on falsifie le beurre au moyen de la margarine, dont nous parlerons plus loin en particulier, et qui est le résultat du barattage de la graisse de bœuf liquide avec du lait, quelquefois avec addition d'huile végétale. On a prétendu que la margarine était beaucoup plus souvent contaminée par des microbes pathogènes que le beurre et par suite rendait volontiers celui-ci insalubre quand on mélange les deux graisses ; mais cette opinion se base plutôt sur des possibilités que sur des faits avérés.

Il est toujours délicat de rechercher la falsification du beurre par addition de margarine, cette substance offrant des caractères très voisins de ceux du beurre et la composition de celui-ci étant variable dans des limites assez étendues. Les diverses méthodes chimiques qui peuvent mettre sur la trace d'une falsification ne conduisent pas dans bien des cas à une certitude complète. C'est peut-être là une des raisons qui justifient aux yeux de quelques-uns la loi singulière par laquelle on a pratiquement à peu près supprimé en France la fabrication de la margarine, sous prétexte de s'opposer à la falsification du beurre.

Nous ne pouvons songer à donner ici un exposé même sommaire des méthodes complexes destinées à permettre aux chimistes de se prononcer sur la pureté ou la falsification des beurres. Disons seulement que le Comité consultatif des stations agronomiques et des laboratoires agricoles indique la marche ci-après pour l'ensemble des opérations : 1° *dosage des acides volatils;* la composition chimique du beurre différant surtout de celle des autres graisses animales par la présence de glycérides à acides gras volatils, parmi lesquels l'acide butyrique et l'acide caproïque sont les plus abondants, l'introduction dans un beurre d'une autre graisse animale abaissera le taux des acides volatils propre au beurre — taux malheureusement variable, au reste ; si ce dosage donne un résultat égal ou supérieur à la moyenne que l'on trouve dans les beurres purs, il est inutile d'aller plus loin, car le beurre dont il s'agit n'est pas falsifié ; dans le cas contraire on passe à l'opération suivante ; 2° *détermination de l'indice de saponification ;* cette détermination a pour but d'évaluer la quantité d'alcali nécessaire à la saponification d'une quantité déterminée de beurre ; l'indice de saponification a une constance relative pour les beurres purs, et est modifié par l'addition de matière grasse étrangère ; si l'indice est normal et que les acides volatils aient été peu inférieurs à la moyenne, on conclura à l'absence de fraude ; dans le cas contraire on procédera aux opérations suivantes ; 3° *dosage des acides gras fixes ;* par suite de la présence des glycérides d'acides volatils, les glycérides d'acides fixes sont dans le beurre en moindre proportion que dans les autres graisses ; 4° *température critique de dissolution dans l'alcool,* température notablement moins élevée pour le beurre que pour la margarine.

Signalons encore l'examen des beurres à l'oléoréfractomètre, méthode proposée par F. Jean et H. Amagat, officiellement adoptée en Allemagne depuis 1897 ; elle donne des indications préalables fort utiles, mais il faut les compléter par des recherches chimiques.

**La margarine.** — On désigne dans le commerce sous le nom de margarine un produit industriel fort analogue au beurre et qui est préparé à l'aide du *suif* ou graisse des animaux, d'un peu de lait, et ordinairement d'une certaine quantité d'huile végétale. Le suif est un mélange de tripalmitine, de margarine, de stéarine et d'oléine (combinaisons de la glycérine avec les acides tripalmitiques, margarique, stéarique, oléique), cette dernière substance convenant à peu près seule, d'après F. Jean et J. Jean, à la fabrication de la margarine. On fait fondre vers 50° le suif provenant des abattoirs et des boucheries, préalablement lavé puis haché ; on n'emploie guère que la graisse de bœuf, celle du veau étant trop altérable, celle du mouton malodorante : on obtient ainsi un « premier jus » qui serait composé surtout d'oléine et de stéarine, celle-ci englobant en se refroidissant l'oléine qui reste plus fluide. L'ensemble du premier jus, masse d'aspect grenu, est soumis à la presse hydraulique de manière à en séparer la partie huileuse, constituée fondamentalement par l'oléine, et qui porte le nom d'*oléo*. L'oléo est ensuite baraté avec du lait (35 à 40 0/0) plus ou moins écrémé et une petite quantité (10 à 15 0/0) d'huile végétale. L'émulsion produite est écoulée dans de l'eau glacée où elle se concrète ; on la fait ensuite égoutter ; pendant ce temps, sous l'action des ferments du lait entrant dans sa composition, la margarine prend une saveur, un goût de beurre. Elle passe finalement au malaxeur.

La qualité de la margarine dépend tout d'abord de celle du suif employé à sa fabrication (en particulier de la fraîcheur de ce suif), puis du lait et de l'huile mélangés à l'oléo. La margarine fine fabriquée avec de bonne huile à manger est en outre volontiers additionnée d'un peu de beurre pour augmenter son parfum. On donne l'arome de beurre à la margarine de qualité inférieure (dans laquelle entrent des huiles de coton, de sésame, d'arachide) au moyen d'un peu d'eau de laurier-cerise, d'essence d'amandes amères ou d'éther butyrique. Les premiers jus additionnés d'huile végétale quelconque sont vendus pour la cuisine sous le nom de « graisse ménagère ». L'essentiel est que tous ces produits alimentaires ne contiennent que le moins possible de stéarine, laquelle est peu digestible.

Selon Kœnig la composition moyenne de la margarine serait :

| Eau | Graisse | Mat. azotée | Cendres |
|---|---|---|---|
| 10,57 | 85,82 | 1,14 | 2,47 |

Il y a quelque vingt ans Ch. Girard considérait la margarine comme un peu moins digestible que le beurre, mais cet avis paraît avoir été basé sur une connaissance inexacte des caractères du produit qui nous occupe. Cependant Sell, Uffelmann, Flügge, en Allemagne ont adopté jusqu'à un certain point cette manière de voir, tout en faisant observer que la consommation de margarine n'était point nuisible à la santé. Hultgren et Landergren ont cherché à déterminer expérimentalement quelle était dans l'organisme humain l'utilisation de la margarine comparée à celle du beurre ; l'une et l'autre graisse étaient ingérées avec du pain ; l'analyse des excréta montra que si l'on donnait du beurre les pertes moyennes étaient en matières azotées de 43,9 0/0, en graisse de 4,5 — et que si l'on donnait de la margarine ces pertes devenaient 46,3 et 5,5 0/0. Mayer qui le premier a fait des recherches de ce genre à ce sujet avait cru pouvoir conclure que 97,7 0/0 du beurre et 96,1 0/0 de la margarine étaient assimilés. Ad. Jolles expérimentant sur le chien arrive à des résultats qui lui paraissent démontrer que le beurre ou la margarine sont aussi bien digérés l'un que l'autre et possèdent par conséquent une valeur nutritive sensiblement égale. Plus récemment Bertarelli, Kienzl (qui compare la digestibilité de la margarine à celle du beurre, celle de la graisse ménagère à celle du saindoux), Lührig, reprenant ces essais sur l'homme concluent encore de même.

Dans ces conditions, et étant donné que le prix de la margarine n'est guère que le tiers de celui du beurre, il est à souhaiter de voir la margarine mise très largement à la disposition de la classe ouvrière qui trouvera dans ce produit un excellent aliment, moins flatteur au goût que le beurre, mais de nature à améliorer singulièrement tout régime où on le fera entrer avec une certaine abondance : chose faisable à peu de frais. Aussi considérons-nous comme profondément antidémocratique la loi française du 16 avril 1897 qui sous prétexte de prévenir la fraude des beurres apporte toutes les entraves imaginables à la fabrication et au commerce de la margarine, traitée comme ne le sont pas les poisons les plus redoutables. Nous sommes d'avis de protéger le consommateur, de lui donner des garanties que c'est bien du beurre qu'on lui vendra sous ce nom quand il voudra acheter ce produit ; mais nous ne pouvons admettre que l'on protège les producteurs de beurre d'abord aux dépens des fabricants de margarine mis à peu près hors d'état d'exercer leur industrie, et ensuite aux dépens de la grande masse des consommateurs les plus intéressants qui ne sauraient guère acheter de beurre à raison de son prix élevé, et qui ne trouveront plus que difficilement de la margarine, produit équivalent au beurre au point de vue nutritif, mais bien meilleur marché. On a sacrifié l'intérêt du plus grand nombre à celui du plus petit.

Le commerce de la margarine est pendant ce temps très prospère dans la plupart des pays nos voisins. L'Institut sanitaire impérial allemand a émis un avis favorable au sujet de la consommation de bonne margarine.

Ad. Jolles fait remarquer combien la margarine est relativement stable, peu altérable, sans doute en raison de sa faible acidité. Elle paraît du reste contenir moins de microbes que le beurre (M. Jolles). Il n'est pas impossible que l'on use pour fabriquer la margarine de graisse d'animaux malades, susceptible de contenir des germes dangereux : mais c'est affaire à une bonne inspection des viandes de prévenir pareil abus. Schweinitz, Morgenroth ont constaté la présence du bacille tuberculeux dans nombre d'échantillons de margarine ; pour Morgenroth ces bacilles provenaient bien plutôt du lait incorporé à la margarine que de la graisse. Une certaine surveillance de la qualité des matières premières utilisées par les margariniers (suifs, lait, huiles) serait donc toujours une bonne chose.

**Le saindoux**. — La graisse qui recouvre les intestins du porc, après avoir été épurée par fusion, est très employée sous le nom de saindoux dans une foule de préparations culinaires. Le saindoux doit être parfaitement blanc, et d'une consistance demi-molle à la température de 15 degrés. Il est souvent falsifié par addition d'une huile végétale commune (huile de coton surtout), et quelquefois au moyen de graisse retirée du lard. Voici d'après Kœnig la composition ordinaire du saindoux

| Eau | Graisse | Mat. azotée | Sels |
|---|---|---|---|
| 1,26 | 98,33 | 0,41 | traces |

Il ne sera pas traité ici du *lard*, ou graisse du tissu cellulaire sous-cutané du porc : nous en parlerons à propos des CONSERVES.

**Les œufs**. — Les œufs de poule entrent pour une part très notable dans l'alimentation, surtout en France. D'après Kœnig le poids moyen d'un œuf serait de 53 gr., dont 6 pour la coquille, 31 pour le blanc, 16 pour le jaune, la composition centésimale de ces deux dernières parties étant la suivante :

| Eau | Mat. azotée | Graisse | Sels |
|---|---|---|---|
| 73,6 | 12,5 | 12,1 | 1,12 |

Les chiffres donnés par Balland sont presque identiques, c'est-à-dire que 18 à 20 œufs représentent à peu près la même quantité de nourriture que 1 kil. de viande assez grasse. On a donc là un aliment de haute valeur. L'œuf frais est, de tous points, un mets agréable et de facile digestion, plus aisément digéré encore s'il est cru, ou mieux s'il a subi un degré de chaleur suffisant pour détruire la viscosité de la masse albumineuse, sans l'amener cependant à l'entière coagulation. Même demi-frais, l'œuf est encore facilement digéré lorsqu'on l'associe à quelque autre substance alimentaire qui fragmente cette masse albumineuse.

Il faut toujours craindre d'acheter des œufs trop vieux, qui se seraient plus ou moins gâtés sous l'action de microbes pour la plupart producteurs d'hydrogène sulfuré ; ces microbes passent à travers la coquille après s'être développés à sa surface, et cela d'autant mieux que cette surface est plus humide (Zörkendörfer). Tout le monde sait reconnaître l'état de fraîcheur ou d'altération d'un œuf ouvert. Il n'en est pas de même tant que la coquille n'est pas brisée ; les œufs frais laissent passer la lumière à travers toute leur masse, les vieux offrent des zones opaques ; les œufs frais plongent dans l'eau, dès qu'ils datent de quelques jours ils surnagent.

On conserve quelque temps les œufs en les plaçant à l'abri de la lumière dans un local assez frais et parfaitement sec : il est bon de poser les œufs sur un peu de tourbe qui absorbe l'humidité. On arrive à une conservation plus longue en obturant les pores de la coquille par immersion dans un lait de chaux ou mieux dans un vernis.

**Bibliographie.** — May : *Ueber die Infectiosität der Milch perlsüchtiger Kühe* (Archiv f. Hyg., I, 1883). — H. Martin : *Recherches ayant pour but de démontrer la fréquence de la tuberculose consécutive à l'inoculation du lait rendu à Paris sous les portes cochères* (Rev. de Méd., 1884). — F. Soxhlet : *Milch und Milchprodukte.* Münich, 1886. — Duclaux : *Le lait.* Paris, 1887. — Proust : *Transmission de la fièvre aphteuse à l'homme après ingestion du lait d'animaux malades* (Rev. d'Hyg., X, 1888). — Heim : *Ueber das Verhalten der Krankheitserreger der Cholera, des Unterleibstyphus und der Tuberculose in Milch, Butter, Molken und Käse* (Arbeiten a. d. k. Gesundheitsamte, V, 1889). — O. Bollinger : *Ueber den Einfluss der Verdünnung auf die Wirksamkeit des tüberculösen Giftes* (Münch. med. Woch., 1889). — K. Hirschberger : *Experimentelle Beiträge zur Infectiosität der Milch tuberculöser Kühe* (Deutch. Archiv f. Klin. Med., XXIV, 1889). — Bang : *Experimentelle Untersuchungen über tuberculöse Milch* (Deutsche Zeitschr. f. Thiermed., 1890). — Duclaux : *Sur la vitalité des microbes pathogènes dans le lait* (Ann. de l'I. P., 1890). — Lazarus : *Die Wirkungsweise der gebraüchlicheren Mittel zur Conservirung der Milch* (Zeitschr. f. Hyg., VIII, 1890). — Duclaux : *Sur la stérilisation du lait* (Ann. de l'I. P., 1891). — Hultgren et Landergren : *Ueber die Ausnützung von Margarin, Butter und harten Roggenbrod im Darme des Menschen* (Skandinav. Archiv f. Physiol., II, 1891). — Soxhlet : *Ueber die Anforderungen der Gesundheitspflege an die Beschaffenheit der Milch* (D. V. f. ö. Gesundheitspflege, XXIV, 1892). — Gaffky : *Erkrankungen an infectiöser Enteritis infolge des Genusses ungekochter Milch* (Deutsche med. Woch., 1892). — Luttig : *Milch als Nahrungsmittel* (D. V. f. ö. Gesundheitspflege, XXV, 1893). — Rouvier : *Le lait.* Paris, 1863. — Duclaux : *Principes de laiterie.* Paris, 1893. — Ch. Cornevin : *La production du lait.* Paris, 1894. — C. Dammann : *Die Sanitätspolizeiliche Controlle der Milchproduction*

(Congrès d'Hygiène, Buda-Pesth, 1894). — A. JOLLES : *Ueber Margarin* (Ibid.). — J. ARNOULD : *La stérilisation alimentaire*. Paris, 1894). — CHEVALLIER et BEAUDRIMONT : *Dictionnaire des altérations et falsifications alimentaires*. Paris, 1893-95. — M. JOLLES et F. WINKLER : *Bakteriologische Studien über Margarin und Margarinproducte* (Zeitschr. f. Hyg., XX, 1895). — R. LEZÉ : *La laiterie moderne et l'industrie du lait concentré* (Revue gén. des Sciences, 1895). — F. JEAN et J. JEAN : *L'industrie des suifs comestibles et industriels* (Ibid.). — DUCLAUX : *Sur le lait congelé* (Ann. de l'I. P., X. 1896). — E. VALLIN : *Le contrôle de la saleté du lait* (Rev. d'Hyg., XVIII, 1896). — DRENKHAM : *Ueber den Verkehr mit Milch vom sanitätspolizeilichen Standpunkte* (V. f gerichtl. Med. u. ö. Sanitätswesen, XVI, 1896). — REUSS : *Le beurre pasteurisé et le radiateur de Salenius* (Annales d'Hyg., XXXV, 1896). — HOLST : *Beobachtungen über Käsevergiftungen* (Centralblatt f. Bakter., XX, 1896) — VAUGHAN et PERKINS : *Ein in Eiscreme und Käse gefundener Giftproducirender Bacillus* (Arch. f. Hyg., XXVII, 1896). — E. VALLIN : *Les Compagnies laitières de Stockholm et de Copenhague* (Revue d'Hyg., XIX, 1897). — *Commission municipale d'étude de l'alimentation par le lait*. (Rapports divers). Paris, 1897. — L. RABINOWITSCH : *Zur Frage der Vorkommens von Tuberkelbacillen in der Marktbutter* (Zeitschr. f. Hyg., XXVI, 1897). — PETRI : *Zum Nachweis der Tuberkelbacillen in Butter und Milch* (Arbeiten a. d. k. Gesundheitsamte, 1898). — BALLAND : *Composition et valeur alimentaire des fromages* (C. R Acad. des Sc., I. 127, 1898). — HORMANN et MORGENROTH : *Ueber Bakterienbefunde in der Butter* (Hyg. Rundschau, VIII, 1898). — NASMYTH : *A discussion on the hygienic control of milk supply* (Brit. med. Journ., 1898. Analyse *in* Rev. d'Hyg., 1898). — NOCARD et LECLAINCHE : *Maladies microbiennes des animaux* (2e édit. Paris, 1898). — S. DELEPINE : *On the tuberculosis and the Milk-supply with some general remarks on the dangers of bad Milk* (The Lancet, 1898). — LEZÉ : *Recherches nouvelles sur la constitution et les réactions du lait* (Revue gén. des Sc., 1898). — LARBALÉTRIER : *Le beurre et la margarine* (Encycl. des Aides-Mémoire. Paris, 1899). — L. RABINOWITSCH et KEMPNER : *Beitrag zur Frage der Infectiosität der Milch tuberculöser Kühe* (Zeitschr. f. Hyg., XXXI, 1899). — BASCH et WELEMINSKY : *Ueber die Ausscheidung von Microorganismen durch die thätige Milchdrüse* (Arch. f. Hyg., XXXV, 1899). — OBERMULLER : *Weitere Mittheilungen über Tuberkelbacillenbefunde in der Markbutter* (Hyg. Rundschau, IX, 1899). — MORGENROTH : *Ueber das Vorkommen von Tuberkelbacillen in der Margarine* (Hyg. Rundschau, 1899). — DUNBAR et KISTER : *Versuche zur Reinigung von Milch* (Milch-Zeitung, 1899). — K.-B LEHMANN : *Ueber die Herstellung von Rahm und Butter frei von gesundheitsschädlichen Organismen* (Arch. f. Hyg., XXXIV, 1899). — MORGENROTH : *Versuche über Abtödtung von Tuberkelbacillen in Milch* (Hyg. Rundschau, X, 1900). — VILLIERS et COLLIN. *Traité des altérations et falsifications des substances alimentaires*. Paris, 1900.

## 3° SUBSTANCES ALIMENTAIRES VÉGÉTALES

Les aliments d'origine végétale comprennent d'abord les *farines* de divers grains servant à faire du *pain*, puis les *légumes* de toutes espèces, les *fruits* et quelques *graisses*. Sauf ces dernières, ces substances ont pour caractère commun de renfermer des hydrocarbonés, quelquefois en quantité très considérable sous forme de fécule ou d'amidon ; lorsque ce cas n'est pas réalisé, c'est ordinairement l'eau qui prédomine, circonstance de nature à réduire à peu de chose la valeur nutritive de l'aliment en question. L'albumine ne fait pas défaut dans les végétaux, mais elle y est en général peu abondante, exception faite pour quelques graines.

### Les farines de grains et le pain.

La pulvérisation des grains du blé, et accessoirement, du moins dans notre pays, du seigle, du sarrazin, du maïs, de l'orge et même du riz, donne naissance aux diverses farines qui entrent dans l'alimentation le plus souvent sous forme de pain ou de pâtes ; les qualités de ces préparations dépendant pour une bonne part de la constitution et de la composition des farines, il est indispensable de s'arrêter d'abord aux principales notions concernant ces dernières ; au surplus il arrive que l'on consomme des farines à peu près comme telles, ou plus exactement à l'état de bouillies.

**Constitution et composition des farines.** — Le traitement mécanique des grains désigné sous le nom de *mouture* et qui aboutit à l'obtention de la farine tend à diviser chaque grain en trois parties bien distinctes, l'enveloppe, l'amande farineuse et le germe ou embryon. Ces diverses parties présentent une importance très inégale. Rappelons d'abord que d'après A. Girard leur proportion centésimale (en poids) dans un grain de blé est la suivante :

| | |
|---|---|
| Amande farineuse . . . | 84,21 |
| Enveloppe . . . . . . . | 14,36 |
| Germe . . . . . . . | 1,43 |

L'amande farineuse, qui est de beaucoup la masse la plus considérable, renferme surtout de l'amidon et une certaine quantité d'une matière azotée dite *gluten*. L'enveloppe est relativement bien plus riche de cette dernière substance ; dans le grain de blé elle n'en contiendrait pas moins de 19 0/0, dont les trois quarts se trouvent dans la couche des grandes cellules du tégument séminal (cellules à aleurone) formant ce que l'on appelle aussi l'assise protéique ; mais cette couche, comme les membranes extérieures proprement dites (péricarpe, testa ou épisperme, endoplèvre ou enveloppe hyaline) auxquelles elle adhère, est en même temps fortement cuticularisée ; on rencontre là la moitié de la cellulose dont la teneur dans l'ensemble de l'enveloppe arrive à 60 0/0 environ. Il en résulte que l'enveloppe, y compris l'assise protéique, résiste assez bien non seulement aux actions mécaniques, mais encore à l'action des sucs digestifs comme nous le dirons plus loin avec quelques détails. Quant au germe, malgré sa petitesse, il convient de noter qu'il est riche lui aussi en azote, et de plus en matière grasse : mais de son côté, il échappe également assez volontiers par son élasticité aux effets du broyage au cours de la mouture. En sorte que seule l'amande farineuse, très cassante, se résoud facilement en poudre : du moins prend-elle cet état avant l'enveloppe et le germe qui peuvent alors être isolés sous le nom de *sons* ou d'*issues* au moyen d'une sorte de tamisage ou *blutage*.

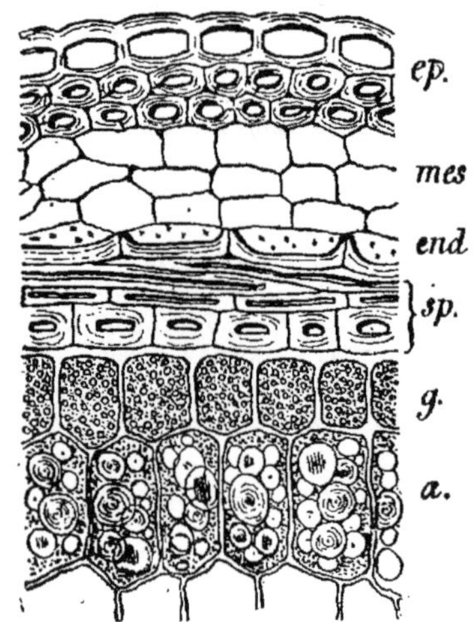

Fig. 147. — *Section transversale du blé.*

*ep* épicarpe, *ms* mésocarpe, *end*, *sp* endoplèvre, *g* assise protéique, *a* amidon.

Le broyage et le blutage constituent les deux temps essentiels de la mouture. Le broyage s'opère soit au moyen de meules soit au moyen de cylindres. Avec les meules de pierre on distingue la mouture haute et la mouture basse ; dans la première les meules sont aussi écartées que possible, et donnent d'abord peu de farine et beaucoup de gruaux, c'est-à-dire de débris d'amande farineuse insuffisamment pulvérisés mélangés aux débris d'enveloppe ; dans la mouture basse les meules sont dès le début très rapprochées, et il se produit relativement beaucoup de farine et peu de gruaux. (Bien entendu et quel que soit le mode de broyage employé, on broie à nouveau les gruaux plus ou moins abondants obtenus jusqu'à ce que l'on ne puisse plus en tirer de farine convenable. Le poids du résidu final (issues) rapporté à 100 parties de blé donne le taux du blutage, qui varie habituellement de 20 à 35 ou 40 0/0 ; par suite le rendement en farine, ou taux d'extraction, va de 80 à 60 0/0. Dans la mouture par cylindres le grain passe successivement entre des cylindres métalliques à cannelures de plus en plus fines ; après chaque passage il y a un blutage, et les gruaux classés suivant leur volume par des *sasseurs* sont transformés en farine par une série de cylindres lisses dits *convertisseurs*.

Les divers modes de mouture, et dans chacun d'eux les divers broyages, produisent des farines contenant des proportions différentes d'amande farineuse, d'enveloppes et de germes, ce qui décide des qualités des farines lors même que leur composition chimique serait à peu près semblable. Balland a montré que d'une façon générale la mouture par cylindres produit les farines les plus pauvres en cellulose, en matières grasses et salines ; les recherches de A. Girard ont confirmé ce fait : pour un même rendement donné les farines de cylindres sont celles qui contiennent le moins de débris d'enveloppes et de germes ; elles en contiennent surtout relativement très peu si l'on ne dépasse pas le rendement de 60 à 65 0/0 ; on a alors des farines très blanches, très fines, mais aussi d'une teneur en azote comparativement faible. Nous verrons à propos du pain jusqu'à quel point il peut y avoir là un désavantage.

Voici d'après Villiers et Collin, d'après Balland, la composition centésimale de quelques farines de blé :

| | Farine française 1re qualité | Farine française Qualité moyenne | Farines pour l'armée (blutées à 20 0/0) |
|---|---|---|---|
| Eau . . . . . . | 13,34 | 12,65 | 11 à 15 |
| Mat. azotées. . . . | 10,18 | 11,82 | 11 |
| — grasses . . . | 0,94 | 1,36 | 1 à 1,40 |
| — amylacées . . | 74,75 | 72,23 | 66 à 72 |
| Cellulose. . . . . | 0,31 | 0,98 | 0,50 à 0,90 |
| Cendres . . . . . | 0,48 | 0,96 | 0,60 à 1,30 |

Les farines de blés *durs* (d'Algérie, de Tunisie) sont plus riches en azote que les farines de blés *tendres* (indigènes). Voici encore d'après Kœnig quelques chiffres d'analyses non seulement pour la farine de blé mais aussi pour celles de seigle, de maïs, de sarrazin, de riz :

| FARINES | Eau | Mat. azot. | Graisse | Sucre | Dextrine | Amidon | Ligneux | Cendre |
|---|---|---|---|---|---|---|---|---|
| Blé (fine). . . | 13,37 | 10,21 | 0,94 | 2,35 | 3,06 | 69,30 | 0,29 | 0,48 |
| — (moyenne). | 12,81 | 12,06 | 1,36 | 1,86 | 4,09 | 65.88 | 0,98 | 0,96 |
| Seigle. . . . | 13,71 | 11,52 | 2,08 | 3,89 | 7,16 | 58,61 | 1,59 | 1,44 |
| Maïs (fine) . . | 14,21 | 9,65 | 3,80 | 3,71 | 3,05 | 62,79 | 1,46 | 1,33 |
| Sarrazin (fine). | 13,51 | 8,87 | 1,56 | 1,06 | 2,95 | 70,24 | 0,67 | 1,14 |
| Riz (moyenne). | 10,30 | 12,30 | 12,00 | | 47,80 | | 8,60 | 9,00 |

Balland assigne au seigle une teneur en matière azotée très inférieure à celle indiquée par Kœnig : 7,2 à 9,91 ; la proportion de matière grasse ne dépasserait pas 1,36.

Caractères et appréciation générale des farines. — La bonne farine de blé est d'un blanc plus ou moins jaunâtre, de teinte uniforme, sans points gris, noirs ou rougeâtres ; une nuance terne, des piqûres nombreuses seraient le fait d'un blutage trop faible ou de grains avariés. La farine doit être sèche, pesante, douce au toucher, d'odeur faible, non désagréable, de saveur exempte d'amertume, d'âcreté ou d'acidité. Comprimée dans la main elle doit former une sorte de pelote et laisser en même temps sur les doigts une mince couche de poudre blanche ; on se rappellera toutefois que les blés *durs* donnent une farine restant moins volontiers en pelote que celle des blés *tendres*.

Villiers et Collin signalent comme fréquemment utilisé dans le commerce le procédé Peckart pour comparer entre elles des farines : on les étale en bandes minces sur une plaque de bois noir, et après avoir également comprimé ces bandes on plonge le tout avec précaution dans l'eau, pour rendre la surface des farines bien lisses et homogènes ; on laisse sécher, et on peut alors comparer avec facilité les nuances ou la proportion des piqûres des divers échantillons.

La farine de seigle offre d'habitude une teinte quelque peu grise ; elle est moins douce au toucher que la farine de blé. La farine de sarrazin est plus grise et plus rude encore, avec une saveur âcre. La farine de maïs est d'un jaune assez prononcé, et celle de riz au contraire d'une blancheur éclatante.

L'expertise complète de la farine comprend une série de déterminations chimiques dont nous ne ferons guère qu'énumérer les principales.

1° *Dosage de l'humidité.* — Il se pratique en desséchant lentement la farine à 110° ; une proportion de 16 0/0 d'eau ou au-dessus devra faire penser à un mouillage du grain, qui permet d'obtenir des farines très blanches, mais aussi sujettes à s'altérer promptement.

2° *Dosage du gluten.* — La proportion et la qualité du gluten que renferment les farines constituent un élément des plus importants de la valeur de ces produits ; on s'est donc attaché à bien doser et apprécier le gluten, qui n'est guère autre chose que la majeure partie de la matière azotée sous une forme spéciale. La quantité de gluten dans une farine est d'autant plus grande que l'on y a introduit plus d'éléments voisins de la partie externe du grain ; ainsi la farine de premier jet contient 28,5 0/0 de gluten, celle du cinquième broyage 45 0/0 (Balland) ; une proportion exagérée de gluten témoignera de la présence de queues de mouture dans la farine, ce dont on s'assurera par le tamisage qui met le son en évidence. L'addition à la farine de blé de toute autre farine abaisse la proportion de gluten.

Pour extraire le gluten on fait avec 33gr,33 de farine et 16 à 17 gr. d'eau un pâton que l'on pétrit d'abord au pilon dans un mortier, puis que l'on malaxe entre les doigts sous un mince filet d'eau au-dessus d'un tamis à mailles serrées jusqu'à ce que l'eau de lavage qui entraîne l'amidon et le son s'écoule claire ; on malaxe enfin à sec jusqu'à ce que le pâton adhère aux doigts et on le pèse (Villiers et Collin). Il est essentiel d'opérer toujours dans les mêmes conditions pour obtenir des résultats comparatifs. Le gluten humide, dont on doit trouver 30 0/0 en moyenne, pouvant contenir une proportion d'eau assez variable, on le dessèche souvent à 110° pour mieux le doser : à cet état il doit représenter environ 12,8 0/0 de la farine.

Le gluten humide se dilatant sous l'action de la chaleur d'autant plus qu'il est de meilleure qualité, on mesure quelquefois cette dilatation à l'aide de l'aleuromètre de Boland. C'est une recherche dont il ne faut pas faire grand cas (Balland).

3° *Dosage du son.* — On se contente d'ordinaire de tamiser la farine avec des tamis de soie à mailles d'une certaine finesse, et on compare le résidu restant sur le tamis avec celui qu'abandonne une farine type. — On peut aussi recueillir le son pendant le lavage du pâton de gluten.

4° *Détermination de l'acidité.* — Normalement négligeable, l'acidité devient sensible dans une farine qui s'altère par l'effet du temps, surtout si elle contient beaucoup d'éléments voisins de la partie externe du grain. On délaye 5 gr. de farine dans 15 à 20 c. c. d'eau et on y ajoute de l'eau saturée de baryte à 1/10; l'opération est terminée quand la teinte rouge provoquée par la baryte devient persistante. On évalue l'acidité en acide sulfurique. Avec la farine de blé tendre, l'acidité peut s'élever de 0gr,02 à 0gr,12 0/0; avec celle de blé dur de 0gr,02 à 0gr,07. Le gluten diminue à mesure que l'acidité augmente.

**Impuretés et altérations.** — Il ne sera question ici que des impuretés ou des altérations de la farine qui sont d'origine naturelle, spontanée, ou plus exactement qui n'ont pas été provoquées dans un but de fraude.

Les *impuretés* proprement dites de la farine (à l'exclusion des débris de germes ou d'enveloppes du grain) sont constituées par des champignons parasites des grains, des graines non comestibles, des parasites animaux, voire par des matières minérales.

Signalons d'abord les champignons parasites des grains, qui causent sur ceux-ci la *rouille*, due au genre *Puccinia*, la *carie*, due au genre *Tilletia*, le *charbon*, dû au genre *Ustilago*, le *noir des céréales*, dû au *Cladosporium*, et surtout l'*ergot*, dû au *Claviceps purpurea*. Ce dernier est le seul dont la présence dans la farine soit assez suspecte au point de vue sanitaire, les autres n'amenant guère qu'une dépréciation marchande et jusqu'à un certain point nutritive de la farine; du moins attribue-t-on certaines épidémies d'ergotisme convulsif ou gangreneux (polynévrite ou dégénérescence des parois vasculaires) observées en Espagne, en Russie et même en Allemagne à l'usage quelque peu prolongé de farine faite de seigle atteint d'ergot et récemment récolté, l'ergot ne conservant son pouvoir toxique que pendant quelques mois. L'ergotisme inconnu là où l'on cultive le blé diminue même avec le seigle à condition que les procédés de culture se perfectionnent. La farine renfermant 1 0/0 d'ergot prend une teinte rosée quand on la mouille; agitée avec une eau alcaline, elle lui communique une teinte violacée passant au rose rougeâtre par l'addition d'un acide.

Il faut encore mentionner l'*Enconidium temulentum* auquel Prilleux et Delacroix ont attribué les propriétés toxiques d'un seigle (dit seigle enivrant) qui, en 1890, donnait lieu dans le département de la Dordogne à des accidents caractérisés par des étourdissements, de la torpeur, de la tendance au sommeil.

Rappelons enfin que certaines moisissures du maïs ont été jadis considérées comme capables de jouer un rôle dans l'étiologie de la pellagre; aujourd'hui il semble que leur présence coïncide seulement avec une altération dangereuse du maïs déterminée d'ailleurs par des microbes.

Les principales graines non comestibles qui peuvent se trouver réduites en farine en même temps que le blé, le seigle, etc., parce qu'elles ont été récoltées avec ces grains, sont :

L'*ivraie* (*lolium temulentum*), assez répandue dans tout le Nord de l'Europe, fréquente dans les années humides, et à laquelle on a attribué des accidents caractérisés par des étourdissements, de la somnolence, des vomissements; Antze, puis Hofmeister ont bien retiré de l'ivraie des alcaloïdes capables de produire des troubles de ce genre; on doute cependant des propriétés toxiques de l'ivraie; peut-être n'appartiennent-elles qu'à un champignon analogue à l'*Enconidium temulentum* qui envahirait souvent les graines de l'ivraie. On peut soupçonner la présence de l'ivraie dans la farine lorsqu'on y rencontre des grains d'amidon composés; mais comme ce caractère appartient encore à l'avoine et au riz, il faut chercher dans les sons les débris caractéristiques de la balle (enveloppe de paillette) de l'ivraie.

La *nielle* (*Agrostemma Githago*), assez fréquente dans la farine de blé et celle de seigle, y apparaît sous forme de petites particules d'un brun noirâtre dont on déterminera la nature par un examen au microscope. K. B. Lehmann et R. Mori ont montré que l'ingestion de quelques grammes de farine de nielle amenait chez l'homme une légère intoxication (nausées, céphalalgie); une plus forte dose produirait des accidents plus graves chez les animaux. Toutefois, d'après Lebedeff, on fait usage parfois en Russie de pain de farine de seigle contenant jusqu'à 10 0 0 de nielle, et cela sans que les consommateurs en soient malades : sans doute le principe toxique de la nielle est-il généralement détruit par la température de cuisson du pain.

Le *Melampyre* (*Melampyrum arvense*) n'est pas dangereux ainsi qu'il résulte des recherches de K. B. Lehmann; s'il existe en proportion assez considérable dans la farine, le pain fait avec celle-ci offre une coloration bleuâtre ou violacée assez foncée et un goût amer.

La *moutarde* se rencontre quelquefois en assez grande abondance dans la farine pour lui donner une saveur amère.

Avec des cultures bien soignées et un nettoyage convenable des grains, toutes ces impuretés non comestibles n'arriveront qu'en médiocre quantité jusqu'aux appareils de mouture et par suite n'entreront qu'en proportion insignifiante dans la farine.

En fait de parasites animaux, on peut trouver dans la farine des débris de *charançons* du blé; mais surtout il faut savoir que la farine est quelquefois envahie : par les larves de la *teigne* et de l'*alucite* provenant du blé; par la chenille de l'*Ephestia Kuehniella* qui altère le gluten et donne au pain une odeur et une saveur désagréable; par le *Tenebrio molitor* ou ver de farine; enfin par l'*Acarus de la farine* qui est la cause du développement d'une saveur amère.

Il est arrivé que la farine contenait du *plomb*, lequel a déterminé des accidents toxiques chez les consommateurs; c'est que l'on avait eu la fâcheuse idée de boucher avec du plomb ou une composition plombique les trous ou fissures des meules en pierre employées à moudre le grain.

Il y a avantage, dit Balland, à n'utiliser les farines que 2 ou 3 mois après leur mouture. Ensuite elles ne se bonifient plus, mais se conservent plus ou moins longtemps, selon leurs conditions propres et les conditions au milieu desquelles elles se trouvent. Finalement elles s'altèrent toutes avec le temps. Les matières grasses rancissent, les matières sucrées diminuent, le gluten se modifie d'une manière fâcheuse et l'acidité augmente. Le blé paraît contenir dans ses parties périphériques un ferment qui amène son altération, notamment en ce qui concerne le gluten, quelles que soient d'ailleurs les circonstances extérieures. Aussi plus le taux de blutage des farines est élevé, mieux elles se conservent : c'est qu'alors la plus grande partie du ferment a été éliminée avec les sons, de même qu'une proportion importante de la matière grasse.

Une farine trop vieille exhale une odeur rance très désagréable, prend une saveur acide ou alcaline et un goût rappelant les haricots ou le savon. Le gluten perd son élasticité, ou même ne peut plus être réuni par le malaxage. Parfois les farines sont envahies par des moisissures ou des bactéries : il s'agit ordinairement de farines exposées à l'humidité, laquelle est un sérieux facteur d'altération.

**Falsifications.** — Les modifications que nous allons décrire ici sont produites intentionnellement dans la farine pour tromper l'acheteur. On mélange par exemple à la farine de blé une autre farine de moindre valeur, ou même une substance quelconque non nutritive, et on cherche à vendre le tout comme si c'était seulement de la farine de blé, c'est-à-dire au prix de celle-ci, qui est le plus élevé. Cette sorte de fraude intéresse l'hygiène en ce sens que les substitutions partielles opérées aboutissent souvent à un produit de valeur alimentaire notablement inférieure à celle que ferait prévoir la dénomination sous laquelle la farine est vendue.

On peut falsifier la farine de blé avec celle du *seigle*, du *maïs*, du *riz*; cela entraîne une certaine diminution de la proportion de gluten et la perte de quelques-unes des qualités de celui-ci; mais c'est par l'examen microscopique et la recherche des caractéristiques des grains d'amidon que l'on décèlera nettement la fraude. Les gros grains d'amidon de seigle sont plus volumineux que ceux de blé et leur hile est étoilé; les grains d'amidon de maïs sont sensiblement uniformes avec des contours anguleux, un hile arrondi ou étoilé; les grains d'amidon de riz sont régulièrement petits, anguleux, tantôt isolés, tantôt agglomérés. Habituellement la farine de riz n'est mélangée à celle de blé qu'en faible proportion, pour lui donner de la blancheur.

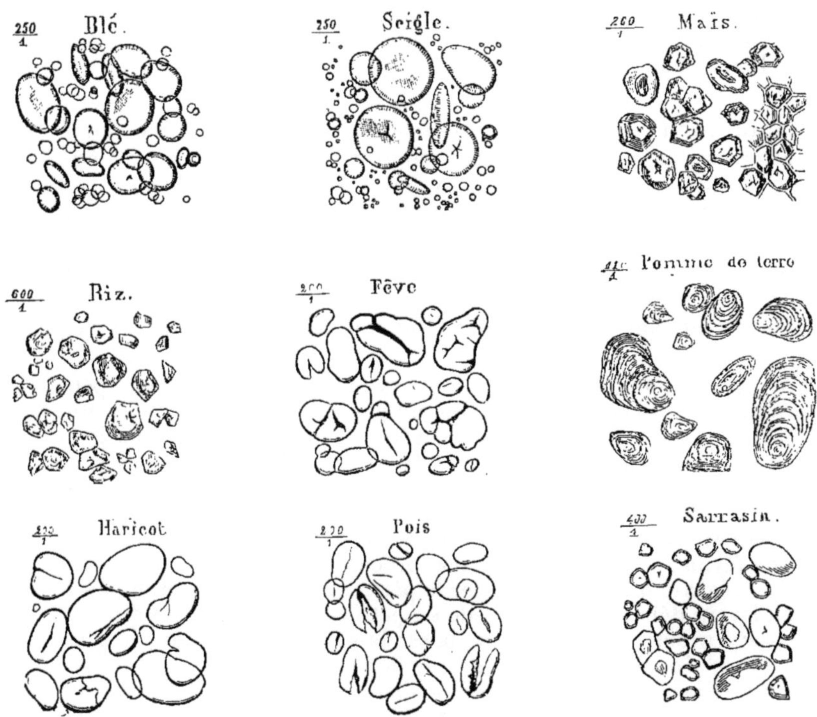


Fig. 148 à 156. — *Amidon de diverses graines.*

Une fraude plus commune est l'addition à la farine de blé de farines de *légumineuses*, c'est-à-dire de haricots, de pois, de lentilles, surtout de *féverolles*. Cette addition a souvent pour but de relever la proportion de matière azotée dans une farine pauvre en gluten; aussi le commerce tolère-t-il volontiers la présence de farine de légumineuse dans la farine de blé; Villiers et Collin proposent d'admettre que la première représente 3 0/0 du mélange ; une quantité notablement supérieure rendrait le gluten difficile à rassembler, et donnerait d'ailleurs une saveur et un goût peu agréables à la farine. Les grains d'amidon de féverolles sont ovales, réniformes, avec un hile qui les fissure longuement; d'ordinaire quelques-uns de ces grains sont encore renfermés dans les cellules des cotylédons. Les grains d'amidon des autres légumineuses sont plus ou moins analogues.

On mélange encore parfois à la farine de l'amidon de *pomme de terre*, très pauvre en azote; le microscope décèle aisément cette falsification, les grains d'amidon de pomme de terre étant ellipsoïdaux, conchoïdes, avec des stries concentriques très visibles et un hile tout petit vers l'extrémité la moins volumineuse du grain.

Dans ces derniers temps on a falsifié des farines de qualité inférieure au moyen de *sciure de bois*, dont les fragments seront reconnus au microscope. Le Roy chauffe très légèrement la farine avec de la phloroglucine en solution alcoolique acidifiée par une assez grande quantité d'acide phosphorique : les particules de sciure de bois prennent une coloration rouge carminé intense.

Enfin on a assez souvent additionné la farine de substances minérales : *sulfate* ou *carbonate de chaux, alun*. Cette fraude sera mise en évidence par le procédé Cailletet qui consiste à mettre 2 gr. de farine dans un tube à essai et à verser par-dessus 25 à 30 gr. de chloroforme; on agite et on laisse reposer; la farine remonte à la surface, les matières minérales plus lourdes, insolubles dans le chloroforme, tombent au fond.

**La panification.** — On transforme la farine en pain, et on rend ainsi l'amidon plus accessible à l'action des sucs digestifs, au moyen de trois opérations principales : le *pétrissage* qui a pour but d'incorporer à la farine de l'eau et aussi les agents des phénomènes dont l'évolution constitue la phase suivante, la *fermentation*, destinée essentiellement à rendre légère, spongieuse, criblée de trous, la pâte obtenue précédemment; vient enfin la *cuisson* qui achève de faire éclater les grains d'amidon et complète les effets mécaniques de la fermentation tout en mettant terme aux modifications chimiques qu'elle provoque.

Le *pétrissage* s'opère à bras, c'est-à-dire à la main, ou à l'aide de pétrins mécaniques; ceux-ci permettent d'opérer un peu plus vite et d'obtenir un travail plus régulier mais volontiers moins parfait qu'avec le pétrissage à la main ; il paraît en outre qu'au point de vue de la propreté le pétrissage mécanique ne présente pas de supériorité très notable (L. Boutroux). Pour pétrir la farine on l'additionne d'un poids d'eau tiède qui surpasse légèrement le poids de farine mise en œuvre ; cette eau est salée, dans la proportion de 0 kil.,750 de sel pour 100 kil. de farine, ou quelque chose d'approchant. On délaye d'abord dans cette eau salée le levain qui fera fermenter la pâte; on mélange ensuite peu à peu la farine au levain délayé, et on procède au pétrissage proprement dit.

Après cette première opération on laisse la pâte au repos dans le pétrin pendant une vingtaine de minutes, pour que la fermentation commence à s'opérer. Puis on divise la pâte en portions de poids et de formes déterminés, dont chacune sera un pain; on saupoudre ces portions de farine grossière dite « fleurage », et au bout de 35 minutes environ ces pâtons sont prêts pour la cuisson. La fermentation de la pâte porte en boulangerie le nom d'*apprêt*.

L'agent essentiel de la *fermentation* panaire qui amène le gonflement de la pâte grâce à la production dans son intimité d'une certaine quantité d'acide carbonique serait d'après Boutroux une levure alcoolique (*saccharomyces*), cultivée dans le levain, et qui agit surtout sur la partie soluble de la farine, soit le sucre et divers hydrates de carbone; le gluten est assez peu modifié, l'amidon encore moins par cette levure. Les nombreux germes microbiens contenus dans le levain et dans la pâte, en outre de la levure, n'interviennent pas selon Boutroux en ce qui concerne le phénomène de la levée de la pâte, à moins qu'ils ne le gênent par suite de leur action sur le gluten qu'ils altèrent en même temps qu'ils acidifient la pâte. Mais aussi jouent-ils de ce fait un rôle important vis-à-vis de la saveur du pain. L'activité de ces germes paraît être en raison inverse de celle de la levure. C'est pourquoi les produits de la panification diffèrent suivant que la fermentation a été obtenue à l'aide d'un levain de pâte, qui à côté de la levure est riche en bactéries, ou à l'aide de levure seule; dans le premier cas la mie du pain est plus acide, possède une saveur aromatique spéciale, offre une couleur plus blanche, une structure lacunaire moins régulière, car le gluten modifié ne résiste pas également bien partout aux gaz de la fermentation qui, au lieu de rester emprisonnés bulle par bulle là même où ils ont pris naissance, se rassemblent çà et là en formant des espèces de poches plus ou moins considérables. Le pain fait avec de la levure seule ne se conserverait pas aussi bien pendant quelques jours que le pain fait avec du levain. Au reste, au point de vue de la fabrication, l'emploi du levain est actuellement plus sûr en général que l'emploi de la levure (Boutroux).

Notons que Duclaux ne croit pas à la nature alcoolique de la fermentation panaire; d'après ce savant la fermentation du pain est due aux bâtonnets dont fourmille toute pâte, qui sont apportés par la farine, et proviennent sans doute de la surface du grain.

Il est possible de remplacer par des procédés purement chimiques la fermentation panaire destinée à faire lever la pâte. On y gagne d'éviter la destruction d'une petite portion des substances alimentaires de la farine; on élude la difficulté d'entretenir des levains frais ou de se procurer des levures d'activité toujours égale. Il ne s'agit en somme que de produire dans la pâte un dégagement convenable de gaz. Dans ce but Liebig avait proposé d'incorporer à la pâte du bicarbonate de soude puis de l'acide chlorhydrique étendu, ce qui développait de l'acide carbonique. Horsford en Amérique obtint le même résultat avec une poudre composée d'une part de phosphate de chaux et de phosphate acide de magnésie, d'autre part de bicarbonate de soude et de chlorure de sodium. On a fait aussi usage en Amérique et en Angleterre de la *self-raising flour* formée d'un mélange de farine, d'acide tartrique et de bicarbonate de soude. Tous ces procédés ont le tort d'introduire dans la pâte des substances qui ne s'y décomposent pas toujours entièrement et sont susceptibles de contenir des impuretés. On préférera l'arrivée sous pression dans la pâte d'acide carbonique fabriqué en dehors d'elle, au moyen d'un appareil spécial : telle est la caractéristique du procédé Dauglish qui donne un pain assez répandu en Angleterre sous le nom d'« aerated bread »; sa saveur n'est peut-être pas satisfaisante, car on a finalement ajouté un moût fermenté à la pâte.

La *cuisson* du pain a lieu dans des fours qui doivent offrir une température de 250° environ; il s'agit en effet de transformer la périphérie de la pâte en croûte, c'est-à-dire des hydrocarbonés humides en matière à demi caramélisée, transformation qui commence à s'opérer vers 200° (Boutroux). On chauffe ordinairement le four en brûlant le combustible dans son intérieur même : aussi devra-t-on proscrire l'emploi comme combustible des bois de démolitions enduits de peintures à base de plomb, conformément à l'avis rendu par le Conseil d'hygiène de la Seine, à la suite de la constatation de cas de saturnisme vraisemblablement dus à la consommation de pain cuit à l'aide des bois peints en question (Delpech, Ducamp).

Sous l'influence de la chaleur le pain se gonfle par dilatation des gaz qu'il contient; la fermentation est arrêtée, l'amidon hydraté se transforme partiellement en empois, ses grains se gonflent et se soudent entre eux; la vapeur d'eau dilate ensuite les lacunes déterminées par les gaz de la fermentation; la mie et la croûte se différencient, la croûte résultant surtout de l'action plus vive de la chaleur à la périphérie des pâtons, et de la perte d'eau particulièrement considérable de cette couche superficielle qui subit une certaine dessiccation (d'où la nécessité d'enfourner des pâtons d'un poids supérieur aux pains que l'on veut finalement obtenir).

La cuisson dure 30 à 40 minutes, selon la grosseur des pains, la température du four, etc. Balland et Masson ont constaté que la température atteignait d'ailleurs 100° à l'intérieur des pains de troupe cuits dans les manutentions militaires : ce qui assure la destruction de tous germes dangereux susceptibles de se rencontrer dans la pâte.

Le rendement de la farine en pain, c'est-à-dire le poids de pain que l'on peut obtenir avec un poids de farine donné, dépend dit Boutroux de la qualité de la farine et aussi de la nature du pain fabriqué : la qualité de la farine détermine en effet la quantité d'eau minima que la pâte peut contenir, et la nature du pain détermine la quantité d'eau perdue pendant la cuisson. Voici quelques données approximatives : le blé donne en farine les 3/4 de son poids ; la farine absorbe dans le pétrin la moitié de son poids d'eau ; la pâte perd à la cuisson la moitié de ce poids d'eau absorbée durant le pétrissage ; la farine donne finalement en pain son poids augmenté d'un quart, soit un poids de pain presque égal au poids du blé qui a fourni la farine.

**Le pain ; caractères, composition, altérations, etc.** — On distingue un grand nombre de variétés de pain qui diffèrent d'abord par leurs caractères physiques, et aussi par leur composition chimique.

D'une manière générale le pain est constitué par une *croûte* superficielle plus ou moins épaisse, au-dessous de laquelle se trouve la *mie* ; les caractères, la composition de ces deux parties, leur quantité respective, peuvent varier dans des limites étendues. La proportion de croûte dépend pour une bonne part de la forme du pain ; selon Rivat on peut avoir 55,28 à 77,50 0/0 de mie contre 44,72 à 22,48 0/0 de croûte ; cette croûte est de nuance relativement foncée, moins brune à la face inférieure qu'à la face supérieure du pain ; de ce côté elle doit être bombée, assez unie, sans soufflures ni crevasses ; partout elle adhérera à la mie : ces signes dénotent d'habitude une fermentation convenable et une cuisson bien faite. On se méfiera d'une croûte brûlée, laquelle ne témoigne pas toujours d'un excès de cuisson, mais bien souvent du contraire, la chaleur ayant seulement agi d'une façon trop vive sur la superficie du pain. La mie, plus ou moins blanche suivant surtout le blutage de la farine, comme il sera expliqué tout à l'heure, doit être régulièrement parsemée de trous ou lacunes, c'est-à-dire bien ouverte, spongieuse, légère, et d'ailleurs homogène, sans grumeaux farineux çà et là ni parties cireuses à la coupe ; elle ne devra pas être molle, grasse adhérente aux doigts, ce qui indiquerait la présence d'un excès d'eau. La légèreté ou porosité du pain, qui importe au plus haut point à sa bonne utilisation dans le tube digestif, peut être exprimée par son poids spécifique, dont les variations pour des pains de forme et de volume semblables, c'est-à-dire ayant la même proportion de croûte, traduisent bien toutes les modifications de structure de ces aliments ; ainsi le poids spécifique d'un pain est d'autant plus faible que le volume total des pores ou lacunes est plus considérable (Menicanti et Prausnitz, K. B. Lehmann). Selon K. B. Lehmann la faculté d'imbibition du pain, qui conditionne naturellement son imprégnation par les sucs digestifs, est d'autant plus grande que le volume total des pores atteint un chiffre plus élevé.

D'autre part le pain considéré dans son ensemble doit être sonore à la percussion et offrira une élasticité telle qu'après avoir été momentanément soumis à une pression tendant à rapprocher l'une de l'autre les deux croûtes supérieure et inférieure, il reprendra ensuite aussitôt sa forme primitive : ce phénomène a son origine dans la bonne qualité du gluten contenu dans la mie. On ne s'en rapportera pas d'ailleurs à l'aspect extérieur du pain, plus ou moins bombé, pour juger du développement réel de la pâte sous la double influence de la fermentation et de la cuisson : un pain peut être plat parce que la pâte a trop levé et a en conséquence laissé diffuser au dehors l'acide carbonique d'abord, la vapeur d'eau ensuite; en revanche un pain bien bombé après cuisson offre quelquefois une mie compacte, avec çà et là, soit dans son épaisseur, soit sous la croûte, de grandes cavités dues au dégagement irrégulier et à l'accumulation locale de vapeur d'eau (Boutroux).

Le pain de bonne qualité a une odeur douce, balsamique, ainsi qu'une saveur agréable. La présence d'un excès de levain nécessaire pour panifier convenablement des farines de qualité inférieure donne souvent au pain une saveur acide.

Les caractères du pain que nous venons de passer en revue sont ceux du pain sorti depuis assez longtemps du four pour n'être plus *chaud;* il est *ressué*, *tendre*, non pas encore *rassis*.

Dans le pain tendre, la mie est flexible et élastique, la croûte relativement sèche; dans le pain rassis la mie paraît avoir perdu de l'eau, s'émiette avec la plus grande facilité, tandis que la croûte a pris une certaine souplesse qu'elle ne possédait pas au sortir du four. A vrai dire, au moins au début, le facteur principal de ces modifications n'est pas tant la perte absolue d'eau que le changement de distribution de cette eau, qui lorsque le pain se refroidit passe peu à peu par condensation de la mie à la croûte, cette dernière offrant la plus basse température (Boutroux). Mais ultérieurement il se produit peu à peu une réelle perte d'eau, le pain se dessèche et devient dur.

Le pain chaud passe pour être d'une digestion un peu laborieuse; d'autre part le pain frais est généralement considéré comme plus savoureux que le pain rassis.

Selon Balland la mie renferme ordinairement 38 à 49 0/0 d'eau, la croûte 16 à 25 0/0 seulement; il ne faut donc pas craindre d'avoir une assez forte proportion de croûte dans un pain : la teneur totale en eau du pain entier sera d'autant plus faible que cette proportion sera plus élevée. A cet égard les pains de médiocre volume offrent une certaine supériorité; pour le même motif on préférera généralement les pains de forme longue aux pains ronds, la croûte de ces derniers présentant un moindre développement pour un même poids de pain. Du reste Balland a constaté qu'il n'y avait pas plus de matières azotées ou salines dans la croûte que dans la mie quand ces deux parties du pain étaient amenées au même degré d'hydratation.

Voici d'après Balland et d'après Kœnig la composition d'un certain nombre de pains de farine de blé :

| | Pain de fantaisie de Paris (Farine blutée) à 60 0/0 | Pain fendu de Paris | Pain commun de Paris (Farine blutée) à 72 0/0 | Pain de la campagne (Farine blutée) à 72 0/0 | Pain des hôpitaux de Paris (Farine blutée) à 74 0/0 | Pain de troupe ou de munition (Farine blutée) à 80 0/0 | Analyses de Kœnig | |
|---|---|---|---|---|---|---|---|---|
| | | | | | | | Pain de fine farine | Pain de farine grossière |
| Eau. . . . . . | 31,60 | 34,30 | 34,90 | 32,60 | 33,00 | 38,50 | 35,59 | 40,45 |
| Matières azotées . | 5,99 | 6,79 | 6,21 | 7,25 | 6,66 | 7,98 | 7,06 | 6,15 |
| — grasses . | 0,24 | 0,10 | 0,14 | 0,49 | } 59,63 | 0,15 | 0,46 | 0,44 |
| — sucrées et amylacées | 64,59 | 58,12 | 57,89 | 59,04 | | 52,12 | 56,58 | 52,02 |
| Cellulose . . . . | 0,14 | 0,10 | 0,13 | 0,14 | 0,20 | 0,28 | 0,32 | 0,62 |
| Cendres . . . . | 0,44 | 0,59 | 0,73 | 0,57 | 0,51 | 0,97 | 1,09 | 1,22 |

Nous ne ferons que mentionner le pain de farine de seigle et le pain de farine de maïs, qui ne sont pour ainsi dire plus en usage en France; dans quelques campagnes on fait cependant encore du pain de méteil, avec un mélange de farine de blé et de seigle. En Allemagne et en Russie le pain de seigle, assez grossier, est par contre extrêmement répandu. Le pain de seigle renferme d'habitude au moins 40 0/0 d'eau; son poids spécifique est toujours supérieur à celui du pain de farine de blé, le volume total des pores étant relativement peu considérable.

Le pain que l'on essaye de garder quelques jours peut être envahi par diverses moisissures appartenant aux genres *Penicillium*, *Aspergillus*, *Mucor*, *Rhizopus* (ou *Ascophora*) dont les spores flottent vulgairement dans l'atmosphère; d'où l'apparition de taches vertes ou bleues, blanches, noires, sur le pain. Citons encore l'*Oïdium* qui donne lieu à des taches jaunes ou rouge orangé. On a observé des cas d'empoisonnement chez des individus ayant mangé du pain moisi (Decaisne, Allen, Cameron); mais ce sont des accidents fort rares, encore qu'il se consomme certainement bien du pain moisi chez les campagnards pauvres. Il convient toutefois d'éviter le plus possible le développement d'organismes quelconques sur le pain : on ne le conservera pas trop longtemps, on le tiendra à l'abri des poussières, et surtout on s'arrangera de manière à ce que sa surface n'offre pas une humidité favorable à la pullulation des germes; non seulement on ne déposera pas les pains dans des locaux humides, mais on assurera tout autour d'eux une ventilation convenable pour empêcher que la vapeur d'eau qu'ils exhalent sans cesse ne se condense sur leur croûte. Le mieux est de placer les pains sur des étagères à claire-voie installées dans des locaux très propres et suffisamment spacieux.

Il est superflu d'insister sur le pain de mauvaise qualité fait avec des farines avariées, adultérées, ou encore contenant de la farine de graines non comestibles; nous en avons dit précédemment assez à ce propos. Les farines qui n'ont pas une proportion suffisante de gluten, ou dont le gluten est altéré donnent des pains à mie lourde compacte. Ce défaut peut aussi provenir, il est vrai, de l'emploi d'un levain médiocre.

En ce qui concerne les *falsifications*, la plus ordinaire dans le pain est la présence voulue d'un excès d'eau, soit plus de 38 0/0; on obtient cet excès d'eau en mélangeant à la pâte dans le pétrin une espèce d'empois formé de farine de riz ou de fécule de pomme de terre délayée et cuite avec 6 0/0 d'eau (Villiers et Collin). Nous avons signalé précédemment que la mie des pains brûlés superficiellement par une cuisson trop vive était volontiers aqueuse; il en est de même quand les farines panifiées sont avariées. — On peut ajouter à la pâte de l'*eau carbonatée*, du carbonate ou du bicarbonate de soude : c'est afin de neutraliser l'acidité soit de farines avariées soit d'un excès de levain nécessaire pour faire lever les dites farines, en même temps que l'eau détermine aussi un dégagement supplémentaire d'acide carbonique. — L'addition de *sulfate de cuivre* à très faible dose (5 centigr. par kilogr. de farine) favorise la fermentation et le développement de pâtes difficiles à faire lever en raison de l'insuffisance ou de la mauvaise qualité de leur gluten; le sulfate de cuivre permet en outre d'incorporer à la pâte un excès de 6 à 7 0/0 d'eau. — Enfin les boulangers ont assez souvent recours à l'*alun* (2 à 3 gr. par kilogr. de farine) d'abord pour aider au développement de la pâte, mais surtout pour la blanchir.

Tous ces moyens de dissimuler les défauts d'une marchandise médiocre sont malhonnêtes, mais ne sauraient constituer un danger positif pour les consommateurs.

**Valeur alimentaire du pain.** — Le pain occupe dans l'alimentation, surtout en France, une place extrêmement importante. Un adulte peut en consommer chaque jour quelques 750 gr. représentant environ les 2/3 des hydrocarbonés et les 2/5 de l'albumine d'une ration normale. Il est du reste difficile d'aller beaucoup plus loin; on augmente le remplissage de l'appareil digestif mais non pas le taux de la matière utilisée; et les expériences faites pour reconnaître s'il était possible de se nourrir exclusivement du pain ont abouti à des résultats défavorables (Stark, Hartmann).

Quoi qu'il en soit on s'est souvent préoccupé d'élever la valeur nutritive du pain et de lui incorporer à cet effet tout ce que l'on pouvait des substances alimentaires contenues dans les grains. Or la composition de ceux-ci est assez différente selon la partie considérée, comme il ressort des chiffres ci-après :

| | Enveloppes | Amande | Germe |
|---|---|---|---|
| Matière azotée . . . . . . . . | 18,75 | 11,90 | 42,5 |
| — grasse . . . . . . . . | 3,60 | 1,40 | 12,5 |
| — minérale . . . . . . . | 4,68 | 0,80 | 5,3 |

Par suite il peut sembler indiqué de faire entrer dans les farines destinées à être panifiées le plus possible d'enveloppes et de germes de grains, tandis qu'au contraire la meunerie moderne tend à écarter de plus en plus de ses produits ces deux éléments, tant par l'adoption d'un blutage élevé que par l'emploi de la monture aux cylindres. On aboutit ainsi à livrer à la boulangerie ces farines fines, très blanches, blutées à 40 0/0, mais moins riches en matières nutritives que ne le seraient les farines plus complètes, un peu grises dont on retirerait seulement le son très grossier; les premières donnent un pain d'une grande blancheur, mais contenant une proportion d'azote, de matières grasses et minérales inférieure à celle du pain bis fabriqué avec les farines peu blutées. On a notamment insisté sur ce fait qu'en écartant des farines les téguments et le germe du grain on privait le pain d'une quantité assez considérable de phosphates assimilables susceptibles de jouer un rôle fort important dans l'alimentation. Aussi, à diverses reprises, certains savants (Millon, Balland, Galippe et Barré, etc.) ont-ils recommandé l'usage d'un pain bis confectionné avec des farines assez grossières, tout au moins avec des farines de meules (dans leur ensemble moins épurées que les farines de cylindres, même à blutage égal), de préférence à la consommation du pain très blanc obtenu avec les farines fines, ne contenant plus que des traces de débris d'enveloppes et de germes, qui viennent des cylindres.

L'argument tiré de la pauvreté relative des farines très fines (et par suite du pain très blanc) en phosphates n'a pas grande valeur : on ne doit pas perdre de vue en effet que l'on ne se nourrit pas exclusivement de pain, que l'alimentation de tout le monde est mixte, et que dans les divers aliments consommés par les plus pauvres gens il y a plus des 3 gr. 19 d'acide phosphorique quotidiennement nécessaires d'après Bouchard à l'organisme. Selon A. Girard les paysans du Morvan, du Cantal, dont le régime est cependant bien médiocre, ingèrent chaque jour, en dehors du pain, 5 à 7 gr. d'acide phosphorique. Du reste la proportion d'acide phosphorique du pain bis ne l'emporterait que de 0 gr. 30 par kilogr. de pain sur celle du pain blanc; le remplacement de ce dernier pain par le pain bis ne conduirait donc pas à un gain notable ; mais au surplus sa réalisation n'offre aucune utilité.

La question de l'incorporation au pain de la majeure partie de la matière azotée appartenant aux téguments du grain, et en particulier aux cellules si fortement cuticularisées de la couche protéique, est moins simple. Certes si l'addition dont il s'agit n'avait d'autre inconvénient que de donner au pain une nuance plus ou moins grisâtre, bise (tenant à l'action de la *céréaline*), tout en présentant l'avantage d'accroître dans une sérieuse mesure la valeur nutritive de l'aliment, il n'y aurait pas de raison de ne pas l'adopter. Mais il convient de s'assurer d'abord qu'un pain fait avec une farine renfermant beaucoup d'éléments tégumentaires du grain sera réellement un aliment plus nourrissant pour l'organisme humain que le pain de farine très épurée provenant presque exclusivement de l'amande du grain; sans doute l'analyse nous apprend que le premier de ces pains est le plus riche en matières nutritives, et spécialement azotées : il faut encore savoir comment, dans quelle proportion ces principes alimentaires seront absorbés et utilisés par l'organisme, ce qui naturellement doit dépendre beaucoup de la forme sous laquelle ils se présenteront. C'est à quoi n'ont pas assez pris garde les partisans du maintien dans la farine d'une grande partie des enveloppes du grain.

En effet, quand on recherche et que l'on compare entre eux les gains en matières nutritives réalisés par un homme qui ingère tantôt du pain de fine farine, tantôt du pain de farine plus ou moins grossière, on s'aperçoit d'abord que les gains les plus considérables de l'organisme (ou plus précisément ses moindres pertes en substances alimentaires) correspondent à l'ingestion du pain de fine farine, et qu'ils sont d'autant plus faibles (ou les pertes d'autant plus grandes) que l'on a mangé d'un pain de farine plus grossière. Tel est le sens général des résultats des expériences entreprises par Meyer, Rubner, Wicke, Menicanti, Prausnitz, Romberg, Plagge et Lebbin, sur la digestibilité de divers pains de blé ou de seigle. D'où cette première conclusion formulée par K. B. Lehman : la valeur alimentaire d'une farine (panifiée) dépend, toutes choses égales d'ailleurs, de sa teneur en cellulose et aussi de l'état de division de cette substance. (On a cité quelques résultats contradictoires obtenus dans des expériences sur des animaux : mais ceux-ci ont sans doute des facultés digestives fort différentes de celles de l'homme).

Au surplus, la cause prochaine de la façon différente dont les divers pains se comportent dans notre appareil digestif n'est autre, selon toute vraisemblance, que la constitution physique de ces pains, laquelle décide de l'action des sucs digestifs sur les aliments en question. De fait les pains de farine peu blutée, contenant beaucoup de débris d'enveloppes du grain, n'offrent pas à un degré suffisant les caractères de légèreté, de grande porosité, qu'il convient de rencontrer dans le pain, comme nous l'avons indiqué plus haut. Et ce sont ces pains bis relativement compacts et lourds, faits de farine grossière, qui au cours des expériences de digestibilité de Rubner, de Wicke, de Menicanti et Prausnitz, ont témoigné d'une notable infériorité vis-à-vis des pains blancs, très légers et très poreux, faits de fine farine. On doit à Menicanti et Prausnitz d'avoir bien mis ce point en lumière et surtout d'avoir insisté sur le parallélisme qui paraît exister d'une part entre la constitution de la farine et la structure du pain, d'autre part entre cette structure (caractérisée notamment par le poids spécifique) et la valeur nutritive du pain. Toutes choses égales d'ailleurs les pertes de l'organisme sous forme d'excrétions sont d'autant plus faibles (et par suite le gain final plus considérable) que le pain ingéré présente un poids spécifique moins élevé, c'est-à-dire une porosité plus grande. C'est donc le pain le plus léger et le plus poreux qui l'emporte au point de vue nutritif.

Parmentier accusait déjà les farines contenant beaucoup de son de donner un pain massif, serré, gras, aqueux, par suite facilement altérable, et se délayant dans le bouillon au lieu de s'y gonfler. Mège-Mouriès vérifia plus tard le bien fondé de l'opinion de Parmentier et attribua les fâcheux effets du son sur les produits de la panification à un ferment contenu dans les téguments du grain, la céréaline, qui altère l'amidon et le gluten de telle sorte que la pâte devient à la fois brune, grasse, peu élastique, et par conséquent lève mal. A. Girard faisant faire des pains séparément avec les divers passages de moins en moins fins d'une même mouture aux cylindres constate qu'à partir du 5e passage (correspondant à un rendement farineux de 61 à 65 0/0), les pains, très satisfaisants avec la farine des passages précédents, prennent dès lors une nuance grise, et en même temps sont relativement mal développés, déjà un peu compacts, avec une mie volontiers courte et grasse faisant vite boule entre les doigts. L'analyse chimique des farines d'autre part révèle qu'à partir du 5e passage il y a une rapide augmentation de la proportion des matières grasses, des matières minérales, et aussi du degré d'acidité, coïncidant avec une grande élévation du nombre des débris d'enveloppes présents dans la farine. Aussi A. Girard conseille-t-il de ne pas dépasser beaucoup le rendement de 65 0/0 en farine, au delà duquel les produits de la mouture commencent à acquérir des propriétés nuisibles aux qualités du pain. Balland, Boutroux, ont reconnu la réalité de cette influence défavorable d'une farine trop peu blutée sur les qualités du pain ; ils sont toutefois d'avis que le taux d'extraction des farines peut être assez supérieur à celui indiqué comme maximum par A. Girard (70 0/0) et atteindre environ 75 0/0, même avec des farines de meules, dont ils préconisent l'emploi : or ces farines, à blutage égal, contiennent encore plus de débris d'enveloppes et de germes que les farines de cylindres.

Il convient de ne rien exagérer, pas plus la finesse, la pureté de la farine, que sa grossièreté; on ne cherchera pas à lui incorporer la majeure partie des enveloppes du grain, encore moins leur totalité, et l'on rejettera d'une façon absolue le « pain complet » dont on a beaucoup parlé naguère; mais d'un autre côté on évitera de séparer les farines secondes, recueillies à partir du taux de rendement de 60 0/0 jusqu'à celui de 70 0/0, des farines premières dont le taux d'extraction ne dépasse pas 60 0/0. Le pain devrait toujours être fait avec la totalité de la farine représentant 70 0/0 du grain ; et c'est à tort, à notre point de vue, que la boulangerie attribue volontiers à chaque catégorie de farine une destination particulière. Le pain confectionné avec toute la farine extraite jusqu'au taux de 70 0/0 nous semble en effet devoir offrir encore une structure telle que les pertes subies sous forme d'excrétions par le consommateur de cet aliment seront à bien peu près les plus faibles possible. Il n'en serait plus ainsi, du fait d'une structure moins favorable aux phénomènes qui s'accomplissent dans l'intimité de l'appareil digestif de l'homme, si l'on élevait bien davantage la teneur du pain en principes alimentaires empruntés au grain; la faible supériorité acquise à cet égard serait largement annulée par une notable augmentation de la quantité des substances nutritives que l'organisme consommateur perdrait dans ses excrétions.

A diverses reprises on a essayé de séparer de la cellulose à laquelle ils sont intimement unis les principes alimentaires des couches corticales du grain : il est clair que dans ces conditions l'incorporation de ces principes au pain ne saurait offrir d'inconvénients. C'est ainsi que Fehling, Frapoli, Mège-Mouriès, Souvant, Gallavardin, ont été amenés à proposer d'épuiser le son par l'eau chaude, puis d'ajouter à la pâte le liquide obtenu. Théoriquement l'idée n'est pas mauvaise ; mais son application paraît assez difficile et coûteuse, en sorte qu'aucun des procédés successivement préconisés n'a donné de résultats satisfaisants à tous égards. Naguère, pourtant, Lebbin a recommandé en Allemagne un procédé Schiller dont le principe est le même.

C'est aussi en Allemagne que l'on a tenté la décortication du grain, c'est-à-dire l'enlèvement préalable, par des moyens mécaniques, de l'épicarpe et du mésocarpe qui contiennent la moitié de la cellulose de toutes les enveloppes, et seulement le tiers de leurs matières alimentaires. Cette méthode a été l'objet d'appréciations diverses. Wicke, K. B. Lehmann lui sont favorables. Elle ne se répand pas, car finalement elle ne paraît pas permettre de dépasser 80 0/0 comme taux d'extraction de farine (Prausnitz) ; ses avantages seraient donc médiocres.

Mentionnons encore la panification intégrale du grain réduit d'emblée tout entier en une sorte de bouillie ou de pâte par l'appareil « antispire » de Desgoffe ; ce système a reçu l'approbation de Pagliani qui prétend que le pain obtenu produit un effet utile alimentaire supérieur à celui de divers pains fabriqués suivant les méthodes habituelles ; au contraire, Celli, Serafini ont déclaré que le pain intégral en question était doté d'assez fâcheuses qualités physiques et par suite se comportait d'une façon peu avantageuse dans l'appareil digestif : il serait étonnant qu'il en fût autrement.

**Formes particulières d'emploi des farines et des grains.** — Nous grouperons ici les diverses *pâtes alimentaires*, certaines préparations culinaires dont la base est une farine, et enfin nous accorderons une mention spéciale à la consommation du riz à l'état de grains.

Les pâtes alimentaires, c'est-à-dire les semoules, les nouilles, le vermicelle, les pâtes d'Italie pour les potages, le macaroni, sont obtenues en pétrissant à l'eau bouillante des farines de blé dur, d'Algérie entre autres, très riches en gluten et dont on a retiré quelquefois un peu de l'amidon ; on fait ensuite sécher à l'air ou à l'étuve les produits de ce pétrissage qui renferment une proportion d'azote relativement élevée comme le montrent les analyses ci-après de Balland :

| | Eau | Mat. azotées | Graisse | Amidon | Cellulose | Cendres |
|---|---|---|---|---|---|---|
| Semoule. . . | 10,50 | 12,74 | 1,00 | 74,61 | 0,50 | 0,65 |
| Nouilles. . . | 11,90 | 11,58 | 0,60 | 75,21 | 0,26 | 0,45 |
| Vermicelle . . | 10,90 | 11,74 | 0,50 | 75,74 | 0,38 | 0,74 |
| Macaroni . . | 11,60 | 10,98 | 0,45 | 76,05 | 0,28 | 0,64 |

Ces pâtes sont volontiers colorées légèrement en jaune par le curcuma ou le safran. Elles ne doivent pas se désagréger dans un liquide porté à l'ébullition.

Nous ne ferons que rappeler les nombreuses préparations culinaires (sans parler des pâtisseries proprement dites) ayant pour base la farine ordinaire de blé additionnée de graisse, de lait ou de crème, dont on fait une notable consommation dans nos régions de l'Est et surtout en Allemagne. Il y a là une sérieuse ressource alimentaire. Les galettes de maïs d'autres pays ont une moindre valeur, de même aussi que les espèces de soupes faites d'une bouillie de farine de maïs (*polenta*) qui jouent cependant un si grand rôle alimentaire en Italie et dans diverses contrées des États-Unis ; toutefois d'après Balland, d'après Rubner et Malfatti, d'après Plagge et Lebbin, la valeur alimentaire du maïs ne serait pas sensiblement inférieure à celle du blé. En tous cas, il ne faut consommer que du maïs non avarié, précaution qui n'est pas toujours observée par les populations pauvres dont le maïs est l'aliment principal. C'est dans ces dernières conditions qu'apparaît la *pellagre* chez des gens d'ailleurs insuffisamment nourris ; l'altération du maïs, déterminée par certains microbes qui donnent naissance à une toxine redoutable (Lombroso), est d'ailleurs la cause étiologique prochaine de la maladie.

Les Français ont en général peu de goût pour le riz, qui se mange en grains cuits, additionnés ou non de graisse ; ce discrédit n'est pas très justifié, car le riz forme la base de l'alimentation des populations d'une grande partie de l'Asie, et son analyse le montre assez riche en principes alimentaires :

| | Minimum | Maximum |
|---|---|---|
| Eau . . . . . . . . | 10,20 | 16,00 |
| Mat. azotées . . . . | 5,50 | 8,82 |
| — grasses . . . . | 0,15 | 0,75 |
| — amylacées . . . | 75,60 | 81,35 |
| Cellulose . . . . . | 0,18 | 0,42 |
| Cendres . . . . . | 0,14 | 0,48 |

Ces chiffres, empruntés à Balland, concernent les riz blanchis et glacés du commerce européen, qui sont réduits presque à leur seul albumen ; selon Balland il vaudrait mieux se contenter du riz simplement décortiqué à la main des Orientaux, car il contient plus de matières nutritives : nous nous demandons jusqu'à quel point ces matières profitent à l'organisme.

**Bibliographie.** — Poggiale : *Du pain distribué aux troupes et de la composition chimique du son* (Mémoires de méd. et de chir. militaires, XII, 1853). — Parmentier : *Rapport sur le pain des troupes* (Ibid., XVIII, 1856). — G. Meyer : *Ernährungsversuche mit Brod am Hund und Menschen* (Zeitschr. f. Biol. VII, 1871). — Violet : *Du pain*. Thèse de Paris, 1876. — Rubner : *Ueber die Ausnützung einiger Nahrungsmittel im Darmkanale des Menschen* (Zeitschr. f. Biol., XV, 1879) — A. Girard : *Mémoire sur la composition chimique et la valeur alimentaire des diverses parties du grain de froment* (Annales de chim. et de phys., III, 1884). — J. König : *Die menschlichen Nahrungs und Genussmittel*. Berlin, 1893. — Kobert : *Lehrbuch der Intoxicationen*. Stuttgart, 1893. — G. Menicanti et W. Prausnitz. *Untersuchungen über das Verhalten verschiedener Brotarten im menschlichen Organismus* (Zeitschr. f. Biol., XXX, 1894). — Balland : *Recherches sur les blés, les farines et le pain*. Paris, 1894. — K.-B. Lehmann : *Hygienische Studien über Mehl und Brot mit besonderer Berücksichtigung der gegenwärtig in Deutschland üblichen Brotkost* (Archiv. f. Hyg., XIX, 1893 ; XX et XXI, 1894). — Balland : *Sur la composition des riz importés en France* (Revue de l'Intendance militaire, 1895). — Galippe et Barré : *Le pain*. Paris, 1895. — A. Girard : *Appréciation de la valeur boulangère des farines, dosage des débris d'enveloppe et de germes susceptibles de diminuer la qualité du pain* (C. R. Acad. des Sciences, CXXI, 1895). — E. Vallin : *Le pain complet* (Rev. d'Hygiène, XVIII, 1896). — E. Arnould : *La valeur alimentaire du pain* (Ibid., 1896). — A. Girard . *Sur la valeur alimentaire des pains provenant de farines blutées à des taux d'extraction différents* (C. R. Acad. des Sc., CXXII, 1896). — Balland : *Sur le rendement des blés en farine et sur le pain de farine entière* (Ibid.). — Du même : *Analyses de pains de différentes provenances* (Rev. de l'Intendance milit., 1897). — L. Boutroux : *Le pain et la panification*. Paris, 1897. — Plagge et Lebbin : *Untersuchungen über das Soldatenbrot*. Berlin, 1897. — Lalo : *Le pain complet*. Thèse, Bordeaux, 1898. — Pagliani : *La panification intégrale du froment* (Revue d'Hyg., XX, 1898). — Jocoangeli et Bonnani : *Il grado di assimilabilita del pane* (Annali d'Ig. sperim., 1898). — Balland : *Semoules et pâtes alimentaires* (C. R. Acad. des Sc., CXXVI, 1898). — Villiers et Collin : *Traité des altérations et falsifications des substances alimentaires*. Paris, 1900.

## Légumes, fécules, fruits, graisses.

**Légumes verts**. — Les légumes verts, très riches en eau, sont ceux qui se consomment essentiellement à l'état frais : certains gardent d'ailleurs les caractères propres à cet état assez longtemps après avoir été récoltés.

Avant de passer à l'étude de la valeur nutritive de ces divers aliments, il convient de rappeler que leur seule fraîcheur a longtemps été considérée comme un préservatif absolu contre une affection épidémique, le *scorbut*, qui apparaissait au contraire parmi les gens privés de végétaux frais pendant une période un peu longue. Il est de fait que cette circonstance semble bien jouer un rôle dans l'étiologie de la maladie ; mais ce rôle n'est pas aussi décisif qu'on a voulu le croire. Le scorbut est une maladie microbienne, contagieuse, qui se manifeste chez les individus dont l'organisme affaibli par des fatigues, par la misère sous toutes ses formes, surtout par une nourriture généralement médiocre et peu saine, se trouve ainsi disposé à offrir un terrain favorable à l'envahissement d'un germe particulier, encore inconnu. La privation de végétaux frais n'est sans doute point spécialement nécessaire au développement de la maladie.

Beaucoup de légumes frais sont consommés à l'état cru, après un nettoyage qui consiste à les laver, souvent d'une façon assez sommaire. Aussi conçoit-on que cette manière de faire puisse laisser arriver jusqu'aux consommateurs soit certains parasites, soit des microbes pathogènes. Il est bien probable que telle est l'origine d'un bon nombre de cas d'helminthiase, les œufs des helminthes étant susceptibles de se conserver assez longtemps à la surface des légumes. Il en va d'habitude différemment, croyons-nous, pour les microbes pathogènes dont les légumes pourraient être souillés, par exemple lorsque l'on commet la faute de les arroser en projetant sur eux des liquides contaminés (eaux d'égouts, liquides de vidange) ; ces microbes sont sans doute exposés à bien des causes de destruction à la surface des légumes, comme Diatroptoff l'a montré expérimentalement pour le germe du choléra ; et l'on peut se demander si c'est bien le bacille typhique qui a été vu par Brandeis sur différentes plantes potagères. Ceresole aurait constaté dans les mêmes conditions la présence de nombreux microbes parmi lesquels le B. coli. Toutefois dans le département du Nord où l'on use si largement pour toutes les cultures de l'engrais humain en nature, la fièvre typhoïde est peu fréquente. Bien entendu il n'en faut pas moins désapprouver formellement l'arrosage des feuilles mêmes des légumes avec des liquides fécaloïdes : à la rigueur un tel système pourrait réellement devenir l'origine de certains cas d'infection microbienne, ainsi que l'ont établi les expériences de Remlinger. Mais le plus souvent en pratique, c'est l'extension du parasitisme grossier qu'il conviendra de redouter.

Les microbes pathogènes pour l'homme ne paraissent pas susceptibles de pénétrer dans l'épaisseur des tissus végétaux (Fernbach).

Avec Balland nous diviserons les légumes verts en trois groupes, suivant que l'on en mange soit les racines, bulbes ou tubercules, soit les feuilles, tiges ou fleurs, soit enfin les fruits.

Parmi les légumes dont on mange les racines ou les tubercules, il faut citer d'abord les *pommes de terre*, puis les *patates*, *topinambours*, *salsifis*, *betteraves*, *radis*, *carottes*, *navets*. Pour tous ces derniers nous nous bornerons à reproduire les chiffres ci-après empruntés aux analyses de Balland :

| | Patate | Salsifis | Betterave | Carottes | Radis |
|---|---|---|---|---|---|
| Eau . . . . . . . . | 72,10 | 81,50 | 84,80 | 88.10 | 95,00 |
| Mat. azotées . . . . | 0,94 | 4.09 | 3,09 | 1,05 | 0,91 |
| — grasses . . . . | 0,24 | 1,18 | 0,05 | 0,14 | 0,13 |
| — extractives et sucre. | 23,92 | 10,35 | 9,14 | 9,07 | 2,80 |
| Cellulose . . . . . | 0,91 | 2,18 | 1,18 | 0.88 | 0,53 |
| Cendres. . . . . . | 1,89 | 0,70 | 1,74 | 0,76 | 0,63 |

Il convient de s'arrêter davantage sur la pomme de terre, qui tient une si grande place dans l'alimentation, bien que sa valeur nutritive ne soit pas très considérable. Voici en effet d'après Balland sa composition centésimale, un peu variable suivant les espèces et les terrains où elles ont poussé :

| | Minimum | Maximum |
|---|---|---|
| Eau | 66,10 | 80,60 |
| Mat. azotées | 1,43 | 2,81 |
| — grasses | 0,04 | 0,14 |
| — sucrées et amylac. (fécule) | 15,58 | 29,85 |
| Cellulose | 0,37 | 0,68 |
| Cendres | 0,44 | 1,18 |

La pomme de terre n'apporte donc guère autre chose dans une ration qu'une quantité modérée d'hydrocarbonés ; encore son utilisation dans le tube digestif est-elle plutôt défectueuse (Rubner) ; aussi la situation des individus obligés d'en faire leur principale nourriture est-elle peu enviable. Cuites à l'eau les pommes de terre conservent à peu près leur composition primitive ; frites, dans une graisse quelconque, elles contiennent environ 38 0/0 d'eau et 7 à 9 0/0 de matières grasses. Il faudrait 3 kilogr. de pommes de terre à l'eau ou 1800 gr. de pommes de terre frites pour représenter à peu près autant d'hydrocarbonés qu'il y en a dans 1 kilogr. de pain (Balland). Malgré cela la pomme de terre plaît au pauvre comme au riche.

On choisira pour la table les variétés dont la saveur est la plus fine, la plus agréable ; d'après Coudon et Bussard ces variétés contiennent 17 à 25 de matières azotées totales (albuminoïdes et non albuminoïdes) pour 100 de fécule, tandis que ce rapport s'abaisse au-dessous de 16 0/0 dans les variétés qu'il convient de réserver pour l'alimentation du bétail ou pour certaines industries ; autrement dit la qualité des pommes de terre serait directement proportionnelle à leur teneur en matières azotées totales et inversement proportionnelle à leur teneur en fécule. Le plus souvent on devra préférer les pommes de terre qui ne se délitent pas trop à la cuisson ; d'après Coudon et Bussard ce sont celles dont la proportion de matières azotées albuminoïdes rapportée à 100 de fécule atteint au moins 8,5 ; les variétés chez lesquelles ce rapport descend à 6,6 et au-dessous se délitent complètement, sont très « farineuses » dit-on en termes de cuisine : elles peuvent convenir il est vrai pour des purées. Enfin il est à désirer que, abstraction faite de la pelure proprement dite, les pommes de terre présentent à la coupe une zone corticale aussi épaisse que possible ; en effet cette couche est la plus riche en substance sèche ; elle contient la plus forte proportion de fécule, et si sa teneur en matières azotées totales est inférieure à celle des couches centrales, du moins les matières azotées qu'elle renferme offrent-elles une proportion relativement élevée d'albuminoïdes : par suite à l'épluchage on s'efforcera de faire des pelures très minces pour ne pas trop rejeter de la couche corticale.

Les pommes de terre, dans certaines conditions, sont susceptibles de déterminer des accidents toxiques chez les consommateurs. Des observations de ce genre avaient été publiées autrefois par Munck, O'Brien, Mareska ; mais ce sont les faits rapportés par Cortial en France, et plus récemment en Allemagne par Meyer et Schmiedeberg, puis par Pfuhl et Schnell qui ont surtout attiré l'attention de ce côté. Les accidents, qui peuvent porter sur des groupes plus ou moins nombreux, sont caractérisés par de la céphalalgie, des coliques, de la diarrhée, des vomissements, un peu d'abattement ou de stupeur, quelquefois de la dilatation pupillaire et de l'accélération du pouls suivie plus tard d'un ralentissement marqué ; l'élévation de la température est rare ; il n'y a jamais eu de cas mortel. Les pommes de terre incriminées sont tantôt altérées, tantôt vieilles et germées, ou nouvelles et insuffisamment mûres. Cortial estimait que l'agent toxique devait être la solanine ; les recherches de Meyer ont rendu la chose très probable : les germes et les rejetons de vieilles pommes de terre, ou encore les pommes de terre moisies, renferment des quantités anormales de solanine (0,38 p. 1000 dans le fait de Pfuhl et Schnell, au lieu de 0,06 p. 1000). Selon Pfuhl et Schnell les pommes de terre toxiques offrent de petites taches grisâtres au niveau desquelles la solanine est particulièrement abondante. D'après R. Weil, l'accumulation en ces points de la substance toxique serait sous la dépendance du développement d'espèces microbiennes spéciales.

Les légumes dont on mange les feuilles, tiges ou fleurs, et que l'on désigne parfois sous le nom de légumes herbacés, comprennent notamment les *choux*, les *salades*, les *épinards*, les *asperges*, les *artichauts*, les *choux-fleurs*. Voici quelques analyses de ces légumes d'après Balland :

| | Chou | Laitue | Asperges | Artichaut | Chou-fleur |
|---|---|---|---|---|---|
| Eau | 90,00 | 94,90 | 90,10 | 80,80 | 91,00 |
| Mat. azotées | 2,68 | 1,52 | 3,38 | 3,68 | 2,57 |
| — grasses | 0,28 | 0,16 | 0,41 | 0,21 | 0,22 |
| — extractives | 5,39 | 2,37 | 4,72 | 13,07 | 4,30 |
| Cellulose | 0,94 | 0,44 | 0,58 | 1,27 | 0,71 |
| Cendres | 0,71 | 0,61 | 0,81 | 0,97 | 1,20 |

La saveur spéciale de chacune de ces espèces très aqueuses est la raison prédominante de leur consommation. Par ailleurs, ils donnent à la nourriture quotidienne le volume nécessaire pour produire une agréable sensation de plénitude de l'estomac.

Les fruits-légumes ont pour types communément usités d'une part le melon et la tomate, très hydratés, qui ne comptent pour ainsi dire pas comme aliments, et d'autre part les petits pois verts et les haricots verts qui sont plutôt caractérisés par une teneur assez élevée en azote, comme le montrent les chiffres ci-dessous (Balland) :

| | Melon | Tomate | Haricots verts | Pois verts |
|---|---|---|---|---|
| Eau | 95,00 | 95,20 | 92,00 | 78,90 |
| Mat. azotées | 0,60 | 0,89 | 1,99 | 4,47 |
| — grasses | 0,11 | 0,10 | 0,28 | 0,24 |
| — extractives | 3,72 | 2,92 | 4,17 | 14,02 |
| Cellulose | 0,33 | 0,58 | 0,74 | 1,65 |
| Cendres | 0,24 | 0,31 | 0,82 | 0,72 |

**Légumes secs.** — Ce sont des graines de légumineuses, les haricots, les pois, les lentilles, que l'on conserve à l'aide de la dessiccation naturelle et auxquelles on restitue de l'eau par un trempage convenable au moment de les utiliser sous forme de diverses préparations culinaires. Bien différentes des légumes frais ces graines offrent une composition qui paraît permettre de les ranger parmi les aliments d'une très sérieuse valeur nutritive. Voici le résumé des analyses de Balland :

| | Haricots | | Pois | | Lentilles | |
|---|---|---|---|---|---|---|
| | Minimum | Maximum | Minimum | Maximum | Minimum | Maximum |
| Eau | 10,00 | 20,40 | 11,70 | 13,50 | 10,60 | 14,20 |
| Mat. azotées | 18,65 | 25,16 | 20,32 | 24,24 | 18,88 | 23,48 |
| — grasses | 0,98 | 1,66 | 0,58 | 1,45 | 1,22 | 1,40 |
| — sucrées et amylac. | 52,91 | 60,98 | 56,07 | 62,45 | 56,21 | 61,10 |
| Cellulose | 2,46 | 4,62 | 2,96 | 3,56 | 2,90 | 5,52 |
| Cendres | 2,38 | 4,20 | 1,99 | 2,66 | 2,26 | 3,50 |

Toutefois la teneur en cellulose de ces diverses graines étant fort élevée, on peut se demander jusqu'à quel point notre organisme tire parti des principes alimentaires qui s'y trouvent associés, notamment de l'azote dont la quantité est fort importante. Au surplus on doit incorporer tant d'eau à ces légumes pour les préparer d'une façon convenable qu'on ne saurait en consommer de bien grandes quantités : car il s'agit tout de suite d'une masse très volumineuse.

**Champignons.** — Les champignons tiennent une certaine place parmi les aliments qu'absorbent quelques groupes habitant des régions où ces végétaux poussent en abondance. Voici d'après Pouchet la composition chimique des espèces les plus généralement utilisées.

| | Champignon de couche | Cèpes | Morilles | Truffes |
|---|---|---|---|---|
| Eau | 91,01 | 90,61 | 90,00 | 72,00 |
| Mat. azotées | 4,68 | 4,89 | 4,40 | 8,76 |
| — grasses | 0,40 | 0,65 | 0,56 | 0,56 |
| Sucre, dextrine | 1,17 | 0,58 | 0,72 | 11,00 |
| Cellulose | 2,28 | 2,44 | 2,96 | 5,59 |
| Cendres | 0,46 | 0,83 | 1,36 | 2,02 |

Ces chiffres sont en apparence assez satisfaisants, étant donné que nous avons affaire à des légumes. Mais les recherches d'Uffelmann, celles de Saltet, de Strohmer, tendent à prouver que l'organisme profite peu des matières nutritives contenues dans les champignons, phénomène vraisemblablement dû à l'association aux éléments assimilables d'une forte proportion de mucilage et de cellulose ; Vennin adopte cette opinion en ce qui concerne les cèpes. Quoi qu'il en soit il est certain qu'une bonne partie des champignons ingérés passe dans les selles sans avoir subi l'action des sucs digestifs.

Comme, néanmoins, les paysans de certaines contrées mangent beaucoup de champignons et que les gens des classes riches ne les dédaignent pas, il importe de distinguer les espèces comestibles des autres, qui peuvent être toxiques. A Paris, on ne tolère sur les marchés que le cèpe, la girolle, la morille et les champignons de couche ; c'est prudent, mais trop simple, puisque l'on écarte ainsi de très bons champignons. Mieux vaut vulgariser la connaissance des champignons comestibles, tout d'abord en prêchant l'inanité des caractères prétendus *généraux* et des correctifs culinaires qui seraient une garantie contre les champignons vénéneux. Les instituteurs, en quelques promenades, d'ailleurs très hygiéniques, dans les bois, pourraient aisément familiariser les enfants avec les champignons comestibles ; ce serait là une excellente leçon de choses. Les espèces comestibles, cèpe, mousseron, morille, chanterelle (ou girolle), clavaire, pied-de-mouton, etc., ont des caractères d'ensemble assez tranchés, d'ordinaire, pour permettre d'éviter facilement des confusions. Cependant il faut faire exception à cet égard pour les champignons du genre amanites renfermant des espèces toxiques et des espèces comestibles fort analogues les unes aux autres ; parmi elles se trouvent les différentes espèces d'oronges, très recherchées, mais qui sont l'occasion de la plupart des empoisonnements (Huchard, Gillot).

Plusieurs auteurs recommandent encore, pour se metre à l'abri de tout danger, de faire macérer les champignons dans de l'eau acidulée par le vinaigre, de les laver, puis de les porter à l'ébullition dans l'eau pendant une demi-heure ; ce procédé a été préconisé il y a 50 ans par Gérard ; Pouchet ne croit pas à son efficacité vis-à-vis de toutes les espèces vénéneuses ; en revanche, il nous paraît bien fait pour enlever toute saveur aux bons champignons.

**Fécules alimentaires.** — On désigne entre autres sous ce titre les produits obtenus en râpant les racines ou rhizomes de certaines plantes exotiques, surtout des Cannacées et des Marantacées. Ces fécules portent aussi le nom d'*arrow-roots ;* tantôt plus blanches, tantôt moins blanches que l'amidon de blé, elles sont d'une finesse variable ; leur composition ne révèle pas une grande valeur alimentaire.

Le *tapioca* a la même origine que les arrow-roots ; c'est de la fécule de manioc séchée et agglomérée en grumeaux durs qui forment avec l'eau bouillante un empois visqueux demi-transparent. On fait au surplus avec de la fécule de pomme de terre un tapioca dit indigène qui, à en juger par les analyses de Balland, ne serait guère inférieur au précédent.

Le *sagou* véritable ou arrow-root de palmier se prépare en soumettant la moelle humide de certains palmiers à un chauffage modéré ; cette fécule se présente sous des aspects assez divers ; elle est souvent très mélangée d'impuretés. On fabrique un sagou indigène avec de la fécule de pomme de terre.

D'une manière générale, toutes ces fécules exotiques pauvres en matières azotées ne constituent qu'une faible ressource alimentaire ; leur prix très élevé par rapport à la fécule de pomme de terre dont la composition est fort analogue ne semble guère justifié.

**Fruits proprement dits.** — Il convient de distinguer : 1° les fruits *pulpeux* que l'on pourrait aussi appeler aqueux, car ils contiennent 72 à 92 0/0 d'eau, et qui jouent plutôt le rôle de condiments que celui d'aliments ; leur teneur en sucre est toutefois volontiers élevée ; 2° les fruits *farineux*, qui sont riches en hydrocarbonés, et renferment aussi une notable proportion de matières azotées. Au surplus un certain nombre de fruits de l'un ou l'autre groupe offrent une importante quantité de matières grasses (olives 14,4 0/0, noix 41,9 0/0).

Parmi les fruits pulpeux nous donnerons, d'après Balland, la composition des espèces suivantes où les matières extractives comprennent surtout du sucre :

| | Cerises | Fraises | Oranges | Poires | Pommes | Prunes |
|---|---|---|---|---|---|---|
| | — | — | — | — | — | — |
| Eau . . . . . . . . | 84,18 | 90,60 | 86,70 | 88,50 | 82,00 | 78,30 |
| Mat. azotées . . . . | 1,02 | 0,82 | 0,69 | 0,24 | 0,29 | 0,42 |
| — grasses . . . . | 0,09 | 0,38 | 0,26 | 0,04 | 0,18 | 0,24 |
| — extractives . . . | 14,72 | 7,30 | 11,14 | 9,93 | 16,01 | 19,94 |
| Cellulose . . . . . | 0,49 | 0,60 | 0,93 | 1,12 | 1,33 | 0,62 |
| Cendres . . . . . | 0,18 | 0,30 | 0,28 | 0,17 | 0,29 | 0,48 |

Il faut mettre à part, comme le montrent les chiffres ci-après, les fruits qui passent dans le commerce pour des fruits desséchés, et sont chez nous plus souvent consommés en cet état qu'à l'état frais : tels les amandes (eau 4,40, mat. azot. 18,10, mat. grasses 54,20), les figues (eau 31, mat. azot. 2,26, mat. grasses 2,10, sucre 48,4), les pruneaux (eau 19,80, mat. azot. 2,47, mat. grasses 0,40, sucre 46,3).

Comme fruits très sucrés citons les dattes, avec 51,3 0/0 de sucre, les bananes avec 21,9 0/0, les raisins avec 16,6 0/0.

Les fruits farineux sont essentiellement représentés par les châtaignes ou marrons dont voici l'analyse d'après Balland :

| | Minimum | Maximum |
|---|---|---|
| | — | — |
| Eau . . . . . . . . . . | 52,80 | 62,60 |
| Mat. azotées . . . . . . | 2,01 | 4,31 |
| — grasses . . . . . . | 0,45 | 1,73 |
| — sucrées et amylac. . | 31,54 | 40,74 |
| Cellulose . . . . . . . | 0,74 | 1,36 |
| Cendres . . . . . . . | 0,57 | 1,22 |

Ces chiffres témoignent d'une valeur alimentaire assez sérieuse ; d'où le rôle des purées de châtaignes dans l'alimentation des habitants des régions où ces fruits se récoltent en abondance.

**Huiles végétales comestibles.** — On les retire par expression des fruits ou graines de divers végétaux ; leur valeur nutritive, semblable à celle des graisses animales, est incontestable ; par surcroît quelques-unes possèdent une saveur très appréciée des consommateurs.

L'*huile d'olive* est la plus estimée des huiles comestibles végétales. On l'obtient du fruit de l'olivier (*Olea Europæa*), graine et noyau, par le pressage. Le premier pressage, à froid, donne une huile verdâtre, avec un fumet d'olive manifeste et qui est regardée comme la plus fine ; c'st l'*huile vierge* relativement peu altérable. Un deuxième passage à chaud donne l'*huile ordinaire*, de coloration ambrée, encore très bonne, mais rancissant plus vite que la précédente. La bonne huile d'olive est un liquide un peu épais, sans odeur, d'une saveur douce et agréable. A 12°,5 elle abandonne déjà de la stéarine grumeleuse ; à 2°,5, elle prend la consistance butyreuse. Elle est peu soluble dans l'alcool, mais facilement soluble dans l'éther ; elle brûle sans fumée et avec une flamme claire : si l'on en a imbibé un papier et qu'on l'allume, celui-ci répand une mauvaise odeur au moment où l on a éteint la flamme. Elle *rancit* avec le temps et prend une odeur et un goût désagréables. C'est une huile grasse *non siccative*. On lui attribue une densité de 0,916 à 0,918 à 15°.

Par suite de son prix élevé l'huile d'olive est souvent falsifiée avec l'une des huiles suivantes, dont le goût est autre, moins fin ou même désagréable.

*Huiles de sésame et d'arachide*. Ce sont encore des huiles non siccatives. La première est extraite des graines du sésame (*Sesamum orientale*), cultivé en Égypte ; comme elle est peu colorée et sans goût, on la marie volontiers avec l'huile d'olive. La seconde se fabrique avec les graines d'arachides (*Arachis hypogæa*) qui, comme on sait, mûrissent en terre et sont très riches en une huile qui peut entrer dans l'alimentation. Sa couleur est jaune, son odeur volontiers désagréable. Sa saveur rappelle le haricot vert.

*Huiles de noix et d'œillette*. Ce sont des variétés *siccatives*. L'huile de noix est jaunâtre, sans odeur, d'un goût agréable. L'huile d'œillette ou de pavot blanc (*Papaver somniferum*) est sans odeur, d'une saveur douce et agréable, très fluide et (faite à froid) d'une couleur blanche ou rousse.

*Huile de coton*. Elle s'extrait des graines de diverses espèces du genre Gossypium (Malvacées); insipide et inodore quand elle est bien épurée; sa couleur est jaune pâle.

Il suffit de citer les huiles de *noix*, de *faînes*, peu répandues, et celles de *navette*, de *colza*, qui ne sont guère comestibles en raison de leur mauvais goût. Mentionnons aussi l'huile ou *beurre de coco*, fournie par les amandes de coco et qui se vend en Europe à l'état solide sous le nom de *végétaline*.

On s'est efforcé de distinguer les huiles les unes des autres et de déceler les mélanges frauduleux à l'aide des caractères physiques et de certaines réactions chimiques (colorées) propres à chaque espèce. Voici d'après Chevallier et Baudrimont un résumé des données en question :

| | Olive | Œillette | Sésame | Coton | Arachide | Colza |
|---|---|---|---|---|---|---|
| Densité | 0,9153 | 0,924 | 0,923 | 0,917 | 0,923 à 0,930 | 0.914 |
| Point de fusion des acides | 26°,5 à 28°,5 | 20°,5 | 26° | 33°,5 | 38° | 21° |
| Solidification | 23°,5 à 24°,6 | 16°,5 | 22°,3 | 31° | 35° | 12° |
| Degré Maumené (élévat. de temp. sous action de l'aci. sulfurique) | 42 | 86,4 | 68 | 44 | 55 | » |
| Degré à l'oléoréfractomètre | +1 à +2 | 29 | 17 à 18 | 3,5 à 6 | 20 | 16 à 18 |
| Indice de saponification | 191 à 196 | 194,6 | 190 | 191,3 | 191 à 196 | 177 à 178 |

La recherche successive de la densité et de la déviation à l'oléoréfractomètre suffit généralement, disent Villiers et Collin, pour savoir si une huile d'olive est pure ou additionnée d'une autre espèce, sauf le cas d'addition d'huile d'arachides en petite proportion.

**Bibliographie.** — Cortial : *Accidents d'intoxication imputés à la consommation de pommes de terre de mauvaise qualité* (Archives de méd. milit., XIV, 1899). — Kœnig : *Die Menschlichen Nahrungs und Genussmittel* (Berlin, 1893). — Meyer et Schmiedberg : *Ueber Vergiftungen durch Kartoffeln* (Archiv, f. experim. Patholog. und Pharmacol. XXXVI, 1895). — Chevallier et Baudrimont : *Dictionnaire des altérations et falsifications des substances alimentaires* Paris, 1895. — Munk et Ewald : *Alimentation de l'homme normal et de l'homme malade* (Traduction française) Paris, 1897. — Balland : *Composition des haricots, lentilles et pois* (Revue de l'Intendance milit., 1897). — Du même : *Composition des pommes de terre* (Ibid.). — Du même : *Analyses de marrons et de châtaignes* (Ibid.). — Coudon et Bussard : *Recherches sur la pomme de terre alimentaire* (Ann. de la Soc. agronomique, 1897). — Charbonnel : *Les champignons* (Thèse, Paris, 1898). — Pfhul : *Ueber eine Massenerkrankung durch Vergiftung mit stark Solaninhaltigen Kartoffeln* (Deutsch. med. Wochenschr. 1899). — Balland : *Composition et valeur alimentaire des principaux légumes* (Revue de l'Intend. milit., 1899). — Du même : *Composition et valeur alimentaire des principaux fruits* (Ibid.). — Villiers et Collin : *Traité des altérations et falsifications des substances alimentaires* (Paris, 1900). — Gillot : *Etude médicale sur l'empoisonnement par les champignons* (Thèse, Paris, 1900).

## 4° CONDIMENTS. PRÉPARATION ET COMBINAISON DES ALIMENTS

Il est possible de favoriser très sérieusement l'ingestion et l'utilisation des aliments par l'organisme en additionnant ces aliments de certaines substances, les *condiments*, qui ne renferment que peu ou point d'énergie potentielle ou de matériaux de réparation, mais qui sont douées de propriétés organoleptiques capables d'agir sur l'odorat, le goût, voire sur le système nerveux central des individus, de manière à donner lieu à des sensations agréables, à augmenter l'appétit, à exciter la sécrétion des sucs digestifs. Les condiments seront donc associés aux nombreux aliments trop fades, et à ceux dont il convient d'accentuer ou de modifier l'odeur et la saveur naturelles.

On fait aussi subir aux aliments telles préparations qui tout en développant leur arome et leur goût (ou en les faisant apparaître) ont d'ailleurs pour résultat d'amener lesdites matières alimentaires dans l'état le plus propre à permettre aux sucs digestifs d'exercer vis-à-vis d'elles leur maximum d'action.

Enfin le choix des divers aliments dont la combinaison constitue la ration journalière, la variété qu'il est loisible d'apporter dans ce choix, interviennent également de la manière la plus nette vis-à-vis du profit réel que l'individu tire des matières nutritives mises à sa disposition.

Nous indiquerons dans les pages suivantes ce qu'il faut savoir des *condiments*, des principales *préparations culinaires* (ou des modes suivant lesquels elles s'exécutent), enfin des règles générales qui doivent présider au choix des aliments appelés à constituer pratiquement la ration journalière. Le tout représente essentiellement l'ensemble des moyens dont on dispose pour augmenter l'appétence de la nourriture nécessaire à l'organisme et empêcher par la diversité des assaisonnements provoquant une foule complexe d'impressions que le dégoût ne survienne. On aura soin du reste de ne pas abuser de ces stimulants, et en particulier des condiments proprements dits, car la sensibilité à leur action tend à s'émousser à la longue, surtout s'il est fait usage d'une façon trop continue et exclusive de tel ou tel de ces moyens d'excitation ; la monotonie de la sensation déterminée par un excitant toujours le même amène la répugnance comme toute espèce de monotonie en matière d'alimentation : les condiments, les diverses manières de préparer les aliments, ont justement pour but de combattre l'uniformité de la nourriture, ce à quoi l'on cherche encore à atteindre par la variété des substances alimentaires elles-mêmes et leurs combinaisons différentes.

D'un autre côté l'abus des condiments conduit à en employer des doses de plus en plus fortes pour triompher de l'assuétude peu à peu acquise par le système nerveux qui finit par ne plus répondre à la provocation des doses faibles. Or les doses fortes sont volontiers nuisibles et au système nerveux et aux autres éléments de l'appareil digestif, dont le bon fonctionnement est dès lors entravé au lieu d'être favorisé.

Au surplus l'utilisation des substances alimentaires est encore subordonnée à une série de conditions individuelles des consommateurs sur lesquelles nous ne pouvons insister. Mentionnons seulement l'influence de la dépense qui détermine l'état de besoin, lequel est en quelque sorte le meilleur des condiments.

**Le sucre.** — Le sucre possède une très réelle valeur nutritive, surtout si l'on adopte à son endroit la doctrine formulée par Chauveau (voir p. 478) et basée sur ce que la source immédiate et à peu près exclusive de l'énergie dépensée par le muscle serait le sucre (ou glucose). Cette substance favoriserait l'assimilation des albuminoïdes et des graisses, elle modérerait d'autre part le travail de désassimilation (Munk et Ewald, Chauveau); son rôle vis-à-vis de la formation ou du renouvellement des éléments anatomiques de l'organisme pourrait donc être fort considérable. Toutefois, outre qu'à cet égard la supériorité du sucre sur les autres principes alimentaires est encore contestée par plusieurs savants, il ne faut pas perdre de vue d'un autre côté qu'en pratique on ne saurait guère absorber des quantités de sucre suffisantes pour qu'elles occupent une grande place dans la ration alimentaire. Le sucre en effet se prête trop volontiers à des fermentations souvent mal supportées par l'estomac et nuisibles à l'intégrité des dents. D'ailleurs une consommation de quelque abondance ne tarde pas à engendrer du dégoût chez bien des personnes. Les théoriciens ont récemment paru ne tenir presque aucun compte de ces inconvénients cependant assez sérieux. De fait si l'on recourt à chaque instant au sucre c'est pour se procurer une saveur agréable et non pas pour trouver dans cette substance un supplément nutritif réel. Peut-être cependant pourrait-on souhaiter de voir le sucre entrer un peu plus largement dans la ration de la population française qui n'en consommerait que 13 à 14 kilogr. par tête et par an, au lieu de 20 kilogr. en Suisse, Danemark, et 35 kilogr. en Angleterre (près de 100 gr. par jour). — Nous traiterons dans un autre chapitre (Exercice) de la question de l'emploi du sucre pour rendre rapidement aux muscles fatigués leur vigueur primitive : disons dès maintenant qu'à cet égard aussi on paraît naguère s'être exagéré le parti à tirer pratiquement du sucre. En somme son rôle comme condiment reste croyons-nous le plus important qu'il soit susceptible de jouer.

Les sucres vulgairement utilisés sont le *sucre de canne* (saccharose) et le *sucre de raisin* (glucose).

Le saccharose, sucre cristallisable, s'extrait de la canne à sucre ou de la betterave. Dans le commerce on distingue les sucres bruts ou *cassonnades*, plus ou moins impurs, et les sucres raffinés, qui sont des cassonnades clarifiées et décolorées. La solution aqueuse récente de sucre raffiné ne doit pas réduire sensiblement la liqueur cupropotassique; l'incinération de ce sucre ne doit laisser qu'un résidu insignifiant. Le sucre raffiné du commerce est généralement très pur. A l'état de dissolution il peut être falsifié au moyen de glucose; en poudre il pourrait être additionné d'amidon, de plâtre; ce genre de falsification n'est pas rare pour les dragées et bonbons divers.

Les dragées ou bonbons, les pastilles, etc. reçoivent des teintes agréables dont l'origine est quelquefois suspecte. En considération de la faible proportion de matière employée et aussi de ce que les sucreries en question ne sauraient guère être consommées en grande quantité, l'usage des couleurs d'aniline a été autorisé pour ces produits. Sont au contraire prohibées les couleurs tirées des composés du cuivre, du plomb, de la baryte, de l'arsenic, du mercure.

Le glucose (qui existe dans les fruits) s'obtient d'habitude industriellement par la saccharification de la fécule sous l'influence de l'acide sulfurique; par suite ce sucre est volontiers assez impur et renferme bien souvent jusqu'à 30 0/0 de matières non sucrées, entre autres de la dextrine et du sulfate de chaux; on peut y trouver aussi un composé arsénical et de l'acide sulfurique libre. On se défiera donc de son emploi dans l'alimentation ; d'ailleurs il sucre beaucoup moins que le saccharose. Il se distingue de ce dernier par son action réductrice sur la liqueur cupropotassique.

On peut substituer frauduleusement au sucre dans les préparations alimentaires la saccharine, dont il sera question plus loin.

**Le miel.** — C'est un liquide épais, sirupeux, sucré surtout par du glucose et du lévulose avec un peu de sucre de cannes, que les abeilles emmagasinent dans les alvéoles de cire de leurs « rayons », pour leur nourriture de l'hiver. Elles le fabriquent, comme on sait, avec le suc de l'appareil de reproduction des plantes.

Le miel en rayons laisse couler, sans aucune pression, un liquide parfumé, transparent, ayant toute la saveur du produit; c'est le *miel vierge* et le meilleur. Le *miel brut* est obtenu par la chaleur et la pression. Le *miel purifié* est le résultat de la fonte et de la clarification du précédent. Par le repos, le miel qui était liquide subit une sorte de modification isomérique à la suite de laquelle il devient grenu et compact.

La couleur est ambrée, mais d'un ton plus foncé ou plus pâle, selon la provenance. Le parfum varie également d'un miel à l'autre.

La fraude étend le miel avec de l'eau, du lait, du jus de poires, faciles à déceler par le dosage de la richesse en sucre et par l'imparfaite solubilité du produit. On y ajoute de la gelée de coings, de la gomme arabique, qui diminuent également sa solubilité dans l'eau; de la colle forte qui dégage des vapeurs ammoniacales si l'on chauffe un tel miel avec de la chaux en poudre; de la mélasse, dont le fumet se trahit par la chaleur, et qui, par l'incinération, fournit une plus forte proportion de chlorure de sodium que le miel pur; de l'amidon ou de la farine, insolubles dans l'eau et dans l'alcool, et mis en évidence par la teinture d'iode. La falsification la plus commune et la plus sérieuse est l'addition de glucose du commerce; on la découvre par l'action, sur la solution du miel, du chlorure de baryum, qui détermine un précipité blanc avec le sulfate de chaux dont le glucose du commerce n'est jamais exempt.

**La saccharine.** — Au point de vue de la saveur, le sucre pourrait être à peu près remplacé par la saccharine, produit d'oxydation de l'amidosulfotoluène, qui sucre 250 à 300 fois plus que le sucre de cannes et coûte relativement bien moins cher. Mais ce n'est en aucune façon une substance nutritive; elle passe dans l'organisme et est éliminée sans avoir subi de modification.

D'autre part la question de la nocuité ou de l'innocuité de la saccharine a été fort discutée. Aducco et Mosso n'ont pas vu d'inconvénient à son usage, aux doses où elle pourrait être pratiquement ingérée. Cette conclusion a été successivement celle des recherches de Stutzer et Salkowski, de K. B. Lehmann et Jessen, de Huygens, de Riegler, qui tous constatent que malgré son pouvoir antifermentescible la saccharine n'agit défavorablement vis-à-vis des phénomènes digestifs de l'organisme (elle les ralentirait) qu'à des doses élevées auxquelles il est peu vraisemblable que l'on atteigne. En fait, bien des personnes déjà ont employé la saccharine d'une façon très large et très prolongée sans en être le moins du monde incommodées. Cependant, à deux reprises différentes, le Comité Consultatif d'hygiène a cru devoir interdire en France le libre usage de la saccharine, considérée comme nuisible à la digestion (rapports d'Ogier et de Pouchet).

La même interdiction a été prononcée dans d'autres pays ; il est hors de doute que la question politico-financière a seule incité les pouvoirs publics à prendre cette mesure ; on se garderait bien d'en faire autant vis-à-vis de l'alcool, par exemple, dont la nocuité est un peu plus évidente que celle de la saccharine. En Belgique, en Autriche, l'emploi de la saccharine dans le commerce est autorisé : les vendeurs sont seulement tenus d'annoncer la substitution de la saccharine au sucre chaque fois qu'elle a eu lieu, afin d'éviter toute tromperie sur la nature et la qualité de la marchandise vendue. Cette prescription est seule naturellement légitime.

**Le sel de cuisine.** — Le chlorure de sodium, que représente le sel de cuisine, est nécessaire à l'organisme : mais celui-ci en trouve naturellement plus qu'il ne lui en faut dans toutes les substances alimentaires animales et végétales. Si l'on ajoute du sel à ces substances c'est à titre de simple condiment ; la plupart des individus ont pour lui une appétence singulière, et plusieurs en font même par habitude une consommation poussée à un degré quelque peu extraordinaire. Bunge pensait que le sel était d'autant plus recherché que les végétaux, riches en sels de potasse, prédominaient dans le régime des individus. Mais d'après Lapicque certaines peuplades dépourvues de chlorure de sodium l'ont remplacé par un sel de potasse extrait de diverses plantes et ont d'ailleurs préféré ce produit à notre sel lorsque celui-ci fut mis à leur disposition. On s'était donc fort exagéré autrefois la prétendue nécessité de l'addition de chlorure de sodium aux aliments ; cette pratique n'a, en réalité, d'autre but que la recherche d'une sensation gustative agréable dont on finit par ne plus pouvoir se passer qu'avec beaucoup de peine quand l'habitude en a été prise.

Quelques recherches ont été faites pour savoir si, en dehors de la question de saveur communiquée aux aliments, le sel était de quelque utilité : notamment s'il était capable d'influencer l'assimilation des matières alimentaires, et en particulier des albuminoïdes, dans l'organisme. Plusieurs auteurs ont conclu négativement. D'autres, et parmi eux C. Voit, pensent avoir constaté au contraire que le sel activait les échanges en ce qui concerne les matières albuminoïdes ; il est probable que cette action est due au pouvoir diurétique du sel donné à dose un peu élevée ; sans cela le sel diminuerait au contraire légèrement la destruction d'albumine comme l'ont constaté Straub et Walther.

Le chlorure de sodium pur est blanc, cristallisé en cubes ou en pyramides creuses (trémies) dont les parois sont des cubes imparfaits. Ils ne s'altèrent pas à l'air et retiennent une proportion d'eau qui ne doit pas excéder 6 p. 100. Le sel est soluble à froid comme à chaud dans 2,7 parties d'eau.

Le sel marin du commerce peut renfermer soit des impuretés naturelles, sulfate de chaux, divers sels de chaux et de magnésie, d'iode, de fer, de cuivre, soit des substances surajoutées en vue d'un gain illicite, plâtre, eau en excès, etc. Le sel marin recueilli sur les côtes de l'Océan contient souvent assez d'argile pour offrir une coloration grise. Le sel des bords de la Méditerranée et le sel gemme des mines sont plus blancs.

**Le vinaigre.** — C'est le produit de la fermentation acétique de divers liquides alcooliques, notamment de l'alcool ou du vin. On tire aussi des vinaigres de l'acétification des liquides issus de la fermentation des glucoses. Enfin la distillation du bois donne encore d'autres vinaigres.

Le vinaigre rend plus sapides les substances alimentaires auxquelles on l'associe et excite les facultés digestives. L'abus entraîne la suracidification dans l'estomac, irrite la muqueuse et, à la longue, trouble son fonctionnement normal ; d'où une moindre assimilation.

L'analyse d'un vinaigre comporte la prise de sa densité, la détermination de son acidité, le dosage de la crème de tartre et de l'acide tartrique total.

Le vinaigre de vin, ambré ou rougeâtre, reconnaissable à son arome vineux, est le meilleur pour les usages alimentaires. Le vin étant d'un prix élevé, cette sorte de vinaigre, dit d'*Orléans*, ne peut être à bon marché ; par conséquent, elle reste assez rare. Il est à noter qu'on ne saurait l'obtenir des vins faibles. Le vinaigre d'alcool, plus ou moins coloré au caramel, est le plus commun dans le commerce : il s'en fabrique maintenant à Orléans de grandes quantités. Le vinaigre de bois, naturellement imprégné de parfums empyreumatiques, est utilisable pour l'alimentation, quand on l'a débarrassé du mauvais goût ; toutefois, il est inférieur aux autres comme liquide conservateur.

Le bon vinaigre est limpide, d'un parfum agréable et d'une saveur franchement acide, d'une densité de 1,018 à 1,020. Le vinaigre gâté est trouble, dépose au fond du vase. Les vinaigres dont l'acidité prend aux dents et à la gorge sont d'ordinaire des produits falsifiés. On se défiera encore des vinaigres amers (infusions de plantes âcres). Il va sans dire que la conservation du vinaigre exclut l'emploi des vases métalliques.

Les falsifications les plus communes du vinaigre consistent dans l'addition ou la substitution d'acides minéraux : acides sulfurique, chlorhydrique, nitrique. L'*acide sulfurique* est décélé par le chlorure de baryum. Mais comme le vinaigre de vin, par exemple, peut naturellement contenir du plâtre, il vaut mieux évaporer le vinaigre jusqu'à un dixième de son poids et reprendre le résidu par l'alcool, qui dissout l'acide sulfurique libre et non le plâtre. L'*acide chlorhydrique* donne, par le nitrate d'argent, un précipité blanc, noircissant à la lumière et soluble dans l'ammoniaque. Le vinaigre qui contient de l'*acide nitrique* décolore, à l'aide de la chaleur, la solution d'indigo. On ajoute quelquefois au vinaigre de l'*acide tartrique ;* il y a même dans le commerce des liquides qui portent le nom de vinaigre et ne sont autre chose que de l'acide tartrique et de l'eau. On lave plusieurs fois à l'alcool 100 grammes d'extrait du vinaigre suspect : la liqueur alcoolique renferme tout l'acide tartrique. En la filtrant et en la traitant par le chlorure de potassium, on sépare l'acide sous forme de tartrate de potasse. Pour déceler l'addition au vinaigre de substances destinées à masquer sa faiblesse, on neutralise exactement le vinaigre suspect avec le bicarbonate de soude et on évapore jusqu'à consistance d'extrait : le parfum et la saveur du poivre, du piment, du gingembre, se manifestent librement.

**Les épices.** — La plupart de ces substances se caractérisent par la présence d'une huile éthérée, volatile à la température ordinaire. Quelques-unes d'entre elles, de provenance exotique, sont un objet de commerce assez important pour tenter l'ingéniosité des fraudeurs.

Le poivre. — Le poivre *noir* est formé des baies du poivrier (*Piper nigrum*), cueillies avant la maturité. Le poivre *blanc* provient du même arbuste dont les baies bien mûres ont été décortiquées. Le poivre gris en poudre est un mélange.

On falsifie le poivre, même en grains, soit en fabriquant des grains de toutes pièces avec des tourteaux d'huilerie, de l'argile et du piment, soit en donnant une physionomie marchande à des grains de poivre vrais, mais de mauvaise qualité, au moyen d'un enrobement à la gomme. Il suffit de mettre ces produits dans l'eau pour découvrir la fraude. Quant au poivre moulu il est additionné de poudre de moutarde, de colza, de croûte de pain pulvérisée, de substances pulvérulentes quelconques ; le microscope donne en pareil cas de précieuses indications.

La moutarde. — Le condiment ainsi nommé se prépare en faisant macérer la poudre de graines de moutarde blanche (*sinapis alba*) dans du vinaigre blanc ou du moût de raisin ; on ajoute souvent à ce mélange de la moutarde noire (*S. nigra*) pour accentuer la saveur ; on aromatise avec d'autres épices (girofle, muscade, cannelle).

La moutarde en poudre et la moutarde préparée sont sujettes à falsifications au moyen de la poudre de curcuma, de piment, des farines diverses. Il suffira de délayer le produit suspect dans une solution de chloral à 8 0/0, puis d'examiner au microscope le dépôt obtenu pour savoir à quoi s'en tenir.

La vanille. — Celle-ci, la plus fine des épices, est une gousse fournie par le

*Vanilla planifolia.* Le commerce malhonnête vend une seconde fois des gousses qui ont déjà servi.

On a rapporté plusieurs fois des cas d'empoisonnement par des crèmes à la vanille; Rosenthal, Schroff, Layet, sont portés à croire que le principe toxique venait de la vanille, soit qu'il y existe naturellement, soit qu'il puisse s'y développer à la faveur d'altérations spontanées. Les expériences de Layet, à cet égard, n'ont rien prouvé. Naguère Wassermann à propos de faits de ce genre a cru pouvoir attribuer les phénomènes toxiques à l'action antiseptique exercée par la vanilline sur les microbes aérobies de la crème, circonstance qui aurait favorisé en revanche le développement de microbes anaérobies dangereux. On observe d'ailleurs à Bordeaux, sur les ouvriers occupés à trier, à brosser, à réempaqueter la vanille qui arrive d'Amérique, des accidents cutanés (exanthème, papules, cuisson) et des phénomènes généraux (céphalalgie, étourdissements, douleurs musculaires) qui justifient le titre de *vanillisme* professionnel.

La *Noix muscade*, d'odeur forte et aromatique, de saveur épicée, est la graine décortiquée du *Myristica aromatica*. On fabrique de toutes pièces des noix muscades qu'il suffit de mettre dans l'eau pour les voir se désagréger. Plus souvent, on bouche avec de la pâte les trous de vers des noix avariées : il suffit d'y regarder d'un peu près.

Le *safran* commercial est constitué par les stigmates du *Crocus sativus ;* on y joint quelquefois, frauduleusement, le style, où l'on y mêle les fleurs du souci, du carthame; on l'additionne aussi de différents sels pour le rendre plus lourd.

Les *clous de girofle* sont les fleurs non développées du giroflier (*Caryophyllus aromaticus*). On ne les falsifie qu'en poudre.

La *cannelle* est la lame intérieure de l'écorce du *Laurus cinnamomum.* Il va sans dire qu'on en falsifie la poudre. De plus, on y substitue des écorces différentes, entre autres celle du cassier.

Le *piment* est le fruit du *Myrtus Pimenta.* Le *gingembre*, le rhizome noueux de *Zinziber officinale.* On emploie encore, comme condiment aromatique, les feuilles du *laurier* (*Laurus nobilis*).

Les condiments suivants sont indigènes et, en conséquence, moins exposés aux adultérations commerciales : *raifort, céleri, ail, oignon, échalotes, cerfeuil, persil, cumin, coriandre, anis, fenouil, estragon,* etc.

La plupart des épices, à côté de leur parfum, possèdent la propriété d'exercer une action irritante sur la muqueuse digestive. On soupçonne que cette excitation, à un degré élevé, et répétée d'une façon régulière (ce qui amène l'assuétude et le besoin d'augmenter les doses), est une arme à deux tranchants et peut blesser celui-là même qui en use. Certaines maladies de l'estomac reconnaissent notamment pour origine l'abus des aliments épicés à l'excès. C'est chose assez commune chez les Européens dans les pays chauds; là, les fonctions gastriques sont naturellement somnolentes, les épices abondent et les indigènes y recourent dans une large mesure; les nouveaux arrivants se laissent aller aussi à la pratique de cette excitation factice. Les résultats immédiats paraissent satisfaisants, car il y a d'abord appétence plus grande des mets et action stimulante sur les sécrétions digestives; mais on aboutit bien souvent en fin de compte à se procurer une gastrite chronique avec dyspepsie rebelle.

**Le tabac.** — C'est jusqu'à un certain point une tradition de s'occuper du tabac à côté des condiments, encore que ce ne soit à aucun titre une matière alimentaire et que son action sur le système nerveux paraisse bien plutôt de nature à diminuer l'appétit qu'à favoriser la nutrition.

Jadis on ne faisait guère usage que du tabac en poudre, destiné à être prisé; aujourd'hui c'est la fumerie du tabac qui l'emporte. On consomme en France 29 millions de kil. de tabac à fumer, 5 millions de kil. à priser, 1 million à mâcher; la vente de cette denrée rapporte 300 millions de francs au Trésor. Les Belges, les Hollandais, les Suisses, les Américains des États-Unis, fument beaucoup plus que les Français.

Le tabac renferme un alcaloïde, la *nicotine*, substance de consistance huileuse, incolore, et toxique à un haut degré, puisque, à la dose de 10 centigrammes, elle tue un chien de taille moyenne. Elle est soluble dans l'alcool et peu soluble dans l'eau. Tous les tabacs ne la contiennent pas en égale proportion; les tabacs d'Amérique (secs) en renferment 2,3 à 6,9 0/0; ceux de France, 4,9 à 7,9; le tabac de la Havane, moins de 2 0/0 (Schlœsing).

Il n'est pas douteux que le tabac et le jus de tabac, dans des conditions favorables, ne soit capable de provoquer des accidents d'empoisonnement. On en cite des exemples chez des maniaques qui avaient avalé du tabac. D'où l'on peut conclure au danger d'absorption que courent les chiqueurs, les priseurs, et certains fumeurs de cigares qui ne peuvent s'empêcher de mâchonner un bout de cigare, non allumé du reste, pendant un temps durable.

La situation n'est plus aussi nette pour ce qui concerne l'habitude de *fumer* le tabac, procédé de beaucoup le plus usuel. Les méfaits imputés à la fumerie de tabac ont été souvent exposés, notamment par G. Lagneau à l'Académie de médecine. Ils sont extraordinairement nombreux et intéressent la plupart des organes et les fonctions psychiques elles-mêmes, si l'on s'en rapporte aux détracteurs du tabac, qui, d'habitude, ne fument pas ou s'en trouvent mal à bref délai. Il y a en somme chez eux tendance à l'exagération et à mettre sur le compte du tabac des troubles dans la production desquels il n'est pour rien. Cependant on connaît des faits bien observés qui mettent en évidence l'action irritante locale de la fumée de tabac et son fâcheux pouvoir sur le système nerveux. Vallin a dénoncé les troubles cardiaques fonctionnels, d'apparence grave, observés par lui chez certains de ses clients.

Heureusement, comme le dit Vallin avec une grande justesse, le tabac ne détermine en général pas de lésions définitives; « les accidents cessent avec la cessation du poison ».

Ce qui compromet le fumeur, c'est évidemment la fumée elle-même dont il s'entoure, qu'il met au contact de sa muqueuse buccale et pharyngienne, qu'il aspire quelquefois intentionnellement, et qu'il respire, dans tous les cas, plus ou moins, lorsque la consommation du tabac se fait dans des pièces fermées. Or, il paraît que la nicotine, sous l'influence de la chaleur, peut se décomposer et donner lieu à des sels à base de *picoline*, pyridine, collidine, etc., ce qui explique les résultats obtenus en 1871 par Wohl et Eulenberg, qui n'avaient trouvé dans la fumée de tabac que des traces insignifiantes de nicotine.

Ce sont les alcaloïdes de la série de la picoline, et non la nicotine, qui se trouvent dans le jus des pipes; eux qui donnent le vertige aux fumeurs novices. Ils agissent dans le même sens mais moins énergiquement que la nicotine. Celle-ci est assez volatile pour se perdre dans les manipulations dont le tabac est l'objet; le tabac à priser n'en garde guère.

Heubel regarde comme très vraisemblable l'existence de la nicotine dans les feuilles de tabac, non sous forme d'alcaloïde libre, mais sous celle de malate et de citrate, et il pense que, dans la fumée de tabac, il y a peu ou point d'alcaloïde libre, mais des sels de nicotine. Des analyses faites dans le laboratoire de de Gorup-Besanez ont établi que la fumée de tabac condensée, qui constituait la préparation la plus active au point de vue physiologique, était aussi la plus riche en nicotine. Abeles et Paschkis ont trouvé dans la fumée de cigares un mélange de nicotine et de pyridine.

La *pyridine* et la *collidine*, injectées à des animaux, même à faibles doses, les font périr de congestion pulmonaire et de paralysie respiratoire. Le Bon et Noël ont trouvé, dans la fumée de tabac : 1° de l'*acide prussique ;* 2° un *alcaloïde* à odeur agréable, mais dangereux à respirer et aussi toxique que la nicotine, puisqu'il tue les animaux à la dose de 1/20 de goutte ; 3° des *principes aromatiques* encore indéterminés, qui contribuent avec l'alcaloïde précédent à donner au tabac son parfum. Cet alcaloïde doit être voisin de la collidine.

Gréhant a constaté la présence de l'*oxyde de carbone* dans la fumée de tabac obtenue par une combustion un peu différente de celle qui a lieu dans la consommation ordinaire. Malgré cela, on peut supposer que l'oxyde de carbone provenant de la fumée de tabac n'est pas étranger à la nocivité de l'atmosphère des tabagies, brasseries, cafés. Les recherches récentes de Fr. Wahl paraissent témoigner jusqu'à un certain point dans ce sens ; des animaux enfermés pendant 4 heures avec un fumeur dans un petit local avaient de l'oxyde de carbone dans leur sang. D'autre part, en analysant l'air expiré par des jeunes gens qui venaient de fumer deux cigares, Gréhant n'y a pas retrouvé traces d'oxyde de carbone, sauf dans le cas où l'un des jeunes gens avait *avalé* la fumée. Même dans ce cas, la proportion d'oxyde de carbone était minime, 6cc,3. Gréhant en conclut que, dans les conditions ordinaires, le fumeur ne paraît pas absorber l'oxyde de carbone, tandis que cette absorption a lieu en petite quantité lorsqu'on fume vite en avalant la fumée.

Il est clair que l'*abus* du tabac est fâcheux et doit être surveillé. En général, une consommation qui dépasse 20 grammes par jour tombe dans l'abus. Le meilleur procédé de fumerie comporte l'emploi d'une pipe à long tuyau, recourbé et retenant dans un diverticulum le liquide de condensation de la fumée. Mais les fumeurs n'apprécient pas ce système. La cigarette n'emploie que de petites quantités de tabac à la fois ; ce pourrait être le mode de fumer le plus innocent, à condition que le fumeur n'*avale* pas, c'est-à-dire n'inspire pas la fumée, ce qui ajoute la poussière de charbon aux effluves nicotiniques : mais d'autre part l'usage de la cigarette conduit très facilement à l'abus. Il vaut mieux fumer en plein air que dans les appartements ; dans tous les cas, il faut ventiler les locaux où l'on fume. Le tabac doit être interdit aux femmes et aux enfants, dont la susceptibilité nerveuse naturelle est facilement exaspérée par son influence. L'interdire aux ouvriers serait aussi inutile qu'absurde ; ce n'est pas dans cette classe, du reste, qu'on a le moyen de se nicotiniser et que l'on trouve les victimes du tabac. En revanche, les pauvres gens ont bien quelque droit à la jouissance passagère, si factice qu'elle soit, que l'on trouve dans une pipe, au milieu d'un labeur dur et monotone.

**Préparations culinaires.** — Les préparations culinaires sont d'ordinaire essentiellement fondées sur la cuisson des aliments, qui subissent de ce fait des modifications chimiques ou physiques fort importantes au point de vue de leur assimilation ultérieure par l'organisme. C'est ainsi que l'odeur, la saveur des substances alimentaires animales, se développent de manière à en augmenter très heureusement l'appétence ; mais la digestibilité des viandes reste à peu près ce qu'elle était auparavant quoique leur consistance ne soit plus la même, attendu qu'elles perdent une certaine quantité d'eau. Il en va autrement pour les substances alimentaires végétales ; sans grande influence sur leur goût, leur arome, la cuisson amène dans leur état physique des changements de nature à favoriser singulièrement l'action des sucs digestifs : entre autres la fécule se gonfle, fait éclater ses enveloppes de cellulose, passe plus ou moins à l'état d'empois, voire d'amidon soluble. D'ailleurs la consistance des légumes, qui absorbent beaucoup d'eau, se trouve du même coup diminuée au grand avantage de leur digestibilité.

La cuisson entraîne une certaine stérilisation des aliments dont il ne faut pas faire fi, du moins quant à la destruction des gros parasites, fussent-ils contenus dans la profondeur des tissus des substances alimentaires, et aussi en ce qui concerne les microbes semés à la surface de ces substances ; à cet égard la cuisson peut suppléer le cas échéant au défaut de nettoyage préalable ou corriger l'insuffisance de celui-ci s'il a été pratiqué. Mais il serait imprudent de compter au cours des préparations culinaires sur la stérilisation des microbes existants au sein de morceaux de viande de quelque volume. Vallin a signalé que des tranches de viande d'ailleurs parfaitement acceptées de la plupart des consommateurs n'avaient pas même subi la température de 60° ; Fiore a vérifié la réalité de ce fait et montré directement la persistance habituelle après cuisson (hors le cas d'ébullition prolongée) de la virulence d'une viande préalablement infectée au moyen de la bactéridie charbonneuse, qui ne succombe qu'après au moins 15 minutes d'exposition à une température de 65° à 70°.

Au reste il convient que les aliments, au moment d'être ingérés, ne dépassent pas de plus d'une dizaine de degrés la température interne du corps ; cela suffit pour exciter dans quelque mesure la sécrétion des sucs digestifs et favoriser l'ensemble des phénomènes digestifs : cela ne gêne pas d'un autre côté la mastication des aliments, difficile par contre quand ils sont plus chauds. Une trop haute température entrave d'ailleurs l'exercice du goût. Les individus qui ont l'habitude d'ingérer des liquides très chauds, vers 55°, risquent de compromettre l'intégrité des muqueuses des voies digestives supérieures, d'après les expériences de Späth, et peut être l'activité des ferments digestifs.

L'art culinaire, dont relève la préparation des aliments, leur assaisonnement et aussi leur combinaison pour former soit les plats soit les repas, repose rationnellement sur des principes scientifiques. Il a toujours été en honneur dans notre pays, et avec raison. Mais malgré le talent avec lequel les Français ont la réputation de l'exercer, ce serait une erreur de juger superflu de cultiver nos aptitudes à cet égard. Les cours de cuisine doivent occuper une place convenable dans l'éducation des filles, quand même elles seraient destinées à diriger surtout plus tard un salon. On ne peut qu'encourager les *Ecoles ménagères* qui fonctionnent avec tant de succès depuis quelques années en Belgique et que l'on songe à introduire en France.

**Le bouillon et la soupe.** — Le procédé habituel de la fabrication du *bouillon* consiste à plonger une partie de viande dans trois parties d'eau froide ou déjà un peu échauffée, à pousser plus ou moins rapidement le feu jusqu'à ébullition et à maintenir pendant quatre à cinq heures une température un peu inférieure à 100°, en ajoutant successivement des épices, du sel et des légumes. Si la cuisson est menée lentement, l'eau se teint d'abord en rouge ; puis, il s'y montre des flocons d'albumine coagulée, que l'on enlève d'ordinaire à l'écumoire. Les sels de la viande se dissolvent largement dans le liquide (80 p. 100) ; la graisse se rassemble à la surface et, souvent, est encore enlevée ; les tissus gélatinisables, tendons, cartilages, se ramollissent et versent de la gélatine dans le bouillon.

En somme, le bouillon doit être considéré comme un extrait aqueux du tissu musculaire, obtenu par décoction lente ; il contient les 4/5 des matières minérales et extractives de la viande employée (c'est-à-dire surtout de l'acide phosphorique et de la potasse), ainsi qu'un peu de graisse, de gélatine, des peptones et des traces d'albumine.

La valeur de ce produit est discutée. Sans doute, sa richesse en matières alimentaires est pratiquement insignifiante (Chevreul, Coulier, etc.). Déduction faite de la graisse et du sel de cuisine, le bon bouillon ne renferme pas plus de 2 p. 100 de matières solides. Ses éléments organiques ne sont pas tous du groupe de la protéine ; quelques-uns, comme la créatine, sont des produits de décomposition de l'albumine, peu ou point utilisables. Mais il en est tout autrement lorsque l'on considère le bouillon comme un liquide parfumé, sapide, excitant, comme un condiment, en un mot. Il est indispensable dans les opérations de la cuisine ; il rend de grands services aux malades et aux convalescents, dont il ranime les fonctions gastriques et auxquels il fait absorber un peu de peptone ; dans nos habitudes, il apparaît dès le commencement des repas, précisément à point pour exercer son action excitante vis-à-vis des sécrétions gastriques ; d'ailleurs son ingestion stimule et réconforte aussitôt le consommateur qui ressentait auparavant une impression d'affaiblissement. Ce dernier et si remarquable effet serait peut-être dû à l'influence des sels de potasse à faible dose et des matières extractives sur le système nerveux central.

Le bouillon reste donc une utile préparation culinaire. Au surplus, il ne faut pas oublier que le bouillon est d'ordinaire l'élément capital d'une préparation un peu plus complexe et qui tient une place énorme dans l'alimentation populaire, la *soupe*. En effet, la soupe par excellence se compose de bouillon additionné de pain et de légumes. Nous croyons que ce mélange favorise l'utilisation des principes alimentaires qui s'y trouvent contenus (azote et hydrocarbonés du pain, graisse) avec tous les condiments que l'on peut souhaiter. Malgré l'étonnement de certains auteurs à l'endroit de l'extension de l'usage de cette préparation, surtout en France, nous persistons à penser que le rendement en travail dont sont justement capables les Français constitue une démonstration suffisante de la valeur de la soupe pour en justifier la fréquente consommation.

**Préparations de viandes.** — La viande est en général bouillie ou rôtie.

La viande bouillie est celle qui a servi à faire le bouillon ; elle a donc perdu quelques-uns de ses principes, y compris de l'albumine, surtout si l'ébullition n'a été que lentement atteinte ; son poids a diminué de 30 à 40 0/0 ; elle est d'ailleurs filandreuse, un peu sèche, et sans beaucoup de goût : finalement c'est un aliment relativement médiocre, quoique utilisable, car il contient encore la presque totalité de l'albumine et de la graisse primitive. On fera bien toutefois de relever sa saveur à l'aide de condiments.

La viande rôtie a perdu bien moins de ses principes ; elle a conservé notamment bien plus d'eau et de jus, par conséquent de matières extractives, grâce à la coagulation rapide de sa couche superficielle sous l'action du feu. C'est sans doute surtout dans cette sorte de croûte que prennent naissance sous l'action de la chaleur les produits qui donnent en partie au rôti son odeur et sa saveur spéciale. Le poids de la viande rôtie est en diminution d'à peu près 20 0/0 sur celui de la viande crue. Ce sont particulièrement les rôtis qui risquent d'offrir des parties centrales n'ayant pas subi une température suffisante pour les stériliser ; on fera bien pour ce motif de ne pas rechercher les viandes trop *saignantes* qui d'ailleurs n'ont aucune supériorité alimentaire appréciable.

Pour faire un *ragoût*, la viande coupée en morceaux est mise à la casserole et traitée d'abord comme s'il s'agissait d'un rôti ; c'est ce qu'on appelle « faire revenir » la viande. Puis, on ajoute le sel, les épices, de l'eau ou du bouillon, de telle sorte que les morceaux cuisent dans une vapeur imprégnée des aromes de la viande et des parfums des épices. Lorsque la cuisson est suffisamment avancée, on peut ajouter des légumes; plus tard encore on « lie » la partie liquide du ragoût avec du beurre et de la farine.

**Préparations de légumes.** — Les légumes verts ou secs, les pommes de terre, etc., ne sauraient guère être digérés à l'état cru. Il faut les cuire, le plus souvent à l'eau, pour faire gonfler la fécule, la solubiliser en partie, et ramollir la cellulose. La vapeur cuit les légumes mieux que ne le fait l'eau, car elle ne provoque à peu près aucune perte de matière nutritive ou sapide, tout en produisant d'ailleurs les résultats favorables de la cuisson à l'eau. Mais on cuira toujours à l'eau les légumes qui ont besoin d'être débarrassés de certaines substances de goût désagréable, amer. Finalement les légumes sont d'habitude accommodés avec de la graisse, ce qui augmente singulièrement leur appétence et leur richesse alimentaire.

**Les extraits de viande.** — Les extraits de viande sont le produit de l'exhaustion de la viande par l'eau chaude, le bouillon ainsi obtenu étant ensuite évaporé jusqu'à consistance sirupeuse. Longtemps on a cru, avec Proust et surtout avec Liebig, que les extraits renfermaient la quintessence de la matière nutritive employée à leur confection, et qu'ils représentaient par suite un aliment extrêmement riche sous un très faible volume. L'analyse chimique démontre le mal fondé de cette opinion ; on se tromperait fort en supposant qu'un extrait « contient tous les éléments stimulants, nutritifs et toniques de la viande », comme disent les prospectus, et en attribuant à une cuillerée d'un tel produit la valeur nutritive d'un bifteck ; l'extrait ne peut renfermer que les éléments de la viande solubles dans l'eau chaude ; on y trouve en moyenne 19 0/0 d'eau, 22 0/0 de sels, et d'après Stutzer, cité par Voit, 21 0/0 de matières albuminoïdes.

Sans doute, ces matières albuminoïdes solubles sont en grande partie des albumoses et des peptones éminemment assimilables, qui n'ont pas besoin pour cela de nouvelle transformation ; mais encore faudrait-il en absorber une assez grande quantité pour y trouver une ressource alimentaire sérieuse. Or, Liebig, Kemmerich, ont fixé à 15 gr. au plus la quantité d'extrait qu'il convient d'ingérer par jour, ce qui ne donne que 3 gr. environ d'albumine soluble, soit une proportion insignifiante vis-à-vis du besoin normal. On ne peut cependant aller plus loin sous peine de provoquer du dégoût, de la diarrhée, des vomissements et en fin de compte du dépérissement, comme l'a observé A. Gautier dans ses expériences sur des animaux, ceux-ci ne supportant pas qu'on remplaçât plus du sixième des albuminoïdes de leur régime naturel par des albuminoïdes des extraits de viande : l'homme serait même loin d'offrir une aussi grande tolérance. D'ailleurs des doses élevées d'extrait risqueraient de provoquer des phénomènes toxiques analogues à ceux auxquels paraissent avoir succombé les animaux nourris exclusivement d'extrait de viande par Müller, Kemmerich, Ritter. L'explication de ces faits est encore incertaine ; mais il est probable que les sels de potasse jouent un rôle en pareil cas.

Si la faible quantité de matières albuminoïdes qu'ils peuvent nous fournir ne permet pas de considérer les extraits de viande comme des aliments, en revanche ces produits renferment, comme le bouillon, assez d'éléments propres à flatter l'odorat et le goût pour qu'une place leur soit assignée parmi les condiments. Ils n'ont pratiquement, à eux seuls, aucune valeur nutritive sérieuse;

mais ils sont très favorables à la nutrition en rendant savoureux les aliments auxquels on les associe dans une mesure convenable, soit à petite dose. Les extraits se comportent alors comme des excitants de l'appétit, voire de la digestion, en agissant sur les sécrétions gastro-intestinales, et à ce titre, il est possible d'en tirer un profit appréciable. Une dose trop forte, loin de contribuer à élever le coefficient d'utilisation des aliments proprement dits, ne manquerait pas au contraire de l'abaisser sensiblement (A. Gautier).

Voici, d'après Stutzer, la composition de deux extraits de viande bien connus :

| | Extrait Liebig | Extrait Bovril (fluid beef) |
|---|---|---|
| | — | — |
| Eau . . . . . . . . . . | 17,72 | 44,42 |
| Mat. organiques . . . . | 59,54 | 37,36 |
| — minérales . . . . | 22,74 | 18,32 |
| Sel . . . . . . . . . | 3,11 | 10,72 |
| Albumoses solubles . . . | 20,50 | 10,81 |
| Albumine insoluble. . . | 0,75 | 6,13 |
| Mat. extractives . . . . | 38,29 | 20,32 |

Citons encore l'extrait Bovril pâteux où, grâce à une addition de poudre de viande, le taux des matières albuminoïdes atteint 35 0/0. A. Gautier trouve, du reste, à peu près le même chiffre dans certains extraits Liebig (en comptant la gélatine avec les albuminoïdes). Les extraits de Kemmerich, de Cibils, de Maggi sont plus ou moins analogues.

Mentionnons seulement à côté des extraits les *peptones* obtenues en hydrolisant la viande au moyen de l'eau surchauffée ; l'une de ces préparations (*peptonum carnis*) contient jusqu'à 45 0/0 d'albuminoïdes. Mais les peptones ne sont guère utilisées que pour les malades.

**Préparations fraîches de charcuterie.** — Il convient de mentionner ici, en particulier, diverses préparations de charcuterie débitées et utilisées à l'état frais : *hachis* de viande et de graisse, additionnés de quelques aromates, *saucisses* constituées par du hachis enfermé dans une portion d'intestin, *boudins* essentiellement formés d'un mélange à parties égales de sang défibriné et de graisse, auquel on ajoute des épices, et que l'on enferme aussi dans de l'intestin. S'il n'entre dans leur composition que de bons éléments, ces préparations ne peuvent être que louables. Mais elles sont l'objet d'une foule de falsifications. Les moins dangereuses pour la santé publique consistent en addition de mie de pain, de farine, d'amidon, ou encore en substitution de viande de cheval à la viande de porc : ce dernier fait est si fréquent qu'il explique l'élévation du nombre des chevaux tués à Paris pour l'alimentation, alors que le nombre et les affaires des boucheries hippophagiques restent stationnaires. Il est plus fâcheux que des viandes altérées *post mortem* au point d'être invendables, des viandes anormales dont l'altération est si rapide, des débris d'organes d'animaux suspects, enfin des viandes d'une haute insalubrité provenant d'animaux malades, soient souvent utilisées dans la confection des hachis dont il est pratiquement bien difficile de contrôler la qualité. (Peut-être aussi les intestins enveloppant les saucisses sont-ils parfois empruntés à un animal atteint de quelque entérite). Telle est à coup sûr l'origine de bien des cas d'intoxications alimentaires, particulièrement communs du reste parmi les populations qui consomment volontiers sans les faire cuire certaines des préparations en question. Les accidents observés revêtent la forme de gastro-entérite aiguë (Juhel Renoy, Hermann).

Le procédé actuellement le plus recommandé pour déceler la viande de cheval au sein d'un hachis est celui de Brautigam et Edelmann basé sur la présence de glycogène dans cette viande, tandis que le porc, le bœuf, n'en contiennent pas; le glycogène donne une coloration rouge-violet au contact de l'iode : on recherchera cette réaction sur le bouillon obtenu avec la viande suspecte.

Par ailleurs un examen un peut attentif permettra toujours de s'assurer que les préparations fraîches de charcuterie n'offrent pas d'altération grossière de leur aspect, de leur consistance et de leur odeur. D'après W. Eber les signes suivants trahiraient tout processus putréfactif : réaction alcaline ou neutre ; production de fumées persistantes grises ou bleuâtres au contact d'un réactif spécial à l'acide chlorhydrique (1 partie pour 3 d'alcool et 1 d'éther sulfurique); coloration noire du papier à l'acétate de plomb.

Une expertise bactériologique permettrait seule d'affirmer l'absence de germes dangereux pour l'homme et provenant de la viande ou des intestins d'animaux atteints de maladies infectieuses.

**Choix et combinaison des aliments** — La valeur d'une ration alimentaire ne dépend pas seulement de sa teneur en albuminoïdes, graisses, hydrates de carbone; la proportion de ces éléments a surtout une importance théorique; en pratique la nature des aliments consommés, ainsi que leur mode de préparation, décident du profit tiré par l'organisme de la nourriture qui lui est offerte. D'où la nécessité impérieuse d'apporter la plus grande attention au choix des aliments dont la combinaison va former les repas.

On se guidera pour ce choix sur les données ci-après.

D'abord sur la *digestibilité* des aliments, encore que nous ne sachions l'apprécier que d'une manière assez grossière, soit par la différence quantitative entre les principes nutritifs ingérés et ceux qui sont évacués avec les fèces. En tous cas la partie réellement absorbée de la nourriture est au moins égale à la différence en question. Or les recherches effectuées notamment par Rubner tendent à démontrer qu'il est perdu dans les fèces 1 à 3 0/0 de l'albumine ingérée avec un régime animal composé de viandes, de lait et d'œufs, et 15 à 20 0/0 avec un régime végétal composé de légumes et de pain; la graisse et les hydrates de carbone sont à peu près toujours également bien absorbés quelle que soit leur origine. Par suite, si l'on considère l'absorption de la substance sèche totale on la trouve à peu près aussi favorable pour un certain nombre d'aliments végétaux, entre autres le pain et les farineux convenablement préparés, que pour les aliments d'origine animale. Mais il n'en est pas de même pour beaucoup d'autres végétaux, surtout à cause de leur richesse en cellulose et en eau.

(Il ne faut pas juger de la digestibilité des aliments par les sensations internes auxquelles ils peuvent donner lieu et qui les font qualifier selon le cas de *lourds* ou de *légers ;* ces effets relèvent en général de la consistance et de la forme des aliments : un estomac parfaitement sain offre du reste à cet égard une très grande tolérance).

Vient ensuite la question de *volume* de la nourriture, volume qui est considérable avec les substances d'origine végétale : c'est une des raisons de la médiocre absorption de ces aliments, qui ne peuvent séjourner assez longtemps dans notre tube digestif relativement court pour que leur digestion soit complète. Un régime purement végétal dilate et fatigue le tractus gastro-intestinal. Mieux vaut une nourriture offrant un faible volume. Encore convient-il de ne pas aller trop loin dans ce sens, une certaine réplétion de l'estomac étant désirable pour déterminer une sensation spéciale de rassasiement qu'il est fort utile d'obtenir. Les individus habitués à une nourriture quelque peu volumineuse ont l'impression déprimante de ne pas avoir suffisamment mangé si l'on vient à leur fournir des aliments d'ailleurs très riches sous un volume modéré.

Cette notion du rôle du volume des aliments rapprochée de ce fait que les substances d'origine animale riches en albumine sont pauvres en hydrocarbonés, à l'inverse des substances d'origine végétale riches en hydrocarbonés et pauvres en albumine, constitue un argument des plus sérieux en faveur d'un régime mixte, c'est-à-dire dans lequel entrent à la fois des substances alimentaires animales et végétales, les qualités des unes compensant les défauts des autres et réciproquement. « C'est ainsi, dit Munk, que 450 gr. de viande suffisent pour couvrir le besoin d'albumine; mais pour couvrir le besoin de carbone il faudrait en ingérer quatre fois autant; on prendrait alors trois fois plus d'albumine qu'il n'est nécessaire; on surchargerait donc l'intestin sans pouvoir cependant mettre en réserve dans l'organisme l'albumine surabondante. D'un autre côté si 750 gr. de riz suffisent pour couvrir le besoin de carbone, le besoin d'azote en exigerait une fois et demie davantage; mais alors la substance non azotée serait ingérée en quantité bien trop grande et on imposerait également de la sorte un travail inutile au tube digestif. » En associant les divers aliments on arrive au contraire à bien nourrir un individu sans surcharger son appareil digestif.

Néanmoins, l'habitude aidant, la vie peut être entretenue par un régime à peu près exclusivement végétarien; mais cette nourriture est peu séduisante. On peut en dire autant d'une alimentation exclusivement animale.

Au surplus l'adoption de l'un ou de l'autre de ces régimes extrêmes a l'inconvénient de restreindre la *variété* qu'il est si désirable d'apporter dans la nourriture. Les convives des repas monotones finissent par ne plus manger d'une façon satisfaisante, l'appétence pour des aliments toujours les mêmes allant sans cesse en diminuant quelle que soit du reste la richesse nutritive des susdits aliments. Un régime mixte permettra d'exercer son choix sur un plus grand nombre de substances alimentaires, et de faire figurer moins souvent chacune d'elles dans les divers repas.

Munk estime qu'un adulte d'un poids de 65 kgr. environ, se livrant à un travail modéré, a besoin pour arriver à la sensation de satiété de 1600 à 1850 gr. d'aliments par jour (non compris les boissons); ces chiffres ne doivent être envisagés que comme une indication très générale, l'individualité, l'habitude, intervenant pour beaucoup en pareille matière. Les mêmes réserves s'imposent encore en ce qui concerne l'équilibre à observer dans le régime mixte entre les viandes et les végétaux. Des groupes fournissant un travail énorme consomment très peu de viande; et cependant cet aliment passe volontiers pour être la source essentielle de la force et de la puissance de travail. Quoi qu'il en soit, d'après Munk un adulte devrait emprunter à la viande 1/3 de l'albumine dont il a besoin, et les deux autres tiers aux végétaux; le besoin en carbone sera couvert à la fois par les hydro-carbonés et la graisse : comme nous l'avons déjà dit antérieurement la proportion de cette dernière substance sera utilement d'autant plus élevée que l'apport de carbone devra être plus généreux, car la graisse contient beaucoup de matière nutritive sous un faible volume. La graisse présente d'ailleurs le précieux avantage de permettre de varier dans une très large mesure la préparation des divers aliments auxquels on l'associe. En tous cas l'expérience a démontré qu'il est fâcheux d'abaisser le rapport entre la quantité de graisse et celle d'hydrocarbonés au-dessous de 1/6.

Etant donné le volume de la ration journalière, il convient d'absorber celle-ci en plusieurs repas, chacun d'eux ne comprenant guère que la quantité de nourriture suffisante pour produire provisoirement la sensation de satiété. Aussi bien il ne faut pas surcharger le tube digestif si l'on veut obtenir une bonne digestion. D'un autre côté en échelonnant les repas on évite qu'il y ait jamais dans le sang un défaut momentané d'albumine provenant directement de la nourriture. On fait d'ordinaire trois repas, dont le premier est assez léger : c'est qu'il succède à la période de sommeil pendant laquelle la désassimilation offre sa moindre activité, circonstance qui permet à l'organisme de mettre pour ainsi dire en réserve une partie des principes nutritifs absorbés au repas du soir. Le repas de midi doit faire face à la dépense occasionnée par le travail de la journée. Si ce travail est exceptionnellement actif et détermine une désassimilation très intense, on fera un petit repas supplémentaire. La régularité des repas est du reste chose désirable.

Munk estime rationnel d'absorber le matin 1/6 de la ration journalière, 1/2 à midi et 1/3 le soir.

Il est fâcheux de manger trop précipitamment : en pareil cas la mastication est insuffisante. Aussitôt après le repas on se trouvera bien d'éviter les exercices physiques violents ; mais d'une façon générale le mouvement, surtout s'il reste modéré, ne paraît guère influer sur la digestion (Streng, Rosenberg).

**Les ustensiles culinaires.** — Il va sans dire que les ustensiles qui servent à la préparation culinaire des aliments doivent être entretenus dans un état de propreté rigoureuse. D'autre part il importe que ces ustensiles soient faits de matières absolument inoffensives (au point de vue absorption par la voie digestive) pour l'organisme.

La *faïence*, la *porcelaine*, forment d'excellents récipients, inattaquables aux substances alimentaires. Le *verre* est dans le même cas. Mais la fragilité de ces vases a limité leur emploi ; du reste ils ne vont pas au feu.

La *poterie de terre vernissée* n'est pas à l'abri de tout soupçon : Pillaud a signalé des cas d'intoxication chronique atttribués au vernis plombifère de certaines poteries communes dont la vitrification serait parfois incomplète par insuffisance de cuisson ; les liquides acides pourraient alors attaquer les sels de plomb qui forment la base du vernis. La suppression complète de vernis à base de plomb est possible, car il existe aujourd'hui un émail sans plomb pour la poterie.

Les *ustensiles de fer* (fonte ou tôle) ne sauraient être nuisibles ; mais ils ont l'inconvénient de se couvrir trop aisément de rouille, d'être d'un nettoyage difficile, de donner aux aliments une saveur métallique fort désagréable. Pour éviter tout ceci, on recouvre le fer soit d'une couche d'étain (étamage), soit d'un émail, ou encore de zinc (fer galvanisé). L'étain destiné à l'étamage doit être surveillé au point de vue de sa teneur en plomb et en arsenic ; on ne tolère pas actuellement qu'il renferme plus de 0,5 pour 100 de plomb et 1 dix-millième d'arsenic; il faut renouveler assez souvent l'étamage, car, quand la couche d'étain vient à manquer en quelque point, l'oxydation du fer est encore plus rapide que s'il n'y avait pas d'étamage du tout. D'après A. Riche le fer galvanisé serait préférable au fer étamé du moment où il ne s'agit pas de récipients destinés à faire cuire les aliments, ou à conserver des substances acides ; l'absorption de sels de zinc a paru peu dangereuse à K. B. Lehmann.

Le fer émaillé perd malheureusement son émail par écailles avec une grande facilité, car celui-ci ne manque jamais de se craqueler en raison de l'inégale dilatation du fer et de l'émail sous l'influence de la chaleur ; une fois l'émail tombé par points le fer s'oxyde très vite et les récipients deviennent impossibles à nettoyer ; on peut concevoir qu'un débris d'émail détaché soit avalé avec des aliments et détermine mécaniquement quelque lésion chez le consommateur ; mais aucun fait de ce genre n'a été observé avec certitude. D'autre part les émaux dont il s'agit étant des boro-silicates de soude, de plomb et d'étain, sont insolubles si leur silicatisation a été rendue complète par une cuisson convenable ; mais peut-être n'est-ce point toujours le cas. Aussi Barillé estime-t-il qu'en somme les avantages du fer émaillé sont plus apparents que réels et qu'il serait bon de remplacer absolument le plomb par l'étain dans l'émaillage.

Les *ustensiles de cuivre* sont fort usités et conviennent même pour la préparation de substances acides ; on évitera de laisser des aliments se refroidir à leur contact, circonstance à la faveur de laquelle du vert-de-gris prendrait naissance ; sans doute les sels de cuivre ainsi formés ne sont pas très dangereux et se décèlent aisément par leur saveur désagréable : on cherche cependant à s'opposer à leur formation en étamant l'intérieur des vases de cuivre. A vrai dire on tombe alors dans les inconvénients habituels de l'étamage dont il faut surveiller la matière première. Rappelons que les sels de plomb ne se trahissent pas par une saveur spéciale.

Les *ustensiles d'étain* n'ont qu'un emploi restreint ; il s'agit dans l'espèce d'un alliage de plomb et d'étain, dans lequel la proportion de plomb ne doit pas légalement dépasser 10 0/0 ; A. Riche estime cette garantie insuffisante et propose de remplacer dans ces alliages le plomb par l'antimoine dont il suffirait de 3 0/0.

Les *ustensiles de nickel*, malheureusement d'un prix élevé, ne paraissent présenter aucun danger pour la santé.

Durant ces dernières années de grands efforts ont été faits pour introduire l'usage d'*ustensiles d'aluminium* dans la pratique ; l'aluminium est peu oxydable, les diverses préparations alimentaires et même le vinaigre ont moins d'action sur lui que sur les autres métaux, enfin ses oxydes ne sont pas dangereux ; Balland, Ohlmüller et Heise, Plagge et Lebbin, Stefano, etc. ont conclu de leurs multiples expériences en faveur de son emploi pour la fabrication des ustensiles culinaires. Il n'y aurait plus besoin d'étamage ou d'émaillage, et d'autre part l'aluminium ne pouvant se souder, l'absence de toute soudure dans les objets faits de ce métal serait au point de vue spécial où nous nous plaçons ici un avantage appréciable. Mais l'aluminium se corrode quelque peu à l'usage, perd de son poli et n'est plus alors d'un nettoyage facile. Toutefois l'emploi de divers ustensiles d'aluminium a déjà donné de bons résultats ; on en obtiendra peut-être de meilleurs encore lorsque l'industrie fournira le métal dans un état de pureté plus grande qu'aujourd'hui (Moissan).

**Bibliographie.** — Lagneau : *Sur l'abus du tabac* (Acad. de Méd., 1881). — V. Rosé : *Etude expérimentale sur l'empoisonnement par la fumée du tabac* (Thèse, Nancy, 1881). — E. Vallin : *Sur quelques accidents causés par le tabac* (Revue d'hyg., V, 1883). — Kayser : *Ueber Untersuchung und Beurtheilung saccharinhaltiger Nahrungs- und Genussmittel* (Münch. med. Woch., 1890). — F. Jessen : *Zur Wirkung des Saccharins* (Arch. f. Hyg., X, 1890). — Brouardel et Ogier : *Emploi de la saccharine* (Comité consult.

d'hyg., 1891). — Abeles et Paschkis : *Beiträge zur Kentniss des Tabakrauches* (Arch. f. Hyg., XIV, 1892). — Ohlmüller et Heise : *Untersuchung über die Verwendbarkeit des Aluminium zur Herstellung von Ess, Trink, und Kochgeschirren* (Arb. a. d. Kais. Gesundheitsamte, VIII, 1892). — Balland : *Sur l'aluminium* (Revue du service de l'Intendance milit., 1892). — Pillaud : *Différents cas d'intoxication saturnine causés par le vernis des poteries communes* (Thèse, Paris, 1893). — S. Gabriel : *Ueber die Wirkung des Kochsalzes auf die Verdaulichkeit und den Umsatz des Eiweisses* (Zeitschr. f. Biol., XXIX, 1893). — Plagge et Lebbin : *Ueber Feldflaschen und Kochgeschirre aus Aluminium* (Veröffentlich. a. d. Geb. d. Militär-Sanitätswesen. Berlin, 1893). — Riegler ; *Ueber das Verhalten des Saccharin zu den verschiedenen Enzymen* (Arch. f. exper. Pathol., XXXV, 1895). — Lapicque : *Sur l'explication physiologique de l'usage du sel comme condiment* (Soc. de Biologie, 1896). — Chevalier et Baudrimont : *Dictionnaire des altérations et falsifications des substances alimentaires.* Paris, 1897. — Munk et Ewald : *Alimentation de l'homme normal et de l'homme malade* (Traduction française). Paris, 1897. — Camescasse : *Poterie commune émaillée sans plomb* (Revue d'hyg., XIX, 1897). — H. Frölich. *Gesundheitspflege für Tabakraucher* (Centralbl. f. allg. Gesundh., XVI, 1897). — E. Vallin : *De la cuisson des viandes* (Rev. d'hyg., XIX, 1897). — C. Voit : *Ueber die Bedeutung des Fleischextractes als Nahrungsmittel und als Genussmittel* (Münch. med. Woch., 1897). — H. Moissan : *Sur les applications de l'aluminium* (C. R. Acad. des Sc., CXXVIII, 1899). — A. Drouineau : *Le sucre, sa valeur alimentaire, ses rapports avec le travail musculaire* (Gazette des hôpit., 1899). — Herman : *L'intoxication carnée de Sirault* (Arch. de méd. expériment., XI, 1899). — A. Riche : *Du choix des vases destinés à préparer et à contenir les matières alimentaires* (Congrès d'Hyg., Paris, 1900). — Barillé : *Emaillage des ustensiles de cuisine au point de vue de l'hygiène alimentaire* (Revue de l'Intend. milit., 1900). — Villiers et Collin : *Traité des altérations et falsifications des substances alimentaires.* Paris, 1900. — Fr. Wahl : *Ueber den Gehalt des Tabakrauches an Kohlenoxyd* (Arch. f. d. ges. Physiol., LXXVIII, 1900). — A. Gautier : *Influence des diverses préparations dérivées de la viande sur la santé et la croissance des animaux* (Bulletin de l'Acad. de Méd., 1900).

## 5° LES CONSERVES

Les matières organiques représentant la presque totalité de nos aliments sont altérables sous l'action des microbes qui trouvent dans ces matières un milieu nutritif convenable à leur développement ; ce dernier phénomène est la cause immédiate du processus de décomposition auquel, dans les circonstances ordinaires, les aliments ne tardent guère à être soumis. Pour conserver ceux-ci pendant quelque temps en un état d'intégrité permettant leur consommation, il faut donc s'opposer à la pullulation des microbes d'abord répandus à la surface des matières alimentaires, et qui envahiraient plus tard de dehors en dedans la totalité de leurs tissus : nous savons en effet que ces tissus lorsqu'ils sont frais et absolument normaux ne renferment pas de microbes dans leur profondeur.

Or les microbes saprophytes dont il s'agit ici ont besoin pour se développer non seulement de matières nutritives, empruntées dans l'espèce aux aliments, mais aussi de certaines conditions d'aération, d'humidité, de température ; du moment où soit l'*air* (ou plus exactement l'oxygène), soit l'*eau*, soit la *chaleur* feront défaut à un certain degré au milieu nutritif, il ne saura s'y produire de pullulation microbienne (exception faite pour les germes anaérobies qui à l'inverse des autres, d'ailleurs de beaucoup les plus communs, ne prolifèrent qu'à l'abri de l'air).

D'où trois grandes méthodes de conservation des aliments, par *élimination de l'air*, par *soustraction de l'eau*, par *refroidissement*. Il faut en mentionner une quatrième visant à mettre les microbes en présence de substances chimiques empêchantes elles aussi jusqu'à un certain point de toute prolifération : c'est la méthode de conservation par *emploi des antiseptiques*. Parfois on combine entre elles deux de ces méthodes.

La *stérilisation*, à laquelle on a par surcroît assez souvent recours, n'est pas à proprement parler une méthode de conservation ; employée seule elle ne saurait jamais protéger les matières alimentaires contre une altération ultérieure ; associée à la méthode de l'exclusion de l'air, elle est susceptible de remplir d'abord un rôle fort utile en détruisant, avec tous les autres, les germes anaérobies dont les aliments peuvent être souillés avant leur mise en conserve, et dont la méthode de conservation adoptée dans l'espèce favoriserait le développement au lieu de l'entraver ; mais ce cas excepté la stérilisation n'apparaît pas en théorie comme indispensable à la conservation : circonstance heureuse dans un sens, car pratiquement la destruction complète des microbes que renferment volontiers les matières alimentaires à conserver ne semble pas être effectivement réalisée d'une façon régulière, ou du moins ne s'effectue pas facilement sans détériorer quelque peu les aliments, à raison du degré auquel doivent agir les agents microbicides employés.

A vrai dire, les conserves non stérilisées ou incomplètement stérilisées et auxquelles on a appliqué l'exclusion de l'air peuvent renfermer des germes anaérobies d'origine incertaine, dont les uns causent la putréfaction de l'aliment, dont d'autres, sans produire d'aussi grossières avaries, seraient chez les consommateurs la cause de troubles morbides spéciaux, très graves, auxquels Van Ermengem réserve le nom de *botulisme ;* ces troubles seraient caractérisés par une notable prédominance de phénomènes nerveux anormaux (phénomènes visuels et autres, dysphagie, diminution des sécrétions, constipation) ; ce sont eux qui ont été décrits depuis longtemps en Allemagne sous le nom de *Wurtsvergiftung* et qui sont consécutifs seulement à l'ingestion de viandes conservées à l'abri de l'air, en général sans stérilisation préalable (comme il arrive entre autres pour les saucissons, jambons, pâtés divers). Le type de ces troubles a été observé par Van Ermengem à Ellezelles ; fraîche la viande incriminée avait pu être mangée sans inconvénient ; après qu'elle eut été conservée quelque temps plongée dans la saumure, à l'abri de l'air, et sans qu'elle présentât aucun caractère de putridité, cette viande parut devenir toxique pour les consommateurs, 24 à 36 heures après son ingestion à l'état cru ; de fait cette conserve renfermait une toxine des plus redoutables, produite par un anaérobie obligé, le *bacillus botulinus ;* une température de 60° détruirait la toxine en question.

D'autre part, si l'on a conservé des viandes malsaines, provenant de bêtes atteintes de certaines maladies infectieuses, le défaut de stérilisation préalable des conserves, lors même que celles-ci n'offriraient pas d'avaries ultérieures, expose à y faire rencontrer des germes pathogènes n'ayant sans doute pas pullulé depuis la mise en conserve de l'aliment, mais restés du moins revivifiables et aptes à déterminer à l'occasion des accidents morbides chez les consommateurs : on se trouve alors en présence des phénomènes de gastro-entérite aiguë avec évacuations profuses, accompagnés de divers symptômes nerveux qui constituent la forme la plus commune du syndrome *intoxication alimentaire*, car elle s'observe soit à la suite d'ingestion de viande fraîche (voir p. 488), soit à la suite de l'usage de conserves quelconques mal ou nullement stérilisées. Les cas de ce genre ont été signalés depuis longtemps en très grand nombre ; les plus remarquables se rattachant à la consommation de conserves, et dont l'origine bacillaire a été démontrée, sont ceux de Gaffky et Paak (saucissons), de Karlinski (viande séchée), et de Van Ermengem (saucisson, à Gand) ; les bacilles incriminés paraissent être des espèces coliformes très voisines les unes des autres qui se multiplient dans l'organisme du consommateur.

La stérilisation bien faite constitue donc une sérieuse garantie quant à la salubrité des conserves qui paraissent d'ailleurs en bon état, c'est-à-dire dans lesquelles les aliments ne se sont pas sensiblement modifiés depuis le début de la mise en conserve. Mais encore convient-il que l'on garde à cette stérilisation le caractère de mesure *préventive* vis-à-vis d'altérations ultérieures possibles, et qu'on ne l'envisage pas comme une mesure *réparatrice* susceptible de restituer à des aliments déjà altérés leur intégrité primitive. « Rien ne se prête moins à la réparation que les aliments. Par le fait même qu'ils en ont besoin, il est à craindre qu'ils n'aient perdu de leurs qualités essentielles. » (J. Arnould). Or la stérilisation ne saurait faire réapparaître ces qualités : ses effets, si heureux soient-ils, sont dans un sens toujours négatifs.

En conséquence on devra préférer de beaucoup ici une certaine asepsie à l'antisepsie la mieux entendue. Non seulement on n'emploiera jamais à la fabrication des conserves des matières alimentaires suspectes d'être insalubres, contaminées par des germes pathogènes, ou avariées d'une façon quelconque ; mais encore on observera la plus rigoureuse propreté dans les manipulations que les aliments frais subissent forcément pour être transformés en conserves. C'est là en somme le meilleur moyen d'obtenir des conserves d'une intégrité irréprochable à tous égards, du moment où les procédés de conservation utilisés auront d'ailleurs donné ce que l'on est en droit d'attendre d'eux.

Quand cette dernière condition n'est point réalisée, en raison de quelque lacune dans l'application des méthodes de conservation adoptées, les matières alimentaires ne se conservent pas : c'est-à-dire qu'elles sont envahies plus ou moins promptement, suivant les circonstances, par un processus putréfactif tirant son origine des quelques saprophytes vulgaires qui se trouvent toujours déposés tout au moins à la surface des aliments au moment de leur mise en conserve. Une stérilisation préalable ne prévient pas d'habitude l'altération profonde en question, car cette stérilisation est rarement absolue. D'ailleurs de nouveaux germes sont toujours apportés à la conserve par l'air extérieur, du moment où l'accès de ce dernier n'est pas rigoureusement impossible ; enfin, comme nous l'avons déjà indiqué, les aliments conservés à l'abri de l'air, et qui n'ont pas été stérilisés d'une façon parfaite, peuvent être envahis par une pullulation de microbes anaérobies. Dans tous ces cas la conserve est avariée de telle manière qu'elle répugne le plus souvent et n'est guère consommée : aussi les accidents morbides consécutifs à l'ingestion de conserves ne sauraient-ils la plupart du temps être attribués à de pareilles altérations de matières alimentaires.

Au surplus les procédés de conservation ne doivent pour ainsi dire pas modifier la valeur nutritive des aliments frais, ni leur communiquer des propriétés fâcheuses sous quelque rapport que ce soit. C'est pourquoi d'une manière générale les procédés physiques de conservation, qui n'ajoutent rien aux aliments, sont préférables aux procédés physiques qui aboutissent à incorporer aux matières alimentaires des substances dont elles sont naturellement dépourvues.

Pour la même raison, quand on aura recours à la stérilisation, on s'efforcera de la réaliser à l'aide d'un agent physique, comme la chaleur, à l'exclusion des substances antiseptiques chimiques. Si d'ailleurs la stérilisation des conserves est souvent incomplète, c'est que la chaleur elle-même doit être employée avec quelque ménagement pour ne pas nuire aux qualités nutritives des aliments.

**Conserves de viande.** — Nous examinerons successivement les diverses conserves de viande les plus usitées en les groupant d'après les différentes méthodes de conservation qui leur sont appliquées.

**Viandes conservées par dessiccation.** — Cette méthode, qui soustrait à la viande l'eau nécessaire à la pullulation microbienne, est très anciennement employée dans les pays chauds où la dessiccation s'opère au soleil ; elle s'exécute aussi industriellement à l'aide de la chaleur artificielle ; on a souvent recours en même temps à la compression ou à la salure pour hâter l'extraction de l'eau. Dans les *saladeros* de l'Amérique du Sud on prépare ainsi la *carne secca* (viande simplement séchée au soleil) et la *carne tasajo* (viande plongée pendant 48 h. dans la saumure, puis mise à sécher sous pression en plein air).

On ne fait guère usage de ces produits en Europe, non plus que de la poudre de viande obtenue par pulvérisation de la viande séchée, et qui a été prônée à maintes reprises, surtout par les fabricants. Les Allemands en particulier ont mis plusieurs fois à l'essai des *biscuits* composés de poudre de viande additionnée de graisses, d'épices, comme le *pemmican* des Américains, ou encore mélangée à des farines de céréales ou de légumineuses. Aucune de ces préparations ne s'est comportée d'une manière très satisfaisante ; la valeur nutritive des poudres de viande ne laisse pas à désirer, d'après les recherches de Poincaré et un certain nombre d'expériences faites en Allemagne ; mais la durée de leur conservation est médiocre ; l'humidité entraîne promptement leur altération.

**Viandes conservées par enrobage.** — L'enrobage consiste à plonger l'aliment à conserver dans une matière susceptible de la préserver dorénavant du contact de l'air, afin d'éviter que ce dernier n'ensemence de germes l'aliment en question. C'est un procédé usité depuis longtemps et auquel on a souvent recours soit dans les charcuteries, soit même dans les ménages à cause de sa simplicité d'exécution ; mais il n'assure pas d'ordinaire une longue conservation. En effet, de l'air reste volontiers emprisonné avec la conserve dans l'enrobage, et dès lors les germes aérobies préalablement déposés sur la dite conserve peuvent se développer ; si au contraire on a réussi à ne pas laisser d'air sous l'enrobage, il arrive que des germes anaérobies prolifèrent dans la conserve ; L'enrobage il est vrai ne s'applique guère qu'à des viandes cuites, et la matière enrobante est volontiers de la graisse que l'on coule assez chaude autour de la viande pour opérer au dernier moment une certaine stérilisation superficielle.

Les plus communes de ces conserves sont les *pâtés* de toutes sortes, les *confits* de volaille. Çà et là on fait aussi des enrobages de viande dans l'huile.

**Viandes stérilisées conservées à l'abri de l'air.** — Il s'agit ici de ces conserves préparées en si grandes quantités, notamment pour les armées, et qui consistent en viandes cuites placées dans des boîtes métalliques dont on assure la fermeture hermétique lorsque la chaleur en a éliminé toute trace d'air en même temps qu'elle a stérilisé la conserve. Ce procédé de conservation a été imaginé il y a un siècle par Appert : on ne portait d'abord la conserve qu'à 100° ; Fastier montra à élever la température jusque vers 110 ou 115°, ce qui devait permettre une meilleure stérilisation.

Voici d'après X. Rocques les deux principaux modes d'opérer actuellement utilisés et recommandés en France par l'administration de la guerre :

1° *Procédé ordinaire*. La viande, parfaitement fraîche et de bonne qualité, étant désossée, dégraissée et séparée des tendons, on la coupe en morceaux de 500 à 800 gr., puis on la soumet au blanchiment. Pour cela on la place dans un panier en tôle perforée que l'on plonge dans une chaudière contenant un poids d'eau égal à celui de la viande ; on fait cuire pendant 1 heure ce qui réduit d'à peu près 45 0/0 le poids initial de la viande ; on fait ensuite cuire successivement deux nouveaux lots de viande dans le bouillon déjà obtenu, en augmentant chaque fois d'un quart d'heure la durée de la cuisson. Finalement on a trois lots de viande cuite, et un bouillon qui contient tout leur jus ; après l'avoir dégraissé et clarifié, on concentre ce dernier par évaporation à l'air libre ou sous pression réduite, puis on remplit les boîtes avec 800 gr. de viande cuite et environ 200 gr. de bouillon versé jusqu'à refus par une petite ouverture spéciale du couvercle déjà fixé, de manière à ne pas laisser d'air dans la conserve. Les boîtes une fois fermées (c'est-à-dire la petite ouverture d'introduction du bouillon étant obturée), sont stérilisées à l'autoclave entre 115° et 118° pendant 1 heure 1/4 : depuis peu on stérilise même, pour l'armée française, pendant 2 heures entre 118 à 120°.

2° *Procédé Montupet*. La viande est placée sur des claies à l'intérieur d'un autoclave au fond duquel une sorte de bassin contenant une petite quantité d'eau est destiné à recevoir le jus qui s'échappe de la viande pendant la cuisson, laquelle s'accomplit en somme dans la vapeur saturée. Après avoir porté la température entre 115° et 118° pendant un temps convenable, on obtient d'une part de la viande cuite et d'autre part un jus assez concentré que l'on réduit encore à 30 0/0 de son volume par le chauffage dans un vide partiel. Enfin on remplit les boîtes, on les ferme, et on stérilise leur contenu comme dans le procédé précédent.

L'administration de la Guerre demande en France que les boîtes de conserves de viande ne renferment pas plus de 20 0/0 de bouillon ou jus et graisse à l'état de gelée ne se liquéfiant qu'à une température supérieure à 15°.

Balland a trouvé les résultats suivants en analysant quelques conserves de viande d'origine diverse utilisées par l'armée française.

| | | Poids (gram.) | Eau | Matières Azotées | Matières Grasses | Matières Extract. | Matières Cendres |
|---|---|---|---|---|---|---|---|
| Conserve fabriquée à Billancourt (Poids net 1 k.) | Viande | 800 | 467 | 241,9 | 73,0 | 8 | 10,1 |
| | Bouillon | 170 | 148 | 18,6 | 0.2 | 0,3 | 2,6 |
| | Graisse | 30 | 15,2 | 1,3 | 13.6 | 0,0 | 0,1 |
| | *Proport. p. 100 gr.* | | 63 | 26,1 | 8,6 | 0,8 | 1,3 |
| Conserve fabriquée à Madagascar (Poids net 1 k.) | Viande | 800 | 469.6 | 263,7 | 44,3 | 13,6 | 8,64 |
| | Bouillon | 175 | 157,8 | 14,1 | 0,1 | 0,8 | 2,0 |
| | Graisse | 25 | 17,0 | 2,5 | 4.9 | 0,1 | 0,3 |
| | *Proport. p. 100 gr.* | | 64,4 | 28,0 | 4,9 | 1,4 | 1,10 |
| Conserve fabriquée à la N^lle-Calédonie (Poids net 1 k. 40) | Viande | 860 | 509,1 | 266,2 | 61,0 | 12,9 | 10,5 |
| | Bouillon | 150 | 126,9 | 16,0 | 4,2 | 0,4 | 2,3 |
| | Graisse | 30 | 19.2 | 2,5 | 7.6 | 0,2 | 0,3 |
| | *Proport. p. 100 gr.* | | 63 | 27,3 | 7.0 | 1,3 | 1,2 |
| Conserve fabriquée à Chicago (Poids net 980 gr.) | Viande | 830 | 533,6 | 218.8 | 58.9 | 10,7 | 7,7 |
| | Bouil. et Gr. | 150 | 123 | 17.8 | 8.5 | 0,1 | 0.4 |
| | *Proport. p. 100 gr.* | | 67,0 | 24,1 | 6,8 | 1,1 | 0,8 |

En général les conserves provenant d'Amérique ou d'Australie n'offrent pas croyons-nous une valeur nutritive sensiblement inférieure à celle des conserves fabriquées en France ou dans nos colonies ; en revanche le prix de revient des conserves françaises s'élève au double de celui des conserves américaines ou australiennes. D'ailleurs il est tout à fait singulier de songer à fabriquer des conserves de viande dans un pays comme la France qui ne présente pas une surproduction de bétail, au contraire.

Ces conserves de viande ont donné lieu parfois chez les consommateurs à des accidents morbides à forme de gastro-entérite avec évacuations profuses, s'accompagnant de fièvre et de quelques troubles nerveux, le tout généralement de gravité médiocre ainsi qu'il résulte des observations des médecins militaires de temps à autre témoins de ces faits. Les accidents en question, qui apparaissent plus ou moins tôt après l'ingestion des conserves, ne sauraient être attribués qu'à la présence au sein de celles-ci soit de toxines microbiennes, soit de microbes capables d'infecter l'organisme humain, comme Vaillard l'a récemment encore exposé de la façon la plus claire.

En ce qui concerne les toxines on peut admettre l'une des trois hypothèses suivantes : tantôt ces substances existent à l'origine dans la viande, qui provient alors d'un animal atteint d'infection, et elles ne sont pas détruites par la température à laquelle s'opère la stérilisation ; tantôt les toxines ont pris naissance au cours de la fabrication des conserves, lorsque par négligence on a donné le temps à une pullulation microbienne d'envahir la viande avant sa stérilisation, ou encore quand après cette opération l'air a pu par hasard pénétrer de nouveau dans la conserve, et en déterminer l'altération par les germes vulgaires qu'il véhicule, dommage qu'une seconde stérilisation, souvent pratiquée par les industriels, ne saurait réparer qu'en apparence ; enfin la stérilisation ayant été imparfaite il arrive parfois que des germes anaérobies, ou, si l'air peut pénétrer, des germes aérobies, se développent plus ou moins à un moment donné dans la conserve si la température ambiante est favorable : d'où production de substances dont l'espèce, la toxicité, l'abondance, sont d'ailleurs des plus variées.

La question de l'existence dans les conserves de germes ayant survécu à la stérilisation par la chaleur est aujourd'hui tranchée ; si les ensemencements de Poincaré, de Cassedebat, ont été toujours fertiles, ceux de Fernbach, de Laveran toujours stériles, cela tient d'abord à ce que ces savants n'ont point fait porter leurs recherches sur un assez grand nombre de boîtes; Vaillard qui a pu pratiquer de multiples examens affirme que la proportion des conserves renfermant des germes revivifiables est réellement considérable : elle a pu atteindre dans certains cas 70 0/0 des boîtes. Les germes le plus communément rencontrés par Vaillard ont été des bacilles à spores, *B. subtilis*, et des variétés de l'espèce *Mesentericus* qui joue un rôle important dans les phénomènes de putréfaction ; les bacilles non sporulés du genre *Proteus* et *B. termo* sont moins fréquents, de même que les cocci, en raison de leur fragilité relative vis-à-vis de la chaleur, agent de stérilisation, mais ils ne sont pas absolument rares, ce qui témoigne d'une stérilisation très mal faite. L'existence dans les conserves de germes capables de causer une infection chez l'homme n'a pas été démontrée : cependant il est assez vraisemblable que le cas se réalise parfois.

Le plus souvent l'envahissement de la conserve par des germes anaérobies entraîne un processus putréfactif qui se trahit avant l'ouverture de la boîte par le bombement de ses fonds sous l'action des gaz développés à l'intérieur, et ensuite par un aspect, une odeur du contenu, caractéristiques d'une altération profonde (la gelée liquide, louche ou laiteuse, la teinte de la viande grisâtre ou saumon foncé, son odeur aigrelette ou ammoniacale, sa réaction neutre ou alcaline). Mais il n'en est pas toujours de même en cas de végétation d'un certain nombre d'aérobies. « Telle conserve paraît à peu près normale qui cependant est criblée de bactéries en voie de développement actif ; de là des erreurs inévitables, des dangers possibles » (Vaillard). C'est alors qu'il est particulièrement dangereux de laisser les conserves ouvertes pendant quelques heures à l'air libre, à une température un peu élevée, avant leur consommation : les germes aérobies qu'elles contiennent pullulent très rapidement dans ces conditions nouvelles.

Quand les conserves ont été faites avec des viandes anormales, ou qu'après un premier passage à l'autoclave le contenu des boîtes a subi un commencement d'altération auquel on a prétendu remédier par une seconde stérilisation, on peut soupçonner ce qui s'est passé en constatant par un examen microscopique que la viande fourmille de cadavres microbiens (alors que les viandes saines ne renferment jamais de microbes dans la profondeur de leur tissu, comme l'ont vu Hauser, Vaillard, Basenau, Presuhn), et aussi que les muscles au lieu de présenter leur double striation caractéristique sont en voie de dégénérescence cireuse ou vitreuse, phénomène pathologique.

On a décelé dans quelques conserves des substances toxiques pour les animaux, du moins en injection sous-cutanée. Mais rien ne prouve qu'on aurait obtenu les mêmes résultats en faisant absorber ces substances par la voie digestive. On ne peut formuler à cet égard que des hypothèses rendues plus ou moins vraisemblables par les accidents observés çà et là à la suite de consommation de conserves.

On évitera les altérations dont nous venons de parler et les accidents d'ailleurs relativement rares dont elles sont cause par une active surveillance de la fabrication des conserves : l'essentiel est de n'utiliser à cet effet que des viandes de bonne qualité, provenant d'animaux parfaitement sains ; les différentes mamanipulations nécessaires se feront dans le moins de temps possible et en observant la propreté la plus rigoureuse pour empêcher les contaminations éventuelles ; enfin on opérera une stérilisation parfaite des conserves hermétiquement enfermées, en les portant dans l'eau à une température voisine de 120° durant un temps assez long, soit plus d'une heure pour être sûr d'obtenir 115° au centre des boîtes (Vaillard, Bischoff et Wintgen), malgré l'effet un peu nuisible de cette haute température sur les qualités organoleptiques des conserves.

Il est prescrit dans l'armée de n'ouvrir les boîtes de conserves qu'au moment de les mettre en consommation ; on doit s'assurer alors que leur contenu n'a pas d'odeur désagréable ou suspecte, que la gelée est de coloration ambrée, ni louche ni rougeâtre, et que sa saveur n'est pas aigre ; cette gelée pourra n'être pas consistante quand la température ambiante sera supérieure à 15° ; mais dans ce cas le bouillon devra offrir les caractères de coloration et de saveur de la gelée normale. La viande devra être assez résistante à la pression du doigt, de saveur fraîche et d'odeur agréable. Rappelons qu'une conserve ayant bon aspect peut être dangereuse : aussi l'observation des règles indiquées ci-dessus ne saurait-elle mettre d'une façon absolue à l'abri de tout accident. Pour notre compte nous croyons qu'au surplus il serait bon de ne pas faire usage de conserves pendant la saison chaude, sauf cas de force majeure.

La conserve préparée comme il a été dit plus haut contient sous forme de chair musculaire et de bouillon tous les éléments substantiels de la viande fraîche : elle doit donc constituer un aliment très sérieux. Malheureusement, en partie par préjugé, le soldat français accepte mal cette nourriture, quelle que soit la forme sous laquelle on la lui présente finalement : le plus souvent c'est en salade, c'est-à-dire à l'état froid, ou en miroton ; on peut encore en faire un gratin avec un mélange de purée de pommes de terre ; enfin on confectionne aussi avec la viande de conserve, additionnée de chair à saucisse (ou hachis de porc), des boulettes roulées dans un peu de farine et cuites dans la graisse ; cette dernière préparation doit être surveillée de très près, soit à cause des manipulations multiples et un peu longues qu'elle entraîne, soit en raison de la présence de chair à saucisse, dont la qualité est volontiers suspecte.

Une conserve bien préparée est susceptible de rester inaltérée pendant des années, au moins en apparence. La viande notamment garde longtemps sa consistance, sa couleur, son odeur et sa saveur ; la graisse perd plus vite sa fermeté en subissant une espèce de saponification que la stérilisation à 120° pendant 2 h. activera peut être (Balland) ; le bouillon devient facilement fluide, trouble et d'aspect peu engageant, surtout s'il n'a pas été concentré comme il convient. En tous cas il paraît difficile d'admettre qu'avec le temps et en l'absence d'un processus microbien une conserve puisse se modifier de manière à devenir dangereuse pour les consommateurs.

**Viandes conservées par les antiseptiques.** — On a proposé de conserver les viandes au moyen d'un grand nombre de substances antiseptiques proprement dites, qui n'auraient d'autre rôle utile que de s'opposer directement jusqu'à un certain point à la pullulation des germes : mais aucune de ces tentatives n'a été suivie de beaucoup de succès, soit que les substances en question constituent un danger pour les consommateurs aux doses où elles exerceraient une action conservatrice efficace, soit que ces doses nécessaires pour entraver le développement des germes amènent cependant par elles-mêmes l'altération de certaines qualités des aliments. Dans la pratique, en dehors des agents d'usage traditionnel et d'ailleurs à peine antiseptiques, comme le sel et la fumée, dont nous nous occuperons en particulier tout à l'heure, on n'emploie guère pour la conservation de la viande que l'acide borique et ses composés, ainsi que l'acide sulfureux et les sulfites ou bisulfites alcalins.

Pour les hygiénistes l'acide borique, les borates, les sulfites, ne sauraient être en général des substances indifférentes à la santé, et un aliment conservé par leur moyen peut en contenir des doses dangereuses pour les consommateurs, surtout quand cet aliment est ingéré d'une façon assez habituelle. En effet, des doses de substances antiseptiques dont il n'y aurait pas lieu de s'inquiéter si elles étaient absorbées de loin en loin, deviennent volontiers une cause de trouble dans les fonctions de l'organisme qui les ingère sans grand intervalle entre chacune, par exemple quotidiennement. Du moins est-ce là l'opinion le plus souvent professée, encore qu'elle ne s'appuie peut-être pas sur des faits d'expérience, d'observation, très démonstratifs et par suite indiscutables ; mais il est difficile d'en obtenir de tels. L'acide borique et les borates surtout sont sans doute peu dangereux, quoique Pouchet les considère comme susceptibles de nuire aux phénomènes digestifs. L'acide sulfureux, les sulfites sont beaucoup plus suspects soit d'exercer une action analogue, soit de posséder des propriétés toxiques positives.

D'ailleurs il est à craindre que si l'on employait sans scrupule des substances antiseptiques à la conservation des aliments on ne force trop volontiers la dose de l'agent conservateur jusqu'à atteindre à un taux dangereux pour le consommateur. Il convient de redouter aussi que l'on ne se laisse aller à utiliser ces substances non plus seulement à titre préventif, afin d'empêcher une viande en excellent état de se corrompre, mais comme agents réparateurs de certaines altérations déjà produites : l'acide sulfureux, les bisulfites alcalins ont été probablement employés de la sorte et ont ainsi rendu une apparente intégrité à des viandes de mauvais aspect.

A vrai dire, toutefois, l'action empêchante de l'acide borique, du borax, des sulfites alcalins, vis-à-vis du développement des germes saprophytes dans la viande, semble être assez douteuse. Ces substances réussiraient parfois seulement à retarder l'apparition de certaines colorations et de certaines odeurs qui trahissent d'habitude le processus de décomposition des matières animales sous l'influence des microbes. Lange a fait naguère des recherches fort démonstratives à cet égard ; les sulfites surtout semblent capables de reculer de 36 à 48 heures toute modification de couleur ou d'odeur des hachis utilisés dans la confection de différentes préparations de charcuterie ; mais au bout de ce temps les signes de la putréfaction évoluent plus rapidement que jamais, en connexion avec une prolifération particulièrement active de diverses espèces de germes saprophytes : peut-être le sulfite — et cette hypothèse paraît s'appliquer aussi à l'action d'ailleurs moins nette encore de l'acide borique et du borax — en entravant d'une façon transitoire la végétation de certains germes favorise-t-il la multiplication de certains autres. En tous cas, il résulte des expériences de Lange que le pouvoir conservateur de l'acide borique, du borax et des sulfites, même à des doses supérieures à celles en usage dans la pratique, n'est guère autre chose qu'une illusion.

Le dernier Congrès international d'hygiène, à Paris, a adopté un vœu tendant à la proscription de tout antiseptique chimique pour la conservation des aliments ; cette manière de voir a été défendue entre autres par Nocard, Rubner, Pouchet, Bordas, Fodor. Elle inspire depuis longtemps les avis que notre Comité consultatif d'hygiène et le Conseil d'hygiène de la Seine ont été appelés à donner sur diverses substances conservatrices contenant de préférence, dans ces derniers temps, des bisulfites ou de l'aldéhyde formique (le commerce ne trouve du reste pas grand avantage à l'emploi de cette dernière substance et y renoncera sans peine).

**Viandes salées et viandes fumées.** — Il s'agit bien là de viandes conservées par des agents antiseptiques : mais ceux-ci ont été de temps immémorial mis en œuvre et la consommation considérable de viandes salées ou fumées (souvent même traitées par l'une et l'autre substance) qui se fait en tous pays n'a jamais eu d'inconvénient. D'ailleurs il paraît bien que ni le sel (chlorure de sodium), ni les éléments contenus dans les viandes fumées n'exercent d'action fâcheuse sur l'organisme ; à vrai dire ce sont de très médiocres antiseptiques, et peut-être n'est-ce point seulement grâce à leur pouvoir à cet égard que l'on conserve effectivement les viandes par le salage ou le fumage ; ces procédés déterminent souvent aussi une certaine dessiccation des viandes, ou bien celles-ci se trouvent plus ou moins mises à l'abri de l'air, circonstances dont l'influence conservatrice est hors de doute. Enfin le sel et la fumée communiquent aux viandes des qualités organoleptiques spéciales, en général fort appréciées des consommateurs, sauf le cas d'usage trop exclusif des « salaisons », comme on appelle à la fois les viandes fumées et les viandes salées.

Le salage d'une viande s'exécute très simplement ; et c'est une des supériorités du procédé, comme du fumage, de pouvoir être appliqué par tout le monde, sans matériel spécial et à peu de frais. Tantôt on saupoudre la viande de sel et on l'entasse dans un récipient au fond duquel s'accumule bientôt un liquide fourni par l'eau que cède la viande, et qui tient en dissolution une proportion importante de sel : c'est la saumure. D'autres fois on prépare d'avance cette solution saline, de concentration variable (15 à 20°), et l'on y plonge la viande à conserver, qui se trouve ainsi tout à fait à l'abri de l'air. Presque toujours on additionne la saumure d'un peu d'azotate de potasse, dans le but de donner à la viande une couleur rouge appétissante, et aussi de sucre pour prévenir un durcissement exagéré de la fibre musculaire.

Le fumage succède souvent au salage de la viande. On fume autant que possible à l'aide d'un feu de bois peu ardent, de manière à ne pas exposer la viande à une trop haute température; à la campagne on utilise pour cette opération de vastes cheminées de cuisine ; les industriels ont recours à des chambres où la fumée, produite surtout avec des bois résineux, circule lentement grâce à des cloisons partielles en chicanes.

Dans notre pays on sale principalement la viande de porc, le lard, et en Allemagne on conserve volontiers de même la viande de bœuf. On fume les jambons, certains saucissons et diverses autres préparations de charcuterie.

La viande salée subit une perte d'eau importante, au point de durcir sérieusement : cette dessiccation partielle n'est pas suffisante pour entraver le développement des germes de la putréfaction ; tout au plus admettrons-nous avec Serafini qu'elle contribue à faire obtenir ce résultat. Petterson a constaté que le sel exerçait par lui-même une action empêchante vis-à-vis de la prolifération d'un grand nombre de saprophytes capables d'amener des altérations graves des matières animales ; cette action varie d'ailleurs suivant la proportion de sel employée et suivant les espèces microbiennes ; ainsi dès que la viande contient plus de 5 0/0 de sel, les formes bacillaires, qui précisément sont l'origine la plus habituelle de la putréfaction proprement dite avec production d'hydrogène sulfuré, d'indol, de phénol, cessent de se multiplier et tendent même à disparaître (à l'exception toutefois des *B. subtilis* et *vulgatus*) si la proportion de sel s'élève. Au contraire les cocci (sauf le streptocoque) et les levûres peuvent encore végéter en présence de 20 0/0 de sel, dans les saumures par exemple: mais ces germes ne déterminent pas d'ordinaire de trop grosses avaries des viandes, encore que la valeur alimentaire de celles-ci diminue sous l'influence de toute végétation microbienne. L'addition d'un peu de salpêtre paraît favoriser l'action conservatrice du salage.

Au surplus le sel n'a pas de pouvoir bactéricide bien net vis-à-vis de la plupart des germes pathogènes; il leur laisse même toute leur virulence pour peu qu'ils se trouvent à quelque profondeur dans les tissus. Stadler a vu des cultures de *B. coli*, de *B. enteritidis*, de *Proteus* survivre des semaines à un saupoudrage de sel; ces germes se multipliaient d'autre part dans un bouillon salé à 7 0/0, mais disparaissaient cependant quand la proportion de sel dépassait 12 0/0, d'où l'indication de lui faire atteindre 10 0/0 pour prévenir dans la pratique une multiplication des espèces microbiennes en question, si quelques-uns de leurs représentants sont déjà présents au sein des tissus que l'on se propose de conserver. De leur côté Forster, Freytag, ne sont pas arrivés à des résultats très satisfaisants en salant des cultures de divers microbes pathogènes, notamment de bacille tuberculeux ; les mêmes expérimentateurs n'ont pu réussir à stériliser par un séjour de plusieurs semaines dans la saumure des morceaux de viande tuberculeuse de volume moyen. Abel a retrouvé le *B. anthracis* à peine altéré dans la chair d'une vache charbonneuse ayant été maintenue 22 jours en saumure. Enfin c'est dans un jambon complètement immergé dans la saumure, et par suite absolument soustrait au contact de l'air, que Van Ermengem a découvert le *B. botulinus*, anaérobie qui imprègne les milieux nutritifs où il vit de produits toxiques redoutables, provoquant chez les consommateurs des aliments ainsi altérés les accidents surtout nerveux du *botulisme* proprement dit; toutefois le *B. botulinus* ne paraît pas pouvoir vivre dans une solution contenant plus de 6 0/0 de sel.

Par ailleurs le salage modifie les qualités alimentaires des viandes; celles-ci en échange de l'eau qu'elles perdent sont pénétrées par une certaine quantité de chlorure de sodium, et aussi de salpêtre (ce dernier en proportion très faible à vrai dire, d'après Nothwang) ; circonstance plus regrettable, les viandes perdent un peu d'albumine, de matières extractives, quand elles ont été saupoudrées de sel, et plus encore si elles ont séjourné dans une saumure, comme l'ont montré Nothwang puis Polenske ; d'où l'indication de ne pas employer des saumures trop fortes et de ne pas les laisser agir pendant trop longtemps. Ajoutons que les viandes salées, surtout celles que la graisse ne protège pas un peu, comme le porc, deviennent à la suite de la perte d'eau relativement sèches, dures, difficiles à faire attaquer par les sucs digestifs ; la cuisson ne les améliorerait pas, selon Nothwang. Pour toutes ces raisons les viandes conservées par le sel ne sauraient être sans inconvénient consommées d'une façon habituelle ; l'appareil digestif s'en fatigue assez vite et elles finissent par ne plus constituer qu'un aliment médiocrement nutritif.

Le fumage, comme le salage, produit une certaine dessiccation de la viande ; mais en ce cas aussi ce phénomène ne paraît pas jouer un rôle prédominant vis-à-vis de la conservation de l'aliment. Serafini et Ungaro ont démontré le pouvoir antiseptique réel de la fumée en la faisant agir sur des cultures microbiennes maintenues humides et qui étaient stérilisées en quelques heures ; d'après les expériences des mêmes auteurs, parmi les éléments dont se compose la fumée ce sont les produits de distillation du goudron, des hydrocarbures solubles, qui sont les véritables agents de la stérilisation. H. Beu s'est assuré qu'un salage préalable des viandes favorise singulièrement leur stérilisation ultérieure par la fumée : grâce à ce double traitement en quelques jours les germes saprophytes non seulement ne prolifèrent plus, mais deviennent rares dans l'épaisseur des morceaux de faible volume. Cependant, pratiquement, on ne paraît pas du tout obtenir une stérilisation complète des viandes fumées, soit qu'elles se présentent sous une forme trop volumineuse (jambons), soit qu'une enveloppe relativement imperméable les protège contre la pénétration de la fumée (saucisses) ; dans les deux cas le temps habituel d'exposition à la fumée est trop court pour stériliser les viandes.

Cette question de pénétration plus ou moins grande de la fumée dans l'épaisseur des viandes est sans doute décisive sinon quant à la conservation de ces aliments, du moins quant à leur stérilisation complète : chose fort importante dans le cas où quelque germe pathogène existe au sein des dites viandes avant qu'elles ne soient mises en conserve. De fait parmi les cas d'intoxications par les saucisses souvent observés en Allemagne un bon nombre sont consécutifs à l'ingestion de saucisses fumées ; les accidents de Gand qui ont été l'occasion d'un travail de Van Ermengem étaient causés par la consommation d'un saucisson fumé, et leur agent a paru être un bacille coliforme dont le pouvoir pathogène était des plus considérables. D'ailleurs Forster, puis Serafini et Ungaro, se sont assurés expérimentalement que le fumage n'empêchait pas des viandes tuberculeuses de rester virulentes. Au point de vue nutritif les viandes ne subissent de la part du fumage qu'une perte d'eau par simple évaporation ; cependant les fibres des tissus se resserrent, comme sous l'influence du salage, deviennent plus consistantes, résistent davantage aux sucs digestifs, et par suite sont moins bien digérées que s'il s'agissait de viandes à l'état frais. Toutefois le fumage fait aussi acquérir à la viande un goût spécial qui plaît généralement au consommateur dont il excite l'appétit.

Voici d'après Balland l'analyse de quelques salaisons :

| | Jambon fumé | Jambon salé | Lard salé | |
|---|---|---|---|---|
| | | | Gras | Maigre |
| Eau. . . . . . . . | 49,60 | 60,00 | 13,50 | 50,60 |
| Mat. azotées . . . . | 23,79 | 21,49 | 1,34 | 22,56 |
| — grasses . . . . | 13,03 | 12,44 | 79,88 | 10,79 |
| — extractives . . . | 4,11 | 1,39 | 0,69 | 0,39 |
| Cendres. . . . . . | 9,47 | 4,68 | 4,59 | 15,56 |

**Viandes conservées par le froid.** — En abaissant jusqu'au voisinage du point de congélation ou même au-dessous la température de la viande, on arrive à la conserver à peu près telle qu'elle était à l'état frais au point de vue de la richesse nutritive, de la saveur, de la possibilité de se prêter à toute espèce de préparation culinaire, etc. C'est là pour une conserve quelque chose de tout à fait remarquable. Aussi comprend-on que les hygiénistes se soient prononcés d'une manière extrêmement favorable à l'égard des viandes conservées par le froid. D'ailleurs le procédé ne vise point à détruire les germes que peuvent contenir les viandes ; donc il importe tout d'abord que celles-ci soient parfaitement salubres au moment de leur mise en conserve ; mais ensuite le froid s'oppose à toute prolifération des microbes dont il suspend pour ainsi dire la vitalité, protégeant de la sorte la viande contre toute altération ultérieure d'origine microbienne.

Pour conserver la viande pendant quelques jours, il suffit de la congeler un peu au-dessous de 0° après son abatage, et de la maintenir ensuite à 0° ou même un peu au-dessus ; toutefois au bout de plus de 2 à 3 semaines, cette conserve se couvre de moisissures si l'air ambiant n'est pas parfaitement sec, et dans le cas contraire elle perd notablement de son poids, se dessèche, noircit. Quand on veut emmagasiner la viande pour une plus longue période, pour plusieurs mois, tout en lui conservant ses qualités alibiles, son aspect normal, et à très peu près son poids, il faut commencer par la congeler à cœur en la soumettant à une température de 15° à 20° au-dessous de zéro, puis on la maintient vers —5°. Ces viandes *frigorifiées* peuvent être mangées au bout de six mois sans offrir des caractères distincts de ceux qu'elles présentaient au moment du début de leur congélation, à part une couleur un peu brunâtre résultant d'un peu d'oxydation de la couche la plus superficielle des morceaux.

Grâce à cette méthode on évite le transport du bétail vivant, cause de dépréciation grave, et son entretien dans les circonstances où sa nourriture devient difficile. En général on congèle les bêtes entières, après qu'elles ont été dépouillées et vidées ; on suspend d'abord ces *carcasses* dans une chambre de ressuage parcourue par un courant d'air à —2°, bien sec ; puis on enveloppe chacune d'une toile et on les envoie dans la chambre réfrigérante où la température atteint environ —20° ; au bout de 30 à 60 heures, selon la grosseur de l'animal, la congélation étant terminée on place alors les carcasses dans des magasins où règne un froid de —4° à —5°. Presque toujours le froid est produit par le changement d'état d'un liquide très volatil passant à l'état gazeux : en général on utilise à cet effet des gaz préalablement liquéfiés par compression, et que l'on décomprime ensuite : le gaz ammoniac liquéfié est le plus employé.

Au point de vue chimique, d'après les constatations de A. Gauthier, les viandes américaines frigorifiées comparées aux viandes fraîches d'origine française auraient une teneur en eau très légèrement inférieure (1 0/0 en moins) et une proportion de matières albuminoïdes assimilables au moins égale : à poids égal la viande frigorifiée américaine constitue donc un aliment d'une valeur nutritive identique à celle de la viande fraîche de nos régions. A. Gauthier s'est assuré d'autre part que la digestibilité des viandes frigorifiées est identique à celle des autres viandes, et que leur saveur est assez semblable pour ne pas être distinguée par un grand nombre de consommateurs, qu'il s'agisse de bouilli ou de rôti. Contrairement à Maljean, ni Letulle, ni A. Gauthier n'ont vu dans la viande de globules rouges ou d'autres cellules déformées ou dilacérées sous l'action du froid. Il ne paraît pas du reste qu'après avoir été décongelée la viande conservée par le froid s'altère avec une rapidité beaucoup plus grande qu'une viande fraîche. On prendra seulement soin d'opérer la décongélation dans un air assez sec, et on essuiera de temps à autre les quartiers de viande suintants. A la sortie des magasins de conservation de la viande frigorifiée a pu être transportée dans des voitures pendant quatre jours avec un simple enveloppement dans de la paille ou de la tourbe. L'avarie la plus souvent constatée sur la viande frigorifiée est le développement à sa surface d'un certain nombre de moisissures. Au bout de plus de 4 à 6 mois de conservation on constate parfois aussi que la graisse de cette viande offre une odeur de rance plus ou moins prononcée. La viande de porc frigorifiée peut parfaitement être ensuite transformée en salaison.

Les premiers essais de conservation des viandes par le froid ont eu lieu il y a une trentaine d'années ; actuellement, l'Australie, la Nouvelle Zélande, la République Argentine envoient en Angleterre une énorme quantité de viande frigorifiée, représentant la consommation de plus du cinquième de la population anglaise, qui du reste paye cette viande à peu près la moitié du prix auquel se vend d'ordinaire le bœuf ou le mouton indigène. Il n'en est pas de même pour une raison ou pour une autre sur le continent Européen ; l'importation de viandes exotiques conservées par le froid y est très médiocre et tend encore à diminuer. Cependant, en Allemagne, en Suisse, en Italie, on a installé avec avantage dans les abattoirs des locaux pour la conservation provisoire des viandes par le froid ; en Allemagne et en France on a créé quelques établissements de ce genre afin de servir en temps de guerre aux garnisons de certaines grandes places fortes qui pourraient avoir besoin de conserver leurs approvisionnements durant des mois. Les hygiénistes ne sauraient que louer toute extension donnée à ce mode de conservation des viandes à court ou à long terme; cela vaut infiniment mieux au point de vue de l'alimentation des groupes que de faire faire de pénibles voyages au bétail vivant ou de le nourrir dans des conditions où il ne tarde pas à dépérir.

**Conserves de poisson.** — Il est inutile de s'arrêter au poisson séché dont n'usent pas les Européens civilisés. D'autre part la conservation par le froid ne s'applique que pour une très courte période au poisson ; très souvent le froid est alors produit par de la glace : il faut avoir soin de ne pas la mettre au contact du poisson, et de ne pas laisser non plus celui-ci baigner dans l'eau de fusion de la glace, d'ailleurs parfois assez impure. Les véritables conserves de poisson, dont on fait une sérieuse consommation, sont obtenues soit par l'exclusion du contact de l'air, soit au moyen du salage quelquefois combiné au fumage.

La plupart du temps le poisson conservé à l'abri de l'air est enrobé dans l'huile en même temps que placé dans un récipient hermétiquement clos : par surcroît la conserve est traitée par la méthode Appert, c'est-à-dire soumise dans son récipient à un chauffage qui ne dépasse guère 100°. Cette température n'est pas assez élevée, ni surtout appliquée pendant assez de temps, pour opérer toujours une stérilisation complète. Il s'ensuit que les conserves de poisson en boîtes sont encore plus volontiers dangereuses que les conserves de viandes ; il est à craindre surtout qu'elles n'aient pas été faites avec du poisson en parfait état d'intégrité, d'autant plus qu'il s'agit d'un aliment naturellement très susceptible de s'altérer en peu de temps. Pour toutes ces raisons on aura, entre autres précautions, bien soin de ne pas consommer du poisson conservé en boîtes plus de quelques instants après l'ouverture desdites boîtes.

On conserve surtout dans l'huile et en boîtes fermées après passage à l'autoclave les sardines et le thon préalablement cuits. Sur les côtes françaises seulement on conserve ainsi environ 20 millions de kilogr. de sardines par an.

Les homards sont cuits à l'eau bouillante, puis placés sans addition d'huile dans des boîtes fermées après chauffage par la vapeur durant quelques instants.

Parmi les cas d'accidents morbides consécutifs à l'ingestion de conserves de poissons conservés à l'abri de l'air, nous citerons en premier lieu le fait signalé par Camus (conserve de homard) et celui rapporté par Lardier (conserve de thon) : chaque fois on a commencé à consommer d'abord la conserve sans inconvénient sitôt sa boîte ouverte ; les accidents n'ont apparu que lorsque l'on acheva la boîte entamée et ouverte depuis un ou plusieurs jours. Dans le cas de Camus les malades offrirent les signes d'une gastro-entérite aiguë ; dans celui de Lardier il semble que tout se soit borné à des troubles nerveux.

Le fait de Baudouin, relatif à des symptômes de gastro-entérite aiguë accompagnés de manifestations nerveuses qui se montrèrent à la suite de l'ingestion de sardines à l'huile, aurait peut-être une origine différente de celle des cas observés par Camus et par Lardier : car les sardines ont été consommées peu après l'ouverture des boîtes et ne semblaient pas altérées. Il a paru ensuite que ces sardines contenaient toutefois d'assez nombreux microbes et en conséquence pouvaient être considérées comme ayant été avariées avant leur mise en conserve.

La conservation dans le sel s'applique surtout à la morue et au hareng, soit qu'on saupoudre simplement de sel, soit que l'on pratique l'immersion dans une saumure ; après avoir été salé le hareng est fumé. Voici selon Balland la composition de ces poissons conservés :

| | Morue dessalée | Hareng fumé |
|---|---|---|
| Eau . . . . . . . | 77,10 | 58,30 |
| Mat. azotées . . . | 18,79 | 51,62 |
| — grasses . . . | 0,87 | 14,97 |
| — extractives . . | 0,86 | 0,71 |
| Cendres. . . . . | 2,38 | 4,40 |

La consommation de la morue conservée a occasionné de temps à autre des accidents à allure de gastro-entérite aiguë qui ont été attribués à des morues offrant une coloration rouge ; cette coloration est due soit à une sarcine (Layet), soit à un microcoque (Le Dantec, Heckel), ou encore à un champignon du genre *Beggiatoa* (Macé) : si l'on discute sur ce point, on s'entend en revanche pour déclarer que le rouge de morue est inoffensif par lui-même, mais qu'il coïncide très souvent avec un état d'altération putride du poisson qui est en conséquence plus ou moins dangereux. Il convient de retenir d'ailleurs que la morue peut être avariée et constituer un aliment nuisible sans offrir cependant de coloration rouge.

**Conserves de légumes et de fruits.** — On conserve des légumes par la dessiccation qui se pratique au four ou à l'étuve, et qui est suivie d'un passage à la presse pour diminuer le volume des légumes séchés. On fabrique ainsi une *julienne* à l'usage des marins et aussi des troupes opérant dans le sud algérien ; cette julienne, enfermée dans des boîtes de métal, est composée d'un mélange de choux, de carottes, de pommes de terre, de haricots, de navets, d'un peu de céleri et d'ognon, le tout coupé en lanières. D'après Balland, on y trouverait :

| Eau | Mat. azot. | Mat. gras. | Mat. amylac. et extract. | Cellulose | Cendres. |
|---|---|---|---|---|---|
| 13,8 | 7,7 | 1,5 | 67,3 | 5,6 | 4,4 |

Pour en faire usage, on jette cette julienne dans le bouillon chaud ; ce n'est pas une ressource alimentaire bien sérieuse, mais du moins cela varie un peu un régime trop monotone.

La *choucroute* est une conserve de choux basée sur le salage de ces légumes ; elle ne saurait durer plus de quelques mois. La choucroute doit sa saveur spéciale en partie à une fermentation déterminée par une bactérie appartenant au groupe des bacilles coliformes (Conrad). Si la fermentation est trop prolongée, il y a excès d'acidité de la conserve. D'après Conrad, la choucroute contiendrait : eau 92,6 ; substance azotée 0,69 ; graisse 0,74 ; cellulose 1,49 ; cendres 1,22. Sa cuisson avec une assez forte addition de graisse élève son pouvoir nutritif.

Mais le plus souvent les légumes sont conservés à l'aide de la méthode Appert ; après un lavage et un épluchage très soignés, ils sont blanchis, c'est-à-dire passés à l'eau bouillante pendant quelques instants, et enfin mis dans des boîtes qui sont chauffées quelques minutes à l'autoclave vers 110° ; auparavant on a achevé de remplir ces boîtes avec une solution de sel, et elles ont été fermées hermétiquement. Ce procédé s'applique surtout aux petits pois, aux haricots verts, aux asperges, aux tomates, et il donne des résultats satisfaisants. Voici, d'après Balland, la composition de deux de ces conserves :

| | Eau | Mat. azot. | Mat. gras. | Mat. amylac. et extract. | Cellulose | Cendres. |
|---|---|---|---|---|---|---|
| Haricots verts. . . . | 92,1 | 1,8 | 0,2 | 3,7 | 0,8 | 1 |
| Petits pois . . . . . | 86,4 | 2,8 | 0,3 | 8,7 | 1,1 | 0,4 |

Si peu que l'on cuise les légumes pour les conserver, ils perdent de leur belle couleur verte et leur apparence devient moins flatteuse ; afin de remédier à ce défaut l'industrie incorpore aux légumes conservés une certaine quantité de cuivre, ce qui les verdit en effet, mais leur communique une légère saveur styptique pouvant aller jusqu'à un degré parfaitement désagréable. Ogier, dans des recherches effectuées en 1889 a constaté que l'on trouvait en moyenne 13 milligrammes de cuivre par 100 gr. de légumes ; qu'il suffirait de 10 milligr. par 100 gr. pour obtenir un reverdissage convenable, et qu'avec 40 milligr. on arrive à donner à la conserve un goût de cuivre tellement prononcé qu'elle devient immangeable : c'est pourquoi il est même difficile d'ingérer jamais assez de cuivre pour vomir ou avoir un peu de diarrhée. Le Comité consultatif d'hygiène, revenant sur un avis défavorable antérieurement exprimé, a autorisé depuis 1889 le reverdissage à l'aide du cuivre des légumes conservés. On ne saurait en effet citer des accidents amenés par cette pratique. En attendant, le public ferait probablement tout aussi bien, comme le pense Duclaux, de se contenter de haricots et de petits pois conservés dont la coloration serait un peu jaunâtre, mais qui n'auraient point été additionnés de cuivre.

Les *fruits* se conservent par la dessiccation ; quelquefois, depuis quelque temps, par le froid ; plus souvent on les conserve à l'abri de l'air, soit dans l'alcool, soit à l'aide d'un enrobage dans un liquide sucré, sirupeux, après une cuisson plus ou moins complète ; on obtient ainsi les fruits confits et surtout les confitures, où le sucre vient ajouter sa richesse nutritive réelle à la valeur alimentaire très relative des fruits.

| | Eau | Mat. azot. | Mat. gras. | Sucre | Cellulose | Cendres. |
|---|---|---|---|---|---|---|
| Confiture de cerises . | 35,7 | 0,7 | 0,2 | 62,0 | 1,1 | 0,2 |
| Gelée de groseilles. . | 29,3 | 1,0 | 0,2 | 67,6 | 1,5 | 0,2 |

La confiserie a continuellement recours à des matières colorantes et à des parfums artificiels qui offrent souvent des propriétés toxiques, mais qui ne sont généralement employés qu'à des doses bien trop faibles pour constituer un danger, d'autant plus qu'on ne se nourrit pas de confiseries ni même de confitures. Toutefois les colorants tirés des sels de plomb, d'arsenic, de mercure sont justement interdits ; les couleurs d'aniline sont autorisées. Il est défendu d'autre part de chercher à favoriser la conservation proprement dite à l'aide de l'acide salicylique, car cette substance antiseptique peut ne pas être sans inconvénient pour le consommateur : du moins l'Académie de médecine a-t-elle considéré l'acide salicylique comme susceptible, même à doses faibles, mais journalières et prolongées, de produire chez certaines personnes des troubles notables de la santé.

**Conserves de pain.** — L'armée et la marine font usage d'une sorte de conserve de pain que l'on désigne très généralement sous le nom de *biscuit*, et à laquelle on a naguère appliqué dans l'armée française la désignation de *pain de guerre*. Le biscuit proprement dit est fait d'une pâte aussi dense que possible, sans levain ou avec très peu de levain, et presque sans sel (en raison de son hygroscopicité), que l'on découpe en petites galettes, et qui, à sa sortie du four, est maintenue dans des locaux chauffés pour obtenir une dessiccation complète. Bien sec, de structure compacte, et pourtant susceptible de se gonfler dans l'eau, le biscuit peut se conserver très longtemps, surtout s'il est placé à l'abri de l'humidité. Mais c'est un aliment d'une assez médiocre valeur alimentaire en ce sens qu'il paraît mal digestible. Les gens qui en consomment pendant quelque temps sont sujets à de la diarrhée dans la genèse de laquelle le biscuit intervient sans doute directement pour une part.

Le pain de guerre actuellement fabriqué pour l'armée française est fait avec de la farine de blé tendre blutée à 30 0/0 (afin d'éliminer les matières grasses qui ranciraient), de l'eau, du sel, de la levûre sèche ; ils se présente sous la forme de galettes de 50 gr., à croûte peu épaisse, à mie blanche, très poreuse, trempant très vite dans le bouillon ; ce pain doit se conserver au moins 12 mois, après quoi il prend assez volontiers une saveur fade et un goût légèrement rance. Selon Balland, il serait supérieur aux pains de conserve similaires étrangers, et notamment au pain de conserve allemand, dont la composition trahit une addition de sucre ou d'œuf à la farine :

| | Pain de guerre français | Pains de conserve allemands. | |
|---|---|---|---|
| Eau . . . . . . . . | 11,30 | 10,30 | 10,20 |
| Mat. azotées . . . . | 9,95 | 9,83 | 11,84 |
| — grasses . . . . | 0,35 | 0,60 | 0,65 |
| — sucrées et amyl. | 77,14 | 77,37 | 74,36 |
| Cellulose . . . . . | 0,34 | 0,70 | 1,35 |
| Cendres . . . . . | 0,92 | 1,20 | 1,60 |

Cependant le pain de guerre n'a pas pour nos soldats beaucoup plus de séduction que n'en avait jadis le biscuit, et rien ne prouve que l'usage un peu prolongé du nouveau produit soit plus satisfaisant au point de vue sanitaire que ne l'était la consommation exclusive du biscuit pendant quelque temps.

**Conserves mixtes** (*matières animales et végétales*). — Nous mentionnerons sous ce titre des mélanges de farines de légumineuses et de graisses animales, voire même de viande, qui sous un petit volume réunissent en somme les éléments nutritifs d'une espèce de soupe ou purée : il suffit de délayer la conserve dans une quantité d'eau plus ou moins considérable et de faire cuire un instant pour obtenir en somme très vite une préparation alimentaire de sérieuse valeur. C'est une ressource pour les soldats en campagne ; ce qui n'empêche pas qu'il faudra toujours tâcher d'éviter d'en être réduit pendant trop longtemps à l'usage exclusif de conserves de ce genre, comme de tout autre, d'ailleurs.

On trouvera ci-dessous, d'après Balland, quelques renseignements sur certaines conserves mixtes destinées aux troupes françaises.

Le *potage Billancourt*, en boîte de fer blanc, contient 170 gr. d'une pâte de farine de légumes assaisonnée et additionnée de 30 gr. de viande maigre de porc, crue et hachée.

Le *potage Guibourgé*, en boîte de fer blanc, est un mélange de graisse premier jus (30 0/0) et de farine de haricots (60 0/0) cuits préalablement à la vapeur, décortiqués et séchés avant mouture, et enfin additionnés de sel et poivre en quantité suffisante. Cette préparation se conserverait longtemps sans rancir.

La *purée de légumes* est un mélange de farine de haricots, de graisse premier jus, de viande de porc, avec sel et poivre. Elle se conserve en boîtes métalliques contenant 30 gr. de viande pour 170 gr. de pâte.

Le *potage national* est fort analogue comme constitution, mais offre un mélange plus homogène.

L'armée allemande s'approvisionne également de diverses *soupes* qui se rapprochent des conserves que nous venons de citer ; cette armée reçoit encore le fameux *saucisson aux pois* (Erbstwurst), fait de farine de pois mélangée de viande et de graisse de porc cuites et additionnées de graisse, et qui est conservé sous forme de petits rouleaux enfermés dans du parchemin.

Voici, d'après Balland, les résultats de l'analyse de quelques-unes de ces conserves :

| | Potage Billancourt | Potage Guibourgé | Potage haricots (de Mayence) | Saucisson aux pois |
|---|---|---|---|---|
| Eau. . . . . . . . . | 13 | 4 | 6,6 | 8 |
| Matières azotées. . . . | 16,6 | 13,5 | 16,4 | 17,3 |
| — grasses. . . . | 26,8 | 25,5 | 21,7 | 14,5 |
| — amylac. et extract. | 36,1 | 43,9 | 43,0 | 51,5 |
| Cellulose . . . . . . | 2,9 | 1,40 | 1,6 | 1,7 |
| Cendres . . . . . . | 4,3 | 12,15 | 10,6 | 7,3 |

**Conserves de lait.** — Nous avons signalé déjà (p. 529) que la congélation permettait de conserver et de faire voyager le lait pendant une vingtaine de jours. Mais la conserve de lait facile à transporter partout, destinée à être consommée au bout d'un temps très long, et pour ainsi dire dans des conditions quelconques, en particulier dans les pays chauds où le lait fait à peu près défaut, est toute différente. Il s'agit de lait concentré sous un faible volume par évaporation, ce qui lui enlève la plus grande quantité de son eau normale, et additionné de sucre. Après avoir essayé le lait par la présure pour s'assurer qu'il est sain, on le pasteurise à 70°, on le sucre, et enfin on le concentre dans le vide partiel à la température de 50° à 52° jusqu'à consistance sirupeuse. Voici deux analyses de lait concentré dues l'une à Sohxlet, l'autre à Lezé.

| | D'après Sohxlet | D'après Lezé |
|---|---|---|
| Albumine. . . . . . . | 11 | 10 |
| Graisse . . . . . . . | 11 | 10 |
| Sucre de lait. . . . . | 14 | 12 |
| Sucre de cannes . . . | 40 | 38 |
| Eau. . . . . . . . . | 22 | 28 |
| Cendres . . . . . . . | 2 | 2 |

Ces laits condensés sont placés dans des boîtes métalliques à fermeture hermétique, et ils se conservent bien, grâce à la forte proportion de sucre qu'ils renferment. Lorsque l'on veut les mettre en consommation, on les étend d'une certaine quantité d'eau. Le produit obtenu ne donne pas de mauvais résultats dans les pays chauds, où l'on est obligé de s'en servir surtout pour les malades. Mais en somme ce n'est point du lait naturel. Si la dilution n'a été faite qu'avec un poids d'eau égal à environ deux fois celui de la conserve, le liquide offre bien une composition voisine de celle du lait naturel, excepté au point de vue du sucre : mais justement la proportion de cette substance est telle qu'elle détermine volontiers de la répugnance après quelques jours d'usage à moins qu'on ne mélange le lait à du thé, du café, du chocolat. C'est pourquoi on dilue d'habitude la conserve dans 4 ou 5 fois son poids d'eau ; mais alors le produit n'offre plus que 1 partie d'albumine pour environ 8 d'hydrocarbonés et graisse (au lieu de 4 comme dans le lait normal) : ce qui ressemble finalement à du lait étendu de moitié d'eau. D'autre part les germes qui ont existé à l'origine dans le lait peuvent parfaitement persister dans la conserve.

Les poudres de lait paraissent devoir être rejetées, la caséïne ne pouvant plus être dissoute à nouveau complètement une fois qu'elle a été desséchée, et la graisse qui lui est mêlée rancissant bientôt (Sohxlet).

**Les récipients des conserves.** — Les récipients des conserves sont le plus souvent des boîtes métalliques étamées à l'intérieur et hermétiquement fermées par une soudure. Sans parler de la question de propreté rigoureuse de ces récipients, l'hygiène s'intéresse au plus haut point à la présence du plomb dans la soudure, étant donné que ce métal, même sous forme d'alliage, peut au contact des substances conservées donner naissance à des sels toxiques, et par suite à des accidents saturnins plus ou moins graves chez les consommateurs. Aussi, conformément à l'avis du Comité consultatif d'hygiène, est-il interdit de se servir, pour les conserves alimentaires, de boîtes de fer blanc qui ne seraient pas étamées à l'étain fin, lequel contient au moins 97 pour 100 d'étain pur, au plus 1/2 de plomb et 1 dix-millième d'arsenic ; les soudures pratiquées à l'intérieur des boîtes (c'est-à-dire qui peuvent toucher d'une façon quelconque la conserve) doivent également être faites à l'étain fin ; tout procédé de sertissage des boîtes qui comporte l'emploi de matières plombifères est encore interdit (ce qui exclut les joints au caoutchouc contenant du plomb).

De leur côté les feuilles d'étain servant à envelopper certains aliments (saucissons entre autres) doivent être également constituées par de l'étain fin.

**Bibliographie.** — Appert. *L'art de conserver pendant plusieurs années toutes les substances animales ou végétales.* Paris, 1804. — Dubrisay : *Salicylage des substances alimentaires* (Comité cons. d'hyg. publ., XII, 1883 et XV, 1886). — Poincaré : *Recherches expérimentales sur la valeur nutritive des poudres de viande* (Ann. d'hyg. publ., XV, 1886). —

Grimaux : *Reverdissage des conserves alimentaires au moyen de sels de cuivre* (Comité cons. d'hyg. publ., XIX, 1889). — J. Forster : *Ueber die Einwirkung gesättiger Kochsalzlösungen auf pathogene Bakterien* (Münch. med. Woch., 1889). — Serafini et Ungaro : *Influenza del fumo di legna sulla vita dei batteri* (Annali del Istit. d'igiene di Roma, II, 1890). — Sohxlet : *Ueber Milch-Conserven* (Münch. med. Woch, 1890). — Polin et Labit : *Etude sur les empoisonnements alimentaires*. Paris, 1890. — Pouchet : *Borax et acide borique; emploi pour la conservation des substances alimentaires* (Comité cons. d'hyg. publ., XXI, 1891). — A. Serafini : *Chemisch-bacteriologische Analysen einiger Wurstwaaren* (Arch. f. Hyg. XIII, 1891). — A. Drouineau : *Essai critique sur les intoxications alimentaires* (Thèse Lyon, 1893). — Plagge et Trapp : *Die Methode der Fleischconservierung* (Veröff. a. d. Geb. des Militär-Sanitätswesen, V. 1893). — J. Arnould : *La stérilisation alimentaire*. Paris, 1894. — A. Gautier : *Soudure et étamage des boites métalliques de conserves alimentaires* (Ann. d'hyg., XXXII, 1894). — E. Arnould : *Viandes salées et viandes fumées* (Rev. d'Hyg., XVII, 1895). — Insinna : *Valore nutritivo del baccala e sua importanza per l'alimentazione popolare* (Annali d'ig. sperim., V. 1895). — Van Ermengem : *Recherches sur des cas d'accidents alimentaires produits par des saucissons* (Revue d'hyg., XVIII, 1896). — Kionka : *Ueber die Giftwirkung der schwefligen Saüre und ihrer Salze, und deren Zulässigkeit in Nahrungsmittel* (Zeitschr. f. Hyg., XXII, 1896). — Remlinger : *Les accidents causés par les viandes conservées en boîtes* (Annales d'hyg., XXXVI, 1896). — Brevans : *Les conserves alimentaires*. Paris, 1896. — A. Gautier : *Les viandes alimentaires fraiches et congelées* (Revue d'hyg., XIX, 1897). — Riche : *Conservation de la viande par les bisulfites* (Conseil d'hyg. de la Seine, 1897). — Van Ermengem : *Le botulisme et les intoxications alimentaires* (Revue d'hyg., XIX, 1897). — Darolles : *Etude sur la fabrication des conserves de viande* (Revue de l'Intend. milit., X, 1897). — X. Rocques : *Les conserves de viande destinées aux administrations de la guerre et de la marine* (Revue génér. des sciences, 1897). — Lévy et Talayrac : *Contribution à l'étude de la congélation des viandes* (Revue de l'Intend. milit., XI, 1898). — G. Pellerin : *Recherches chimiques sur les conserves de viande américaines* (Revue d'hyg., XXI, 1899). — Balland : *Analyses de conserves des légumes et de fruits* (Revue du service de l'Intend. milit., XIII, 1900). — Du même : *Analyses de conserves de viandes* (Ibidem). — Du même : *Analyses de conserves de viande avec légumes* (Ibidem). — Du même : *Pains de munition et pains de conserve des armées étrangères* (Ibidem). — E. Stadler : *Ueber die Einwirkung von Kochsalz auf Bakterien die bei der sog. Fleischvergiftungen eine Rolle spielen* (Archiv f. Hyg., XXXV, 1899). — Ogier et Rocques. *Les conserves alimentaires. Moyens à employer pour éviter les accidents* (Congrès d'hyg., Paris, 1900). — Vaillard : *Les conserves alimentaires de viande* (Ibidem). — Bischoff et Wintgen : *Beiträge zur Conservenfabrication* (Zeitschr. f. Hyg. XXX, 1900). — Talayrac : *Contribution à l'étude de la congélation des viandes* (Arch. de méd. milit., XXXVI, 1900). — A. Petterson : *Experimentelle Untersuchung über das Conserviren von Fisch und Fleisch mit Salzen* (Archiv f. Hyg. XXXVII, 1900). — Bordas : *La présence d'antiseptiques dans les denrées alimentaires est-elle nuisible à la santé; doit-on la tolérer ou la prohiber?* (Congrès d'hyg., Paris, 1900). — Abel : *Zum Kampfe gegen die Konservirung von Nahrungsmitteln durch Antiseptika* (Hyg. Rundschau, XI, 1901). — A. Riche : *De l'emploi des sulfites pour la conservation des denrées alimentaires* (Conseil d'hyg. de la Seine, 1901). — Bauduin : *Accidents d'intoxication par des sardines à l'huile* (Archives de méd. milit. XXXVII, 1901). — W. Rohardt : *Ueber Conservirung von frischem Fleisch und über Fleischconserven vom hygienischen und sanitätspolizeilichen Standpunkt aus* (Vierteljahrss. f. gerichtl. med. u. ö. Sanitätswesen, XXI, 1901).

## 6° BOISSONS ARTIFICIELLES

En outre de l'eau, boisson naturelle, toujours suffisante pour étancher la soif, c'est-à-dire pour restituer à l'économie toute la quantité de liquide qu'elle perd sans cesse et qu'elle a besoin de remplacer, l'homme fait aussi usage d'un certain nombre de *boissons artificielles* dont l'eau est encore l'élément fondamental, mais qui contiennent de plus des substances douées de propriétés spéciales, d'habitude plus ou moins stimulantes du système nerveux; cette stimulation, le goût, la saveur particulière de la plupart de ces boissons sont en général fort recherchés des consommateurs qui trouvent ainsi à la fois à satisfaire leur soif et à se procurer des sensations agréables. Ce dernier fait est d'ailleurs malheureusement la cause des abus de boisson, lesquels sont toujours fâcheux, quel que soit le liquide dont on absorbe une trop grande quantité. Aussi Duclaux a-t-il pu dire avec infiniment de raison que « les seules boissons hygiéniques sont celles dont on n'abuse pas ». Diverses boissons artificielles renferment du reste des substances alimentaires, c'est-à-dire capables de céder quelque énergie à l'organisme : toutefois, à une exception près, nous verrons qu'on ne saurait dans la pratique chercher là de quoi subvenir pour une part appréciable à la nutrition.

Il convient de diviser les boissons artificielles en deux groupes, suivant qu'elles contiennent ou non de l'alcool, tant la présence ou l'absence de cet élément dans les liquides ingérés paraît importer à la santé des consommateurs.

## Boissons artificielles non alcooliques.

Ces boissons comprennent le *café*, le *thé*, le *cacao*, le *chocolat*, les *sirops*, les *eaux gazeuses* et les *limonades*. D'une manière générale, elles sont toutes très recommandables, et c'est avec raison que l'on cherchera à en répandre le plus possible l'usage parmi les populations afin de faire concurrence aux boissons alcooliques dont l'abus présente les plus graves dangers. Mais ce n'est point à dire cependant que les boissons non alcooliques ne puissent finir par être nuisibles si elles sont prises en trop grande quantité ; certaine d'entre elles, le café, ne saurait même sans inconvénient être absorbée à une dose qui pourtant resterait encore loin des 1500 gr. de liquide représentant la moyenne de ce qu'un adulte a besoin de boire par jour : le cas n'est pas semblable il est vrai pour les autres boissons non alcooliques.

**Le café**. — On appelle ainsi la graine décortiquée du caféier (*coffea arabica*) et par extension la boisson préparée par infusion ou décoction de cette graine préalablement torréfiée et réduite en poudre.

Le caféier est un arbrisseau de la famille des rubiacées, probablement originaire du sud de l'Abyssinie, et cultivé aujourd'hui dans la plupart des contrées tropicales.

Les cafés consommés en France viennent pour une grande part du Brésil et de Haïti ; nos colonies, la Réunion, la Martinique, la Guadeloupe, Taïti, nous en fournissent aussi, et de très bonne qualité ; il faut y ajouter le Rio, qui vient de la Gorée et du Gabon. Le reste nous arrive du Vénézuéla, de Ceylan et de Java. Ce qui n'empêche pas le commerce, pour satisfaire la routine du public, de lui vendre toujours et seulement du *Moka*, du *Martinique*, du *Bourbon* ; or il ne vient pas du tout de café de Moka en Europe, et la quantité provenant de la Réunion ou de la Martinique n'est pas bien considérable. Les appellations en question correspondent surtout à des types de graines de café classées suivant leur forme, leur grosseur, leur couleur : les grains de *moka* sont petits, roulés, gris jaunâtre, de volume assez irrégulier, et souvent on trouve même parmi eux des corps étrangers ; le *bourbon* est de grosseur moyenne, de forme allongée ; le *martinique* a de gros grains verdâtres, larges, un peu aplatis. D'après Riche le même caféier, en tous pays, serait susceptible de produire ces 3 types commerciaux, suivant que les graines récoltées auront poussé à l'extrémité, au milieu ou à la naissance des branches. Au surplus la couleur du café non torréfié dépend surtout de sa maturité plus ou moins grande au moment de la récolte, et par suite n'est guère un indice utile dans la détermination de l'espèce de café à laquelle on peut avoir affaire.

Pour employer le café on commence par le torréfier, soit à l'air libre, soit en vase clos, en ayant soin de ne pas faire passer la couleur des graines au delà du brun roux plus ou moins foncé, sous peine de détruire l'arome de ces graines en les carbonisant. Voici, d'après un document du laboratoire municipal de Paris, quelle est la composition respective du café vert et du café grillé :

| | Café vert | Café brûlé |
|---|---|---|
| Eau | 10,13 | 1,81 |
| Substances azotées | 11,84 | 12,20 |
| Caféine | 0,93 | 0,97 |
| Matières grasses | 12,21 | 12,03 |
| Gommes et matières sucrées | 18,84 | 1,01 |
| Matière extractive | 9,54 | 22,60 |
| Cellulose | 38,18 | 44,57 |
| Matières minérales | 5,33 | 4,81 |

Par la torréfaction le café perd 16 à 17 p. 100 d'eau et son poids diminue d'autant; mais son volume augmente, en revanche, de 30 p. 100. Une partie de la cellulose est carbonisée, du sucre est converti en caramel, des essences âcres se développent : une part de la matière azotée s'oxyde.

La graine torréfiée est réduite en poudre assez grossière; la moudre très fin en atténue l'arome, tout en la disposant, il est vrai, à un rendement plus considérable (Dietzsch).

Dans nos pays, on ne prépare le café que par *infusion*. La poudre de café est placée sur un filtre, légèrement tassée, et reçoit l'eau bouillante par divers procédés, suivant les cafetières, dont les meilleures sont celles qui maintiennent le mieux la température de l'eau et préviennent l'issue de la vapeur. D'après notre propre expérience il convient d'employer 8 à 10 grammes de café pour une tasse d'infusion. Selon Payen, 1 litre d'eau bouillante dissout 25 grammes de substances sur 100 grammes de café torréfié *blond*. Ces 25 grammes contiennent 10 à 12 grammes de substance azotée. Avec le café torréfié *brun*, l'eau ne dissout que 19 grammes de substance. Aubert, au contraire, obtient plus d'extrait avec le café très torréfié. Les Arabes préparent le café par décoction.

Dietzsch conseille aux ménagères d'ajouter une pointe de couteau par litre de bicarbonate de soude à l'eau dont elles veulent faire le café.

La principale substance active du café est un alcaloïde, la caféine, qui y est renfermée à raison de 1 0/0 environ, de telle sorte que la tasse d'infusion préparée avec 10 grammes de café contient à peu près 10 centigrammes de caféine. A cette dose la caféine est un stimulant du système nerveux central; jointe aux principes aromatiques et empyreumatiques (la caféone entre autres) d'ailleurs présents dans le café, elle excite un peu l'individu, atténue en lui la sensation de fatigue et même celle de faim, comme le besoin de sommeil, et substitue à ces phénomènes dépressifs une impression très nette de bien-être. Mais le café n'est pas nutritif, ne modifie pas d'une façon sensible la transformation des albuminoïdes au sein de l'organisme (C. Voit, Roux, Dehn), et ne doit pas être envisagé comme un aliment d'épargne suivant la théorie dont nous avons déjà signalé le mal fondé. D'autre part il ne convient pas absolument à tout le monde, aux personnes dont le cœur n'est pas sain par exemple, et ne saurait sans inconvénient renforcer son action, aux enfants dont le système nerveux est trop excitable.

Ceci n'empêche pas que le café ne soit en général un stimulant utile, dont l'effet favorable n'est pas suivi de la période de dépression anormale que nous verrons succéder au contraire à l'ingestion d'alcool. C'est pourquoi les hygiénistes souhaitent de voir la population française faire plus largement usage de bon café, et non pas du breuvage d'un goût horrible qui est la plupart du temps absorbé sous ce nom; la première condition de cette réforme serait la réduction des droits que l'Etat impose à l'entrée du café dans notre pays et grâce auxquels nous payons 4 à 5 francs le kilogr. de café qui vaut au plus 1 fr. 50. Nos législateurs n'y ont pas encore pris garde, semble-t-il. La population allemande consomme annuellement 2 kilog. 5 de café par tête; la population française 1 kilog. 8 seulement.

On sucre volontiers le café : c'est une pratique utile en ce sens qu'elle ajoute au café une saveur agréable et le dote d'un élément nutritif. Toutefois le sucre modifie en l'atténuant beaucoup le goût propre du café et permet en somme la consommation de très mauvais café qui sans cela fournirait un breuvage absolument écœurant, comme il arrive d'ordinaire en France dans les établissements de consommation et même chez bien des particuliers.

L'addition de lait au café a été quelquefois déconseillée; nous ne voyons pas en quoi, du moment où le goût de ce mélange plaît au consommateur, il ne pourrait jamais être nuisible d'absorber un peu de bon café dans du lait de bonne qualité. L'essentiel, et aussi la difficulté à vrai dire, est de se procurer l'un et l'autre à la fois avec les caractères en question.

Dans les régions où des troupes en expédition, des voyageurs, ont affaire à des eaux suspectes, il sera utile de n'en faire usage que sous forme de café (ou de thé) léger, ce qui impose l'ébullition préalable et par suite la quasi stérilisation de l'eau. Du reste l'infusion de café désaltère fort bien, même quand elle est prise chaude.

Guelliot, Gilles de la Tourette ont signalé des cas où le café absorbé avec quelque excès avait entraîné l'apparition chez certains sujets de troubles nerveux divers. Sans doute il s'agit là surtout de phénomènes survenus chez des individus doués d'une susceptibilité particulière, encore augmentée par des circonstances spéciales, déprimantes, des excès, entre autres l'absorption d'alcool. Assurément le *caféisme* n'est pas un mythe : mais c'est chose très rare, du moins en France, de constater un abus de café.

On a l'étrange habitude dans notre pays d'additionner très souvent le café de *chicorée*, qui n'est ni une substance alimentaire, ni un condiment et ne saurait apporter autre chose à l'infusion de café qu'un goût affreux. La chicorée s'obtient par la torréfaction des racines du *cichorium intybus* que l'on cultive sur de grandes étendues en Belgique, dans le nord de la France, et qui fait l'objet d'un commerce important, malgré que sa valeur intrinsèque soit exactement nulle. De fait elle ne contient même pas les albuminoïdes et les hydrocarbonés de l'orge, de l'avoine, des glands, des carottes, etc. dont on fabrique des poudres servant à falsifier frauduleusement le café, rôle également joué par la chicorée.

Le café, sans adultération voulue, est fréquemment altéré dans le transport par mer, en raison de l'humidité ou même de la pénétration de l'eau de mer dans les navires; d'où les *cafés tachés* (moisis), ceux qui ont subi la *petite avarie* et la *grande avarie*. En outre, le café a la propriété de prendre très aisément les odeurs du milieu ou du voisinage; c'est ainsi qu'il se trouve mal de naviguer avec du guano, des cuirs, des viandes salées. Sauf les faibles degrés d'avarie, qui néanmoins en compromettent l'arome, ces dépréciations du café se reconnaissent aisément par l'odorat et le goût, soit sur le café vert, soit plus sûrement dans une infusion faite avec la graine à expertiser. La grande avarie donne à l'infusion un fumet et une saveur détestable.

Le prix exorbitant auquel le café se vend en France est, cela va sans dire, un puissant encouragement aux falsifications; elles sont très nombreuses et très communes.

Il est difficile de tromper dans la vente du café vert, autrement que sur la qualité. On vous vend vraiment du café; seulement il est avarié et l'on a masqué l'avarie par quelque artifice : il y a des espèces d'usines où l'on ne fait pas autre chose. Les fraudeurs ne reculent pas devant la coloration après lavage des fèves gâtées avec des substances dangereuses, le mélange de *curcuma* avec le *bleu de Prusse*, le *chromate de plomb*, le *sulfate de cuivre* ou de *fer;* mais les colorants azoïques sont plus souvent utilisés. Il suffit de faire digérer quelques heures les fèves suspectes dans de l'eau aiguisée d'acide azotique et d'essayer les réactions des divers colorants indiqués pour savoir à quoi s'en tenir.

Le café torréfié est quelquefois *mouillé* ou *enrobé* pour augmenter son poids. On fabrique même de toutes pièces, en Allemagne, du café torréfié au moyen d'une pâte de farine de seigle et de glands que l'on moule au moyen de machines en grains ayant l'aspect de ceux du café. Ces grains factices sont un peu plus lourds que les vrais et ne surnagent pas si on les place sur l'eau; laissés dans ce liquide, ils s'y délitent bientôt; ils fournissent une infusion d'arome peu prononcé, de goût fade et nauséeux, telles que celles dont se contentent la plupart des Français, et qui n'ont à notre avis à peu près rien de commun avec le café authentique.

Enfin le café moulu, c'est-à-dire celui des petites bourses, est de tous le plus souvent falsifié, en raison de la facilité avec laquelle on peut se livrer à son égard aux attentats les plus audacieux et les plus variés. C'est ainsi que l'on utilise dans ce but les fruits, les graines ou les racines torréfiés de nombreux végétaux : figues, caroubes, glands, orge, maïs, pois chiches, lupin, arachides, pépins de raisin, chicorée, betteraves, radis, carottes, etc. Les infusions obtenues

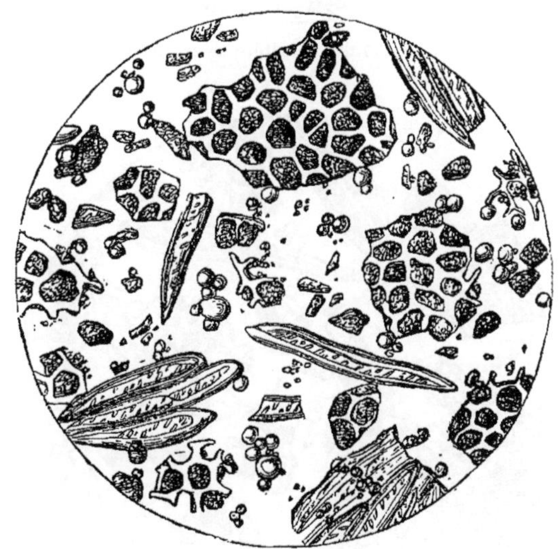

Fig. 157. — Café torréfié et moulu, exempt de sophistication (Hassall).

avec ces produits ont une couleur brune, un goût de brûlé, une saveur légèrement amère... et c'est tout. Pour découvrir les fraudes de ce genre, il convient de recourir à l'examen microscopique de la poudre dite de café plutôt qu'à l'analyse chimique. La figure 157 représente l'aspect du café torréfié et moulu, naturel; il sera facile de distinguer cet aspect de celui des grandes cellules végétales, qui caractérisent la poudre de chicorée (fig. 158), des grains d'amidon de légumineuses ou de farine de glands doux (fig. 159). Les grains de fécules quelconques seront toujours assez faciles à reconnaître.

Avant même de pratiquer l'examen microscopique, on peut projeter, à la surface de l'eau contenue dans un verre ordinaire, une prise de la poudre suspecte. Si c'est du café pur, il surnage d'abord pendant assez longtemps, ne

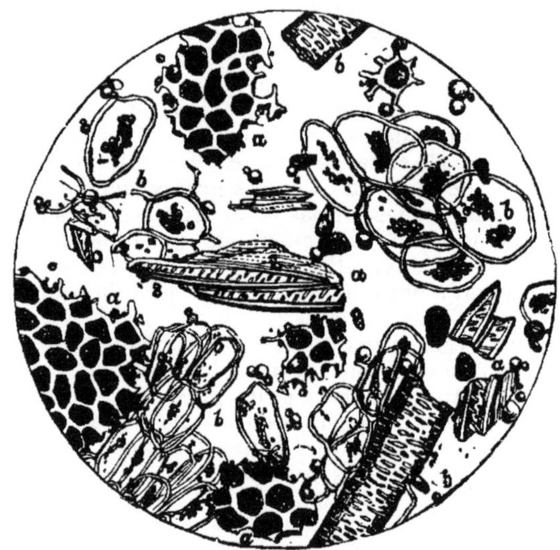

Fig. 158. — Café torréfié et moulu, adultéré avec de la chicorée (Hassall) (*).

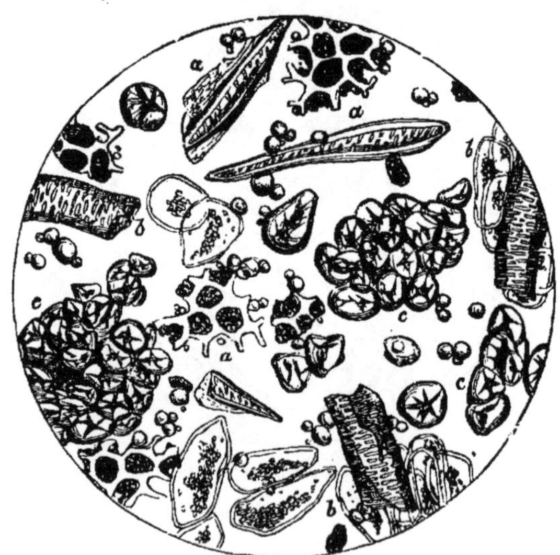

Fig. 159. — Café torréfié et moulu adultéré avec de la chicorée et de la farine de glands (**).

(*) *a*, *a*, café ; *b*, *b*, chicorée.
(**) *a*, café ; *b*, chicorée ; *c*, farine de glands.

s'imbibe que lentement et, quand il va au fond, colore l'eau simplement en jaune vineux ; toute autre substance, notamment la chicorée, va au fond rapidement et colore le liquide en brun.

L'eau tiède, versée sur du café pur, filtrée, puis traitée par la teinture d'iode, ne prend pas la couleur bleue; cela arrive avec les poudres qui contiennent des fécules.

Si l'on cherche à pétrir entre les doigts une pincée de poudre de café, humectée d'eau, on ne parvient pas à en faire une pâte; c'est, au contraire, un résultat facile à obtenir avec le mélange de fécules.

**Le thé.** — Bien qu'il y ait deux grandes variétés commerciales de cette denrée, le *thé noir* et le *thé vert*, elle provient toujours d'un seul et même arbrisseau de la famille des Camelliacées, le *Thea chinensis*, qui croît en Chine, au Japon, à Ceylan, etc.

C'est par un mode de préparation qu'on obtient les thés verts ou les thés noirs: les premiers ont été rapidement séchés après leur cueillette, tandis que l'on a laissé les seconds subir d'abord un commencement de fermentation. Tous sont ensuite torréfiés dans des bassines. Avant de les emballer, on les parfume avec diverses fleurs. Les principaux thés verts sont : Hyswen, Perle, Gunpowder, Schoulang. Les thés noirs : Pékoe, Souchong, Congo.

On importe en Europe environ 120 millions de kilogrammes de thé. La consommation de l'Angleterre seule dépasse 100 millions de kilogrammes ; celle de la France n'est guère que de 500,000 kilogrammes. Ce thé vient surtout de Chine, de l'Assam, de Java, de l'Annam. Le Japon, qui en produit beaucoup, expédie le sien en Amérique.

Voici, d'après Girard, la composition moyenne du thé :

| | |
|---|---|
| Eau | 11,49 |
| Matière azotée | 21,22 |
| Théine | 1,35 |
| Huile essentielle | 0,67 |
| Résine et chlorophylle | 3,62 |
| Gomme et dextrine | 7,13 |
| Tannin | 12,36 |
| Matière extractive | 16,75 |
| Cellulose | 20,30 |
| Cendres | 5,11 |

L'élément essentiel du thé est la théine — ou caféine — dont les proportions atteindraient en moyenne d'après König 2 0/0 dans le thé vert et 3 0/0 dans le thé noir. Les cendres sont des sels de soude et de potasse ; le thé, desséché à 100°, doit en laisser 5 à 6 p. 100, 8 p. 100 au maximum. La proportion d'extrait est de 30 p. 100 dans le thé tel que le commerce le présente et 50 p. 100, lorsque le thé a été desséché à 100°.

Pas plus que le café, le thé ne doit être considéré comme nutritif; mais grâce à son arome, à sa teneur en caféine, il constitue une boisson de prime abord agréable, légèrement excitante, qui d'ailleurs désaltère bien, même prise chaude. L'addition d'un peu de sucre augmente naturellement sa valeur. L'infusion de thé léger est à peu près la seule forme sous laquelle il convienne de consommer l'eau dans tout l'Extrême-Orient, car l'ébullition préalable du liquide le rend inoffensif. Le temps d'infusion ne sera du reste pas trop prolongé : 3 minutes à 5 minutes au plus, de manière à avoir le moins de tannin possible dans l'infusion.

D'habitude l'infusion de thé contient moins de caféine que le café car il ne faut guère que 3 gr. de thé (soit 6 à 9 ctgr. de caféine) par tasse d'infusion, et possède par suite un pouvoir stimulant bien inférieur à ce dernier. Cependant quelques personnes supportent mal le thé; il détermine chez elles des bâillements, des tiraillements d'estomac, de l'irritabilité, du malaise.

On n'est pas à l'abri des falsifications du thé, même en l'achetant des Chinois qui y mêlent déjà des feuilles étrangères et le teignent avec un mélange d'indigo, de curcuma et de plâtre. Le fameux « thé de la caravane » reçoit, en passant par la Russie, une addition de feuilles d'*Epilobium angustifolium*; en Angleterre, des feuilles de rosier sauvage, d'érable, de frêne, de fraisier, etc., grossissent les arrivages de thé. On le teint avec le bleu de Prusse, le bois de campêche, le graphite ; on le glace avec du gypse, etc. Saunders, examinant un jour des échantillons de thé suspect représentant 1,700 caisses de thé déposées à la douane de Londres, y trouva : 1° du thé dont les feuilles avaient déjà servi et avaient été soumises à une nouvelle dessiccation ; 2° une poussière de thé mêlé de sable et de matières colorantes ; 3° un échantillon putréfié, corrigé par du quartz, des feuilles étrangères et des particules métalliques ; 4° une substance d'aspect repoussant, qui renfermait des pierres de la grosseur d'un pois ; 5° du thé retiré de la mer après naufrage d'un navire, puis desséché à nouveau.

**Le cacao et le chocolat.** — Le cacao est la graine du cacaoyer (*Theobroma Cacao* L.), famille des Malvacées, arbre qui croît dans les forêts de l'Amérique méridionale et de l'Amérique centrale, y compris les Antilles.

Les fruits de cet arbre renferment de 25 à 40 graines ; on les récolte toute l'année, car l'arbre donne simultanément des fleurs et des fruits. Les graines sont mises en tas à l'air, ou même en terre, pour y subir un premier degré de fermentation, qui détruit le germe et leur enlève de leur âpreté naturelle. Ce sont les graines fermentées en terre qui la perdent le plus complètement. Remises à sécher au soleil, les graines sont ensuite expédiées en Europe (15 millions de kilogr. par an), en Espagne et en France surtout, pour y être converties en *chocolat* par l'addition de sucre, et quelquefois de vanille, de cannelle ou autres substances aromatiques. Cette fabrication absorbe les neuf dixièmes de toute la production ; mais l'on fait aussi, avec ces semences, le *cacao pur*, qui n'est autre que la poudre des graines tassées, et qui, jetée dans l'eau bouillante, sert à confectionner, avec une petite addition de sucre, une boisson nutritive recherchée par beaucoup de personnes ; le *beurre de cacao*, qui en est de la graisse presque pure ; le *cacao gris*, que l'on a, au contraire, débarrassé des matières grasses. Les graines de cacao, contiennent environ 14 0/0 de matière azotée, dont 1,4 de théobromine (alcaloïde excitant le système nerveux), et 45 0/0 de matière grasse.

Le chocolat, mélange à parties sensiblement égales de cacao et de sucre, est un réel aliment par ses larges proportions de graisse et de matière azotée assimilable ; aussi son prix élevé est-il justifié. Voici la composition des principaux chocolats usités en France, d'après Girard :

| | Meunier Lombard | Ménier | Compagnie coloniale |
|---|---|---|---|
| Sucre de cannes. . . . . | 59,07 | 57,47 | 56,34 |
| Beurre de cacao. . . . . | 21,40 | 22,20 | 23,80 |
| Amidon et glucose . . . . | 1,83 | 1,83 | 0,97 |
| Théobromine. . . . . . . | 1,26 | 1,33 | 1,43 |
| Albumine . . . . . . . . | 4,57 | 4,75 | 4,99 |
| Gomme mucique . . . . . | 1,02 | 1,07 | 1,14 |
| Acide tartrique . . . . . . | 1,41 | 1,48 | 1,58 |
| Tannin. . . . . . . . . | 0,20 | 0,20 | 0,20 |
| Cellulose soluble . . . . . | 4,53 | 4,70 | 5,04 |
| Cendres . . . . . . . . | 1,79 | 1,75 | 1,87 |
| Eau . . . . . . . . . . | 1,22 | 1,28 | 0,98 |
| Matière indéterminée . . . . | 1,70 | 1,92 | 1,66 |

Il va sans dire que l'on renforce encore la valeur alimentaire du chocolat en le diluant dans du lait et non pas dans de l'eau : on obtient ainsi une boisson éminemment nutritive et dont on ne saurait trop faire l'éloge pour peu que le lait soit d'assez bonne qualité.

On ne falsifie pas les fèves de cacao, mais l'on peut en vendre, comme bonnes, qui soient mal conservées, moisies ou attaquées par les vers. L'œil et l'odorat suffisent à reconnaître ces altérations. Quant au chocolat, le danger est que celui qui est offert au consommateur renferme peu ou point de cacao, mais de la farine, des fécules, des poudres minérales, une graisse étrangère.

Le bon chocolat (en tablettes) a la cassure fine, d'un grain brillant, de couleur sombre ; un parfum et un goût aromatiques ; il fond aisément dans la bouche. En le faisant fondre par la chaleur, puis l'abandonnant au refroidissement, on ne doit rien voir apparaître de gélatineux ni de gluant à sa surface. Cette dernière particularité est l'indice de l'addition de farine ou d'amidon ; pour la mettre mieux en évidence, on fait bouillir avec 10 volumes d'eau le chocolat suspect, puis l'on filtre après refroidissement ; la colle de pâte reste en grande partie sur le filtre, si cette fraude a été commise. En pareil cas, le microscope et la teinture d'iode (qui ne colore qu'en violet l'amidon normal du chocolat) peuvent donner de bons renseignements. D'ailleurs, le cacao ne renferme pas naturellement plus de 10 p. 100 d'amidon.

Les graisses étrangères, dans le chocolat, ne tardent pas à rancir et à se trahir par l'odeur. On peut, en faisant bouillir un échantillon de chocolat dans l'eau, voir les *yeux* de la graisse surnager à la surface ; on peut enfin extraire et doser cette graisse par l'éther. L'ébullition détermine la précipitation des particules minérales, brique, terre ocreuse, sels métalliques.

**Les sirops.** — Les sucs ou jus de fruits, largement additionnés de sucre, constituent les sirops, qui, bien étendus d'eau, servent à confectionner des boissons aussi agréables qu'inoffensives, du moment où l'eau est fraîche et de bonne qualité. Les sucs sont extraits au moyen d'une presse des fruits préalablement découpés ou écrasés ; le liquide acide et sucré obtenu est ensuite clarifié par un commencement de fermentation, puis filtré. La proportion de sucre qui atteint alors 50 à 60 0/0 du suc est élevée par addition de sucre de cannes jusqu'à ce qu'elle représente environ les deux tiers du poids du produit final, lequel prend dès lors la dénomination de sirop.

Ces sirops peuvent se conserver un certain temps sans autre précaution dans des bouteilles bien propres et bien fermées : mais il est plus sûr de les stériliser par la chaleur.

Les sirops sont fréquemment falsifiés par la substitution de glucose commercial au sucre de cannes ; c'est d'ailleurs une substitution légalement permise, encore qu'elle ne paraisse pas sans inconvénients sanitaires notables puisque, comme nous le savons, les glucoses commerciaux peuvent renfermer des impuretés toxiques : la loi impose seulement d'avertir l'acheteur de la nature du sucre qui lui est livré, mais d'habitude cette prescription n'est pas observée, cela va sans dire. En revanche on interdit l'emploi de la saccharine, dont la nocuité est si douteuse. L'addition d'acide salicylique est proscrite à plus juste titre.

Par surcroît le commerce peu scrupuleux ne se fait pas faute de préparer des sirops qui n'ont des fruits dont ils devraient surtout contenir le suc que le seul nom ; ce sont des sirops de glucose aromatisés avec des essences artificielles et colorés avec de la cochenille, de l'orseille, des couleurs d'aniline.

**Les eaux gazeuses, limonades.** — Il convient de mentionner encore ces boissons qui ne contiennent normalement aucune substance dangereuse, et dont il est possible par suite de faire une assez large consommation sans s'exposer à compromettre à la longue sa santé : elles possèdent d'ailleurs des qualités qui les rendent agréables à la plupart des buveurs.

En outre des eaux gazeuses naturelles de Seltz, de Saint-Galmier, etc., chargées d'acide carbonique, on dispose en abondance d'eaux gazeuzes artificielles, fabriquées soit à l'aide d'un mélange d'acide tartrique et de bicarbonate de soude, soit plutôt à l'aide d'acide carbonique industriellement obtenu par l'action d'un acide énergique sur du carbonate de chaux. Toutes ces eaux acidules gazeuses sont légèrement excitantes et peut-être capables de favoriser, dans une certaine mesure, les fonctions digestives ; aussi les emploie-t-on d'habitude à table. Les eaux naturelles doivent être recueillies avec la plus grande propreté, sinon d'une manière aseptique. Les eaux artificielles doivent être préparées avec de l'eau irréprochable, et aussi avec de l'acide carbonique suffisamment pur ; il faut aussi surveiller les siphons dans lesquels on conserve l'eau gazeuse : les parties métalliques de ces appareils ne sauraient sans danger contenir une notable proportion de plomb.

Les limonades sont essentiellement constituées par de l'eau gazeuse artificielle, c'est-à-dire chargée d'acide carbonique, à laquelle on ajoute un peu de sucre et de l'acide tartrique ou de l'acide citrique.

Il est à remarquer que ces boissons gazeuses sont surtout répandues dans les pays méridionaux où l'abus des boissons alcooliques fait le moins de progrès. D'où l'indication de favoriser la consommation des eaux gazeuses et des limonades pour diminuer la consommation des liquides contenant de l'alcool.

## Boissons artificielles alcooliques

Sous l'influence de la fermentation, il apparaît dans tous les moûts ou jus sucrés un élément caractéristique nouveau, l'alcool, exerçant d'habitude sur l'homme une attraction singulière. L'alcool ne saurait dépasser dans ces jus une proportion relativement peu élevée (15 0/0 au plus), et c'est ainsi qu'il ne se trouve pas en très grande quantité dans les *boissons fermentées*, le vin, la bière, le cidre, formées par la totalité de quelques-uns de ces jus ; mais si, à l'aide de la distillation, on déshydrate les liquides fermentés, on obtient alors les *boissons distillées*, bien plus riches en alcool que les précédentes (30 à 60 0/0), ou même un liquide presque exclusivement composé d'alcool si la déshydratation a été poussée assez loin.

La fermentation des jus sucrés quels qu'ils soient ne donne pas seulement naissance à de l'alcool ni à un alcool unique mélangé à plus ou moins d'eau ; sans doute l'alcool *éthylique* prédomine ; mais il s'y joint d'une façon régulière de nombreux produits secondaires, des alcools *supérieurs* (propylique, butylique, amylique), de l'aldéhyde, des acides, des éthers, des essences, le tout désigné sous le nom d'*impuretés*, dont la quantité respective et les propriétés organoleptiques varient beaucoup suivant les matières premières mises en œuvre (fruits sucrés, betteraves, amidons saccharifiés), suivant les germes qui interviennent dans la fermentation, et suivant les conditions au milieu desquelles celle-ci s'opère. Chose très remarquable, ce sont ces impuretés, pourtant en très médiocre proportion, qui donnent *naturellement* aux divers liquides alcooliques la saveur spéciale, l'arome particulier, distincts pour chacun d'eux et par lesquels le goût des consommateurs est flatté ou offensé, selon une appréciation d'ailleurs susceptible de changer jusqu'à un certain point d'un individu à l'autre.

Quand on distille les jus fermentés, on profite de la volatilité différente de l'alcool éthylique et de ses impuretés pour se débarrasser de celles de ces dernières qui déplaisent aux consommateurs, mais on fait passer au contraire avec soin dans le liquide définitif celles qui leur sont agréables. L'alcool éthylique complètement purifié est plat, sans goût, ne laissant au buveur qu'une sensation brûlante. Au surplus pendant la distillation elle-même il peut se produire, sous l'action de la chaleur, une nouvelle impureté, le furfurol, que l'on écarte s'il y a lieu.

**Prétendues propriétés utiles de l'alcool.** — Il convient, avant de passer à l'étude des boissons alcooliques diverses, de se demander si l'alcool, d'une manière générale, possède ou non des propriétés utiles à l'organisme du consommateur.

La première question à résoudre à cet égard est relative à la valeur alimentaire de l'alcool. C'est un point sur lequel on a beaucoup discuté, étant donnée d'une part cette ancienne et vulgaire idée que l'alcool est une source d'énergie, d'autre part la difficulté extrême de confirmer ou d'infirmer scientifiquement cette manière de voir. Perrin, Lallemand et Duroy croyaient avoir constaté que l'alcool n'était pas brûlé dans l'économie, mais s'y accumulait ou était éliminé par les divers émonctoires sans avoir servi à rien, ou à peu près ; c'était une erreur comme l'ont montré Baudet, Anstie, Binz et ses élèves, Bodländer, et enfin Strassmann ; l'alcool n'est que partiellement éliminé par le poumon, les reins, la peau (3 0/0 d'après Bodländer, 10 0/0 d'après Strassmann), s'il est pris à dose suffisante : le reste est certainement oxydé dans l'organisme, et par suite constitue selon toute vraisemblance une source effective d'énergie.

Cependant, lorsque l'on cherche à se rendre compte de l'influence de l'alcool sur les échanges respiratoires, c'est-à-dire sur la consommation d'oxygène et l'élimination d'acide carbonique. on se trouve en présence de résultats très contradictoires ; aussi Baer, Rumpf, Bodländer croient-ils à une diminution des échanges respiratoires après absorption d'alcool, tandis que Zuntz et Wolpert, Geppert, déclarent au contraire qu'en pratique ni l'absorption d'oxygène ni l'élimination de $CO^2$ ne sont modifiés par la consommation d'alcool : d'où l'hypothèse de Zuntz, Rosemarie, Henrijean, que peut-être l'alcool brûlé épargne au point de vue respiratoire une quantité correspondante d'un autre aliment, la graisse par exemple.

Une foule d'expériences ont été entreprises pour savoir si l'absorption d'alcool était en effet capable d'amener des modifications dans la consommation de graisse et surtout d'albumine par l'organisme. D'après Stammreich, il y aurait lieu de distinguer à ce propos trois cas : quand la ration est pauvre en albumine, l'alcool n'arrive pas à compenser la graisse qui ferait défaut ; quand la ration offre une quantité moyenne d'albumine, l'alcool peut remplacer la plus grande partie de la graisse ; enfin avec un apport d'albumine très généreux. l'alcool se comporte comme un équivalent de la graisse. Mais Miura, puis Schmidt, déclarent que jamais l'alcool ne peut restreindre la dépense d'albumine et ne saurait par suite lui être substitué dans l'alimentation ; d'ailleurs si l'alcool remplace une partie des hydrocarbonés de la ration, la perte d'azote augmente. Toutefois Neumann a constaté naguère que si les résultats sur lesquels se fondent Miura et Schmidt se retrouvent bien quand les périodes d'expérimentation ne dépassent pas 3 ou 4 jours, il n'en est pas de même du moment où on les prolonge pendant 5 à 10 jours : il semblerait donc qu'au début, dans un organisme n'ayant pas l'habitude de l'alcool, celui-ci agirait de manière à augmenter notablement la consommation de matières azotées, en raison d'un trouble quelconque apporté aux phénomènes normaux de la nutrition ; mais ensuite, il se ferait une accoutumance, les dépenses diverses redeviendraient normales, et dès lors l'alcool brûlé au sein de l'organisme ne saurait manquer d'influencer favorablement les échanges nutritifs : il prendrait donc dans une certaine mesure la place d'une matière alimentaire, et finalement épargnerait de l'albumine.

A vrai dire on ne voit pas très bien quel profit dynamique ou calorifique l'organisme pourrait tirer dans la pratique de l'absorption d'alcool, encore que, d'après la théorie, 1 gr. d'alcool soit susceptible de fournir 7 calories et corresponde au point de vue thermo-dynamique à 1gr,66 de sucre, ou à 1gr,44 d'albumine ou à 0gr,73 de graisse.

De fait si l'ingestion d'alcool donne une sensation de chaleur dans l'estomac et à la peau, avec une réelle élévation de température, celle-ci, assez légère d'ailleurs, est passagère, et un abaissement de température bien plus marqué que n'a été l'élévation lui succède bientôt. Vraisemblablement le premier phénomène est dû à une vaso-dilatation, par paralysie des constricteurs ou excitation des dilatateurs, qui entraîne ensuite une augmentation du rayonnement et en conséquence du refroidissement, car de la sorte on finit par perdre plus que l'on n'a gagné.

D'un autre côté Chauveau pense avoir constaté que l'organisme n'utilisait pas l'alcool comme potentiel énergétique, c'est-à-dire ne puisait pas dans sa combustion au sein des tissus l'énergie nécessaire au fonctionnement musculaire.

Ceci ressort de ce que, malgré la différence entre le quotient de combustion des hydrates de carbone (1000) et celui de l'alcool (0,666) on n'observe pas d'abaissement du quotient respiratoire des sujets exécutant un travail et chez lesquels on remplace une partie des hydrocarbonés suffisants par de l'alcool : donc les deux substances ne sont point employées l'une et l'autre, proportionnellement à leur quantité, à fournir aux dépenses des muscles. Si l'on continue quelque temps à substituer l'alcool aux hydrocarbonés la valeur du travail physiologique musculaire s'abaisse, il y a élévation de la dépense énergétique par rapport au travail accompli, et finalement le poids du sujet diminue. Tels ont été du moins les résultats d'expériences très prolongées sur le chien.

Finalement le soi-disant rôle utile de l'alcool vis-à-vis de l'organisme paraît devoir se borner à l'action excitante qu'il exerce d'abord sur le système nerveux, mais qui du reste est très passagère et à laquelle succèdent des phénomènes de dépression, voire de paralysie. Au moment où il passe dans la circulation après avoir été absorbé au niveau de l'estomac, l'alcool accélère les battements du cœur, mais ne tarde pas à les ralentir et à les affaiblir un peu plus tard ; de même aussi il augmente la fréquence des mouvements respiratoires pour la diminuer par la suite ; il excite encore passagèrement les facultés intellectuelles, mais cette excitation ne tarde pas à faire place à un certain engourdissement.

L'étude de l'action de l'alcool sur la motricité, ou mieux sur la capacité de travail musculaire, conduit à des conclusions identiques. H. Frey, Destrée, Scheffer ont constaté au moyen de l'ergographe que l'absorption d'une petite dose d'alcool élève généralement la capacité de travail du muscle, mais cela pendant une courte période, après laquelle on observe une période de dépression bien plus longue, dont les mauvais résultats font plus que contrebalancer au point de vue du travail total les bons effets de la première période. Cette succession d'effets si différents s'explique selon Scheffer par des modifications corrélatives et de même sens de l'excitabilité de l'appareil nerveux moteur périphérique sous l'influence de l'alcool.

En ce qui concerne l'influence de l'alcool sur la digestion stomacale, Glusinski, Wolfhardt, distinguent deux périodes : durant la première, l'alcool étant présent dans l'estomac la digestion des albuminoïdes est notablement ralentie ; mais lorsque tout l'alcool a été résorbé, la sécrétion stomacale est augmentée et la digestion se trouve accélérée, ce qui compense le retard primitif.

Bien entendu dans toutes ces questions d'action de l'alcool sur le système nerveux il faut tenir le plus grand compte des doses employées, des conditions individuelles des sujets, et même dans une certaine mesure de la qualité de l'alcool. Nous ne pouvons donner ici que des indications générales. Mais on voit que la plupart aboutissent à faire envisager le rôle utile de l'alcool comme assez douteux. Nous allons montrer maintenant son action nuisible, qui elle au contraire est certaine.

**Propriétés nuisibles de l'alcool.** — L'alcool, même l'alcool éthylique débarrassé de toute impureté, est un poison ; en passant dans le sang, il trouble bientôt le fonctionnement normal des cellules de l'organisme, plus ou moins gravement selon la dose absorbée, le nombre de fois où cette absorption a lieu, les susceptibilités individuelles variables, etc. Cette toxicité de l'alcool relève essentiellement de son action déshydratante vis-à-vis du protoplasma cellulaire et de son action paralysante vis-à-vis des différentes formes d'activité des cellules vivantes.

L'intoxication par l'alcool est *aiguë* ou *chronique ;* autrement dit l'*alcoolisme* se traduit par des phénomènes à évolution rapide ou par des troubles et des lésions durables. L'alcoolisme aigu, tel qu'on peut l'observer dans la pratique, est bien connu : c'est l'ivresse, causée par l'absorption d'une dose trop considérable d'alcool, et qui se traduit d'ordinaire au début par une excitation générale, physique et intellectuelle, puis par du désordre de la mentalité et de la motilité, quelques troubles gastriques, enfin de l'engourdissement, de l'analgésie, de l'anesthésie, du collapsus, voire du coma avec une respiration stertoreuse, le tout pouvant exceptionnellement se terminer par la mort. L'alcoolisme chronique, qui s'installe peu à peu sous l'influence de l'absorption journalière de doses suffisantes d'alcool, parfois sans qu'aucune ait jamais produit l'ivresse, se traduit par une symptomatologie moins évidente et d'ailleurs très variable : ses manifestations les plus communes sont des troubles digestifs (anorexie), des troubles de la sensibilité (fourmillements, douleurs), du tremblement, des crampes, des paralysies, des troubles visuels, de l'insomnie, des cauchemars, des troubles mentaux très divers ; la mort des individus atteints survient soit dans le *delirium tremens*, soit du fait d'une sclérose du foie, désordres directement engendrés par l'alcool, soit des suites d'une maladie infectieuse (et surtout de la tuberculose) dont l'alcoolisme a favorisé l'apparition et entraîné l'évolution fatale.

Les allures, la gravité de l'alcoolisme, sa fréquence plus ou moins grande, dépendent d'ailleurs évidemment à la fois des doses d'alcool ingérées, de la manière rapide ou lente suivant laquelle on les ingère, de la qualité de l'alcool consommé, c'est-à-dire des impuretés qu'il contient naturellement ou des substances dangereuses (essences) dont on l'additionne volontairement, enfin de la susceptibilité individuelle des consommateurs qui varie à l'infini. Mais toutes ces conditions n'ont point une importance égale au point de vue de la pratique. C'est ainsi par exemple que plusieurs savants, au premier rang desquels il faut nommer Laborde, ont singulièrement exagéré le rôle des impuretés de l'alcool vis-à-vis de l'alcoolisme, de sa gravité et de son extension parmi les populations. Il convient de donner ici un premier aperçu de cette question en résumant d'abord ce que l'on sait de la toxicité des différentes impuretés de l'alcool, autrement dit des alcools supérieurs surtout.

Les premiers Dujardin-Beaumetz et Audigé cherchèrent à déterminer avec quelque précision la « dose toxique limite » des différents alcools ; ils expérimentaient sur le chien et faisaient absorber l'alcool au moyen d'injections hypodermiques. Cette étude fut reprise par Joffroy et Serveaux qui adoptèrent la méthode des injections intra-veineuses au lapin pour fixer « l'équivalent toxique » de chaque alcool, c'est-à-dire la quantité minima qui, contenue entièrement à un moment donné dans le sang, tue fatalement 1 kilog. de matière vivante ; on distingue d'ailleurs un équivalent toxique dit *expérimental*, dont la valeur est toute relative, exprimant la quantité d'alcool que l'on peut injecter pour amener la mort de 1 kilogr. d'animal lorsqu'on continue l'injection jusqu'au moment de la mort (quantité plus que suffisante sans doute pour produire ce résultat), et un équivalent toxique dit *vrai* donnant la quantité d'alcool nécessaire et suffisante pour amener par elle-même à bref délai la mort de 1 kilogr. d'animal. Enfin Baer tente à son tour d'établir la « dose mortelle », de l'alcool administré à des lapins par la voie stomacale : quelque imprécision que comporte cette dernière méthode, on ne saurait dédaigner ses résultats, car les effets toxiques d'une substance peuvent varier dans les limites les plus étendues suivant sa voie de pénétration au sein de l'organisme, et il ne faut point perdre de vue qu'en pratique l'homme absorbe l'alcool par l'estomac, et non pas par la voie hypodermique ou la voie veineuse. Le tableau ci-dessous indique les équivalents fixés par les différents expérimentateurs pour l'alcool éthylique, les alcools supérieurs et le furfurol.

| | Dujardin-Beaumetz et Audigé (Dose toxique limite) | Joffroy et Serveaux (Equival. expérim.) | (Equival. vrai) | Baer (Dose mortelle) |
|---|---|---|---|---|
| Alcool éthylique ($C^2H^6O$) | 7,75 | 11,70 | 7,60 | 6,25 à 7,44 |
| — propylique ($C^3H^8O$) | 3,75 | 3,40 | » | 3,0 à 3,46 |
| — butylique ($C^4H^{10}O$) | 1,85 | 1,45 | » | 2,1 à 2,44 |
| — amylique ($C^5H^{12}O$) | 1,55 | 0,63 | » | 1,7 à 1,95 |
| Furfurol | » | 0,24 | 0,14 | » |

Ces chiffres, qui d'ailleurs sont tous des moyennes, vérifient cette loi considérée comme probable par Rabuteau, que l'action toxique des alcools de fermentation est d'autant plus considérable que les formules atomiques et les températures d'ébullition (d'après lesquelles on distingue les alcools *supérieurs*) sont plus élevées. Mais il ne faut pas, en hygiène, attacher trop de valeur aux écarts ainsi révélés entre la toxicité des différents alcools. Sans doute d'après les données précédentes on arriverait, en prenant la toxicité de l'alcool éthylique pour unité, à établir que cette toxicité présente avec celle des autres alcools, les rapports ci-après :

| | Dujardin-Beaumetz et Audigé | Joffroy et Serveaux (D'après équival. expér.) | Baer |
|---|---|---|---|
| Alcool éthylique . . . | 1 | 1 | 1 |
| — propylique . . . | 2 | 3,5 | 2 |
| — butylique . . . | 4,2 | 8 | 3 |
| — amylique . . . | 5 | 18,5 | 4 |

Magnan, et surtout Laborde, se sont acharnés à mettre ces différences en relief au moyen d'expériences plus ou moins démonstratives sur des animaux. Or, au point de vue scientifique, cette question spéciale est résolue, par l'affirmative d'ailleurs, comme on vient de le voir. Mais au point de vue pratique, celui qui intéresse particulièrement l'hygiène, cela n'a pas grande importance, ainsi que nous l'exposerons plus loin, aucun des liquides alcooliques de consommation ne renfermant plus de 3 ou 4 millièmes d'impuretés au total : ce sont même là des chiffres tout à fait exceptionnels. Donc la toxicité de l'alcool éthylique, alcool dont la proportion est régulièrement considérable dans les boissons alcooliques, est la seule à prendre en sérieuse considération, car elle intervient presque seule pour produire l'alcoolisme. De fait, selon Strassmann, qui expérimente sur le chien, l'addition de 1 0/0 (de 10 millièmes) d'alcool amylique à de l'alcool éthylique accentue à peine les effets de ce dernier ; Baer fait des observations analogues sur le lapin ; Stenberg croit avoir constaté qu'il en est encore de même quand l'addition d'alcool amylique ne dépasse pas 4 0/0 ; Baer note des effets plus fâcheux avec une addition de 1 0/0 de furfurol, mais c'est là une dose énorme de cette impureté ; Joffroy n'a pas trouvé que la première partie ni la dernière partie des liquides provenant de la distillation soit d'alcool de topinambour, soit d'alcool de betteraves, fussent sensiblement plus toxiques que l'alcool éthylique purifié, et cependant les liquides dont il s'agit étaient riches en impuretés, car ils renfermaient l'un ce que l'on appelle les *mauvais goûts de tête*, l'autre les *mauvais goûts de queue*, qui les rendaient en somme détestables pour le buveur le plus déterminé.

Aussi envisagerons-nous dans la pratique la *qualité* de l'alcool consommé comme chose très secondaire vis-à-vis de la *quantité* qui en est absorbée ; c'est de cette quantité, autrement dit de la dose d'alcool (on peut admettre que ce n'est guère que de l'alcool éthylique du moment où on ne lui a pas ajouté volontairement quelque essence spéciale, que relève surtout l'alcoolisme. Nous aurons à revenir sur ce fait et à le mettre mieux encore en lumière quand nous passerons à l'étude de chacune des diverses boissons alcooliques et de leur usage. Mais disons tout de suite que la conclusion que nous venons de formuler est celle de Riche, de Duclaux, de X. Rocques, et de la presque unanimité des hygiénistes. Aussi bien, Laborde lui-même reconnaît que l'alcool éthylique est encore fondamentalement un poison.

Si l'expérience a pu nous fournir quelques données d'une certaine exactitude en ce qui concerne l'intoxication aiguë par les diverses espèces d'alcool, nous sommes infiniment moins renseignés sur l'intoxication chronique, de beaucoup la plus intéressante cependant en raison de ses conséquences. Nous ne savons rien des doses nécessaires et suffisantes pour provoquer avec le temps l'alcoolisme chronique. Et en ce qui concerne le rôle plus ou moins actif à attribuer ici aux différents alcools, nous ne pouvons encore que soupçonner, d'après un petit nombre d'expériences de Joffroy et Serveaux, que l'on ne saurait déduire de la toxicité dans l'intoxication aiguë la toxicité dans l'intoxication chronique. Peut-être intervient-il entre autres une question de facilité d'élimination, variable d'un alcool à l'autre. Mais finalement on pourrait encore dire que ce problème importe peu à la pratique, l'homme ne buvant en somme que de l'alcool éthylique avec des proportions d'impuretés insignifiantes dans l'immense majorité des cas.

**Le vin.** — Par l'écrasement et le foulage du raisin, fruit de la vigne, on obtient un jus sucré ou moût, dont la fermentation spontanée aboutit à la production d'un liquide contenant une certaine proportion d'alcool, le vin, qui est la plus répandue des boissons alcooliques fermentées et qui est surtout consommée dans la plus grande partie de la France. Les vins blancs sont d'habitude fournis par des raisins blancs; les vins rouges par les raisins noirs. La coloration du vin étant due à une substance fournie par la pulpe, insoluble dans l'eau, mais soluble dans l'alcool, en broyant les raisins aussitôt après la cueillette et en soutirant immédiatement le jus, on obtient des vins à peine colorés, gris roses ou pelure d'oignon, par ce fait que la fermentation n'étant pas encore commencée, il n'a pu se dissoudre de matière colorante dans la liqueur.

Le moût contient des sucres (glucose, levulose, traces de saccharose); des sels; des acides organiques libres, des matières pectiques, mucilagineuses; de la dextrine, des matières albuminoïdes; des débris de grains de raisins fournissant du tannin et, comme il a déjà été dit, de la matière colorante. La proportion de sucres, qui est en raison inverse de l'acidité, détermine la teneur alcoolique du vin; les acides par leur union avec l'alcool forment des éthers auxquels on attribue le bouquet du vin. Le moût fermente sous l'influence des saccharomyces naturellement présents à la surface des raisins mûrs. On a essayé, mais sans grand succès jusqu'à présent, d'employer des levûres pures pour améliorer certaines vinifications ; cependant il est clair que la qualité du vin dépend d'une part du raisin, et d'autre part des ferments, surtout au point de vue organoleptique.

Le vin contient d'abord une quantité d'eau considérable, soit 80 à 90 0/0; puis de l'alcool, 6 à 15 0/0, en comptant à la fois l'alcool éthylique et ses homologues supérieurs, la proportion de ces derniers étant d'ailleurs des plus médiocres; vient ensuite la glycérine (3 à 8 gr. par litre), produit de la fermentation du sucre; puis des acides, dont celui qui prédomine est l'acide tartrique sous forme de bitartrate de potasse ; des sels minéraux (phosphates), enfin des matières sucrées, grasses, albuminoïdes en quantités très faibles. Ajoutons pour être complet le tannin et les matières colorantes qui en dérivent, et aussi les éthers qui, avec les alcools supérieurs et l'aldéhyde, donnent au vin son arome spécial ou bouquet.

Voici d'après A. Gautier, la composition moyenne d'un vin rouge :

| | |
|---|---|
| Eau | 869,00 |
| Alcools | 100,00 |
| Alcools divers, éthers et parfums. | traces. |
| Glycérine | 6,50 |
| Matières albuminoïdes, grasses, sucrées, gommeuses et colorantes. | 16,00 |
| Tartrate de potasse | 4,00 |
| Acides divers | 3,00 |
| Sels minéraux, phosphate de potasse, de soude, de chaux, de magnésie, alumine | 1,50 |
| Total | 1000,00 |

On peut du reste diviser les vins en trois groupes :

1° Les *vins secs*, rouges ou blancs, moyennement alcooliques, légers et fluides, à saveur non sucrée, legèrement acide ou astringente, à bouquet plus ou moins prononcé ;

2° Les *vins liquoreux* et *sucrés*, où une notable quantité de sucre n'a pas subi la fermentation, et qui contiennent cependant beaucoup d'alcool, dont une partie à vrai dire a été souvent ajoutée ;

3° Les *vins mousseux*, pour lesquels la fermentation a été suspendue à dessein et qui renferment de l'acide carbonique en quantité assez abondante.

La fermentation du moût a besoin pour s'opérer de la manière la plus convenable de certaines conditions favorables : large aération, température comprise entre 25° et 30°, acidité moyenne du milieu qui fermente, propreté scrupuleuse de tous les récipients et des locaux où ils se trouvent. Cette dernière condition est un des facteurs les plus efficaces de la bonne fabrication et par suite de la conservation ultérieure des vins.

Pour clarifier rapidement le vin après soutirage, on pratique volontiers le *collage*. On emploie dans ce but la gélatine dissoute (15 à 20 gr. par hectolit.) ou les blancs d'œufs (2 à 3) battus avec un verre d'eau et 25 à 30 grammes de sel marin. Quand la préparation est dans le vin, on agite vivement le tonneau. Le collage précipite le tannin, une notable quantité de la matière colorante, une petite proportion de crème de tartre, quelques acides organiques, quelques sels, et diminue même un peu le titre alcoolique. A. Gautier a constaté que par trois collages successifs le poids de l'extrait sec diminue en moyenne de 0gr,35 par litre. Il va sans dire que dans ces collages successifs la perte d'extrait est de moins en moins grande. On ne doit pas coller les vins fins. D'ailleurs, les vins bien faits déposent tout seuls. L'*alunage* avec de l'argile est tolérable ; avec l'alun, il est à proscrire.

On a aussi recours au *salage* du vin par le chlorure de sodium pour précipiter les matières albuminoïdes ; mais on compte d'ailleurs sur ce procédé pour relever le goût du vin et quelquefois pour augmenter le poids de l'extrait, ce qui peut dissimuler une fraude : aussi le salage effectué dans certaines proportions est-il considéré comme une falsification, encore qu'il ne compromette nullement par lui-même la santé du consommateur.

Le *soufrage* des fûts destinés à recevoir du vin est un bon moyen d'assurer la conservation de celui-ci en le mettant à l'abri de fermentations irrégulières. Mais l'introduction dans le vin de bisulfites, donnant trop volontiers de l'acide sulfurique, est une pratique condamnable. Le Conseil d'hygiène de la Seine, sur l'avis de Riche, a demandé l'interdiction de tout vin blanc contenant plus de 20 cgr. d'acide sulfureux libre ou combiné par litre.

Le *coupage* consiste soit à marier un vin médiocre ou dégénéré avec un vin destiné à donner ou à rendre au premier les qualités qu'il n'a pas ou qu'il a perdues, soit à mélanger dans des proportions déterminées plusieurs vins présentant des qualités différentes. Il s'opère aujourd'hui sur une grande échelle, dissimule d'assez mauvais produits et rapporte aux marchands de beaux bénéfices. Le consommateur n'y court pas de risques sanitaires positifs, mais il est à peu près sûr d'y aller de son argent. Des coupages rationnels entre vins rouges peuvent être permis, en ce que leur principal inconvénient ne va qu'à détruire l'originalité du vin. Mais l'opération se fait communément en mélangeant, dans des proportions convenables, un vin rouge *plat* avec un vin blanc possédant du bouquet et un vin foncé en couleur (*vin teinturier*). Le résultat est un breuvage flatteur pour l'œil, l'odorat, et même le palais, mais qui n'est pas sans inconvénient pour les organes digestifs.

Mentionnons la *pasteurisation* du vin, c'est-à-dire son chauffage entre 60° et 70° pour le débarrasser de fermentations anormales ; en même temps on le vieillit par ce procédé.

**Expertise du vin.** — L'expertise du vin comporte un grand nombre de déterminations, à raison des éléments multiples de cette boisson et des variations considérables que chacun d'eux peut naturellement présenter.

EXAMEN PHYSIQUE. — Il ne faut jamais manquer de soumettre d'abord le vin à l'appréciation des sens. Le vin naturel, ou tout au moins de bonne qualité,

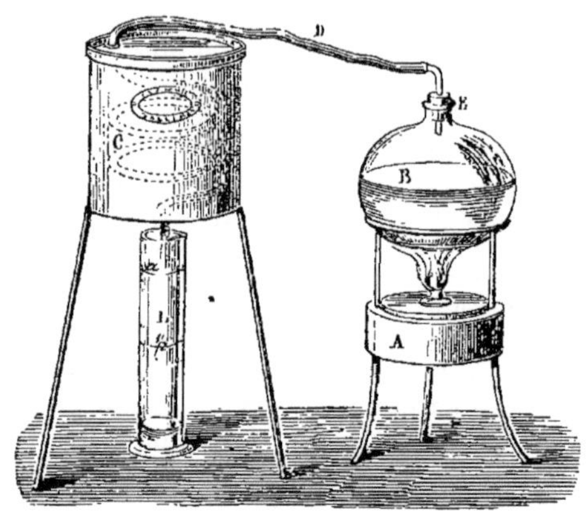


Fig. 160. — *Appareil distillatoire de Salleron.*

rouge ou blanc, est d'une teinte franche, limpide et transparent; il a un parfum agréable et plutôt éthéré que spiritueux; il ne faut pas qu'en frottant entre les paumes des deux mains une petite quantité de vin et les portant rapidement sous les narines, on puisse percevoir le parfum de l'alcool. Les vins louables, fussent-ils ordinaires, sont « droits en goût », ne faisant sur le palais aucune impression désagréable d'acidité, d'amertume, ne rappelant aucune saveur étrangère. Les *dégustateurs* de profession *regardent* le vin et le *flairent*, en le versant dans une petite coupe ou coquille d'argent, à fond plat, où sa fluidité, sa transparence, sa couleur, ressortent à merveille; ils le *goûtent* en en humant une petite gorgée qu'ils éparpillent et projettent sur le palais et l'arrière-bouche sans l'avaler d'ailleurs. Cet art a perdu de sa valeur depuis que le système des coupages a fait perdre à la plupart des vins leur originalité.

La *densité* d'un vin ordinaire est fort voisine de celle de l'eau; elle est peu caractéristique.

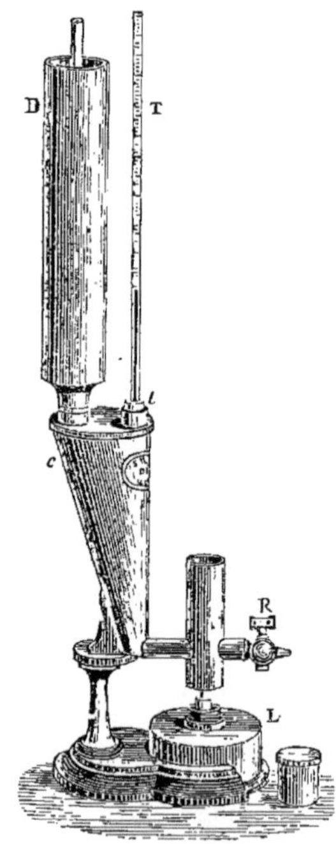


Fig. 161. — *Ebulliomètre de Salleron.*

DOSAGE DE L'ALCOOL. — Voici au contraire une détermination très importante à tous égards. Elle s'opère d'une manière précise au moyen d'un appareil distillatoire, plus rapidement mais d'une façon approximative au moyen d'un ébullioscope (ou d'un ébulliomètre).

Avec *l'appareil distillatoire* on sépare d'abord l'alcool des matières dissoutes qu'il contient, après avoir neutralisé les acides du vin à l'aide d'une lessive de soude ou de potasse. L'appareil de Salleron (fig. 160) se compose d'une chaudière B dans laquelle on introduit 200$^{cc}$ de vin, mesurés en remplissant l'éprouvette L jusqu'au trait *a* d'un réfrigérent C d'où les vapeurs condensées se déversent dans l'éprouvette L jusqu'à ce que le liquide obtenu atteigne le trait marqué 1/2 ; à ce moment on arrête la distillation et on complète le volume de liquide de l'éprouvette en y ajoutant de l'eau jusqu'à affleurer le trait *a*. On a alors dans l'éprouvette tout l'alcool du vin associé à une quantité d'eau égale à celle qui était dans le vin. Il n'y a plus qu'à prendre la densité du mélange au moyen d'un aréomètre spécial ou alcoomètre divisé en cinquièmes de degré ; des tables permettent de ramener le volume à ce qu'il serait à la température de 15°.

Avec l'*ébullioscope* on se propose de déterminer le point initial du vin examiné, lequel varie selon la proportion d'alcool qui y est contenue. L'ébulliomètre de Salleron (fig. 161) se compose d'une chaudière C qui reçoit le vin ; d'un réfrigérant D où les vapeurs sont condensées quand le liquide entre en ébullition ; à ce moment on lit la température sur le thermomètre T, et on traduit cette indication en degrés alcooliques au moyen d'une règle à coulisse jointe à l'appareil. On aura auparavant cherché au moyen de l'ébulliomètre le degré exact auquel l'eau bout le jour même ; on place cette indication sur la règle vis-à-vis du 0° des deux graduations latérales qui sont les degrés alcooliques ; il n'y a plus qu'à lire en face des températures d'ébullition les degrés alcooliques correspondants. On se contente dans la pratique commerciale des résultats ainsi obtenus.

La richesse alcoolique des vins varie dans les limites du tableau ci-après :

| | Alcool p. 100 volumes. | | Alcool p. 100 volumes. |
|---|---|---|---|
| Porto . . . . . . . . | 16,62 à 23,2 | Roussillon . . . . . . | 11 à 16 |
| Sherry. . . . . . . . | 16,0 — 25,0 | Bourgogne rouge (Beaune, Mâcon). . . . . . . | 7,3 14,5 |
| Madère . . . . . . . | 16,7 — 22 | Bourgogne blanc (Chablis, Mâcon, Beaune) . . . . | 8,9 12 |
| Bordeaux rouges (moyenne de 90 analyses : Château-Laffitte, Margaux, Barsac, Saint-Emilion, etc.) . . | 6,85 — 13 | Champagne . . . . . . | 5,8 13 |
| | | Moselle . . . . . . . | 8 13 |
| Bordeaux blancs (moyenne de 27 analyses : Sauterne, Barsac, Bergerac, etc.). . | 11, — 18,7 | Vins du Rhin (Johannisberg, Hochheim, Rudesheim, etc.) | 6,7 16 |
| | | Vins de Hongrie. . . . . | 9 15 |
| Vins du Rhône rouges (Ermitage, Montpellier, Frontignan) . . . . . . . | 8,7 — 18,7 | Vins d'Italie. . . . . . | 14 19 |
| | | Vins de Syra, Corfou, Samos, Smyrne . . . . . . | 13 18 |

Il est certain que les vins dont la richesse alcoolique dépasse 17 p. 100 n'ont pas pris cet alcool à la fermentation du raisin, mais qu'on leur en a ajouté après coup. Si, d'autre part, on considère que beaucoup de vins excellents n'en ont pas plus de 7 à 8 p. 100, on évitera de rechercher dans des vins ordinaires une richesse de 10 à 11 ; c'est encourager le *vinage* et les manipulations malsaines du vin.

Dosage de l'extrait. — Non moins important que la détermination du degré alcoolique, le dosage de l'extrait, c'est-à-dire du résidu de l'évaporation, est très délicat. Suivant que l'on opère à 100° ou dans le vide à la température ordinaire, les résultats diffèrent beaucoup ; la première méthode notamment peut aboutir d'un expert à l'autre à des indications extraordinairement dissemblables selon la manière d'opérer ; et les règles que le Comité consultatif d'hygiène a tenté de formuler à cet égard paraissent insuffisantes (Villiers et Collin).

Dans la pratique commerciale on détermine approximativement l'extrait en fonction de la densité au moyen d'un densimètre spécial, l'œnobaromètre de Houdart ; la richesse alcoolique du vin est cherchée par ailleurs. Des tables, ou même des échelles sur règle à coulisse, permettent de trouver assez promptement le résultat cherché. Cette méthode convient pour les vins dont la proportion de sucre ne dépasse pas 2,5 par litre.

Les vins rouges français, non plâtrés, offrent naturellement de 13,5 à 25 grammes par litre d'extrait pris à 100° (soit 17 à 32gr,5 dans le vide). Les deux tiers de ce résidu fixe sont représentés par de la *glycérine*, de l'*acide succinique*, du *tannin*, du *bitartrate de potasse* et quelques autres sels minéraux. L'autre tiers contient des matières colorantes en minime proportion, des albuminoïdes et des substances inconnues. Les vins bus le plus communément à Paris laissent de 18,5 à 19,4 d'extrait sec à 100° (lorsqu'ils n'ont pas été plâtrés). Les vins jeunes ont un peu plus d'extrait que les vieux qui ont laissé précipiter du tartre.

Dietzsch admet difficilement que le vin du Cher à 15gr,62 d'extrait (A. Gautier) soit du vin naturel. Ce chiffre de 15 grammes lui paraît devoir être la limite *minima*, sauf pour les vins de *pressoir*, dont l'extrait peut être entre 10 et 15 grammes.

Les vins *sucrés* renferment beaucoup plus d'extrait : 30 à 50 grammes et même 80 et 100 grammes. On est obligé d'y ajouter du sable calciné, de la poudre de verre ou d'asbeste, pour en opérer l'évaporation sans trop de perte sur le poids de l'extrait.

Dans les vins rouges naturels le poids de l'alcool n'est pas supérieur à 4 fois et demi celui de l'extrait ; ce rapport s'élève à 6,5 pour les vins blancs. Nous verrons plus loin l'utilité de cette donnée au point de vue de la connaissance de la suralcoolisation des vins.

Dosage du sucre. — On commence par décolorer le vin : à 50 c. c. de vin on ajoute 10 c. c. d'acétate de plomb, puis 40 c. c. d'une solution concentrée de sulfate de soude ; on agite et on filtre. On ajoute alors au liquide de la liqueur cupropotassique, jusqu'à coloration sensiblement bleue, et l'on chauffe ; s'il n'y a qu'une réduction incomplète, il est inutile d'aller plus loin, parce que le vin ne renferme que les 1,5 à 2 grammes de sucre qu'il conserve normalement après la fermentation. Si la réduction est complète, c'est-à-dire que le liquide se colore entièrement en rouge, il faut doser le sucre à l'aide d'une des nombreuses liqueurs cupro-potassiques titrées que les chimistes fournissent.

On déterminera ensuite le pouvoir rotatoire au polarimètre ; les résultats obtenus seront combinés aux précédents.

Détermination de l'acidité. — L'ensemble des acides du vin est par convention représenté par une quantité d'acide sulfurique équivalente. A du vin ayant subi l'ébullition, de manière à être dépouillé d'acide carbonique, on ajoute 2 ou 3 gouttes de solution de phtaléine de phénol, puis on cherche le nombre de divisions d'eau de baryte nécessaires pour obtenir le virage au rouge.

Il est souvent utile de doser séparément les acides volatils en faisant évaporer le vin dans le vide.

De son côté le bitartrate de potasse est dosé par le procédé Berthelot et Fleurieu ; on verse dans un matras 10 c. c. de vin et 20 c. c. d'un mélange à volumes égaux d'éther et d'alcool absolu. On bouche et on laisse reposer quarante-huit heures. On décante alors le liquide sur un petit filtre, on lave le précipité dans le matras même avec de petites quantités du mélange d'alcool et d'éther qu'on rejette sur le filtre en évitant d'y mettre du précipité ; on continue ces lavages jusqu'à ce que la liqueur filtrée soit neutre. Alors, on jette le filtre dans le matras où se trouve la crème de tartre, et l'on ajoute de l'eau distillée chaude pour tout dissoudre. On détermine ensuite, dans le matras même, l'acidité de la crème de tartre par une solution de baryte titrée. On en déduit la quantité de crème de tartre pour les 10 c. c. On multiplie par 100 et l'on ajoute 0gr,2 pour tenir compte de ce qui a été dissous dans l'éther et l'alcool.

Nous donnons ci-après la composition de quelques vins ; la plupart ont été analysés sous la direction de M. Riche, au laboratoire du Ministère du commerce.

| ORIGINE DES VINS | ALCOOL en DEGRÉS CENT. | EXTRAIT à 100° | TARTRE | CENDRES | GLYCÉRINE | ACIDITÉ TOTALE en ACIDE SULFUR. | Matières réductrices de la solution cupro-potassique | SULFATE DE POTASSE |
|---|---|---|---|---|---|---|---|---|
| Moyenne de Bourgognes ordinaires . . . . | 10,8 | 20,5 | 2,6 | 2,1 | 4,5 à 7 | 4,7 | 1,3 | » |
| Moyenne de Mâcons rouges. . . . . . | 10,1 | 19,3 | 2,2 | 1,9 | » | 5,5 | 0,7 | » |
| Moyenne de Bordeaux ordinaires . . . . | 9,8 | 2,25 | 1,9 | 2,2 | 5 à 7,5 | 4,1 | 1,1 | » |
| Vins de Narbonne plâtrés . . . . . . | 11,7 | 21,8 | » | 4,5 | » | 4,5 | 1,3 | 2 à 2,5 |
| Vins blancs français . | 7 à 11 | 13 à 18 | 1,8à2,4 | 1,7 | » | 5,5 à 7 | » | » |
| Vins rouges d'Algérie (Gautier) . . . . | 12,2 | 22,3 | 0,75 | 3,1 | » | 6,4 | 1,04 | » |
| Vins de coupage. . . | 9,5 | 19,1 | 1,9 | 3,1 | » | » | 1,8 | 1 à 2 |
| Moyenne des vins rouges d'Italie (laboratoire municipal) . . | 13,72 | 33,70 | » | 3,92 | » | » | » | » |
| Vins rouges d'Espagne ordinaires . . . . | 13,1 | 18,5 | » | 3,8 | » | 4,6 | 1,4 | » |

Voici quelques autres analyses de Gautier. Les chiffres sont donnés pour un litre de vin, comme dans le tableau suivant (voir le tableau page 618).

La proportion d'alcool, dans ce dernier tableau, est exprimée en *poids ;* il suffit de multiplier le chiffre du poids par 0,1258 pour avoir le *volume* d'alcool p. 100 de vin, c'est-à-dire le *titre centésimal* du vin. — La densité est prise à 15° ; elle est, en général, pour les vins rouges courants vinés à 15° centésimaux, de 0,993, et pour les vins marquant de 10 à 12° centésimaux, de 0,994 (A. Gautier). — Un vin qui compte 80gr,5 d'alcool par litre en renferme 10,25 volumes p. 100.

**Altérations et falsifications du vin.** — Le vin peut offrir un certain nombre d'altérations spontanées, dites « maladies », qui reconnaissent pour cause des fermentations diverses, irrégulières. Beaucoup ont leur origine dans le manque de soins, ne serait-ce que de propreté, durant la fabrication et la conservation du vin ; indication précieuse au point de vue de la prophylaxie.

Il peut se développer à la surface d'un vin en large contact avec l'air des *fleurs* : elles sont formées par le *Mycoderma vini*. Ce n'est point là une altération grave.

Le développement du *Mycoderma aceti* est chose plus fâcheuse : les vins atteints sont dits *piqués, acides, aigres*. Cette altération succède souvent à la précédente.

Les vins *tournés* sont troubles, avec une odeur fade ; ils dégagent de l'acide carbonique : aussi leur maladie est-elle parfois désignée sous le nom de *pousse ;* elle s'observe en été, et surtout sur les vins dont le degré alcoolique est peu élevé ; elle est due au développement d'un parasite filamenteux anaérobie apporté par les raisins. En outre de l'acide carbonique ce ferment donne naissance à des acides lactique, acétique, etc.

| ORIGINE DES VINS | ALCOOL | EXTRAIT SEC à 100° | GLYCÉRINE | CRÈME DE TARTRE | CENDRES | DENSITÉ |
|---|---|---|---|---|---|---|
| | | | *Vins non plâtrés* | | | |
| | gr. | gr. | | | | |
| Vins rouges français (moy.) | 81,5 | 18,9 | 5 à 7,6 | 1,2 à 5 | 1,2 à 3,8 | 1,000 à 0,985 |
| Bordeaux rouges supér. . | 73,1 | 16,4 | » | » | » | » |
| — — ordin. . | 75,5 | » | 7,19 | 2,3 | » | 0,999 à 0,991 |
| Vins de Narbonne. . . . | 87,5 | 18,9 | » | » | » | » |
| — corsés de l'Hérault . . | 85 | 19 | 6,5 à 7,6 | 1,5 à 5 | 1,75 à 3,5 | 0,999 à 0,993 |
| Bordeaux (côte Bassens 1870), 5 ans. . . . . | 86,6 | 22,24 | » | » | 2,09 | 0,994 |
| Beaujolais (Fleury 1870 excel.) 5 ans . . . . | 83,4 | 19,62 | » | » | 2,11 | 0,994 |
| Beaujolais ordinaire (1872) | 87,4 | 20,71 | » | » | 2,17 | 0,994 |
| Petit vin du Cher (1875), 5 mois . . . . . . | 73,9 | 18,74 | » | » | 1,72 | 0,996 |
| Autre vin du Cher (1875), 5 mois) . . . . . . | 61,9 | 15,62 | » | » | 1,94 | 0,996 |
| Petit vin d'Orléans 8 mois (1875) . . . . . . . | 53,3 | 17,92 | » | » | 1,77 | 0,998 |
| Petit Bourg. (Augy 1875) | 50,9 | 17,24 | » | » | 1,84 | 0,999 |
| Vin blanc d'Entre-Deux-Mers (Bordeaux 1874) . | 73,1 | 16,80 | » | » | 3,61 | 0,994 |
| | | | *Vins plâtrés* | | | |
| Vins ord. de l'Hérault, à cépages colorés . . . | 81,8 | 23,5 | » | » | 3 2 à 4,6 | » |
| Vin d'Aramon coloré (Pasteur). . . . . . . . | 80,5 | 24,0 | » | » | 2,95 | » |
| Vin de Lésignan (10 mois). | 85,8 | 25,08 | » | » | » | » |
| Autre — — | 82,6 | 25,16 | » | » | » | » |
| Vin d'Olonzac (Hérault), 10 mois . . . . . . . | 83,4 | 26,72 | » | » | » | » |
| Petits vins de l'Hérault coupés d'Aramon. . . | 81,1 | 17,78 | » | » | 2,62 | 0,994 |
| Autres. — — | 83,5 | 18,88 | » | » | 2,71 | 0,994 |
| Villevayrac (Hérault 1875), 8 mois . . . . . . | 85,0 | 21,62 | » | » | 4,05 | 0,999 |
| Vin de Portugal très foncé (Tinto 1875). . . . . | 108,1 | 27,46 | » | » | 2,59 | 0,994 |

Les vins *amers* sont envahis eux aussi par un ferment filamenteux déterminant la production d'acides butyrique et acétique ; la maladie s'observe de préférence sur les vins de la Côte-d'Or et les grands vins de Bourgogne.

Les vins faiblement alcooliques du bassin de la Loire sont exposés à devenir *filants*, *gras* sous l'influence d'un bacille anaérobie provenant probablement des raisins.

La *casse* se manifeste dans les vins blancs par une teinte plus ou moins jaune, voir brune, et parfois un certain trouble du vin ; dans les vins rouges par une décoloration ; il s'agit là d'une altération de la seule matière colorante, qui paraît résulter d'une oxydation d'origine encore mal connue.

Depuis quelques années on a signalé des vins *mannités* parmi les vins d'Algérie, d'Espagne, d'Italie : le sucre y est transformé en mannite, probablement par suite de l'action d'un microbe spécial que favorisent les températures élevées. Les vins mannités ont une saveur aigrelette due à un excès d'acidité.

Le vin est l'objet d'innombrables falsifications, surtout dans les années de mauvaises récoltes, comme cela a été naguère le cas dans notre pays à la suite de la dévastation des vignes par diverses maladies : on cherche alors tous les moyens d'augmenter la quantité de cette boisson toujours recherchée, on dissimule tant bien que mal les défauts du vin médiocre, et on fabrique même du vin à peu près de toutes pièces. La reconstitution du vignoble d'une part, des modifications importantes au régime fiscal à l'égard du vin d'autre part, entraînent naturellement la raréfaction de ces fraudes dont plusieurs sont de nature à porter une atteinte directe à la santé des consommateurs ainsi que nous allons l'exposer.

Lorsque l'on recherche si un vin a été ou non falsifié, toutes les indications fournies par le laboratoire ne dispensent d'ailleurs jamais de s'enquérir de l'origine de ce vin, de son âge, du cépage qui l'a fourni, des procédés de fermentation usités dans la contrée d'où il provient, toutes choses souvent difficiles à connaître, à vrai dire, mais qui peuvent expliquer bien des anomalies en apparence attribuables à des manipulations frauduleuses : c'est là un principe à ne point perdre de vue (Riche).

Vinage. — Le vinage est une opération qui consiste à ajouter de l'alcool au vin, soit après sa préparation, soit au moment de la fermentation ; cela est régulier vis-à-vis des vins sucrés dits liquoreux pour empêcher la totalité de leur sucre de fermenter ; on pourrait encore admettre que l'on agisse de même vis-à-vis de vins faibles, pour aider à leur conservation ; mais le plus souvent l'alcool est ajouté au vin dans un but frauduleux, pour permettre un mouillage ultérieur. Le commerçant fait passer en douane ou à l'octroi un vin suralcoolisé, puis une fois les droits basés sur le volume de ce vin payés, il en augmente la quantité (en diminuant le titre alcoolique) par une addition plus ou moins considérable d'eau. En fixant à 12° au plus (au lieu de 15°) le titre alcoolique des vins entrant en France, on a beaucoup diminué la fraude en question ; la suppression des droits d'octroi achèvera de lui enlever la plus grande partie de l'intérêt que les débitants y trouvaient encore dans les villes.

On apprécie le vinage par le dosage de l'alcool, de l'extrait, de la glycérine, et l'appréciation des rapports entre les taux de ces divers éléments. Une circulaire ministérielle a fixé à cet égard les règles suivantes :

1° Vins rouges. Le poids de l'alcool est au maximum 4 fois 1/2 celui de l'extrait ; lorsque ce rapport est dépassé (avec une tolérance de 0,1 en sus) on doit conclure au vinage. On détermine le rapport susdit en divisant le poids de l'alcool (obtenu en multipliant par 0,8 la richesse alcoolique exprimée en volume par litre) par le poids de l'extrait réduit, c'est-à-dire l'extrait sec ordinaire diminué du nombre de grammes moins un donné par les dosages de sucre et du sulfate de potasse.

2° Vins blancs. Si la densité d'un vin blanc est inférieure à 0,985, on pourra être certain du vinage. Par ailleurs le rapport maximum du poids de l'alcool à celui de l'extrait réduit est fixé ici à 7,5.

Mouillage. — C'est l'addition au vin d'une certaine proportion d'eau ; pratique incontestablement frauduleuse, favorisée par le vinage et dissimulée au moyen d'une autre fraude, la *coloration artificielle*. Au surplus, la façon de mettre de l'eau dans le vin est extrêmement variée (A. Gautier, Pabst) ; mais il faut, en particulier, toujours s'attendre à ce que le mouillage soit associé au vinage et au plâtrage.

On reconnaît le mouillage d'un vin à la diminution de la proportion d'extrait, d'alcool, de glycérine même, et par la considération du rapport existant entre l'alcool en volume 0/0 et l'acidité totale par litre de vin. En effet le fraudeur a pu remédier à l'affaiblissement de la proportion d'alcool et de glycérine dans un vin mouillé en l'alcoolisant puis en y ajoutant de la glycérine (cette dernière addition suppléant au déficit d'extrait). Mais A. Gautier se basant sur le fait que plus un vin est alcoolique moins il est acide, et réciproquement, a trouvé que, pour les vins rouges, la somme des poids de l'alcool et de l'acidité totale (calculée en acide sulfurique) ne varie que dans des limites très étroites, 13 à 17 si le vin n'est pas plâtré ; pour les vins plâtrés, après avoir retranché de la quantité de sulfate de potasse trouvée la proportion normale 0,34 on multipliera le reste par 0,2 pour avoir le chiffre à retrancher de l'acidité exagérée du vin. A vrai dire cette règle dite « alcool-acide » ne donne pas une certitude absolue mais seulement une probabilité.

On se souviendra au surplus que le poids des cendres doit toujours être égal environ au dixième de celui de l'extrait, et que le poids de celui-ci en grammes représente un chiffre au moins double de celui qui indique le titre alcoolique centésimal du vin dont il s'agit.

Sucrage. — Dans les années pluvieuses il arrive parfois que les raisins peu mûrs fournissent par suite du défaut de sucre des vins sans force ni bouquet ; on cherche à y remédier par le sucrage. Tantôt on ajoute du sucre de cannes ou de betteraves au moût avant la fermentation ; c'est la *chaptalisation*, à laquelle il n'y a trop rien à dire si en même temps on ne neutralise pas une partie de l'acidité du moût au moyen de carbonate de chaux ou de potasse. Tantôt, et plus souvent, on a recours au *procédé de Gall* qui consiste à verser d'abord de l'eau sur le moût en proportion convenable pour ramener l'acidité à la normale ; après quoi on ajoute du sucre, ou plutôt du glucose ; c'est là en somme un mouillage et une espèce de vinage, sans compter les inconvénients résultant de l'emploi de glucose volontiers impur. Enfin on se sert aussi du *procédé Petiot* dans lequel on arrose d'eau sucrée le marc déjà pressuré ; on laisse ensuite fermenter quelque temps. Les vins obtenus grâce au sucrage présentent une notable diminution des proportions d'extrait, de tartre, d'acidité, de glycérine, de tannin ; aussi les maquille-t-on de toutes manières. L'expertise pourra y déceler le glucose par l'examen au polarimètre.

On a même fait du vin avec des raisins secs broyés, additionnés d'eau et soumis à la fermentation ; on ajoutait souvent du glucose à ce mélange. Le liquide obtenu se caractérisait par sa richesse en sucre, gomme, extrait, acide tartrique libre et acide formique.

Platrage — L'addition de plâtre au moût, avant la fermentation, a été pratiquée surtout dans le Midi pour rendre la fermentation normale plus complète, faire obstacle à des fermentations ultérieures ; relever le degré acidimétrique du vin, d'où résulte une coloration plus intense et plus vermeille ; dépouiller et clarifier le vin ; faciliter sa conservation. Au point de vue du commerce, les vins plâtrés résistent mieux aux altérations connues sous le nom de *maladies des vins*. Ils supportent mieux les chaleurs, les transports, les manipulations, les coupages. Pour les consommateurs, le plâtrage permettrait de leur offrir de petits vins, d'un prix abordable, qui sans cela, dans certaines années, se gâteraient promptement.

Mais d'ailleurs le plâtre décompose le bitartrate de potasse, l'un des principes les plus utiles du vin, et y substitue non seulement le *sulfate neutre de potasse*, purgatif irritant, abandonné à cause de cela par la thérapeutique, mais encore le *sulfate acide de potasse*, qui est un véritable caustique (Marty), et même de l'*acide sulfurique* libre (Magnier de la Source), par réaction de l'alcool sur le sulfate acide. On trouve quelquefois aussi, dans le vin plâtré, de l'alumine provenant du plâtre impur qui a été employé.

Le sulfate de potasse, dont les proportions normales dans les vins ne dépassent jamais 0gr,6 (Marty) par litre, *est nuisible* dès qu'il arrive à un taux élevé et, spécialement, au-dessus de 2 grammes par litre de vin, ainsi qu'il résulte des observations, dans l'armée, de Michel Lévy, Champouillon, à l'époque où l'administration, sur l'avis de Poggiale, tolérait 4 grammes par litre ; des témoignages recueillis par E. Richard, dans l'enquête de 1885, dans les pays où l'on consomme des vins plâtrés (Yonne, Côte-d'Or, Isère, Gard, Rhône, Puy-de-Dôme, etc.), et des expériences faites sur lui-même par Marty.

Finalement, d'accord avec les avis antérieurs du Comité consultatif d'hygiène (Legouest, 1879 ; Gaillard, 1880 ; Richard, 1884 ; G. Pouchet, 1887) ; Marty a fait adopter par l'Académie de médecine (12 juin 1888) cette conclusion :

« Que la présence du sulfate de potasse dans les vins du commerce, quelle qu'en soit l'origine, ne doit être tolérée que jusqu'à la limite maxima de 2 grammes par litre. »

On a été longtemps à mettre en vigueur les règlements nécessaires à assurer sur ce point la protection de la santé publique. Mais enfin la loi du 11 juillet 1891, passant par dessus la résistance acharnée de nombreux viticulteurs du Midi, a interdit les vins plâtrés contenant plus de 2 grammes de sulfate de potasse ou de soude par litre. La même interdiction existait déjà en Allemagne et en Italie.

Pour déceler le plâtrage, on dissout 7 grammes de chlorure de baryum cristallisé à 16°, en même temps que 25 centimètres cubes d'acide chlorhydrique pur et concentré, dans suffisamment d'eau pour faire un demi-litre ; 10 centimètres cubes de cette solution répondent exactement à 0gr,1 de sulfate de potasse. En ajoutant 3 centimètres cubes de cette liqueur à 50 centimètres cubes de vin, on précipite tous les sulfates qui existent *normalement* dans celui-ci. Si, après avoir filtré, l'addition d'une nouvelle quantité de chlorure de baryum produit encore un précipité, c'est que le vin est plâtré (Marty). 100 parties de ce nouveau précipité, desséché au rouge rapidement, correspondent à 73,82 de gypse hydraté ou a 74,68 de sulfate de potasse (Dietzsch).

Coloration artificielle. — Il y a eu une époque où cette fraude était fréquente ; elle est devenue relativement rare, ou du moins on se borne à additionner les vins rouges peu colorés d'un vin foncé en couleur, dit teinturier : ce n'est là qu'un coupage.

Mais il arrive que l'on use encore pour dissimuler un mouillage soit de colorants végétaux (baies d'hièble et de sureau, baies de myrtille, de phytolacca, bois de Campêche, rose trémière, cochenille), soit plutôt des matières colorantes dérivées de la houille, basiques ou acides, fuchsine, sels d'aniline, dérivés azoïques. Quelques-unes de ces substances sont insalubres ; beaucoup de dérivés azoïques sont toxiques, et quelques colorants végétaux (hièble, phytolacca) sont drastiques. Comme au surplus la coloration artificielle du vin a toujours pour but de masquer une fraude, il faut se féliciter de ce que la loi du 11 juillet 1891 ait interdit toute addition de matières colorantes au vin.

Il est déjà difficile d'établir si la coloration d'un vin est ou non normale ; toute une série d'essais trop nombreux pour être rapportés ici doivent être faits pour obtenir une conviction à cet égard. Mais il est encore plus difficile d'arriver à reconnaître le cas échéant à quel colorant artificiel on a affaire, surtout s'il s'agit d'un colorant végétal. Une matière colorante quelconque mélangée à la couleur naturelle variable du vin ne peut être caractérisée que par un ensemble de réactions concordantes. Nous ne pouvons exposer ici les méthodes chimiques qui servent à cet effet et dont on trouvera le détail dans les traités spéciaux.

**Usage du vin.** — Bien que la plupart des Français fassent habituellement usage du vin, la consommation moyenne de cette boisson pour l'ensemble de notre pays ne paraît pas supérieure à 80 litres par tête et par an ; elle a diminué depuis 1880 jusqu'en ces dernières années ; toutefois elle dépasse 200 litres dans un certain nombre de villes (Bordeaux, Montpellier, Nice, Grenoble, Saint-Etienne, Clermont-Ferrand, Versailles) et approche de ce chiffre à Paris. Sans doute on peut parfaitement se passer de vin, car il n'est en aucune façon une véritable source d'énergie pour l'organisme ; mais la consommation moyenne actuelle, en elle-même, ne nous semble pas exagérée. Nous admettrions volontiers qu'un travailleur adulte bût de 1 litre à 1 litre et demi de vin par jour, ce vin ne contenant que 8 à 9 0/0 d'alcool, et aucune autre boisson alcoolique ne venant s'y ajouter, sauf à titre tout à fait exceptionnel, c'est-à-dire de loin en loin et à faible dose. Après tout, un vin loyal, pris avec modération, n'est pas à notre avis une mauvaise boisson, et avec son arome, sa saveur, il offre au consommateur une certaine stimulation vraisemblablement inoffensive, et qui d'ailleurs fait plaisir. On ne saurait dire si l'usage du vin n'est pas pour quelque chose dans l'esprit et la gaieté française, attributs précieux de notre race. Au surplus il convient de ne pas oublier que des hommes tels que Pasteur, Bergeron, Lunier, regardaient l'abondance du vin de bonne qualité comme étant dans une mesure appréciable un préservatif contre l'alcoolisme. De fait ce ne sont pas ceux de nos départements où l'on récolte le plus de vin qui renferment le plus d'alcooliques, bien au contraire.

Cependant il faut tenir le plus grand compte de la quantité d'alcool contenue dans le vin, et se bien persuader que la dilution de cet alcool n'est point une garantie indéfinie contre l'alcoolisme ; les symptômes de celui-ci apparaîtront si l'on abuse du vin ou si, chose fort commune malheureusement, on absorbe en sus diverses autres boissons alcooliques : les effets du vin et ceux de ces autres boissons s'ajoutent sans contredit. D'où ressort le danger de l'appellation de « boissons hygiéniques » appliquée pour des raisons électorales par les représentants de notre suffrage universel au vin, à la bière, au cidre, et qui tend à faire croire que ces boissons étant utiles à la santé, capables de « donner de la force », on ne saurait pour ainsi dire en abuser. C'est le cas de répéter avec Duclaux que « les seules boissons hygiéniques sont celles dont on n'abuse pas. »

Non seulement le vin peut contribuer à l'alcoolisme, ou même, à lui seul, le faire naître — toutefois avec une lenteur relative — mais il a été accusé de produire, grâce à ses sels de potasse, une forme spéciale d'intoxication chronique, dite *œnilisme*, caractérisée notamment par de la cirrhose du foie ; Lancereaux il est vrai est presque seul à soutenir cette doctrine. Il faut toutefois reconnaître d'autre part que la fermentation vinique étant bien loin d'être pure, il se trouve dans le vin une foule de composés secondaires, qui du reste donnent à chaque vin son bouquet, son arome, son cachet spécial, mais dont le mélange offre aussi une toxicité très élevée, à s'en tenir du moins aux résultats des injections de vin chez les animaux (Daremberg). C'est là une donnée à ne pas négliger complètement, sans s'en exagérer d'ailleurs la portée pratique.

Finalement il n'y a pas lieu, croyons-nous, de redouter l'augmentation de la production de vin à laquelle nous assistons depuis quelques années en France. Il paraît bien que la consommation a un peu progressé aussi ; et elle a entre autres progressé tout récemment, en partie sous l'influence des modifications apportées au régime des boissons et qui comportent d'importantes réductions de droits d'octroi vis-à-vis des boissons fermentées. La chose offre d'autant plus d'intérêt qu'il semble s'être produit en même temps une certaine réduction dans la consommation des eaux-de-vie ou liqueurs alcooliques, vis-à-vis desquelles on a par contre relevé les droits.

**La bière.** — La bière est une boisson fermentée, dans laquelle l'alcool et l'extrait sont fournis par l'orge ou quelque autre céréale, et qui est aromatisée par le houblon. L'orge, à poids égal, contient plus de matière féculente que les autres céréales ; mais, du moment qu'il s'agit d'obtenir une liqueur sucrée, un *moût* accessible à la fermentation alcoolique, il est clair que d'autres grains peuvent remplacer l'orge. Aussi fabrique-t-on de la bière avec l'avoine, avec le maïs (États-Unis), le riz (Indes Orientales).

On récolte en France quelques 25 millions d'hectolitres d'orge pour la brasserie(surtout dans les départements d'Ille-et-Vilaine, de la Manche, de la Mayenne, de la Sarthe), et on en importe 2 ou 3 autres millions d'hectolitres. D'autre part nous importons 2 à 3 millions de kilogs de houblon (*Humulus lupulus*), cultivé surtout en Angleterre, en Allemagne, et aussi en Belgique, en Autriche ; mais on en récolte aussi dans les départements du Nord, de la Côte-d'Or et de Meurthe-et-Moselle. Les *cônes*, cueillis au mois d'août, sont transportés dans des séchoirs à air chaud dont la température ne doit pas être trop élevée, afin de ne pas volatiliser les principes aromatiques de la plante. Le houblon de récolte récente est de beaucoup le meilleur ; le houblon vieux de plus d'une année est presque sans valeur. Mais la production étant extrêmement variable, il en est de même des prix de vente d'une année à l'autre.

**Fabrication de la bière.** — La fabrication de la bière comprend essentiellement deux phases, le *brassage* ou production du moût, et la *fermentation* de celui-ci. Mais l'orge ne renfermant pas la matière sucrée toute faite, il faut en préparer d'abord la formation. C'est l'œuvre du *maltage*.

On *mouille* l'orge, dans des cuves peu profondes, où il est facile de la retourner et de l'aérer en renouvelant l'eau ; l'opération peut se faire à froid. Le grain commence à germer, c'est-à-dire que s'y développe la *diastase* qui plus tard déterminera la saccharification de l'amidon du grain. Pour continuer, on porte le grain dans des *germoirs* bien ventilés, assurant l'expulsion continue de l'acide carbonique que la germination produit. Si la température s'élève notablement dans les couches de grains, on les étale davantage. Lorsque la germination est arrivée au point convenable, on l'arrête brusquement par le *touraillage* à l'air chaud ; la température du courant d'air doit être de 42 à 43° au début et continuer par 47 et 48°, pour terminer par une température d'au moins 90°. A cet état, le grain est devenu le malt ; il doit être très friable, parfaitement sec et germé à fond, avec plumule très développée. Il donne environ 60 p. 100 d'extrait, mesuré au saccharimètre, quand on le traite par l'eau à 73°. Dans les pays de grande fabrication, le maltage se fait dans des établissements spéciaux, et le malt tout prêt est vendu aux brasseurs proprement dits. Il faut qu'il soit de préparation récente.

Le brassage durant lequel la diastase transformera l'amidon en maltose et dextrine s'opère dans des *cuves-matière*, soit par infusion, soit par décoction, selon que l'on aura ensuite recours à la fermentation haute ou à la fermentation basse. Dans le premier cas on épuise le malt par des additions successives d'eau de plus en plus chaude, que l'on soutire séparément en les faisant filtrer à travers le malt, ce qui donne d'abord les « bières fortes » et en dernier lieu les « petites bières » ; le résidu insoluble constitue la drèche ; cette méthode est employée en Angleterre, en Belgique, et par un certain nombre de brasseurs des départements du Nord et du Rhône. Toutes les autres bières françaises se préparent maintenant comme les bières allemandes par décoction : on recouvre le malt d'eau tiède, puis on enlève environ un tiers du moût pâteux ainsi obtenu, on fait bouillir cette portion et on la ramène dans la cuve pour réchauffer le moût qui y reste ; cette manœuvre se répète plusieurs fois avant qu'on ne finisse par soutirer le moût clair.

Le moût est alors porté à l'ébullition pendant quelques heures en présence du houblon qui lui abandonne ses principes amers et aromatiques; on clarifie, on aère, et surtout on refroidit ensuite très promptement le liquide obtenu, en s'efforçant ainsi de le protéger contre les fermentations irrégulières : finalement on l'ensemence avec la levûre propre à y développer la fermentation normale voulue, sous l'influence de laquelle la matière sucrée va passer à l'état d'alcool et d'acide carbonique.

La fermentation s'opère suivant deux modes distincts : la fermentation *haute*, la plus anciennement pratiquée, qui donne les bières anglaises et nos bières du Nord, dure d'abord 3 à 4 jours et s'effectue à la température de 15° à 20°, après quoi on clarifie et on conserve quelques jours en cave entre 10° et 15°; la fermentation *basse*, dont les produits allemands ou français sont plus estimés que les précédents et se vendent à des prix supérieurs, s'opère d'abord pendant douze jours entre 4° et 9°, puis pendant deux à trois mois entre 0°,5 et 2°. Ce dernier genre de fabrication s'est singulièrement perfectionné depuis quelques années et met en œuvre des procédés tout à fait scientifiques dont les résultats ont donné à la brasserie une sécurité qui lui était autrefois inconnue : citons l'emploi de levûres pures, de machines frigorifiques, la stérilisation des divers récipients, l'usage de bons filtres et celui des appareils à contre pression évitant au moment de la mise en fûts ou en bouteilles la perte d'une partie de l'acide carbonique qui rend la bière claire (brillante) et mousseuse. Naguère encore on a imaginé de faire fermenter dans le vide, d'où une énorme réduction du temps nécessaire à la fermentation (3 semaines au lieu de près de 3 mois).

**Composition, caractères généraux, variétés.** — La bière renferme, avec une quantité considérable d'eau, 1 à 8 p. 100 d'alcool; de notables proportions de sucre, dextrine, matières azotées, de faibles proportions de glycérine, d'acide succinique; une matière grasse ; des substances amères et résineuses ; acide tannique, extrait de levûre, acide lactique et lactates, acide acétique et acétates, malates ; des sels ammoniacaux, du chlorure de sodium et de potassium, du sulfate de potasse, des phosphates de potasse, soude, chaux, magnésie, de la silice et de l'oxyde de fer ; enfin de l'acide carbonique.

Il importe de remarquer surtout, parmi ces éléments, les *matières albuminoïdes* qui sont, selon Payen, dans la proportion de 5gr,26 par litre dans la bonne bière de Strasbourg, représentant 0gr,80 d'azote ; les *phosphates*, assez abondants dans les bonnes bières pour qu'un litre de celles-ci renferme 0gr,80 d'acide phosphorique, c'est-à-dire autant que 530 grammes de viande de bœuf ou 220 grammes de pain ; et les *hydrocarbonés*, dextrine, glucose (40 à 50 p. 1000), qui persistent après la fermentation.

L'*extrait* dont la proportion varie de 2 à 14 0/0 comprend surtout des matières minérales et des hydrocarbonés. Le réel mérite de la bière consiste dans un juste équilibre entre ces deux éléments : il faut 1 d'alcool p. 1,75 d'extrait. Ch. Girard assigne la composition suivante à la bière moyenne : alcool 30 p. 1000 ; extrait 39 ; cendres 1,5.

On détermine la richesse de la bière en *alcool*, en *extrait*, *acide phosphorique*, *glycérine*, etc., par des procédés fort semblables à ceux qui ont été indiqués pour le vin. Nous avons vu quelles doivent être les proportions des premiers éléments. L'acide phosphorique doit faire environ le tiers de l'extrait ; la glycérine ne pas dépasser 2 à 3,5 p. 1000.

L'*acide carbonique* est un élément spécial à la bière. Il y en a deux volumes dans la bière non mousseuse et jusqu'à 25 ou 26 volumes dans la bière fortement mousseuse. On le dose en l'expulsant par la chaleur; on le reçoit sur du chlorure de baryum qui le fixe ; l'alcool et la vapeur, qui ont pu se dégager en même temps, sont retenus sur du chlorure de calcium. Il n'y a plus qu'à peser, au bout d'environ une heure.

En dehors de l'acide carbonique, la bière renferme des *acides lactique, acétique, succinique*, dont la proportion ne doit pas dépasser 3,8 p. 100 du poids de l'extrait (Giessmayer). On titre l'acidité de la bière, après l'expulsion de $CO^2$, par la liqueur ammoniacale au dixième, dont la formule a été donnée pour l'expertise du vinaigre. En multipliant le nombre de centimètres cubes de cette liqueur employés par 0,09 (l'équivalent de l'acide lactique est 90), on a l'acidité de 10 centimètres cubes de bière, exprimée comme si elle était entièrement due à l'acide lactique. L'acide acétique est généralement en proportion moindre que le précédent.

La bière de bonne qualité est limpide et transparente ; celle qui est trouble ou contient des particules solides en suspension le doit à ce que la fermentation y est encore en activité et qu'il y persiste trop de matières albuminoïdes. Souvent cette fermentation n'est plus due au ferment alcoolique normal, mais au ferment acétique ou visqueux.

La bière riche en acide carbonique se recouvre, dans les verres où on la verse, d'une mousse blanchâtre, à très fines bulles et comme crémeuse, à moins qu'elle ne soit à très basse température ; dans ce cas, il n'y a pas de mousse.

La couleur de la bière est pâle, ambrée ou brune. Cette dernière teinte n'indique pas toujours une plus grande richesse d'extrait ; on peut l'obtenir soit par un excès de torréfaction du malt, soit par l'addition de substances colorantes.

La saveur de la bière doit être fraîche, légèrement spiritueuse et donnant une impression de moelleux. Elle ne doit avoir d'autre goût que celui du malt et du houblon. Il faut également se défier d'un excès d'amertume et d'une saveur sucrée trop accentuée. Le goût de poix ne sert quelquefois qu'à masquer une avarie de la bière. La saveur de lessive doit faire supposer que l'on a combattu par la potasse ou la soude un certain degré de fermentation acétique.

Le poids spécifique de la bière, après expulsion de $CO^2$, est entre 1,010 et 1,030. Il dépend surtout de la richesse en extrait ; mais on ne peut en rien conclure d'absolu.

La bière saine doit être *bien fermentée* et dépouillée : ce qu'on reconnaît en ajoutant 1 à 16 parties de bière à une solution de 10 parties de sulfate de fer dans 150 p. d'eau. Le trouble qui se produit immédiatement doit se rassembler, au bout de quinze à trente minutes, en un précipité qui n'occupe pas plus d'un sixième du volume de la liqueur, si la bière est bien fermentée.

Les bières fortes, obtenues par fermentation haute (bières anglaises et belges) sont très alcooliques, parfois presque autant que le vin ; les bières obtenues par fermentation basse, dites aussi bières douces (fabriquées surtout en Allemagne), sont moins alcooliques et plus moelleuses. En général les bières d'exportation et de conserve doivent posséder une teneur alcoolique supérieure à celle des bières débitées sur place, au fur et à mesure de leur fabrication.

Les types de bières basses les plus connus, dit P. Petit auquel nous empruntons les détails ci-après, sont la bière de *Munich*, la bière de *Vienne*, la bière autrichienne *Pilsen*. Les bières de Munich sont colorées par du malt torréfié ou du caramel ; leur teneur en alcool est relativement faible (sauf pour les bières d'exportation) ; elles renferment une importante proportion de matières dissoutes donnant au consommateur l'impression d'avaler quelque chose de nourrissant, d'un peu pâteux. Les bières Pilsen, très fortement houblonnées, peu colorées, possèdent une amertume assez prononcée. Les bières de Vienne, moins pâles, moins houblonnées se rapprochent des bières françaises de fermentation basse, avec 4 à 5 0/0 d'alcool. Les bières hautes du Nord, moins alcoolisées, légèrement amères et acides, peuvent donner une assez agréable boisson de table. Les bières anglaises, Pale-ale, Stout, sont très alcoolisées et très houblonnées.

Voici d'après le Laboratoire municipal de Paris quelques données sur la composition d'un certain nombre de bières françaises et étrangères :

| Origine de la bière | Alcool 0/0 en vol. | Extrait | Sucre | Acidité | Cendres. |
|---|---|---|---|---|---|
| | | par litre. | | | |
| Strasbourg . . . . . | 4,7 | 46,5 | 9 | 4 | 3,2 |
| Lille . . . . . . . . | 4,1 | 46,5 | » | » | 3,5 |
| Tantonville. . . . . | 5,6 | 57,0 | » | » | 2,9 |
| Lyon (bière de garde) . | 5,5 | 50,0 | » | » | » |
| Munich (bière de débit) . | 1,1 | 78,0 | » | » | 2,8 |
| — ( — de garde) . | 4,5 | 72,0 | » | 2 | 2,9 |
| Pilsen . . . . . . . | 4,5 | 53,7 | » | » | 2,3 |
| Vienne (bière de débit) . | 2,7 | 47,0 | » | » | 1,7 |
| Pale-ale. . . . . . | 5,57 | 46,2 | » | » | » |
| Stout. . . . . . . . | 9,0 | 75,0 | » | » | » |
| Porter . . . . . . . | 6,4 | 65,0 | » | » | » |
| Bruxelles (Lambick) . . | 6,2 | 37,0 | 4,4 | 10,5 | 3,2 |

**Altérations et falsifications.** — La bière est, en somme, une liqueur délicate, facilement accessible à des maladies qui sont presque toutes graves, parce qu'il n'est pas de correctif qui lui rende ses propriétés premières ou même en fasse quelque chose de potable. Ces maladies sont essentiellement dues à des ferments étrangers, quelquefois même à la reprise d'activité des levûres régulières qui ne sont jamais complètement absentes ; cette reprise de la fermentation primitive s'observe surtout avec les bières à fermentation basse, riches en matières dissoutes, en principes sucrés non encore transformés ; aussi ces bières doivent-elles recevoir des soins constants, sans quoi elles se troublent, se piquent, deviennent amères, imbuvables.

Les bières *acides*, *aigres*, *piquées*, sont telles par le fait du développement du ferment acétique. On les corrige (mal) par l'addition de bicarbonate de soude, 50 gr. par hectolitre environ. Il faut les coller ensuite et finalement les consommer sans retard.

Les bières *filantes*, *visqueuses*, *vertes*, ont été envahies par la fermentation visqueuse ; on les traite par le tannin (8 à 10 gr. par hectolitre) ou le cachou (25 gr. par hect.).

Les bières *putrides* doivent être jetées au ruisseau. Il conviendrait d'en faire autant des bières *moisies*.

Les industriels sont toujours très tentés de combattre ou de prévenir les nombreuses altérations dont la bière est si aisément atteinte par l'addition à cette boisson de divers antiseptiques, entre autres l'acide salycilique, l'acide sulfureux, les bisulfites. L'emploi de l'acide salicylique est interdit ici comme dans tout aliment ou boisson. Il ne faudrait pas abuser de l'autorisation de se servir de l'acide sulfureux ou des bisulfites alcalins, car finalement la bière peut contenir de l'acide sulfurique ou des sulfates en quantités nuisibles, voire même de l'arsenic provenant de bisulfites impurs.

Selon Villiers et Collin bien peu des bières qui sont livrées à la consommation en France se trouvent préparées exclusivement avec de l'orge malté, du houblon et de la levûre. Au surplus il en est la plupart du temps de même à l'étranger. On confectionne notamment le malt avec des fécules à bas prix ou avec des glucoses, et l'on s'efforce de remplacer le houblon par des substances amères quelconques. Enfin il arrive que l'on introduise dans la bière de la glycérine, et d'autres fois de la saccharine.

L'emploi de fécules, entre autres de fécule de pommes de terre, peut devenir dangereux quand on saccharifie cette substance à l'aide d'un acide impur; le cas est le même si l'on recourt directement au glucose, lequel est souvent fabriqué avec un acide sulfurique contenant de l'arsenic (Clouet) : c'est ainsi que naguère on a observé en Angleterre, à Salford, à Manchester, et peut-être ailleurs encore, des accidents parfois mortels qui paraissent bien avoir été causés par l'ingestion de bière contenant une proportion élevée d'acide arsénieux du fait du glucose ayant servi à sa préparation. Dans la bière faite avec du malt d'orge, la proportion de dextrine après la fermentation est très supérieure à la proportion de glucose : si l'on constate l'inverse, c'est qu'on aura probablement employé du glucose. La chose devient certaine si le poids de l'alcool trouvé dans un litre de la bière examinée l'emporte sur le poids de l'extrait. Avec la substitution d'amidon ou de fécule au malt d'orge, le poids de l'extrait reste normal, mais il y a pourtant diminution des matières azotées et des phosphates de la bière (Villiers et Collin).

En ce qui concerne les substitutions au houblon, les plus habituelles se font avec : acide picrique, noix vomique, brucine, strychnine, bulbes de colchique (colchicine), coloquinte, coque du Levant (picrotoxine), aloès, absinthe, racine de gentiane, ményanthe, bois de quassia. Hager a constaté dans quelques bières la présence de la buxine (du buis); Ch. Girard, le fiel de bœuf dont 1 à 2 grammes par litre donnent une amertume prononcée à la bière. Mentionnons encore : l'écorce de saule, le piment, la jusquiame, la belladone, la petite centaurée, etc. Beaucoup de ces substances sont des poisons énergiques; mais, si l'on songe que la présence d'un demi-milligramme de strychnine dans un litre de bière lui communique une amertume insupportable, on soupçonne que le tort le plus grave que ces substitutions puissent causer aux consommateurs consiste toujours à les priver du houblon. Pourtant on fait bien de ne point tolérer ces sortes de falsifications.

Selon Dietzsch, pour reconnaître *in globo* que la bière renferme un succédané du houblon, sans déterminer lequel, on traite la bière par une solution d'acétate de plomb jusqu'à ce qu'il ne se produise plus de précipité. On laisse reposer. Si la liqueur redevenue limpide ne possède plus aucune amertume, c'est que la bière ne renfermait que du houblon, le principe amer de celui-ci étant le seul que l'acétate de plomb précipite.

Beaucoup de brasseurs ajoutent à la bière, après la fermentation, 0,50 à 1 litre de glycérine par hectolitre, pour adoucir l'amertume de cette boisson, lui donner du corps et du moelleux, augmenter le poids de l'extrait. Il y a, normalement, de 2 à 3 p. 1000 de glycérine dans les bonnes bières de garde. L'addition de glycérine à la bière comporte les mêmes observations que cette pratique a suggérées à propos du vin.

**Usage de la bière.** — La consommation de la bière en France est élevée dans le Nord et les départements voisins. Lille consomme 486,000 hect. par an (339 litres par habitant); Calais 75,000 hect. (141 litres par habitant); Saint-Quentin 104,000 hect. (240 litres par habitant). Mais les chiffres sont bien moindres dans les autres villes. A Paris on boit 280,000 hect. de bière, ce qui ne fait guère que 12 litres par habitant. Les Lyonnais, les Toulousains, n'arrivent pas à 5 litres.

La consommation moyenne dans notre pays serait, par tête et par an, d'une douzaine de litres. Ce chiffre s'élève à 140 litres pour l'Angleterre, 150 pour la Belgique, 115 pour l'Allemagne. A Munich on boit annuellement 400 litres de bière par tête.

Lunier considérait la bière comme une boisson excellente, apaisant parfaitement la soif sans qu'il fût nécessaire de l'absorber en grande quantité, nourrissante par suite de sa richesse en matières albuminoïdes, hydrocarbonées, et en phosphates, tonique et agréable grâce aux principes qu'elle tient du houblon, à la présence d'un peu d'acide carbonique, et peut-être aussi à cause de sa légère alcoolisation. On ne saurait nier la réalité de l'existence de ces précieuses qualités, et, du moins jusqu'à présent, il ne paraît pas qu'il convienne de redouter beaucoup l'alcool à l'état de grande dilution (40 pour 1000) qui se trouve dans les bières ordinaires. En dehors de l'usage des bières fortes ou de l'association de l'eau-de-vie à la bière, nous pensons qu'il faut absorber des quantités assez extraordinaires de bière pour en éprouver de fâcheux effets soit au point de vue des fonctions digestives compromises par l'excès de liquide ingéré, soit surtout au point de vue de l'alcoolisme proprement dit. Si l'alcoolisme est chose commune dans les pays où l'on consomme beaucoup de bière, comme dans les départements du Nord et du Pas-de-Calais, la faute en est à l'eau-de-vie, au genièvre, qu'on boit soi-disant pour aider à la digestion de la bière; d'ailleurs celle qui se débite couramment en Artois, en Picardie, en Flandre, est particulièrement peu alcoolisée et fade, à moins qu'elle ne possède une saveur détestable pour tout autre qu'un indigène.

La bière jeune, incomplètement fermentée, renfermant encore un excès de levûre qui n'a pas produit son effet, a été accusée par E. Strauss, Grohe, Burkhardt, de provoquer de la diarrhée, des vomissements, de la fièvre, symptômes d'une *mycose intestinale* peut-être, ou plutôt d'une légère inflammation catarrhale de l'estomac, par la végétation de *Saccharomyces cerevisiæ* dans ce viscère. Des expériences de Simanowsky ont semblé confirmer cette étiologie jusqu'à un certain point.

On se trouve plus souvent dans la pratique journalière en présence des difficultés de conservation des approvisionnements de bière là même où elle doit être consommée. Le meilleur moyen de s'en tirer chez les particuliers, ainsi que dans les pays où le climat est généralement chaud, consiste à n'user que de bière en bouteille. Dans les brasseries ou cafés qui ont un débit considérable, on a volontiers recours à des pompes à pression au moyen desquelles la bière, sous l'influence du refoulement de l'air, s'élève depuis le tonneau déposé dans une cave fraîche jusqu'à un robinet placé dans la salle même de consommation : de la sorte la bière est plus fraîche, garde mieux son acide carbonique, et finalement se conserve bien pendant les quelques jours nécessaires à épuiser le tonneau entamé. Toutefois il conviendrait de veiller à la pureté de l'air refoulé au contact de la bière; le mieux serait peut-être de le filtrer sur de la ouate. En second lieu, il faut surveiller de très près et la propreté des tuyautages à travers lesquels circule la bière, et surtout la nature du métal qui constitue ces tuyaux et leurs soudures, car il serait particulièrement dangereux de laisser la bière au contact d'alliages ou compositions plombifères quelconques.

**Le cidre.** — Le cidre est le produit de la fermentation alcoolique du jus de pomme ou du jus de poire, ce dernier étant d'ailleurs beaucoup moins commun que le premier. On ne rencontre guère cette boisson que dans le nord-ouest de la France où sa production annuelle moyenne atteint quelques 10 à 12 millions d'hectolitres.

Le cidre se fait avec des pommes appartenant à des variétés spéciales, fort différentes de celles qui paraissent sur nos tables. La qualité, le bon état de ces pommes ont une grande importance. On associe habituellement : des pommes *douces* riches en sucre, des pommes *amères* riches en tannin et des pommes *acides* très juteuses; les pommes amères sont les plus nécessaires; elles donnent un jus dense, qui fermente longuement, et un cidre généreux, de garde.

Les pommes, grossièrement broyées, sont mises à *cuver* pendant douze à vingt-quatre heures au plus, puis portées au pressoir; le premier liquide qui s'écoule donne un cidre peu alcoolisé, rarement consommé pur; vient ensuite le cidre ordinaire ou *gros cidre*. On arrose enfin le marc d'une quantité variable d'eau ; ce marc est pressuré à nouveau et fournit le *petit cidre* qui, mélangé au gros cidre, constitue le *cidre mitoyen* ou cidre de ménage. Le liquide ou moût obtenu est mis à fermenter sous l'influence de diverses levûres (*saccharomyces*) provenant d'ailleurs des fruits eux-mêmes et qui ont pour principal résultat de transformer en alcool une partie du sucre des moûts. Cette fermentation s'opère entre 15 et 18°, soit à l'air libre, soit dans les tonneaux dont la bonde reste ouverte. Une fermentation très tumultueuse s'empare de la liqueur, le cidre *bout*, et une écume jaunâtre s'échappe par la bonde. Au bout d'environ un mois, quand la densité est à 1035 ou 1042, on soutire le cidre par en haut, au siphon, dans des fûts où l'on a fait brûler un peu d'alcool et où l'on ajoute 1 kilogramme de *cachou* pour coller 1,600 litres de cidre. La fermentation continue avec calme, à bonde libre. On ferme quand la densité est réduite à 1022.

Il est probable qu'il existe de bonnes et de mauvaises levûres à cidre ; mais les meilleures, d'après Kayser, n'ont pas la stabilité des levûres du vin, en sorte qu'on ne peut jamais compter sur la régularité de produit de la fermentation des pommes. On s'efforcera toutefois d'apporter la plus grande propreté dans toute la fabrication du cidre; c'est une condition indispensable pour obtenir des produits de bonne qualité.

Quand on soutire le cidre au bout de peu de temps, alors que la fermentation est encore très incomplète, on a le *cidre doux* qui ne peut guère se conserver plus de six mois et dont le titre alcoolique est faible; quand la fermentation s'est opérée plus complètement, on a affaire au *cidre sec*, moins sucré, plus alcoolisé. Au reste le commerce mouille tous les cidres, c'est-à-dire les additionne d'une proportion d'eau variable, mais d'habitude voisine de 30 0/0.

Voici d'après Grignon l'analyse d'un certain nombre de cidres consommés dans le pays de production (Calvados) et dont le mouillage était connu :

| Mouillage 0/0 | Alcool 0/0 | Extrait à 100° | Cendres | Acidité | Sucre |
|---|---|---|---|---|---|
| 50 | 3 | 19,9 | 1,50 | 3,5 | 3,5 |
| 33 | 4 | 18,6 | 1,90 | 4,6 | 4,5 |
| 20 | 4,5 | 24,5 | 2,10 | 4,1 | 3,8 |
| 15 | 4,5 | 22,7 | 2,4 | 4,6 | 4,3 |

Le cidre sec pur contient d'ordinaire 5 à 7 0/0 d'alcool, le cidre doux dans les mêmes conditions 3 à 5 0/0; le cidre marchand, qui est mouillé, en contient 4 à 5 0/0. Celui que les paysans consomment n'en a guère que 2 à 3 0/0.

Rabot et Girard indiquent les moyennes et les minima ci-après, qu'il faut retenir en vue des falsifications :

| | Moyennes | Minima |
|---|---|---|
| Alcool . . . . . . . . | 50 à 60 gr. p. litre. | 30 gr. p. litre |
| Extrait . . . . . . . | 30 — | 18 — |
| Cendres . . . . . . . | 2,8 — | 1,7 — |

Le cidre ne se conserve jamais plus de douze à quinze mois; celui de qualité supérieure atteint rarement trois ou quatre ans. Si on ne le met pas en bouteilles, il faut se servir de petits fûts bien nettoyés et soufrés, et le tenir dans des caves à température faible et constante.

Le cidre devient âpre et piquant par l'âge; on dit qu'il est *paré* Chez les paysans normands, qui emploient volontiers l'eau sale des mares (à dessein) pour la fabrication du petit cidre, ce terme s'applique au cidre amer et acide, c'est-à-dire à peu près gâté. Ce liquide renferme des acides acétique et butyrique et donne la diarrhée.

On met quelquefois le cidre dans des tonnes qui ont contenu de l'huile d'olive. Girardin conseille même de verser une mince couche d'huile à la surface du liquide, pour empêcher l'accès de l'air et, par conséquent, supprimer l'action des ferments qui déterminent les transformations fâcheuses.

Le cidre se *trouble* ou reste trouble quand les fruits ont été de mauvaise récolte, par insuffisance de fermentation alcoolique. Girardin a conseillé d'y ajouter, en pareil cas, un peu de cassonade et de levûre.

Le cidre *file*, devient visqueux et gras : cette maladie guérit très bien par les astringents; 25 grammes de cachou par hectolitre tuent le ferment visqueux.

Le cidre noircit ou *se tue*, par excès de sels alcalins; on les sature par l'acide tartrique, 20 grammes par hectolitre.

La *pousse* se montre au commencement de l'été. On l'arrête par le transvasement dans un tonneau soufré.

Les *fleurs* sont dues à l'action de l'air dans les tonneaux mal bouchés. En remplissant exactement le fût, elles se perdent par la bonde.

Le cidre s'altère encore jusqu'à la *putridité*. A ceci il n'y a pas de remède et il ne reste qu'à faire couler le liquide au ruisseau.

En matière de *falsification* les fabricants de cidre ont suivi les errements des marchands de vin. Les fermiers de la Basse-Normandie pratiquent deux opérations : ou bien ils ajoutent au cidre une proportion d'eau variant d'un tiers à un quart, ou bien ils ajoutent à un tiers de bon cidre deux tiers d'une eau dans laquelle on a fait bouillir du houblon, des raisins, de la betterave, ce qui n'empêche pas un nouveau mouillage chez le débitant. On augmente alors la quantité d'alcool soit par vinage direct, soit en ajoutant de la mélasse, du miel, du glucose du commerce.

A Paris, les poires sèches, les pommes avariées sont employées à fabriquer un cidre qu'on mêle aux précédents ou que l'on vend tel. Comme il est difficile à conserver, on le traite par le bisulfite de chaux, l'acide salicylique, etc.

Mentionnons encore la clarification du cidre par la céruse ou l'acétate de plomb, pratique dont il est superflu de dire le danger. D'autre part, le cidre peut contenir accidentellement du plomb pour avoir été trop longtemps placé dans des vases d'étain impur.

**Usage du cidre.** — On boit à Saint-Malo plus de 300 litres de cidre par habitant et par an, 250 litres à Rennes, 220 à Caen, à Alençon, 91 à Rouen, 34 à Chartres, et des quantités insignifiantes en dehors de nos départements du nord-ouest. Il ne convient probablement pas de regretter que la consommation de cette boisson ne prenne pas plus d'extension. Sans doute c'est un produit généralement peu alcoolisé, et à ce titre il paraît étranger au degré particulièrement élevé atteint par l'alcoolisme en Normandie — à moins d'admettre que les buveurs de cidre médiocre, comme les buveurs de bières plates, éprouvent le besoin d'absorber de l'alcool à la suite de l'ingestion d'un excès de liquide qui n'est ni tonique, ni excitant. Mais le cidre n'offre par ailleurs rien de bien séduisant dans sa composition, il est très souvent mal fait, et enfin il se conserve très difficilement. Même lorsqu'il est de bonne qualité il n'estpas toujours bien supporté : la diarrhée apparaît volontiers chez les personnes qui ne sont point accoutumées à cette boisson,

**Les alcools de consommation.** — Nous désignerons sous ce nom l'ensemble des boissons alcooliques distillées, ou spiritueux, quelle que soit d'ailleurs leur origine, dont la caractéristique est de contenir au moins 25 0/0 d'alcool plus ou moins pur. On divise ces alcools en *alcools naturels* et en *alcools d'industrie ;* les premiers sont retirés de la fermentation des raisins, des pommes, de divers fruits à noyaux (cerises, prunes), de la canne à sucre ; les seconds proviennent de la distillation des moûts fermentés obtenus avec les betteraves, les grains, les pommes de terre ; en France seulement il est aujourd'hui produit d'ordinaire 15 à 18 fois plus d'alcools d'industrie que d'alcools dits naturels. Il était bien loin d'en être ainsi il y a une cinquantaine d'années; on se contentait alors des alcools naturels, provenant en grande partie de la fermentation du raisin, qui fournissait à peu près 800,000 hectolitres d'alcool (exprimé en alcool à 100°) et la fabrication des alcools d'industrie n'était pas encore créée ; depuis 25 ans au contraire cette fabrication a pris un développement extraordinaire. En 1895, par exemple, d'après les chiffres officiels, on a produit environ 60.000 hectolitres d'alcools naturels contre plus de 1.900,000 hectol. d'alcools d'industrie.

Tous ces alcools, quand on examine le produit d'une première distillation, produit désigné sous le nom de *flegme*, contiennent surtout de l'alcool éthylique, mais aussi une certaine proportion d'alcools supérieurs, d'aldéhydes, d'éthers, d'huiles essentielles ; toutefois la proportion de ces impuretés diverses est particulièrement élevée dans les flegmes d'alcools d'industrie ; et de plus les impuretés de ces alcools de betteraves, de grains, de pommes de terre ont un goût, une odeur, des plus désagréables, tandis que le goût particulier des impuretés des alcools naturels est fort apprécié des consommateurs et donne à chacun de ces alcools sa valeur spéciale au point de vue organoleptique, lequel décide aussi de la valeur marchande de ces produits.

Il en résulte que les meilleurs alcools naturels ne sont autre chose que des flegmes à peine purifiées, car on se borne à en séparer les huiles lourdes, empyreumatiques, masquant la saveur, l'arome précieux de ces produits d'une distillation rudimentaire; au contraire les flegmes au goût horrible des alcools d'industrie doivent être purifiées, *rectifiées* de la manière la plus complète possible à l'aide d'appareils perfectionnés, à distillation continue fractionnée; c'est ce qui a lieu en effet, de façon à séparer, grâce à leur point d'ébullition différent, les produits ou *mauvais goûts* de tête (aldéhyde, éther acétique entre autres) plus volatils que l'alcool ordinaire; puis les produits ou *mauvais goûts* de queue (alcools supérieurs entre autres), moins volatils que l'alcool éthylique. Notons du reste que dans la plupart des flegmes l'ensemble de ces impuretés ne dépasse pas 1 0/0 du volume de l'alcool éthylique pur estimé en alcool absolu. Après rectification convenable de ses flegmes l'industrie obtient de l'alcool éthylique neutre de goût, ou à peu près, car il ne contient plus qu'une proportion d'impuretés minime, régulièrement très inférieure à la proportion renfermée dans les meilleurs alcools naturels.

C'est ce que prouve l'analyse des boissons alcooliques fabriquées avec de l'alcool d'industrie et un parfum artificiel, qui ont ainsi en apparence les mêmes caractères organoleptiques que les alcools naturels, et par suite sont livrées comme ceux-ci à la consommation sous la dénomination générale d'*eau-de-vie ;* nous donnerons plus loin une série d'exemples ne laissant aucun doute sur la pureté chimique relative des eaux-de-vie artificielles vis-à-vis des eaux-de-vie naturelles. On verra de la sorte combien serait erronée l'idée d'attribuer les progrès de l'alcoolisme à la prétendue mauvaise qualité, c'est-à-dire à la toxicité supérieure des alcools d'industrie consommés : ces alcools sont au contraire relativement moins toxiques que les alcools naturels.

Les alcools d'industrie servent d'autre part aujourd'hui presque exclusivement à la fabrication des *liqueurs* et des *apéritifs*. C'est à la *quantité* de ces alcools, consommés soit sous ces dernières formes soit sous celle d'eau-de-vie, et non pas à leur *qualité*, qu'il faut rapporter l'extraordinaire développement de l'alcoolisme.

Il convient de remarquer que dans les chiffres officiels de la production des alcools en France (2 millions d'hectolitres par an) ne sont pas comptés les alcools naturels extraits par les propriétaires de leur récolte et soi disant destinés à leur seule consommation personnelle. Ces propriétaires ou *bouilleurs de crû* sont aujourd'hui 800,000 et les quantités d'alcool qu'ils produisent échappent à tout contrôle, car elles sont affranchies d'impôt et de déclaration : or il s'agit certainement là de quantités très considérables, probablement de plus de 500,000 hectolitres par an, et d'autre part la qualité de ces alcools (au point de vue toxique) est le plus souvent fort médiocre en raison des fâcheuses conditions dans lesquelles s'opèrent les fermentations et la distillation de ces produits (outillage insuffisant, manque de savoir faire des producteurs). Selon X. Rocques c'est en Normandie et en Bretagne surtout que se fabriqueraient ces mauvais alcools de fruits répandus en fraude parmi la population des campagnes.

La majeure partie des alcools d'industrie (1,500,000 hectol.) est produite en France à l'aide des betteraves et des mélasses qui en dérivent : c'est dans le département du Nord que s'opère la majeure partie de cette fabrication. Les grains ou matières farineuses, représentés surtout maintenant par du riz d'Indo-Chine, fournissent une quantité d'alcool déjà bien moindre (400,000 hectol. au plus). Les pommes de terre ne sont presque pas utilisées à cet effet, contrairement à ce qui se passe par exemple en Allemagne.

**Expertise des alcools.** — On commence par prendre le titre alcoolique du liquide auquel on a affaire à l'aide de l'alcoomètre légal (décret du 17 sept. 1884), qui est un aréomètre dont la tige s'enfonce de 5 millimètres par degré alcoolique, et qui donne en volume la proportion d'alcool contenue dans un mélange de cette substance avec de l'eau. Si le liquide alcoolique contenait beaucoup de substances solides (tannin, sucre, caramel) il faudrait le distiller avant de se servir de l'alcoomètre.

On passe ensuite aux déterminations qualitatives et quantitatives dont nous donnons ci-dessous, d'après X. Rocques, un résumé sommaire.

Analyse qualitative. — La recherche qualitative par les procédés chimiques des impuretés des alcools est basée sur des réactions colorées caractérisant chacune une classe de substances.

Les *aldéhydes* sont décelés par le bisulfite de rosaniline : on met dans un tube à essai 10 c. c. d'alcool à 50°, on y ajoute 4 c. c. de réactif, et on agite; s'il y a une forte proportion d'aldéhyde une coloration violette se produit aussitôt et devient très intense ; elle est plus longue à se produire (1/2 heure parfois) et demeure faible si la proportion d'aldéhyde est médiocre. Windisch a indiqué un réactif plus sensible, le chlorhydrate de métaphénylène diamine en solution aqueuse : il donne une coloration jaune dans l'alcool si celui-ci contient seulement 1/200,000 d'aldéhyde : en chauffant on obtient fluorescence verte caractéristique des adéhydes.

Le *furfurol* est décelé par l'acétate d'aniline. On ajoute à 10 c. c. d'alcool quelques gouttes d'aniline et 1 c. c. d'acide acétique ; en cas de présence de furfurol il se produit rapidement une belle coloration rouge.

Les *alcools supérieurs* sont mis en évidence par divers procédés dont le plus employé est celui de Savalle perfectionné par Girard et Rocques; ces chimistes font d'abord entrer les aldéhydes dans une combinaison stable ; pour cela on dissout dans 200 c. c. d'alcool à 50° la quantité de 3 gr. de chlorhydrate de métaphénylène diamine ; on fait bouillir une demi-heure, ce qui fait apparaître une teinte jaune clair ; on laisse refroidir en agitant : s'il y a de l'aldéhyde la teinte se fonce puis une fluorescence verte se montre. On distille alors et on recueille 125 c. c. d'alcool à 75° sur lequel porte l'essai Savalle. Le principe de ce procédé est que si l'on ajoute de l'acide sulfurique monohydraté à un volume égal d'alcool éthylique pur et qu'on fasse chauffer ce mélange, il reste incolore ; si l'alcool renferme des impuretés une coloration brune, plus ou moins intense suivant la proportion d'impuretés, apparaît : on compare la teinte obtenue avec une échelle chromatique.

Analyse quantitative. — On dose d'abord les matières extractives (extrait total, sucre, glycérine, tannin, etc.) qui s'obtiennent par évaporation.

On dose ensuite l'ensemble des impuretés (aldéhydes, éthers, acides, alcools supérieurs) de manière à pouvoir faire à ce point de vue un classement des alcools.

Citons d'abord le procédé Barbet, employé officiellement en Suisse. Dans un flacon jaugé on verse 50 c. c. d'alcool à la température de 18° et on y ajoute 2 c. c. de permanganate de potasse (solution de 0 gr.,2 p. 1 litre d'eau) en notant exactement l'instant de cette addition. La teinte violacée obtenue s'affaiblit graduellement ; on la compare, pour mieux saisir le phénomène, à une teinte type ; lorsque la décoloration est terminée, on note le temps qu'elle a mise à s'opérer : cette durée variable sert à apprécier la pureté relative des alcools. Il faut toujours opérer à la même température et avec un même titre alcoolique (95°, ou un titre très inférieur s'il y a beaucoup d'impuretés). Quand la décoloration dure plus de 30 minutes l'alcool est considéré en Suisse comme parfaitement purifié ; si elle dure au moins 15 minutes la purification est encore bonne ; et si elle dure de 15 à 1 minute on peut la considérer comme assez bonne ; si elle dure moins de 1 minute l'alcool est jugé impropre à la consommation.

En France, en Allemagne, on a plutôt recours au procédé de Röse, basé sur le principe suivant : si on agite du chloroforme avec un mélange d'eau et d'alcool éthylique pur, le chloroforme dissout une certaine quantité d'alcool, et son volume augmente suivant la richesse alcoolique du liquide essayé et la température ; l'augmentation est constante si ces conditions ne varient pas ; mais si l'alcool éthylique contient un homologue supérieur, ce dernier étant plus soluble dans le chloroforme que l'alcool éthylique, le volume du chloroforme offre un accroissement supplémentaire. La recherche s'effectue à l'aide d'une sorte de flacon spécial, de forme allongée, gradué, dans lequel on verse 20 c. c. de chloroforme, puis 100 c. c. d'alcool titrant 30° ; le flacon bouché est mis au bain d'eau à 15°, puis agité : on laisse ensuite le chloroforme se rassembler de nouveau et on lit son volume sur la graduation. On doit apporter tous ses soins au maintien de la température exactement à 15°. Stutzer et Reitmair conseillent de distiller préalablement l'alcool avec une petite quantité de potasse ou de soude pour se débarrasser des aldéhydes, des éthers, des acides, de manière à ce que l'augmentation de volume du chloroforme soit bien uniquement due aux seuls alcools supérieurs. Une augmentation de 0 c. c., 2 par rapport à ce que déterminerait l'alcool pur indique déjà l'existence d'une proportion de 1 0/0 d'alcools supérieurs dans le liquide examiné.

La recherche de la composition détaillée des boissons distillées nécessite des opérations beaucoup plus délicates que les précédentes et qui ne sauraient être menées à bien que par des spécialistes.

Dégustation. — La dégustation, dit X. Rocques, est ici le complément indispensable de l'analyse chimique. Un alcool reconnu presque pur par les essais de laboratoire peut cependant offrir une trace d'huile essentielle suffisante pour le déprécier au point de vue marchand, et dont le dégustateur se rendra compte immédiatement. D'autre part, il ne faut pas l'oublier, certaines impuretés, des éthers surtout, et aussi des aldéhydes, sont plutôt agréables à rencontrer dans un alcool de consommation.

**Les eaux-de-vie.** — Les eaux-de-vie, nom sous lequel se consomme le plus d'alcools, comprennent :

1° Les *eaux-de-vie de vin :* cognacs et fines champagnes (provenant des Charentes), armagnacs (provenant du Gers, du Lot-et-Garonne), les trois-six de Montpellier (provenant de l'Hérault, du Gard, de l'Aube), le tout résultant de la distillation de différents vins ;

2° Les *eaux-de-vie de marcs* obtenues dans toutes les régions où pousse la vigne par la distillation des marcs du vin ; ces eaux-de-vie possèdent un fumet spécial peu apprécié de beaucoup de consommateurs ;

3° Les *eaux-de-vie de fruits* tirées de la distillation du cidre, du poiré ou du jus fermenté des cerises (kirsch), des prunes, etc.

4° Le *rhum* et le *tafia* extraits du jus fermenté des cannes à sucre.

5° Des *eaux-de-vie de fantaisie* fabriquées au moyen d'alcools d'industrie et imitant plus ou moins, grâce à des bouquets artificiels, toutes les eaux-de-vie naturelles précédemment énumérées, sous les noms desquelles elles sont d'ailleurs vendues; ajoutons-y le *genièvre* (ou *gin*, ou *schiedam*) qui n'est autre chose que de l'alcool d'industrie aromatisé avec des baies de genièvre, et aussi le *wisky*, soi-disant fabriqué avec l'amidon saccharifié de l'orge, de l'avoine ou du seigle.

Toutes les eaux-de-vie offrent normalement 40 à 50 degrés alcooliques ; mais ce titre est quelquefois abaissé jusqu'à près de 30° chez les débitants, surtout depuis que les droits sur l'alcool ont été augmentés. Les eaux-de-vie naturelles, dont il n'est distillé que de faibles quantités, offrent des qualités organoleptiques très recherchées par les amateurs. On tente de donner l'apparence de ces qualités aux eaux-de-vie de fantaisie faites avec les alcools d'industrie en quantités énormes : leur saveur, leur arome, sont dus à l'addition à l'alcool de bouquets artificiels dits « huile de vin », « éther œnantique », « essence de lie de vin », « essence de raisin », qui sont généralement, dit X. Rocques, des solutions alcooliques d'éthers gras provenant de la distillation des lies de vin ou des pépins de raisins, ou même de l'éthérification d'acides gras divers fournis par l'oxydation de l'huile de ricin ou de l'huile de palmes au moyen de l'acide citrique. On imite le bouquet du kirsch avec de la nitrobenzine ou de l'eau de laurier-cerise, ou encore avec un mélange d'acide cyanhydrique, d'aldéhyde benzoïque et de benzonitrile. Le rhum est très facilement imité au moyen de « sauces » diverses.

Mais au point de vue chimique les eaux-de-vie naturelles se distinguent régulièrement des eaux-de-vie de fantaisie par la proportion relativement très faible des impuretés contenues dans ces dernières (d'habitude moins de 0,5

| | ALCOOLS D'INDUSTRIE | | | | | | | | EAUX-DE-VIE D'ORIGINE | | | | BONNES MARQUES COMMERCIALES (coupages) | | | |
|---|---|---|---|---|---|---|---|---|---|---|---|---|---|---|---|---|
| | Alcool de grains | | Alcool de betteraves mal rectifié | | Alcool de betteraves bien rectifié | | Alcool d'entrepôt | | Bas Armagnac (1893) | | Eau-de-vie pure d'Aunis (1893) | | Cognac marque infér. | | Cognac marque sup. | |
| Densité | 0,81 | | 0,81 | | 0,81 | | 0,85 | | 0,90 | | 0,90 | | 0,94 | | 0,94 | |
| Alcool °/o | 95,6 | | 94,2 | | 95,5 | | 83,6 | | 64,5 | | 64,5 | | 49,0 | | 49,0 | |
| Extrait | » | | » | | » | | 0,25 | | 1,56 | | 0,30 | | 17,68 | | 17,64 | |
| | mgr. par litre | 0/0 d'alc. à 100° | mgr. par litre | 0/0 d'alc. à 10 ° | mgr. par litre | 0/0 d'alc. à 100° | mgr. par litre | 0/0 d'alc. à 100° | mgr par litre | 0/0 d'alcool à 100° | mgr. par litre | 0/0 d'alcool à 100° | mgr. par litre | 0/0 d'alc. à 100° | mgr. par litre | 0/0 d'alc. à 100° |
| IMPURETÉS Acidité | 24,0 | 2,5 | 48,0 | 5,0 | 24,0 | 2,5 | 48,0 | 5,7 | 384.0 | 59,5 | 360,0 | 55,7 | 144 | 29,3 | 144.0 | 29,3 |
| Aldéhydes | traces | » | 109,2 | 11.5 | traces | » | » | » | 163,6 | 25.3 | 146,5 | 13,5 | 106,4 | 21.7 | 108,4 | 22,1 |
| Furfurol | 0 | » | 0 | » | 0 | » | » | » | 12,0 | 1,8 | 6,3 | 1,1 | 4,6 | 0,9 | 4,6 | 0,9 |
| Ethers | 35,2 | 3,6 | 176,0 | 18,6 | 35,2 | 3,6 | 105,6 | 12,3 | 528,0 | 81,8 | 492,8 | 158,0 | 264,0 | 51,8 | 316,8 | 64,6 |
| Alc. sup. | 50,0 | 5,7 | 69,5 | 7.3 | 24,0 | 2,5 | traces | » | 1675,7 | 259,7 | 581,2 | 279,7 | 319,1 | 65,1 | 388,7 | 79.3 |
| Coefficient d'impur. | 11,8 | | | 42,4 | | 8,6 | | 18,0 | | 428,1 | | 508,0 | | 168,8 | | 196,2 |

| | MARQUES COMMERC. ordinaires (coupages) | | | | COGNACS DE FANTAISIE | | | | MARCS D'ORIGINE | | | | MARCS COUPÉS d'alcool d'industrie | | | |
|---|---|---|---|---|---|---|---|---|---|---|---|---|---|---|---|---|
| | Cognac à 3,50 | | Cognac à 5 f. | | Cognac | | Cognac vieux | | Marc de Bourgogne | | Marc de Montpellier | | Marc | | Marc | |
| Densité | 0,93 | | 0,93 | | 0,93 | | 0,94 | | 0,95 | | 0,93 | | 0,95 | | 0,95 | |
| Alcool °/o | 50,0 | | 49,7 | | 34,2 | | 43,5 | | 42,5 | | 49.6 | | 40,0 | | 40,0 | |
| Extrait | 13,96 | | 14,96 | | 1,72 | | 6,40 | | 19,5 | | 1.56 | | » | | 0,48 | |
| | mgr. par litre | 0/0 d'alc. à 100° | mgr. par litre | 0/0 d'alc. à 100° | mgr. par litre | 0/0 d'alc. à 100° | mgr. par litre | 0/0 d'alc. à 100° | mgr. par litre | 0/0 d'alcool à 100° | mgr. par litre | 0/0 d'alcool à 100° | mgr. par litre | 0/0 d'alc. à 100° | mgr. par litre | 0/0 d'alc. à 100° |
| IMPURETÉS Acidité | 264,0 | 52,8 | 312,0 | 62,7 | 48,0 | 14,0 | 96,0 | 22,0 | 1332,0 | 327,5 | 1056,0 | 212,9 | 168,0 | 42.0 | 192,0 | 48,0 |
| Aldéhydes | 64,0 | 12,8 | 69,4 | 13,9 | traces | » | 23,1 | 5,3 | 1034,8 | 243.4 | 554,9 | 111,8 | 233,7 | 58,4 | 99,8 | 24,9 |
| Furfurol | 5,0 | 1.0 | 5,7 | 1,1 | 1,1 | 0,3 | 3,0 | 0,7 | 4,3 | 1,0 | 8,5 | 0,1 | 0,6 | 0.1 | 0,8 | 0,2 |
| Ethers | 211,2 | 42.2 | 228.8 | 46,0 | 88,0 | 25,7 | 88,0 | 20,2 | 2306,0 | 542,5 | 2728,0 | 550,0 | 246,4 | 61,6 | 193,6 | 48,4 |
| Alc. sup. | 320,0 | 64,0 | 402,8 | 81,0 | traces | » | 128,2 | 29,3 | 1584,0 | 372,7 | 1460,0 | 294,3 | 166,0 | 41,5 | 332,9 | 83,2 |
| Coefficient d'impur. | | 172,8 | | 204,7 | | 40,0 | | 77,5 | | 1487,1 | | 1169,1 | | 203,6 | | 204,7 |

| | RHUMS d'origine | | | | RHUMS de fantaisie | | | | KIRSCHS | | | | SPIRITUEUX DIVERS | | | |
|---|---|---|---|---|---|---|---|---|---|---|---|---|---|---|---|---|
| | Rhum Jamaïque | | Rhum Martinique | | Rhum | | Rhum | | Kirsch nature | | Kirsch de fantaisie | | Genièvre du Nord | | Vulnéraire | |
| Densité | 0,89 | | 0,92 | | 0,93 | | 0,92 | | 0,93 | | 0,94 | | 0.93 | | 0.95 | |
| Alcool | 69,5 | | 55,5 | | 47,5 | | 55.0 | | 50.0 | | 43,5 | | 47,5 | | 38,5 | |
| Extrait | 6,36 | | 3,92 | | 2,24 | | 4,24 | | 0,64 | | 0,86 | | 0,52 | | 0,80 | |
| | mgr. par litre | 0/0 d'alc. à 100° | mgr. par litre | 0/0 d'alc. à 100° | mgr. par litre | 0/0 d'alc. à 100° | mgr. par litre | 0/0 d'alc. à 100° | mgr. par litre | 0/0 d'alcool à 100° | mgr. par litre | 0/0 d'alcool à 100° | mgr. par litre | 0/0 d'alc. à 100° | mgr. par litre | 0/0 d'alc. à 100° |
| IMPURETÉS Acidité | 1224,0 | 176,0 | 1344.0 | 242,1 | 168,0 | 35,3 | 360,0 | 65,4 | 366,0 | 73,2 | 48,0 | 11,0 | 192,0 | 40,4 | 48,0 | 12,4 |
| Aldéhydes | 154,1 | 22,1 | 102,0 | 18,3 | 8,4 | 1,7 | 31,8 | 5,7 | 35,0 | 7,0 | 11,5 | 2,6 | 47,2 | 7,9 | 26,4 | 6,8 |
| Furfurol | 20,8 | 2,9 | 7,7 | 1,3 | traces | » | 3,5 | 0,6 | 3.3 | 0,6 | 0,1 | » | 1.3 | 0,3 | traces | » |
| Ethers | 3080,0 | 443,1 | 651,2 | 130.2 | 123,2 | 25,9 | 246,4 | 44,8 | 864.8 | 172.9 | 228.8 | 52,4 | 88,0 | 18.5 | 35,2 | 9,1 |
| Alc. sup. | 625,8 | 93,9 | 532,3 | 96,2 | traces | » | 46,1 | 8,3 | 675,0 | 135,0 | traces | » | 132,5 | 27,9 | 154,0 | 40.0 |
| Coefficient d'impur. | | 738,0 | | 488,1 | | 62,9 | | 124,8 | | 388,7 | | 66,0 | | 97,0 | | 68,3 |

p. 1000), tandis que les eaux-de-vie naturelles, authentiques, renferment beaucoup d'impuretés (de 0,5 à 2 p. 1000); cela va de soi puisque ces impuretés faisant la qualité des eaux-de-vie naturelles ont été soigneusement conservées par le distillateur, alors que celles des alcools d'industrie, qui sont de mauvais goût, ont été non moins soigneusement éliminées par une rectification savante. Cependant, on a si longtemps admis au contraire l'impureté des eaux-de-vie de fantaisie et la pureté des eaux-de-vie naturelles que nous ne croyons pas superflu d'apporter ici de nombreuses preuves de l'état de choses réel, qui est tout opposé, comme cela ressortira du tableau de la page précédente dont les données sont empruntées à Girard et Cuniasse. Au reste il y a déjà longtemps qu'Isidore Pierre, puis Ordonneau, ont démontré la richesse des eaux-de-vie naturelles en impuretés; ce fait a été vérifié depuis par de nombreux chimistes (Stutzer et Reitmair, Sell, Scala, Windisch, X. Rocques, Mohler, Riche, etc.) qui ont en même temps constaté la pureté relative des eaux-de-vie de fantaisie, comme nous l'avons fait ressortir dans un mémoire spécial au moment où la question était le plus vivement discutée, et comme Vallin le pensait déjà en 1886.

Dans les analyses rapportées ci-dessus (page 635) et exécutées au Laboratoire municipal de Paris, afin de faire mieux ressortir les uns par rapport aux autres les résultats obtenus avec des eaux-de-vie de titre alcoolique très divers, la teneur en impuretés a été indiquée non seulement en milligr. par litre, mais aussi pour 100 cc. de chaque alcool supposé à 100° : la somme des impuretés à laquelle on arrive ainsi a reçu le nom de *coefficient d'impureté*. Très peu élevé pour les eaux-de-vie de fantaisie (de 0gr,006 à 0gr,020) fabriquées avec des alcools d'industrie bien rectifiés, de même que le genièvre, ce coefficient devient rarement inférieur à 0gr,300 pour les eaux-de-vie naturelles de vin, de marcs, ainsi que pour les rhums et les kirsch authentiques. Dans les coupages la faiblesse du chiffre des impuretés est encore due à l'addition d'alcool d'industrie à l'alcool de vin.

**Les liqueurs et les apéritifs.** — Les *liqueurs* sont des spiritueux à titre alcoolique généralement un peu moins élevé que celui des eaux-de-vie (25° à 40°), dont l'alcool est additionné d'une forte proportion de sucre, aromatisé au moyen de principes empruntés à des plantes diverses, et quelquefois coloré. Les substances aromatiques sont incorporées à l'alcool soit par macération, infusion et distillation, soit sous forme d'alcoolats, de teintures ou d'essences; on emploie quelquefois des essences artificielles. Parmi les liqueurs ainsi obtenues, il convient de citer comme étant les plus usitées : la *chartreuse* (aromatisée avec la mélisse, l'hysope, la menthe, le genipi, l'angélique, etc.), le *curaçao* (oranges amères et citrons), le *vulnéraire* (absinthe, angélique, fenouil, hysope, etc.), l'*anisette* (anis, amandes amères, badiane, coriandre, etc.), la *menthe* (menthe, anis), le *kummel* (cumin, orange, anis, etc.), le *noyau* (noyaux d'abricots, clous de girofles, muscade). Il faut y joindre les *fruits à l'eau-de-vie*, qui sont plongés dans un liquide alcoolique à titre élevé, d'ailleurs sucré. La consommation des liqueurs, assez importante, n'a guère d'autres inconvénients que ceux inhérents à l'ingestion de tout alcool à dose suffisamment forte.

Nous nous arrêterons davantage sur les *apéritifs* qui renferment de l'alcool aromatisé avec des substances soi-disant capables d'exciter l'appétit, et dont plusieurs sont en réalité douées d'une toxicité spéciale fort redoutable, venant combiner ses effets à ceux de l'alcool.

L'apéritif le plus répandu en France à notre époque, et qui est justement aussi le plus toxique, est l'*absinthe;* le produit vendu sous ce nom contient 50 à 75 0/0 d'alcool et un mélange d'essences parmi lesquelles l'absinthe, l'anis, l'angélique, le fenouil, etc.; la proportion et la nature de ces essences varient. D'après Adrian, on peut admettre qu'en général les 30 cc. d'absinthe versés dans le verre du consommateur représentent 20,5 d'alcool, 0,010 d'essence d'absinthe, 0,08 d'autres essences. Il est à noter que les absinthes de médiocre qualité peuvent être fabriquées avec des alcools d'industrie mal rectifiés, dont l'essence d'absinthe et celles qui l'accompagnent masquent le mauvais goût. Au lieu d'additionner l'alcool d'essences, on peut distiller une macération alcoolique des plantes voulues.

On a fait un certain nombre d'expériences sur la toxicité relative des essences contenues dans l'absinthe commerciale; il semble probable que l'essence d'absinthe est la plus toxique; mais elle ne le serait peut-être guère plus que l'essence d'anis; la question n'est pas encore nettement élucidée. Du reste ce qu'il conviendrait surtout de connaître, c'est la toxicité du produit complet, tel qu'on le boit, plutôt que la toxicité de ses éléments considérés séparément. Nous savons seulement depuis les recherches de Magnan et Laborde que l'intoxication par l'absinthe se caractérise par des accidents convulsifs, épileptiformes.

Après l'absinthe il faut signaler parmi les apéritifs le *bitter* (titrant 35° à 45°) et les *amers* (titrant 25° à 30°), infusions d'oranges amères et d'autres aromates (gentiane, angélique, etç.) dans l'alcool; le *vermouth*, infusion d'absinthe à dose relativement faible (avec un peu de gentiane, de petite centaurée dans du vin blanc suralcoolisé, titrant 17°); enfin les vins soi-disant toniques et apéritifs, *byrrh*, *quinquinas* divers, etc., qui sont également suralcoolisés.

**Usage des alcools. Alcoolisme.** — L'usage des alcools, ou spiritueux, n'est nullement nécessaire à l'homme: les habitudes de groupes nombreux et du reste capables d'un travail considérable, comme les musulmans, en sont une preuve démonstrative. Nous avons exposé déjà que l'alcool ne paraît pas constituer une source d'énergie dont notre organisme puisse profiter. Cependant l'homme dit civilisé, tout comme le sauvage d'ailleurs, se laisse très volontiers aller à abuser de ces boissons qui exercent en général sur lui une attraction singulière. A vrai dire bien des ignorants croient aussi trouver dans l'alcool des « forces », alors qu'ils n'y puisent, aux dépens de leur santé, qu'une excitation passagère du système nerveux. D'après ce qui a été dit précédemment, il n'est pas probable qu'en pratique les diverses sortes de boissons distillées agissent sur les consommateurs suivant leur nature, c'est-à-dire leur origine, et la dose plus ou moins considérable d'impuretés qu'elles contiennent: leurs effets dépendent avant tout des doses d'alcool ingérées, les impuretés se trouvant toujours en proportions insignifiantes par rapport à l'alcool éthylique contenu dans les liquides en question. Une exception doit toutefois être faite pour les liquides alcooliques additionnés de certaines essences, comme l'absinthe notamment, ces essences étant souvent douées d'une toxicité particulière et très redoutable. En dehors de cela la preuve est établie qu'il n'y a pas à s'inquiéter beaucoup actuellement des impuretés présentes dans des alcools de consommation, l'immense majorité de ceux-ci étant représentée par des alcools d'industrie que les fabricants ont intérêt à rectifier de leur mieux, et qui sont effectivement très purs; les alcools naturels le sont bien moins: mais d'abord leur toxicité n'en est pas pour cela très notablement supérieure à celle des alcools d'industrie, et ensuite la quantité de ces alcools est fort médiocre, encore que l'on doive y ajouter la production des bouilleurs de cru qui renferme d'ailleurs les alcools les plus impurs.

Si donc l'alcoolisme a pris dans un grand nombre de pays, et notamment dans le nôtre, une extension évidente, la cause en est à la *quantité* d'alcool consommé bien plutôt qu'à la *qualité* de cet alcool qui est avant tout de l'alcool éthylique avec des doses pratiquement insignifiantes d'impuretés. De fait en 1850, époque à laquelle l'alcoolisme était singulièrement moins répandu que maintenant, on buvait en France à peu près 1 litre et demi d'alcool à 100° par tête et par an (et c'était presque exclusivement de l'alcool naturel), tandis qu'aujourd'hui cette proportion atteint 4 litres et demi à 100°, soit 12 litres au titre moyen de 37°, soit encore par électeur et par jour environ 5 petits verres (dont l'alcool naturel ne représente pas la vingtième partie), non compris ce que l'on boit sous forme de vin, ni ce qui provient des bouilleurs de crû. D'après X. Rocques la répartition de cette consommation est assez inégale suivant les diverses régions de la France : dans la région du Nord-ouest on boirait plus de 7 litres par tête et par an, 3 à 5 litres dans le Centre et l'Est, 2 litres à peine dans le Sud-ouest. Si l'on considère les grandes villes on voit qu'à Rouen, au Havre, on boit plus de 16 litres d'alcool (compté toujours à 100°) par tête et par an, 7 à Marseille, à Lille, 6 à Paris (depuis 1899, mais 7 auparavant), 5 à Lyon, à Bordeaux, 4 à Saint-Étienne, à Montpellier, 3 à Toulouse.

Depuis quelques années, c'est la consommation de l'absinthe, du bitter, des amers, des soi-disant quinquinas, qui a fait les progrès les plus extraordinaires, l'habitude stupide de « l'apéritif » se répandant sans cesse davantage. Ainsi de 1885 à 1896 la consommation de l'absinthe est passée de 57,000 hectolitres à 182,000 ; celle du bitter de 30,000 hectolitres à 40,000. C'est surtout grâce à l'apéritif, et en particulier à l'usage de l'absinthe, que le quart des habitants d'origine européenne de l'Algérie sont des alcooliques. Par ailleurs, en France, la consommation des eaux-de-vie diverses n'en reste pas moins la plus importante, comme c'est aussi le cas dans tous les autres pays où l'on s'alcoolise; nos départements du nord-ouest usent de soi-disant eau-de-vie de cidre ; les départements du nord absorbent du genièvre, etc. Les femmes, qui çà et là commencent à s'alcooliser en assez grand nombre, boivent plus volontiers des liqueurs, du moins à Paris (vulnéraire, raspail) ; dans la Seine-Inférieure elles boivent incessamment un mélange d'eau-de-vie et de café (Brunon). En Normandie les enfants eux-mêmes boivent très souvent de l'eau-de-vie.

Les Allemands, les Autrichiens, les Belges, les Hollandais, les Danois usent proportionnellement à peu près autant des spiritueux que les Français, mais comme nous buvons en outre une notable quantité de vin, il se trouve finalement que nous sommes le peuple qui ingère le plus d'alcool sous une forme quelconque, et par suite chez lequel l'alcoolisme exerce les plus grands ravages depuis une vingtaine d'années, le développement de l'alcoolisme étant parallèle à celui de la consommation d'alcool. Toutefois, fait notable, pour un même volume d'alcool absorbé les eaux-de-vie sont plus nuisibles que le vin, parce que leur alcool est moins dilué : Joffroy et Serveaux ont montré que la toxicité de l'alcool était d'autant plus grande qu'il était moins dilué; si l'on injecte à un animal 10 gr. d'alcool étendus dans 100 gr. d'eau on ne le tue pas, tandis qu'on le tue sûrement en lui injectant cette même dose de 10 gr. d'alcool étendue dans 30 gr. d'eau seulement; on sait d'autre part que l'on a bien moins de chances de s'enivrer avec 1 litre de vin titrant 11° qu'avec 250 gr. d'une eau-de-vie titrant 50°, et cependant la quantité d'alcool est à peu près semblable dans les deux cas. Il y a là une question de passage plus ou moins rapide d'une certaine quantité d'alcool à la fois dans le sang.

Nous avons déjà donné un aperçu (page 609) des fâcheuses conséquences sanitaires de l'abus de l'alcool déterminant soit l'alcoolisme aigu, soit l'alcoolisme chronique, suivant le mode de cet abus. Ce sont les spiritueux qui engendrent le plus rapidement ces états pathologiques. Sans insister sur l'ivresse dont les effets immédiats sont de connaissance vulgaire, il convient plutôt d'appeler l'attention sur la déchéance physique et morale qu'entraîne inévitablement l'alcoolisme chronique, lequel d'ailleurs peut exister chez des sujets qui ne se sont jamais enivrés. Cette déchéance se trahit volontiers avant même que les troubles, les lésions caractéristiques de l'intoxication alcoolique chronique ne soient très prononcés. L'alcoolique donne plus aisément prise, que l'individu sain, aux diverses influences morbigènes, soit météoriques (le froid, la chaleur), soit infectieuses ; Laitinen a rendu en les alcoolisant plusieurs animaux anormalement susceptibles vis-à-vis de certains microbes. Les alcooliques guérissent en outre moins souvent que les autres malades. Ils succombent en très grand nombre à la tuberculose. L'usage abusif de l'alcool affaiblit donc la résistance générale de l'organisme. D'autre part la proportion des aliénés chez lesquels les désordres mentaux paraissent être d'origine alcoolique est fort élevée : 38 0/0 des aliénés hommes et 12 0/0 des aliénés femmes dans les asiles du département de la Seine, selon Jacquet. Enfin un très grand nombre d'accidents, de délits et de crimes reconnaissent pour cause première l'alcoolisme. D'un ensemble de statistiques concernant divers pays Garnier croit pouvoir conclure que 65 fois 0/0 environ l'alcool a été l'agent direct ou indirect du crime. En France la criminalité relative des départements varie comme la consommation d'alcool qu'on y fait. Partout la criminalité, comme l'aliénation mentale, augmente parallèlement à l'alcoolisme.

Par suite, non seulement les alcooliques se font le plus grand tort à eux-mêmes en ruinant leur santé, mais ils constituent une charge pour la société en encombrant les hôpitaux, les asiles, les prisons, durant qu'au surplus leurs familles doivent être à chaque instant secourues contre la misère. D'un autre côté la race est atteinte : la natalité diminue parmi les populations alcooliques, souvent les grossesses ne viennent pas à terme, enfin et surtout les enfants offrent volontiers soit au point de vue physique, soit au point de vue psychique, une grande débilité ou même de véritables tares de toutes sortes (névroses, idiotie), indices d'une dégradation profonde de l'espèce. C'est à ces titres divers que l'extension de l'alcoolisme peut justement être considérée comme un *fléau*.

**Prophylaxie de l'alcoolisme.** — On a proposé un grand nombre de mesures pour enrayer l'extension de l'alcoolisme en diminuant la consommation des alcools ; toutes ont été critiquées ; notre avis personnel est cependant que la plupart seraient efficaces dans une certaine mesure si on les appliquait avec quelque rigueur, et que l'on obtiendrait dans tous les cas un résultat plus appréciable de la mise en pratique de quelques-unes d'entre elles que de l'abstention complète où l'on paraît vouloir demeurer généralement à cet égard, au moins en France. Ceci d'ailleurs n'a rien de très surprenant étant donné : 1° qu'une part considérable des recettes du budget de l'Etat a pour origine la consommation de l'alcool ; 2° qu'un nombre énorme d'individus (même les récoltants de vin ou de cidre et les brasseurs mis à part) tirent bénéfice de cette consommation, et surtout que les débitants sont les agents électoraux les plus importants des représentants du suffrage universel. Aussi longtemps que durera cette situation il n'y aura d'autre tentative à faire dans notre pays contre l'extension de l'alcoolisme que d'essayer de modifier par la persuasion les habitudes de la grande masse de la population : c'est une noble entreprise, à laquelle faute de mieux il convient sans aucun doute de s'associer, mais dont le succès nous semble bien lointain, et même bien douteux.

En attendant nous passerons en revue les différentes mesures que l'on pourrait adopter si jamais les Français en avaient la volonté : au reste toutes ne sont pas également utiles.

Eliminons d'abord d'emblée toute idée d'amélioration de la qualité des alcools par une rectification dont on a même proposé de confier le monopole à l'Etat. Il faut le dire tout net, maintenant que nous sommes fixés au point de vue de l'alcoolisme sur l'importance de la *quantité* des alcools consommés et l'insignifiance de leur *qualité* : le devoir strict des hygiénistes est de combattre d'une manière absolue les projets de ce genre, car l'adoption d'un pareil système conduirait simplement à faire garantir par l'Etat ce poison qu'est fondamentalement l'alcool éthylique le plus pur. Du reste le monopole de la fabrication et de la vente de l'alcool par l'Etat en Suisse et en Russie ne paraît pas avoir fait diminuer l'alcoolisme dans ces pays.

Vient ensuite le système qui consiste à exempter d'impôts certaines boissons et à augmenter au contraire les droits qui pèsent sur l'alcool. Il s'est trouvé naguère en France que le monde politique a jugé opportun d'adopter le dit système, les dégrèvements portant d'ailleurs sur les boissons fermentées, vin, bière et cidre, à la consommation desquelles beaucoup d'électeurs sont intéressés, et qui au surplus ont été qualifiées d' « hygiéniques » pour les besoins de la cause. Bien entendu personne dans le Parlement ne s'est avisé de parler de dégrèvements en faveur du café, du thé, ou du sucre qui entre dans la composition des boissons les plus inoffensives et les plus utiles. En revanche, la manière toute spéciale de voir des politiciens en pareille matière s'affirmait d'autre part en consacrant et en étendant même le privilège des bouilleurs de cru, groupe électoral imposant et par suite, vraisemblablement, digne de la faveur d'une exception au célèbre principe d'égalité ; or tout le monde sait que les bouilleurs de cru contribuent singulièrement à l'extension de l'alcoolisme tout en fraudant l'Etat dans la plus large mesure. Cependant reconnaissons que d'habitude l'usage des boissons fermentées est volontiers en raison inverse de la consommation des boissons distillées, et que actuellement encore le fait semble se vérifier : on boit un peu plus de vin, de bière, de cidre depuis le dégrèvement de ces boissons, et par contre la consommation des spiritueux tend à fléchir légèrement. C'est une amélioration, mais une bien faible amélioration, surtout si l'on considère que l'on ne fait que soupçonner l'énormité de la consommation alcoolique qui s'opère à l'abri de l'extraordinaire privilège des bouilleurs de cru. Au reste nous ne sommes pas en principe partisan de l'augmentation des droits sur l'alcool, cette mesure encourageant la fraude et impliquant l'idée de bénéfices à réaliser par l'Etat sur une consommation que dès lors il ne peut logiquement chercher à combattre : d'ailleurs en aucun pays l'élévation des droits sur l'alcool n'a restreint l'alcoolisme.

La *prohibition* pure et simple des spiritueux est évidemment ce qu'il y aurait de mieux à établir, les boissons en question étant considérées et traitées comme des poisons, ce qu'elles sont en effet. En France on réserve de telles rigueurs à la saccharine, et on les aurait appliquées à la margarine si l'on n'avait trouvé des moyens détournés d'en supprimer pratiquement la fabrication : le danger de l'alcool n'est rien paraît-il à côté de celui dont nous menaçaient la saccharine et la margarine ! La prohibition des spiritueux a été adoptée aux Etats-Unis par quelques Etats mais elle est fort mal appliquée ; dans plusieurs autres Etats américains on a l'*option locale*, c'est-à-dire le droit pour chaque commune d'interdire sur son territoire la vente des spiritueux après vote conforme des habitants (hommes et femmes) ; quelque chose d'analogue existe en Suède, en Norvège, en Finlande et depuis peu en Nouvelle-Zélande : cela nous semble assez raisonnable. Chez nous la vente des boissons distillées a été récemment interdite dans les casernes ; sans doute cela n'a pas une portée pratique énorme, le soldat pouvant toujours entrer au cabaret une fois hors de la caserne ; ce n'en est pas moins une prescription très louable.

La *limitation du nombre des débits*, à défaut de la prohibition de la vente des spiritueux, serait une mesure vraisemblablement utile, à condition toutefois de la compléter par un certain nombre de dispositions restrictives à l'égard des débits conservés, dont l'exploitation serait réglementée et surveillée. En 1830 il y avait en France 280.000 débits ; en 1880 on en comptait 356.000 ; il y en a aujourd'hui 430.000, soit 1 pour 85 habitants ou 30 adultes ; dans le département du Nord on compte 1 débit pour 50 habitants, soit 1 pour 18 adultes. Sans doute ce sont les habitudes alcooliques de la population qui poussent à la multiplication des cabarets ; et il n'est pas trop étonnant qu'en Hollande une diminution de moitié du nombre des débits n'ait fait fléchir que dans des proportions fort modestes la consommation de l'alcool. Cependant il sera toujours bon d'empêcher que la possibilité de boire des spiritueux s'offre à chaque pas et exerce une tentation pour ainsi dire constante ; c'est pourquoi nous voudrions voir empêcher l'installation d'un débit à chaque coin de rue dans les villes, à chaque croisement de chemin dans la campagne, et aussi interdire le cumul du commerce des boissons avec tout autre commerce. Au surplus, après avoir proportionné le nombre des débits à celui des habitants, il faudrait élever le prix des licences, ne les accorder qu'à des personnes d'une moralité bien établie, interdire la vente à crédit, le débit aux enfants ou jeunes gens non majeurs, aux individus en état d'ivresse, limiter les heures de vente. Les infractions à ces règles entraîneraient naturellement d'une façon régulière la fermeture temporaire ou définitive des débits.

La *suppression du privilège des bouilleurs de cru* s'impose en France préalablement à toute mesure destinée à restreindre l'alcoolisme, puisque ce privilège permet de tourner à peu près complètement toute disposition prise à cet égard, grâce à la fraude qu'il protège. Pour Joffroy « le privilège des bouilleurs de cru n'est pas une prime donnée à l'agriculture mais une prime donnée à l'alcoolisme. »

Les *dispositions pénales* contre ceux qui abusent de l'alcool ne peuvent guère s'appliquer qu'à l'alcoolisme aigu et public. De telles dispositions existent en France (amende et prison) ; mais elles restent lettre morte ; c'est une habitude que l'on prend dans notre pays vis-à-vis d'un certain nombre de lois. A vrai dire il est assez difficile de trouver un genre de punition efficace vis-à-vis des ivrognes. En tous cas, il conviendrait de punir leurs complices (camarades et débitants) au moins autant qu'eux, pour excitation à la débauche. D'autre part il faudrait avoir des asiles pour interner d'office pendant un temps déterminé tout alcoolique chronique ayant commis un délit sous l'influence de son intoxication ; en cas de récidive après un premier traitement, la durée du nouveau séjour à l'asile serait naturellement augmentée.

Voilà en résumé ce que l'on pourrait faire en France (la consommation des boissons fermentées, vin, bière, cidre étant d'ailleurs laissée libre) pour entraver l'alcoolisme si quelque jour l'heure sonnait encore dans notre pays d'une résolution vigoureuse. Pour le moment, ceux des Français qui n'ont point intérêt à l'alcoolisation de leurs concitoyens et souhaitent de contribuer à combattre ce vice néfaste, ne peuvent que soutenir personnellement les *Sociétés de Tempérance* dont le seul moyen d'action est l'enseignement antialcoolique sous toutes ses formes ; et aussi la création d'établissements (restaurants, cafés) où l'on trouve un certain confortable, des aliments, des boissons de bonne qualité, et d'où les spiritueux sont exclus : les résultats des efforts qui ont lieu dans ce sens seront bien lents croyons-nous à se faire sentir. Cependant c'est là tout l'espoir actuel en matière de prophylaxie de l'alcoolisme.

Rappelons qu'en Suède et en Norwège on a obtenu une très remarquable réduction de l'alcoolisme surtout grâce au système de Göteborg (ou Gothembourg) basé sur l'exploitation des débits, dont le nombre est limité, par une société de tempérance ne cherchant que la rémunération normale du capital engagé et employant le surplus à des œuvres antialcooliques. Les débits de la société ne vendent pas d'alcool du samedi au lundi, sauf en même temps qu'un repas ; en semaine ils ne vendent que de 9 h. du matin à 10 h. du soir ; ils vendent toujours des aliments, ont souvent une salle de lecture où l'on n'est pas obligé de consommer, etc. En Norwège, comme conséquence de ce système, la consommation de l'alcool (à 50°) est tombée de 6 lit. 7 par tête et par an en 1876, à 2 lit. 3 en 1896 ; la criminalité en même temps a été très réduite, le nombre des aliénés alcooliques a diminué des 2/3 ainsi que, dit-on, le chiffre des décès dus à l'alcoolisme.

**Bibliographie.** — Magnus Huss : *Der chronische Alkoholismus* (1852). — Isidore Pierre : *Sur les alcools qui accompagnent l'alcool vinique* (C. R. Acad. des Sc., LXXXI, 1875). — Dujardin-Beaumetz et Audigé : *Recherches expérimentales sur la puissance toxique des alcools* (Paris, 1879). — E. Vallin : *La question du vinage* (Revue d'Hyg., VIII, 1886. — Claude : *Rapport au Sénat sur la consommation de l'alcool en France* (Paris, 1888). — Laborde et Magnan : *De la toxicité des alcools dits supérieurs et des bouquets artificiels* (Revue d'Hyg., IX, 1887). — H. Marty : *Sur le plâtrage du vin* (Bull. de l'Acad. de Méd., 1887). — E. Vallin : *La rectification et le contrôle des alcools d'industrie* (Rev. d'Hyg., X, 1888). — Cadéac et Meunier, Laborde : *Etude physiologique de la liqueur d'absinthe* (Bull. de l'Acad. de Méd., 1889). — R. Wolffhardt : *Ueber den Einfluss des Alkohols auf die Magenverdauung* (Münchener med. Woch., 1890). — A. Gautier : *Sophistication et analyse des vins* (Paris, 1891). — Strassmann : *Untersuchungen über den Nährwerth und die Ausscheidung des Alkohols* (Pfüger's Archiv., 1891). — Miura : *Ueber die Bedeutung des Alkohols als Eiweissparer in der Ernährung des Menschen* (Zeitschr. f. k. Med., XX, 1892). — Lindet : *La bière* (Encycl. des Aide-mémoire, Paris, 1892). — Burcker : *Traité des falsifications* (Paris, 1892). — J. Bergeron : *La lutte contre les progrès de l'alcoolisme* (Revue d'hyg., XV, 1893). — Charpine : *De l'absinthe* (Thèse, Paris, 1894). — Rochard, Daremberg, Bergeron, Laborde, etc. *Sur la prophylaxie de l'alcoolisme* (Bull. de l'Acad. de Méd., XXIII et XXIV, 1895). — Joffroy et Serveaux : *Nouveau procédé de mensuration de la toxicité des liquides par la méthode des injections intra-veineuses. Application à la détermination de la toxicité des alcools* (Arch. de méd. expér., 1895). — Legrain : *L'alcoolisme, ses effets pernicieux au point de vue physique, intellectuel et moral* (Paris, 1895). — X. Rocques : *Analyse des alcools et des eaux-de-vie* (Encycl. des Aide-mémoire, Paris, 1895). — A. Riche : *La loi sur les boissons alcooliques ; l'alcoolisme* (Journal de pharm. et de chim., 1895). — Joffroy et Serveaux : *Considérations générales sur la recherche de la toxicité, toxicité expérimentale et toxicité vraie* (Arch. de Méd. expér., 1896). — Des mêmes : *Mensuration de la toxicité expérimentale et de la toxicité vraie du furfurol* (Ibid.). — E. Arnould : *Les alcools naturels et les alcools d'industrie* (Revue d'Hyg., XVIII, 1896). — Surmont et Delval : *Recherches sur la toxicité du genièvre* (Annales d'Hyg., XXXVI, 1896). — Duclaux : *La question de l'alcool* (Annales de l'Inst. Pasteur, X, 1896). — X. Rocques : *Etat actuel de l'industrie des eaux-de-vie et liqueurs en France* (Revue gén. des Sc., 1896). — A. Joffroy : *Des causes de l'alcoolisme et des moyens de le combattre* (Gazette hebdomad., 1896). — Destrée : *Influence de l'alcool sur le travail musculaire* (Journal médic. de Bruxelles, 1897). — Antheaume : *Contribution à l'étude de la toxicité des alcools et de la prophylaxie de l'alcoolisme* (Thèse, Paris, 1897). — Jaquet : *L'alcoolisme* (Paris, 1897). — E. Vallin : *La lutte contre l'alcoolisme* (Revue d'hyg., 1897). — Vallin, Lancereaux, etc. : *La Cirrhose des buveurs et le plâtrage des vins* (Bull. de l'Acad. de Méd., 1897). — Joffroy et Serveaux : *Mensuration de la toxicité vraie de l'alcool éthylique* (Arch. de méd. exper., 1897). — Deléarde : *L'alcoolisme expérimental et son influence sur l'immunité* (Ann. de l'Inst. Pasteur, 1897). — X. Rocques : *Les eaux-de-vie et les liqueurs* (Paris, 1898). — G. Baer : *Beitrag zur Kentniss der acuten Vergiftung mit verschiedenen Alkoholen* (Arch. f. Anat. v. Physiol., 1898). —

P. Petit : *Etat actuel et besoins de l'industrie de la brasserie en France* (Revue génér. des Sc., 1899). — L. Jacquet : *Alcool, maladie, mort* (Société de méd. des hôpitaux, 1899). — Courtois-Suffit : *L'alcoolisme* (Arch. gén. de méd., 1899). — Ch. Girard et L. Cuniasse : *Manuel pratique de l'analyse des alcools et des spiritueux* (Paris, 1899). — Neumann : *Die Bedeutung des Alkohols als Nahrungsmittel* (Arch. f. Hyg., XXXVI, 1899). — T Laitinen : *Ueber den Einfluss des Alkohols auf die Empfindlichkeit des thierischen Korpers für Infektionsstoffe* (Zeitschr. f. Hyg., XXX, 1900). — Triboulet et Mathieu : *L'alcool et l'alcoolisme* (Paris, 1900). — Villiers et Collin : *Traité des altérations et falsifications des substances alimentaires* (Paris, 1900). — Scheffer : *Studien über den Einfluss des Alkohols auf die Muskelarbeit* (Archiv. f. exper. Path. u. Pharm., 1900). — A. Chauveau : *La production du travail musculaire utilise-t-elle comme potentiel énergétique l'alcool substitué à une partie de la ration alimentaire ?* (C. R. Acad. des Sc., CXXXII, 1901). — Du même : *Influence de la substitution de l'alcool au sucre alimentaire en quantité isodyname sur la valeur du travail musculaire accompli par le sujet, sur son entretien et sur sa dépense* (Ibidem). — Romme : *L'alcoolisme et la lutte contre l'alcool en France* (Paris, 1901). — Ch. Girard : *Les liqueurs* (Ann. d'Hygiène, XLV, 1901). — E. de Lavarenne : *Alcoolisme et tuberculose* (Ibid.).

# CHAPITRE VII

## L'EXERCICE ET LE REPOS

L'hygiène envisage l'*exercice* comme un travail dont le but général est de développer la vitalité de l'organisme humain, de fortifier ses organes, ses appareils, d'en perfectionner le fonctionnement, en sorte que cet organisme soit rendu plus résistant aux diverses causes d'affaiblissement susceptibles de venir compromettre la santé de l'individu. Parmi ces causes l'exercice vise d'une façon particulière la *fatigue*, état complexe d'affaiblissement que tout travail tend à faire apparaître au sein de l'organisme et qui est des plus favorables aux agents morbigènes proprement dits. On n'évite d'ailleurs complètement la fatigue, produite à l'occasion par l'exercice lui-même, qu'en faisant alterner dans une mesure convenable le travail avec le *repos*, caractérisé par la suspension du mouvement volontaire et de la contraction musculaire, origine immédiate du travail.

Dans l'exposé qui suit du rôle sanitaire de l'exercice et du repos nous nous sommes constamment inspirés des études si remarquables publiées sur ce sujet par F. Lagrange ; elles représentent encore presque tout ce que l'on sait aujourd'hui de l'exercice considéré au point de vue de l'hygiène. La pratique d'un certain nombre d'exercices nous a du reste permis de reconnaître personnellement combien étaient justes la plupart des observations de Lagrange et les conclusions qu'il a su en tirer.

**Effets sanitaires de l'exercice.** — L'acte fondamental de l'exercice est la contraction musculaire, qu'elle produise ou non du mouvement ; les conséquences sanitaires de l'exercice découlent en somme, comme nous allons le montrer, de l'ensemble des phénomènes qui procèdent de cette contraction ou l'accompagnent.

La contraction musculaire s'opère d'ordinaire sous l'influence de la volonté (c'est-à-dire d'un phénomène psychique), dont l'impulsion est transmise du cerveau aux muscles par l'intermédiaire du système nerveux ; toutefois la moelle épinière peut dans quelques cas suppléer au cerveau comme centre moteur et donner alors naissance à des mouvements dits automatiques, qui s'exécutent en dehors de toute intervention cérébrale. Lorsqu'un muscle entre en contraction, il transforme en énergie une certaine quantité de chaleur empruntée aux combustions dont il est le siège (oxydation du glucose provenant soit directement de l'alimentation, soit de la transformation des graisses de l'organisme, soit même de l'albumine de ses tissus essentiels, à défaut d'autre ressource). Parallèlement la circulation et la respiration sont activées, d'une part afin d'apporter au muscle la matière oxydable et l'oxygène, d'autre part pour éliminer rapidement les résidus des oxydations ; l'augmentation d'intensité de ces phénomènes de désassimilation sollicite l'augmentation d'intensité du mouvement d'assimilation ; finalement la nutrition tend à offrir une suractivité très favorable à l'acquisition par l'organisme d'un haut degré de vitalité.

Si la contraction musculaire se relie ainsi à toutes les grandes fonctions de l'organisme, fonctions nerveuses, circulation, respiration, nutrition, il va sans dire qu'elle influera d'autant plus sur l'activité de ces fonctions qu'elle sera généralisée davantage. Or un muscle ne se contracte guère seul ; l'exécution du mouvement le plus simple ne va pas sans la contraction associée de toute une série de muscles du corps. D'abord l'ensemble des groupes musculaires d'un même membre agissent la plupart du temps à la fois dans l'accomplissement d'un mouvement, étant donné que les antagonistes doivent toujours se contracter plus ou moins pour modérer, diriger, régulariser le dit mouvement. Mais il y a plus. Pour que l'on puisse mouvoir l'avant-bras, dit Lagrange, il faut que le bras soit fixé afin de lui fournir un point d'appui ; le bras lui-même doit être immobilisé sur l'épaule et celle-ci sur le thorax ; le thorax à son tour, par l'intermédiaire de la colonne vertébrale, doit être soutenu par les muscles qui vont s'insérer sur le bassin, et ce dernier par les muscles des membres inférieurs.

Les contractions musculaires très énergiques constituant ce qu'on appelle un *effort* mettent particulièrement bien en relief l'étendue possible du retentissement d'un mouvement en apparence localisé, et qui cependant va jusqu'à modifier profondément, dans l'espèce par simple action mécanique, la respiration et la circulation. En effet l'effort exige l'immobilisation des diverses pièces osseuses du thorax, immobilisation qui ne peut être obtenue qu'en retenant dans le poumon une masse d'air capable de fournir un point d'appui aux côtes. Aussi pendant l'effort la respiration est-elle suspendue, et la contraction gagne-t-elle jusqu'aux muscles abdominaux pour comprimer le poumon ; du coup le cœur et les gros vaisseaux intrathoraciques subissent de leur côté une pression qui fait augmenter la tension artérielle et veineuse, et suspend même un instant la circulation.

Mais d'ailleurs il n'est pas besoin d'effectuer des contractions musculaires très énergiques pour amener de sérieuses modifications dans les conditions physiologiques de l'organisme. L'essentiel est d'accomplir une certaine quantité de travail musculaire dans un temps donné. Or la quantité du travail musculaire qui peut être fourni dépend bien plutôt de la quantité de tissu musculaire mis en œuvre que de la qualité de sa contraction. Dès lors, d'après ce que nous avons dit plus haut de la participation d'un grand nombre de muscles des diverses régions du corps à un mouvement d'énergie ordinaire et en apparence localisé, on admettra que les effets généraux déterminés sur les principales fonctions vitales à l'occasion de presque n'importe quel exercice seront toujours notables. Le fait que l'ensemble du tissu musculaire représente plus de la moitié de la masse totale du corps vient encore à l'appui de cette manière de voir quant à l'importance des phénomènes ayant pour point de départ le fonctionnement spécial d'un tissu aussi abondant. Encore les résultats obtenus seront-ils d'autant plus considérables que l'exercice s'étendra à un plus grand nombre de muscles, ou fera entrer en contraction les groupes les plus volumineux : à cet égard les groupes musculaires de la partie inférieure du corps offrent évidemment une importance de premier ordre.

Les résultats sanitaires de l'exercice, tel que nous le comprenons et le recommandons au point de vue hygiénique, sont donc avant tout d'ordre général et intéressent l'économie entière. En effet, grâce à une circulation plus active, à un afflux de sang plus généreux, grâce à une absorption plus grande d'oxygène au niveau du poumon qui se développe en même temps qu'il est mieux irrigué, les combustions intimes augmentent d'intensité et s'opèrent d'une façon plus complète : c'est-à-dire que la nutrition s'améliore.

Cet état offre un ensemble de signes aisés à apprécier, qui sont notamment : le grossissement et par suite l'augmentation de puissance des muscles (effet direct de l'exercice d'une part, et d'autre part de l'activité de la nutrition) ; la résistance à la fatigue, résistance accrue par diverses modifications sur lesquelles nous reviendrons avec quelques détails ; l'augmentation de puissance du cœur et du poumon, dont le fonctionnement est devenu plus parfait, peut-être comme celui des muscles, dont la capacité de travail est non seulement plus grande mais aussi mieux utilisée ; le thorax s'élargit à la suite de l'amplification du poumon ; l'appétit devient plus vif, etc.

L'exercice combat ainsi l'influence fâcheuse de l'inaction physique, de la sédentarité, sur la santé. Dans ces conditions en effet les fonctions vitales les plus importantes languissent par défaut général de stimulation ; l'assimilation et la désassimilation sont insuffisantes ; les combustions se font d'une manière incomplète ; il y a du ralentissement de la nutrition, chose favorable à l'évolution de certains états morbides ; d'ailleurs l'inaction trop prolongée met l'organisme dans une situation telle que le moindre travail fera apparaître cet état de dépression bien connu sous le nom de fatigue et qui expose l'individu à mal résister à la plupart des agents pathogènes.

Un homme qui après avoir retiré de la pratique de l'exercice les bénéfices sanitaires indiqués plus haut demeure ensuite dans l'inaction pendant une trop longue période perd peu à peu en grande partie la plupart de ces bénéfices.

La réalité de l'influence de l'exercice vis-à-vis du développement musculaire et du développement thoracique, ce dernier correspondant à une amplitude respiratoire augmentée, a été vérifiée à maintes reprises, et surtout sur des hommes soumis aux exercices militaires. Nous ne citerons que quelques-unes de ces constatations.

Chassagne et Dally examinant 400 élèves de l'École militaire de gymnastique de Joinville trouvent qu'au bout d'une année le périmètre thoracique a augmenté chez 76 0/0 de ces hommes, d'habitude de 2 à 3 centimètres ; la grosseur du bras augmente 82 fois 0/0, celle de la cuisse 64 fois 0/0. Chez 450 soldats d'un régiment d'artillerie soumis à beaucoup moins d'exercices que les élèves de Joinville, le périmètre thoracique a augmenté 60 fois 0/0, d'habitude de 2 centimètres, la grosseur du bras a augmenté 75 fois 0/0

Marey observe 5 élèves de Joinville dont il mesure chaque mois au moyen du pneumographe l'amplitude et le rythme respiratoire avant et après une course de 600 mètres au pas gymnastique ; il constate au bout de 5 mois que l'amplitude respiratoire a quadruplé, que le rythme est moins rapide (12 respirations par minute au lieu de 20), et surtout qu'il est de moins en moins modifié par la course.

Parkes à Aldershot, Roth à Berlin, Jäger, Fetzer, Rigal, etc., ont fait des observations analogues. On sait d'ailleurs que dans la plupart des armées le périmètre thoracique est un des principaux éléments de l'appréciation de l'aptitude physique au service militaire.

**La fatigue et le surmenage.** — A la suite de contractions musculaires trop énergiques, ou trop prolongées, ou trop répétées dans un temps donné, l'homme éprouve à l'occasion de contractions nouvelles une sensation douloureuse paraissant siéger dans les muscles qui ont fourni le plus de travail ; si celui-ci est continué, le fonctionnement musculaire volontaire devient de plus en plus difficile, de plus en plus médiocre, et finit par être rendu presque impossible : l'état de *fatigue* est alors complètement constitué. Cet état dérive de phénomènes nerveux et musculaires multiples. Il y a, d'une part, épuisement de la faculté d'excitation nerveuse, épuisement d'autant plus considérable que l'influx nerveux destiné à amener les contractions a dû être augmenté à mesure que le muscle obéissait moins aisément à la volonté. Il y a d'autre part au niveau du muscle des modifications physiques et chimiques fort importantes, amenées par l'activité musculaire relativement exagérée, et qui retentissent sur certaines grandes fonctions de l'économie.

La contraction des muscles entraîne des tiraillements continuels des fibres de ces organes et des froissements, torsions, pressions des filets nerveux sensitifs qui se trouvent plongés dans le tissu musculaire. D'où une sorte de traumatisme du muscle par lui-même amenant l'endolorissement que nous avons signalé. En outre, et surtout, le travail excessif épuise dans le muscle les matières oxydables énergétiques sans laisser assez de temps pour leur renouvellement et fait apparaître à leur place des déchets, des produits toxiques de désassimilation, qui prenant naissance en trop grande abondance ne peuvent plus être éliminés au fur et à mesure ; dès lors ces déchets tendent à s'accumuler au sein du tissu musculaire dont ils paralysent l'activité en attendant qu'ils troublent la respiration, la circulation, et même dans certains cas la nutrition générale de l'organisme. Parmi les déchets en question l'acide urique, l'acide lactique et le gaz acide carbonique semblent tenir la première place, au moins au point de vue quantité ; il en est d'autres sans doute, encore indéterminés mais plus toxiques. C'est la production surabondante d'acide carbonique durant un travail musculaire intense qui amène l'*essoufflement*, forme particulière de dyspnée due à l'insuffisance de l'hématose, le sang étant surchargé de $CO^2$ qui ne s'élimine plus assez vite malgré l'accélération des mouvements respiratoires, ceux-ci perdant à vrai dire en ampleur ce qu'ils gagnent en vitesse ; pendant ce temps la circulation s'accélérant aussi, le poumon se congestionne, la période expiratoire devient de plus en plus courte, et le cœur est menacé de ne plus être capable de faire face à l'effort que nécessite la situation. Le travail doit donc être suspendu. Notons que l'intensité de l'essoufflement est en raison directe de la quantité d'énergie dépensée en un temps donné, comme l'ajustement fait remarquer Lagrange ; aussi l'essoufflement apparaît-il volontiers en dehors de la sensation de fatigue musculaire locale, du moins bien avant elle, à l'occasion des exercices qui font faire une grande dépense de force dans un temps très court ; à l'occasion de l'effort en général, et surtout à l'occasion de la mise en œuvre des masses musculaires les plus puissantes, capables de fournir très vite une somme de travail considérable.

Suffisamment généralisée la fatigue peut aboutir à un état morbide passager dont les symptômes sont ceux d'une *courbature fébrile* : lassitude, malaise, céphalalgie, un peu de fièvre, pas d'appétit. Il semble bien qu'il s'agit là d'une petite auto-intoxication de l'organisme par les produits de déchets de la suractivité musculaire fabriqués tout d'un coup en telle abondance que les émonctoires habituels, le rein notamment, ne sauraient les éliminer assez vite pour les empêcher de porter une légère atteinte au fonctionnement normal de nos cellules.

La fatigue en diminuant la résistance normale de l'individu favorise d'ailleurs l'éclosion chez l'homme d'un certain nombre d'accidents dus à des conditions atmosphériques désavantageuses; coup de chaleur, coup de froid, mal de montagne. Le fait a été relevé par un grand nombre d'observateurs. Il est de la plus haute importance au point de vue de l'hygiène des troupes. En presque toutes circonstances ce sont des soldats fatigués qui ont été victimes du surchauffement ou du refroidissement, et cela avec des températures ambiantes qui bien souvent n'offraient rien d'extraordinaire, comme nous l'avons déjà dit (p. 158 et 163), et que des hommes en possession d'un état physiologique normal affrontent d'habitude sans inconvénient notable.

La persistance de l'état de fatigue, devenu en quelque sorte chronique, engendre un véritable état pathologique, le *surmenage ;* nous avons en vue ici ce que Lagrange appelle le « surmenage lent » dont la cause et la caractéristique sont toujours l'imprégnation de l'organisme par les déchets toxiques du fonctionnement musculaire intense, mais qui succède à un travail trop longtemps prolongé, à des fatigues répétées dont les mauvais effets n'ont pas le temps de se dissiper entièrement avant de se produire de nouveau. « Supposons, dit Lagrange, un homme se livrant à un exercice fatigant, mais qui ne dépasse pas absolument ses forces ; le travail est supporté et produit les malaises habituels de la fatigue et de la courbature. Si le sujet recommence dès le lendemain le même exercice, les déchets du travail de la veille ne sont pas encore éliminés au moment où d'autres déchets viennent s'ajouter à eux. Supposons que les jours suivants le travail continue sans interruption ; la dose de substances nuisibles accumulées dans le sang grossira de plus en plus et atteindra au bout d'un certain temps une proportion suffisante pour déterminer des accidents graves. Ce jour-là la fatigue prendra les proportions d'une maladie et l'état de surmenage sera réalisé. »

Pas plus que pour la fatigue on ne saurait désigner précisément quelles sont les substances nuisibles directement productrices du surmenage. On a seulement constaté que le sang, le sérum, les extraits de suc musculaire des animaux surmenés, possédaient un pouvoir toxique supérieur à la normale (Mosso, Roger, Abelous), et qu'il en était de même de la toxicité des urines (Bouchard, Roger, Tissié), peut-être aussi de celle de la sueur (Arloing). Le surmenage revêt d'ailleurs, suivant la remarque de Marfan, des allures assez différentes d'un sujet à un autre suivant les prédispositions individuelles.

Le point capital est que le surmenage est très souvent la cause prédisposante, occasionnelle, de diverses maladies infectieuses ; il affaiblit la résistance normale de l'organisme vis-à-vis des agents microbiens de ces maladies, en partie grâce à l'intoxication due aux produits de désassimilation, en partie grâce à l'épuisement qui résulte du défaut d'équilibre entre les dépenses et les recettes, pour peu que l'alimentation soit insuffisante à faire face aux pertes énormes qu'engendre la continuité d'un travail intense : le tout aboutit à un amoindrissement vital éminemment propre à préparer le terrain aux infections, que celles-ci reconnaissent comme agents des microbes venus de l'extérieur, ou des germes antérieurement présents dans nos organes, mais auxquels la diminution des propriétés bactéricides normales des humeurs, l'atténuation de la phagocytose, permettent de pulluler et d'acquérir une virulence qui leur faisait auparavant défaut. L'asthénie nerveuse, par épuisement, joue d'ailleurs sans doute aussi son rôle à cet égard.

C'est ainsi que le surmenage est très souvent signalé, surtout dans les armées, comme cause prédisposante de la fièvre typhoïde ; c'est une des principales raisons qui rendent cette maladie si fréquente pendant les guerres. Au reste le surmenage prépare probablement aussi le terrain humain au typhus et favorise l'éclosion de la tuberculose. Enfin il tend à rendre chez les sujets qu'il atteint l'évolution de toutes les infections, voire celles d'origine traumatique, beaucoup plus graves qu'elles ne le seraient chez des individus normaux.

Ces faits ont été établis par d'innombrables observations. Charrin et Roger ont réussi à en donner une reproduction expérimentale : des rats surmenés par un travail prolongé dans un cylindre rotatif ayant été inoculés avec du charbon bactéridien et du charbon symptomatique, ces animaux succombèrent à ces deux maladies beaucoup plus vite que des rats témoins également inoculés mais non surmenés ; d'autre part des doses de cultures suffisantes pour amener la mort des animaux surmenés n'arrivaient pas à produire le même résultat chez les non surmenés.

Enfin le surmenage passe pour favoriser le développement de diverses affections du cœur, du poumon, des reins et réveiller volontiers certaines diathèses.

**L'entraînement.** — L'entraînement est l'adaptation progressive de l'organisme à certaines conditions de fonctionnement. Au point de vue hygiénique le résultat à rechercher dans l'entraînement c'est l'accoutumance au travail et l'élévation de la résistance générale de l'individu, de manière à le mettre en possession de toute la puissance de vitalité que comporte sa constitution ; on y arrive par la pratique convenablement réglée de l'exercice corporel qui, dans une certaine mesure, en augmentant la force musculaire, augmente aussi la capacité de résistance de l'économie, et constitue un véritable moyen de prophylaxie vis-à-vis de la fatigue et du surmenage, causes si importantes de dépression pour l'organisme. (Notons cependant que la santé et la force musculaire ne sont pas toujours associées ; il y a bien des individus doués d'une faible puissance de travail physique et qui n'en résistent pas moins bien, dans des conditions ordinaires, aux agents morbigènes.)

L'entraînement dans le sens *sportif* a d'ordinaire un but plus étroit ; il ne vise guère que l'adaptation de l'organisme à un travail particulier ; il comporte d'ailleurs certaines pratiques spéciales touchant notamment au régime des sujets ; mais c'est là chose accessoire en réalité, l'essentiel restant toujours l'exercice musculaire : car c'est par l'exercice seul que les organes et appareils s'accoutument à bien fonctionner malgré un travail intense, exécuté du reste plus aisément, avec moins d'efforts, et par conséquent de fatigue, grâce au surcroît de puissance également retiré de l'exercice.

Il est inutile d'insister beaucoup sur les bons effets de l'entraînement hygiénique, qui sont évidemment ceux de l'exercice en général, poussés toutefois à leur plus haut degré de perfection.

L'organisme s'adapte de toute manière au travail : les muscles grossissent, acquièrent plus de force, arrivent à n'avoir plus besoin de se contracter aussi énergiquement qu'auparavant pour un travail donné ; l'individu a appris d'autre part à mieux utiliser ses muscles, à bien coordonner leurs contractions, à éviter ainsi des dépenses de force inutiles et même nuisibles ; en même temps que la dépense de force musculaire se réduit ainsi jusqu'à un certain point, la dépense nerveuse cérébrale décroît de son côté dans de sérieuses proportions, car la volonté n'a plus à intervenir aussi énergiquement, non plus que l'attention d'une façon aussi soutenue ; les mouvements tendent à s'effectuer un peu automatiquement; dans le même temps que les causes de la fatigue nerveuse s'atténuent de la sorte, de même que celles de la fatigue musculaire locale, les symptômes de la fatigue générale se montrent de plus en plus tardivement; entre autres l'exagération du besoin de respirer, caractéristique de l'essoufflement, n'apparaît plus aussi vite qu'autrefois ; c'est que le poumon amplifié est devenu capable de mieux assurer l'hématose malgré la production de $CO^2$ en grande quantité ; c'est que le sujet sait mieux respirer, que son système nerveux est moins sensible aux excitations qui provoquaient jadis bientôt des réflexes, que par suite le rythme respiratoire reste longtemps sans se troubler, le cœur plus puissant ne laissant pas d'ailleurs la stase pulmonaire se produire aisément.

Lagrange admet en outre que certains déchets toxiques, encore insuffisamment déterminés, et auxquels est due l'auto-intoxication de l'organisme dans la courbature fébrile de fatigue et dans le surmenage, ne se forment plus ou ne se forment qu'en faible quantité chez l'homme entraîné, c'est-à-dire adapté au travail : cela parce que les matières susceptibles de donner naissance à ces déchets spéciaux existeraient seulement en abondance chez l'individu qui ne fait pas assez d'exercice, et disparaîtraient en grande partie du fait d'un exercice musculaire convenable. De même il y a d'ordinaire chez l'entraîné une réduction sérieuse du tissu graisseux, ce qui facilite le fonctionnement musculaire, et prévient pour une bonne part l'essoufflement et l'élévation rapide de la température interne sous l'influence de l'exercice, au cours duquel la graisse fournit trop facilement aux combustions et donne par suite naissance à des déchets très abondants.

Au surplus on prendra garde de pousser l'entraînement jusqu'à la fatigue ou au surmenage dont il doit être le meilleur préventif. Rien n'est plus commun cependant que de voir aboutir à cet excès et à ses fâcheuses conséquences, tout opposées aux effets que l'on se propose d'obtenir sur l'organisme par la pratique régulière de l'exercice. On évitera d'ordinaire cette faute en surveillant le poids des sujets soumis à l'entraînement : il ne doit pas varier beaucoup au bout de quelque temps, car si la graisse diminue les autres tissus tendent à augmenter de quantité, tout en devenant plus denses, du moins lorsque la nutrition se fait bien et qu'il n'est pas question d'épuisement par excès de dépenses vis-à-vis des recettes.

La démonstration de l'élévation par l'entraînement de la résistance à la fatigue, et en conséquence à toutes les affections dans l'étiologie desquelles elle intervient, est particulièrement évidente dans les armées, et surtout durant les guerres, où la fatigue, le surmenage, jouent un rôle si considérable vis-à-vis de la morbidité. Les armées composées d'hommes entraînés, c'est-à-dire accoutumés à fournir un travail analogue à celui que nécessite la guerre, ont perdu et perdront toujours infiniment moins de monde (en dehors du champ de bataille), surtout dans les premiers temps d'une campagne, que les armées de soldats improvisés ou de soldats peu exercés.

**Le repos.** — Si l'entraînement est le meilleur moyen de retarder l'apparition de la fatigue et du surmenage, ces états une fois constitués (parfois du fait même d'un entraînement mal dirigé, ou poussé au delà de ce que comporte la constitution de tel ou tel individu), n'ont d'autre remède que le repos. Mais d'ailleurs il est indispensable d'en user aussi à titre préventif, sans attendre les signes de fatigue, ou surtout de surmenage, dont l'apparition a toujours quelque chose de fâcheux. Le repos est la période d'inaction durant laquelle l'organisme achève d'éliminer les déchets résultant du travail et répare les dépenses que ce dernier a occasionnées ; la circulation emporte les substances résiduaires qui tendaient à encombrer le tissu musculaire venant de fonctionner d'une manière intense, elle les élimine, notamment par le rein, et en même temps apporte aux muscles des matières azotées et des matières combustibles nouvelles : ce double mouvement ne saurait s'accomplir qu'incomplètement pendant un travail un peu considérable. Aussi lorsque celui-ci est trop prolongé, l'organisme aboutit-il volontiers à la fois à l'auto-intoxication et à l'épuisement par nutrition insuffisante, ce qui réalise le surmenage complet, quelle que soit d'ailleurs la richesse de l'alimentation.

Il faut donc couper assez fréquemment le travail par des périodes de repos assez longues : la durée et le nombre de ces périodes dans un temps donné doivent être d'abord basés sur le genre de travail accompli et aussi sur sa quantité. Les exercices qui essoufflent demandent des repos nombreux, mais courts, l'acide carbonique s'éliminant très vite ; il n'en est pas de même des autres déchets du fonctionnement musculaire, dont les mauvais effets se manifestent d'une façon moins prompte, mais dont l'élimination est aussi plus lente : ils nécessitent donc des repos relativement espacés, mais d'une notable longueur.

La sensation de fatigue est pour l'individu une première indication du besoin de repos ; l'essoufflement en est une autre qui exige impérieusement la suspension du travail sans quoi des troubles graves apparaîtraient ; la perte de poids d'un homme soumis à l'entraînement, lorsqu'elle est notable et se prolonge au delà de la première période de l'entraînement, l'alimentation du sujet étant d'ailleurs convenable, montre qu'il y a défaut d'équilibre entre le travail et le repos, ce dernier étant insuffisant.

On trouve un repos à la fatigue locale en faisant porter successivement l'exercice sur des muscles différents ; l'essoufflement disparaît du seul fait de la réduction de la quantité de travail dans un temps donné ; c'est ainsi que les muscles des bras peuvent se reposer tandis que les muscles des jambes travaillent, que l'essoufflement déterminé par la course se dissipe si l'on passe à la marche, etc.

Mais le repos complet exige le relâchement musculaire total dans le décubitus à peu près horizontal, et même le sommeil, qui suspend en grande partie l'activité nerveuse : c'est dans ces conditions seulement que la réparation intime de toutes les pertes de l'organisme s'opère d'une façon parfaite. La privation ou l'insuffisance de sommeil est une des causes qui conduisent le plus promptement au surmenage et à l'affaiblissement de la résistance générale des individus.

L'habitude, et toute une série de circonstances extérieures, font que la nuit est le véritable moment du repos et du sommeil prolongé. Il est possible cependant de changer quelque temps cette manière de faire sans trop grands inconvénients, une fois l'habitude nouvelle prise : mais il faut alors s'entourer de précautions pour que le sommeil diurne ne soit pas troublé.

Six à huit heures de sommeil par jour sont indispensables aux adultes.

**Substances prétendues dynamogènes.** — On a souvent préconisé l'usage de certaines substances soit pour fortifier momentanément la puissance musculaire, soit pour rendre aux muscles fatigués une énergie nouvelle et leur permettre par suite de prolonger leur fonctionnement au delà de la limite correspondant à leur capacité de résistance normale. L'alcool a longtemps été considéré comme très susceptible de remplir un tel rôle, et à côté de lui le café, le thé, la kola, encore que ces dernières substances parussent moins actives ; naguère le sucre a paru devoir supplanter et l'alcool et les alcaloïdes contenus dans le café, le thé, la kola : l'absorption d'un peu de sucre semblait à quelques-uns devoir suffire à obtenir sans peine d'individus fatigués un supplément de travail fort important. Il convient d'examiner ici cette question, encore que nous en ayons déjà dit çà et là quelques mots à propos de la valeur alimentaire des substances dont il s'agit.

L'alcool, le café, le thé, la kola ne fournissent vraisemblablement pas aux muscles des matières combustibles dont il soit tiré profit au point de vue dynamogène. La chose, en ce qui concerne l'alcool, paraît avoir été démontrée par Chauveau (voir p. 608), qui a constaté que la valeur du travail physiologique produit s'abaissait si l'on remplaçait dans la ration alimentaire d'un animal une partie des hydrocarbonés par de l'alcool ; et cependant l'absorption d'alcool n'est pas sans influence sur le fonctionnement musculaire : mais c'est sans doute seulement par l'intermédiaire du système nerveux, comme tend à le prouver le caractère essentiellement transitoire de cette influence dans un sens favorable, puis sa transformation en action défavorable. Cette mobilité et ce renversement des effets de l'alcool ont été observés par presque tous ceux qui ont étudié cette question. De plus si de petites doses d'alcool paraissent susceptibles d'une action stimulante sur la contraction musculaire, des doses un peu plus fortes auraient au contraire une action paralysante.

H. Frey a surtout observé ces changements selon les doses ; quand le muscle est fatigué, l'absorption d'un peu d'alcool diminue la sensation de fatigue et rend la prolongation du travail quelque temps plus facile ; mais si l'on augmente la dose d'alcool, le résultat sur le fonctionnement musculaire change du tout au tout : c'est à de l'impuissance, à de la paralysie des muscles que l'on a affaire. D'après Destrée, qui expérimente au moyen de l'ergographe, l'alcool exerce presque toujours immédiatement à la suite de son absorption une influence favorable sur le rendement en travail musculaire, mais ce phénomène est passager, et de plus on voit lui succéder une phase de dépression de la puissance musculaire qui compense et au delà l'excitation première : en sorte qu'il est finalement préférable de ne pas recourir à l'alcool pour obtenir des muscles une somme de travail supérieure à celle qu'ils sont naturellement capables de produire. Pour Schumburg l'alcool à petites doses n'élève la capacité de travail des muscles, et seulement d'une façon passagère, que si de véritables principes alimentaires sont aussi présents dans le sang ; peut-être l'alcool favorise-t-il momentanément l'utilisation complète de ces principes. Toujours avec l'ergographe Scheffer constate nettement, comme les précédents savants, l'élévation provisoire de la puissance dynamique des muscles sous l'influence de doses d'alcool modérées, puis bientôt après une diminution de cette puissance dynamique par rapport à son degré normal. Ces effets successifs différents doivent dépendre de modifications corrélatives et de même sens de l'excitabilité du système nerveux. Scheffer, Waller, Gad et Werigo ont du reste acquis la preuve que l'alcool provoquait bien d'abord une augmentation, puis une diminution de l'excitabilité de l'appareil nerveux moteur périphérique : lorsque l'on élimine l'action de celui-ci en le paralysant à l'aide du curare, l'alcool ne paraît plus exercer aucune influence notable.

De même que l'alcool les alcaloïdes du café, du thé, de la kola sont des excitants du système nerveux, et non pas de véritables substances dynamogènes pour le muscle ; toutes relèvent cependant l'énergie musculaire jusqu'à un certain point, si toutefois elle n'est pas trop épuisée, comme l'ont encore prouvé les expériences de Schumburg; il a paru dans ces mêmes expériences qu'il était d'ailleurs généralement utile pour obtenir une action favorable assez notable, que les sujets en expérience reçussent avec les alcaloïdes quelques substances douées d'une réelle valeur alimentaire: quand cette condition était remplie on pouvait, il est vrai, se demander quelle était la part respective de l'excitant et de l'aliment dans le résultat final. En tous cas l'effet favorable des alcaloïdes sur le travail fourni n'est point suivi d'un effet inverse comme il arrive au contraire avec l'alcool. C'est un grand avantage, et la raison qui permet de conseiller sans arrière-pensée l'usage du café, du thé et même de la kola pour soutenir rapidement pendant quelque temps des gens dont les forces commencent à défaillir.

Le sucre agirait dit-on d'une manière analogue, par un mécanisme différent d'ailleurs. C'est qu'en effet le sucre est la forme sous laquelle la matière nutritive est utilisée par le muscle pour fournir immédiatement à sa contraction. L'usage de cette substance comme moyen de donner sans grand délai de nouvelles forces à des individus fatigués a donc pu paraître très séduisant, en théorie; les expériences de laboratoire ont semblé par surcroît justifier bien des espérances à cet égard; mais il n'en a pas été de même dans la pratique, et des recherches complémentaires des premières études ont abouti à des résultats d'après lesquels il semble nécessaire de conclure que l'on s'était un peu illusionné sur la soi-disant supériorité du sucre vis-à-vis des autres substances alimentaires pour mettre très vite de la matière combustible à la disposition des muscles.

C'est Vaughan Harley qui le premier, avec l'ergographe, pensa avoir constaté que l'ingestion d'assez grande quantité de sucre pouvait élever de 26 à 33 0/0 le pouvoir dynamique musculaire et retardait l'apparition de la fatigue. Mosso et Paoletti annoncèrent ensuite que 5 à 60 gr. de sucre suffisaient pour permettre au système musculaire fatigué de déployer à nouveau une grande énergie. Ces résultats ayant été critiqués par Stokvis qui considérait que les sujets en expérience avaient pu être inconsciemment suggestionnés, Schumburg reprit cette étude avec des précautions spéciales et n'obtint d'abord que des résultats insignifiants; mais après avoir fait exécuter beaucoup de travail, il retrouva les effets positifs du sucre précédemment signalés; ces effets ne se produiraient sans doute qu'après épuisement du sucre naturellement présent dans le sang. Quoi qu'il en soit, Schumburg rend, au bout de 30 à 45 minutes, de la force aux muscles fatigués et diminue la sensation de fatigue en faisant absorber 30 gr. de sucre, succès également obtenu par Prantner et Stowasser. Toutefois des essais pratiques qui ont été tentés déjà à plusieurs reprises dans l'armée allemande, sur des soldats exécutant des manœuvres, ne semblent pas avoir abouti à des résultats bien probants, d'après ce qu'ont rapporté Leitenstorfer, Leistikow, Letz. Notons cependant que les cyclistes professionnels dans leurs courses de fond prennent volontiers des boissons très sucrées (tandis qu'ils s'abstiennent soigneusement de boissons alcooliques, qui selon la plupart d'entre eux « coupent les jambes »). Mais au surplus Frentzel répétant les recherches ergographiques de Schumburg, après avoir vérifié les résultats de ce dernier avec le sucre, constate qu'à dose équivalente l'albumine agit vis-à-vis de la fatigue musculaire comme le sucre, dans le même temps, voire d'une manière plus efficace et plus durable; d'autre part la graisse produirait encore des effets analogues.

Il ne faut pas oublier que toutes ces substances soi-disant dynamogènes, quel que soit leur rôle vis-à-vis du muscle lui-même ou du système nerveux, n'ont aucun pouvoir sur l'élimination des déchets toxiques qui occupent une place si considérable dans la constitution de l'état de fatigue ou de surmenage.

**Modalités fondamentales de l'exercice.** — Les modalités de l'exercice sont en quelque sorte infinies. Toutefois, lorsque l'on se place au point de vue de l'hygiène, c'est-à-dire quand on considère surtout les effets généraux de ces modalités sur l'organisme, on peut les ramener à un petit nombre de types fondamentaux, essentiellement caractérisés par la *quantité* de travail qu'ils nécessitent, car c'est cet élément quantité qui a le plus d'influence sur les résultats sanitaires. Par ailleurs, dans le même ordre d'idées, le temps imparti à l'exécution du travail, c'est-à-dire la *vitesse* avec laquelle il doit être accompli, est un autre point fort important. Enfin le degré de *difficulté* de l'exercice, c'est-à-dire la mesure dans laquelle la volonté attentive est appelée à y participer, doit encore être prise en sérieuse considération. Reste la question du mécanisme de l'exercice, des différents muscles ou parties du corps qui interviennent spécialement dans son exécution ; mais c'est là ce qui distingue les uns des autres les divers exercices (dont nous passerons tout à l'heure en revue les principaux) et les effets locaux qui relèvent de chacun d'eux.

Au surplus, comme le déclare Lagrange, il ne faut voir dans tout ceci que des indications générales commodes plutôt que les bases d'une classification rigoureuse. Voici toutefois les groupements proposés par Lagrange d'après ces données. Notons d'ailleurs qu'une même forme d'exercice, suivant telle ou telle variante d'exécution, figurera justement tantôt dans un groupe, tantôt dans un autre, ou même à la fois dans plusieurs d'entre eux.

1° *Exercices violents ou modérés.* — L'exercice est violent ou modéré suivant la quantité de travail qu'il exige, quelle que soit sa difficulté ou la fatigue locale (suite d'un effort local) dont il peut être cause. Lagrange recommande en particulier avec raison de ne pas confondre, comme on le fait trop souvent, la quantité de travail effectué avec la difficulté de ce travail ; on n'oubliera pas qu'en général ce sont les jambes qui sont susceptibles de fournir les plus grandes quantités de travail, et cela sans difficulté. En somme, c'est la généralisation plus ou moins grande du travail aux différentes parties du corps qui pour Lagrange fait qu'un exercice est violent (mieux vaudrait peut-être dire tout simplement considérable) ou modéré.

2° *Exercices de force.* — Ce sont ceux dans lesquels l'effort se manifeste le plus fréquemment et intéresse une grande partie de la musculature, produisant dès lors en peu de temps une quantité de travail considérable, et par suite de l'essoufflement. Ces exercices demandent à la fois des contractions musculaires aussi vigoureuses que possible et une intervention presque incessante de la volonté la plus énergique. Cependant la dépense nerveuse paraît être bien moins importante que dans les exercices difficiles ou exercices d'adresse. Les exercices de force ne doivent être effectués que par des sujets jouissant de la pleine intégrité de tous leurs organes et appareils ; encore ces individus prendront-ils toujours garde de ne pas dépasser la limite de leurs forces. Dans ces conditions, et avec une alimentation généreuse, les exercices de force sont de nature à être des plus favorables à la nutrition.

3° *Exercices de vitesse.* — La caractéristique des exercices de vitesse est la succession rapide des contractions musculaires ; mais d'ailleurs, suivant l'importance des muscles qui se contractent ainsi, la quantité de travail effectué varie dans des proportions énormes, au point que l'exercice de vitesse peut tantôt approcher de l'exercice de force, tantôt ne constituer qu'un exercice modéré.

Dans le premier cas, la rapidité de succession des contractions élevant rapidement le taux du travail produit, on arrive volontiers à l'essoufflement bien que chacune des contractions ne s'opère pas avec toute l'énergie possible, et que par suite la fatigue locale soit relativement lente à se manifester; dans le second cas on ne voit jamais apparaître que cette fatigue locale, également au bout d'un temps assez long. Aussi les exercices de vitesse même violents amènent-ils bien plutôt des effets généraux sur l'organisme que des résultats locaux appréciables. Ils ne vont pas du reste sans une grande dépense d'influx nerveux pour rendre aussi rapide que possible le passage de la fibre musculaire de l'état de relâchement à l'état de contraction. Selon Lagrange cette dépense nerveuse serait la cause de la tendance à la dénutrition souvent constatée chez les individus qui pratiquent d'une façon suivie les exercices de vitesse.

4° *Exercices de fond.* — Ce sont ceux dans lesquels le travail doit avant tout être continué pendant un temps aussi long que possible ; on n'y déploie d'ordinaire ni effort, ni vitesse ; et pourtant la durée de l'exercice peut conduire finalement à une dépense de force très considérable ; mais ce n'est qu'à la longue que le travail accompli arrive à retentir sur les grandes fonctions de l'organisme et sur l'état musculaire local pour y déterminer des troubles. De fait, si l'on considère seulement une assez courte période du temps d'exécution de l'exercice de fond, on constate que la fraction de travail qui lui correspond est relativement modérée ; c'est la prolongation seule de ce travail qui finit par constituer une grosse tâche pour l'organisme, tâche qui commande de longs repos de temps à autre : car si la fatigue se montre tardivement dans l'exercice de fond, elle n'en vient pas moins à un moment donné compromettre le fonctionnement normal de l'organisme. En attendant, ce dernier profite bien des effets salutaires généraux engendrés par le travail.

5° *Exercices difficiles ou faciles.* — Un exercice est difficile ou facile suivant la part plus ou moins considérable que le cerveau doit prendre à son exécution non seulement comme centre excito-moteur ordinaire, mais surtout comme centre de coordination des contractions musculaires, combinant l'action des muscles et réglant l'effort de chacun d'eux pour tel ou tel mouvement. Les exercices les plus difficiles sont ceux où interviennent des mouvements qui ne sont point naturels à l'homme ; ces mouvements exigent un véritable apprentissage et demandent d'habitude plus d'adresse (résultat d'opérations cérébrales) que force musculaire ; à vrai dire l'action de l'intelligence est surtout nécessaire tant que le mouvement est assez nouveau. Par l'exercice la coordination se perfectionne à un haut degré, les mouvements difficiles le deviennent de moins en moins, tendent à s'exécuter dans quelque mesure automatiquement, et en fin de compte avec une fatigue très inférieure à celle qu'ils déterminaient au début : c'est que le travail cérébral diminue, et aussi le travail des muscles, en raison de la meilleure utilisation de leurs contractions. Mais précisément, dit Lagrange, en raison de l'économie de force qui résulte peu à peu de l'adresse acquise, les exercices dont il s'agit associent moins que les autres les grandes fonctions de l'organisme au travail musculaire : à notre point de vue ils sont donc moins utiles.

**Conditions important à la pratique de l'exercice.** — Il faut tenir compte dans la pratique de l'exercice d'un certain nombre de conditions offertes soit par le sujet lui-même qui travaille, soit par le milieu où s'effectue le travail : toutes choses qui peuvent modifier de la manière la plus sérieuse en bien ou en mal les résultats attendus de l'exercice.

Le premier point qui importe est l'état des organes et appareils du sujet, et notamment de son appareil circulatoire, depuis le cœur jusqu'au rein inclusivement. Faute d'une intégrité parfaite de cet appareil l'organisme ne saurait s'adapter sans difficulté et sans danger au fonctionnement intense que provoque l'exercice. Il convient alors de proportionner soigneusement l'exercice aux moyens de l'individu. Du reste, même pour les sujets sains, il y a une limite, variable avec chacun d'eux, et que l'on ne peut chercher à dépasser soit comme force, soit comme résistance à la fatigue, sous peine d'aboutir au contraire à un certain affaiblissement.

L'âge de l'individu doit décider aussi de la quantité et de la qualité de l'exercice à effectuer : exercices faciles ne demandant ni contractions musculaires énergiques ni force de résistance pour l'enfant, chez lequel les acquisitions ont besoin de dépasser de beaucoup les déperditions, encore qu'il soit nécessaire que le travail soit généralisé le plus possible ; exercices violents, de force et de fond, pour l'adulte en possession de toute sa vigueur physique et auquel une désassimilation notable est souvent utile ; exercices plus modérés et exigeant moins d'efforts dans l'âge mûr où l'appareil circulatoire commence à perdre de sa souplesse.

L'état d'entraînement de l'individu intervient encore dans le dosage de l'exercice. On se préoccupera en outre de son genre de vie, et surtout de la quantité de travail intellectuel qu'il fournit, car le travail physique n'est pas assez différent du premier pour être toujours un moyen de reposer l'esprit. Du moins faut-il, si l'on veut faire quelque chose à cet égard, choisir des exercices physiques qui n'exigent qu'une très faible participation du cerveau. On ne recommandera donc pas aux sujets qui font surtout usage de leurs facultés intellectuelles les exercices physiques difficiles, mais au contraire ceux qui comportent volontiers un notable degré d'automatisme, c'est-à-dire le remplacement du cerveau par la moelle comme centre moteur ; ces exercices sont ceux qui s'opèrent à l'aide de mouvements naturels, dont l'apprentissage est fait dès longtemps, qui ne réclament point d'efforts, et dont l'accomplissement a lieu d'une façon régulière, ou plutôt rythmique.

Lagrange a beaucoup insisté, et avec raison, sur l'importance du plaisir dans l'exercice pour en bénéficier pleinement ; car les émotions joyeuses, excitants de l'énergie cérébrale, agissent de la façon la plus favorable sur la nutrition. La joie est un remarquable tonique de l'organisme. L'ennui, les impressions tristes, ont une action toute opposée. Il faut prendre garde toutefois que le plaisir ne fasse pas apporter un excès d'ardeur dans l'exercice, dont on pourrait alors abuser. Un autre sentiment, l'émulation, fort utile cependant comme stimulant dans la pratique de l'exercice, est susceptible lui aussi de pousser certains sujets à dépasser la limite de travail qui convient à leur organisme. Quelques précautions à cet égard ne sont pas superflues.

On conseille habituellement de ne pas se livrer à l'exercice sitôt après les repas, pendant la période de la digestion. Toutefois les recherches de Streng, celles de Rosenberg, soit sur le chien, soit sur l'homme n'ont point établi que le mouvement fût moins favorable que le repos à la digestion et à l'utilisation des aliments.

Il n'est pas bon de se livrer à un travail intellectuel sitôt après un exercice physique un peu violent ; un repos est nécessaire comme transition entre les deux.

On s'efforcera d'accomplir l'exercice en plein air, la pureté du milieu atmosphérique étant un adjuvant hygiénique singulièrement utile du travail qui va obliger l'homme à respirer d'énormes quantités d'air. Au surplus, un sujet qui travaille avec quelque énergie, dit Lagrange, vicie l'air comme quatre individus au repos : il importe donc de ne pas placer le travailleur dans une atmosphère limitée où il ne tarderait pas à inspirer à haute dose les produits qu'il aurait précédemment éliminés. C'est une des raisons pour lesquelles la gymnastique en chambre est un assez piètre exercice. En général il suffit de pouvoir le cas échéant s'exercer à l'abri de la pluie. Par ailleurs l'exercice lui-même protégera les individus contre le froid de l'atmosphère extérieure. Mais il convient de cesser en été les exercices physiques pendant les heures les plus chaudes de la journée : persister à faire travailler les muscles dans ces circonstances amène des déperditions considérables pour l'organisme. Mieux vaut alors se reposer tout à fait.

La douche en pluie, très courte (15 secondes), aussitôt après l'exercice, le corps étant encore en sueur, est un excellent usage, qui assure le bon fonctionnement de la peau et régularise par réaction la circulation.

Pour les exercices violents il convient d'endosser des vêtements spéciaux, simples, légers, aussi perméables que possible à l'air : les tricots lâches, de coton ou de laine suivant la température (maillots, jerseys), devront être préférés. On se contentera en fait de ceinture d'un tissu du même genre porté peu serré.

**La station et la marche.** — Il est inutile d'insister beaucoup sur la *station*, qui ne saurait constituer un moyen de développer la musculature ou la résistance générale de l'organisme, bien qu'en pratique la station prolongée dans une même attitude nécessite cependant un travail très capable d'amener un état de fatigue très grande. C'est ainsi que la station verticale droite, l'homme étant debout, également appuyé sur ses deux jambes en extension, est une des causes efficaces des malaises qui envahissent parfois des soldats immobiles sous les armes et les font s'affaisser soudain au cours des revues. Une loi est intervenue à bon droit pour que des sièges fussent mis à la disposition des employées qu'une coutume absurde obligeait jadis à rester debout dans les magasins pendant la journée entière. De fait toutes les attitudes de station comportent une résistance partie passive (due au squelette), partie active (due aux muscles), à la pesanteur. Pour la station verticale droite les différents segments du corps sont maintenus d'après Richer en équilibre les uns sur les autres grâce à l'action des muscles de la nuque et du dos, de l'abdomen, ainsi que par celle des muscles psoas-iliaque, jumeaux et surtout soléaire. La station verticale hanchée peut être maintenue plus longtemps que la précédente parce que l'on fait porter alternativement le poids du corps sur l'une et l'autre jambe. La station assise elle-même, quand le tronc n'est pas appuyé à un dossier, nécessite la contraction des muscles de la nuque, du dos, de la région lombaire, et finit en conséquence par fatiguer quand elle est trop prolongée.

La *marche* est le plus simple, le plus naturel de tous les exercices ; les mouvements qui la constituent, et qui sont volontiers automatiques offrent l'avantage d'une part de s'exécuter essentiellement à l'aide de la masse si considérable des muscles des membres inférieurs, d'autre part de pouvoir être à volonté une cause de travail énorme ou très modéré suivant la durée, l'allure de la marche, le terrain où elle a lieu. La marche est surtout un exercice de fond, singulièrement apte à développer chez l'adulte la capacité de résistance de l'organisme, quand on le prend à la dose voulue. Dans la pratique l'homme est d'ailleurs souvent appelé à marcher en transportant outre son corps un fardeau supplémentaire plus ou moins lourd, circonstance qui peut parfois faire prendre à la marche le caractère d'un exercice de force, qui en tous cas augmente et généralise le travail dans une large mesure; pour les mêmes raisons les excès de marche avec trop peu de repos conduisent à vrai dire le mieux du monde à la fatigue profonde, au surmenage avec épuisement de l'organisme. Aussi l'entraînement à la marche doit-il être très prudemment progressif.

La marche, dont l'étude physiologique a fait de si grands progrès depuis que Marey a su y appliquer la méthode graphique, est une succession de pas. Vulgairement le pas est représenté par les mouvements qui se produisent entre le déplacement d'un pied et celui de l'autre pied pendant la locomotion naturelle; ou encore c'est l'espace compris, quand on marche, entre l'appui d'un pied et l'appui suivant de l'autre pied. En physiologie on considère d'habitude le double pas, comprenant les mouvements ou l'espace entre deux appuis consécutifs du même pied. Dans ce double pas, dit Richer, il est un moment où les deux jambes étant écartées à la manière d'un compas, les deux pieds touchent à la fois le sol; c'est la période du double appui; ensuite le pied qui est en arrière quitte le sol pour se porter en avant, le corps ne reposant plus que sur un pied; c'est la période d'appui unilatérale, de beaucoup la plus longue. Pendant le double appui les deux pieds ne touchent pas le sol par toute leur longueur en même temps; au moment où le pied qui est en avant prend contact avec le sol par le talon, le pied qui est en arrière est déjà soulevé et ne pose guère que par la partie antérieure; sa pointe quitte le sol, ou est sur le point de le quitter, quand le pied qui est en avant s'y appuie par toute son étendue; ensuite le talon de ce pied se soulève, etc. La jambe qui supporte le corps dès que le pied prend contact avec le sol par le talon est d'ordinaire à ce moment en extension complète; elle se fléchit légèrement quand le pied est complètement appuyé, puis revient à l'extension, pour se fléchir de nouveau à la fin de l'appui; le pied détaché du sol, la jambe devient oscillante; elle est alors en flexion mais s'étend bientôt progressivement à mesure que s'approche le moment de l'appui suivant. Ces mouvements des jambes ne sauraient avoir lieu sans le concours de la contraction musculaire aussi bien dans la jambe oscillante que dans la jambe portante; ils s'accompagnent du reste d'oscillations verticales et transversales du tronc, de mouvements de rotation du bassin, surtout autour d'un axe vertical, et de mouvements des membres supérieurs s'opérant en sens opposé de ceux des membres inférieurs. La pression du pied sur le sol n'est pas seulement égale au poids du corps que le pied doit soutenir; une augmentation de pression correspondant à une vingtaine de kilogr. se produit à un moment donné sous l'influence des contractions musculaires qui déterminent les mouvements de soulèvement et de progression du corps : c'est surtout l'action du triceps sural (muscle du mollet), véritable agent de la propulsion, qui intervient ici.

La longueur moyenne du pas simple est chez l'homme adulte de $0^{m}63$ d'après les mesures prises par G. de la Tourette, le pas droit étant du reste un peu plus long que le pas gauche. Les frères Weber avaient avancé que la longueur des pas augmentait avec la fréquence de leur succession, c'est-à-dire la vitesse du mouvement de locomotion; les expériences de Marey ont montré que cela n'est vrai que jusqu'à une certaine limite, à partir de laquelle l'accélération de la cadence amène au contraire le raccourcissement du pas et enfin de compte une diminution dans la vitesse de translation. Pratiquement, dans des conditions ordinaires, la longueur du pas croît jusqu'à la cadence de 75 pas doubles à la minute; elle décroît ensuite et ralentit la marche, c'est-à-dire diminue l'espace parcouru en un temps donné, à partir de la cadence de 85 pas doubles à la minute.

La longueur du pas est d'ailleurs fonction de deux éléments principaux : la longueur des jambes du marcheur et l'abaissement de la limite inférieure des oscillations verticales du pubis, l'élévation de leur limite supérieure étant constante pour un individu donné. Aussi y a-t-il inconvénient à faire marcher de conserve avec une même cadence (c'est-à-dire un nombre de pas identique pour une même vitesse) des hommes de taille très différente : en effet, ou bien les petits doivent produire à chaque pas un effort pour augmenter l'écartement de leurs jambes (d'où abaissement de la limite inférieure des oscillations du pubis), ou bien les grands sont obligés de faire des pas plus courts que ne le comporterait naturellement pour eux le rythme de la cadence, ce qui conduit à exécuter un plus grand nombre de pas, et par suite de contractions musculaires, qu'il ne serait nécessaire. Dans les deux cas on aboutit à une fatigue supplémentaire pour les uns ou pour les autres.

Marey a en outre démontré que le pas est un peu plus long en montée qu'en descente, plus long pour l'homme non chargé que pour celui qui porte un fardeau (et d'autant plus court que ce fardeau pèse davantage), plus long pour celui qui a des chaussures à talons très bas que pour celui qui porte des chaussures à talons élevés, plus long quand les chaussures sont munies d'une semelle épaisse, peu flexible et se prolongeant un peu en avant de l'extrémité des orteils. La pression de la partie antérieure du pied sur le sol croît à mesure que le pas s'allonge.

On a proposé d'apprendre à l'homme à marcher d'une manière assez différente de celle que nous venons de décrire, à marcher *en flexion*, comme on le fait du reste à peu près naturellement dans des circonstances spéciales : quand on s'avance contre un vent violent, que l'on pousse quelque chose devant soi, que l'on monte, ou que l'on marche sur un terrain très inégal. De Raoul qui a préconisé cette démarche enseigne à pencher le tronc en avant, la tête restant droite ; on plie les genoux et on se porte en avant presque forcément, pour chercher son équilibre ; le pied se lève le moins possible au-dessus du sol, et se repose ensuite à plat presque sans choc sensible, ce dernier étant amorti par la flexion de la jambe venant à l'appui. Il est remarquable combien le pas tend à s'accélérer et à s'allonger avec cette allure, cependant que la pression du pied sur le sol n'augmente guère, que les oscillations verticales du tronc sont très restreintes et que l'on ne subit plus l'ébranlement causé à chaque pas de la marche ordinaire par le choc du talon sur le terrain. De Raoul a obtenu de bons résultats en faisant pratiquer la marche en flexion avec un entraînement convenable. Richer estime toutefois qu'en raison de la contraction continue du quadriceps fémoral dans ce genre de marche celle-ci entraînerait finalement un travail musculaire supérieur au travail nécessité par la marche ordinaire.

Nous exposerons dans l'HYGIÈNE MILITAIRE les considérations et les indications hygiéniques relatives à l'exécution des longues marches par des hommes en troupe et chargés : aussi bien, de nos jours, il n'y a plus guère que comme soldat que l'homme civilisé pratique dans de telles conditions la marche qui est alors à la fois un moyen et un but.

**La course, le saut.** — La course, type de l'exercice de vitesse, est en même temps un exercice violent. Il faut toutefois distinguer un peu à cet égard la course dite *de vitesse*, très courte mais aussi rapide que possible, et la course dite *de fond*, plus lente parce qu'elle doit être assez longue. Dans l'un et l'autre cas il se produit beaucoup de travail en peu de temps, étant donné le nombre des contractions musculaires et leur puissance, ainsi que l'intensité de l'action nerveuse nécessaire pour les déterminer. Aussi n'est-il point d'exercice comparable à la course pour développer le thorax, provoquer une « soif d'air » extrême, qui à vrai dire aboutit volontiers à l'essoufflement, sans même qu'il se manifeste concurremment une bien notable fatigue musculaire. En raison de ce dernier fait les petites courses conviennent déjà à l'enfant, les grandes devant être toutefois réservées aux adolescents et aux jeunes adultes. On n'oubliera pas que la course souvent pratiquée est une cause de déperdition très sérieuse pour l'organisme, partie en raison des sudations qu'elle amène, partie en raison de la dépense nerveuse qu'elle exige. Poussée jusqu'aux dernières limites de ce que peut faire l'individu la course peut engendrer des troubles assez graves du fonctionnement cardiaque, voir la syncope, et peut-être même si l'exercice se répète trop souvent avec autant d'exagération, des lésions du cœur. L'homme d'âge mûr, dont l'appareil circulatoire a besoin de ménagements, doit s'abstenir de la course.

Dans la course comme dans la marche le corps est alternativement soutenu par l'un ou l'autre des membres inférieurs ; mais chaque appui unilatéral est séparé du suivant par une phase de suspension complète du corps qui n'existe pas du tout quand on marche. Le pied arrive généralement sur le sol par la plante, la jambe fléchie ; cette attitude de flexion des membres inférieurs est continue, mais à des degrés différents, durant toutes les phases de la course ; il y a presque extension complète pour pousser le corps en avant au moment où le pied va quitter le sol.

De Raoul a préconisé une « course en flexion » à laquelle on arrive en laissant simplement s'accélérer les mouvements de la marche en flexion ; pour les courses de fond cette allure spéciale nous paraît offrir des avantages appréciables sur le mode de course ordinairement adopté, connu sous le nom de « pas de course » ou de « pas gymnastique », et avec lequel on lève trop les pieds pour leur laisser ensuite frapper le sol trop violemment, les oscillations verticales du corps étant d'ailleurs très grandes.

Le *saut* comprend le saut de pied ferme et le saut avec élan en largeur ou en hauteur. Ce sont les muscles du triceps sural et du quadriceps fémoral qui ont ici le principal rôle, soit pour donner l'impulsion de départ, soit pour amortir le choc à l'arrivée. Dans les sauts de pied ferme l'impulsion est donnée par les deux membres inférieurs, par un seul dans les sauts avec élan. Signalons encore le saut en profondeur dans lequel le travail musculaire ne consiste guère qu'à amortir le choc du corps sur le sol. Les sauts en largeur et en hauteur exigeant un violent effort pour enlever le corps exposent à des accidents locaux : ruptures musculaires, hernies, sans parler des entorses, voire des fractures, quand on touche le sol. C'est là un exercice où l'on doit bien graduer la difficulté pour les débutants qui ne savent pas coordonner les contractions musculaires voulues pour réussir.

**Les jeux.** — C'est sous la forme de jeu que l'on prend avec le plus de plaisir beaucoup d'exercice : et un exercice constitué surtout par des attitudes et des mouvements à la fois très naturels et très variés : marche, petites courses, sauts, actions de lancer, de saisir, petites luttes, sans parler des cris, le tout entremêlé de telle sorte que le travail, tout en demandant surtout la participation des membres inférieurs, est très généralisé et d'habitude peu fatigant, car il est fractionné et n'exige d'ailleurs le plus souvent ni grands efforts, ni grande résistance. Au surplus les jeux ont presque toujours lieu en plein air. Pour ces multiples raisons les jeux sont en général des exercices éminemment hygiéniques et dont tous, enfants et adolescents des deux sexes, adultes, hommes mûrs, peuvent tirer de sérieux bénéfices au point de vue de la santé ; il convient toutefois, à notre avis, de faire jouer ensemble des individus qui ne soient pas trop différents comme âge, force et développement physiques, car ce sont les joueurs, croyons-nous, qui contribuent surtout à donner à certains jeux le caractère de violence, voire de difficulté, qu'ils sont susceptibles de comporter. « Tout le monde, dit Lagrange, peut courir, sauter, lancer une balle, et ces mouvements ne deviennent difficiles que lorsqu'il faut courir très vite, sauter très haut ou lancer la balle avec précision. » C'est là affaire de perfectionnement par la pratique. Au contraire quand il s'agit de mouvements difficiles, on n'arrive pas au début à les exécuter, même mal, et alors on s'en dégoûte volontiers : ils ne sont pas à la portée de tous les sujets.

Rappelons ici que les jeux sont la base de l'éducation physique très remarquable des Anglais. On y vient peu à peu, avec infiniment de raison, sur le continent pour la jeunesse : nous aurons à en reparler à propos de l'HYGIÈNE SCOLAIRE.

Nous nous bornerons à citer parmi les jeux : les jeux de *balle*, de *ballon*, les *barres*, le *saut à la corde*, les jeux de *poursuite*, les *luttes à la corde*, la *paume*, le *lawn-tennis*, à l'occasion le *patinage*, pour les enfants et les adolescents ; le saut à la corde est particulièrement recommandable aux fillettes, et le lawn-tennis aux jeunes filles. Les garçons de plus de 16 ans commenceront à s'exercer à la *longue paume*, au *cricket*, voire au *foot-ball* (qui peut être joué sans sauvagerie), jeux réclamant déjà une force, une résistance, qui n'est pas l'affaire des enfants mais plutôt celle des adultes. La *danse* à laquelle se livrent les jeunes gens des deux sexes ne serait pas un mauvais exercice du tout si l'on s'y livrait dans de bonnes conditions de milieu : mais c'est bien le contraire qui se produit, et à un point inimaginable.

**La gymnastique**. — La gymnastique pourrait comprendre l'ensemble des exercices physiques ; nous désignerons seulement par ce mot, suivant un usage répandu en France, un ensemble d'exercices méthodiques, comportant d'une façon exclusive des attitudes et des mouvements déterminés, qui s'exécutent soit à l'aide de certains appareils, soit les mains libres, et dont le but immédiat est de faire fonctionner systématiquement tel ou tel groupe musculaire. Cette gymnastique paraît avoir été d'abord enseignée par l'Allemand Jahn (1811) qui y voyait surtout une préparation à la guerre, par Clias (de Berne), et par le Suédois Ling (1813). Ce dernier toutefois a créé une méthode un peu particulière, dite aujourd'hui « suédoise », dans laquelle on recherche infiniment moins l'énergie de la contraction musculaire, l'effort, et aussi la difficulté, que dans la gymnastique de Jahn, de Clias, etc., d'où dérive la gymnastique adoptée en France. Aussi la gymnastique suédoise est-elle à la portée de tout le monde et de tous les âges, tandis que la nôtre ne convient bien qu'aux adultes. Par ailleurs l'une et l'autre ont trop exclusivement pour but de développer la musculature, et ne s'adressent pas assez en même temps aux grandes fonctions telles que la respiration, la circulation, dont l'amélioration a une si grande influence sur la vitalité générale de l'organisme, c'est-à-dire sur la santé.

Les exercices qui s'exécutent sans appareils, les mains libres, s'appellent aussi exercices « du plancher », parce que le corps ne quitte pas le sol. Ils consistent en un certain nombre de mouvements de flexion, extension, rotation, etc., que les élèves exécutent au commandement du maître, et qui s'appliquent successivement à tous les membres et aux divers segments du tronc. On fait ainsi, dit Lagrange, une sorte de revue générale de tous les muscles, qui se pratique aussi bien dans la gymnastique suédoise que dans la gymnastique française. Mais dans ces exercices mêmes se montre déjà la différence fondamentale qui existe entre les deux systèmes, le nôtre étant surtout « athlétique » par opposition à celui de Ling, beaucoup plus doux. En effet, le gymnaste français doit s'efforcer de mettre dans les mouvements dont nous venons de parler le maximum de vigueur, de détente, dont il est capable; tous les muscles se contractent et dépensent le plus de force possible. Au contraire le Suédois exécute le mouvement lentement, sans raideur, sans force, mais cherche à lui donner toute l'amplitude permise par le jeu des articulations ; il arrive ainsi à une certaine attitude dont il prolonge la durée dans une immobilité qui entraîne alors progressivement une grande dépense de force. Lagrange estime que ce mode de procéder, qui ne « force » jamais un mouvement, qui ne brusque jamais un muscle, a les meilleurs résultats au point de vue du développement et de l'harmonie des formes, sans compter qu'il peut être mis en pratique même par des enfants, des sujets débiles, des personnes déjà âgées.

Quel que soit le système adopté, il ne faut pas oublier que ces exercices d'assouplissements ne vont pas sans une grande monotonie. Aussi ne devront-ils pas être prolongés pour les jeunes gens, chez qui la vie déborde et qui ont besoin de trouver du plaisir dans l'exercice ; ils ne seront qu'une préparation à autre chose. Cependant ils forment la partie fondamentale de la gymnastique des Suédois, gens très calmes à vrai dire.

Des appareils du gymnase, les *agrès* sont mobiles par l'une de leurs extrémités : perches fixées par en haut, échelles de corde, cordes lisses ou à nœuds, attachées de même ; anneaux et trapèzes. La barre fixe, les barres parallèles, les échelles de bois verticales, obliques, horizontales, les poutres à équilibre, planches à rétablissement, murs à rainures pour l'escalade, les chevaux de bois, le tremplin, sont des *appareils fixes*.

Tous ces engins sont des appareils de *suspension* ou des appareils d'*appui* obligeant le corps à se mouvoir au-dessus du sol à l'aide des seuls membres antérieurs. Il y a transposition dans le rôle des membres ; on demande aux bras le travail ordinairement dévolu aux membres inférieurs, qui sont trois fois plus musclés que les supérieurs (Lagrange). Ces exercices, tous difficiles et demandant en outre des efforts locaux énormes, caractérisent notre gymnastique athlétique ; au contraire, ils n'occupent guère de place dans la gymnastique suédoise. Ils ne peuvent être exécutés que par une élite constituant le petit nombre ; la majorité, surtout parmi les enfants, ne peut accomplir ces tours de force qui exigent un long et ennuyeux apprentissage et tendent, en somme, à l'acrobatisme. D'ailleurs, ils ne sont pas toujours sans danger pour ceux qui les pratiquent : ils entraînent forcément un certain nombre d'accidents. Enfin, Lagrange remarque avec raison combien leurs résultats sont volontiers fâcheux : leurs adeptes les plus fervents présentent, en effet, une véritable déformation, un développement exagéré du buste avec un défaut manifeste de puissance dans la partie inférieure du corps. Les gymnastes de profession ont des bras et des épaules énormes avec des hanches étroites et des jambes grêles. Ce sont là d'ailleurs des résultats purement locaux : la somme de travail effectué en définitive par des muscles relativement peu importants n'est bien souvent pas assez considérable pour produire des effets généraux très notables sur l'ensemble de l'organisme.

Au surplus le gymnase est la plupart du temps installé dans une salle close, circonstance peu favorable aux effets hygiéniques à rechercher dans l'exercice. De nos jours les sociétés de gymnastique commencent à fréquenter moins le gymnase et un peu plus les grandes routes ; c'est une bonne chose à tous égards, car la marche vaut encore mieux que le rétablissement à la barre fixe pour donner des hommes robustes.

**La lutte, la boxe, l'escrime.** — La *lutte* est le type de l'exercice de force, dit Lagrange, tout en restant un exercice naturel. « Des efforts musculaires très considérables peuvent y être faits sans travail apparent, c'est-à-dire sans que le corps des adversaires fasse le moindre mouvement. La poussée de l'un est paralysée par la résistance de l'autre, jusqu'au moment où le plus fort, en persistant dans sa contraction plus puissante, amène la lassitude du plus faible qui, à bout de force, cède et se laisse tomber. A ce moment on peut remarquer que chez les deux champions l'essoufflement est porté à son comble. Ce qui fait le caractère de la lutte, c'est la nécessité de mettre dans les mouvements d'attaque ou de résistance toute la force dont on est capable, de sorte que, même pour les plus savants lutteurs cet exercice nécessite toujours une très grande dépense de force, et demeure le plus brutal de tous les exercices du corps. C'est aussi l'exercice dans lequel la masse musculaire forme l'appoint le plus essentiel de succès. C'est aussi celui qui tend le plus à développer les muscles (musculature générale), et à donner au corps du volume et du poids, car tous les exercices tendent à donner au corps la conformation qui le rend plus apte à les exécuter. »

Finalement la lutte est un exercice éminemment favorable à la nutrition musculaire, et d'ailleurs provoque une oxydation intense sous l'influence de l'exagération du besoin de respirer. Dans le même temps, la dépense nerveuse serait assez faible, toujours selon Lagrange. Cet auteur regrette que la lutte ne soit pas plus répandue chez nous. Il est à désirer au reste que la lutte ait lieu en plein air.

La *boxe*, et surtout la boxe française, qui met en jeu les jambes aussi bien que les bras, et la partie droite comme la partie gauche du corps, constitue un exercice très complet, c'est-à-dire bien généralisé. « Tous les muscles du corps s'associent pour contribuer à cette résultante de l'effort total qui s'appelle le coup de poing .. Rien ne vaut les mouvements de la *savate* pour assouplir les articulations de la hanche, du bassin, de la colonne vertébrale, et pour mettre en jeu les muscles de l'abdomen dont on ne saurait trop rappeler le rôle important dans les actes digestifs » (Lagrange). C'est un exercice qui peut être continué jusque dans l'âge mûr si on a commencé à le pratiquer vers 16 à 18 ans. Comme la lutte il développe singulièrement ce que l'on peut appeler le courage physique, fait d'endurcissemement matériel et d'énergie morale. On devrait le cultiver en France plus qu'on ne le fait.

L'*escrime* (au fleuret plus encore qu'à l'épée) est de tous les exercices le plus capable de développer chez un sujet l'adresse, la souplesse et la vitesse des mouvements. Mais il est difficile et comporte un travail cérébral assez considérable dans « l'assaut ». D'autre part, les déplacements rapides du tronc quand le tireur se « fend », la nécessité de conserver constamment la plupart des muscles dans une sorte d'état d'excitation latente, de tension, tel qu'ils puissent être sans cesse prêts à déployer instantanément et d'une façon parfaitement coordonnée au préalable toute leur action motrice musculaire et nerveuse, toutes ces conditions entraînent une grande dépense de force pour déplacer non seulement la main et le bras, mais le corps tout entier. L'assaut amène très rapidement l'accélération de la respiration et de la circulation ; la température s'élève et une sudation abondante survient bientôt. L'escrime est l'exercice de *déperdition* par excellence (Lagrange).

La pratique exagérée de l'escrime peut déterminer à la longue une courbure latérale de la colonne vertébrale constituant une véritable déformation ; l'épaule du côté où l'on tient le fleuret s'abaisse. Il faudrait faire de l'escrime des deux mains pour remédier à ce défaut. C'est un motif de déconseiller l'escrime pour les enfants qui ont moins d'une quinzaine d'années ; et du reste un exercice de déperdition ne convient guère, d'habitude, aux enfants.

L'escrime au sabre a un jeu relativement large, qui exige un travail de coordination moins délicat, par suite une dépense nerveuse assez minime.

La *canne*, le *bâton* sont dans le même cas ; l'escrime au bâton a l'avantage de faire travailler les deux côtés du corps; c'est encore à divers points de vue un exercice trop peu cultivé chez nous.

**Canotage, natation, équitation.** — Fort en honneur parmi nos voisins d'Angleterre, l'exercice de la rame ou canotage est en somme assez exceptionnellement pratiqué chez nous. Or l'observation démontre qu'aucun genre de travail ne met simultanément en jeu plus de muscles que l'action de ramer. Non seulement les membres, mais encore les muscles dorso-lombaires, psoas-iliaques, abdominaux antérieurs, pectoraux, participent aux contractions nécessaires, lesquelles doivent volontiers être très puissantes, encore que l'art de ramer admette bien des nuances dans la quantité de travail à fournir dans un temps donné : cela dépend de l'allure imprimée à l'embarcation. L'aviron « de pointe » qui est unique pour un seul rameur et se manie avec les deux mains est d'ailleurs inférieur au point de vue du développement harmonique de la musculature à l'aviron « de couple », qui est double et symétrique. Mais quoi qu'il en soit les effets généraux de cet exercice sur l'ensemble de la nutrition de l'organisme sont tellement favorables que la pratique de l'aviron offre sans contredit la plus grande valeur hygiénique, si l'on n'y admet que les âges et les complexions qui en sont capables et si, dans tous les cas, on évite d'arriver à l'épuisement des forces. Il est aisé de voir que la pente naturelle conduit cet exercice à devenir violent, et qu'il cesse alors d'être sans danger pour un bon nombre d'individus. Dans les courses de vitesse la tension artérielle diminue le plus souvent, le cœur tend à se dilater et le nombre de ses pulsations augmente beaucoup. Un entraînement sérieux est indispensable pour arriver à habituer le cœur à supporter sans faiblir le travail si considérable qui lui est demandé. D'où par ailleurs l'indication d'écarter de l'aviron tous les sujets chez qui le tracé sphygmographique ou l'auscultation révélerait quelque irrégularité de fonctionnement cardiaque.

La *natation* est l'art de maintenir le corps humain partiellement immergé à la surface de l'eau et l'y faire progresser ; cela exige des mouvements puissants des quatre membres, des inspirations larges et rares, exercice fort recommandable, indépendamment du bain froid avec ses avantages et aussi ses dangers. Les individus qui ont eu des maladies de poitrine, les emphysémateux, les cardiaques, feront bien d'en user modérément, et surtout de ne pas *plonger*. Les maîtres nageurs ne sont pas ceux qui se noient le moins. A vrai dire, ils vont plus souvent à l'eau et sont peut-être plus téméraires que le reste des hommes. Les adhérences pleurales méconnues, avec un certain degré d'emphysème, ont parfois causé la mort du plongeur en ne lui permettant pas de reprendre suffisamment d'air au moment où il revient à la surface.

L'*équitation* met surtout en jeu les muscles des membres inférieurs, sans leur demander du reste bien grand travail une fois que l'apprentissage du cavalier est fait. A vrai dire la valeur hygiénique de cet exercice dépend beaucoup du mode de se servir du cheval, des allures imprimées à la bête, et des conditions dans lesquelles on la monte. Il y a des différences singulières entre l'exercice modéré que prend le gentleman qui fait tous les matins une promenade au Bois de Boulogne et la dépense de force de celui qui suit en pays accidenté une chasse vigoureusement menée. Toutefois la pratique de l'équitation n'empêche pas les individus de gagner quelque embonpoint dû à une certaine accumulation de graisse, le mouvement que l'on prend à cheval excitant volontiers l'appétit tout en produisant peu de dépense effective. Le travail au manège est naturellement moins salubre que l'équitation à l'extérieur.

La *voltige* est une sorte d'exercice de gymnastique susceptible d'excellents effets généraux ; mais il est difficile encore plus que violent et nécessite des précautions avec les débutants qui ne savent pas coordonner leurs contractions musculaires.

**Le cyclisme.** — Le cyclisme, ou pratique de la bicyclette, est un bon exercice pour les adultes : nous parlons bien entendu ici de ce qu'on appelle les « amateurs » qui montent en bicyclette pour faire de l'exercice, prendre l'air, se promener, aller à leurs affaires ; nous laissons absolument de côté les « professionnels » qui usent de la bicyclette d'une manière toute spéciale, dans un but qui ne nous intéresse pas. La bicyclette a en effet pour tout le monde des avantages sanitaires évidents : elle fait travailler les muscles, ceux des membres inférieurs surtout, cela va sans dire, mais aussi ceux du tronc et des bras du moment où l'on parcourt un pays tant soit peu accidenté ; ce travail est volontiers assez considérable pour agir notablement sur la circulation et la respiration, par suite pour développer la poitrine, faire respirer beaucoup d'air pur, stimuler l'appétit, activer de toutes manières la nutrition. Il est d'ailleurs non moins évident que ces bons résultats ne s'observeront que chez les gens dont l'appareil cardio-vasculo-pulmonaire pourra supporter la suractivité de fonctionnement qui sera exigée par l'exercice : mais le cyclisme ressemble en cela à une foule d'exercices, en particulier aux exercices faciles, c'est-à-dire auxquels tout le monde peut se livrer, mais encore à condition que le travail effectué ne finira pas par atteindre un taux excessif eu égard à ce que peut supporter chaque organisme considéré individuellement. Les sujets qui ne jouissent pas de l'intégrité de leurs organes circulatoires ou respiratoires doivent user aussi modérément de la bicyclette que de la marche, des jeux, et de tout exercice physique en général.

On doit à Zuntz des chiffres qui permettent de bien comparer la quantité de travail fourni dans un temps donné et avec une vitesse donnée par un sujet pesant 71 kilogs tantôt monté sur une bicyclette de 15 kilogr., tantôt marchant à pied à l'allure de 1 kilomètre en 10 minutes. Dans ces conditions le travail pour parcourir 1 kilomètre est de :

| | | | | | |
|---|---|---|---|---|---|
| 2881 | kilogrammètres | en bicyclette | en faisant | 8 k. 900 | à l'heure. |
| 2949 | — | — | — | 15 k. | — |
| 3674 | — | — | — | 21 k. 300 | — |
| 6687 | — | à pied | — | 6 k. | — |

On voit par là tout l'avantage de la bicyclette sur la marche à pied au point de vue de l'économie de travail et de temps pour franchir une distance donnée. Mais si l'on rapporte la quantité de travail à l'unité de temps, chose si importante en ce qui concerne l'effet immédiat du travail sur l'organisme, on constate qu'en 1 minute :

| | | | | | |
|---|---|---|---|---|---|
| Le bicycliste | doit produire | 430 | kilogrammètres | pour parcourir | 148 m. |
| — | — | 737 | — | — | 250 m. |
| — | — | 1311 | — | — | 355 m. |
| Le marcheur | — | 668 | — | — | 100 m. |

Ainsi le bicycliste qui roule à raison de 21 k. à l'heure (le kilomètre en 2 minutes, 8) doit produire par minute un travail presque double de celui du piéton ; c'est là une donnée fort intéressante et qu'il convient de retenir. En somme dès qu'il progresse à plus de 200 ou 230 mètres à la minute (12 à 13 kil. à l'heure) le bicycliste tend à fournir dans un temps donné un travail plus considérable que l'homme qui marche à pied à raison de 100 m. à la minute (6 k. à l'heure) : autrement dit dès que en bicyclette on marche à une allure dépassant notablement le double de l'allure ordinaire du piéton, on fait plus de travail que celui-ci dans l'unité de temps.

Par ailleurs Schrwald a calculé qu'une pente ascendante de 1 0/0 doublait le travail du bicycliste, et qu'une pente de 10 0/0 exigeait pour être franchie un travail huit fois plus considérable que si l'on roulait sur une surface plate. Enfin, un vent faible, de 2 m. 50 seulement par seconde, augmente déjà de 400 kilogrammètres le travail nécessaire pour faire à plat le kilomètre en 6 minutes, 7 (8 k. 900 à l'heure), de 1000 kilogrammètres le travail nécessaire pour faire le kilomètre en 4 minutes, et de 2250 kilogrammètres le travail nécessaire pour faire le kilomètre en 2 minutes, 8.

La conclusion de tout ceci est qu'il convient en général de ne pas rouler longtemps à plus de 14 ou 15 kilomètres à l'heure, et que la moindre pente, le moindre vent exigent déjà un effort sérieux pour soutenir cette vitesse. Qu'on ne se laisse donc pas entraîner à vouloir « faire de la vitesse » sur des distances un peu longues, à moins que l'organisme humain ne soit bien en état de supporter la suractivité grande résultant forcément de l'effort demandé. C'est le cas des adultes sains et ayant quelque entraînement. Mais les enfants de moins de 15 ans devront bien plutôt se livrer à des jeux que de monter souvent en bicyclette ; et lorsqu'ils monteront ils devront marcher doucement. Il en est de même de tous les faibles, et aussi des femmes : celles-ci s'abstiendront du reste soigneusement de bicyclette au moment de leurs règles.

On prendra garde de ne pas monter des machines ayant une trop forte « multiplication », car la valeur de celle-ci décide de l'effort à produire sur les pédales. Les amateurs se contenteront de développer 4 m. 50 à 5 m. 50 suivant leur force. Depuis peu l'industrie livre des machines dotées de deux multiplications, la plus petite devant être mise en usage surtout pour gravir des pentes, ce qui réduit beaucoup l'effort nécessaire pour chaque tour de roue.

Enfin il faut recommander aux bicyclistes de se tenir presque droit, bien assis sur leurs ischions, et de ne pas se pencher en avant de telle sorte que le corps repose sur le périnée, région où se trouvent des organes (génito-urinaires) qui souffrent volontiers de cette compression et des chocs qui leur sont transmis par la machine. La position penchée en avant est du reste très défavorable au fonctionnement du cœur et du poumon, dont le travail se trouve augmenté du fait de la moindre dilatabilité et même d'un certain amoindrissement de la cavité thoracique. Par ailleurs le seul avantage à se pencher en avant est de diminuer la résistance de l'air et de pouvoir ainsi marcher avec plus de vitesse : il faut y renoncer, sauf dans les cas où il s'agit de progresser momentanément contre un vent assez fort. Il est aussi singulier, du reste, pour un amateur de se tenir en bicyclette comme un coureur que pour un cavalier ordinaire de se tenir à cheval comme un jockey. Donc on aura une selle confortable pour bien s'asseoir, c'est-à-dire assez large ; son bec si elle en a un sera horizontal. Cette selle ne sera pas trop éloignée du guidon, et surtout elle ne sera jamais plus haute que les poignées du guidon ; les guidons droits ou même à poignées un peu relevées devraient être toujours adoptés par les bicyclistes qui n'ont pas l'intention de gagner leur vie en « faisant de la vitesse. »

**L'exercice vocal**. — Parmi les appareils spéciaux du corps humain il n'en est guère qu'un seul, l'*appareil vocal*, dont la mise en œuvre puisse comporter un véritable exercice, qui au surplus est de nature à influer sur certaines grandes fonctions de l'organisme au point de pouvoir jouer un rôle vis-à-vis de la vitalité générale de ce dernier. De fait la pratique de la *parole*, et surtout celle du *chant*, sont susceptibles d'améliorer et de développer la respiration, par suite de l'augmentation de la capacité pulmonaire : ce dernier résultat est particulièrement notable à la suite de l'exercice du chant, qui n'apprend pas seulement à respirer, à utiliser toute la capacité pulmonaire, chose déjà fort importante, mais qui amène aussi sans aucun doute un très sérieux accroissement de l'amplitude respiratoire par suite des efforts qu'il nécessite de la part de toute la musculature employée soit à l'inspiration, soit à l'expiration.

Les effets de l'exercice sur l'appareil vocal proprement dit, c'est-à-dire sur le larynx, ont au point de vue hygiénique moins de valeur. Si la puissance musculaire du larynx croît, cela n'empêche pas sa muqueuse d'être toujours sujette à se laisser facilement envahir par un processus inflammatoire banal, quelquefois même favorisé par un exercice intempestif.

Au surplus il ne faut pas oublier que l'art de la parole et plus encore celui du chant sont cultivés dans des conditions de milieu la plupart du temps parfaitement insalubres : on parle et l'on chante en effet le plus souvent dans des salles de réunion dont l'atmosphère est souillée à un haut degré, et il n'est guère de circonstances où les orateurs, les chanteurs, aient l'occasion, en se faisant entendre, d'introduire un air irréprochable, vraiment vivifiant, dans leurs poumons.

**Bibliographie.** — Carrieu : *De la fatigue et de son influence pathogénique* (Thèse d'agrég., Paris, 1878). — Marey : *Etudes sur la marche de l'homme* (C. R. Acad. des Sc., 1880). — Chassagne et Dally : *Influence précise de la gymnastique sur le développement de la poitrine, des muscles et de la force de l'homme* (Paris, 1881). — Keim : *De la fatigue et du surmenage* (Th. Lyon, 1886). — Charrin et Roger : *La fatigue et les maladies microbiennes* (Société de biologie, 1890). — F. Lagrange : *Physiologie des exercices du corps* (Paris, 1890). — Du même : *L'hygiène de l'exercice chez les enfants et les jeunes gens* (Paris, 1890). — Du même : *De l'exercice chez les adultes* (Paris, 1891). — S. Rosenberg : *Ueber den Einfluss Körperlicher Anstrengung auf die Ausnützung der Nahrung* (D. med. Woch., 1892). — Héricourt : *Exercice et sport* (Revue Scientif., 1894). — Damain, Verchère, Gariel, Lucas-Championnière, etc. : *Discussion sur l'usage de la bicyclette au point de vue de l'hygiène* (Soc. de méd. publ. et d'hygiène. Revue d'hygiène, 1894-95). — A. Mosso : *La fatigue intellectuelle et physique* (Paris, 1894). — Du même : *L'éducation physique de la jeunesse* (Paris, 1895). — Marfan : *La fatigue et le surmenage* (Traité de Path. génér. de Bouchard, t. I, 1896). — Mendelsohn : *Ist das Radfahren als eine gesundheitsgemässe Uebung anzusehen?* (D. med. Wochenschr., 1896). — Ph. Tissié : *La fatigue et l'entraînement physique* (Paris, 1897). — Destrée : *Influence de l'alcool sur le travail musculaire* (Journ. méd. de Bruxelles, 1897). — Levi-Sirugue : *La bicyclette au point de vue médical* (Gaz. des Hôpitaux, 1898). — A. Drouineau : *Le sucre, sa valeur alimentaire, ses rapports avec le travail musculaire* (Ibid., 1899). — Schumburg : *Ueber die Bedeutung von Kola, Kaffee, Thee, Maté und Alkohol für die Leistung der Muskeln* (Arch. f. Physiol. Supplément, 1899). — J. Frentzel : *Ergographische Versuche über die Nährstoffe als Kraftspender für ermüdete Muskeln* (Ibidem). — F. Regnault et de Raoul : *Comment on marche* (Paris, 1899). — Scheffer : *Studien über den Einfluss des Alkohols auf die Muskelarbeit* (Arch. f. exper. Path. und Pharm., 1900). — Lucas-Championnière : *Hygiène du cycliste* (Congrès d'Hyg., Paris, 1900). — A. Chauveau : *La production du travail musculaire utilise-t-elle comme potentiel énergétique l'alcool substitué à une partie de la ration alimentaire?* (C. R. Acad. des Sc., CXXXII, 1901). — S. Merkel : *Hygiene des Radfahrens* (D. V. f. ö. Gesundheitspflege, XXXIII, 1901). — Proelss. *Ueber die sanitätspolizeiliche Ueberwachung des Radelns* (Ibidem.). — D'Arsonval, Chauveau, etc. : *Traité de physique biologique* (T. I, Paris, 1901).

# CHAPITRE VIII

## LES SOINS CORPORELS

Les soins corporels sont essentiellement des soins destinés à entretenir la propreté de la surface du corps humain en général ou de certaines de ses régions en particulier, plus exposées que les autres aux souillures. Ces souillures ne proviennent pas seulement de l'extérieur, mais résultent aussi des excrétions de l'organisme : de la sorte il tend toujours à se former sur le revêtement cutané une couche de saleté riche de matières organiques, fourmillant de microbes pour la plupart d'espèces banales, quelquefois pathogènes, et l'accumulation de cette crasse risque fort de compromettre le bon fonctionnement de la peau, organe important d'excrétion (sueur, acide carbonique, etc.), et même d'absorption (oxygène), dont le travail physique entre autres augmente beaucoup l'activité normale. Les vêtements, le linge de corps surtout, protègent sans doute dans une certaine mesure la surface du corps contre les souillures d'origine extérieure, recueillent bien une partie de la sécrétion sébacée, de la sueur, et font tomber par frottement les débris épidermiques qui se détachent incessamment : mais cela ne saurait suffire, et la nécessité s'impose à intervalles plus ou moins rapprochés d'un nettoyage méthodique total ou partiel du tégument externe, au moyen de lavages convenables. Du reste la malpropreté corporelle, qu'elle règne à la surface même du corps ou dans les étoffes dont il est revêtu, est forcément l'origine de regrettables souillures pour le milieu habité et doit, par suite, être combattue sans relâche.

C'est par le bain que l'on entretient la propreté générale du corps. Les extrémités et diverses autres régions du corps ont besoin non seulement de lavages, mais encore de quelques soins spéciaux qui méritent une mention particulière. On a dit que toutes ces opérations étaient volontiers très négligées par les Français, même en dehors de la classe ouvrière; cela est assez vrai; mais nous ne croyons pas que beaucoup de peuples nous soient très supérieurs à cet égard : ce qui n'est du reste une excuse ni pour nos concitoyens ni pour les étrangers.

**Bains chauds et bains froids.** — Le bain comporte d'habitude l'immersion du corps entier, sauf la tête, dans l'eau à une certaine température. On distingue à cet égard les *bains chauds*, dont la température est peu inférieure à celle du corps et peut osciller entre 32° et 36°, et les *bains froids* entre 22° et 26°. Les bains chauds sont les vrais bains de propreté; les bains froids ne réussissent pas aussi bien à nettoyer la peau, mais offrent par ailleurs certains autres avantages hygiéniques. Au surplus, le bain peut ne consister qu'en un simple ruissellement de l'eau à la surface du corps : c'est alors, si l'on veut, une ablution, une aspersion, une douche. Nous dirons plus loin dans quelles circonstances ce dernier mode de lavage doit être de préférence systématiquement adopté.

Le seul fait de se plonger pendant 30 minutes à 1 heure dans un bain chaud ne saurait suffire à réaliser un nettoyage sérieux de la peau, là surtout où elle est velue ou très riche en glandes sébacées. Il faut encore, durant que l'on se baigne, aider à l'élimination mécanique de la crasse par des frictions et par l'emploi du *savon*, qui dissout les matières grasses étalées à la surface de la peau et englobant les poussières, les débris épidermiques, les microbes, etc. La température un peu élevée de l'eau favorise ce phénomène, ainsi que l'action légèrement antiseptique du savon. Le degré d'alcalinité du savon a son importance à ce dernier point de vue. Toutefois, d'une manière générale, il convient, selon Unna, de recommander pour les soins corporels les savons neutres à base de potasse auxquels un excès de graisse non saponifiée a été ajouté de manière à entrer en combinaison avec l'alcali mis en liberté au moment de la dissolution du savon; il faut d'ailleurs que cette graisse soit d'excellente qualité et n'ait pas trop de tendance à rancir facilement. Enfin il est à désirer que l'eau ne soit pas trop « dure », les eaux très calcaires dissolvant mal le savon et produisant en outre un effet fâcheux de dessiccation sur l'épiderme : on atténue cet inconvénient par l'addition d'un peu de son, d'amidon, ou de glycérine à l'eau.

A côté de son rôle prédominant comme moyen de nettoyage, le bain chaud jouit encore de la propriété de calmer le système nerveux; les gens fatigués par un travail considérable s'y reposent bien.

Le bain chaud se prend presque toujours en baignoire; cet appareil sera le plus souvent en tôle ou fonte émaillées, de 1m,65 de long sur 0m,65 de large; signalons cependant à l'usage des particuliers aisés les belles baignoires en céramique (terre cuite émaillée), dont la durée est pour ainsi dire illimitée et le nettoyage aussi simple que possible. Toute baignoire doit être placée à quelque distance du mur le plus voisin et avoir son fond surélevé d'une dizaine de centimètres au-dessus du sol au moyen de pieds d'une hauteur convenable; cette disposition assure la facilité du nettoyage autour de la baignoire et sous elle. Son contenu s'évacue d'ailleurs par un orifice ménagé dans son fond et auquel fait suite une conduite dûment siphonnée; le siphon peut être dissimulé,

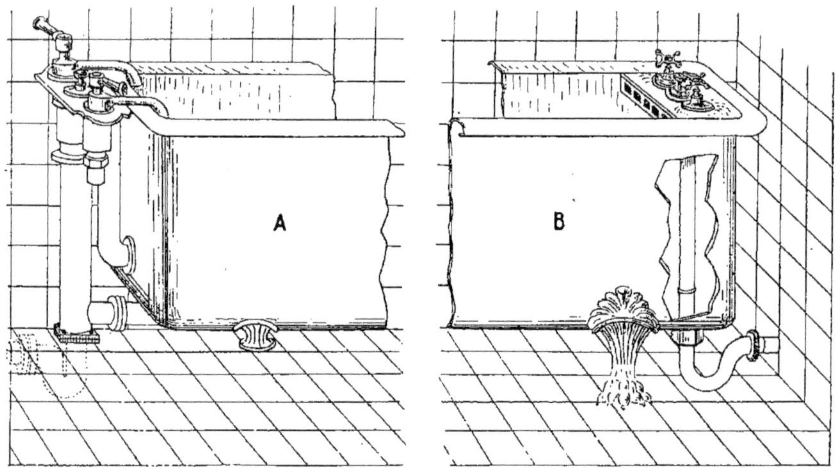


Fig. 162 et 163. Évacuation des eaux de baignoires.

mais nous préférons qu'il soit apparent et parfaitement accessible. Les fig. 162 et 163 montrent ces deux dispositifs; on y voit aussi un appareil spécial servant à la fois à la vidange totale de la baignoire et à l'écoulement, le cas échéant, d'un trop-plein d'eau : l'élément principal de cet appareil est en somme une bonde annulaire permettant à la position de repos l'écoulement du trop-plein par sa partie centrale, creuse, et livrant passage lorsqu'on la soulève à toute l'eau de la baignoire débitée par l'orifice inférieur de celle-ci. — Il va sans dire que le « terrasson » dans lequel s'écoulait autrefois au-dessous de la baignoire l'eau qui avait servi à un bain doit être absolument proscrit; c'était un réceptacle de saleté impossible à bien nettoyer.

La pièce où est installée une baignoire a besoin d'une bonne ventilation, capable d'entraîner vite au dehors la vapeur d'eau. Le sol sera carrelé, et il est indispensable que les autres parois, sauf le plafond, soient imperméabilisées sur toute leur étendue.

Les salles de bains des particuliers renferment volontiers le foyer où se chauffe l'eau nécessaire au bain; souvent c'est un foyer à gaz où des rampes de flammes permettent de chauffer en 15 ou 20 minutes l'eau d'un bain circulant à l'intérieur de tubulures; on prendra garde, dans tous les cas, à ce que les produits de la combustion de l'appareil de chauffage aient une issue spéciale et suffisante au dehors.

Les bains froids n'intéressent pas beaucoup la propreté, la température relativement basse de l'eau n'aidant guère à la dissolution du savon et à son action sur la saleté. En revanche, tandis que les bains chauds exercent sur l'organisme seulement quelques effets sédatifs, l'action physiologique devient prédominante avec les bains froids, qui provoquent par l'intermédiaire de la peau de nombreux réflexes circulatoires, respiratoires, voire nutritifs. Ces phénomènes peuvent être tels qu'ils ne soient pas toujours sans danger et que leur évolution demande à être surveillée dans certaines conditions ou chez certains sujets. Finalement, malgré ses précieuses propriétés généralement toniques et excitantes des grandes fonctions vitales, le bain froid n'est pas toujours inoffensif et l'on fera bien de n'en user qu'avec circonspection. En tous cas, il devra être assez court.

Le bain froid est ordinairement un bain de rivière ou un bain de mer. Il y a souvent beaucoup de réserves à formuler quant à la propreté de ces eaux et quant aux conditions qu'il faut subir pour s'y baigner. Aussi observe-t-on en diverses localités que les avantages attendus de la pratique des bains froids sont volontiers compensés par un grand nombre d'inconvénients. Nous ne serions pas éloignés de croire qu'autant vaudrait s'en passer, à moins d'avoir en vue l'exercice de la natation. On vante à juste titre les remarquables bénéfices que des malades ont retiré des bains de mer, sans doute plus efficaces à tous égards que les bains de rivière : mais qui n'a pas vu une foule de personnes améliorer singulièrement leur santé par le simple séjour et les promenades au bord de la mer sans jamais s'y baigner? Au surplus, dans nos climats, les bains de mer et les bains de rivière ne peuvent être pris que pendant une période très limitée.

Cette dernière circonstance a sans doute inspiré l'idée de créer des *piscines*, vastes bassins où l'eau artificiellement maintenue à une température convenable permet de se livrer à toute époque de l'année à l'exercice de la natation. L'hygiène ne saurait que louer des installations de ce genre : il en existe un grand nombre en Allemagne, en Autriche, en Belgique, quelques-unes seulement en France. Mais, il faut bien le dire, elles ne servent guère à la propreté, ou plus exactement il faut leur annexer de quoi laver d'abord les baigneurs si l'on ne veut pas que bientôt ceux-ci prennent leurs ébats dans une eau très malpropre, étant donnée la lenteur obligée de son renouvellement : d'après Baginsky, Schultze, des maladies contagieuses ont pu se propager de la sorte. Aussi a-t-on dû mettre des baignoires, ou plutôt des cabines de bains par aspersion (dont il va être parlé tout à l'heure), autour des bassins de natation afin que les amateurs puissent se nettoyer avant de pénétrer dans la piscine. Au surplus, ces grands bassins de natation coûtent fort cher à installer et à faire fonctionner; d'un autre côté, leur nécessité ne paraissant pas s'imposer, ce sont presque des créations de luxe.

**Bains douches ou bains par aspersion.** — Le bain de propreté en baignoire exige un matériel en somme assez considérable, beaucoup de place (au moins 6 m. carrés par baignoire), beaucoup d'eau chaude (environ 200 litres par bain), et un temps assez long; d'autre part on y use volontiers dans la masse d'eau où plonge le corps une grande quantité de savon sans profit convenable; finalement ce genre de bain revient à un prix trop élevé pour bien des gens qui par suite ne peuvent jamais entretenir leur propreté corporelle générale comme il le faudrait, c'est-à-dire par des lavages assez fréquents. L'honneur d'avoir proposé le premier une solution permettant d'améliorer singulièrement cet état de choses paraît revenir à Merry-Delabost qui fit installer en 1873 à la prison de Rouen un système nouveau permettant de bien nettoyer en peu de temps et sans grande dépense d'installation ou de fonctionnement un nombre considérable d'individus : c'était ce que l'on a appelé un peu plus tard le bain-douche ou bain par aspersion. Plusieurs médecins militaires français firent bientôt (1877) des tentatives heureuses pour introduire ce système dans notre armée où il a fini par s'implanter. On commença à l'essayer dans l'armée allemande seulement en 1878 (les Allemands toutefois persistent à se figurer qu'ils sont les inventeurs du procédé et désirent ignorer Merry-Delabost, Brachet, Haro); quelques années après il fut adopté par la population civile allemande dans quelques villes, et ses applications outre-Rhin depuis vingt ans sont devenues particulièrement nombreuses à la suite de la campagne en sa faveur menée entre autres par Lassar. Le bain par aspersion est aussi en train de se répandre aux États-Unis. En dehors de l'armée il est encore bien rarement installé en France (à Bordeaux, à Lyon, à Paris), et il faut le regretter.

Le bain-douche ou bain par aspersion consiste dans l'arrosage du corps par une petite quantité d'eau chaude arrivant suffisamment divisée pour ruisseler pendant quelques instants sur la totalité de la surface cutanée, dont les souillures sont ainsi assez humectées, ramollies, pour se détacher ensuite facilement sous l'action d'une friction savonneuse; elles sont finalement entraînées par le ruissellement d'une nouvelle petite quantité d'eau.

La division voulue de l'eau est obtenue à l'aide d'une simple « pomme d'arrosoir » greffée sur un tuyau horizontal, placé à 2 m. 50 au plus au-dessus du sol, et qui amène l'eau provenant d'un réservoir où elle est maintenue à la température nécessaire (38°); de la pomme d'arrosoir l'eau s'écoule par intermittences sur l'individu debout sous cet appareil. Après une première douche, la chute de l'eau est interrompue; l'homme bien mouillé se frictionne avec du savon; on peut donner encore une autre douche suivie d'un nouveau savonnage; enfin on termine par une dernière douche pour rincer la peau. Le tout ne demande pas en moyenne plus de 10 litres d'eau et 5 minutes de temps par personne. On arrive de la sorte à procurer aux gens à très peu de frais les moyens d'un nettoyage général en somme très satisfaisant pour peu qu'il se répète assez souvent, ce qui n'offre guère de difficulté vu la modicité de la dépense d'argent et de temps nécessaire. Ce système de bain de propreté convient donc particulièrement pour les classes populaires, pour les ouvriers, et aussi pour les collectivités comme l'armée, la jeunesse des écoles, etc.

Dans les grandes installations urbaines l'eau est chauffée ordinairement par de la vapeur dans un réservoir central d'où elle se distribue quand elle a la température voulue dans des conduites horizontales munies de distance en distance de pommes d'arrosoir. D'ordinaire un régulateur automatique suspend l'arrivée de la vapeur au réservoir lorsque l'eau est assez chaude, c'est-à-dire atteint 37° à 38°. Au-dessous de chaque pomme d'arrosoir est organisée une petite cabine ayant environ 2 m. 50 de long sur 1 m. 30 de large, divisée en deux compartiments, l'un servant de vestiaire, l'autre servant à prendre le bain-douche lui-même. Les cloisons formant ces cabines, de construction légère, n'ont guère plus de 2 m. de haut, et s'arrêtent à au moins 10 centimètres du sol qu'elles ne touchent que par quelques points d'appui; on peut les faire en briques vernissées, ou en ciment armé recouvert de carreaux émaillés ou de plaques de marbre commun, ou encore de verre, dans le compartiment de la douche. Le vestiaire où l'on pénètre d'abord aura lui aussi des parois lisses,

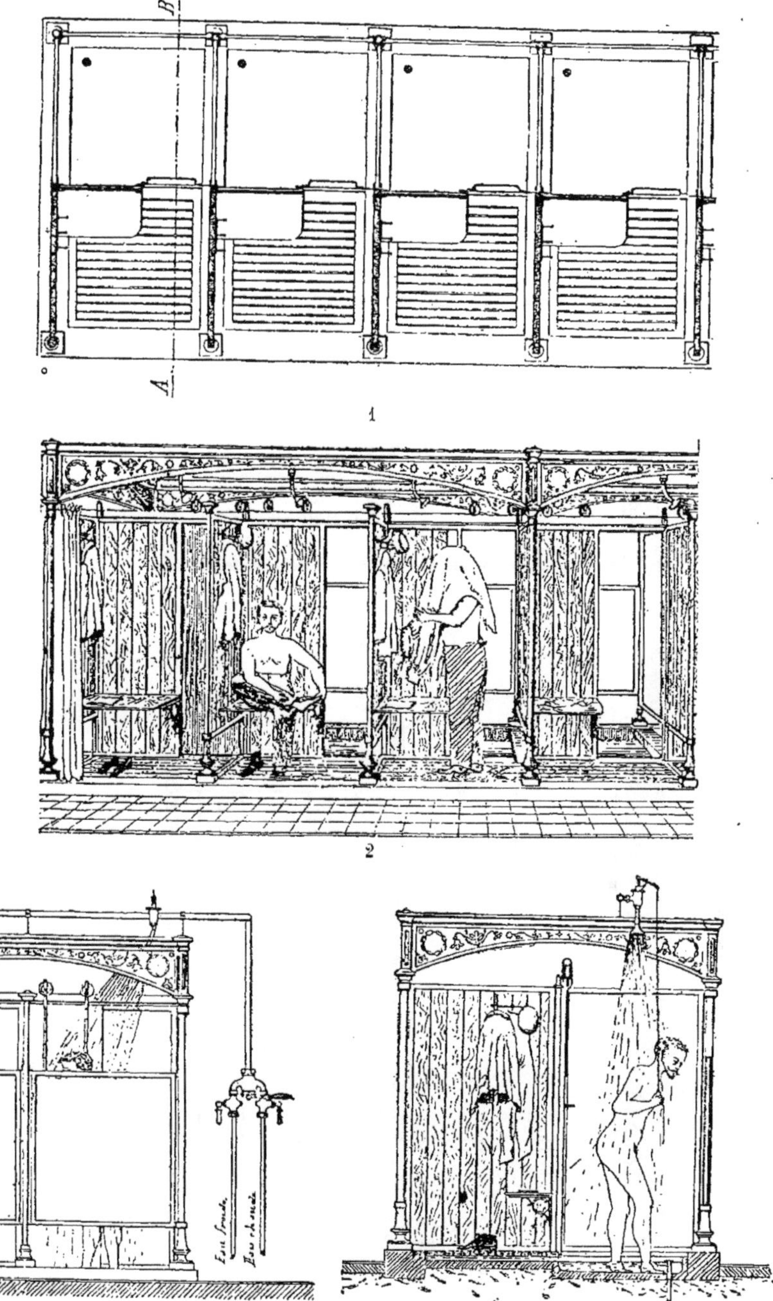


3 4

Fig. 164 à 167. — Groupe de cabines de bains douches. Asile de convalescents de Vincennes. (Echelle de $0^m$ 02 p. m.)
1, Plan. 2, vue d'ensemble côté des vestiaires. 3, coupe AB. 4, vue côté des douches.

bien lavables; il renferme un siège et des porte-manteaux. Le sol est partout un carrelage. Dans le vestiaire il est recouvert d'une claie en bois. Dans le compartiment de la douche il est creusé de manière à former une sorte de petit bassin de 0 m.10 de profondeur, muni d'une soupape annulaire permettant soit la vidange complète soit seulement l'évacuation du trop plein; la personne qui se baigne dans ce bassin est debout, ayant de l'eau jusqu'aux chevilles. Les fig. 164 à 167, et 168, 169 empruntées à O. du Mesnil donneront une idée des dispositions habituellement adoptées.

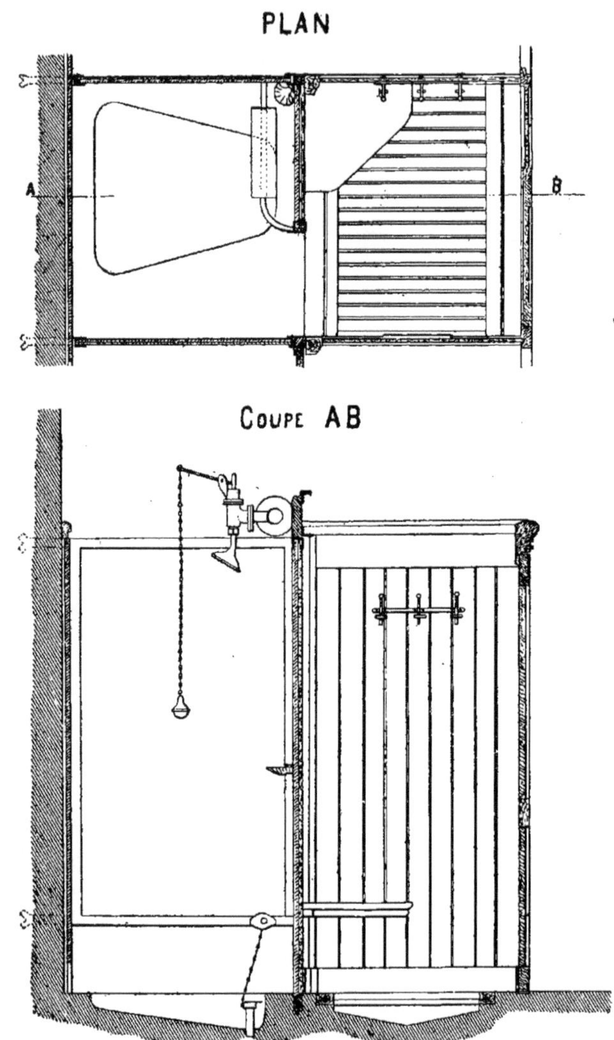


Fig. 168. — Cabine municipale de bain-douche et son vestiaire à Paris. (Plan et coupe.)

L'écoulement de l'eau est à la volonté de la personne qui se baigne et s'opère au moyen d'une chaine de tirage qui ouvre une sorte de robinet spécial d'alimentation de la pomme : le débit de celle-ci ne doit pas être supérieur à

10 litres par minute. Pour laisser au baigneur le libre usage de ses deux mains pendant l'écoulement de l'eau, on a quelquefois employé un robinet intermittent laissant couler 4 litres d'eau seulement une fois que la chaîne a été tirée et lâchée. Plus récemment on a imaginé de commander l'écoulement de l'eau

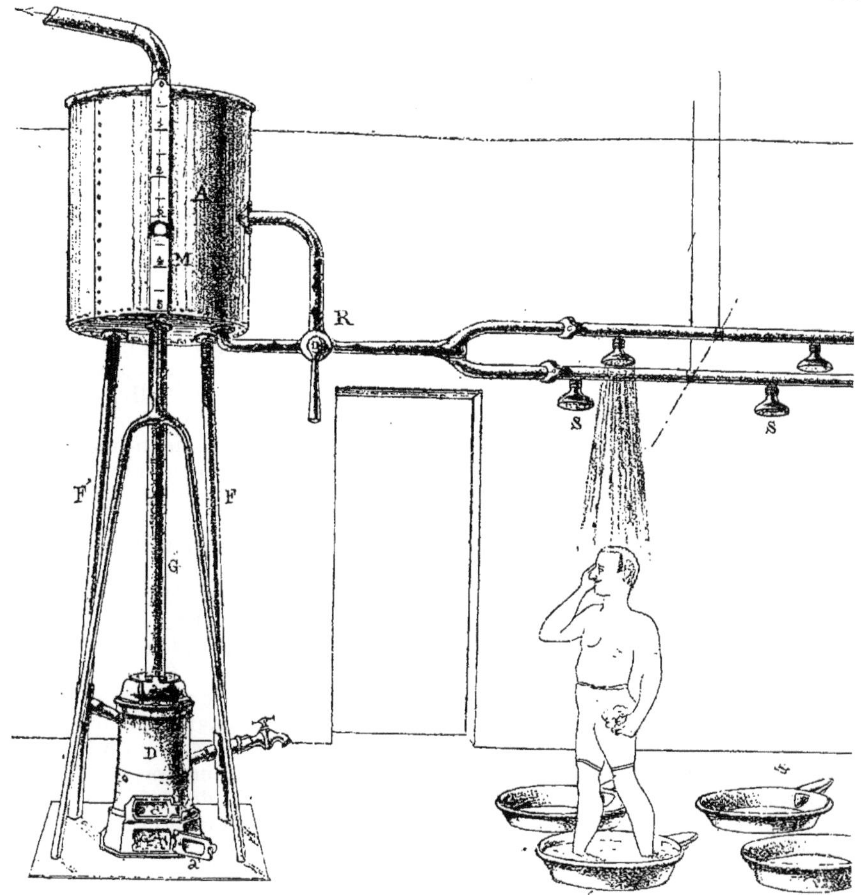


Fig. 169. — Appareil de bains par aspersion du Dr Barois (système Bouvier-Descotte.)
A, Réservoir d'alimentation ; D, chaudière et fourneau ; F, tuyau d'arrivée d'eau froide ; F', tuyau de départ d'eau chaude ; G, tuyau de fumée ; R, robinet de commande des pommes d'aspersion.

par une pédale placée à portée du pied du baigneur. Il ne paraît pas utile d'avoir des pommes inclinées pour donner des gerbes d'eau obliques qui ne tomberaient pas verticalement sur la tête ; mais il est bon que les gerbes ne s'épanouissent pas trop. En général on accorde au public une vingtaine de litres d'eau par bain et 20 minutes de temps : c'est plus que suffisant. La rétribution demandée varie de 15 à 20 centimes, linge (serviette) et savon compris.

Quand il s'agit de collectivités soumises à une certaine discipline, comme les soldats, les écoliers, les prisonniers, etc. on installe les bains par aspersion de la façon la moins compliquée, en supprimant les cabines et en employant des appareils de la plus grande simplicité n'alimentant du reste qu'un petit nombre de pommes d'arrosoir, six à dix d'ordinaire. Il y a un vestiaire commun et une salle de bains où se trouve l'appareil de chauffage et de distribution d'eau avec de petits bassins mobiles dans chacun desquels se tient debout un des individus à baigner. Le plus souvent ceux-ci ne font pas eux-mêmes fonctionner à leur volonté et d'une façon indépendante la pomme d'arrosoir placée au-dessus de chacun d'eux : une seule personne, près de l'appareil de chauffage et de distribution, détermine le débit simultanément pour toutes les pommes d'arrosoir. On gagne ainsi beaucoup de temps et on évite tout gaspillage d'eau : 5 à 6 minutes et une dizaine de litres d'eau par tête suffisent. Pendant qu'un groupe est lavé, le précédent se rhabille, et le suivant commence à se déshabiller.

Parmi les appareils que l'on rencontre le plus souvent dans les casernes nous citerons l'appareil Barois (construit par Bouvier et Descotte), les appareils Herbet, celui de Bouchayer et Viallet, l'appareil à gaz de Flicoteaux. L'essentiel est que l'eau soit maintenue régulièrement à température convenable, soit vers 38°.

L'appareil Barois-Bouvier (fig. 169) est en somme un thermo-siphon constitué par une chaudière d'où partent (l'un du fond, l'autre de la partie supérieure), deux tuyaux de circulation qui contribuent à supporter à hauteur convenable un réservoir à la base duquel ils débouchent ; dès que le foyer est allumé l'eau de la chaudière en s'échauffant monte dans le réservoir d'où de l'eau froide vient pour la remplacer et s'échauffer à son tour. En une demi-heure ou une heure toute l'eau du réservoir ayant atteint la température voulue on la débite aux pommes d'arrosoir dont est muni un tuyau de distribution horizontal.

Celui des appareils Herbet adopté de préférence est essentiellement constitué par une circulation d'eau : l'eau sous pression pénètre froide à la base d'une chaudière placée sur un foyer alimenté au coke, puis après s'être échauffée monte dans une conduite pour aller se déverser à une certaine hauteur dans un réservoir d'où partent de courts branchements munis chacun à leur extrémité d'une pomme d'arrosoir.

L'appareil de Flicoteaux repose sur le même principe que le précédent. Mais il comporte des rampes de flammes de gaz agissant sur une surface de chauffe tubulaire. Ce chauffage au gaz est très commode pour obtenir rapidement un petit nombre de bains dont on aurait besoin d'une façon inopinée.

L'appareil de Bouchayer et Viallet (fig. 170) est encore fondé sur le système du thermo-siphon ; sa caractéristique est d'avoir deux réservoirs accolés (C et D) réunis chacun par deux tuyaux de circulation à la chaudière (A). Les réservoirs et la chaudière étant pleins d'eau on chauffe d'abord l'eau d'un des réservoirs (C par exemple), l'autre restant isolé ; la température voulue étant atteinte dans le premier réservoir (C), on ferme la communication entre la chaudière et ce réservoir, et on commence à débiter son eau, par l'ouverture intermittente du clapet I, aux pommes d'arrosoir fixées sur le tuyau horizontal K. Pendant ce temps on ouvre la communication entre la chaudière et le deuxième réservoir D ; l'eau de celui-ci s'échauffe et sera prête à être distribuée à son tour quand celle de C sera épuisée. On alimentera alors C d'une nouvelle quantité d'eau que l'eau chauffera durant qu'on usera de l'eau de D, etc.

Avec ces divers appareils et l'organisation très simple que comporte leur fonctionnement, les bains par aspersion reviennent à quelques centimes chacun. Encore faut-il munir les baigneurs de savon et de serviettes.

**Soins des pieds, des organes génitaux.** — Particulièrement riche en glandes sudoripares et sébacées, le *pied* est très exposé à conserver le produit de leurs excrétions ou sécrétions et à subir les conséquences de l'action locale qu'elles déterminent, par ce fait que les orteils sont rapprochés d'une façon permanente dans la chaussure et qu'à peu près rien ne peut s'échapper de celle-ci, même

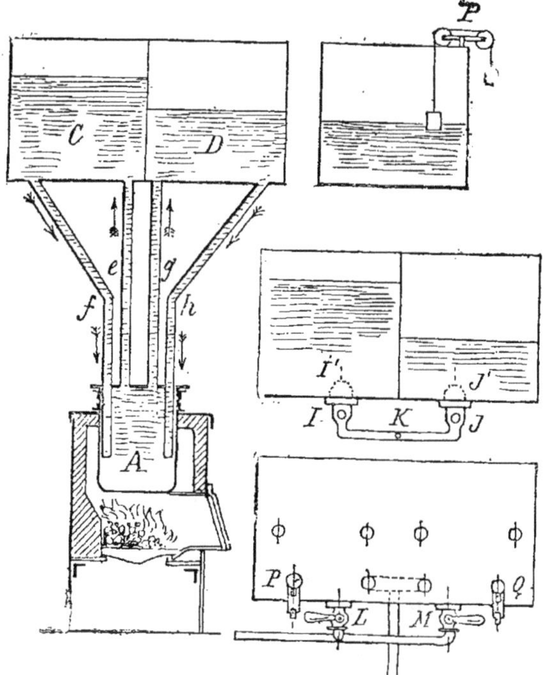


Fig. 170. — Appareil Bouchayer et Viallet (coupe).

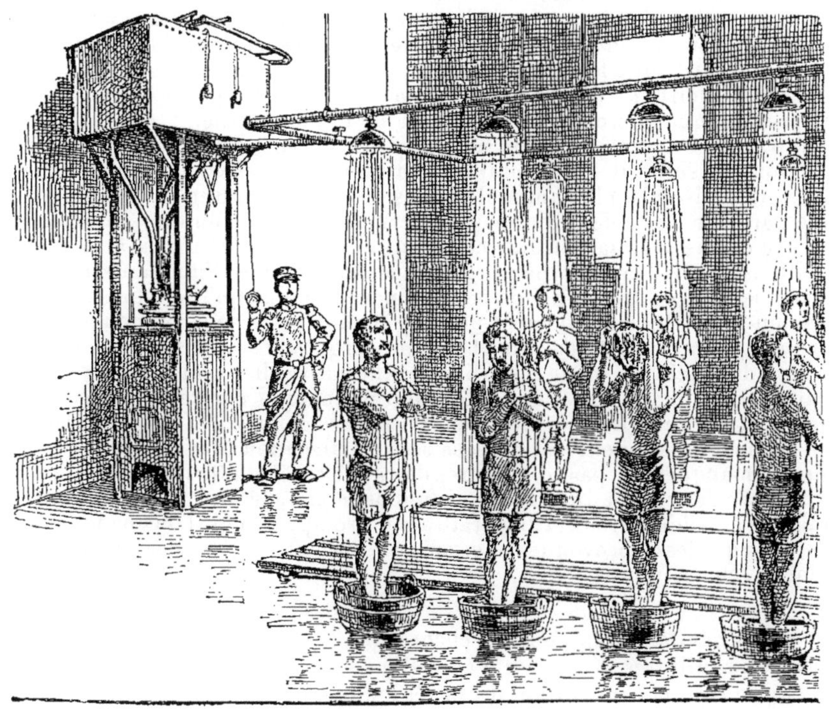

Fig. 171. — Fonctionnement de l'appareil Bouchayer et Viallet.

dans de bonnes conditions. Les produits des glandes cutanées s'accumulent donc et servent de milieu de culture à de nombreux microorganismes dont quelques-uns sont l'origine des odeurs repoussantes qu'exhalent les pieds de certains individus; en outre la sueur imbibe l'épiderme, le ramollit, le fait macérer et le prépare ainsi à s'excorier très rapidement.

Le nettoyage des pieds s'opère souvent dans un récipient spécial, le « bain de pieds », auquel il est superflu de s'arrêter. On prendra garde seulement de ne pas ramollir la peau par une immersion trop prolongée dans une eau trop chaude quand on doit peu après exécuter une marche sérieuse.

Les pieds devraient être presque chaque soir l'objet de lotions froides, surtout chez les gens qui marchent beaucoup et chez ceux qui ont une disposition reconnue à une excrétion surabondante de sueur au niveau des pieds. Il convient, dans les cas de friabilité grande de l'épiderme, de ne pas savonner les pieds dans le bain, d'ailleurs très court, et d'ajouter à l'eau de celui-ci de l'alcool; au besoin, l'on se contentera de frictionner les pieds et les espaces interdigitaux avec un linge mouillé d'eau acidulée ou astringente. Morache recommande d'enduire d'une pommade faite de savon râpé et d'alcool les pieds des marcheurs particulièrement disposés aux excoriations. L'application d'un corps gras lubréfie et assouplit en général d'une manière heureuse la peau des pieds des gens qui doivent fournir de longues marches. Berthier a recommandé à cet égard la lanoline ou suintine; mais la vaseline, et mieux encore le suif, peuvent aussi rendre dans ce cas des services très appréciables.

On veillera à ne point laisser les ongles dépasser notablement les orteils, dans la crainte du refoulement et de la compression par la chaussure. On coupe carrément, et non pas en rond, ces revêtements cornés, surtout l'ongle du gros orteil, de telle sorte que les angles soient toujours un peu au-dessus et hors de la pulpe de l'orteil; si l'un d'eux est enclavé dans la pulpe du doigt, il est presque certain que la croissance entraînera un ongle incarné.

S'il apparaît sur quelque point une ampoule ou une callosité, il faut s'en occuper tout de suite. Il est de pratique vulgaire de traverser d'un fil (bien propre, voir antiseptisé) les ampoules sans les ouvrir autrement; la sérosité s'écoule par cette sorte de drain, et l'épiderme, quoique soulevé, continue à protéger le derme sous-jacent. Les callosités doivent être détruites à la lime; les durillons et cors, enlevés par petits copeaux, à l'aide d'une lame dont le tranchant ne soit pas trop affilé de peur de pénétrer plus qu'il n'est nécessaire, d'occasionner un léger écoulement de sang et une plaie souvent dangereuse. Un cor qui a déjà été râclé s'arrête et même rétrograde souvent par la simple application de diachylon ou de percaline agglutinative. Il n'y a là aucune action médicamenteuse, mais plutôt une protection mécanique contre la pression de la chaussure, contre le frottement de deux surfaces cutanées, et une macération de l'épiderme dans sa sueur qui dispose à une extirpation plus radicale.

Nous ne manquerons pas, d'ailleurs, de rappeler et d'affirmer que le plus grand nombre des cors et durillons, qui font de la marche un horrible supplice, cesseraient d'être douloureux et disparaîtraient promptement si l'on abandonnait la chaussure qui les a provoqués et si on se résignait à porter des chaussures qui aient le sens commun.

Les *parties génitales* représentent encore une des régions du corps les plus exposées aux souillures provenant d'excrétions et de sécrétions diverses. Chez l'un et l'autre sexe la constitution de la région comporte du reste la présence de poils, de plis, de sillons du tégument, dans lesquels le contact permanent de deux surfaces cutanées ou muqueuses est une cause spéciale de malpropreté.

La circoncision chez l'homme, d'ailleurs absurde, trouve son excuse auprès de quelques hygiénistes dans l'utilité d'épargner au membre viril la stagnation du sébum versé par les glandes préputiales. La négligence, en effet, entraîne la persistance de ce produit sous le prépuce, sa fermentation et, par suite, la macération de l'épiderme muqueux, les excoriations et jusqu'à de véritables balanites. Il ne faut donc pas attendre l'époque du bain pour en débarrasser l'organe, et ce pourrait être un temps régulier de la toilette journalière. Au surplus, dans l'espèce, une lotion froide aide sans doute plutôt à la chasteté qu'elle ne la compromet.

Ces soins de toilette intime s'imposent aux femmes, y compris les jeunes filles, d'une façon encore plus impérieuse. Il faut procurer aux intéressées les moyens de s'y livrer presque quotidiennement, en observant quelques précautions particulières au moment des règles. Dans les établissements où des femmes vivent en commun, il convient d'avoir des cuvettes-bidets en porcelaine, fixes, reliées d'une part à un tuyau d'alimentation d'eau et, d'autre part, avec l'intermédiaire d'un siphon, à une conduite d'évacuation : on installe ces cuvettes à peu près comme celles des water-closets dans des cabines spéciales.

L'anus participera aux soins de propreté dont il vient d'être question.

**Soins des mains, de la face, de la bouche, etc.** — La propreté des *mains*, qu'exigent les convenances sociales, est aussi affaire de bonne hygiène, car nos doigts entrent à chaque instant en contact avec les objets les plus divers à la surface desquels ils ne récoltent pas seulement des souillures banales, mais aussi parfois des souillures spécifiques, des germes capables de donner naissance à certaines infections. Les mains seront donc savonnées et lavées plusieurs fois par jour, notamment avant les repas, et les ongles, toujours tenus courts, seront nettoyés dans le même temps, au besoin à l'aide d'une brosse et d'une sorte de curette. Les personnes dont la peau est délicate feront bien d'éviter de se laver les mains à l'eau chaude ou même tiède, surtout lorsqu'elles doivent ensuite les exposer à une température assez basse. On choisira du reste avec quelque soin son savon de toilette (qui sera neutre, à base de potasse, avec un excès de graisse non saponifiée, comme il a déjà été dit plus haut). Au besoin on fera une onction légère, après lavage, avec de la glycérine parfaitement neutre ou un peu de vaseline, ce qui assouplit et protège l'épiderme.

L'entretien de la propreté du *visage* s'obtient au moyen d'ablutions ou de lotions, aidées de frictions légères opérées de préférence avec une serviette, l'éponge ne pouvant jamais être assez bien nettoyée et finissant aisément par devenir des plus malpropres. En général, l'usage de l'eau chaude ou tiède ne convient pas mieux ici que pour les mains, surtout en hiver, puisque la face est toujours exposée à découvert à l'action de l'air et que l'eau froide augmente l'indifférence de la peau à l'égard d'une basse température extérieure.

Certaines femmes se couvrent le visage de préparations plus ou moins extraordinaires qui n'aboutissent le plus souvent qu'à détériorer davantage une peau déjà en mauvais état, sans doute, puisqu'on voudrait la parer artificiellement de qualités qui lui font défaut. Parfois ces pratiques sont l'occasion de quelque absorption toxique par le tégument, bon nombre de « fards » ou de « pâtes » de toilette contenant entre autres du plomb, ou même de l'arsenic. On devrait se borner strictement à l'usage de quelques préparations alcooliques parfumées — pas trop — qui possèdent d'habitude des propriétés légèrement toniques pour la peau.

La *bouche*, dans laquelle tendent à séjourner des débris d'aliments susceptibles de donner lieu à des fermentations fâcheuses, et qui d'autre part recèle des germes fort nombreux dont plusieurs peuvent assez aisément devenir dangereux, a besoin chaque jour de soins spéciaux de propreté. On protège ainsi l'intégrité des dents et l'on évite peut-être quelques infections qui sans cela auraient pour origine la bouche, le pharynx, les fosses nasales, malgré la prétendue action bactéricide de la salive et la fonction phagocytaire de la muqueuse buccale. Ce n'est pas à dire, au reste, qu'il y ait à songer à réaliser l'antisepsie de ces cavités : toute tentative à cet égard est vaine ou même nuisible, comme Röse l'a encore démontré naguère, car les antiseptiques très efficaces vis-à-vis des microbes sont mal supportés par la muqueuse buccale ou par les dents. « Il faut, dit Cruet, se laver la bouche comme on se lave les mains, et les mains ne sont jamais bien lavées qu'avec du savon. » L'auteur recommande donc un savonnage matin et soir avec du savon alcalin et l'aide d'une brosse pas trop dure. On ne se servira du cure-dents qu'avec réserve, la pointe de cet instrument une fois infectée pouvant donner lieu à des piqûres septiques. Après le savonnage, Cruet conseille de se rincer la bouche à l'eau boriquée, ou simplement avec de l'eau tiède additionnée soit de bicarbonate de soude, soit de borate de soude, et aromatisée. On n'aura recours à un antiseptique (thymol, lysol en solutions très étendues) que d'une façon exceptionnelle. Dans ce dernier cas, Röse estime l'alcool à 50 0/0 préférable au point de vue bactéricide comme au point de vue de l'intégrité des dents et de la muqueuse; le nettoyage ordinaire de la bouche s'effectuerait à l'aide de la solution physiologique de chlorure de sodium ou la solution de bicarbonate de soude à 2 0/0, seuls liquides dont l'usage continu ne finisse pas par irriter la muqueuse buccale.

Quant aux poudres dentifrices, destinées à entretenir les dents, à les blanchir, il convient de ne pas en abuser de crainte de léser les gencives. Selon Cruet, les poudres non solubles doivent être rejetées comme susceptibles d'érailler la muqueuse; les poudres bien solubles seront préférées, encore qu'il soit difficile qu'elles ne contiennent pas des substances inertes comme la craie, la magnésie, mélangées à l'acide borique, au borate de soude, au bicarbonate de soude, et aromatisées.

La disposition de la conque de l'*oreille* et du conduit auditif externe exige que le nettoyage en soit assuré avec quelque attention : il ne doit pas être trop fréquent ni surtout trop rude. On introduira seulement de temps à autre dans le conduit, suivant le conseil de Lermoyez, une petite tige de bois bien enveloppée à son extrémité d'un peu de coton hydrophile légèrement humecté d'alcool ou d'essence minérale pour dissoudre le cérumen. Il est souvent mauvais d'abuser des lotions du conduit : en tous cas, après elles on asséchera le conduit avec un peu de coton hydrophile. En principe, on ne portera pas de coton à demeure dans les oreilles : c'est une pratique volontiers malpropre et du reste ridicule qui entretient de l'humidité dans le conduit auditif externe et y favorise les furoncles.

L'entretien de la propreté des *fosses nasales* est encore chose délicate. Il n'est pas très bon de renifler fréquemment de l'eau froide ordinaire à la toilette du matin ; on fera plutôt usage d'une solution tiède légèrement salée (chlorure de sodium). Il faut toujours craindre, avec les irrigations des fosses nasales, de refouler quelques microbes dangereux de ces cavités dans l'oreille moyenne.

Les soins de toilette journaliers concernant les mains, le visage et ses orifices se prennent d'habitude dans une *cuvette* de porcelaine posée elle-même sur une sorte de tablette à laquelle on a donné le nom de *toilette*, installée dans le « cabinet de toilette ». Il importe que ce local soit bien éclairé et aéré, avec un sol imperméable, ainsi que le bas des parois verticales jusqu'à 2 mètres de hauteur environ. Du moment où l'on dispose de tuyaux d'amenée d'eau et de conduites d'évacuation, le mieux est d'y relier la cuvette, qui sera alors surmontée d'un robinet d'alimentation et munie d'un dispositif d'évacuation comportant, dans tous les cas, un siphon intercepteur. Au lieu des toilettes constituées par un coffrage en menuiserie recouvert d'une plaque de marbre, sortes d'armoires où l'on tend à enfermer trop de choses suspectes, il faut recommander aujourd'hui chez les particuliers ces toilettes en céramique, simplement posées sur consoles, et dont il existe aujourd'hui des modèles de tous les prix, les uns fort élégants et même luxueux, les autres plus modestes, tous très faciles à tenir avec une propreté rigoureuse. Nous sommes d'avis d'adopter toujours des cuvettes « fixes », et non pas des cuvettes « basculantes » dans une sorte de récipient dit « receveur » dont le nettoyage est très difficile ou impossible. Le fond de la cuvette sera muni d'un orifice de vidange qui peut être fermé par une bonde retenue par une chaînette ; mais dans les appareils perfectionnés on a une bonde annulaire à tirage (fig. 172) dont la tige creuse sert, le cas échéant, à évacuer le trop-plein de la cuvette. En aucun cas, la circonférence de celle-ci ne doit faire saillie au-dessus de la surface horizontale qui l'encadre.

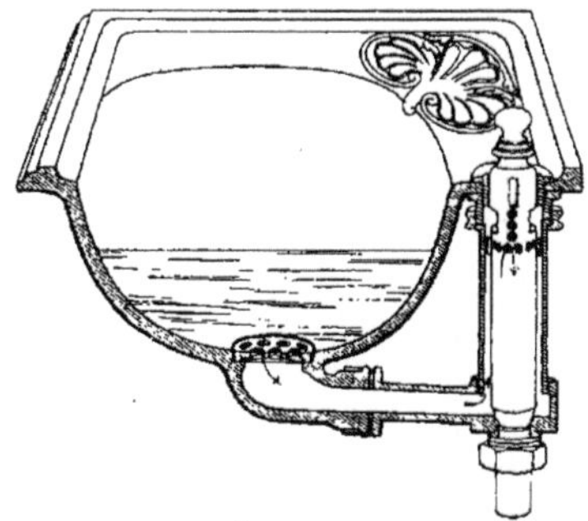

Fig. 172. — Évacuation de cuvette. (Établissements Porcher.)

Nous verrons dans l'hygiène des groupes quelle est l'organisation rationnelle des « lavabos » collectifs.

**Soins de la barbe et des cheveux.** -- La *barbe*, chez l'homme adulte, peut être portée entière, coutume qui ne déplaît nullement à l'hygiène, à condition surtout qu'on ne laisse pas prendre à cette barbe des dimensions considérables ; quelques coups d'une brosse spéciale et des lotions savonneuses assez fréquentes suffisent alors à l'entretien de sa propreté ; le mieux est de tenir la barbe assez courte. D'autres fois la barbe est *rasée* plus ou moins complètement, d'habitude à l'exception de la moustache ; c'est un usage auquel il n'y a le plus souvent rien à reprendre; quelquefois cependant il arrive que le rasoir irrite par trop certaines peaux; dans tous les cas on ne devra employer pour se raser que du savon de très bonne qualité et de l'eau froide, ou à peine tiède en hiver, pour dissoudre le savon ; du reste on se lavera toujours finalement le visage à l'eau froide.

Les *cheveux*, dont la longueur et l'abondance sont l'ornement de la femme, gagnent à être portés courts chez l'homme, et même très courts chez les individus qui ont peu de temps à consacrer à leur toilette journalière. Il n'y a, du reste, que la propreté qui en bénéficie, car la coupe fréquente des cheveux, fût-ce au ras de la peau, n'a pas la vertu à laquelle on croit vulgairement de les multiplier; elle les rend seulement un peu plus gros et plus fermes ; aussi n'est-il point mauvais de couper de temps à autre l'extrême pointe des cheveux chez les jeunes filles.

Les cheveux n'ont rigoureusement besoin que du peigne et de la brosse, d'une aération habituelle suffisante et, de loin en loin, d'une lotion savonneuse, tiède, rapide, ou une lotion alcoolique. Cependant les hygiénistes permettent l'emploi discret d'un corps gras aux personnes dont les cheveux pèchent par la sécheresse, cas bien rare, et la poudre d'amidon pour l'excès contraire. La brosse et le peigne, d'ailleurs, sont faits pour nettoyer et aérer les cheveux bien plus que le cuir chevelu lui-même; il est fâcheux d'employer des brosses très rudes et d'abuser du peigne fin. D'autre part les femmes qui tiennent à leur chevelure ont le plus grand tort de la tirailler à l'excès, de la tordre, de la crêper, de donner aux cheveux une direction qu'ils n'ont pas naturellement; toutes ces manœuvres ébranlent le cheveu dans son implantation et le disposent à tomber. Les coiffures les plus simples sont les meilleures pour l'hygiène et pour la conservation de la beauté.

Les gens qui ont la sotte manie de se teindre les cheveux doivent être avertis que la plupart des teintures sont susceptibles de nuire soit aux cheveux, soit à la peau; beaucoup de ces préparations contiennent des substances toxiques; dans ces dernières années on a cité, surtout chez les athritiques, des éruptions eczémateuses dues à l'emploi d'une solution à base de chlorhydrate de paraphénilène diamine qui combinée à l'eau oxygénée sert à obtenir des teintes brunes ou noires.

Le fait qu'un grand nombre de personnes vont se faire raser chez les *coiffeurs*, et que presque tous les hommes vont au moins s'y faire couper les cheveux, intéresse singulièrement l'hygiène. C'est qu'en se mettant entre les mains du coiffeur on s'expose à être contagionné soit par ces mains elles-mêmes soit par les divers instruments employés, mains et instruments pouvant avoir été précédemment en contact avec un individu atteint de quelque maladie contagieuse, spécialement de la syphilis ou d'une teigne, soit de la barbe, soit du cuir chevelu (favus, tricophyties, pelade, peut-être d'autres affections encore se traduisant en fin de compte par de l'alopécie) : des exemples indiscutables de contagion survenue par les voies en question ont été observés à maintes reprises (Lancereaux, Blaise, Besnier, etc.). Il y a nécessité évidente de tâcher de remédier à un pareil danger, certainement plus commun encore qu'il ne semble. Le mieux serait que chacun eût ses instruments personnels pour la barbe ou pour les cheveux et que les coiffeurs aient soin de se bien laver les mains en passant d'un client au suivant. Mais cette dernière précaution, recommandée par Vallin, et sur sa proposition par le Conseil d'hygiène de la Seine, a paru quelque chose d'extraordinaire aux coiffeurs.... D'autre part, il est impossible que chaque client possède tous les instruments nécessaires pour faire sa barbe ou couper ses cheveux, encore que les personnes qui en ont le moyen tendent à se pourvoir de ce matériel. Il faut donc désinfecter les instruments à usage commun, chose assez difficile.

Les objets qui dans les salons de coiffure peuvent servir à la transmission de maladies contagieuses sont les rasoirs, ciseaux, tondeuses, brosses, peignes, pinceaux à barbe, houppe à poudrer, peignoirs. Leur désinfection doit s'opérer rapidement, se renouveler chaque fois qu'ils ont servi, et ne pas les détériorer. Vallin propose de plonger tous les instruments métalliques (y compris les peignes qu'on ferait en métal) dans une solution savonneuse bouillante qui n'occasionnerait pas de rouille et n'émousserait pas le tranchant des lames; le pinceau à barbe serait passé à l'eau bouillante; la houppe à poudrer serait remplacée par un tampon de ouate changé à chaque client; les brosses constituent la plus grosse difficulté; peut-être les désinfecterait-on convenablement sans les abîmer avec des vapeurs d'aldéhyde formique dégagées dans un coffre spécial. Sabrazès a fait des expériences assez encourageantes sur ce procédé. On a conseillé aussi les solutions bouillantes de carbonate de soude ou de potasse (10 à 30 gr. par litre) pour les ustensiles métalliques, ou encore le flambage de ces ustensiles, et pour les brosses la désinfection à l'air chaud dans une étuve. — Il faut faire ramasser soigneusement dans les boutiques de coiffeurs les cheveux coupés et les brûler.

**Bibliographie.** — MERRY-DELABOST : *Notice sur un système d'ablutions pratiquées à la prison de Rouen* (Annales d'hygiène, 1875). — J. ARNOULD : *Sur la vulgarisation de l'usage du bain* (Ibid., III, 1880). — LASSAR et MERKEL : *Volks- und Schulbäder* (D. V. f. ö. Gesundheitspflege, XIX, 1887). — LANCEREAUX : *Transmission des maladies contagieuses par des instruments de toilette malpropres* (Bull. de l'Académie de méd., 1889). — LASSAR : *Die Kulturaufgabe der Volksbäder*. Berlin, 1889. — DAVID : *Les microbes de la bouche*. Paris, 1890. — VALLIN : *Antisepsie de la bouche et de la gorge* (Revue d'hyg., XIV, 1892). — DU MESNIL : *Bains et lavoirs populaires* (Travaux du Comité cons. d'hyg. de France, XXII, 1892). — LALANNE : *Les bains-douches à bon marché à Bordeaux* (Revue d'Hyg., XV, 1893). — BLAISE : *Les barbiers et les coiffeurs au point de vue de l'hygiène* (Annales d'Hyg., XXXII, 1895). — R. SCHULTZE : *Volks- und Hausbäder* (Handbuch der Hyg. de Th. Weyl. Iena, 1894). — P. REMLINGER : *Les microbes de la peau humaine* (Médecine moderne, 1896). — O. DU MESNIL : *Les bains-douches à l'asile de convalescents de Vincennes* (Annales d'Hyg., XXXV, 1896). — DU MÊME : *Les bains-douches de la place Hébert* (Ibid.). — E. VALLIN : *La prophylaxie des teignes et de la syphilis dans les salons de coiffure* (Revue d'Hyg., XIX, 1897). — CRUET : *Hygiène de la bouche*. Paris, 1899. — R. DELABOST : *La propreté corporelle* (Thèse, Paris, 1899) — G. ROUX : *Les bains hygiéniques populaires* (Revue d'Hyg., XXI, 1899). — G. CARRIÈRE : *La santé, la propreté et les bains-douches*. Paris, 1900. — J. MARCUSE : *Bäder und Badewesen der Neuzeit* (D. V. f. ö. Gesundheitspflege, XXXII, 1900). — RÖSE : *Untersuchungen über Mundhygiene* (Zeitschrift f. Hyg., XXXVI, 1901). — LERMOYEZ : *L'hygiène de l'oreille* (Presse médicale, 1901).

# DEUXIÈME PARTIE

## HYGIÈNE SPÉCIALE

---

## CHAPITRE PREMIER

### HYGIÈNE RURALE

Les gens de la campagne ayant d'habitude affaire à des milieux naturels dont les conditions sont bonnes, car elles ont été peu altérées par la présence des humains, la santé et la vitalité du groupe sont volontiers assez remarquables, et en moyenne supérieures à la santé et à la vitalité du groupe urbain. On se contente trop toutefois de cette formule, et il ne faudrait pas que sous ce prétexte les particuliers, les hygiénistes, les administrations, considèrent l'hygiène rurale comme une superfluité. Encore que la mortalité et probablement la morbidité dans les villages n'atteignent pas les chiffres observés dans les villes, on peut dire hardiment que la supériorité sanitaire des paysans n'est pas ce qu'elle pourrait et devrait être.

La cause de cet état de choses réside surtout à notre avis dans l'ignorance des paysans, leur défaut d'instruction générale, la persistance chez eux d'une foule de préjugés et même de superstitions, leur esprit de routine, le manque complet de notions d'hygiène pratique. Les municipalités rurales ont bien la charge de la salubrité de leurs communes ; mais elles n'en ont guère souci, pour cette raison d'abord qu'elles ne savent absolument pas de quoi il s'agit ; en va-t-il autrement, on se heurte alors à la résistance des particuliers qui ne comprennent pas et se méfient. Peut-être l'école finira-t-elle à la longue par modifier cette situation ; l'enseignement primaire est orienté dans une voie qui donne quelques garanties à cet égard ; nous souhaitons que les règles les plus élémentaires de l'hygiène, celles surtout qui concernent la propreté des choses et des gens, soient non seulement souvent formulées mais appliquées devant les enfants : l'école elle-même, matériellement parlant, ne doit pas cesser d'offrir dans toutes ses parties un exemple frappant de bonne hygiène. Les petits paysans retireront bien quelque profit de cette leçon de choses permanente.

Il convient de marquer ici que la population rurale qui formait il y a soixante ans les trois quarts de la population française, n'en forme plus aujourd'hui que moins des deux tiers, et cette proportion continue à diminuer. Autrement dit, les paysans émigrent des villages vers les villes, les campagnes se dépeuplent. Ce fait est du reste général dans une grande partie de l'Europe. Ainsi s'accentue la double caractéristique, à notre point de vue, du groupe rural : la médiocrité de ses agglomérations et leur faible densité, raison fondamentale de la salubrité relative des villages.

**Le sol, l'eau, l'air.** — C'est surtout en ce qui concerne ces trois milieux naturels que la faiblesse numérique et l'éparpillement des groupes ruraux présente pour l'hygiène des avantages très grands. Les paysans sont d'une manière générale trop peu nombreux et surtout trop peu agglomérés la plupart du temps pour arriver par leur présence à compromettre bien sérieusement l'intégrité du sol, de l'eau, de l'atmosphère; ils profitent au contraire de toutes les propriétés heureuses, favorables à la santé des individus, dont peuvent être naturellement doués ces milieux. Toutefois il y a çà et là des exceptions à ces règles. On observe que tel ou tel groupe rural arrive à force d'insouciance à infecter un terrain, une eau. Et d'ailleurs il faut reconnaître que les paysans sont particulièrement exposés à subir les conséquences fâcheuses de certains états telluriques ou atmosphériques. Mais ces cas sont de beaucoup les moins nombreux.

Les villages ne protègent pas leur sol contre les immondices qui se dispersent d'abord à sa surface ; heureusement par rapport à l'étendue de cette surface ces immondices ne sont pas d'ordinaire en quantité telle que leur transformation, leur destruction, ne puisse s'opérer naturellement dans l'intimité des premières couches du sol qui les absorbent. Pourtant il peut se faire que par places, les conditions locales ne se prêtent pas à cet assainissement spontané. En outre les villages sont volontiers exposés au paludisme, pour autant que le sol joue un rôle dans l'étiologie de cette affection, ce qui n'est guère douteux ; les paysans prennent du reste aussi le germe du paludisme en cultivant les terres plus ou moins éloignées des villages ; et pourtant cette culture, associée au drainage proprement dit, est encore un des meilleurs moyens d'assainir à l'égard du paludisme les alentours des localités rurales.

Le sol n'étant guère infecté, les eaux ne doivent pas l'être non plus. Cependant cela n'est pas toujours vrai, localement, qu'il s'agisse soit d'eaux de surface peu abondantes et vers lesquelles les pentes du terrain dirigent trop bien les liquides souillés qui ruissellent à l'air libre dans les environs, soit même d'eaux souterraines mal protégées par un terrain dont le pouvoir filtrant est insuffisant, ou qui présente çà et là certaines lacunes permettant l'arrivée presque directe des souillures superficielles jusqu'à l'eau existant plus ou moins profondément. Il se trouve d'ailleurs dans les villages des foyers de souillures susceptibles d'être fort dangereux à cet égard, si les circonstances locales s'y prêtent : les malades atteints d'infections intestinales, les lavoirs, les cimetières, sont particulièrement à surveiller, et il convient aussi de se préoccuper des emplacements des fumiers d'où s'écoulent des purins de quelque abondance. Tout cela peut influer singulièrement sur les qualités de l'eau de la nappe souterraine, souvent peu profonde, sous-jacente au village, à laquelle s'alimentent d'habitude les puits des paysans.

L'air qui circule dans les localités rurales, et que rien n'isole de la masse atmosphérique générale, est parfaitement salubre. Sa pureté, soit au point de vue chimique, soit au point de vue bactériologique, est très grande. Mais aussi le campagnard ressent directement et parfois à l'excès toutes ses modifications physiques, relatives soit à son humidité, soit à sa température. Il en résulte que les maladies dont l'apparition plus ou moins fréquente est jusqu'à un certain point subordonnée à l'influence des circonstances météoriques (maladies saisonnières) se montrent volontiers chez les ruraux. Heureusement ceux-ci acquièrent d'autre part tout naturellement une accoutumance, un endurcissement spécial, qui constitue la meilleure des protections vis-à-vis des modalités de la climatologie locale.

**L'habitation.** — L'habitation rurale est trop souvent peu salubre, et si elle n'était pas baignée d'un air parfait, si le paysan était appelé à y séjourner plus longtemps qu'il ne le fait d'ordinaire, les conséquences fâcheuses de cet état de choses ne tarderaient pas à se faire sentir avec quelque rudesse. Le campagnard se loge au rez-de-chaussée, insuffisamment isolé du sol et volontiers humide, réservant l'étage formant grenier pour y mettre son blé bien au sec. Il économise les fenêtres, qui payent l'impôt et refroidissent l'intérieur de la maison ; il ne s'occupe point d'ailleurs d'ouvrir régulièrement les croisées. La distinction de la pièce où l'on cuisine et où l'on mange n'est pas toujours faite d'avec celle où l'on couche. Pour peu que la famille soit nombreuse il n'est pas rare de constater un certain encombrement des locaux. La propreté intérieure varie suivant les régions, mais d'ordinaire on ne s'en soucie pas outre mesure. Quant à la propreté corporelle on ne la soupçonne pas, et les moyens de l'assurer font à peu près complètement défaut. Enfin il n'existe pas de cabinets d'aisances, et il en résulte une menace permanente de souillure spéciale du sol dans les alentours immédiats de l'habitation, par suite non loin du puits qui l'alimente en eau et dont l'organisation est d'ailleurs des plus défectueuses.

Au surplus il y a trop près de la maison d'habitation, voire même communiquant avec elle, des écuries, des étables mal installées, où le sol parfois n'est nullement protégé contre les infiltrations du purin qui s'écoule mal au dehors : il arrive cependant en partie à y gagner une vague dépression où l'on entasse le fumier devant les fenêtres de l'habitation. Souvent cette soi disant fosse ne possède point de revêtement.

La maison rurale, malgré les avantages généraux que lui confère sa situation, doit rester soumise aux règles communes. Et il serait si facile de l'isoler convenablement du sol, de donner aux pièces l'ampleur, la hauteur, les grandes baies d'éclairage et de ventilation qui en assureraient la salubrité. L'usage des tinettes mobiles, avec l'absorbant le plus simple, la terre sèche, paraît tout indiqué ici. D'autre part on creusera des puits en lieu propice, on en cimentera les parois, on en fermera ou on en protégera sérieusement les orifices, on donnera au sol de leurs abords un revêtement imperméable. Si la commune est amenée à capter quelques sources, chose désirable, il va sans dire que l'on fera en sorte d'établir leur périmètre d'alimentation, lequel n'est guère considérable pour des sources peu importantes, et qu'on protégera d'une façon convenable le dit périmètre.

La question de la propreté corporelle est une des plus difficiles à résoudre parce que c'est au plus haut point semble-t-il l'affaire personnelle de chaque individu. Il faut pourtant se dire que l'intervention de la collectivité est absolument nécessaire pour arriver à une solution satisfaisante en la matière. Jamais chaque famille n'installera un appareil de bains ; il est donc indispensable d'en installer en commun. Nous avons souvent pensé qu'on pourrait doter les écoles rurales d'une petite installation de bains par aspersion très simple, du genre de celles qui fonctionnent dans l'armée, avec des demi-cabines en plus. Les enfants qui auraient été accoutumés à user régulièrement de ces bains continueraient plus tard à les fréquenter, et ainsi cette pratique si utile entrerait peu à peu dans les mœurs.

Enfin on ne saurait trop répéter aux paysans que leur propre santé ainsi que celle de leurs animaux exigent l'application des règles de la salubrité aux écuries et étables. Les hommes ne subissent pas seulement ici les influences de voisinage ; ils séjournent fréquemment dans les écuries ; les garçons de ferme y couchent même. Les données modernes sur la tuberculose ont imposé une attention particulière à l'égard de l'hygiène des vaches, chez qui la malpropreté, le confinement, favorisent la pommelière, d'où la possibilité de propagation tuberculeuse à l'homme, soit par les contacts, soit par le lait. Les écuries et étables doivent donc avoir un sol imperméable en pente douce, avec un caniveau pour l'écoulement des urines, être hautes de plafond, munies de larges baies de ventilation et d'aération. Le fumier en sera enlevé fréquemment pour être déposé dans une fosse placée à quelque distance de l'habitation, bien cimentée, et d'où le purin sera de préférence recueilli dans des tonnes dont on ira de temps à autre répandre le contenu au milieu des champs.

**Alimentation des paysans.** — Dans presque tous les pays d'Europe, l'élément végétal y domine (farines, pain, pommes de terre, féculents, légumes frais, fruits). L'intervention de la graisse sous toutes ses formes en relève notablement l'infériorité. Ce régime est suffisant, puisque les ouvriers des champs accomplissent de grands et pénibles travaux, sans que la race en souffre. Pourtant, il est probable que les conditions seraient meilleures, si la viande y entrait pour une part plus sérieuse. La salubrité de cette viande a du reste grand besoin d'être surveillée.

Il faudrait que les communes se groupent pour installer de petits abattoirs intercommunaux inspectés par un vétérinaire; les tueries particulières où l'on abat clandestinement des animaux plus que suspects seraient alors supprimées.

Les paysans sont spécialement exposés à subir des disettes dans tous les pays où la culture ne porte que sur une seule denrée alimentaire et où les relations commerciales sont difficiles ou nulles. C'est encore chez eux que l'on voit les maladies provoquées par la consommation de grains avariés, ergotisme, lathyrisme, pellagre, les accidents consécutifs à l'utilisation de grains mélangés d'ivraie, de nielle, etc.

Les *entozoaires* d'alimentation ne sont pas rares chez les campagnards. En France, toutefois, l'habitude de faire cuire exactement les viandes, qui s'est conservée à la campagne bien mieux qu'à la ville, protège sérieusement nos compatriotes. Les *lombrics* intestinaux, assez communs, proviennent apparemment soit de l'eau des puits, dont l'orifice, à peine entouré d'une margelle en bois, admet l'eau de la pluie qui a lavé le sol environnant, soit de légumes mangés crus et sans nettoyage suffisant. Notons aussi que les paysans, les enfants surtout, mangent sans précaution des fruits ramassés à terre, des racines crues, cueillies à même dans les jardins ou les champs.

L'*alcoolisme* a fait malheureusement de très grands progrès dans les campagnes. Il est indéniable que le privilège accordé aux bouilleurs de cru est surtout responsable de ce triste état de choses; c'est ainsi que dans la plupart des habitations rurales il y a en quantités notables de l'alcool des plus impurs, qui se vend en fraude pour un prix minime : on le boit « en famille » c'est-à-dire que les enfants comme les adultes, hommes et femmes, finissent par en faire un usage régulier. Il y a déjà en France des régions où la vitalité générale de la race commence à se ressentir de cette étrange « prime accordée à l'agriculture ». On pourrait faire beaucoup de bien aux paysans avec l'argent que l'on sacrifie de la sorte pour encourager parmi eux le vice. Mais l'heure d'un changement à cet égard n'est sans doute pas près de sonner chez nous.

**Le travail rural.** — Il s'exerce aux champs, aux vignes, dans les bois. Bien que ce soit un travail pénible, il ne nuit pas en général à l'individu, mais favorise au contraire son développement et profite en somme à l'élévation de la vigueur de la race.

Le *labour*, à la charrue ou à la bêche, est une cause de callosités, d'arthrites, de déformations professionnelles. Les cultivateurs gardent volontiers l'inclinaison du corps en avant, vers la terre qu'ils travaillent sans cesse.

La *semaille* expose l'agriculteur à la poussière du blé chaulé (chaux, sulfate de cuivre, etc.). Dans le temps de la *moisson*, les barbes des épis, les aiguillons des chardons, les échardes de paille, causent des piqûres aux doigts, des panaris; il y a une *ophtalmie des moissonneurs* qui paraît être provoquée par le traumatisme de la rencontre des épis avec l'œil. Dans toutes les opérations qui s'accomplissent au dehors, les cultivateurs sont exposés aux coups de soleil (*maladie des moissonneurs :* Martin-Duclaux), aux coups de foudre et aussi aux conséquences du refroidissement brusque déterminé par les chutes de pluies qui surprennent les travailleurs sans abri au milieu des champs. Aujourd'hui que les machines à vapeur s'introduisent dans les grandes exploitations agricoles, on y est atteint parfois d'accidents semblables à ceux de l'industrie, et spécialement de ceux qui résultent des explosions des *locomobiles*, que les constructeurs fournissent médiocres et que les cultivateurs ne manquent guère de chauffer à un degré plus élevé que celui pour lequel elles ont été construites.

Le travail à la grange, le battage et le nettoyage des grains ne se font pas sans une poussière abondante, moitié terreuse, moitié organique, qui, pour être sans spécificité, ne produit pas moins volontiers sur les organes respiratoires et sur les conjonctives un énergique effet d'irritation.

La *culture des vignes*, indépendamment des conséquences générales du travail de la terre, entraîne l'exposition aux poussières irritantes, dans le temps que l'on pratique le *soufrage*. La profession de vigneron continue à être l'occasion d'*asphyxies* par l'acide carbonique, développé dans les cuves de fermentation.

Le travail au bois (*bûcherons, charbonniers, saboliers*, etc.) s'accompagne de chutes du haut des arbres, d'écrasement sous le poids de ceux-ci dans l'abattage ou dans le charriage; de plaies par instruments tranchants, de panaris par échardes, etc.

Enfin, comme nous l'avons déjà dit, les travaux des champs exposent l'homme, encore plus que le séjour dans les villages, au paludisme dans les régions où celui-ci se montre. Aussi bien il affectionne d'habitude les terrains plats, les fonds de vallée, également très propices à la culture, à la création de prairies, etc.

**Les maladies des paysans.** — Les campagnes ne sont nullement à l'abri des maladies infectieuses, transmissibles de l'homme à l'homme. Il est probable qu'en comparant deux groupes d'égale force, l'un urbain, l'autre rural, on trouverait chez l'un et l'autre la même proportion de varioleux, de rubéoleux, de typhoïques, etc., pourvu que le relevé statistique portât sur un laps de temps suffisamment prolongé. Il est même à prévoir que la *variole* se trouverait plus fréquente et plus grave à la campagne, parce que l'on y est encore moins soigneux de la vaccination et des revaccinations que dans les villes.

Mais les épidémies de ces affections spécifiques présentent, par rapport aux petites localités, ce caractère intéressant, qu'après y avoir fait un séjour de quelques mois ou, tout au plus, de quelques années, elles sont cinq, dix, quinze ans et plus, sans reparaître. Ce phénomène s'explique par la faiblesse même du groupe et la lenteur nécessaire du renouvellement de la population. Le fléau qui passe épuise la réceptivité de cette petite agglomération humaine; il faut longtemps pour que les naissances aient refait un élément réceptif dans le groupe et pour que les individus qui ont subi la première atteinte aient perdu l'immunité qu'elle confère.

Ces conditions sont éminemment favorables lorsqu'il s'agit de saisir sur le fait la contagiosité, voire quand il s'agit d'une maladie comme la *fièvre typhoïde*, qui ne se laisse pas aisément reconnaître cet attribut dans les grandes villes. On retrouve fréquemment le premier cas, et le point où le premier malade est allé prendre l'infection. Et l'on en conclut, avec raison, à la contagiosité de la typhoïde. A vrai dire, on ne cherche pas si, dans les dix ou quinze ans qui ont précédé, des habitants sont revenus au village sans rapporter la maladie, après avoir cependant séjourné à la ville ou dans un autre village, dans l'atmosphère d'un typhoïsant. Ce qui prouve au moins, quand cela arrive, que la fièvre typhoïde n'est pas d'une contagiosité énergique.

Lorsque la fièvre typhoïde est ainsi apportée au village, ce n'est point toujours par un typhoïsant venu du dehors, mais d'ordinaire par un habitant qui est allé passer, à la ville ou au village voisin, quelques jours ou même quelques heures dans une maison où il y a un ou plusieurs malades, c'est-à-dire *dans un foyer*. Celui-là tombe malade chez lui, au retour, et fait dès lors aussi un foyer dans sa maison; ses frères, ses sœurs, sont les premières victimes; puis les amis ou parents, les voisins qui viennent lui donner des marques de leur intérêt.

Au surplus l'enquête étiologique, plus facile souvent à la campagne qu'ailleurs, montre là aussi plus d'une fois que, comme l'a dit Kelsch, l'épidémicité n'est pas fonction exclusive de la contagion; ou en d'autres termes que chaque cas de maladies infecto-contagieuses ne relève pas fatalement d'un cas antérieur des mêmes maladies. L'organisme humain contient en effet des germes qui, dans des conditions spéciales à tel individu, prennent chez cet individu la virulence voulue pour l'infecter, en dehors de toute espèce de contagion; les conditions en question seront les excès de travail, l'insuffisance de l'alimentation, et surtout la malpropreté, dont le rôle a paru si évident à Alison dans le canton de Baccarat (Vosges), au point que ce médecin estime que sans la malpropreté la contagion bien souvent n'aurait pas produit son effet.

Par ailleurs les affections épidémiques sont éminemment soumises à la campagne aux influences saisonnières. La *rougeole*, la *scarlatine*, les *oreillons*, paraissent sévir plutôt en hiver, lorsque les campagnards se resserrent chez eux. La *bronchite*, les *pneumonies*, les *angines* se montrent plutôt au printemps, alors que se font dans les champs les premiers travaux de l'année et que la situation météorologique est sujette à de nombreux et brusques changements. Les *diarrhées*, la *dysenterie*, le *paludisme* (dans les régions où il sévit), apparaissent durant la période estivo-automnale; la fièvre typhoïde est peut-être aussi plus fréquente pendant cette même période : l'état de fatigue des travailleurs des champs, le fait commun de l'ingestion en excès d'eaux médiocres ou mauvaises, doivent évidemment figurer alors parmi les causes occasionnelles d'infection intestinale.

La *diphtérie* n'épargne pas les villages, et il semble qu'elle y soit volontiers particulièrement redoutable : peut-être parce qu'elle y est mal soignée.

La *tuberculose* est sans doute bien moins commune parmi les ruraux que parmi les citadins, encore que des statistiques nous manquent pour démontrer jusqu'à quel point la chose est vraie; son explication doit se trouver entre autres dans la vie au grand air des campagnards, dont le travail fortifie plutôt la vitalité, et dans la rareté relative des chances de contamination tuberculeuse.

Ce que nous avons dit plus haut à propos de l'importance plus ou moins grande du rôle étiologique de la contagion, des probabilités qu'il y avait pour qu'elle ne fût pas aussi régulièrement en jeu que d'aucuns se l'imaginent, ne dispense pas bien entendu de s'efforcer de la prévenir chaque fois qu'elle devient menaçante, soit à l'occasion de chaque cas de maladie infecto-contagieuse. Il faut alors que des mesures convenables de prophylaxie soient prises, et notamment que les désinfections nécessaires soient effectuées, par les procédés les plus simples du reste. Ce doit être le complément naturel, indispensable, de l'organisation des secours médicaux aux malades dans les campagnes. Cette prophylaxie directe intéresse d'ailleurs presque autant les villes que les villages, étant données les relations incessantes et de toute nature des unes avec les autres.

**Bibliographie.** — A. Layet : *Hygiène et maladies des paysans* (Paris, 1882). — Drouineau : *Hygiène rurale* (Encyclopédie d'Hygiène de Rochard, t. IV, Paris, 1891).

# CHAPITRE II

## HYGIÈNE URBAINE

Les villes sont caractérisées au point de vue de l'hygiène par l'importance de l'agglomération humaine qui les constitue et par la densité de cette agglomération : circonstances bien faites pour que le groupe exerce la plus grande influence sur les milieux naturels et pour qu'il arrive volontiers à en compromettre gravement l'intégrité.

L'hygiène ne pouvant prétendre limiter la population des villes doit au moins demander que sa densité, le resserrement et les dimensions des habitations, ne finisse pas par apporter un grave obstacle à la circulation, au renouvellement de l'air, ainsi qu'à l'accès de la lumière solaire; elle doit encore indiquer les mesures à prendre pour ne pas souiller à l'excès et l'air des cités et surtout leur sol, qui, en dehors même des habitations, a le plus pressant besoin d'être protégé d'une manière efficace (Nous ne nous occuperons du reste pas ici de ce qui concerne la protection du sol vis-à-vis des habitations et des souillures qui s'y produisent, cette question ayant été complètement traitée à propos de *l'Éloignement des immondices*, chap. iv. La question de l'*Approvisionnement d'eau* de son côté a été exposée au chap. ii). Enfin l'hygiène urbaine a encore le souci des conditions dans lesquelles seront installés un certain nombre d'établissements publics utiles à la vie du groupe ou dont la création répond à des habitudes des citadins, à des besoins spéciaux plus ou moins justifiés.

Le tout intéresse en effet au plus haut point la santé du groupe urbain, dont l'importance numérique tend toujours à s'accroître, et cela aux dépens du groupe rural ; or la mortalité des citadins est presque régulièrement supérieure à celle des ruraux; d'où l'indication impérieuse de tâcher d'atténuer autant que possible les causes générales de cet état de choses, qui sont inhérentes au groupement même des humains dans les villes. Notons d'ailleurs que les maladies qui pèsent le plus sur les citadins sont des maladies infecto-contagieuses (au premier rang il faut placer la tuberculose), c'est-à-dire des maladies sur la fréquence desquelles les mesures sanitaires ont une influence qui n'est plus à démontrer. Il est bien entendu que ces mesures auront en vue la réalisation de toutes les dispositions susceptibles soit de favoriser l'élévation de la résistance naturelle de l'organisme humain aux germes infectieux, soit d'écarter les causes d'atténuation de cette résistance, soit enfin de s'opposer jusqu'à un certain point à la dissémination des germes pathogènes dans le milieu urbain.

**Plan général de construction des villes.** — Les indications relatives au choix du terrain qui ont été données à propos de la construction des habitations (p. 198) sont naturellement valables pour les villes. On regarde comme bien situées celles qui s'élèvent dans une vallée très ouverte, convenablement orientée pour la région dont il s'agit, et où les maisons sont groupées sur des pentes douces, à l'abri des vents les plus désagréables. Mais les villes naissent et se développent en un lieu plutôt qu'en un autre pour des raisons fort étrangères à la salubrité de l'emplacement : l'hygiène doit s'en accommoder tant bien que mal, et a surtout pour rôle de formuler les règles qui permettront au groupe urbain de ne pas se trouver finalement dans de trop fâcheuses conditions sanitaires générales. La répartition des constructions sur l'emplacement occupé par la ville, leur distribution en *îlots* de maisons séparés par des rues, des places, des jardins, c'est-à-dire par des espaces libres, le rapport entre l'étendue de ces espaces libres et la surface couverte de bâtisses d'une part, la hauteur de ces bâtisses d'autre part, décident de l'aération et de l'ensoleillement des diverses parties de la cité : or ce sont là des conditions déjà fort importantes au point de vue sanitaire. Il convient donc que les municipalités aient les droits les plus étendus en matière de réglementation des constructions et qu'elles en usent dans le sens que nous allons indiquer.

Le but essentiel est de lutter sans cesse contre la tendance à l'augmentation de la densité de la population dans les quartiers les plus voisins du centre, de ménager le plus d'air possible au milieu des constructions : pour cela il faut d'abord avoir des rues, des places, des jardins publics en nombre suffisant et de dimensions telles que ces espaces libres représentent environ 50 0/0 de l'étendue totale de la ville. Cette première disposition n'empêchera pas du reste d'en prendre d'autres encore (déjà indiquées p. 231) pour s'opposer en outre à une trop grande accumulation de bâtiments sur les îlots de terrains destinés aux constructions, et pour limiter la hauteur de celles-ci. Rappelons qu'il est bon d'édicter à cet égard une législation qui distingue entre les divers quartiers des villes existantes, comme cela se fait depuis quelques années dans beaucoup de villes allemandes; la tolérance sera plus grande pour les quartiers centraux, où le terrain coûte fort cher, que pour les quartiers de la périphérie ; dans ceux-ci on devrait chercher à obtenir que les nouvelles constructions soient surtout de petites maisons pour une famille, souvent séparées les unes des autres par un jardinet ; ce genre de maisons à 1 ou 2 étages au plus sur rez-de-chaussée tend du reste à se répandre dans certaines villes modernes, entre autres en Angleterre, en Belgique, dans le nord de la France.

Toutes les rues ne sauraient être orientées de la même façon, et de ce fait il résulte que de l'une à l'autre l'ensoleillement des maisons, leur exposition plus ou moins avantageuse par rapport aux vents, ont chance d'offrir de grandes différences. Rappelons qu'au point de vue de l'ensoleillement il est à désirer qu'il soit aussi abondant que possible en hiver, assez limité au contraire en été où il produit un excès de chaleur. Dans les rues dirigées suivant le sens du méridien, les maisons ayant leurs façades exposées à l'est et à l'ouest, leur insolation est en hiver plus faible, en été plus grande que celle des maisons ayant leurs façades tournées vers le nord et le sud. En hiver, effectivement, l'action du soleil venant de l'horizon de l'est ou de l'horizon de l'ouest est à peu près insignifiante ; et comme d'autre part à cette époque le soleil ne monte pas bien haut, il ne vient pas longtemps sur les maisons en bordure d'une rue de largeur ordinaire, car il est vite masqué par les maisons opposées, pour peu qu'elles soient élevées. En été au contraire les rayons solaires arrivant normalement pendant de longues heures sur les façades tournées vers l'est ou vers l'ouest, pénétrant fort avant dans les locaux, causent un échauffement volontiers fâcheux. On préférera donc les rues dirigées dans le sens de l'équateur, où les maisons ont ainsi leurs façades exposées au nord et au sud, la façade de ce dernier côté recevant en hiver tout le soleil possible, et relativement peu en été. Toutefois il convient alors de donner aux divers appartements d'une même maison des jours sur les deux façades du bâtiment. Spataro a montré au surplus que dans des rues dirigées du nord-est au sud-ouest, ou du nord-ouest au sud-est, aucune façade des maisons n'est privée de soleil, et aucune ne le reçoit en été de la façon la plus désagréable ; mais en somme les façades tournées vers le sud-ouest ou le sud-est n'ont pas en hiver des avantages égaux à ceux que procurerait l'exposition au sud ; et quant aux façades exposées au nord-ouest ou au nord-est, si elles n'ont pas tout à fait les inconvénients de l'exposition au nord elles en conservent une bonne part.

On comprend sans peine que la largeur des rues doit être proportionnée à la hauteur des maisons à construire en bordure : d'où la nécessité de limiter cette hauteur une fois les rues tracées. Vogt demandait qu'au 21 décembre les façades exposées à l'est ou à l'ouest reçussent au moins 2 heures d'insolation; Knauff qu'à la même date les façades exposées au sud pussent recevoir le soleil à midi jusque sur l'appui des fenêtres du rez-de-chaussée ; d'après les calculs de Spataro ces prétentions conduiraient à faire attribuer surtout aux rues équatoriales des largeurs pratiquement exagérées. Pour Clément, pour Spataro, comme pour la plupart des hygiénistes qui se sont occupés de cette question il serait déjà très beau d'obtenir toujours dans les villes une largeur des rues égale ou un peu supérieure à la hauteur des maisons en bordure, de manière à assurer régulièrement aux habitants de celles-ci sinon un ensoleillement convenable, du moins le bénéfice de la lumière diffuse tombant directement du ciel jusqu'aux rez-de-chaussée.

Il va sans dire qu'il convient de poursuivre la disparition des *ruelles* dont les vieux quartiers des villes sont toujours trop riches.

On fera bien de planter d'arbres les plus larges voies, tout en évitant de laisser prendre au feuillage un développement nuisible à l'aération et à l'éclairement des maisons voisines, qui du reste devront être distantes d'au moins 4 mètres des arbres. Les jardins publics, les parcs, ne seront jamais trop nombreux à l'intérieur des villes ; les citadins en tireront de toutes manières un bénéfice sanitaire assuré : c'est ce qu'un grand nombre de municipalités n'a malheureusement pas encore compris.

**Protection du sol des voies publiques.** — Nous avons dit, en exposant la question de l'*Eloignement des immondices*, comment il fallait protéger d'une façon générale le sol des villes contre les souillures provenant des habitations. Mais il se produit encore une masse considérable d'immondices en dehors des maisons, sur la voie publique même, du fait des humains, des animaux, et il convient d'examiner comment on protégera cette partie de la cité contre cette infection sans cesse menaçante. C'est surtout une affaire de revêtement convenable du sol, et de nettoyage de ce revêtement.

Il est vraisemblable que le but primitif et essentiel du revêtement du sol des voies publiques est d'assurer les meilleures conditions à la circulation des piétons et des voitures dans ces rues : la question du nettoyage de ce revêtement, celle de son efficacité quant à la défense du sol proprement dit vis-à-vis des souillures de toutes sortes, ne viennent qu'ensuite, bien qu'elles soient capitales au point de vue sanitaire.

La *chaussée* doit offrir une surface légèrement et régulièrement courbe dans le sens transversal, afin que les liquides quelconques venant à y ruisseler n'y séjournent pas. Les matériaux employés au revêtement de cette surface seront d'ailleurs aussi imperméables que possible afin de prévenir les infiltrations dans le sol sous-jacent ; ils posséderont en outre une dureté telle qu'ils ne favoriseront pas la formation de poussières ou de boues ; enfin il est bon qu'ils sèchent assez vite et qu'ils ne réfléchissent pas trop la chaleur. De chaque côté de la chaussée se trouvent les *trottoirs*, réservés aux piétons, et non moins imperméabilisés que la chaussée ; les trottoirs sont un peu inclinés vers cette dernière, et élevés de 15 à 20 centimètres au-dessus d'elle. A la jonction des trottoirs et de la chaussée règne par suite de chaque côté de cette dernière une sorte de gouttière longitudinale, offrant une certaine pente pour l'écoulement des liquides, et présentant de distance en distance des *bouches d'égout* (taillées en encorbellement sous la bordure du trottoir) par où les liquides dont il s'agit sont introduits dans la canalisation souterraine. Nous avons décrit antérieurement l'organisation de ces bouches d'égout (voir p. 381), ainsi que les *regards de visite* qui sont ménagés d'ordinaire au milieu de la chaussée.

Nous considérons comme ayant disparu le véritable *ruisseau de rue* remplaçant à ciel ouvert l'égout absent, et recevant en conséquence les eaux ménagères et pluviales amenées des maisons par des *gargouilles* coupant transversalement le trottoir ; mais en réalité dans bien des villes on trouve encore le long du trottoir ce fameux ruisseau de rue, non étanche, impossible à laver suffisamment, qui charrie au plus mal des eaux infectes, çà et là stagnantes, s'infiltrant en partie dans le sol, empestant les rues.

Les modes les plus habituels de revêtement des chaussées sont l'empierrement, le pavage en pierre ou en bois, l'asphaltage. L'*empierrement*, ou *macadam*, consiste à déposer sur le sol des couches de pierrailles mêlées de sable, atteignant au total 20 à 30 centimètres d'épaisseur, que l'on rend aussi compactes que possible par l'action de rouleaux d'un poids convenable. Ce revêtement s'use assez vite, donne beaucoup de poussière en temps sec, beaucoup de boue pendant les pluies, et se montre en somme d'une médiocre imperméabilité. D'ailleurs son entretien en bon état revient à un prix élevé quand la circulation à sa surface est très active. Pour toutes ces raisons on l'abandonne de plus en plus dans les villes. Le *pavage en pierre* doit s'exécuter avec des pavés de grès durs, de porphyre, de granit, de médiocre surface apparente, surtout quant à la largeur (pour éviter les déplacements du pavé et son usure inégale), posés sur une bonne fondation en béton de 15 à 20 centimètres d'épaisseur ; entre le béton et les pavés on met une couche de sable, ainsi que d'habitude entre les interstices des pavés, ce qui donne un revêtement peu imperméable, assez poussiéreux, difficile à bien nettoyer. Les choses changent si les interstices des pavés sont remplis au mortier de ciment. Mais on emploie beaucoup plus volontiers aujourd'hui pour les rues des villes le *pavage en bois* constitué par des parallélipipèdes de pin imprégnés d'une substance conservatrice (coaltar créosoté) que l'on pose debout sur une fondation de béton recouverte d'un enduit de ciment ; les joints des pavés sont remplis par un coulis de mortier de ciment. On a prétendu que ce pavage donnait en s'usant une poussière très offensive pour les voies respiratoires, qu'il se laissait imprégner par les liquides souillés répandus à sa surface et avait de la tendance à se putréfier. Aucune de ces critiques ne paraît très fondée, comme l'ont montré Miquel, Petsche. Les pavés de bois s'usent peu (1 centimètre par an au plus), ne se laissent guère pénétrer par les germes de la putréfaction, et la chaussée qui en est garnie peut être bien lavée à grande eau et nettoyée. Il conviendra toutefois de ne pas paver en bois les rues étroites, peu aérées et peu ensoleillées, où l'humidité est volontiers très persistante. Nous serions d'ailleurs d'avis d'éviter le pavé de bois sur les emplacements où stationnent des voitures attelées, lors même que l'on y ferait quelques lavages antiseptiques. L'*asphaltage* sur les chaussées comprend une fondation de béton qui reçoit une couche de 4 à 5 centimètres d'asphalte (carbonate de chaux imprégné de bitume) comprimé : cette surface lisse, continue, est absolument imperméable et ne produit par elle-même ni poussière appréciable, ni boue ; elle se prête à un nettoyage parfait et offre finalement une incontestable supériorité au point de vue hygiénique. On ne saurait toutefois l'employer partout : l'asphalte est très glissant et sa solidité laisse souvent à désirer.

Les trottoirs sont asphaltés ou garnis de carreaux en ciment comprimé fort solides ; certains carreaux céramiques à surface rainée peuvent encore être utilisés ici.

Le nettoyage des chaussées paraît devoir comporter régulièrement un arrosage plus ou moins copieux suivi d'un balayage, exécuté d'ordinaire en grande partie à l'aide d'appareils spéciaux. Lors même qu'un balayage ne devrait pas lui succéder, l'arrosage aurait encore cette utilité de fixer quelque temps sur le sol les poussières qui sans cela, à l'état sec, s'élèveraient dans l'air au moindre vent, et souilleraient l'atmosphère des rues et des habitations. Cet avantage incontestable et très sérieux de l'arrosage nous semble de nature à permettre qu'on ne se préoccupe pas autrement du soi disant inconvénient qu'aurait cette pratique de favoriser la multiplication des germes à la surface du sol et d'empêcher ou d'annuler l'action bactéricide de la dessiccation jointe à celle des rayons solaires (Wittlin, Mazuschita).

Toutes les souillures de la voie publique qui ne sauraient être évacuées par les égouts seront chargées dans des véhicules spéciaux, avec les ordures ménagères, comme nous l'avons déjà indiqué précédemment (voir p. 354). Rappelons à ce propos que les ordures ménagères ne doivent jamais être déposées à même sur la chaussée. Nous avons également dit quelle pouvait être la destination finale de ces ordures ménagères et balayures des rues mélangées sous le nom de gadoues (voir p. 409).

Il convient que l'on dispose sur la voie publique un certain nombre d'urinoirs et de water-closets afin d'éviter du fait des passants la dispersion de bien des excrétions. Nous n'avons rien à ajouter au sujet de ces installations à ce qui a été dit au chapitre spécial. Notons seulement l'utilité des urinoirs publics à huile dans les villes qui n'ont pas trop d'eau à dépenser, et peut-être même dans les autres aussi, car les écoulements d'eau des urinoirs sont trop souvent défectueux.

Le séjours de *forains* sur la voie publique, ou même sur un terrain quelconque à l'intérieur des villes, doit être aussi limité que possible ; mieux vaudrait même se débarrasser tout à fait de ces campements de gens et de bêtes auxquels tout manque pour être propres, et qui créent par leur seule présence dans le milieu urbain une situation éminemment suspecte au point de vue de l'hygiène.

**Assainissement de l'air urbain.** — L'air des villes est fort différent de celui de l'atmosphère libre ; il renferme une proportion d'oxygène un peu moindre et une proportion d'acide carbonique, d'ammoniaque et de gaz divers, parfois malodorants, plus élevée que l'air de la campagne ; mais surtout il est beaucoup plus riche en poussières de toutes sortes (minérales, organiques, microbiennes) dont l'agitation du groupe urbain prépare et provoque incessamment la dispersion dans le milieu aérien. Ces poussières diminuent la luminosité naturelle de ce milieu. D'ailleurs l'agglomération des bâtisses modifie en outre d'autres caractères physiques de l'air des cités : son renouvellement par les vents s'opérant mal, ou du moins avec une notable lenteur, cet air est moins froid, mais aussi plus chaud, et volontiers plus chargé de vapeur d'eau que l'air de la campagne ; toutefois la fréquence des brouillards urbains tient en grande partie à la présence dans l'air des villes de nombreuses poussières autour desquelles la vapeur d'eau tend à se condenser et devient par suite très visible. Finalement l'air que l'on respire dans les rues est souvent impur, affadi, peu tonique ; il ne laisse pas toujours passer toute la lumière possible. C'est un état de choses contre lequel il faut lutter sinon pour l'améliorer notablement, du moins pour l'empêcher de s'aggraver.

Les règles précédemment formulées pour l'hygiène de l'habitation et les indications que nous venons de donner au sujet de la protection du sol des villes atteignent naturellement à déterminer un certain assainissement de l'atmosphère ambiante. Il est clair que tout ce qui contribue à la propreté du sol, et d'abord de sa couche superficielle, tout ce qui prévient la formation de foyers de putridité quelconques, favorise du même coup la pureté de l'air. Nous insisterons ici sur l'utilité particulière des revêtements aussi peu poussiéreux que possible des voies publiques, la nécessité de leur arrosage assez fréquent durant la saison sèche, les bienfaits que l'on retire des plantations d'arbres, de la création de jardins avec des pelouses de quelque étendue : les beaux parcs intérieurs de Londres nous semblent un modèle à cet égard.

Par ailleurs il va sans dire que l'on ne permettra pas aux citadins de se débarrasser au profit de l'air des rues des poussières qu'ils veulent faire sortir de leurs habitations. On interdira à bon droit dans les villes de secouer ou de battre devant les fenêtres, sur les trottoirs, des *tapis*, des *vêtements*, des *chiffons* de nettoyage. Il faut également défendre, au milieu de l'agglomération urbaine, le battage et le cardage des *matelas* dont beaucoup peuvent même recéler des germes pathogènes : du moins ces matelas devraient-ils être préalablement désinfectés.

Depuis quelques années l'attention s'est portée d'une façon particulière sur les *fumées* qui se dégagent visiblement des cheminées, et dont l'abondance augmente, même dans les villes qui ne sont pas spécialement industrielles, du fait de la multiplication des gros foyers générateurs de force motrice, d'éclairage, de chauffage. A Paris, selon les calculs de A. Gautier, il se brûle par mètre carré superficiel et par an environ 37 kilog. de combustible, ce qui représente annuellement pour toute la ville (dont la superficie est de 8000 hectares) un poids de 160,000 kilogr. de substances solides flottant dans l'air sous forme de fumées.

Cependant l'air de Paris pour 100.000 volumes ne contient guère que 2 vol. d'acide carbonique de plus que l'air de la campagne (Boussingault et Lewy), et une proportion d'oxyde de carbone insignifiante (un demi-millionième selon A. Gautier) ; dans ces conditions il ne paraît pas y avoir là une cause générale d'insalubrité d'origine chimique très appréciable, même en faisant encore mention de l'acide sulfureux qui émane aussi des foyers où l'on brûle de la houille.

Mais peut-être n'en est-il pas de même à un autre point de vue, déjà signalé par W. Ramsay et sur lequel A. Gautier a récemment insisté à nouveau, celui de l'obstacle apporté à l'action bienfaisante, directe ou indirecte (microbicide), de la lumière sur les humains ; on a observé en Angleterre que dans certaines grandes villes les rayons solaires perdaient 40 à 50 0/0 de leur pouvoir actinique par rapport aux déterminations faites dans la campagne environnante ; bien entendu ce sont toutes les poussières qui amènent ce résultat fâcheux, mais le rôle des fumées est ici très considérable sans aucun doute, encore que chaque mètre cube d'air, à Paris, ne renferme pas plus de 1 millième de milligramme de suie solide, au calcul de Gautier. Ce chiffre exprimant la souillure physique de l'air par les fumées est à vrai dire une moyenne, tout comme ceux qui ont été indiqués tout à l'heure pour la souillure chimique : localement il arrive certainement que ces chiffres soient bien dépassés, d'où création d'une situation vraiment mauvaise pour un certain nombre de citadins. A. Gautier a noté un des aspects d'une situation de ce genre : c'est que dans des logements plus ou moins encombrés on n'ouvre pas les fenêtres crainte de laisser entrer les fumées produites à flots par quelques gros foyers du voisinage.

Le remède à la fumée, résultat d'une combustion incomplète, n'est pas d'une application très facile ; la fumivorité ne semble guère faire de progrès dans la pratique. En ce qui concerne les foyers des particuliers il faudrait répandre l'usage du coke ou du gaz ; le problème se complique davantage quand il s'agit des foyers industriels (voir p. 274), quelquefois mal établis, plus souvent encore mal dirigés par des chauffeurs inhabiles. Peut-être aussi les autorités locales ne font-elles pas grand effort réel pour obtenir des améliorations nécessitant naturellement quelque dépense; il y a bien de temps à autre un arrêté pris sur la matière ; mais on ne tient pas du tout à le faire observer.

**Etablissements publics**. — Nous rangeons sous ce titre les abattoirs, les marchés, les établissements de bains et lavoirs, les hôtels, cafés, restaurants, les théâtres ; les uns sont à l'usage de services publics intéressant finalement tous les habitants de la ville ; les autres sont seulement fréquentés par le public pour des raisons diverses, tout en appartenant à des particuliers : mais la salubrité de tous ces établissements importe en somme à l'hygiène de la collectivité urbaine.

**Les abattoirs.** — L'abattoir est un établissement appartenant à la commune où les animaux de boucherie sont abattus et leur viande préparée pour la vente sous le contrôle d'un service d'inspection vétérinaire spécial, chargé de ne laisser mettre en consommation que des viandes salubres. A cet effet ce service doit examiner les bêtes, d'abord sur pied, ensuite après l'abattage, lorsqu'elles sont dépouillées et ouvertes. Non seulement l'abattoir doit être installé de manière à ce que les opérations qui s'y accomplissent aient lieu dans de bonnes conditions de propreté, et sans jamais nuire à la salubrité du voisinage, mais encore il faut qu'un établissement de ce genre soit organisé pour donner toutes facilités au service d'inspection sanitaire des viandes, tant pour l'examen proprement dit que pour l'exécution des mesures prophylactiques spéciales qui paraîtraient utiles à la suite de cet examen.

L'abattoir sera situé à la périphérie et même un peu en dehors de la ville, abondamment pourvu d'eau et doté d'un réseau d'égouts suffisamment développé. En ce qui concerne la partie essentielle de l'abattoir, c'est-à-dire le local où l'on abat, dépouille et ouvre les animaux, on a le choix entre une *halle d'abattage* commune ou une série de locaux assez exigus connus sous le nom d'*échaudoirs*. Les deux systèmes ont leurs partisans. Nous admettrions encore l'échaudoir dans les petites villes où chaque compartiment en question est affecté à un seul boucher dont les opérations ne sont pas trop nombreuses ; mais avec Baillet, avec Moreau, il nous paraît que la halle commune s'impose dans les grandes villes où il y a tendance à l'encombrement et où l'abattage est très actif, tout se faisant alors à la fois dans l'échaudoir : abattage, dépouillement, éviscération, emmagasinage provisoire des viandes en quartiers (*resserre*), inspection sanitaire... Rien de mieux pour exposer les viandes déjà en quartiers à de multiples souillures et pour rendre la visite sanitaire fort malaisée faute de place. Evidemment les « resserres » doivent être des locaux distincts des salles d'abattage, d'autant mieux que celles-ci ont besoin d'un éclairage généreux, tandis que les cases d'emmagasinage devant offrir surtout une température peu élevée ne recevront ordinairement que peu de jour.

Moreau, dans son excellente étude des abattoirs au point de vue sanitaire, propose avec raison, nous semble-t-il, que les « resserres » soient des annexes des halles d'abattage, vastes cours couvertes mais très aérées, comprenant d'ailleurs encore en annexes des locaux pour « l'habillage » ; des appareils transporteurs (rails aériens avec trolleys) permettraient d'envoyer facilement les bêtes abattues d'un local à l'autre. Le dégraissage et le nettoyage des viscères s'opéreraient dans une *boyauderie-triperie* occupant un bâtiment à part où les organes en question seraient transportés à l'aide de wagonnets métalliques. Rappelons que les poumons, le cœur, le foie, la rate, la langue, les reins et le mésentère ne doivent être définitivement séparés d'une bête qu'après que son examen sanitaire a eu lieu.

Dans les grands établissements il faut une halle spéciale pour le petit bétail (veaux, moutons). Partout il en faut une réservée aux porcs, avec locaux pour le grillage, l'échaudage, l'habillage et la resserre. Il y aura encore une halle d'abattage pour les chevaux, à moins qu'il n'existe un abattoir hippophagique.

Tous ces locaux auront naturellement des sols et des parois (jusqu'à bonne hauteur) bien imperméables, lavables à grande eau, c'est-à-dire à la lance, et désinfectables entre autres avec la solution d'hypochlorite de chaux. L'eau propre sera distribuée partout à profusion. L'écoulement rapide de tous les liquides souillés sera assuré sur toute la surface de l'abattoir. Les détritus solides seront recueillis dans des caisses ou tonnes métalliques dont l'enlèvement se fera chaque jour. Souvent on ne peut écouler directement les eaux vannes des abattoirs dans la canalisation urbaine sans leur avoir fait subir auparavant une certaine épuration ; on fait alors aboutir le collecteur de l'abattoir à un ou plusieurs bassins de décantation : on favorise cette opération par un traitement chimique.

La propreté du personnel qui travaille dans l'abattoir exige un vestiaire, des lavabos, quelques cabines de bains-douches, des urinoirs assez nombreux, quelques water-closets.

Des bouveries, bergeries, porcheries, pouvant être mises en communication directe avec les halles d'abattage, recevront pendant 24 heures les animaux vivants qui ont besoin de repos.

Il paraît fort utile qu'un abattoir important soit pourvu d'un *établissement frigorifique* où les quartiers de viande pourront être conservés plusieurs jours, quelle que soit la température ambiante ; il existe de ces établissements dans la plupart des abattoirs modernes de l'étranger ; on en a créé un seul en France, à Paris... mais on n'ose s'en servir crainte de déplaire aux marchands de bestiaux, dont les opérations de spéculation se trouveraient par le fait gênées. Il va sans dire que c'est le consommateur qui paye les frais de cette condescendance vis-à-vis de simples intermédiaires entre les producteurs et les bouchers.

Enfin un abattoir doit comprendre un certain nombre de locaux spécialement destinés à assurer le service de l'inspection sanitaire et l'exécution des mesures que les agents de ce service jugeraient à propos de prescrire. Morot, Richard, Moreau, etc., ont à juste titre insisté sur ce que les installations de ce genre offraient d'incomplet, de rudimentaire, même dans les abattoirs français les plus récents, alors qu'il est loin d'en être ainsi dans bien des abattoirs étrangers.

On installera donc un *laboratoire* suffisamment bien outillé pour quelques examens bactériologiques et anatomo-pathologiques. Ce laboratoire aura comme annexes une *salle d'abattage*, une *salle d'autopsie*, une *salle des saisies*. On installera aussi une *étable d'isolement* pour les bêtes reconnues atteintes d'affections contagieuses, et une *étable d'observation* pour les animaux suspects.

Enfin il y aura un *stérilisateur de viandes* pour les viandes que l'on jugerait à propos de livrer à la consommation après cuisson, et pour celles reconnues complètement impropres à servir d'aliment un *appareil de destruction* par l'acide sulfurique, ou par l'incinération, ou encore par la cuisson à fond en vase bien clos.

Il va sans dire que l'existence d'un abattoir régulièrement surveillé comporte la suppression de toute *tuerie* particulière dans le rayon le plus étendu possible (territoire d'une ou même plusieurs communes). Les viandes *foraines*, c'est-à-dire ne provenant pas de l'abattoir local, devraient toujours y être envoyées pour y subir un examen minutieux.

**Marchés ; lieux de vente des denrées alimentaires.** — Les villes possèdent la plupart du temps au moins une *halle* ou *marché couvert*, où l'on débite de la viande, du poisson et surtout des légumes ; non seulement les particuliers, mais aussi les petits boutiquiers s'y approvisionnent. Le marché couvert doit être bâti en briques et fer, avec un sol en carreaux de ciment comprimé et des revêtements intérieurs lisses, imperméables, lavables à grande eau, c'est-à-dire à la lance ; l'éclairage et l'aération doivent être assurés de la manière la plus large ; encore faut-il que les dispositifs adoptés fournissent un abri convenable contre la pluie, le soleil, la poussière, et jusqu'à un certain point contre le vent et le froid ; l'eau sera distribuée partout ; l'écoulement des liquides impurs, l'enlèvement des immondices, devront s'effectuer sans aucune difficulté et le plus promptement possible. Les denrées seront placées sur des tables en matières dures, peu perméables (marbre, carreaux vernissés). Nulle part les cloisons que l'on jugerait nécessaires ne devront faire obstacle au nettoyage ou à l'aération : elles ne toucheront le sol qu'en quelques points. On organisera dans les sous-sols des magasins de réserve bien conditionnés, avec éclairage suffisant, sol carrelé, parois et cloisons nettoyables, etc. Il est indispensable que des urinoirs et des water-closets soient mis à la disposition des marchands et de leur clientèle.

Vallin s'élève contre les *marchés volants* qui s'installent tant bien que mal pour quelques heures sur les places publiques, les trottoirs ; ces marchés sont l'origine d'une notable dispersion de souillures de toutes sortes sur des surfaces étendues qu'il est souvent très difficile de nettoyer ensuite d'une façon bien satisfaisante ; d'autre part les denrées débitées sont exposées sans abri aux poussières de la rue, les marchands manquent d'eau pour nettoyer leur matériel, ils n'ont point à leur portée des urinoirs, des water-closets (non plus que le public d'ailleurs). Enfin l'inspection sanitaire s'exerce assez difficilement sur les marchandises que l'on déplace trop aisément, d'autant qu'elles sont souvent étalées sur de petites voitures. Il serait bon de restreindre ces sortes de marchés.

Nous serions d'avis que les *boutiques* quelconques où se débitent des denrées alimentaires, et spécialement les boucheries, charcuteries, poissonneries, fussent soumises à des règles sanitaires d'établissement et de fonctionnement assez rigoureuses pour y assurer tout au moins la propreté, si indispensable vis-à-vis des denrées en question et si ordinairement négligée. Quelques prescriptions relatives aux tables, étagères supportant les denrées et aux récipients qui les contiennent ne seraient point superflues. Il faudrait aussi faire quelque chose pour encourager l'installation de boutiques bien éclairées, bien aérées, avec des sols en carrelage, des murs garnis de carreaux de faïence, une collecte et une évacuation des ordures bien organisée. D'autre part on découragerait les étalages en plein air, exposant les aliments à toutes les souillures de la rue. Au surplus il serait encore bien désirable d'apprendre au public à s'abstenir de manipuler, comme il le fait si souvent, les denrées alimentaires qui lui sont offertes.

Nous avons déjà dit (p. 530) que l'organisation à la campagne de *laiteries* salubres et leur surveillance étaient la base de la protection sanitaire du lait vendu dans les villes.

**Etablissements de bains ; lavoirs.** — Les principales indications concernant l'installation des divers systèmes de balnéation ont été données précédemment

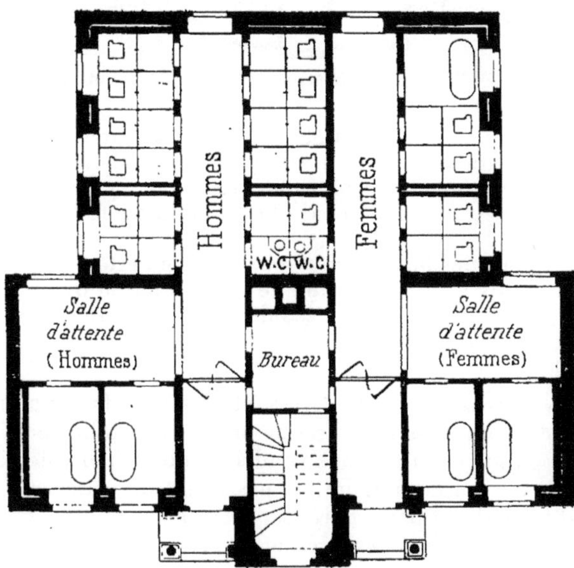


Fig. 173. — Etablissement de bains à Essen.

(p. 667 et suivantes); nous tenons seulement à marquer ici combien il serait désirable dans de nombreuses villes que les autorités locales eussent à cœur d'assurer à tous leurs administrés, et surtout à la classe ouvrière, les bienfaits de la balnéation fréquente et très peu coûteuse. Peut-être n'est-il pas nécessaire de construire des établissements de bains municipaux : mais il serait, croyons-nous, fort utile que les budgets communaux vinssent en aide aux particuliers ou aux sociétés qui voudraient en installer; il y a bien des subventions municipales un peu moins justifiables que ne le seraient celles-là.

Du moment où la commune donnerait une subvention, elle interviendrait dans l'organisation des établissements. A notre avis ce serait le vrai moyen d'avoir des établissements de bains populaires rationnels, suffisants pour permettre à une population relativement nombreuse de se tenir propre, sans exiger d'ailleurs l'immobilisation d'un bien gros capital et sans entraîner des frais d'exploitation élevés. On installera donc surtout des bains par aspersion et seulement quelques baignoires. Nous donnons, à titre d'indication, les plans de deux établissements de bains populaires très simples, tels qu'on en rencontre çà et là en Allemagne. L'un a été réalisé à Essen (fig. 173); les cabines avec baignoires ont une surface de 2 mètres sur $2^m,50$ ; les cabines pour bains par aspersion ont $1^m,25$ sur $2^m,50$; le pavillon central comporte un sous-sol où se trouve l'appareil de chauffage de l'eau, une buanderie et un séchoir; l'ensemble de la construction est en briques et fer avec revêtements imperméables

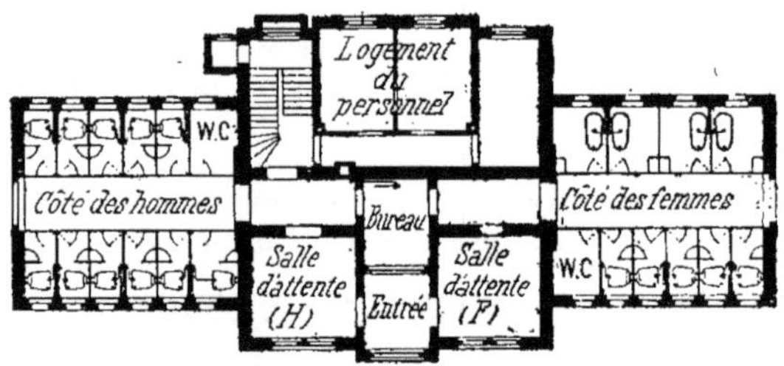


Fig. 174. — Projet d'établissement de bains par Luthardt.

à l'intérieur; l'éclairage et la ventilation sont assurés d'une façon convenable. L'autre (fig. 174) n'est qu'un projet dû à l'architecte Luthardt; la partie antérieure et centrale comprend d'une part un étage pour logement du personnel, et d'autre part un sous-sol pour l'appareil de chauffage de l'eau, la buanderie et le séchoir.

Des *lavoirs*, et même des *buanderies* pourvues de certains appareils mécaniques, doivent être mis à la disposition de la population ouvrière des villes; il va de soi que l'on ne laissera pas s'écouler sans précaution aux rivières les eaux provenant de ces établissements.

**Hôtels, cafés, restaurants.** — Ces divers établissements régulièrement fréquentés par le public sont dans une certaine mesure surveillés par les autorités locales à plusieurs points de vue : nous voudrions que le point de vue sanitaire, qui n'est pas le moins important, ne fût pas exclu de cette surveillance. Le public est incapable, d'abord par ignorance, ensuite par impuissance matérielle de l'initiative individuelle dans l'espèce, de se protéger lui-même à cet égard.

Les *hôtels* où se succèdent les voyageurs ne sont presque jamais installés dans des conditions de salubrité satisfaisantes étant donnée leur destination. Aucune tentative n'avait même encore été faite pour améliorer cet état de choses si fâcheux jusque tout récemment; le « Touring-Club de France », prenant les intérêts du public, a publié en 1900 une petite notice d'indications pratiques pour la création dans les hôtels de « chambres hygiéniques », c'est-à-dire avant tout de chambres vraiment propres et susceptibles d'être entretenues en parfait état de propreté. Nous résumerons seulement les principales données de cette notice, dont on pouvait voir d'ailleurs la très intéressante réalisation à l'Exposition de 1900. A vrai dire, nous croyons que cette excellente leçon de choses n'a malheureusement guère produit de résultats.

Une chambre à un lit offrira au moins un cube de 45 mètres avec une hauteur sous plafond n'excédant pas 3 mètres. La fenêtre montera aussi haut que possible; elle sera munie à sa partie supérieure d'une imposte mobile, basculant en dedans de la pièce; il y aura des volets à l'extérieur. Le sol de la pièce sera un parquet scellé sur bitume, ou un carrelage dans les régions méridionales; dans ce dernier cas un linoléum ou une carpette mobile donneront en hiver une protection suffisante contre le froid. Le plafond sera sans moulure, les murs lisses, peints en tons clairs, à l'huile ou plutôt avec une peinture vernissée, et non pas tapissés de papier. Le chauffage étant assuré par une cheminée ou un poêle fixe, on aura soin de prévoir des orifices d'introduction permanente d'air neuf dans la pièce. Comme mobilier, il convient de se borner à : un lit en métal avec un sommier également en métal qui ne sera enveloppé d'aucune toile; une armoire très simple; une table de nuit en métal; une table carrée, sans tapis, et quelques sièges en bois tourné, cannés; comme toilette, une table sans bords saillants, recouverte d'un marbre, avec des ustensiles de toilette (cuvette, cruche) de grandes dimensions (naturellement les toilettes en céramiques décrites page 679, avec alimentation d'eau et évacuation de celle-ci par conduite spéciale, vaudraient encore mieux, mais ne sauraient figurer que dans des hôtels de premier ordre en raison de leur prix). Pas de rideaux au lit, pas de portières, de lambrequins, de grands rideaux aux fenêtres : ces dernières n'auront que de petits rideaux d'étamine.

Les water-closets seront établis dans les conditions générales indiquées p. 389 et suivantes.

Les *cafés* ont besoin surtout d'avoir des sols imperméables et parfaitement lavables, ainsi qu'une très bonne ventilation. Il serait utile d'y introduire des crachoirs salubres. La décoration des salles sera sobre pour faciliter le nettoyage général, et les banquettes rembourrées, couvertes de velours, devront être proscrites. — Rappelons que l'hygiène ne saurait voir avec faveur que des établissements où l'on ne débiterait pas de spiritueux et où l'on pourrait même entrer simplement afin de s'asseoir, de se reposer, de lire.

Les *restaurants* devraient se soumettre aux mêmes règles d'installation que les cafés; mais, en outre, il faudrait leur imposer d'avoir des cuisines salubres (dans l'intérêt du personnel qui y travaille) et tenues avec la plus grande propreté (dans l'intérêt de la clientèle de l'établissement). L'organisation du nettoyage de la vaisselle présente trop volontiers dans les restaurants les conditions les plus déplorables.

**Les asiles de nuit.** — Depuis quelques années, un certain nombre de municipalités de grandes villes françaises ou étrangères ont créé des *asiles* où l'on donne pour deux ou trois nuits un lit et un repas aux gens sans abri; il est indispensable de donner aussi à ces individus un bain par aspersion et de désinfecter leurs effets si l'on ne veut pas que les asiles de nuit servent à la propagation des maladies contagieuses. Ces précautions sont régulièrement prises entre autres dans les asiles de Paris, de Berlin, etc. Par ailleurs ces établissements qui ne se composent guère que de dortoirs (avec lavabos, water-closets, urinoirs en annexes), d'un réfectoire et d'une cuisine, doivent être tenus avec la plus grande propreté; c'est à quoi on visera toujours dans leur installation, si rudimentaire soit-elle.

**Les théâtres**. — Les salles de théâtre ont jusqu'en ces dernières années surtout attiré l'attention au point de vue des dangers d'incendie qu'elles offraient; il nous paraît assez extraordinaire qu'on ne se soit pas encore mis en mesure de réduire ces dangers à assez peu de chose, d'autant plus qu'on en connaît les moyens; mais nous estimons d'ailleurs que cette question de sécurité très spéciale n'est pas du domaine de l'hygiène.

Ce qui nous frappe et nous intéresse dans les théâtres, c'est ce que Vallin a, croyons-nous, noté le premier : « Toute salle de théâtre est un local sombre où jamais ne pénètrent directement les rayons vivifiants et purificateurs du soleil; l'air y est stagnant, confiné, de 1 heure du matin à 6 heures du soir, c'est-à-dire pendant seize heures sur vingt-quatre ; l'air neuf n'y peut pénétrer que lorsque le rideau est levé, que les portes des corridors, des loges, sont ouvertes..... Après la représentation, on se préoccupe de protéger les tentures et les fauteuils en les recouvrant de housses; on ne songe guère à assainir et à ventiler la salle rendue à son repos..... Les poussières soulevées le lendemain par le balayage seront déplacées, non expulsées..... » Dans ces conditions on peut se faire une idée de la malpropreté des planchers en bois, des cloisons tapissées de papier, des multiples moulures ornementales et surtout des garnitures d'étoffe de velours, des tentures diverses que l'on persiste à multiplier dans les théâtres ; cela explique aisément cette odeur fade et nauséeuse qu'on perçoit en entrant au théâtre de jour, ou quelques instants avant une représentation, surtout si une « matinée » a déjà eu lieu quelques heures plus tôt.

Il est évident que pour assainir les salles de spectacles il faut renoncer à leur donner la tournure qu'elles avaient déjà du temps de Louis XIV, en proscrire les étoffes, et y organiser toutes les surfaces de manière à pouvoir y entretenir la propreté par le nettoyage humide, seule manière de se débarrasser de la plus grande partie des poussières. Il paraît extrêmement probable d'ailleurs que du même coup on réduirait dans une notable mesure l'extrême combustibilité des théâtres, surtout si les mesures dont il s'agit étaient étendues à la scène, aux coulisses, aux loges des acteurs, tous locaux qui au surplus l'emportent encore d'ordinaire en malpropreté sur la salle elle-même. Des crachoirs salubres devront être installés dans les différentes parties du théâtre fréquentées soit par le personnel de l'établissement, soit par le public.

L'adoption générale de l'électricité dans les théâtres a diminué le surchauffement de leur atmosphère. Mais cela n'a pas amélioré l'aération des salles, au contraire peut-être. A vrai dire la ventilation de ces immenses locaux constitue un problème des plus difficiles à résoudre d'une façon satisfaisante : et cependant l'urgence en est grande, étant donnée l'accumulation des spectateurs et la durée relativement longue de leur présence. Nous croyons avec Vallin que dans des conditions pareilles il est impossible de compter sur la ventilation naturelle et qu'il faut absolument avoir recours aux procédés de ventilation artificielle soit pour insuffler de l'air neuf, à température convenable, dans les salles de spectacle, soit pour en extraire l'air souillé : les orifices d'introduction et d'extraction devant être du reste multiples et répartis de tous côtés.

Il va sans dire que tout chauffage sera obtenu à l'aide de circulation de vapeur.

**Moyens de transport publics**. — L'hygiène se préoccupe des véhicules publics au point de vue de la propreté de leurs surfaces intérieures, souvent aussi au point de vue du renouvellement de l'air dans ces véhicules et du chauffage.

D'une manière générale il est bien clair que toute voiture publique dont les parois intérieures sont recouvertes d'étoffes, de tapis, de coussins, capitonnées, ne peuvent être tenues parfaitement propres car un nettoyage rigoureux et assez fréquent de ces surfaces, qui pourtant retiennent si bien les souillures, est pratiquement impossible. A plus forte raison ne saurait-on désinfecter les véhicules ainsi garnis dans le cas où une personne atteinte d'une maladie contagieuse y serait montée et y aurait semé quelques germes dangereux. Il faut absolument supprimer le capitonnage proprement dit, et autant que possible les tapis et coussins : lorsque ces derniers sont indispensables, c'est-à-dire seulement dans les voitures et wagons où les voyageurs peuvent avoir à passer plusieurs heures de suite, il faut les envelopper d'une toile lavable que l'on changera souvent de manière à ce que cette housse soit toujours d'une propreté suffisante. Les parois de bois, sans trop de rainures ou de moulures, seront peintes et vernies de sorte qu'elles puissent au moins supporter un lavage journalier à l'eau savonneuse et chaude, sans parler d'une véritable désinfection s'il y a lieu. Il convient d'interdire, sous peine d'amende, de cracher dans les voitures publiques : nous ne sommes pas partisan des défenses dépourvues de sanction, car elles servent beaucoup trop à habituer les gens à ne pas tenir compte des prescriptions qu'on croit devoir leur faire. A défaut de pénalité possible, il est préférable de substituer de simples « conseils » aux « défenses ». Dans certains véhicules où l'on peut librement circuler, comme dans les wagons à couloir, on placera un crachoir convenable en un point du dit couloir.

Au surplus des voitures et des wagons spéciaux doivent être mis à la disposition des malades qui ont besoin d'être transportés.

La *ventilation* des voitures de place, omnibus, tramways, n'offre guère de difficultés car elle peut toujours s'opérer par l'ouverture des fenêtres de ces véhicules : on pourrait peut-être exiger cette ouverture quand les dits véhicules viennent d'être occupés. La chose est plus complexe en ce qui concerne les wagons de chemin de fer dans les compartiments desquels les voyageurs restent souvent de longues heures, alors que les circonstances extérieures (froid, pluie, poussière) ne permettent guère d'ouvrir les fenêtres. L'introduction d'air par des ouvertures garnies de filtres n'est pas pratique ; peut-être vaudrait-il mieux prendre de l'air pur en tête des trains et le conduire par une tuyauterie spéciale dans les divers compartiments où il serait introduit avec une vitesse et à une température convenables ; l'organisation d'orifices d'extraction de l'air fonctionnant par le fait même du courant d'air que produit la marche du train n'offre pas de difficulté. En tous cas il faut bien se dire qu'avec le cube très restreint que représente un compartiment par rapport au nombre de voyageurs qui peuvent l'occuper, on n'arrivera jamais à assurer en permanence un renouvellement d'air suffisant pour empêcher l'accroissement continu et assez rapide de la souillure de cette petite atmosphère confinée. L'ouverture de temps à autre des fenêtres ou des portes rétablira il est vrai instantanément l'état de choses normal.

Le *chauffage* des compartiments des wagons est assuré tant bien que mal par l'emploi de bouillottes posées sous les pieds des voyageurs ; encore ces bouillottes doivent-elles être assez souvent renouvelées. Le chauffage par des conduits de vapeur, malheureusement trop peu répandu, est un procédé bien supérieur. L'introduction dans des voitures quelconques de briquettes à combustion lente, produisant beaucoup d'oxyde de carbone, doit être absolument interdit ; cette pratique a donné lieu à de nombreux accidents entre autres dans les voitures de place à Paris. Toutefois les dangers de la briquette disparaissent si elle est placée sous la voiture et de telle manière que ses produits de combustion se déversent intégralement au dehors.

L'*éclairage* des wagons de chemin de fer durant la nuit doit être assez généreux pour que la lecture soit très aisée : l'électricité, l'acétylène, permettent aujourd'hui de satisfaire à ce désidératum.

Les *gares* de construction récente ou récemment remaniées répondent d'une façon à peu près convenable aux exigences de l'hygiène : rappelons la nécessité d'avoir des sols imperméables et lavables à grande eau partout, des crachoirs salubres, des water-closets, urinoirs, lavabos très bien organisés, sans parler de la ventilation, de l'éclairage, du chauffage des divers locaux.

**Pratiques et établissements funéraires.** — Nous traiterons ici des mesures d'hygiène applicables soit aux corps des décédés en attendant leur *inhumation* ou leur *crémation*, soit à ces modes de sépulture eux-mêmes.

**Dépôts mortuaires.** — D'après Rochard et Vallin, c'est un Français, Thierry, qui eut le premier l'idée de ces établissements destinés, dans sa pensée, à éviter le séjour des cadavres au milieu des habitations encombrées des pauvres gens, à supprimer une fâcheuse promiscuité entre les morts et les vivants, tout en permettant aux familles de demeurer le plus longtemps possible auprès des défunts. On conçoit quelle sécurité offriraient pour la population ouvrière ces dépôts mortuaires, en temps d'épidémie surtout, alors qu'on voit souvent, comme l'a signalé du Mesnil, un cadavre de contagieux demeurer 24 heures dans la seule pièce qu'habite une famille : en pareil cas le transport du décédé au dépôt mortuaire devrait même être obligatoire. Bien entendu dans ce dépôt les corps de contagieux ne seraient point mêlés avec les autres. Il convient du reste d'établir les dépôts mortuaires près des cimetières, et non point au milieu des villes.

A l'étranger, dans beaucoup de villes allemandes entre autres, on trouve assez souvent des dépôts mortuaires, et parfois même l'usage en est obligatoire. En France cette création ne paraît pas destinée à avoir du succès. A Paris, après beaucoup d'hésitations, on a installé deux dépôts mortuaires dans les cimetières de Montmartre et du Père-Lachaise ; mais ils n'admettent point les corps des personnes qui ont succombé à une maladie infectieuse : c'est leur faire perdre la plus grande partie de l'intérêt qu'ils pourraient offrir au point de vue de l'hygiène.

**Inhumation, cimetières.** — Les cadavres sont en fin de compte le plus souvent inhumés dans des cimetières, c'est-à-dire déposés à une certaine profondeur dans le sol d'emplacements affectés à cet usage. Pratiquement cela revient à confier à la terre la destruction de masses assez considérables de matière organique, suivant le processus complexe que nous avons décrit (page 35) à propos de la transformation des souillures du sol considérées en général. L'oxydation et la putréfaction s'associent dans l'espèce suivant les conditions locales, spécialement l'aération du sol, qui dépend d'ailleurs de sa constitution, des rapports de la couche où se trouvent les cadavres avec la nappe souterraine, etc., et qui décide de l'activité des espèces microbiennes aérobies ou anaérobies dont le rôle est de transformer la matière organique morte. La destruction des cadavres est d'autant plus rapide par les germes nitrificateurs que le sol est plus aéré : les sols bien poreux, comme ceux qui sont sablonneux ou calcaires, et pas trop humides, conviennent bien pour les cimetières ; un sol argileux très humide au contraire conserve longtemps les cadavres qui y macèrent ; il est possible d'ailleurs d'améliorer un terrain peu convenable à l'aide d'un drainage méthodique, tel que celui réalisé par Coupry, à Saint-Nazaire et à Nantes, et qui assure à la fois le départ de l'eau et l'arrivée de l'air en abondance dans la couche renfermant les cadavres ; on a réussi de la sorte à réduire à environ une année la destruction des cadavres, qui sans cela demandait dans le cas particulier plusieurs années.

Pour les raisons qui viennent d'être exposées, il vaut mieux inhumer les décédés dans des *fosses*, et les recouvrir de terre, que de les déposer dans des *caveaux* maçonnés. La profondeur des fosses est réglementairement de 1 m. 50 au minimum : on évitera d'aller plus loin. Il est préférable de ne pas se servir de cercueils trop solides, et de ne pas placer le corps au milieu de sciure phéniquée, toutes choses qui retardent plus ou moins la décomposition régulière de la matière organique.

On s'est demandé, et on a souvent recherché, si les inhumations pouvaient compromettre la salubrité du sol, de l'eau, ou de l'air des cimetières et de leur voisinage immédiat. Il est difficile croyons-nous de formuler une réponse à cette question qui soit valable pour tous les cas, les circonstances locales étant infiniment trop variables et susceptibles d'amener des résultats extrêmement différents les uns des autres : il faudra toujours se rendre un compte exact de ces circonstances, c'est-à-dire entre autres de la constitution du sol, de son aération, de ses rapports avec l'eau, pour chaque cas particulier avant de donner un avis réellement bien fondé. D'après ce que nous venons de dire tout à l'heure on comprend que tel sol se débarrassera assez vite des masses de matière organique qu'on lui confie, tandis que tel autre les conservera longtemps et finira peut-être par s'en saturer si les inhumations dans les mêmes points se renouvellent assez souvent; il ne serait pas impossible alors que la terre ainsi souillée n'exhalât de mauvaises odeurs lorsqu'elle serait remuée. Le fait a été observé. Il arrive aussi, à la campagne, que par suite de négligence apportée aux inhumations, par suite de mouvements de terrain, d'affouillements par les eaux venant à produire des crevasses du sol, des effluves à odeur infecte provenant directement des cadavres se manifestent au dehors. Mais tout cela n'a rien de très dangereux du moment où les cimetières sont situés à une distance suffisante des agglomérations pour que les gaz en question soient dilués à l'infini dans l'atmosphère extérieure. Au surplus ces gaz ne véhiculent point de germes. Comme Miquel l'a montré, la richesse microbienne de l'air du cimetière Montparnasse n'est pas supérieure à celle du parc de Montsouris, et les germes atmosphériques sont de même nature en ces deux points.

Des réserves sérieuses s'imposent en ce qui concerne la pollution de l'eau souterraine, pollution qui se réalisera parfois et n'aura pas lieu dans d'autres cas, suivant la marche des phénomènes de la transformation de la matière organique et suivant le pouvoir de filtration du sol considéré. Il nous paraît qu'en général une nappe superficielle peu distante de la couche de terrain qui renferme les cadavres doit être très suspecte, notamment s'il s'agit d'un sol calcaire où des fissures existent volontiers qui laissent circuler l'eau sans qu'aucune action moléculaire de rétention s'exerce sur les substances qui s'y trouvent en suspension ou en solution. Une Commission spéciale faisant des recherches à cet effet en 1881 a déclaré que les cimetières parisiens ne souillaient pas la nappe d'eau des puits du voisinage; Thouvenet s'est assuré que des eaux provenant du cimetière de Limoges étaient de bonne qualité à 200 m. de ce cimetière, après avoir traversé un terrain argileux. Mais il y a vraisemblablement des cas moins favorables, et nous pensons que *a priori* on devra se méfier des eaux provenant d'un cimetière et s'abstenir d'en faire usage.

Pour ce qui est du danger spécial que pourraient offrir dans le sol d'un cimetière des cadavres de personnes mortes de maladies infectieuses, il est sans doute assez minime. Rappelons à cet égard les expériences de Lösener sur des cadavres d'animaux ayant à peu près le volume du corps humain; ces cadavres préalablement infectés par des microbes déterminés étaient inhumés dans un terrain présentant des conditions très variées d'aération, de sécheresse ou d'humidité; le bacille typhique paraît avoir toujours disparu assez rapidement (22 jours); le bacille du choléra n'a pas été retrouvé après 30 jours; le bacille tuberculeux persista rarement au delà de 60 jours. L'auteur n'a jamais retrouvé les bacilles pathogènes des cadavres dans la terre environnante, même dans celle qui se trouvait immédiatement au-dessous du corps, et alors que les oscillations de la nappe souterraine se faisaient sentir jusque-là. La souillure spécifique du sol et des eaux par des cadavres infectieux ne se réaliserait donc pas très aisément, ou du moins ne serait pas de longue durée.

Dans un projet de révision de la réglementation des sépultures Brouardel et du Mesnil ont demandé notamment : que tout nouveau cimetère fût installé à au moins 100 m. de toute agglomération, dans un terrain où les corps ne seraient jamais en contact avec la nappe souterraine ; que le cimetière pût être simplement entouré de haies ou palissades et non point de murs ; que le sol fût drainé ; que l'extrémité des tuyaux de drainage fût distante d'au moins 100 m. de tout cours d'eau « et reçue dans une citerne étanche » (nous avouons ne pas comprendre cette dernière disposition) ; qu'aucun puits ne fût creusé à moins de 100 mètres du cimetière. Ce projet a été approuvé par le Comité consultatif d'hygiène publique de France.

**Crémation.** — La crémation, ou incinération des cadavres, a l'avantage de supprimer toutes les arrière-pensées qu'inspirent les cimetières relativement à l'intégrité des milieux ; d'éluder l'énorme souci qu'impose aux municipalités l'obligation de déplacer incessamment leurs cimetières et de trouver, à la périphérie des villes, de vastes terrains, désormais sans charmes et improductifs, pour y installer des nécropoles que l'accroissement de population dans la cité vivante refoulera à bref délai. Elle permet de lutter, au cours d'un siège, d'une épidémie, après une grande bataille, contre l'amoncellement des cadavres. Elle a certainement aussi quelque supériorité d'esthétique.

On lui reproche de heurter des coutumes religieuses et d'amoindrir le culte des morts ; — de ne pas disposer de moyens pratiques, simples et salubres ; — d'annuler l'action de la justice, en supprimant les recherches médico-légales *post mortem*.

Aucune de ces objections ne semble bien sérieuse. On ne voit pas ce qui peut gêner l'exercice des cérémonies du culte ; les protestants et les israélites acceptent la crémation ; le clergé catholique est peu fondé à la repousser. La médecine légale opérerait, quand il y aurait lieu, avant l'incinération ; c'est beaucoup plus sûr que de faire des recherches sur des débris cadavériques exhumés après des mois et des années. Enfin, on dispose de bons fours crématoires qui au point de vue sanitaire ne laissent rien à désirer.

De même que la société l'*Urne*, en Allemagne, a obtenu de faire la crémation à Gotha ; que la société de crémation de Milan (Keller, Polli, Brunetti) a réussi à introduire ce mode de sépulture dans la loi italienne ; de même la *Société française pour la propagation de la crémation* a préparé le moment où la loi française sur la liberté des funérailles a déclaré que : « Tout majeur ou mineur émancipé en état de tester peut déterminer librement le mode de sa sépulture, opter pour l'inhumation ou l'incinération... »

La crémation est aussi autorisée en Angleterre, en Suisse, en Suède et Norwège, en Danemark et dans les Etats-Unis d'Amérique. Il y a 27 établissements crématoires en Italie, 20 aux États-Unis, 6 en Allemagne ; la France en possède 3, un à Paris au cimetière du Père Lachaise, un à Rouen, un à Reims. Les appareils d'incinération généralement employés sont des fours où la combustion s'opère le plus rapidement possible à l'aide d'un gaz combustible tel que l'oxyde de carbone ou le gaz d'éclairage : il ne se dégage au dehors rien qui puisse incommoder le voisinage.

En attendant, l'usage de la crémation ne fait pas grands progrès ; l'ensemble des établissements crématoires existants dans le monde (le Japon excepté, car on incinère paraît-il volontiers en ce pays) ne brûle pas plus de quelques centaines de cadavres par an, défalcation faite de ce que les amphithéâtres d'anatomie font brûler, entre autres à Paris.

**Bibliographie**. — O. du Mesnil : *Rapport de la Commission des cimetières* (Paris, 1881). — J. Arnould : *Villes* (Dict. encycl. des Sc. médic., 1888). — Brouardel : *Les dépôts mortuaires* (Annales d'hyg., 1890). — J. Arnould : *Villes en général. Voie publique* (Encyclop. d'Hygiène de Rochard, t. III, Paris, 1891). — J. Rochard et E. Vallin : *Les établissements publics* (Ibid., III et IV, 1891-92). — Brouardel et du Mesnil : *Conditions d'inhumation dans les cimetières* (Ann. d'hyg., 1892). — Manfredi : *La contamination des rues dans les grandes villes* (Ibid.). — A. Wernich : *Leichenwesen* (Handb. der Hyg. de Th. Weyl, II, Iéna, 1893). — Du Mesnil : *Assainissement des campements forains dans la ville de Paris* (Ann. d'hyg., 1893). — Dujardin-Beaumetz : *L'hygiène dans les asiles de nuit* (Conseil d'hyg. de la Seine, 1893). — Adickes et Baumeister : *Die unterschiedliche Behandlung der Bauordnungen für das Innere, die Aussenbezirke und die Umgebung von Städten* (D. V. f. ö. Gesundheitspflege, XXVI, 1894). — E. Richter : *Strassenhygiene* (Handbuch der Hyg. de Th. Weyl, II, 1894, Iéna). — Brouardel et du Mesnil ; *Drainage des cimetières* (Annales d'hyg., 1894). — Hennequin : *Étude sur les abattoirs* (La construction moderne, IX et X, 1893-1895). — Lösener : *Ueber das Verhalten von pathogenen Bakterien in beerdigten Kadavern und über die dem Erdreich und Grundwasser von solchen Gräbern angeblich drohenden Gefahren* (A. a. d. K. Gesundheitsamte, XII, 1895). — Adickes : *Die Nothwendigkeit weiträumiger Bebauung bei Stadterweiterungen* (D. v. f. ö. Gesundheitspflege, XXVII, 1895). — O. du Mesnil : *Désaffectation et déblaiement des cimetières* (Ann. d'hyg., XXXIII, 1895). — Stübben : *Hygienische des Städtebaus* (Hanbd. der Hyg. de Th. Weyl, IV, Iéna, 1896). — O. Braemer : *Eisenbahnhygiene* (Ibid., VI). — A. Petsche : *Le pavage en bois au point de vue de l'hygiène* (Génie sanitaire, 1896). — Brouardel et du Mesnil : *Les sépultures. Projet de révision du 23 prairial an XII* (Ann. d'hyg., XXXVI, 1896). — W. Ramsay : *Les dangers de l'obscurcissement de l'air par les fumées* (Traduction. Revue d'hyg., XVIII, 1896). — J. Wittlin : *De l'action de l'arrosage sur la teneur en germes des poussières des rues* (Ann. de micrographie, 1896). — L. A. et P. Barré : *La ville salubre* (Paris, 1897). — E. Richard : *Le nouvel abattoir général de la rive gauche à Paris* (Revue d'hyg., XIX, 1897). — D. Spataro : *Orientation et largeur des rues* (Traduction. Ibid., XX, 1898). — Mazuschita : *Ueber die Bakterien in besprengten und nicht besprengten Strassenstaub* (Arch. f. Hyg., XXXV, 1899). — P. Gerhard : *Ueber Theaterhygiene* (Gesundheits-Ingénieur, XXII, 1899). — Ch. Nussbaum : *Ein Vorschlag zur Lüftung fahrender Eisenbahnwagen* (Ibid.). — E. Vallin : *L'hygiène des nouvelles salles de spectacles* (Revue d'hyg., XXII, 1900). — Du même ; *Hygiène comparative des marchés couverts et des marchés volants* (Ibid.). — A. Gautier et N. Gréhant : *La viciation de l'atmosphère des villes par les foyers industriels et domestiques* (Ibid.). — A. Moreau : *L'agencement des abattoirs au point de vue sanitaire* (Congrès vétérinaire ; Paris, 1900). — G. Rives : *La chambre d'hôtel au point de vue de l'hygiène* (Congrès d'hygiène, Paris, 1900). — V. Le Goïc : *Le cimetière de l'avenir à Saint-Nazaire* (Ann. d'hyg., XLIV, 1900).

## CHAPITRE III

## HYGIÈNE DE L'ENFANCE

Nous comprenons dans *l'hygiène de l'enfance* conformément à des traditions d'ailleurs rationnelles : 1° le nouveau-né et la *première enfance*, qui s'étend jusque vers l'époque (2 ans à 2 ans 1/2) à laquelle la première dentition est terminée ; 2° la *seconde enfance*, qui va de cette époque à la seconde dentition (7 ans) et nous mène naturellement au point où l'individu va appartenir au groupe scolaire. Comme la première situation est de beaucoup la plus délicate, c'est sur elle que s'est particulièrement concentrée la sollicitude des hygiénistes. Au surplus, les soins d'hygiène qui s'imposent ici visent surtout l'alimentation et la protection des enfants vis-à-vis des maladies infecto-contagieuses. D'après les recherches de Balestre et Giletta de Saint-Joseph, sur 1.000 individus de tout âge qui meurent dans les villes de France, plus du sixième en moyenne, quelquefois le quart et même davantage sont des enfants de 0 à 1 an ; or la cause prédominante de cette énorme mortalité est la gastro-entérite (385 cas sur 1.000 décès d'enfants de moins d'un an) presque toujours d'origine alimentaire ; viennent ensuite la débilité congénitale, les maladies des voies respiratoires, puis les maladies contagieuses proprement dites (50 cas sur 1.000 décès). Comme on le voit, la part des causes de décès vis-à-vis desquelles nous pouvons beaucoup, est considérable.

L'hygiène doit d'ailleurs se préoccuper de l'enfant même bien avant sa naissance, en plaçant sa mère dans des conditions qui lui permettent de mener régulièrement sa grossesse à terme. Pinard et ses élèves ont montré en effet quel rapport étroit existe entre le développement, la vitalité de l'enfant à sa naissance, et le genre de vie de la mère pendant sa grossesse : il est essentiel entre autres que les derniers mois surtout aient été pour l'ouvrière une période de repos durant laquelle les privations lui seront évitées autant que possible. C'est là affaire d'*assistance maternelle*, de distribution de secours à domicile, ou encore de création d'asiles spéciaux pour les femmes enceintes : on arrivera ainsi à diminuer la fréquence des naissances prématurées donnant des enfants débiles dont la mortalité est énorme, de quelques soins qu'on les entoure.

**Le nouveau-né. Soins divers.** — Le jeune être tient encore à sa mère, que déjà se pose une question — d'obstétrique, nous en convenons, mais aussi d'hygiène, puisque la solution va influer sur le plus ou moins de vigueur avec laquelle l'enfant débutera dans l'existence. C'est celle de savoir s'il convient de couper le cordon dès que l'enfant est au jour, ou s'il vaut mieux attendre. Budin et Pinard ont démontré que c'est la seconde manière qui est la bonne : il ne faut lier et couper le cordon qu'une fois la veine ombilicale affaissée et vide depuis une minute ou deux et la respiration de l'enfant bien établie. Pendant ce temps on nettoie la bouche des mucosités ou liquides qui ont pu s'y introduire, et on lave les yeux avec une solution antiseptique. Ceci est de la plus haute importance car l'ophtalmie purulente contractée par les enfants à leur naissance est l'origine du tiers des cas de cécité, sans compter les cas de perte incomplète de la vision ; on a conseillé comme mesure prophylactique le lavage des yeux avec un tampon de ouate imbibé d'eau boriquée ou de liqueur de Van Swieten étendue de moitié d'eau ; on peut même recourir régulièrement à une cautérisation légère au moyen d'une solution de nitrate d'argent à 2 pour 100.

Le cordon étant coupé on fait la toilette du nouveau-né. On le frictionne légèrement d'un corps gras (huile, jaune d'œuf) et, dans un bain à 37° ou 38°, de quelques minutes, on le débarrasse de la matière sébacée. Le petit corps est ensuite enveloppé de linges chauds et mous, qui absorbent l'eau restée sur la peau. On passe alors au pansement du cordon : le mieux et de le recouvrir d'ouate hydrophile antiseptisée.

Enfin on met à l'enfant son premier vêtement. Cela s'appelle toujours *emmailloter* l'enfant ; mais le *maillot* traditionnel s'est, heureusement, bien modifié. Aujourd'hui, le tronc de l'enfant est vêtu d'une petite chemise, d'une ou deux *brassières* ouvertes en arrière et fixées par des cordons : le ventre et les extrémités inférieures sont enveloppés lâchement dans des *langes* et *couches* de toile et de flanelle, les couches étant assez longues pour pouvoir être relevées jusque sous les bras et fixées par leur bord libre autour du tronc, à l'aide d'une ou deux épingles anglaises (des cordons seraient plus sûrs). Dans la méthode anglaise, en outre de la chemise et de la brassière, on n'emploie, pour le siège et les membres inférieurs, qu'un linge triangulaire, une courte culotte, et enfin une longue robe de laine qui a l'avantage de ne pas faire de constriction autour de la poitrine. Le principe est, en effet, d'assurer la calorification sans entraver les mouvements respiratoires non plus que ceux des membres. Le système qui consiste à découvrir de bonne heure le haut de la poitrine et les jambes des bébés ne nous semble pas à l'abri de toute critique. Il n'est généralement pas très utile de couvrir la tête de l'enfant; en tous cas un bonnet de tissu très mince suffira.

Le nouveau-né doit forcément, pour être allaité, passer quelques moments dans le lit et dans les bras de sa mère et respirer l'atmosphère odorante de l'accouchée ; il est même difficile d'éloigner beaucoup le *berceau*. C'est une raison urgente de prodiguer l'air pur à la chambre qui renferme deux êtres dans une situation physiologique critique. Le mieux est toutefois de placer momentanément le berceau dans une autre pièce.

Le *berceau* ne doit pas être une boîte hermétique, mais plutôt un panier à claire-voie, à la rigueur ombragé d'une gaze légère. On le garnit d'une petite paillasse en balle d'avoine parfois ou de varech, facile à remplacer, et d'un matelas de crin plutôt que de laine. Le but à remplir est de ne pas placer sous le corps de l'enfant une substance apte à s'imbiber des déjections et difficile à en débarrasser. Il convient donc de repousser les feutres, qui accumulent la malpropreté et que l'on ne change pas assez souvent. Huc a conseillé de coucher directement l'enfant sur une épaisse couche de son ; seuls la poitrine et les bras sont vêtus comme d'ordinaire, et la tête repose sur un oreiller de crin. La liberté complète des mouvements de l'enfant est ainsi assurée ; ses excrétions forment des boules ou des plaques de son agglutiné que l'on enlève aisément chaque jour et qui ne répandent aucune odeur ; la peau reste parfaitement sèche et intacte. On économiserait ainsi beaucoup de linge et de blanchissage. Mais on peut se demander (Vallin) s'il n'y a aucun danger que l'enfant vienne à glisser de son oreiller, plonge sa face dans le son et s'asphyxie. — En tous cas l'oreiller de crin est de rigueur. Il ne faut, du reste, employer la laine et surtout la plume que comme recouvrement superficiel.

Il n'est pas nécessaire de *bercer* les enfants ; cependant, il n'y a pas lieu non plus de s'insurger contre cette pratique encore qu'elle soit nuisible au repos de la mère.

Dans la plus grande partie de l'année de nos pays tempérés, il est nécessaire de constituer le vêtement et le lit de l'enfant de corps mauvais conducteurs et d'aider artificiellement à la calorification, en échauffant l'air dans lequel il respire. Le nouveau-né vient au monde à la température de 37°,25 et se refroidit d'abord à 36° ou même à 35,5 ; le lendemain de la naissance, il a repris 37°. Mais en raison de son peu de volume il a proportionnellement une plus grande surface de déperdition de calorique que les adultes. Les enfants débiles surtout se refroidissent avec une facilité extrême contre laquelle il faut lutter au moyen des couveuses. On a supprimé avec raison partout en France l'obligation d'amener les enfants quelque part pour la constatation de la naissance : la chose doit se faire au domicile de l'enfant.

La première sortie de celui-ci n'aura lieu qu'après quelques jours, une quinzaine au moins en hiver, et plus si la température est très basse : on couvrira du reste le bébé en conséquence, on surveillera la température de ses extrémités durant la promenade qui sera d'abord assez courte. Peu à peu on augmentera ensuite le temps passé par l'enfant au grand air, et on le sortira très régulièrement chaque jour, à moins que le temps ne soit par trop mauvais. Cette pratique est des plus utiles à la santé de l'enfant. Il est bon que pour ces promenades les tout jeunes enfants surtout soient portés sur les bras d'une femme ; c'est une garantie de soins continus et aussi de calorification pour le bébé. On se méfiera de la petite voiture, bien plus agréable aux nourrices ou aux bonnes qu'avantageuse aux enfants ; il convient d'en réserver l'usage aux bébés déjà assez âgés, par conséquent relativement robustes, et dont le poids ne permet plus de les promener longtemps en les portant dans les bras.

Chaque jour l'enfant sera baigné pendant 4 à 8 minutes dans l'eau à 25 ou 30°, selon la température extérieure ; c'est le moyen le plus simple de le nettoyer parfaitement et d'entretenir sa peau en bon état. On prendra toutes les précautions nécessaires pour que le bain ne soit jamais une occasion de refroidissement. L'emploi de l'eau froide en toute saison ne paraît pas être toujours sans inconvénient.

On s'efforcera de faire élever l'enfant dans une habitation salubre : il est certain que les défectuosités du logement entrent pour une bonne part dans les causes de la mortalité considérable des bébés.

**L'allaitement. Ses différents modes.** — Peu après sa naissance l'enfant doit introduire des substances alimentaires dans son tube digestif et les digérer. Or ce tube digestif est d'une grande délicatesse et son fonctionnement encore bien imparfait par rapport à ce qu'il sera plus tard. Mais la nature a préparé dans l'organisme maternel lui-même, sous une forme relativement simple, un aliment spécial pour le nouveau-né, satisfaisant à ses besoins nutritifs et approprié à ses capacités digestives : c'est le lait provenant du sein de la femme. D'ailleurs le lait le plus convenable pour l'enfant est sans doute celui de sa propre mère. Toutefois il est possible de remplacer l'*allaitement maternel* par une autre pratique encore naturelle, l'*allaitement mercenaire*, c'est-à-dire de substituer au lait maternel celui d'une autre femme, qui devient la nourrice de l'enfant. On remplace même aussi le lait de femme par le lait d'autres espèces animales : c'est ce qui constitue l'*allaitement artificiel*. Théoriquement ces divers modes d'allaitement devraient être à peu près équivalents. Pratiquement il est loin d'en être d'habitude ainsi, pour des causes d'ailleurs très complexes. Il est vrai que la constitution du lait n'est pas tout dans l'allaitement : une foule d'autres facteurs interviennent encore vis-à-vis du résultat de l'alimentation d'un enfant à l'aide de tel ou tel lait.

**Allaitement maternel.** — C'est le mode d'allaitement le plus naturel et *a priori* le meilleur. Ce que nous voyons chez tous les mammifères permet suffisamment de conclure qu'il ne devrait pas en être autrement pour l'espèce humaine. Les dispositions prises par la nature sont incontestablement supérieures ; il ne peut être indifférent que l'on observe ou non les rapports physiologiques qui se présentent normalement entre les conditions de qualité ou de quantité du lait de la nouvelle accouchée et les besoins ou les organes de l'enfant. Quand même ces rapports auraient moins d'importance qu'il ne paraît, et alors que l'on pourrait les retrouver de la part d'une autre femme, il est évident que, dans le cas le plus général, la mère est seule capable d'entourer sans cesse l'enfant des soins minutieux et dévoués qui complètent et assurent la portée d'une alimentation d'ailleurs convenable, de s'imposer à elle-même les sacrifices nécessaires au maintien de son lait dans les proportions et les qualités requises, de ne jamais marchander à son nourrisson l'aliment dont il a besoin.

Au reste l'allaitement maternel est le plus simple, le plus facile à réaliser d'une façon parfaite, et celui qui offre le plus de garanties avec le moins de surveillance en ce qui concerne la santé de l'enfant. Chez les bébés nourris par leur propre mère les troubles digestifs sont plus rares et moins graves que chez les autres enfants : la mortalité de ces derniers est régulièrement de beaucoup la plus forte.

La mère doit donc nourrir son enfant. Il est fâcheux qu'un grand nombre de mères ne remplissent pas ce devoir, souvent pour des raisons sans valeur réelle. Il faut réagir le plus possible contre cet égoïsme déguisé des parents, et c'est aux médecins en particulier qu'il appartient de défendre « le droit de l'enfant à sa mère » (Pinard). D'une manière générale toute femme bien portante est capable de nourrir son enfant ; l'obstacle le plus fréquent réside non pas dans la situation physique de la mère, mais plutôt dans sa situation sociale qui oblige les femmes pauvres à travailler, parfois même sans qu'elles puissent en revanche se procurer ainsi des ressources suffisantes pour jouir durant leur nourrissage des conditions d'hygiène appropriées aux circonstances.

En dehors de la *tuberculose*, des *cardiopathies*, et aussi des *névroses*, il n'est guère d'état morbide chronique qui empêche absolument la mère de nourrir ; la délicatesse de constitution, l'anémie, tant de fois invoquées, ne sauraient être un obstacle insurmontable, puisque l'on peut sans trop de peine les modifier d'avance pendant la grossesse et lutter contre elles pendant l'allaitement. Les *mauvaises conformations du mamelon* trouvent d'ordinaire leur remède dans l'emploi des *bouts-de-sein*. Enfin, si le lait de la mère est positivement insuffisant comme quantité, l'allaitement mixte, c'est-à-dire l'usage alternatif du sein et du biberon, est encore une ressource bien au-dessus de l'allaitement mercenaire ou artificiel complet. Pinard, Biedert ont du reste soutenu cette opinion qu'à de rares exceptions près toute femme dans un état de santé convenable arrive avec quelque persistance à fournir à peu près assez de lait à son enfant ; c'est-à-dire qu'il ne faut pas se décourager trop vite en présence d'une lactation d'abord médiocre.

La plupart du temps l'évolution d'une maladie aiguë ne permet pas à la femme de nourrir ; il en est de même ordinairement dans la période de convalescence après une maladie de quelque gravité.

Quant aux obstacles à l'allaitement provenant de la nécessité où se trouve la mère de travailler pour subvenir à ses besoins ils ne sauraient avoir que l'un de ces deux remèdes : compenser à la mère son gain journalier, sans qu'elle quitte son enfant ; ou bien, donner à l'enfant l'abri et les soins généraux pendant que sa mère est au travail, qu'elle quitte de temps à autre pour venir allaiter. Cette dernière méthode comporte la création de *crèches*, établissements où sont réunis et soignés les enfants, et dont nous parlerons plus loin. Le système qui consiste à permettre à la mère de rester un certain temps chez elle grâce à des secours pécuniaires est préférable, à condition que le repos ainsi procuré à la mère soit assez prolongé, c'est-à-dire qu'il dure quelques semaines.

Si simple et si sûr qu'il soit, l'allaitement maternel gagne encore à être dirigé, au moins au début. L'enfant sera mis au sein pour la première fois 6 à 10 heures après sa naissance, et en attendant le mieux est de s'abstenir de lui faire ingurgiter quoi que ce soit; l'enfant est ensuite remis au sein environ toutes les quatre heures, puis toutes les trois heures, et quand la montée laiteuse est effectuée, vers le cinquième jour, régulièrement toutes les deux heures ou un peu moins souvent, toutes les deux heures et demie. On s'efforcera d'autre part de suspendre les tétées durant la plus grande partie de la nuit, soit pendant six heures environ.

Avant et après chaque tétée on lave le mamelon avec un peu d'eau bouillie et un tampon de ouate. En cas de gerçure on met sur le mamelon un pansement boriqué humide et on fait usage de bouts-de-sein artificiels, constitués par une petite cupule de verre surmontée d'une tétine en caoutchouc.

On ne saurait guère fixer la durée de chaque tétée; mais elle ne dépassera pas 15 à 20 minutes. Le premier mois, à partir du cinquième jour, l'enfant doit prendre à la fois 60 à 80 gr. de lait, le deuxième et le troisième mois 80 à 100 gr., le quatrième et le cinquième 120 à 130 gr. toutes les 3 heures. On évitera de gorger les enfants de lait, de provoquer des régurgitations: c'est une manière de leur donner de la gastro-entérite.

L'aspect extérieur de l'enfant, les caractères de ses selles, et surtout la recherche régulière de son poids sont les signes qui permettent d'apprécier les résultats de l'allaitement. Le nourrisson ne doit pour ainsi dire que téter et dormir; pendant le premier mois il a chaque jour trois ou quatre évacuations, plus tard deux ou trois seulement; ces selles sont très molles, voire semi-liquides, d'un jaune plus ou moins doré, homogènes, non grumeleuses, sans odeur fécale, à réaction légèrement acide. Les urines sont abondantes. Les deux ou trois premiers jours après la naissance le nouveau-né prenant fort peu de lait n'augmente pas de poids, mais diminue au contraire de 150 ou 200 gr. en moyenne. Vers le huitième ou le neuvième jour il doit avoir repris son poids primitif. Il augmente ensuite normalement de 20 à 30 gr. par jour pendant les cinq premiers mois, de 10 à 15 gr. par jour pendant les sept mois suivants, son poids étant voisin de 9 kilogr. à 1 an. Marfan auquel nous empruntons ces chiffres est d'avis de ne pas accorder trop d'importance aux petites irrégularités qui peuvent se produire d'un jour à l'autre dans la progression du poids, mais de considérer plutôt l'ensemble de la courbe obtenue par l'inscription journalière du poids de l'enfant sur une feuille spéciale.

Il faut enfin que la femme qui allaite règle son alimentation et son genre de vie d'une façon un peu particulière. La sécrétion lactée exige une augmentation notable de la ration d'azote; il est bon que la graisse et les hydrates de carbone soient aussi ingérés en quantité plus considérable que d'habitude, afin d'éviter une trop grande destruction d'albumine. Les aliments, dit Marfan, seront peu épicés; il conviendra de s'abstenir de gibier, de charcuterie, de coquillages, de manger peu de légumes verts. La boisson sera plus abondante qu'à l'ordinaire, mais la femme qui nourrit aura soin de ne pas abuser des boissons fermentées de crainte d'amener par là des troubles chez son bébé; les spiritueux seront absolument proscrits. Le café, le thé, ne seront pris qu'à très petites doses, sous forme d'infusions très légères. La femme qui allaite doit mener une vie calme, régulière, sortir quotidiennement au grand air et faire en même temps un peu d'exercice sans jamais se fatiguer.

**Allaitement mercenaire.** — Il se pratique à l'aide d'une femme autre que la mère de l'enfant, et que l'on désigne d'habitude par le nom de *nourrice*. La nourrice est d'ailleurs elle-même mère depuis quelque temps ; elle vient habiter la maison des parents du bébé qu'elle accepte de nourrir moyennant une certaine rétribution (nourrrice *sur lieu*), ou bien elle emporte ce bébé chez elle, ordinairement à la campagne. Les deux systèmes ont leurs inconvénients.

La nourrice *dans la maison*, sous les yeux de la mère, offre quelques garanties. Pourtant, la vraie mère doit se souvenir qu'il n'y a là qu'une suppléance *alimentaire* et qu'elle n'est pas dispensée des autres charges de la maternité. A bien dire, la mère devient la surveillante de la nourrice et son aide, quelquefois même sa servante. Il importe de ne pas altérer même l'humeur de cette étrangère qui ne se méprend d'ailleurs pas sur l'importance de son rôle, et cause mille ennuis aux familles. Nous dirons plus bas un autre aspect de la situation.

La nourrice *au dehors*, très difficile à surveiller, aboutit le plus souvent à des résultats détestables. Lorsqu'une femme de village ou de petite ville place son enfant dans la localité même ou dans la campagne à proximité, chez quelque paysanne mère de famille, déjà exercée à l'élevage des enfants, avantageusement connue, et que de fréquentes visites des parents peuvent avoir lieu, les conditions ne sont pas très inquiétantes. Ici, la nourricerie n'est pas une industrie ; c'est une mère qui rend à une autre, moyennant rétribution, un service dont elle dispose et qui, d'ailleurs, n'abandonne pas son propre enfant. Il n'en est malheureusement plus du tout de même dans les campagnes qui entourent les grandes villes et dans quelques-uns de nos départements où *l'industrie nourricière* est entrée dans les mœurs.

A vrai dire la nourrice qui émigre et vient nourrir à la ville compromet l'existence de son propre enfant resté au village; celle qui n'émigre pas et reçoit un nourrisson chez elle compromet l'existence de celui-ci et nuit parfois à son enfant. Cette menace n'est que trop souvent suivie d'effet, et les révélations de Bertillon (1858), Brochard, Broca, Devilliers, Husson, Marmisse, Vacher, Ledé, etc., ont prouvé que l'allaitement mercenaire est une des grandes raisons pour lesquelles la France perd chaque année environ 170 enfants de 0 à 1 an sur 1,000 naissances, alors que ce chiffre pourrait être réduit à une normale de 90, 80 et même 70, comme il l'est réellement chez les nourrissons surveillés par le personnel de la *Société protectrice de l'enfance;* soit une économie annuelle d'au moins 80,000 existences sur les 180,000 décès d'enfants du premier âge que nous subissons (Bertillon et J. Bergeron).

Monot a montré comment succombaient en foule les enfants des nourrices émigrées, séparés de leur mère à l'âge de 2 ou 3 mois, privés de lait et de soins, reconduits en bandes dans leurs villages par les « *meneuses* » dès que leur mère était placée, voyageant par tous les temps et par tous les modes, apaisés à force de narcotiques... Au village, le mari, se débauchant par l'absence de sa femme et se taisant pour en partager le salaire ; l'enfant, de plus en plus abandonné, s'il n'était pas mort dès le retour de Paris. Quant aux nourrissons placés au dehors, il suffit de rappeler que l'on a pu démontrer que, sur 20.000 qui sortent annuellement de la capitale, 12,000 (60 p. 100) succombaient avant la fin de la première année ! Cette chose épouvantable est regardée comme très simple dans les villages du Perche et de la Normandie où la nourricerie est en vigueur. Voir passer un petit cercueil sous le bras d'un homme n'émeut plus les paysans : « Bast ! dit-on, c'est un petit Parisien. » Il y a, d'ailleurs, de fortes raisons de croire que cette destruction organisée se fait quelquefois avec la complicité plus ou moins tacite des parents de l'enfant. En réalité, la plupart du temps la nourrice non surveillée ne donne guère le sein à son nourrisson ; c'est tout au plus si elle fait un peu d'allaitement mixte ; d'ordinaire elle institue un allaitement artificiel dans les plus mauvaises conditions; il n'est même pas rare d'observer l'absence de tout allaitement, et le défaut presque complet des soins généraux les plus essentiels, sans compter l'insalubrité du logis (Ledé), etc.

Pour réagir contre cet état de choses on dispose depuis 1874 de la *loi Roussel* instituant la surveillance de l'industrie nourricière. « Art. 1er : Tout enfant âgé de moins de 2 ans, qui est placé moyennant salaire en nourrice, en sevrage ou en garde hors du domicile de ses parents, devient, par ce fait, l'objet d'une surveillance de l'autorité publique ayant pour but de protéger sa vie et sa santé. » Ce n'est que depuis 1879 que l'administration s'est décidée à se servir de cette loi et du règlement d'administration publique du 27 février 1877, qui y faisait suite. « Art. 1er : La surveillance instituée par la loi du 23 décembre 1874, en faveur des enfants au-dessous de 2 ans, placés moyennant salaire en nourrice, en sevrage ou en garde, hors du domicile de leurs parents, est exercée sous l'autorité du préfet, assisté du comité départemental, par des commissions locales, par les maires, par des médecins inspecteurs, et par l'inspecteur des enfants assistés du département. » On a obtenu par ce moyen des résultats appréciables vis-à-vis de la mortalité des nourrissons là où l'on a bien voulu appliquer la loi — ce qui ne se fait pas encore dans quelques départements — et là surtout où l'on s'est donné beaucoup de mal pour l'appliquer— ce qui est assez rare. Il faudrait d'abord la rendre obligatoire, puis la modifier quelque peu pour la rendre plus efficace. Entre autres modifications, renonçant aux commissions locales et à l'intervention des maires, dont il n'y a généralement rien à attendre, il conviendrait, comme on l'a déjà souvent répété (Pinard, Ledé, etc.), de développer le rôle des médecins inspecteurs, d'augmenter leur action en leur donnant des pouvoirs sérieux, en multipliant le nombre de leurs visites; la ville de Paris fait visiter une fois par semaine les enfants, tandis que la loi ne prévoit qu'une visite par mois. Enfin pour étendre les bénéfices de la surveillance au plus grand nombre de nourrissons possible, on devrait supprimer de la loi les mots « hors du domicile de ses parents », qui enlèvent à la protection les enfants placés chez leurs grands parents ou autres. L'Académie de médecine a émis un vœu dans ce sens. En attendant, Lagneau estimait naguère, que dans notre pays la mortalité des enfants placés en nourrice à la campagne, variait du quart à la moitié pendant la première année, et qu'il en était probablement de même pour les propres enfants des nourrices sur lieu, laissés par leurs mères au village.

Marfan estime d'ailleurs que l'industrie nourricière se restreindra sous l'influence de la diffusion de l'allaitement artificiel par le lait stérilisé. Pour notre part la chose nous paraît très souhaitable, au moins en ce qui concerne la diminution du nombre des enfants mis en nourrice hors de chez eux et dont la mortalité est toujours si grande. Mais bien entendu l'allaitement maternel serait encore préférable, comme nous le verrons.

Le choix d'une nourrice est chose délicate. On est naturellement porté à s'adresser à des femmes jeunes, d'aspect florissant, et même de quelque beauté, plutôt brunes que blondes, ayant les dents saines, des seins hémisphériques volumineux. Nous résumerons d'après Marfan les conditions que doit remplir au point de vue médical une nourrice : Marfan s'empresse d'ajouter que du reste ces conditions sont exceptionnellement réunies.

La nourrice aura 20 à 30 ans; plus jeune elle est de caractère trop léger, de constitution moins robuste, et perd son lait plus facilement ; plus âgée elle est indocile, et son lait peut être moins bon. Elle viendra de la campagne plutôt que de la ville. Il vaut mieux qu'elle en soit à son deuxième ou troisième enfant, et qu'elle ait déjà nourri l'un d'eux ; les primipares sont inexpérimentées et ont volontiers moins de lait que les multipares. L'idéal serait que le lait de la nourrice eût à peu près le même âge que l'enfant qu'elle va nourrir, étant donné les modifications du lait suivant la période de la lactation; mais en pratique, pour diverses raisons, il ne faut même pas chercher à réaliser cette condition. Le médecin de la famille de l'enfant qu'il s'agit de nourrir procédera à un examen soigneux de l'état de santé de la nourrice, afin d'établir qu'elle n'est atteinte d'aucune infirmité ou maladie contre-indiquant son choix; la couleur des cheveux n'a guère d'importance; une bonne dentition est dans une certaine mesure une garantie de bonne digestion. On se préoccupera surtout de s'assurer que la nourrice n'est ni syphilitique ni tuberculeuse; elle ne doit pas présenter les stigmates de l'hystérie. Le mieux est qu'elle ne soit pas réglée. Les seins seront l'objet d'un examen spécial; on en fera jaillir du lait par pression à la base du mamelon. Enfin on s'assurera de l'état de bonne santé du propre enfant de la nourrice.

Il va sans dire que la nourrice mercenaire observera pour l'allaitement les règles indiquées plus haut pour l'allaitement maternel, et qu'elle y conformera notamment son genre de vie: c'est surtout vis-à-vis des nourrices mercenaires que les recommandations faites à ce point de vue spécial prennent de l'importance. Il faut sans cesse veiller à ce qu'elles soient suivies aussi exactement que possible, tâche fort décevante le plus souvent.

**L'allaitement artificiel.** — Dans l'allaitement artificiel on offre au petit humain du lait emprunté à la femelle d'une autre espèce, et l'on s'efforce de donner à ce lait les qualités de celui que l'enfant prendrait naturellement au sein d'une femme. Cela ne va pas sans des précautions multiples, dont le défaut rendait autrefois l'allaitement artificiel meurtrier pour un très grand nombre d'enfants. On connaît aujourd'hui la nature des dangers courus, et l'on en a déduit les moyens de les éviter dans une large mesure. Mais par là même l'allaitement artificiel se trouve assez compliqué. C'est tout un art, et un art difficile (Guéniot).

« Lorsque l'enfant est nourri au sein, écrit Marfan, le lait passe directement dans sa bouche et ne peut être contaminé et corrompu par les germes extérieurs; il est presque aussitôt digéré que sécrété. La composition du lait de femme aux diverses périodes de l'allaitement est telle que ce lait est facilement digéré par l'estomac et l'intestin du jeune enfant; la caséine, la graisse, le sucre, les sels y sont dans les proportions et sous les formes qui conviennent aux sucs digestifs du nourrisson. Dans l'allaitement artificiel nous trouvons des conditions opposées, et nous touchons ici les deux principaux dangers de ce mode d'alimentation: 1° le lait animal que l'on emploie est toujours souillé par des microorganismes qui le corrompent d'autant plus qu'on est plus éloigné du moment de la traite; 2° par sa composition d'ordinaire très différente de celle du lait de femme, le lait animal est d'une digestion difficile. Telles sont les deux grandes causes de la gastro-entérite des nourrissons (soumis à l'allaitement artificiel), qui est le facteur principal de l'effroyable mortalité des enfants du premier âge. Il nous faudra donc chercher les meilleurs moyens de purifier le lait animal et de l'empêcher de se corrompre (stérilisation); il nous faudra aussi nous préoccuper des moyens propres à donner au lait animal une composition qui se rapproche autant que possible de la composition du lait de femme. »

En pratique on n'utilise guère pour l'allaitement artificiel que le lait de vache qu'il est facile de se procurer en abondance et à bon compte. Ce n'est point le cas du lait d'ânesse, dont la composition se rapproche le plus de celle du lait de femme, et que l'on pourrait être tenté d'employer.

Nous ne reviendrons pas ici sur les généralités concernant le lait de vache, ses caractères, sa production, les contaminations auxquelles il est exposé, sa surveillance et les mesures préventives favorables à son assainissement : on se reportera pour toutes ces questions au Chap. des ALIMENTS (page 515 et suivantes). Il convient d'ailleurs de ne pas tenir compte du préjugé suivant lequel il serait bon de donner toujours à un enfant du lait « de la même vache » : à la vérité on trouvera plutôt avantage à user du produit mélangé de plusieurs vaches, lequel a bien plus de chances de rester généralement semblable à lui-même.

On a beau avoir recueilli le lait dans les meilleures conditions, c'est-à-dire aussi proprement que possible, il faut, pour que l'on puisse le faire consommer quelque temps après la traite sans qu'il ait subi aucune modification d'origine microbienne, le *stériliser* et le protéger d'une façon définitive contre toute contamination ultérieure. L'emploi de la chaleur et de récipients à fermeture hermétique, eux-mêmes stérilisés par la chaleur, a permis de résoudre ce double problème à l'aide de divers procédés dont les résultats sont pratiquement satisfaisants. L'essentiel est que le lait soit soumis à l'action de la chaleur et enfermé dans un récipient convenable le plus tôt possible après la traite, au maximum selon Marfan au bout de 6 à 8 heures en hiver, 2 ou 3 heures en été. Si le délai est prolongé on a dès lors affaire à un lait dont l'altération chimique est déjà notable, et vis-à-vis de laquelle la chaleur, qui tue seulement les ferments, ne saurait produire aucun effet utile : ce lait chauffé n'en reste pas moins dangereux pour les nourrissons, et c'est là sans doute, comme le pense Marfan, l'origine de bien des gastro-entérites, survenant au cours de l'allaitement artificiel, surtout en été. D'autre part on fera bien de mettre en consommation sans trop tarder même les laits stérilisés en temps utile, parce que leur stérilisation n'est pas toujours parfaite et qu'alors au bout de quelques jours les germes survivants pullulent suffisamment pour engendrer l'altération du lait.

La *stérilisation absolue* du lait, qui détruit non seulement les ferments lactiques et les microbes quelconques, pathogènes ou non, mais aussi les ferments si résistants qui peptonisent la caséine, n'est obtenue que par un chauffage à environ 110° prolongé pendant une quinzaine de minutes. Cela s'exécute industriellement au moyen d'étuves à vapeur sous pression dans des établissements spéciaux ; le lait est réparti dans des bouteilles hermétiquement bouchées, que l'on refroidit rapidement sitôt le chauffage terminé. Ce lait ainsi traité a un goût de cuit et une coloration brunâtre plus ou moins prononcée, par suite d'une modification de la caséine (Duclaux) et de la caramélisation du sucre. En général la stérilisation complète est effective ; dans le cas contraire il s'agit d'une malfaçon accidentelle ; quoi qu'il en soit il faut examiner, flairer, goûter le contenu de chaque bouteille pour s'assurer de sa bonne conservation avant d'en donner à un enfant ; au reste plus la stérilisation sera de date récente, moins il y aura de chances pour que des altérations soient survenues du fait de son imperfection. D'ailleurs, au dire de Marfan, le lait parfaitement stérilisé lui-même ne se conserve pas indéfiniment avec ses caractères normaux.

La *pasteurisation* n'est pas employée à la préparation de lait destiné à l'allaitement artificiel ; elle n'offre à cet égard aucun avantage appréciable.

La simple *ébullition* pendant 3 minutes pourrait être utilisée chez les particuliers ; elle suffit à tuer les germes pathogènes, les ferments lactiques et les ferments adultes de la caséine sinon leurs spores : ce qui permet de mettre 24 h. à consommer le lait ainsi traité. Le lait bouilli prend, cela va sans dire, le goût de cuit ; mais en somme sa composition ne diffère que d'une façon insignifiante de celle du lait cru.

Le *chauffage au bain-marie* à 100° suivant le principe du procédé de Soxhlet est aujourd'hui la méthode très généralement adoptée pour les maternités, les crèches, et dans les familles. Il se réduit à répartir le lait dans de petites bouteilles contenant chacune la quantité nécessaire pour une tétée ; ces bouteilles sont placées dans de l'eau que l'on porte à l'ébullition pendant 40 minutes ; on les laisse alors refroidir hors de l'eau, et le refroidissement même détermine leur fermeture hermétique par un disque de caoutchouc posé sur l'orifice du goulot. Pour donner à téter on plonge une bouteille dans l'eau chaude afin de faire tiédir le lait, on enlève l'obturateur de caoutchouc et on le remplace par une tétine. Le chauffage au bain-marie ne portant jamais le lait à plus de 95° n'a pas au point de vue de la stérilisation plus d'avantage que l'ébullition, quelle que soit la durée de ce chauffage: d'habitude les spores des ferments de la caséine ne sont pas détruites, et le lait doit être consommé dans les 24 h., car il s'altère au bout de peu de jours. Quant aux modifications physico-chimiques de ce lait résultant du chauffage, elles ne diffèrent pas de celles du lait bouilli et sont même assez analogues à celles du lait ayant subi la stérilisation complète à 110°. Ce qui fait la supériorité de la méthode de Soxhlet c'est le fractionnement du lait en petites bouteilles bien bouchées ne contenant pas plus de la quantité de lait nécessaire pour une tétée : c'est-à-dire que l'enfant ne prend jamais de lait d'une bouteille débouchée depuis longtemps, entamée, et dont le contenu s'est dès lors ensemencé à nouveau. D'autre part les appareils au moyen desquels on applique la méthode sont très simples; on peut même en improviser dans les familles qui valent autant que ceux des fabricants : une marmite quelconque et des fioles de pharmacies bouchées par un tampon de ouate font parfaitement l'affaire.

La méthode de Soxhlet doit être certainement adoptée de préférence, à moins qu'il soit impossible de se procurer du lait trait depuis quelques heures seulement: en ce cas on aura recours au lait stérilisé dans l'industrie. On devra de temps à autre faire l'expertise chimique du lait employé.

Il ne suffit pas de stériliser le lait de vache; il faut aussi, pour l'approprier aux facultés digestives du nouveau-né, modifier sa composition de manière à la rapprocher jusqu'à un certain point de celle du lait de femme. Voici d'après des chiffres empruntés à Marfan les caractéristiques de ces deux espèces de lait.

| | Composition p. 1000. | | | |
|---|---|---|---|---|
| | Caséine | Lactose | Graisse | Sels |
| Lait de femme | 15 | 63 | 38 | 2,5 |
| Lait de vache. | 33 | 65 | 37 | 6 |

En somme le lait de vache renferme un excès de caséine que l'on considère en général comme indigeste pour le nouveau-né et qui donne sans doute lieu dans l'estomac de celui-ci à la formation d'un coagulum à flocons de volume fâcheux. Il faut donc ramener le chiffre de la caséine à un taux convenable, mais sans trop appauvrir pour cela le lait en sucre et en graisse, et sans trop affaiblir la proportion des principes alimentaires dans le volume de liquide ordinairement pris par l'enfant. Marfan conseille de couper le lait d'un tiers d'eau, et d'y ajouter 10 0/0 de lactose ou de sucre de canne ; le mélange obtenu contient par litre : caséine 22, sucre 70, graisse 24, sels 4. L'excès de sucre conseillé par Heubner et Hoffmann, Soxhlet, sert à compenser le défaut relatif de graisse. Bien entendu le mélange ainsi constitué est soumis ensuite au chauffage au bain-marie à 100°. Quant l'enfant a 4 ou 5 mois on peut essayer de lui donner le lait de vache pur. Certains médecins, Parrot, Guéniot, Budin, estiment même que très souvent ce lait pur conviendrait beaucoup plus tôt ; pour Marfan le résultat fréquent d'une telle pratique serait l'apparition chez les nourrissons d'une dyspepsie spéciale confinant à la gastro-entérite légère.

On a d'ailleurs imaginé des procédés permettant de soustraire au lait de vache une partie de sa caséine sans toucher à ses autres éléments ; on stérilise ensuite le lait ainsi décaséiné. L'industrie a adopté les procédés de Vigier, de Gaertner, de Backhaus, qui donnent ces laits dits « humanisés » ou « maternisés ». Il y a là bien des manipulations délicates aboutissant au surplus à des produits vendus très cher et dont la supériorité dans l'allaitement artificiel reste encore à démontrer.

La pratique de l'allaitement artificiel exige que l'on surveille en tous cas le lait utilisé, que l'on connaisse son origine, son âge au moment il est soumis au chauffage. On examinera un instant chaque fiole de lait et on la goûtera quand elle va être donnée à l'enfant. Le récipient qui sert à faire boire ce dernier, le *biberon*, sera aussi simple que possible, de manière à pouvoir être entretenu rigoureusement propre; c'est d'ordinaire aujourd'hui la fiole même où le lait a été stérilisé, fiole coiffée d'une tétine de caoutchouc, en doigt de gant, permettant la succion et par suite l'ingestion assez lente du lait. Après chaque tétée la tétine est retournée, brossée, passée à l'eau bouillante; on brosse aussi l'intérieur des fioles et on les passe à l'eau bouillante additionnée de carbonate de soude avant de les remplir à nouveau. Tout autre biberon, et en particulier le fameux biberon à tube, doit être proscrit. Marfan conseille de donner le biberon toutes les 3 heures à partir du 5ᵉ ou 6ᵉ jour ; chaque tétée sera de 50 à 80 gr. de liquide pendant le 1ᵉʳ mois, de 80 à 120 gr. pendant le 2ᵉ, de 120 à 135 pendant le 3ᵉ, etc. On évitera ainsi de surcharger l'estomac du nourrisson. Le lait sera porté à la température de 35° environ au moment d'être ingéré.

Quelles que soient les précautions prises l'allaitement artificiel ne convient pas en général aussi bien aux nourrissons que l'allaitement au sein ; même chez ceux qui paraissent n'en pas souffrir, on remarque que la digestion est plus lente et s'accompagne de putréfactions plus prononcées ; il y a de la tendance à la constipation, les selles ont une couleur jaune pâle, voire grisâtre, une consistance relativement ferme, un peu pâteuse, une odeur légèrement ammoniacale, une réaction neutre; les troubles dyspeptiques sont plus fréquents que chez l'enfant au sein ; l'accroissement du poids suit une marche moins régulière. La cause de cet état de choses réside évidemment dans les différences de composition qui séparent le lait de femme du lait de vache, même lorsque ce dernier est corrigé tant bien que mal comme nous l'avons indiqué tout à l'heure ; on soupçonne aujourd'hui qu'il ne s'agit pas seulement là de différences de composition quantitative, mais aussi de différences de composition qualitative : ce serait une question de ferments solubles, de zymases, variables d'une espèce animale à l'autre, et susceptibles d'intervenir à des degrés divers vis-à-vis de l'utilisation alimentaire du lait qui les contient. Au surplus ceci n'est guère encore qu'une hypothèse (Escherich, Marfan).

Il n'en est pas moins vrai que l'allaitement au moyen du lait stérilisé rend les plus grands services lorsque les circonstances ne permettent pas l'allaitement des enfants au sein ; pour notre part nous ne sommes pas éloignés de penser qu'il peut même être substitué sans arrière-pensée dans un grand nombre de cas à l'allaitement par une nourrice mercenaire ; nous le préférons de beaucoup, du moment où il est surveillé et bien conduit, au soi disant allaitement au sein des nourrices à la campagne, qui échappe le plus souvent à tout contrôle efficace ; nous le préférons même, en nous plaçant au point de vue de l'intérêt général, à l'allaitement par une nourrice sur lieu, qui aboutit en somme à priver l'enfant de cette nourrice de sa mère, contrairement au principe de puériculture formulé par Pinard « ne pas séparer l'enfant de la mère ». Les médecins qui se sont occupés de la question reconnaissent tous que l'usage rationnel du lait stérilisé est capable de réduire à peu de chose les inconvénients de l'allaitement artificiel ; un tel résultat nécessite sans doute une vigilance qui ne laisse se produire aucune négligence : mais il n'est pas impossible d'obtenir pareil soin d'une mère dont on saura guider la bonne volonté.

**Autres modes d'allaitement.** — Il convient de citer :

L'*allaitement mixte*, combinaison de l'allaitement au sein avec l'allaitement artificiel dans laquelle la part du premier doit être au moins égale à celle du second. C'est un excellent moyen de venir en aide à une femme dont la lactation est insuffisante, passagèrement ou non, pour une raison ou pour une autre. Lorsque l'enfant d'abord nourri exclusivement au sein a déjà quelques mois l'allaitement mixte permettra sans inconvénient de rendre beaucoup de liberté à sa mère si la situation sociale de celle-ci l'exige.

L'*allaitement au pis d'un animal*, assez avantageux en ce qu'il supprime l'obligation de la stérilisation, est rarement employé en raison des difficultés matérielles qu'il présente d'ailleurs. La chèvre est d'ordinaire l'animal préféré, parce qu'il est le plus commode à tous égards ; il ne faut pas oublier toutefois que le lait de chèvre contient encore plus de caséine que le lait de vache. Si ce genre d'allaitement compte des succès, il a certainement d'autres fois abouti à de fâcheux résultats. Il n'est pas à recommander.

L'allaitement par l'ânesse serait plus rationnel au point de vue de la composition du lait pour les tout jeunes enfants. Mais le système est coûteux et en somme peu satisfaisant,

**Sevrage. Aliments autres que le lait.** — En règle générale l'enfant ne doit prendre que du lait jusqu'au 8e ou 10e mois. A ce moment seulement, si le nourrisson est bien portant et si les premières dents se montrent, on peut non pas cesser l'allaitement, mais associer au lait d'autres aliments. Procéder autrement, faire de l'alimentation prématurée, c'est aller à peu près certainement au-devant des troubles gastro-intestinaux et des entérites meurtrières. On donnera une fois par jour une bouillie, d'abord très peu abondante, faite de bonne farine de blé ou de riz : on emploie souvent des farines lactées dont les avantages sont encore à démontrer. Le tapioca, la semoule, pourront être utilisés. Un peu plus tard on incorporera un jaune d'œuf à la bouillie ou au potage, puis on donnera 2 repas de ce genre par jour. Il va sans dire que pendant ce temps on surveillera attentivement les fonctions digestives afin de s'assurer que le nouveau régime est bien supporté. Le lait ne sera tout à fait supprimé que vers l'âge de 20 mois. A partir de 2 ans les enfants mangent les mêmes mets que leurs parents. Il convient de ne leur donner que très peu de boissons alcooliques et point du tout de liqueurs, de thé, de café.

**Les crèches.** — Nous avons déjà dit que la meilleure manière de protéger l'enfance était de secourir les mères, de leur donner les moyens de conserver le plus possible et de nourrir chez elles leurs enfants. Mais en général les secours à domicile ne suffisent pas pour débarrasser pendant plusieurs mois les mères de l'obligation de travailler au dehors, et il faut bien prévoir des établissements dans lesquels leurs enfants seront reçus et soignés au moins durant la journée; telle est la destination des crèches imaginées par F. Marbeau, qui fonda la première en 1844. Les mères viennent deux ou trois fois chaque jour à la crèche pour y donner le sein aux nourrissons; d'autre part ceux-ci prennent le biberon dans l'intervalle des visites maternelles; en sorte que l'allaitement mixte est généralement pratiqué dans les crèches; mais certains enfants peuvent y être soumis exclusivement à l'allaitement artificiel.

Les crèches municipales ou privées sont, en France, au nombre d'environ 350, ce qui du reste ne correspond pas à plus de 14.000 enfants (Napias). Toutes sont soumises à la surveillance de l'Administration depuis 1862; mais à cet égard le décret d'organisation du 2 mai 1897 et l'arrêté ministériel du 20 décembre de la même année réglementant les crèches ont réalisé un très grand progrès. Nous donnerons plus loin le texte de ces documents. Toutefois, comme l'a dit Napias, qui en a été l'inspirateur, on a dû se borner à y indiquer les conditions hygiéniques *minima* exigibles dans les crèches: mais les hygiénistes ne doivent pas cesser de s'efforcer de faire réaliser des conditions supérieures dans l'installation, l'outillage et le fonctionnement de ces établissements où les enfants ont besoin de trouver tous les éléments de prospérité qui résultent d'une salubrité parfaite des lieux et des choses, ainsi que d'un ensemble de précautions judicieuses vis-à-vis des contagions possibles.

**Emplacement et plan.** — La nécessité de donner les plus grandes facilités aux mères pour apporter chaque jour leurs enfants à la crèche et pour y venir les allaiter de temps en temps impose à l'établissement d'être situé vers le centre du quartier qu'il est appelé à desservir, ou à proximité des ateliers d'ouvrières, quand la nature des industries qui s'y exercent ne compromet pas la salubrité des alentours. Il faut louer les grands industriels qui ont installé eux-mêmes des crèches près de leurs usines. On attribuera d'ailleurs à la crèche une assez vaste superficie de terrain pour que son bâtiment soit isolé des constructions voisines, entouré d'air et de lumière, et notamment très accessible au soleil du côté du Midi et de l'Est. Au surplus on ne peut se passer d'une cour assez spacieuse pour y mettre les enfants à l'air, et on se trouvera bien d'égayer le pourtour de la crèche d'un jardinet avec quelques pelouses. L'annexion d'une crèche à un groupe scolaire est à éviter en raison des échanges de contages que ce rapprochement de diverses catégories d'enfants pourrait favoriser.

Chaque crèche doit être faite pour un petit nombre d'enfants. L'extrême réceptivité des bébés pour diverses infections expose toujours à des épidémies, même dans les meilleures crèches et les mieux dirigées. Le moyen le plus sûr de limiter la diffusion des contages est de restreindre autant que possible le groupe. Il est désirable qu'une crèche ne reçoive pas plus de 30 enfants, ce qui du reste suppose d'habitude que l'établissement dessert une zone déjà assez étendue. Napias conseille, dans le cas où l'on voudrait avoir une cinquantaine de places, de constituer la crèche de deux pavillons bien séparés avec services généraux communs dans l'intervalle.

L'exception qui vient d'être signalée mise à part, la crèche sera presque toujours formée par un seul bâtiment. Une de ses façades principales sera exposée au midi. Si l'on s'installe en bordure d'une rue on n'oubliera pas que les locaux destinés au repos des enfants devront être éloignés de ce bruyant voisinage. Les diverses parties de la crèche seront au rez-de-chaussée, pour en faciliter l'accès et simplifier le service; une portion seulement du bâtiment comportera un étage réservé au logement de la directrice de la crèche et de son personnel servant s'il y a lieu. Il est inutile en général d'avoir beaucoup de sous-sols: la buanderie qui s'y trouve souvent nous paraît y être mal placée; on ferait bien de n'y loger que le générateur du chauffage.

Les divers locaux à prévoir dans une crèche sont :

1° Un dortoir, ou même deux si l'on veut séparer les petits lits des enfants sevrés des berceaux des nourrissons : chose fort utile pour limiter les contagions surtout si la crèche contient plus d'une trentaine d'enfants ; 2° une salle de jour, dite aussi « pouponnat » affectée aux enfants qui marchent ; pour la raison déjà donnée deux salles vaudraient mieux ; 3° une salle de change, de toilette et de pesées ; 4° une salle avec lavabos pour les enfants les plus grands et quelques baignoires : cette pièce peut être confondue avec la précédente, à condition que la salle unique sera assez spacieuse ; 5° une salle d'allaitement pour les mères qui nourrissent ; 6° un vestiaire ; 7° une petite lingerie pouvant à la rigueur ne faire qu'un avec le vestiaire ; 8° une chambre d'isolement ; 9° des cabinets d'aisances pour les enfants avec 2 stalles spéciales pour le personnel de la crèche ; 10° une cuisine avec relaverie ; 11° un réfectoire pour le personnel employé : 12° une petite buanderie avec séchoir ; 13° une salle de désinfection munie d'une étuve convenable ; 14° une vérandah ou un préau couvert fréquentable en cas de pluie par les enfants qui marchent ; 15° un bureau pour le médecin de l'établissement ; 16° un bureau pour la directrice ; 17° le logement de la directrice et s'il y a lieu d'une partie du personnel employé ; 18° une chaufferie, un dépôt de combustible, une cave.

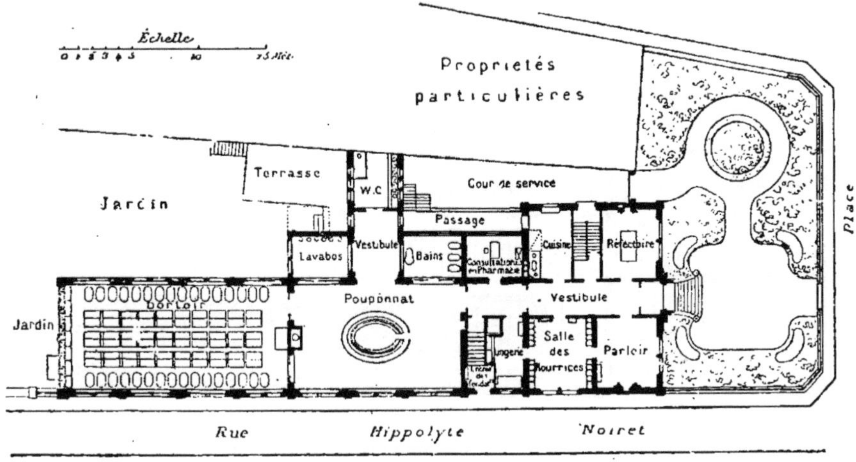


Fig. 175. — *Crèche Hippolyte Noiret, à Rethel.*

La distribution générale pourra offrir d'assez grandes variations tout en restant conforme aux indications ci-après. Selon Drouineau on partagera assez nettement les divers locaux en 2 groupes principaux, l'un comprenant tout ce qui est spécialement affecté aux enfants, l'autre les divers services et les locaux servant aux relations de la crèche avec le dehors. Ces derniers, s'ouvrant sur le vestibule d'entrée, sont les bureaux du médecin et de la directrice, le vestiaire, la chambre d'isolement destinée à recevoir un enfant en attendant que ses parents viennent le reprendre, et la salle d'allaitement ; il est bon que de celle-ci on ait vue à travers une cloison vitrée sur la partie de la crèche occupée par les enfants, afin que les mères puissent s'assurer de leurs yeux des soins dont les bébés sont l'objet. On réunira d'autre part les locaux du service alimentaire (cuisine, relaverie, réfectoire) et ceux du service de propreté (buanderie, lingerie, désinfection), à l'exception des bains, lavabos, qui doivent être assez voisins du dortoir et du pouponnat. Ces deux dernières salles seront quelque peu distantes l'une de l'autre, comme l'a conseillé Napias, car dans l'une se trouvent des bébés qui dorment la plupart du temps, et dans l'autre des enfants plus grands qui jouent bruyamment. Nous séparerions volontiers le dortoir du pouponnat en intercalant entre eux la salle de change, le lavabo, les bains. La vérandah, ou préau couvert, sera attenante au pouponnat. Les water-closets en seront peu éloignés, quoique séparés par un vestibule.

Nous reproduisons à titre d'indication le plan des crèches Hippolyte Noiret, à Rethel, et de la rue des Poutrains, à Roubaix, pas absolument complètes peut-être, mais qui nous paraissent offrir de bonnes dispositions d'ensemble. Toutefois la crèche de Rethel a le tort d'être faite pour 100 enfants et de comporter une buanderie en sous-sol. Nous préférerons la crèche de Tourcoing pour 40 enfants : son défaut le plus sérieux est la présence de la cuisine entre le dortoir et le pouponnat. La crèche Auban-Moët à Épernay est aussi à citer comme assez bien conçue.

**Aménagements intérieurs.** — L'aspect des locaux de la crèche, surtout de ceux occupés par les enfants, doit être gai, riant, mais non pas luxueux. Il est indispensable que ces locaux présentent d'ailleurs les dispositions aussi favo-

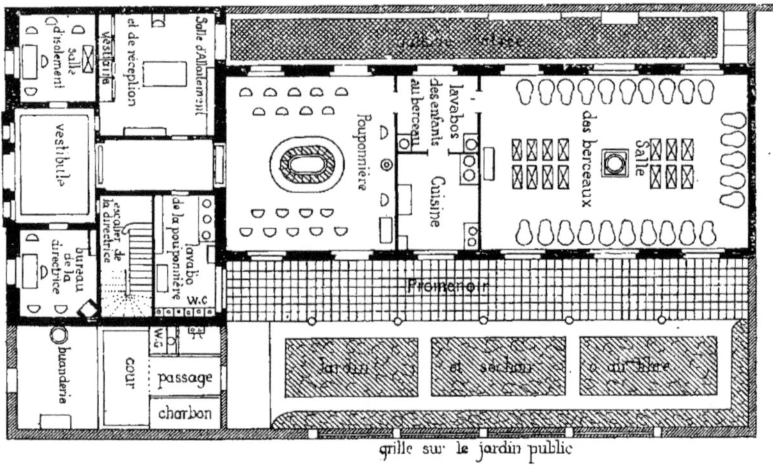


Fig. 176. — Crèche de Tourcoing.

rables que possible à l'entretien d'une propreté rigoureuse. Leurs diverses parois devront donc se prêter au nettoyage humide, qui souvent sera même pratiqué à l'aide de liquides antiseptiques. Aussi l'emploi de revêtements en bois sera-t-il très limité : la presque totalité des sols sera carrelée, les murs couverts de peinture vernissée de nuance claire, souvent même garnis à leur base de carreaux de faïence sur 1,50 de hauteur.

Un assez grand nombre de cloisons sont vitrées avec raison ; cela donne de la lumière, de la gaîté, et facilite beaucoup la surveillance. Le soubassement de ces cloisons se fera en maçonnerie recouverte de peinture comme les autres parois verticales. L'encadrement des vitres sera en fer peint et verni, sans croisillons horizontaux. Les fenêtres seront larges et hautes tout en descendant d'ailleurs assez bas, de façon à laisser entrer beaucoup d'air et de lumière : on les munira d'une imposte mobile à leur partie supérieure.

Le *chauffage* sera pratiqué pour l'ensemble de la crèche au moyen de la vapeur à basse pression, avec un de ces appareils modernes qui fonctionnent parfaitement sans exiger beaucoup de soins. L'appareil sera installé dans le sous-sol ; les différents locaux et les vestibules recevront des radiateurs de manière à entretenir partout une température de 16°; il est bon que les radiateurs ou les tuyaux qui les desservent et qui seraient accessibles aux enfants soient entourés à la distance de 10 centimètres d'un réseau métallique à mailles de 2 à 3 centimètres : mais la mobilité de ces réseaux doit être telle qu'on puisse les déplacer chaque jour pour le nettoyage des surfaces de chauffe.

La *ventilation permanente* sera assurée d'une part au moyen d'orifices d'introduction munis de registres placés derrière les radiateurs de chauffage, d'autre part à l'aide d'orifices de sortie percés près du plafond et communicant avec des gaines puis avec une cheminée d'évacuation.

L'*éclairage artificiel* pourra être assuré par le gaz, avec des becs Auer. Mais dans les centres industriels on aura sans doute très souvent l'occasion d'utiliser la lumière électrique.

Le *mobilier* sera partout aussi simple et aussi peu infectable que possible; cette recommandation s'applique notamment aux berceaux.

Le *dortoir* offrira 3,50 à 4 m. de hauteur, avec au moins $3^{m2}$, par lit ou par berceau, soit un minimum de plus de $10^{m3}$ par enfant. Le sol sera carrelé en grès cérame. Il y aura des fenêtres opposées, munies d'un store intérieur du côté du midi. Les lits et berceaux seront en fer, très faciles à nettoyer et désinfecter. Ils seront garnis de paillasses de toile blanche remplies de varech, de balle d'avoine, ou autre substance peu coûteuse et aisément renouvelable. Les rideaux aux lits et berceaux sont généralement inutiles; mais une gaze pour protéger les enfants contre les mouches rendra service dans beaucoup de régions (Napias). Bien entendu on n'aura ni lit ni berceau commun à plusieurs enfants.

Le *pouponnat* d'après Napias doit offrir $3^{m2}$ par enfant, en ne comptant que ceux qui marchent. Comme le dortoir le pouponnat aura des fenêtres opposées et sera exposé aussi au midi : on mettra des stores aux fenêtres de ce côté. La salle communiquera directement avec la vérandah et la cour; surtout il n'y aura point de marches d'escaliers pour passer de l'un à l'autre. On ne saurait dans le pouponnat employer un revêtement du sol qui fut dur et froid, les enfants se trouvant pendant une grande partie de la journée en contact avec lui, et étant exposés à faire de nombreuses chutes. Il faudra recourir au parquet de bois sur bitume ; ce bois sera peint et verni, ou encore recouvert d'un linoléum. Un parquet de liège a été jadis proposé par Uffelmann : la question serait d'avoir un moyen de le nettoyer. Dans le cas où un tapis paraîtrait indispensable pour les enfants qui se traînent à terre plutôt qu'ils ne marchent, il sera entendu que la désinfection de ce tapis s'opérera chaque jour.

Pour les mêmes raisons que le parquet, on adoptera dans le pouponnat un lambrissage en bois verni, aussi simple que possible, régnant sur 1 m. de hauteur au bas des murs. La « pouponnière », également en bois verni, pourrait être supprimée : les enfants y sont quelque peu emprisonnés et gênés dans leurs mouvements (Napias). Des chaises basses et des bancs mobiles en bois dur, verni, suffisent comme mobilier : on essuiera chaque jour le tout avec un linge imbibé d'une solution légèrement antiseptique.

*Lavabos, bains, salle de change.* Un sol en grès cérame, des revêtements en faïence au bas des murs sur 1,50 de hauteur sont ici nécessaires. Il y aura une distribution convenable d'eau chaude et d'eau froide. Comme lavabo on installera assez bas une série de cuvettes fixes avec bonde, et au-dessus d'elles une petite étagère en marbre ou en verre pour poser les paniers en fer galvanisé contenant les objets de toilette numérotés spéciaux à chaque enfant. Les petites baignoires au nombre de 1 pour 8 enfants, seront surélevées de manière à ce que les personnes chargées de ce soin puissent baigner sans trop de fatigue les bébés. Il serait bon d'avoir en outre une cabine avec baignoire de dimension ordinaire à l'usage du personnel de la crèche. La salle de change comporte surtout des espèces de larges cuvettes fixées à 0,50 au-dessus du sol, pour les petits lavages des bébés ; il y aura en outre des étagères (plaques de verre sur consoles de fer) où l'on posera les objets de toilette, le linge propre. Le linge sale sera provisoirement déposé dans une caisse métallique fermant bien.

La *salle d'allaitement*, en plus de chaises basses et de bancs où les mères s'assoieront, sera munie de quelques cuvettes-lavabos ou de simples postes d'eau afin que ces femmes puissent au moins se laver les mains.

Le *vestiaire* renfermera des étagères à claire-voie, en métal, où trouveront place les vêtements spéciaux que les enfants revêtent en arrivant à la crèche et ceux qu'ils quittent à ce moment: les uns et les autres seront utilement désinfectés de temps en temps.

Les *cabinets d'aisances*, en outre de deux sièges dans des stalles pour le personnel de la crèche, devront compter 1 siège par 6 enfants. On fait volontiers usage dans les crèches de latrines à auge avec chasses intermittentes; ce dispositif n'est pas des meilleurs, et pour éviter le dégagement de mauvaises odeurs on fera bien d'adopter plutôt de petites cuvettes indépendantes ayant chacune leur obturation hydraulique et leur chasse spéciale (Napias).

La *chambre d'isolement* pour enfant suspect de maladie contagieuse sera naturellement organisée en vue de faciliter les désinfections.

On trouvera de bonnes dispositions de détail, en dehors des crèches déjà citées pour leur plan général, dans les crèches Fourcarde et Furtado-Heine, à Paris: on se gardera d'ailleurs de jamais imiter le gaspillage d'argent que représente le luxe inutile au point de vue de la salubrité qui règne en général dans le dernier de ces établissements.

**Fonctionnement des crèches.** — Les enfants sont apportés le matin de très bonne heure (quand le travail des ouvrières commence) à la crèche qu'ils ne quittent que le soir; ils doivent être propres à leur arrivée; ils sont à ce moment examinés par la directrice qui tâchera de voir s'ils ne sont pas malades, puis on les lave avec soin; s'ils sont apportés pour la première fois ils sont examinés en détail par le médecin de la crèche lors de sa visite. Il faut au moins faire revêtir à l'enfant des vêtements de dessus appartenant à la crèche en échange des siens: le mieux est de le changer complètement, et de désinfecter assez souvent ses vêtements et ceux qu'on lui donne.

Pendant leur séjour à la crèche il convient de diviser autant que possible les enfants en petits groupes, comme l'ont demandé Beluze et Leroux : cela limite les contagions, la rougeole notamment, dont la crèche est sans cesse menacée. C'est pourquoi on fera bien d'avoir une salle de berceaux et une autre de petits lits, et aussi deux salles de jeu, une pour les enfants qui se traînent plus qu'ils ne marchent, l'autre pour les plus grands, qui marchent bien. Naturellement un personnel servant distinct devra être affecté à chacun de ces groupes. D'ailleurs il faut attribuer à chaque enfant un numéro que porteront aussi tous les objets à son usage particulier : vêtements, lit, biberons, assiettes, cuillères, objets de toilette.

En dehors de l'allaitement maternel on met en œuvre à la crèche l'allaitement artificiel par le lait stérilisé dans l'établissement même à l'aide du procédé Soxhlet; tantôt on fait en somme de l'allaitement mixte, plus souvent de l'allaitement artificiel exclusif. Il va sans dire que ces modes d'alimentation doivent être surveillés minutieusement, et qu'en outre on interviendra auprès des mères pour qu'elles ne compromettent pas chez elles, durant le temps qu'y passent les enfants, le bon résultat du régime suivi à la crèche. La plupart du temps on observe que les enfants des crèches sont indisposés au début de chaque semaine parce qu'ils sont restés chez leurs parents le dimanche, et même le lundi, et qu'ils y ont été mal nourris (Gauchas). Il faut donc faire l'éducation des mères.

En général les crèches paraissent offrir beaucoup plus d'avantages que d'inconvénients ; mais les avantages l'emporteront d'autant plus, les dangers inhérents à la réunion de petits enfants seront d'autant mieux évités, que la crèche, d'ailleurs bien organisée, sera dirigée et surveillée par une personne compétente; sauf de très rares exceptions cette personne ne saurait être qu'un médecin. Sous son autorité se trouvera d'abord une directrice, femme expérimentée, ayant reçu une éducation professionnelle convenable, puis un personnel servant, suffisant soit comme nombre, soit comme qualité.

**Réglementation des crèches.** — Nous donnons ci-dessous le texte du décret et de l'arrêté ministériel qui régissent actuellement les crèches.

### DÉCRET PRÉSIDENTIEL DU 2 MAI 1897.

ARTICLE PREMIER. — La crèche a pour objet de garder et de soigner les enfants en bas âge pendant les heures de travail de leur mère.

Les enfants y reçoivent, jusqu'à ce qu'ils puissent entrer à l'école maternelle ou jusqu'à ce qu'ils aient accompli leur troisième année, les soins hygiéniques et moraux qu'exige leur âge.

ART. 2. — Nulle crèche n'est ouverte sans l'autorisation du Préfet ; cette autorisation n'est refusée que lorsque les locaux destinés à la crèche ne satisfont pas aux conditions indispensables d'hygiène ou lorsque les personnes de l'établissement ne présentent pas des garanties suffisantes.

ART. 3. — L'arrêté préfectoral qui autorise l'ouverture d'une crèche fixe le nombre des enfants qui pourront y être réunis.

ART. 4. — Les personnes ou les sociétés qui possèdent une crèche désignent au Préfet un représentant auquel sont adressées les notifications prévues par le présent décret et par le règlement édicté en exécution de l'article ci-dessous.

ART. 5. — Le Ministre de l'Intérieur et le Préfet ont le droit de faire inspecter les crèches par leurs délégués ; ils se font rendre compte périodiquement du fonctionnement des crèches et s'assurent qu'elles se conforment aux conditions qui leur sont imposées.

ART. 6. — Si le préfet juge que, par une installation défectueuse ou par défaut de soins, une crèche met en danger la vie ou la santé des enfants, il ordonne la fermeture provisoire de cette crèche. Le représentant de l'établissement est mis en demeure de remédier aux défectuosités signalées. Après trois mises en demeure restées sans effet et sur avis conforme du conseil départemental d'hygiène, l'autorisation accordée à la crèche est retirée.

ART. 7. — En cas d'épidémie survenue dans une crèche, cette crèche est fermée, soit par les personnes ou les sociétés qui la possèdent, soit d'office par le Préfet ; elle n'est réouverte qu'après que le Préfet a fait constater qu'elle a été désinfectée.

ART. 8. — Le Ministre de l'Intérieur détermine par un règlement :

1° Les conditions d'hygiène que doit remplir tout local affecté à une crèche, ainsi que celles qui doivent être observées dans la tenue de l'établissement.

2° Les garanties exigées des directrices de crèches et des personnes qui, dans les crèches, donnent les soins aux enfants.

3° Les registres que les directrices des crèches doivent tenir.

ART. 9. — Le décret du 26 février 1862 est abrogé.

ART. 10. — Le Ministre de l'Intérieur est chargé de l'exécution du présent décret.

### ARRÊTÉ MINISTÉRIEL DU 20 DÉCEMBRE 1897.

ARTICLE PREMIER. — Les dortoirs et les salles où se tiennent les enfants reçus dans les crèches ont au moins une hauteur de trois mètres sous plafond, et présentent au moins une superficie de trois mètres et un cube d'air de neuf mètres par enfant.

Le préfet peut toutefois dans des cas exceptionnels dont il est juge autoriser des dimensions moindres, sans que le cube d'air puisse jamais être inférieur à huit mètres par enfant.

ART. 2. — Les salles doivent être largement éclairées et aérées. Elles doivent pouvoir être convenablement chauffées et dans des conditions hygiéniques.

ART. 3. — Personne ne passe la nuit dans une salle occupée le jour par les enfants.

Pendant la nuit, les salles sont aérées et tous les objets dont se compose la literie demeurent exposés à l'air.

ART. 4. — Le mobilier est simple, facile à laver et à désinfecter.

ART. 5. — Chaque enfant a son berceau ou son lit, son peigne, sa brosse, sa tétine s'il est allaité au biberon ; tous les objets dont il se sert sont numérotés et ne servent qu'à lui.

Son mouchoir, sa serviette, son costume ne servent également qu'à lui, tant qu'ils n'ont pas été lavés ; sa literie est désinfectée avant de servir à un autre enfant.

ART. 6. — L'usage des biberons à tube est interdit.

ART. 7. — Dans chaque crèche un médecin a la direction du service hygiénique et médical.

ART. 8. — Aucun enfant n'est admis à la crèche sans être muni d'un certificat médical datant de moins de 3 jours : ce certificat constate que l'enfant n'est atteint d'aucune maladie transmissible et, s'il est convalescent d'une de ces maladies, qu'il a franchi la période pendant laquelle il pouvait la transmettre. Si un enfant reste 8 jours sans venir à la crèche, il n'y est réadmis que muni d'un nouveau certificat relatant les constatations ci-dessus.

Aucun enfant n'est admis s'il n'est vacciné ou si ses parents ne consentent à ce qu'il le soit dans le délai fixé par le médecin ou par l'un des médecins de la crèche.

ART. 9. — Aucun enfant paraissant atteint d'une maladie transmissible ne doit être gardé à la crèche. Tout enfant qui paraît malade doit être immédiatement séparé des autres et rendu le plus tôt possible à sa mère.

ART. 10. — Les crèches sont tenues exclusivement par des femmes.

ART. 11. — Nulle ne peut devenir directrice d'une crèche si elle n'a 21 ans accomplis et si elle n'est agréée par le Préfet du département. Nulle ne peut être gardienne si elle n'est pourvue d'un certificat de moralité délivré par le maire, ou en cas d'omission ou de refus non justifié du maire, par le Préfet.

Nulle ne peut devenir directrice ou gardienne d'une crèche si elle n'établit la production d'un certificat médical qu'elle n'est atteinte d'aucune maladie transmissible aux enfants, qu'elle jouit d'une bonne santé et qu'elle a été, depuis moins d'un an, vaccinée ou revaccinée.

ART. 12. — La crèche doit avoir une gardienne pour 6 enfants âgés de moins de 18 mois et une gardienne pour 12 enfants de 18 mois à 3 ans.

ART. 13. — Les locaux et le mobilier de la crèche sont nettoyés chaque jour où la crèche est ouverte. Les gardiennes tiennent les enfants et se tiennent elles-mêmes dans un état de propreté rigoureuse.

ART. 14. — La directrice de toute crèche doit tenir :

1° Un registre matricule sur lequel sont inscrits les noms, les prénoms et la date de la naissance de chaque enfant ; les noms, adresse et professions de ses parents, la date de l'admission, l'état de l'enfant au moment de l'admission et s'il y a lieu, au moment des réadmissions et de la vaccination.

2° Un registre sur lequel est mentionné nominativement le nombre des enfants présents chaque jour.

3° Un registre où sont inscrites les observations des inspecteurs et des visiteurs.

ART. 15. — Les enfants reçus dans la crèche sont pesés chaque semaine jusqu'à l'âge de 1 an et chaque mois de un an à deux ans : le résultat de ces pesées est soigneusement relevé.

ART. 16. — Le règlement intérieur de la crèche est affiché dans un endroit apparent d'une des salles ; il est communiqué au maire de la commune.

ART. 17. — Le représentant de la crèche transmet chaque année au Préfet un compte moral de l'œuvre ainsi qu'un rapport médical dressé conformément au modèle adopté par le Ministre de l'Intérieur.

Un compte financier est joint à toute demande de subvention.

ART. 18. — L'arrêté ministériel du 30 juin 1862 concernant les crèches est rapporté.

ART. 19. — Le Conseiller d'état, Directeur de l'Assistance et de l'hygiène publique et les préfets sont chargés chacun en ce qui le concerne de l'exécution du présent arrêté.

**Deuxième enfance.** — La deuxième enfance commence lorsque l'allaitement a pris fin et que la nourriture de l'enfant est de même nature que celle des adultes, c'est-à-dire vers 2 ans. Il y a là, à notre point de vue, une période un peu spéciale qui s'étend jusque vers l'âge de 6 ans, où commence en général la période scolaire dont nous nous occuperons au chapitre suivant.

Les règles d'hygiène relatives à la première enfance, sauf ce qui concerne l'alimentation, ne sont guère à modifier pour la seconde. La pureté de l'air, l'usage de vêtements de laine, la propreté corporelle, les bains, sont toujours les conditions auxquelles est attachée la santé de l'enfant. Il possède, en plus que précédemment, la mobilité spontanée et peut faire de l'exercice sous abri ou en plein air; dans les deux cas, en protégeant l'enfant contre les influences fâcheuses du sol ou de la météorologie, il est indispensable de laisser à ses mouvements la plus parfaite liberté. Les marmots, instinctivement, se roulent beaucoup plus qu'ils ne marchent; on ne les contrariera pas en ceci, car la marche et la seule station debout, prolongées, leur sont nuisibles. Le mieux est de les laisser se livrer à des jeux faciles qu'on leur enseignera et qu'on dirigera un peu.

Les *jouets* occupent une grande place dans l'existence, à ce moment et plus tard, dans les classes pauvres aussi bien que chez les heureux de la société. Ce genre de consommation éveille pourtant les soucis de l'hygiène, comme le font d'autres objets. Le point généralement inquiétant est la *coloration* de ces jouets, qui se fait très volontiers, si l'on n'y veille, avec des couleurs toxiques. Il ne faut laisser aucun composé de plomb, de mercure ou d'arsenic entre les mains des enfants, qui portent tout à la bouche. Ç'a été l'avis du Comité consultatif, qui, en revanche, a maintenu l'innocuité de l'oxyde de zinc, incriminé par les Allemands, peut-être parce que cet oxyde est très employé dans la fabrication française. Cependant, pour permettre à nos fabricants de lutter contre l'invasion des produits étrangers, on a permis (5 août 1887) l'emploi, pour colorier les jouets d'enfants, du vermillon, du chromate de plomb et même de la céruse, à la condition d'être incorporés à du vernis à l'alcool ou du vernis gras. Les couleurs d'aniline sont aussi autorisées.

En France les enfants de 3 à 6 ans sont reçus dans les *Ecoles maternelles*, souvent annexées, plutôt à tort, aux autres écoles pour former des groupes scolaires. L'école maternelle comprend : une ou plusieurs salles d'exercices; une salle de repos; un préau couvert; une cuisine; un vestiaire avec lavabos; des cabinets d'aisances et des urinoirs; une cour de récréation avec jardinet autant que possible; un vestibule spacieux formant salle d'attente pour les parents; des logements pour la directrice et ses adjointes et une loge de concierge. Tous les locaux à l'usage des enfants, aux termes de l'instruction ministérielle de 1882, doivent être situés au rez-de-chaussée. Les salles d'exercices communiqueront directement avec les cours et préaux Seuls les logements de la directrice et de ses adjointes seront à l'étage. On trouvera des plans d'écoles maternelles au chapitre suivant, avec les plans de groupes scolaires.

Il faut se garder dans ces écoles de viser à l'instruction des enfants et de vouloir les obliger déjà à l'immobilité et à l'effort cérébral. Mais on peut, comme le pensait Frœbel « étendre en jouant le cercle de l'observation de l'enfant » : la liberté d'allures et les ébats spontanés des marmots ont encore plus de prix toutefois que la plupart des notions qu'il est possible de leur inculquer. Des jeux, quelques mouvements réglés, des exercices vocaux, et des leçons de choses portant sur les objets les plus usuels, suffisent amplement. C'est d'ailleurs ce qui se fait aujourd'hui dans les écoles maternelles. La *propreté* doit au surplus y tenir une place des plus importantes; il convient d'habituer les enfants à l'usage fréquent du lavabo, surveiller la propreté de leurs vêtements, etc.

**Bibliographie.** — TARNIER, CHANTREUIL et BUDIN. *Allaitement et hygiène des nouveaux-nés.* Paris, 1888. — UFFELMANN. *Traité pratique d'hygiène de l'enfance* (traduit par Boehler). Paris, 1889. — J. BERTILLON *Influence de l'alimentation des jeunes enfants sur leur mortalité* (Revue d'Hyg., XI, 1889). — NAPIAS. *L'hygiène des crèches* (Ibidem, XIII, 1891). — DUCLAUX. *Sur la stérilisation du lait.* (Ann. de l'Inst Pasteur, V, 1891). — BEHNKE. *Krippen* (Handbuch der Architektur, VIe partie), Darmstadt, 1891. — NAPIAS et A. J. MARTIN. *Hygiène* *hospitalière et assistance publique* (Encyclop. d'hyg. de Rochard, V), Paris, 1892. — LEDÉ. *Les nourrices sur lieu* (Revue d'Hyg., XIV, 1892). — DU MÊME. *Nourrices et nourrissons en voyage* (Ibid., XV, 1893. — F. SOXHLET. *Die chemischen Unterschiede zwischen Kuh- und Frauenmilch und die Mittel zu ihrer Ausgleichung* (Munchener med. Woch., 1893). — BIEDERT. *Die Kinderernährung im Saüglingsalter* (2e édit.), 1893. — CHAVANE. *Du lait stérilisé, son emploi dans l'alimentation des nouveaux-nés* (Thèse, Paris, 1893). — DUCLAUX. *Sur l'alimentation des nouveaux-nés* (Ann. de l'Inst. Pasteur, 1894). — J. ARNOULD. *La stérilisation alimentaire*. Paris, 1894. — DLUSKI. *Contribution à l'étude de l'allaitement maternel*. (Thèse, Paris, 1894). — A. RODET. *Sur la stérilisation du lait* (Revue d'Hyg., XVI, 1894). — DROUINEAU. *La crèche Hyppolite Noirét à Rethel*. (Ibidem). — FLÜGGE. *Die Aufgaben und Leistungen der Milchsterilisirung gegenüber der Darmkrankheiten der Saüglinge* (Zeitsch. f. Hyg., XVII, 1894). — BUDIN et CHAVANE. *De l'emploi pour les nourrissons du lait stérilisé au bain-marie à 100°* (Bull. de l'Acad. de méd. 1894). — DUCLAUX. *Les laits stérilisés* (Ann. de l'Inst. Pasteur, 1895) — DU MÊME. *La digestibilité du lait* (Ibidem). — H. NEUMANN. *Oeffentlicher Kinderschutz* (Handb. der Hyg. de Th. Weyl, VII). Iena, 1895. — P. CAZENEUVE. *Recherches sur la stérilisation du lait et la fermentation lactique* (Bull. de l'Acad. de méd., 1895). — LEDÉ. *Des habitations des nourrices* (Revue d'Hyg., XVII, 1895). — H. NAPIAS. *Nouvelle note sur l'hygiène des crèches* (Ibidem). — BREUILLÉ. *Rapport au conseil municipal de Paris sur diverses propositions relatives au fonctionnement des crèches*. Paris, 1895. — BERGERON et d'HEILLY. *Hygiène infantile* (Encyclop. d'Hyg. de Rochard VIII), Paris, 1897. — H. de ROTHSCHILD. *Des laits maternisés*. (Revue gén. des Sciences, 1897). — GAUCHAS. *Deux ans de fonctionnement d'une crèche* (Revue d'Hyg., XIX, 1897). — H. NAPIAS. *De l'organisation des crèches* (Congrès national d'Assistance). Rouen, 1897. — J. BERTILLON. *La puériculture à bon marché* (Revue d'Hyg., XIX, 1897). — E. BARTHÈS. *Des causes de la mortalité des enfants* (Ibid., XX, 1898). — E. GLOPPE. *Les crèches*. (Thèse, Paris, 1898). — A. B. MARFAN. *Traité de l'allaitement et de l'alimentation des enfants du premier âge*. Paris, 1899. — AZIÈRE. *Crèche municipale de la ville d'Héricourt* (Revue d'Hyg., XXI, 1899). — P. BUDIN. *Le nourrisson*. Paris, 1900. — PROMPT. *De l'hygiène des enfants du premier âge* (Revue d'Hyg., XXII, 1900). — BLUZE. *La rougeole à la crèche* (Ibidem). — WEBER. *Die Bakterien der sogenannten sterilisirten Milch des Handels, ihre biologischen Eigenschaften und ihre Beziehungen zu den Magen-Darmkrankheiten der Saüglinge* (Arbeiten a. d. Kais. Gesundheitsamte, XVII, 1900). — A. PINARD. *Hygiène de la femme enceinte. Puériculture intra-utérine* (Congrès d'Hyg., Paris, 1900). — BUDIN. *De la puériculture après la naissance* (Ibidem). — DESCHAMPS. *Les crèches* (Ibidem). — A. B. MARFAN. *Allaitement naturel et allaitement artificiel. Hypothèse sur le rôle des zymases du lait* (Presse médicale, 1901).

# CHAPITRE IV

## HYGIÈNE SCOLAIRE

L'importance de l'hygiène scolaire résulte de la situation très spéciale et assez inquiétante que les exigences de l'instruction scientifique ou littéraire créent aux enfants et aux adolescents. A un cerveau inachevé, on demande un travail soutenu ; à un corps en voie de développement, on impose l'immobilité, la sédentarité. Enfin on réunit pour les faire vivre en commun des organismes particulièrement susceptibles vis-à-vis des infections diverses. Certaines déviations, certains arrêts, dans le développement physique ou intellectuel, des troubles organiques ou fonctionnels, des maladies épidémiques, peuvent être et sont parfois la conséquence des conditions dans lesquelles l'enfant traverse cette phase périlleuse de l'existence, que l'on ne peut cependant songer à supprimer ni amoindrir dans l'état actuel des sociétés. Il appartient à l'hygiène de dire quelles doivent être les conditions en question et dans une certaine mesure comment il faut instruire la jeunesse pour ne compromettre ni la valeur physique, ni même la valeur intellectuelle, des hommes que seront plus tard les écoliers.

Nous nous occuperons d'abord de l'installation matérielle des diverses écoles ; nous examinerons ensuite la manière dont il convient que les écoliers fassent usage de ces établissements afin de former à la fois leur corps et leur esprit.

## Les écoles.

On peut diviser, au point de vue de l'hygiène, les établissements scolaires en deux grands groupes, suivant qu'ils ne renferment que transitoirement, pendant une partie de la journée, ou d'une façon permanente, c'est-à-dire nuit et jour, les élèves auxquels ils sont destinés. Dans le premier groupe on trouve surtout les *écoles primaires élémentaires*, de beaucoup les plus nombreuses, ou rurales ou urbaines ; on y joindra les *écoles primaires supérieures* et certaines *écoles professionnelles*. Dans le second groupe se rangent les *lycées*, *collèges*, *écoles normales primaires* et certaines *écoles professionnelles*, où une partie au moins des élèves habitent réellement. On saisit sans peine la différence : pour les établissements du second groupe les questions scolaires se compliquent des questions d'habitation proprement dite.

La construction et l'aménagement des écoles sont réglementés en France par l'Instruction ministérielle du 28 juillet 1882 ; nous en indiquerons souvent les prescriptions, soit que nous les adoptions, soit que nous jugions utile de demander davantage ou quelque chose d'autre. Rappelons qu'en outre les Conseils d'hygiène départementaux doivent donner leur avis sur le choix de l'emplacement et les plans de toute école à construire.

**Emplacement. Orientation.** — Il est nécessaire de ne pas trop éloigner l'école de l'agglomération qu'elle doit desservir ; on cherche même d'ordinaire à lui donner une situation assez centrale. On se gardera toutefois d'exagérer dans ce sens, et on n'hésitera jamais, suivant la recommandation de Javal, à allonger quelque peu le trajet quotidien des écoliers pour édifier les bâtiments scolaires sur un terrain bien aéré et bien ensoleillé, de préférence un peu élevé, à proximité duquel il n'y aura ni établissement insalubre ou bruyant, ni même d'établissement collectif important. Le mieux serait que les alentours immédiats ne présentassent point de constructions très élevées, condition difficilement réalisable en ville. Du moins faut-il tâcher d'entourer l'école de rues larges, ou de l'élever en bordure d'une place, d'un jardin.

Bien entendu le terrain choisi offrira autant que possible naturellement toutes garanties de salubrité ; dans tous les cas, on le drainera convenablement et on lui donnera, s'il ne les a déjà, les pentes voulues pour favoriser le rapide écoulement des eaux tombant à sa surface. La situation de l'emplacement sera d'ailleurs telle qu'on puisse y avoir une bonne eau de boisson et qu'on n'y éprouve pas de difficultés à se relier aux égouts dont la localité sera, espérons-le, pourvue.

L'étendue superficielle du terrain, dit l'Instruction de 1882, sera évaluée à raison de 10m² environ par élève ; elle ne pourra toutefois être inférieure à

500m². Ce sont là des chiffres minima ; on s'efforcera toujours d'aller au delà.

L'orientation des bâtiments scolaires est un problème particulièrement délicat à résoudre ; si l'ensoleillement des locaux d'instruction occupés durant plusieurs heures chaque jour par un grand nombre d'individus est chose fort désirable en raison de l'action assainissante des rayons solaires, il est à craindre d'un autre côté que ces rayons n'influent défavorablement sur la vision des objets par les écoliers, ou encore que leurs effets calorifiques ne se fassent sentir à l'excès grâce aux larges baies vitrées dont les classes sont pourvues. Il faut donc trouver pour ces baies une exposition qui réunisse dans la mesure possible les avantages de l'insolation avec le minimum de ses inconvénients.

L'exposition à l'ouest n'est recommandée par personne, étant donné que les vents dominants et surtout les vents de pluie viennent de ce côté. L'exposition à l'est aurait pour résultat de faire pénétrer profondément les rayons solaires dans les classes durant les matinées, circonstance très gênante. L'exposition au sud amènerait en été un échauffement pénible. Nous n'adopterons cependant pas l'exposition au nord, préconisée par Trélat et par Nussbaum ; la lumière qui vient de ce côté est uniforme, mais elle est faible, triste ; de plus, les classes n'ayant le plus souvent de baies que sur une seule paroi seraient à peu près complètement privées d'insolation, si ces baies s'ouvraient au nord.

On choisira donc une exposition intermédiaire. L'exposition au sud-est nous paraît devoir être ordinairement préférée dans nos régions : elle permet l'insolation de la majeure partie des façades, et elle assure aux classes des conditions assez avantageuses, le soleil étant déjà haut lorsqu'il y pénètre et cessant d'y arriver assez tôt pour ne pas produire l'été une trop grande élévation de température. D'autre part, c'est en face d'un pignon que se trouve le soleil au moment le plus chaud des jours d'été (vers 2 h.), et c'est encore ce pignon qui est exposé aux vents pluvieux du S.-O. Cette situation est préconisée en Allemagne par Bürgerstein, Hirntraeger, Kotelmann, Eulenberg. Chez nous Javal a conseillé l'exposition au N.-E. : elle est bien froide, et en outre la façade opposée reçoit de plein fouet la pluie chassée par le vent du S.-O.

**Plan des écoles rurales.** — Dans le cas le plus fréquent, celui d'une commune de moins de 500 à 600 habitants, il faut prévoir : une classe de garçons pour 42 élèves au plus, et une classe de filles semblable ; un abri ou préau couvert pour les garçons, un autre pour les filles ; une cour de récréation pour les garçons et une pour les filles ; des cabinets d'aisances et urinoirs ; un gymnase ; un local pour les bains par aspersion ; un jardin scolaire (qui toutefois peut ne pas être attenant à l'école) ; un logement pour l'instituteur (cabinet de travail, cuisine, salle à manger, deux chambres à coucher, cabinet d'aisances, cave, grenier) et un pour l'institutrice, avec jardin annexé à chacun. Le plus souvent on réunit à l'école la mairie, à laquelle suffisent une grande et une petite salle.

La construction sera en principe d'une grande simplicité ; les bâtiments ne comportent qu'un rez-de-chaussée, sauf pour quelques locaux des logements de l'instituteur et de l'institutrice qui seront à l'étage. Les toitures seront couvertes en tuiles, avec faux grenier ou couche isolante convenable pour prévenir les variations de température trop faciles dans les pièces sous-jacentes. On évitera de bâtir en bordure de l'emplacement. Les parties de l'école affectées aux garçons et celles affectées aux filles seront séparées et on y aura accès par des entrées distinctes, comme le veut l'Instruction de 1882.

Le plan d'une école rurale peut se concevoir de bien des manières, variables surtout suivant la forme du terrain dont on dispose. Nous indiquerons toutefois deux types qu'il serait désirable à notre avis d'imiter le plus souvent possible.

Dans un premier type (fig. 177) on a un seul bâtiment, en façade sur la rue dont il est séparé par un jardinet que limite une grille le long du trottoir ; au centre se trouve la mairie, flanquée à droite et à gauche des corridors d'entrée distincts pour les garçons et pour les filles, et séparée ainsi des classes ; celles-ci prenant jour du côté de la rue, une assez large galerie couverte servant de préau règne sur leur autre face, où se trouvent leurs portes et des baies d'aération ; les corridors sont en même temps des vestiaires ; au débouché de chacun d'eux dans la cour est installé un lavabo, et en arrière de ceux-ci une salle de bains par aspersion avec deux entrées. Un mur le long duquel se prolonge la galerie couverte sépare la cour des garçons de celle des filles jusqu'au gymnase. Aux extrémités du bâtiment d'école sont les logements de l'instituteur et de l'institutrice, avec un étage ; tout auprès les jardins annexés à ces logements, encadrant les cours. Au fond du terrain le jardin scolaire. Les cours ne sont séparées de ces jardins que par des grillages ou palissades.

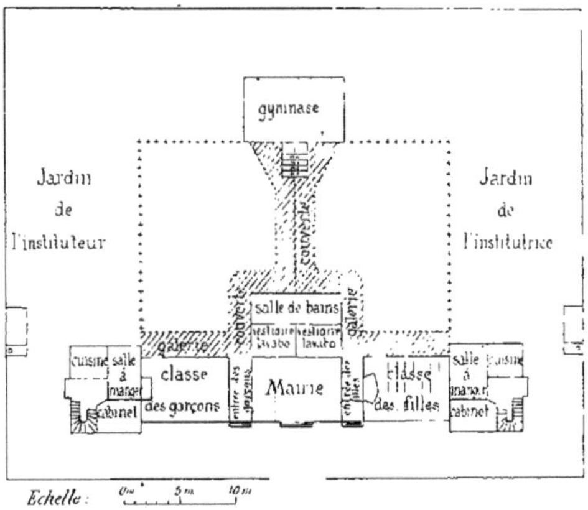

Fig. 177. — École rurale pour garçons et filles avec mairie.

Dans un second type (fig. 178), proposé par plusieurs architectes, on a deux bâtiments, l'un près de la rue avec la mairie et les logements de l'instituteur et de l'institutrice, l'autre au fond des cours de récréation avec les classes flanquées de vestiaires-lavabos et une salle de bains. Ce plan comparé au précédent offre plusieurs désavantages : notamment les cours se trouvent placées entre deux bâtiments et sont en outre séparées des jardins par les galeries couvertes, ce qui est au détriment de leur aération. On améliorerait cette situation en plaçant les galeries couvertes le long de la façade du bâtiment des classes qui donne sur les cours et en les prolongeant de part et d'autre du mur de séparation médiane. Les classes prendraient jour sur le jardin scolaire. Les cours, comme tout à l'heure, ne seraient limitées que par des grillages ou palissades.

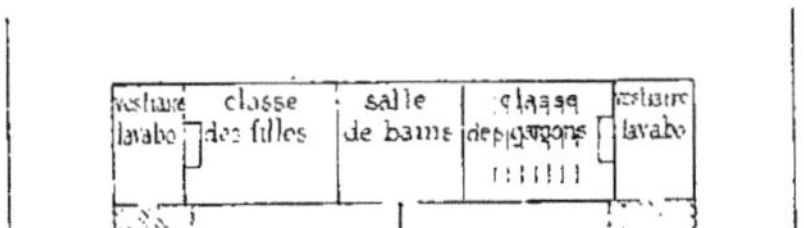

Fig. 178. — École rurale pour garçons et filles avec mairie.

Ces types d'écoles peuvent du reste comprendre 4 classes au lieu de 2 par simple allongement des bâtiments : on aurait ainsi 168 places d'élèves, ce qui correspond à une population de 1100 à 1200 habitants dans la commune.

**Plan des écoles urbaines.** — On construit dans les villes tantôt des écoles de garçons et des écoles de filles séparément, tantôt des *groupes scolaires* qui réunissent sur un même terrain ces deux genres d'écoles auxquelles on ajoute souvent encore une école maternelle. Nous avons déjà dit que nous étions peu partisan de ce rapprochement. Au surplus l'hygiène ne saurait voir avec faveur créer des groupes où le nombre des élèves est parfois énorme, atteignant jusqu'à 750 unités, maximum fixé par l'Instruction de 1882. On devrait se limiter à la moitié de ce chiffre, et mettre à part l'école maternelle.

Etant donnée la nécessité d'économiser le terrain, nous admettons qu'en ville les bâtiments scolaires aient un étage sur rez-de-chaussée, ce dernier devant servir surtout à l'installation du préau couvert au-dessus duquel se trouveront les classes. Nous désapprouvons les bâtiments à 2 étages sur rez-de-chaussée qui projettent de l'ombre sur une trop grande étendue des cours, et tendent à favoriser un certain encombrement.

Les constructions seront d'une simplicité n'excluant pas la gaieté : on se gardera de faire, pour l'ornementation des façades, des dépenses élevées ; l'emploi de briques de couleurs un peu variées, de quelques motifs de céramique, de fers apparents, donne sans grands frais un aspect agréable aux bâtiments.

Les écoles urbaines devraient comprendre : 8 classes (de 42 élèves) à raison de 4 classes par bâtiment ; un vestiaire avec lavabo par bâtiment ; un abri ou préau couvert par bâtiment ; une ou deux cours de récréation suivant que l'école est ou non pour garçons et filles ; des cabinets d'aisances distincts pour chaque sexe ; un atelier de travail manuel (*idem*) ; une salle de dessin ; un gymnase ; une salle de bains par aspersion ; un logement pour le directeur et un pour la directrice s'il y a lieu ; une salle pour adjoints et une pour adjointes ; un ou deux parloirs ; un logement de concierge.

Les faibles dimensions de l'espace dont on dispose, toujours restreint au minimum exigible, et surtout le fait que cet espace est enveloppé de hautes constructions, compliquent le tracé du plan d'une école urbaine. Tout en assurant convenablement l'éclairage et la ventilation des classes il faut s'ingénier à faciliter l'ensoleillement et le renouvellement d'air des cours. A cet effet, non seulement on orientera d'une façon rationnelle les bâtiments scolaires, mais on évitera en outre de trop les agglomérer. On maintiendra toujours entre eux et les constructions voisines un intervalle libre, dit « tour d'échelle », large de quelques mètres. Enfin on les disposera de telle manière que les baies d'éclairage des classes soient tournées vers le plus vaste espace libre, et que celui-ci, essentiellement formé par les cours, soit aussi peu morcelé ou enclavé qu'il se puisse.

Ces principes nous semblent devoir faire repousser généralement le bâtiment d'école se développant en bordure d'une rue dont il sépare les cours, alors que celles-ci sont déjà limitées de tous les autres côtés par des constructions élevées ; il vaut mieux en pareil cas bâtir l'école vers le fond du terrain, ayant devant elle les cours s'étendant jusqu'à la rue qui contribuera ainsi à augmenter au point de vue atmosphérique la masse de l'espace libre vers lequel sont tournées les baies d'éclairage et où les écoliers viennent respirer. La clôture des cours le long de la rue serait d'ailleurs assez basse : un petit mur surmonté d'une grille suffit. Naturellement si au lieu d'une rue on a devant soi une place, cela vaut encore mieux. Nous donnons ci-dessous (fig. 179) le plan d'une école de Remiremont qui reproduit assez exactement les dispositions que nous venons de préconiser.

Il va sans dire que si l'on veut tenir compte comme on le doit des règles de l'orientation précédemment indiquées en ce qui concerne l'exposition des classes, on ne construira jamais pour ces classes deux bâtiments qui seraient disposés perpendiculairement l'un à l'autre, ni deux bâtiments placés symétriquement de chaque côté d'une cour sur laquelle leurs baies d'éclairage respectives prendraient toutes également jour : dans de telles conditions l'un des bâtiments se

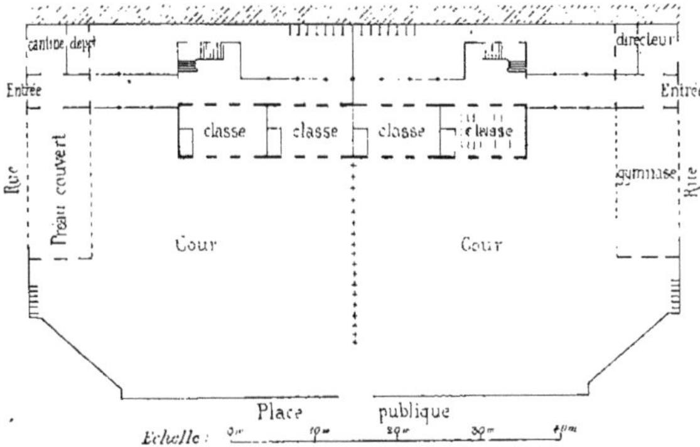


Fig. 179. — Groupe scolaire à Remiremont. — Projet Mougenot. — Ecole maternelle à gauche. Ecole de garçons à droite. Le bâtiment central a 2 étages, le 1er pour classes, le 2e pour logements.

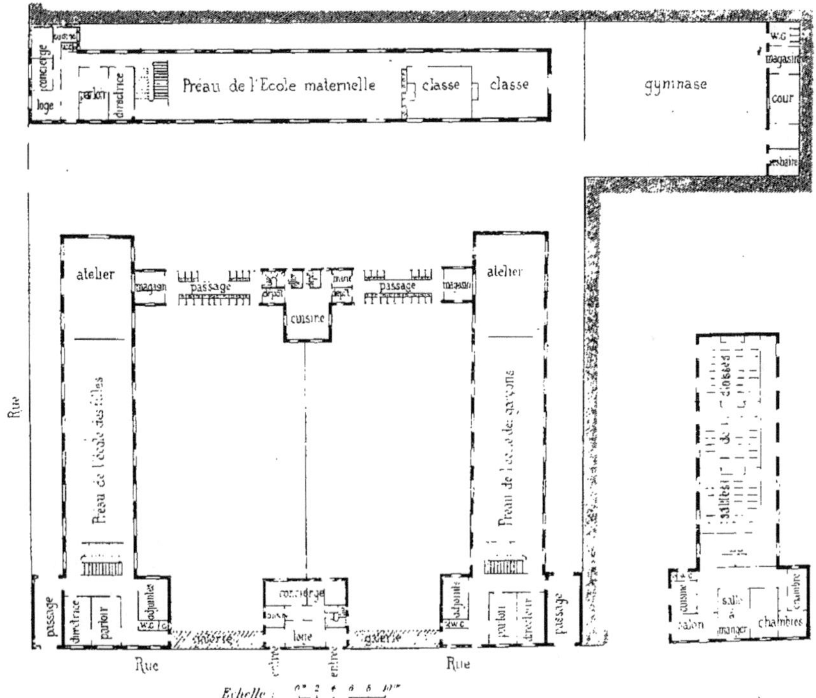


Fig. 180. — Groupe scolaire de la rue Saint-Lambert à Paris.
Les 2 bâtiments parallèles, sauf au-dessus des ateliers, ont 2 étages par-dessus le rez-de-chaussée. Le 1er étage du bâtiment des garçons est figuré à droite du plan. — Le bâtiment de l'école maternelle a 1 étage sur rez-de-chaussée dans toute sa longueur. — Le reste du groupe est à simple rez-de-chaussée.

trouve à coup sûr avoir ses classes fort mal exposées. C'est pourtant ce que l'on constate sur les plans de nombreuses écoles. On trouve non moins fréquemment dans les grandes villes des écoles avec des bâtiments entourant tout à fait les cours sur lesquelles leurs classes prennent jour; ici ce n'est plus seulement l'orientation qui est mauvaise et l'éclairage défectueux; l'aération et l'ensoleillement des cours, et par suite des locaux, sont en outre aussi gravement compromis que possible. De pareilles dispositions devraient être proscrites d'une manière absolue, car elles sont de nature à rendre à peu près inutile tout ce que l'on pourrait faire par ailleurs en vue de la salubrité des établissements.

Les groupes scolaires français de construction récente ne présentent pas d'ordinaire d'aussi graves défectuosités, même là où le prix des terrains rend cependant la construction de bonnes écoles fort onéreuse. Citons à Paris le groupe scolaire de la rue Saint-Lambert (architecte M. Bouvard), peut-être le meilleur en son genre que l'on puisse rencontrer dans une très grande ville : à côté de qualités évidentes, les imperfections de ce grand établissement (éclairage pris dans trois directions tout à fait différentes, classes au 1er étage à l'école maternelle, jusqu'au 2e étage dans l'école des garçons et celle des filles, cours encore trop enclavées par les divers bâtiments) nous paraissent prouver l'impossibilité qu'il y a de réaliser en ville un groupe scolaire comprenant trois écoles pour un total de 750 enfants et dont les dispositions générales soient parfaitement favorables à la salubrité.

**La classe.** — La classe, où s'accomplit tout le travail intellectuel des écoliers, est naturellement la partie essentielle des établissements scolaires quels qu'ils soient. Ce que nous en dirons s'applique en général aussi bien aux classes des écoles primaires qu'à celles des lycées.

**Dimensions.** — L'étendue en surface de la classe dépend tout d'abord de la place à accorder à chaque élève; le nombre des élèves à admettre dans une même classe, et par suite la contenance maxima de celle-ci, ont d'ailleurs pour limite : 1° l'obligation d'assurer pour les élèves les plus éloignés une vision nette de ce qui peut être écrit au tableau placé à une extrémité de la classe, 2° la nécessité de fournir un éclairement par la lumière naturelle encore suffisant aux élèves les plus éloignés des fenêtres. Il résulte de ceci que la classe ne doit pas avoir plus de 9m. de long et, avec l'éclairage unilatéral, 7m. de large, pour une hauteur d'environ 4m50. Bürgerstein conseille même de ne pas dépasser une largeur de 6m.

L'Instruction de 1882 fixe à 50 le nombre maximum des places par classe et demande que la surface totale de la salle représente 1m²25 par élève. Nous souhaiterions 42 élèves seulement par classe. Les tables-bancs en usage étant d'ordinaire à 2 places, et offrant 0m60 à 0m65 par place (selon la taille des élèves), on disposerait trois de ces tables de front, ce qui prendrait 3m60 à 3m90 : en y ajoutant deux passages latéraux de 0m60 entre les tables extrêmes et les murs, puis deux autres passages semblables entre ces tables et la table du milieu, on arrive pour la largeur totale de la classe à 6m. ou 6m30. Il y aurait d'autre part 7 rangs de tables-bancs, chacun occupant 0m90 en profondeur; ajoutons à cela 0m40 entre le dernier banc et le mur, puis 2m10 pour le maître en avant du premier rang de table : on a ainsi une longueur totale pour la classe de 8m80. Cela donnerait finalement 52m²,80 à 55m²,43, soit 1m²,25 à 1m²,30 par élève; soit avec la hauteur minima de 4m., un cube individuel d'au moins 5m.

**Parois.** — L'Instruction de 1882 demande que le sol des classes soit parqueté en bois dur scellé sur bitume. Il faudrait aussi imperméabiliser ce bois pour permettre d'en nettoyer la surface avec des chiffons humides, le balayage à sec devant être proscrit. Le mieux serait de peindre et de vernir les parquets : mais ce procédé ne donnera des résultats durables que si les enfants n'ont pas en classe de chaussures garnies de clous. A vrai dire nous souhaiterions volontiers, pour bien d'autres raisons encore, que l'enfant ne vînt pas dans la classe avec sa chaussure d'extérieur, humide, boueuse ou poussiéreuse, avec laquelle il a si souvent froid aux pieds quand il est resté quelque temps immobile, et qui dépose sur le parquet, avec son humidité, toutes sortes de souillures.

On a essayé en Allemagne dans quelques écoles les sols en xylolith ; il n'est pas certain qu'on en soit très satisfait. Signalons que d'autre part Mangenot à Paris ayant fait mettre du carreau de grès cérame dans les classes d'une école chauffée par des circulations de vapeur n'a pas observé que ce revêtement ait paru trop froid aux élèves.

Les cloisons verticales séparant deux classes contiguës devront être aussi insonores que possible (des carreaux creux en plâtre, posés doubles, réalisent bien cette insonorité).

Aux termes de l'Instruction de 1882 les parements intérieurs des murs de la classe seront recouverts d'un enduit lisse, lavable : ils recevront donc une peinture vernissée de ton clair, sauf sur une hauteur de 1,50 à partir du sol où la couleur sera de teinte foncée. Nous admettrions qu'au-dessus de cette zone les murs d'une école de village fussent simplement badigeonnés à la chaux. Mais on n'établira aucun lambrissage en bois, et la plinthe même joignant le mur au plancher sera en grès cérame. Bien entendu on proscrira toute saillie, moulure ou corniche ; on arrondira en outre les angles de rencontre des diverses parois.

Les plafonds seront plans et bien unis.

**Eclairage.** — Les classes proprement dites n'étant guère occupées que lorsqu'il fait jour, l'éclairage par la lumière naturelle est seul en question à leur propos. Nous ne parlerons d'éclairage artificiel qu'en exposant ce qui a trait aux salles d'études des lycées. Au surplus on se reportera pour ce qui concerne les généralités concernant l'un ou l'autre éclairage au chapitre spécial (Ire Partie, pages 313 et suivantes).

L'Instruction de 1882 donne au sujet de l'éclairage naturel des classes les indications suivantes :

« Les dimensions des baies seront calculées de façon que la lumière éclaire toutes les tables. La largeur des trumeaux sera aussi réduite que possible.

Les fenêtres seront rectangulaires ou légèrement cintrées.

L'intervalle entre le haut de la fenêtre et les plafonds sera d'environ $0^m,20$.

Les appuis seront taillés en glacis sur les deux faces et élevés de $1^m,20$ au-dessus du sol.

Lorsque l'éclairage sera unilatéral, le jour viendra nécessairement de la gauche des élèves et les conditions suivantes sont exigées :

1° La hauteur de la classe devra être égale aux 2/3 environ de sa largeur.

2° Des baies d'aération seront placées dans la face opposée à celle de l'éclairage.

Dans tous les cas la distance de la face ou des faces d'éclairage aux constructions voisines ne sera jamais inférieure à 8m.

On ne percera jamais de baies d'éclairage dans le mur qui fait face à la table du maître ni dans celui qui fait face aux élèves.

L'éclairage par un plafond vitré est interdit.

Les châssis des fenêtres seront, dans le sens de la hauteur, divisés en deux parties s'ouvrant séparément pour la ventilation. »

L'Instruction évite en somme d'imposer un genre particulier d'éclairage naturel. Mais aujourd'hui la très grande majorité des hygiénistes considère l'éclairage unilatéral gauche comme le meilleur dans les écoles, et il convient de l'adopter toujours. E. Trélat a eu le mérite de soutenir, il y a plus de vingt ans déjà, que la valeur d'un éclairage ne dépendait pas seulement de la quantité de lumière fournie, mais encore de ses qualités, de son mode de distribution qui conditionnent dans une notable mesure le degré auquel la lumière favorise la perception plus ou moins parfaite des formes des objets, chose d'une importance toute particulière là où se doit donner l'enseignement. Or l'observation montre que c'est l'éclairage unilatéral qui l'emporte à cet égard. Sans parler de l'éclairage de face ou de l'éclairage par derrière que tout le monde rejette (l'un éblouit, l'autre projette sur le papier des élèves l'ombre de leurs têtes), il est évident que l'éclairage bilatéral, qui pourtant compte quelques partisans, en raison de la lumière abondante qu'il fournit, aboutit forcément à donner d'une part des rayons qui s'entrecroisent, et dont l'intensité est inégale en raison de la différence d'intensité habituelle de la lumière venant de deux points opposés du ciel, d'autre part des ombres qui se heurtent : tous phénomènes nuisibles à l'exercice de la vision puisqu'ils sont aussi mal appropriés que possible à la mise en valeur des formes des objets.

Peut-être l'Instruction ministérielle va-t-elle un peu trop loin en proscrivant l'éclairage par le plafond, alors que la Commission d'hygiène scolaire de 1882 et la plupart des hygiénistes considèrent cet éclairage comme très bon. Toutefois, en pratique, sa réalisation offre bien des inconvénients qui ne la rendent pas des plus désirables.

Nous avons déjà dit ailleurs (voir p. 318 et suivantes) comment l'éclairage naturel devait être produit par la lumière diffusée de la voûte céleste (à l'exclusion de la lumière solaire directe et surtout de la lumière réfléchie) arrivant directement jusqu'aux objets dont il s'agit d'avoir une vision nette, dans l'espèce les caractères que l'élève a sous les yeux, sur sa table. A cet effet, comme l'a indiqué Trélat, il faut d'abord que la hauteur du linteau des fenêtres de la classe au-dessus du sol représente au moins les 60 centièmes de la largeur du local augmentée de l'épaisseur du mur. La hauteur des classes étant de 4m,50, le linteau de la fenêtre sera à 4,35 ; le mur ayant 0m,40 d'épaisseur la largeur de la classe ne saurait dépasser 6,80 (soit les 2/3 de sa hauteur ainsi que le demande l'Instruction de 1882). Il faut ensuite, pour avoir un éclairement suffisant, fournir un minimun de 25 lux en lumière blanche aux diverses places occupées par les élèves ; chez nous la Commission d'hygiène scolaire de 1882 a demandé que de la place la moins favorisée à cet égard on puisse, étant assis, apercevoir la voûte céleste sur une étendue de 0m,30 de hauteur comptée à partir du bord supérieur de la fenêtre ; on recherchera du reste surtout la lumière qui vient de la région intermédiaire entre l'horizon et le zénith et dont les rayons atteignent le sol des locaux sous un angle de 30° à 60° (Trélat). Il dépend pratiquement des dimensions de l'espace libre devant la face d'éclairage du bâtiment scolaire qu'il soit satisfait à cette exigence ; les prescriptions réglementaires sont ici tout à fait insuffisantes ; Javal voudrait avec raison voir conserver entre les fenêtres de la classe et les constructions qui leur font vis-à-vis une distance double de la hauteur maxima des dites constructions. Plus précisément il faut avoir devant l'école 25 à 30 m. d'espace libre si les classes sont au rez-de-chaussée, et 20 à 25 m. si elles sont au 1er étage seulement. On fera bien en outre de se préoccuper, à l'exemple des hygiénistes allemands, du rapport entre la surface d'éclairage (c'est-à-dire la surface vitrée) et la surface de classe : la première atteindra utilement au moins le quart de la seconde. Au surplus pour permettre à la lumière d'arriver aisément sur tous les rangs de tables placés perpendiculairement aux fenêtres, l'ensemble des baies en question et des trumeaux étroits qui les divisent aura une largeur précisément correspondante au profil de l'ensemble des rangées de tables. De simples meneaux valent même mieux que des trumeaux (Trélat).

La constance si désirable de l'éclairement est avant tout affaire d'exposition des fenêtres ; la plus grande constance serait obtenue avec la lumière du nord, mais nous considérons cette lumière comme volontiers trop faible. L'exposition au S.-E., que nous recommandons, laisse pénétrer il est vrai le soleil dans la classe durant la matinée, circonstance regrettable pour l'éclairage, mais dont il faut prendre son parti en raison des multiples avantages offerts d'ailleurs par cette exposition. Du reste on peut se défendre contre le soleil avec des stores convenables (voir p. 328) ; remarquons avec Schubert qu'il y aurait avantage à ce que ces stores se déroulent de bas en haut, et non point de haut en bas.

Finalement on s'assurera des quantités de lumière arrivant en effet aux différentes places de la classe à l'aide des photomètres (voir p. 316), ou encore on appréciera la valeur de l'éclairement par la méthode nouvelle de Cohn fondée sur l'emploi de l'instrument ci-après. C'est une boîte ayant deux de ses côtés opposés ouverts ; dans la boîte est placé un petit tableau portant en noir sur fond blanc plusieurs colonnes de nombres de quatre chiffres lesquels peuvent être lus couramment à $0^m$, 40 avec une bonne lumière ; pour se rendre compte de l'éclairement d'une place donnée on interpose devant le tableau de la boîte trois verres dépolis qui ensemble interceptent 99 0/0 de la lumière tombant sur le tableau ; les places où dans ces conditions on peut encore lire les nombres aussi vite qu'auparavant ont un éclairement *excellent* ; si pour conserver la même vitesse de lecture il ne faut laisser que deux des verres opaques (enlevant 95 0/0 de la lumière) l'éclairement est *bon* ; s'il ne faut laisser qu'un verre (enlevant 80 0/0 de la lumière), l'éclairement est encore *acceptable* ; si dans ces conditions (c'est-à-dire avec 1/5 de la lumière) on ne peut plus lire couramment, c'est que l'éclairement est *inacceptable*.

**Ventilation.** — L'Instruction de 1882 spécifie que dans le cas où la classe serait dotée de l'éclairage unilatéral, des baies d'aération seraient percées dans la face opposée à celle d'éclairage : l'observation stricte de cette règle est chose indispensable pour assurer une large et prompte ventilation de la classe dès le départ des élèves, au moyen de l'ouverture complète et simultanée des fenêtres d'un côté, de la porte et d'assez vastes baies d'aération (fermées d'habitude par des volets) de l'autre côté. Grâce à ce procédé l'air de la salle est remplacé en quelques minutes par de l'air venu de l'extérieur, et durant l'hiver il est possible de refermer toutes les ouvertures en question avant même que les parois chauffées de la classe se soient très notablement refroidies (Dankwarth et Schmidt).

Malheureusement on ne saurait guère effectuer une telle opération plus d'une fois par heure, et pendant ce temps il convient d'atténuer la viciation de l'air à l'aide de la ventilation permanente. Celle-ci est forcément très restreinte étant donnée la faiblesse du cube d'air individuel ($5^{m3}$) que l'on ne peut renouveler plus de deux fois à l'heure sans produire des courants désagréables ; dans ces conditions on arrive à peine à introduire la moitié de la quantité d'air désirable, et il faut tolérer que pendant quelque temps la proportion de $CO^2$ dans l'air de la classe dépasse 1 p. 1000. Avec des enfants proprement tenus, souvent baignés, avec le dépôt au vestiaire des vêtements et des chaussures lorsqu'il pleut, avec un bon nettoyage de la classe, on aura suffisamment réduit les causes de souillure de l'air pour ne pas trop s'inquiéter de sa teneur momentanément un peu élevée en $CO^2$ ; au reste cette situation change à chaque interruption de la classe par la mise en œuvre des grands courants de la ventilation intermittentte.

En hiver, on modifiera légèrement la température de l'air introduit d'une façon permanente en le faisant passer au contact des appareils de chauffage.

**Chauffage**. — C'est le chauffage à vapeur à basse pression qui nous paraît devoir être adopté de préférence dans les écoles; il est inutile de redire ici les avantages de ce système soit au point de vue du chauffage lui-même, de son excellente répartition, des facilités de réglage et de conduite des appareils, soit au point de vue de la salubrité des locaux, de leur propreté, soit enfin au point de vue de la tranquillité des occupants de ces locaux qui ne sont pas dérangés par les allées et venues que nécessitent les foyers de chauffage local. Le chauffage à vapeur à basse pression existe dans quelques écoles de la ville de Paris et l'on s'y trouve fort satisfait des résultats qu'il donne, encore qu'il soit coûteux à installer.

Il faut bien cependant accepter un autre mode de chauffage dans les écoles peu importantes : force est d'y organiser un chauffage local par des poêles, malgré tous ses défauts. On tâchera de les atténuer en faisant usage de poêles ventilateurs, avec prise d'air extérieur, et enveloppe apparente en céramique; si c'est possible l'ouverture du foyer et celle de son magasin se trouveront placées hors de la classe. Le poêle, de volume suffisant pour que l'on ne soit jamais obligé de porter ses surfaces chauffantes à des températures nuisibles pour l'air ambiant, sera distant d'au moins 1 m. 25 de l'élève le plus rapproché.

On se sert de poêles à gaz dans un certain nombre d'écoles d'Allemagne, là où le gaz est à bon marché : ce système de chauffage offre sur le précédent des avantages appréciables.

**Mobilier scolaire**. — L'écolier doit toujours avoir en travaillant assis une position qui ne favorise ni l'apparition de déformations du corps, ni le développement de la myopie. Cette position, selon Gorini, est celle dans laquelle la partie supérieure du corps restant droite, la verticale abaissée depuis le centre de gravité de la tête et du tronc vient passer par le triangle que forment le coccyx et les deux tubérosités ischiatiques. La région ainsi déterminée étant d'ailleurs une base de sustentation insuffisante, la stabilité de l'équilibre sera assurée à l'aide de points d'appui complémentaires, qui seront soit en avant la partie des cuisses posant sur le siège et les pieds en contact avec le sol, soit en arrière les régions du sacrum et des reins portant contre un dossier. Il faut que le mobilier servant à chaque élève (siège et table) permette de réaliser ces diverses conditions.

On a malheureusement construit jadis un mobilier scolaire qui ne répondait en rien aux exigences rationnelles de l'hygiène moderne, et on le trouve encore en usage dans certains établissements scolaires : très souvent ce mobilier n'est pas proportionné à la taille des élèves; tantôt les tables sont trop hautes, et l'écolier qui écrit a l'épaule droite remontée, le tronc incurvé latéralement; tantôt les tables sont trop basses, et tout le corps se courbe en avant; parfois les pieds des enfants ne touchent pas le sol, ni un autre point d'appui, et comme d'autre part les sièges n'ont point de dossier, les écoliers se fatiguent, laissent s'affaisser leur corps, se couchent plus ou moins sur les tables ; ils y sont encore invités par ce fait que pour leur permettre de se tenir debout entre la table et le banc, qui sont fixes, on a ménagé un notable écartement horizontal entre le bord antérieur du siège et le bord postérieur de la table : d'où l'attitude si défectueuse et pourtant si commune représentée par la fig. 181 empruntée à Bennstein. On comprend que tout cela puisse finalement entrer en ligne de compte dans la production de certaines déviations de la colonne vertébrale et dans la genèse de la myopie (les enfants s'habituant à regarder de trop près en se penchant en avant.)

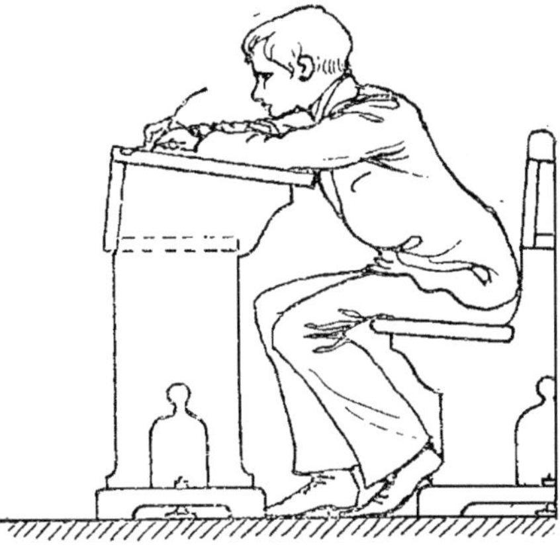

Fig 181 — Attitude défectueuse engendrée par une trop grande distance entre le siège et la table (Bennstein.)

Un bon mobilier scolaire offre les caractères généraux ci-après :

1° Il est proportionné à la taille des élèves ; notamment la *hauteur du siège* au-dessus du sol ou d'un appui-pied spécial est égale à la longueur mesurée de la plante du pied au pli du jarret des élèves (ce qui représente à peu près les 2/7 de la taille du sujet) ; la *différence* de hauteur entre le siège et le bord postérieur de la table est égale à la longueur mesurée du siège à la pointe du coude, le bras tombant le long du corps et l'avant-bras étant fléchi (on augmentera d'après Fahrner cette dimension de 1 à 2 centimètres pour compenser le relèvement du coude quand le membre supérieur est porté un peu en avant pour écrire ; la longueur ainsi obtenue est environ 1/7 de la taille du sujet ou, d'après Schenk, égale à la longueur de son avant-bras ; l'avant-bras peut alors reposer commodément sur la table sans qu'il y ait relèvement de l'épaule) ; la *largeur du siège* égale les 3/5 de la longueur de la cuisse (23 à 32 centimètres) ; la *hauteur du dossier* varie de 20 à 28 centimètres ; la *longueur de la table* de 60 à 65 centimètres.

2° Le mobilier laisse autant que possible à l'élève la liberté de ses mouvements et ne le contraint pas par des dispositifs matériels à garder une certaine attitude ; l'élève doit au contraire pouvoir en changer selon qu'il écrit, qu'il lit, ou qu'il écoute simplement le maître ; il doit pouvoir se lever, se tenir debout à sa place, s'éloigner de cette place ou y revenir s'asseoir sans difficulté. Cependant il convient, comme Fahrner l'a montré le premier, qu'entre le bord antérieur du siège et le bord postérieur de la table la *distance horizontale* soit nulle, au moins pour écrire : c'est-à-dire que la verticale abaissée du bord postérieur de la table passera par le bord antérieur du siège. Certains demandent même que le siège s'avance de 2 à 3 centimètres sous la table (*distance négative*).

Au surplus la table (ou pupitre) aura une largeur totale de 40 à 45 centimètres, avec une partie antérieure de 8 à 10 centimètres horizontale, et une partie postérieure de 32 à 35 centimètres inclinée de 15° environ. Au-dessous d'elle se trouve une case pour les livres et cahiers. Il est bon que le siège soit légèrement concave, surtout près du dossier, lequel sera un peu incliné en arrière. Lorenz a préconisé un dossier incliné, montant jusqu'aux épaules, et adapté à la forme du dos, dit « dossier à reclination » ; en permettant qu'on fasse porter sur lui le poids de la partie supérieure du corps, il supprime tout effort musculaire destiné à maintenir l'équilibre du buste : mais il nous paraît trop enclaver l'élève. Enfin il importe que le mobilier, d'ailleurs solide et pas trop coûteux, soit très facile à nettoyer et ne gêne pas le nettoyage de la classe dans laquelle il est installé.

Pour remplir les diverses indications que nous venons d'énumérer on a d'une part dressé des tableaux donnant les dimensions à présenter par les tables-bancs pour être en rapport avec un certain nombre de tailles ; chez nous il a été généralement adopté d'après les propositions de Cardot 5 grandeurs ou types de tables-bancs pour 5 tailles différentes.

| Types de tables-bancs | I | II | III | IV | V |
|---|---|---|---|---|---|
| Tailles correspondantes (en centimètres) | 100 à 110 | 111 à 120 | 121 à 135 | 136 à 150 | 150 et au-dessus |
| **1° Table** | m. | m. | m. | m. | m. |
| Hauteur au-dessus du sol | 0,44 | 0,49 | 0,55 | 0,62 | 0,70 |
| Largeur d'avant en arrière | 0,35 | 0,37 | 0,39 | 0,42 | 0,45 |
| Longueur pour la table-banc à une seule place | 0,55 | 0,55 | 0,60 | 0,60 | 0,60 |
| — par place d'enfant pour la table-banc à deux places | 0,50 | 0,50 | 0,55 | 0,55 | 0,55 |
| Soit pour les deux places | 1,00 | 1,00 | 1,10 | 1,10 | 1,10 |
| **2° Banc** | | | | | |
| Hauteur au-dessus du sol prise au milieu du banc | 0,27 | 0,30 | 0,34 | 0,39 | 0,45 |
| Largeur d'avant en arrière | 0,21 | 0,23 | 0,25 | 0,27 | 0,30 |
| Longueur (banc à une place) | 0,50 | 0,50 | 0,55 | 0,55 | 0,55 |
| — (banc à deux places) | 0,45 | 0,45 | 0,50 | 0,50 | 0,50 |
| Soit pour le banc double | 0,90 | 0,90 | 1,00 | 1,00 | 1,00 |
| **3° Dossier** | | | | | |
| Hauteur de l'arête supérieure au-dessus du siège à | 0,19 | 0,21 | 0,24 | 0,26 | 0,28 |
| Longueur égale à celle du banc pour la table-banc à une seule place | 0,50 | 0,50 | 0,55 | 0,55 | 0,55 |
| Et pour la table-banc à deux places | 0,90 | 0,90 | 1,00 | 1,00 | 1,00 |

D'autre part on a construit une foule de modèles de tables-bancs. Ceux-ci peuvent se diviser en deux groupes suivant qu'ils sont à *distance invariable* (soit nulle, soit négative) ou à *distance variable* (nulle ou négative quand l'écolier écrit, puis devenant positive quand il se repose ou se lève).

Avec le mobilier à distance invariable, la table et le banc étant fixes dans toutes leurs parties l'enfant assis est un peu enclavé, et non seulement ne peut se tenir debout à sa place, mais n'a même pas tout à fait autant de facilité qu'on le souhaiterait pour y entrer ou pour en sortir afin de se tenir debout tout à côté, dans l'espace libre réservé à droite et à gauche de chaque table-banc, laquelle ne doit du reste jamais comporter plus de deux places. Ce mobilier qui par ailleurs n'est pas mauvais se trouve actuellement le plus répandu dans les écoles françaises : nous donnons comme exemples quatre modèles du mobilier L. Nisius (maison Delagrave), dont deux tout en bois, un avec pieds en fonte, un autre avec pieds en fer (Fig. 182 à 185).

En Allemagne on préconise volontiers la table-banc Rettig, construite d'après les mêmes principes que les modèles français, sauf que la *distance*

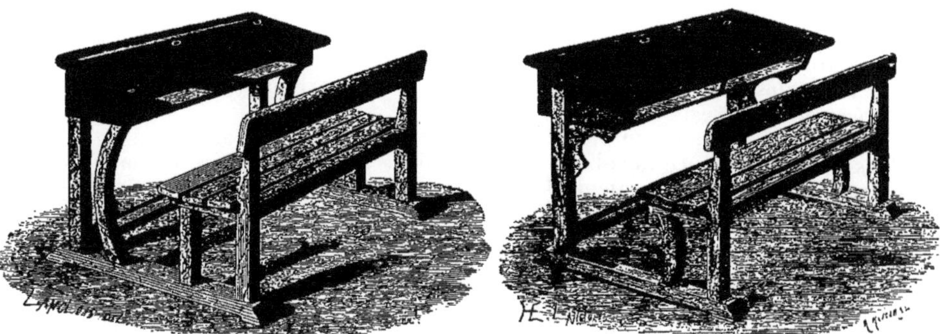

Fig. 182. — Mobilier Nisius. Table-banc communale tout en bois.

Fig. 183. — Mobilier Nisius. Table-banc à équerres, tout en bois.

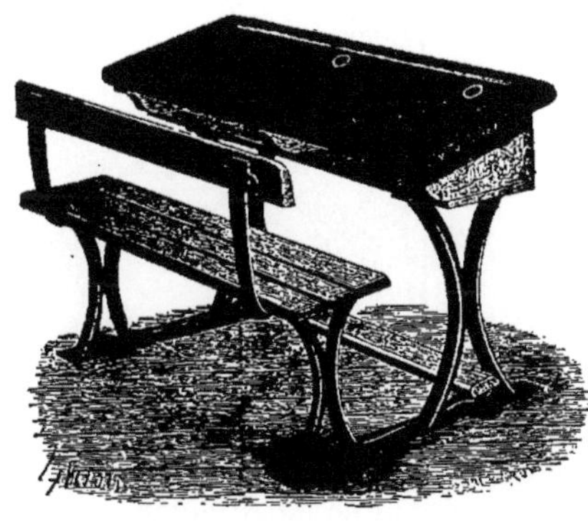

Fig. 184. — Mobilier Nisius. Table-banc à pieds en fonte.

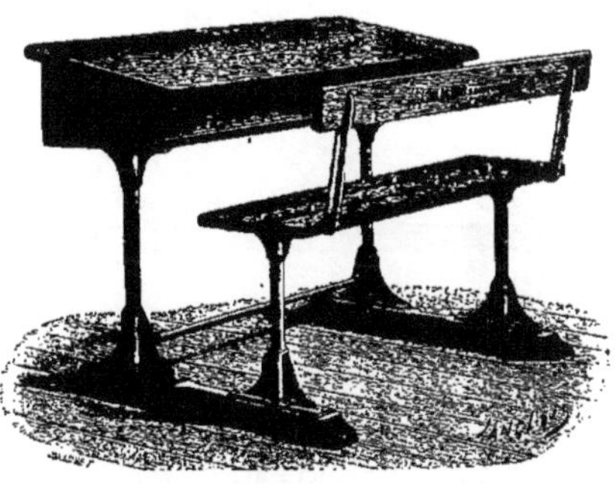

Fig. 185. — Mobilier Nisius. Table-banc à pieds en fer.

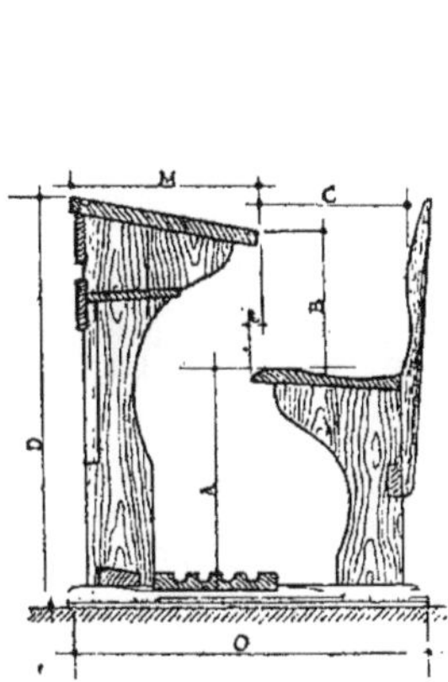


Fig. 186. — Table-banc Rettig. A, Hauteur du siège, B, différence, C, largeur du siège, D, Hauteur de la table, L, distance négative.

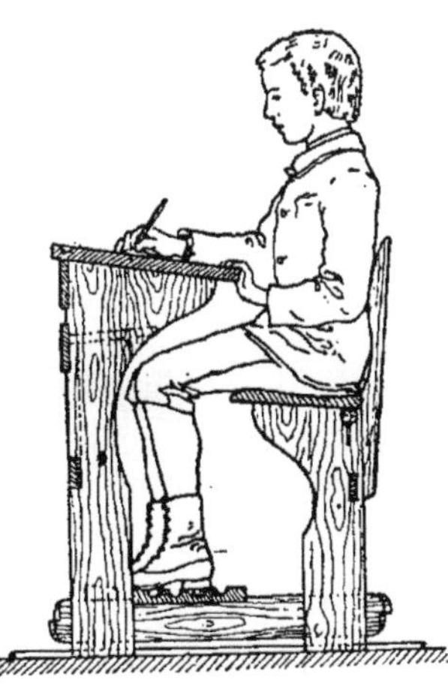

Fig. 187. — Table-banc Rettig. Écolier assis écrivant.

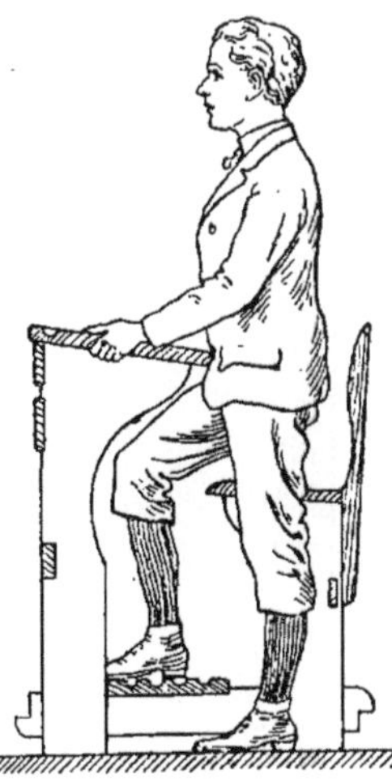

Fig. 188. — Table-banc Rettig. Écolier sortant de sa place ou y entrant.

est négative de deux ou trois centimètres (fig. 186, 187, 188) ; on trouve dans les écoles de Bavière la table-banc Buhl-Linsmayer dont toutes les parties sont également fixes.

Mais à l'étranger, y compris l'Allemagne, on fait plus souvent usage de tables-bancs à distance variable, cette variabilité étant d'ordinaire obtenue par la mobilité de tout ou partie de la tablette à écrire, que l'élève peut écarter de lui en la relevant (table-banc Fahrner en Allemagne, en Suisse, table-banc Moss

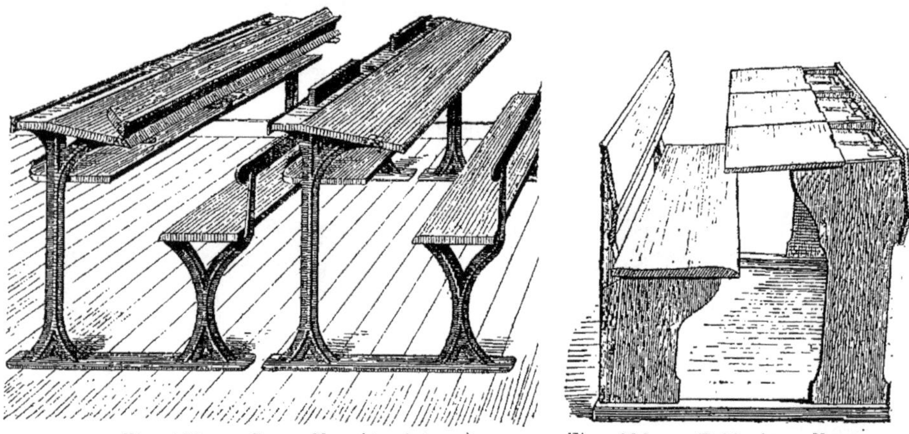

Fig. 189. — *Banc Moss* (Angleterre). Fig. 190. — Table-banc Kunze.

(fig. 189) et table-banc Liebreich en Angleterre) ou en la faisant glisser en avant comme dans la table-banc Kunze (fig. 190) très répandue en Allemagne et en Autriche, avec pupitre système Paul (fig. 191), ou système Dollmayer (fig. 192).

Ces modèles ont l'inconvénient d'avoir un mécanisme assez compliqué, pouvant se déranger ; de plus, même quand le fonctionnement est bon, il expose les enfants à se pincer les doigts et donne volontiers lieu à pas mal de bruit. C'est encore le défaut de la table-banc Schenk, assez récemment préconisée (Burgerstein), qui a du reste la prétention de réaliser un type unique pour toutes les tailles grâce à un appui-pied facultatif et à l'abaissement de

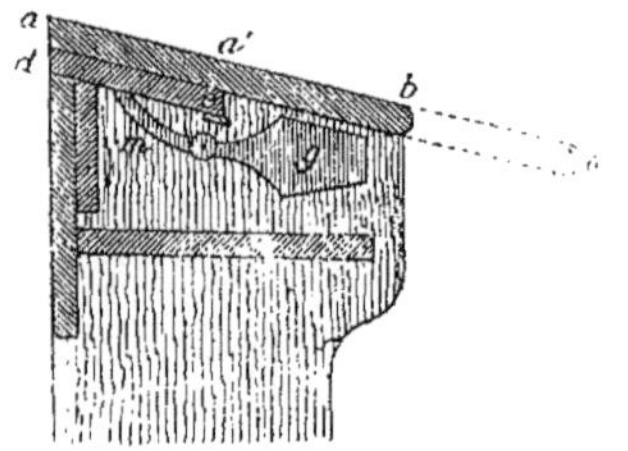


Fig. 191. — Pupitre système Paul.

*a*, *b*, tablette pouvant être tirée jusqu'en *c*. Elle découvre alors *d*, *e*, partie contenant les encriers qui vient à la place de *a*, *a*, par l'action du levier *mg*.

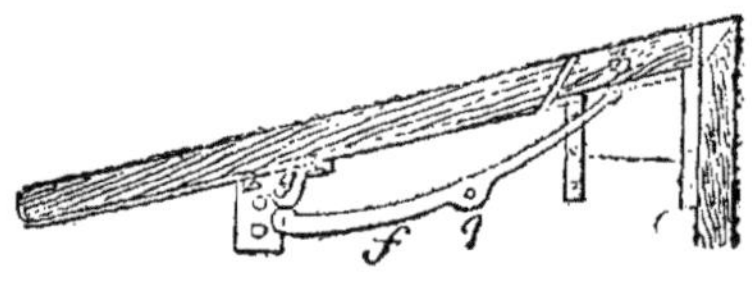


Fig. 192. — Pupitre système Dollmayer.

Quand la tablette est tirée en avant la pièce de fer *g*, qui lui est fixée, agit sur le bras du levier *f*, dont l'autre extrémité soulève la tablette *b* portant l'encrier.

la table obtenu en tirant celle-ci à soi, un peu comme dans le mobilier Kunze.

On a quelquefois réalisé la variabilité de la distance au moyen de bancs dont tout ou partie du siège se relevait comme un strapontin ; la ville de Paris a mis en essai dans quelques écoles un modèle offrant cette caractéristique. A l'étranger on trouve çà et là des bancs de ce genre, mais plus compliqués, comme le modèle Columbus et le modèle Lickroth.

Tous les hygiénistes souhaitent d'ailleurs que l'on adopte le plus possible dans les écoles un siège individuel pour chaque élève, et beaucoup demandent même que ce siège soit une simple chaise, absolument mobile, et donnant par conséquent toute liberté à l'écolier pour se mouvoir et pour se placer de la manière qui lui est personnellement la plus avantageuse, sous la surveillance du maître bien entendu : au reste celle-ci est toujours nécessaire quel que soit le mobilier, il faut bien s'en convaincre. Après Prausek, Eulenberg et Bach se déclarent partisans de la « chaise scolaire », qui ne demande pas beaucoup plus de place que le banc, et dont la discipline saura s'accommoder quand on le voudra, au moins dans les classes supérieures : pour éviter le bruit on peut du reste garnir les pieds des chaises avec une rondelle de cuir.

**Locaux divers et cours des écoles.** — En dehors de la classe, il convient de dire quelques mots au sujet de l'aménagement des divers autres locaux dont se composent les écoles.

Chaque bâtiment aura son *vestiaire*, prévu par l'Instruction de 1882, et indispensable pour épargner maintes souillures à la salle de classe, surtout si les enfants peuvent y laisser les chaussures qu'ils portent à l'extérieur. On installera du reste utilement dans le vestibule de l'école ou dans le vestiaire quelques postes d'eau avec savon et serviettes, de manière à ce que les enfants aient de quoi se bien laver les mains.

Un *préau couvert* doit exister dans chaque école (Instruction de 1882) ; sa surface ne sera pas inférieure à celle des classes, soit $1^{m},25$ par élève. Dans les écoles urbaines il s'ouvrira d'ailleurs sur les cours par de très vastes portes-fenêtres, ou même ne sera nullement fermé de ce côté si le climat le permet. Le sol sera un parquet de chêne peint et scellé sur bitume. A la campagne le préau couvert n'est qu'une toiture supportée par des colonnettes et placée le long d'un mur ou de la face du bâtiment scolaire sur laquelle les classes ne prennent point jour ; son sol est volontiers carrelé ou bitumé.

Certaines écoles sont aujourd'hui pourvues de *cantines* pour préparer ou réchauffer les éléments d'un repas que les enfants prennent sur place : la chose a souvent son utilité, mais il ne faut pas mettre de cuisine dans le bâtiment des classes, ni convertir les préaux couverts en réfectoires, surtout si le revêtement de leur sol est en bois.

A notre avis toute école doit avoir à sa disposition une *salle de bains par aspersion,* laquelle sera établie au besoin dans l'enceinte même de l'école : c'est le seul moyen de réagir efficacement contre la très médiocre propreté générale des enfants de la masse de la population, et une excellente manière d'assainir en même temps l'atmosphère des classes. Le Comité consultatif d'hygiène et la Commission d'assainissement des écoles de la ville de Paris ont bien demandé des installations de ce genre pour tous les établissements scolaires; mais jusqu'à présent on n'a presque rien fait dans ce sens, notamment à la campagne, où il serait pourtant si désirable de faire profiter les petits paysans des bienfaits de la propreté, et de leur inculquer pour plus tard le goût de celle-ci (J. Arnould). Dans les villages on pourrait se contenter de dispositifs très rudimentaires; dans les villes on aurait recours à des appareils analogues à ceux dont l'armée fait usage. La salle de bains serait d'ailleurs suffisamment séparée des classes.

Les *couloirs*, de $1^{m}50$ de large au minimum, seront carrelés, bien éclairés, et surtout bien ventilés car les classes se ventilent souvent en partie par leur intermédiaire.

Les *escaliers* doivent réglementairement se composer de volées droites, de 13 à 15 marches, ayant au moins 1m35 de long, 0m28 de profondeur, et au plus 0m16 de hauteur : ce dernier chiffre est même trop élevé. Les escaliers seront bien aérés et éclairés.

Les *cabinets d'aisances et urinoirs* sont d'ordinaire installés dans les cours, complètement isolés des bâtiments avec lesquels ils communiquent toutefois par une galerie couverte. A la campagne on aura des tinettes et on pratiquera la désinfection à l'aide de la terre sèche ou de la tourbe. En ville il est à souhaiter que l'on ait régulièrement des water-closets avec cuvettes pour la défécation dans la position assise, chasses d'eau, etc. ; rien ne s'oppose à ce que les stalles soient closes de manière à mettre leurs dispositifs hydrauliques à l'abri des grands froids. Sièges et stalles auront des dimensions en rapport avec celles des écoliers. Les « sièges à la turque » devront ici être absolument proscrits, car l'école est faite notamment pour apprendre la propreté aux enfants. D'après l'Instruction de 1882 il faut 2 stalles par classe pour les garçons (qui ont en outre des urinoirs), 3 pour les filles.

Les *cours* ont réglementairement au moins 5m² par élève ; bien entendu plus elles seront étendues mieux cela vaudra. On tâchera de ne pas les entourer de constructions ou de clôtures trop élevées. Leur sol sera sablé ou couvert de gravier assez fin. On y plantera quelques arbres à distance convenable des bâtiments, de manière à ne jamais nuire à l'éclairage des classes.

**Les lycées.** — Presque tous les lycées actuels sont faits pour deux catégories d'élèves, les externes et les internes, dont les besoins sont cependant fort différents. Les *externes* ne fréquentant le lycée que pendant 2 ou 3 heures le matin, et autant le soir, il leur suffirait d'un établissement à peu près exclusivement composé de classes ; mais d'ailleurs cet établissement doit être situé en ville, non loin du domicile des élèves, qui demeurent en somme chez leurs parents, et qui viennent deux fois par jour au lycée. Au contraire les *internes* habitent à proprement parler au lycée, et celui-ci en outre des locaux d'enseignement et de travail doit encore offrir à ces enfants ou adolescents tout ce qui est nécessaire à leur bien-être matériel, à commencer par l'air et l'espace indispensables à leur développement physique régulier : ces conditions ne peuvent guère se rencontrer qu'à quelque distance des villes. Dès lors, au point de vue hygiénique, il faut créer des lycées distincts pour les externes d'une part, pour les internes d'autre part ; les premiers seront installés dans l'intérieur des villes, les seconds au dehors Toutefois on renoncera à cette séparation quand il s'agira de petites villes où le lycée, ou collège, peut s'élever à la périphérie de l'agglomération, assez près de la campagne pour que les internes puissent profiter de ses avantages, et cependant pas trop loin des quartiers habités par les externes.

**Lycées d'externes.** — Ces lycées intra-urbains pourraient être construits à peu près sur le même plan que les écoles primaires urbaines, car les deux genres d'établissements ne comportent guère de locaux différents. On se préoccupera donc de disposer les bâtiments sur le terrain de manière à assurer aux classes le meilleur éclairage possible, tout en ménageant aux cours l'aération la plus large. Par suite les bâtiments contenant des classes seront parallèles les uns aux autres, et leurs baies d'éclairage s'ouvriront de préférence au S. E. ; les cours communiqueront largement avec l'atmosphère des rues ou places voisines, dont on évitera de les séparer par des constructions. Il n'y a peut-être pas un lycée en France qui soit bâti suivant ces principes : au contraire les bâtiments bordent régulièrement les rues sur lesquelles se développent des façades monumentales, et enferment de toutes parts les cours. Le Lycée Buffon, à Paris, qui du reste est un lycée d'externes (exemple presque unique de ce genre), et qui est de date relativement récente, se trouve encore construit suivant ces fâcheux errements, bien qu'on y ait réalisé par ailleurs un certain nombre de progrès.

Nous verrions volontiers imiter sur la façade N.-O. de bâtiments bien orientés les galeries très ouvertes qui règnent au lycée Buffon le long des locaux du rez-de-chaussée et de l'étage, du côté où ces locaux ne prennent pas jour. Il est entendu qu'on ne fera pas plus d'un étage sur rez-de-chaussée. Au surplus on évitera désormais de bâtir des lycées énormes, qui sont des erreurs à tous égards : comme pour les écoles on se limitera à 300 places au maximum, quitte à multiplier les établissements.

Les lycées d'externes recevant aussi des demi-pensionnaires qui prennent le repas de midi dans l'établissement, il faut prévoir pour cette catégorie d'élèves, assez peu nombreuse du reste, quelques salles d'études, une cuisine, un réfectoire. Nous parlerons de l'aménagement de ces locaux à propos des lycées d'internes. Disons seulement qu'il convient de grouper un peu à part la cuisine et le réfectoire. On devrait leur annexer une petite salle de bains douches.

Les cours, au nombre de trois, pour ne pas réunir des élèves d'âges trop différents, seront naturellement proportionnées à la population appelée à les fréquenter. Les galeries le long des bâtiments serviront de préau couvert en cas de pluie.

Des vestiaires suffisants pour tous les élèves sont indispensables ; on y installera quelques postes d'eau.

**Lycées d'internes.** — Comme nous l'avons déjà dit, ces lycées, dans le cas des grandes villes, seront franchement écartés de l'agglomération, tout en ayant avec elle des communications faciles et promptes. Les lycées ou collèges mixtes, pour internes et externes, s'élèveront autant que possible dans une zone vers laquelle la petite ville où on les trouvera n'aura pas de tendances à s'étendre. Au reste il y là entre autres une question d'économie, tout lycée d'internes ayant besoin de beaucoup de terrain.

A vrai dire nous concevons ce lycée constitué par de simples *pavillons* convenablement espacés le long de vastes *places de jeux* confinant elles-mêmes à des jardins plantés d'arbres. L'ensemble ne serait pas entouré de murs trop hauts, masquant les vues que l'on pourrait avoir sur la campagne ; et à l'intérieur de l'enceinte générale, il n'y aurait guère que des palissades, des haies, comme clôtures. Les pavillons parallèles, à un étage sur rez-de-chaussée, ne seraient du reste distants les uns des autres que de l'intervalle utile pour assurer aux locaux un très bon éclairage. Chacun de ces pavillons comprendrait au rez-de-chaussée des classes et des études, ainsi qu'un préau couvert ou simplement une galerie le long de leur façade N.-O. ; à l'étage des dortoirs, lavabos, vestiaires, lingeries, water-closets de nuit.

Il existe en Angleterre des établissements dont l'installation se rapproche de ce que nous souhaitons ici. Mais en France nous sommes bien loin de la réalisation d'un pareil type. Le lycée Lakanal (près de Paris), le meilleur des deux seuls lycées extra-urbains que nous possédions, et auquel on n'a pourtant pas trop marchandé le terrain, présente encore des cours limitées sur trois côtés par de longues lignes ininterrompues de bâtiments, sans compter que l'orientation de tous les locaux de travail n'est pas la même, et qu'on a éprouvé le besoin d'élever

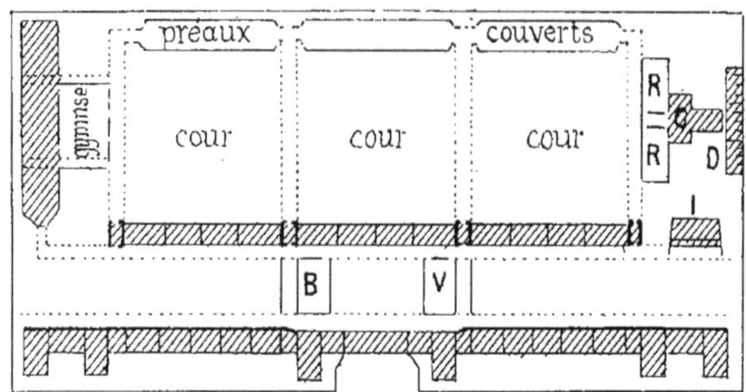


Fig. 193 — Projet de lycée pour internes et externes par M. Van Pelt. — Les bâtiments avec hachures ont un étage. La première ligne est occupée par les classes, la 2e par les études au rez-de-chaussée, les dortoirs à l'étage. R, réfectoires; C, cuisine; I, infirmerie; B, bibliothèque; D, bains; V, vestiaire.

une immense façade en bordure de la route. Nous donnons ci-contre un projet de lycée qui a figuré dans un concours de l'école des Beaux-Arts et qui, sans rien avoir de commun avec notre idéal, constitue cependant un type un peu meilleur que ceux réalisés jusqu'à présent; fait pour réunir des externes et des internes il serait acceptable dans une ville de moyenne importance où l'on ne pourrait beaucoup éloigner le lycée unique de l'agglomération.

Au surplus, les familles dans notre pays ne comprennent pas les avantages incomparables des lycées extra-urbains au point de vue de la santé de leurs enfants, du moment où l'on est obligé d'adopter l'internat. Le public a toujours besoin d'apprendre que le corps des écoliers doit être placé dans des conditions aussi bonnes que leur esprit si l'on veut avoir des hommes en même temps que des bacheliers.

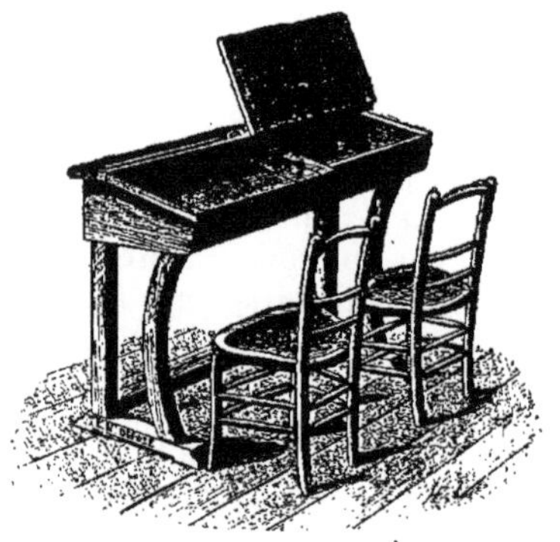

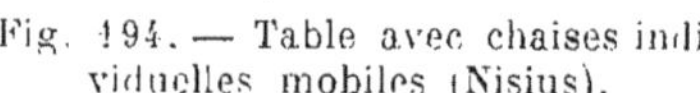

Fig. 194. — Table avec chaises individuelles mobiles (Nisius).

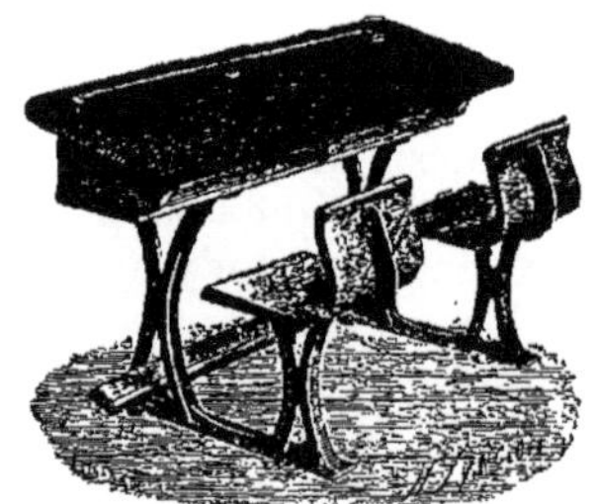

Fig. 195. — Table avec sièges isolés fixes (Nisius.)

Les *classes* des lycées n'ont pas à différer de celles des simples écoles, si ce n'est que pour les élèves de plus de 16 ans on fera bien d'augmenter un peu les dimensions, ou plutôt de réduire à 36 le nombre des places par classe, ce qui donnera environ $1^{m2},50$ et 6 mètres cubes par tête. Ici surtout nous préconisons le mobilier avec sièges individuels, de même que dans les études. Nous donnons ci-dessus la reproduction de deux modèles L. Nisius dont l'un en particulier, avec sa chaise mobile, nous paraît très louable. Notons que la plupart des lycées et collèges français sont encore dépourvus de mobilier moderne.

Les études doivent offrir à chaque élève plus d'espace que les classes, étant donné que le séjour dans les études est plus long que le séjour dans les classes ; tout en restant dans de bonnes conditions au point de vue de l'éclairage naturel (c'est-à-dire en maintenant la largeur de la salle à moins de 7$^{m}$), on s'efforcera de ne mettre que 30 élèves au maximum par étude, et on tâchera de donner à chacun au moins 2$^{m2}$ et 8$^{m3}$ d'espace. Il faut d'ailleurs doter les salles d'étude d'un système d'éclairage artificiel. D'après ce que nous avons dit précédemment (pages 318 et suivantes), l'éclairement à fournir atteindra au minimun 12 à 15 lux, comme le demande Erismann ; sa valeur sera constante ; les sources lumineuses seront disposées de façon à ne pas gêner les regards, et la lumière sera répartie aussi également que possible afin d'éviter autant que faire se peut la production d'ombres trop obscures ; rappelons que, d'après les expériences d'Erismann, l'utilisation de la lumière directe des foyers lumineux détermine toujours dans les salles d'études des variations considérables de la valeur de l'éclairement d'une place à une autre, et qu'il faut recourir pour obtenir mieux à la lumière artificielle diffusée par le plafond des salles, genre d'éclairage dont on voit du reste déjà quelques exemples dans certains établissements d'enseignement. Les meilleurs résultats sont obtenus avec des foyers électriques à arc munis de réflecteurs convenables.

Les *dortoirs* des élèves internes doivent être placés à l'étage des bâtiments ; on ne mettra pas plus de 24 lits dans chacun ; il est inutile de leur donner des dimensions exagérées ; 7$^{m}$ de large, et autant de mètres de long qu'il y a de lits dans le dortoir, et 4$^{m}$ de haut suffisent, car cela donne 7$^{m2}$ et 28$^{m3}$ par lit. Les lits seront placés perpendiculairement aux parois latérales du dortoir, à raison de 1 ou 2 par trumeau. Bien entendu il y aura des fenêtres opposées et un parquet de chêne peint, verni, scellé sur bitume, que l'on nettoiera seulement avec des linges humides. Les lits seront en fer, à sommier métallique. Les tables de nuit elles aussi devraient être en métal et non fermées. L'éclairage nocturne des dortoirs est à prévoir.

Des *lavabos* seront installés dans une pièce contiguë à chaque dortoir, quel-

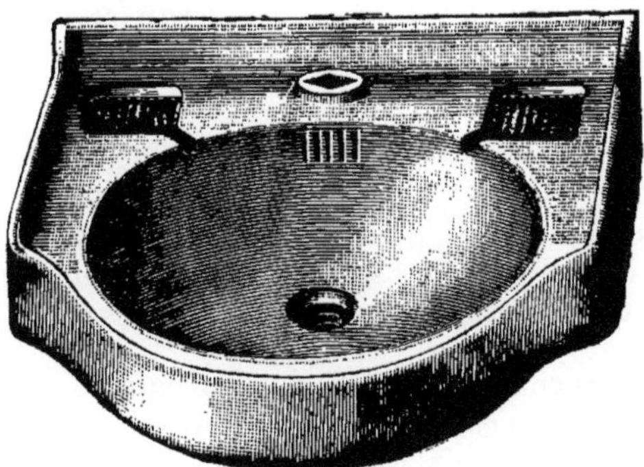

Fig. 196. — Cuvette-lavabo en grès cérame, d'une pièce (Pouilly-sur-Saône).

quefois seulement séparée de lui par une demi-cloison. Le sol de cette pièce sera carrelé et les murs recevront une garniture en carreaux de faïence jusqu'à 2m. de haut. Pour se laver, chaque élève aura à sa disposition une cuvette fixe en grès cérame plus ou moins analogue au type ci-contre (fig. 196) avec un trou pour le robinet en arrière, un autre pour la bonde de vidange au fond, un orifice de trop plein entre deux ; les cuvettes seront accolées en série le long des murs. On pourra aussi installer un lavabo collectif proprement dit, composé d'une série de cuvettes fixes encadrées dans une tablette que supportent des consoles de fonte. Toutes les cuvettes seront siphonnées. Des étagères à claire-voie placées au milieu de la pièce recevront les serviettes et objets de toilette personnels à chaque élève. Il faut prévoir le chauffage des lavabos, sans quoi en hiver les soins de toilette sont trop abrégés.

Un *water-closet* dont on ne fera usage que la nuit est nécessaire sur le palier de chaque dortoir.

Les *cabinets d'aisances* pour le jour seront accolés en nombre convenable aux pignons des pavillons; ils seront constitués par des stalles à parois imperméables, dans chacune desquelles se trouvera une cuvette en grès cérame, à abattant en bois verni et chasse d'eau. Des urinoirs à plaques, à effet d'eau ou à huile, seront annexés à ces water-closets.

Dans un lycée composé de pavillons, le *chauffage*, qui se fera espérons-nous au moyen d'appareils à vapeur à basse pression, sera organisé par pavillon, ou plutôt par groupe de deux ou trois pavillons voisins, les générateurs étant placés dans un sous-sol ménagé à cet effet.

Parmi les autres services généraux du lycée nous ne mentionnerons que la *cuisine*, les *réfectoires*, les *bains*, qui formeront avec avantage un groupe quelque peu séparé du reste de l'établissement. La cuisine avec ses annexes occupera un pavillon spécial, sans étage. Les réfectoires, construits à proximité, s'y relieront par de petites galeries. Il est indispensable que le sol de ces réfectoires soit carrelé, et que les murs soient jusqu'à $1^{m},50$ de haut en briques émaillées ou revêtus de carreaux de faïence. Avec cela et des fenêtres opposées on peut espérer voir disparaître l'odeur fade et répugnante qui règne dans la plupart des réfectoires de lycées, sinon dans tous. Le mobilier se compose de tables de marbre et de bancs à dossiers. Les bains comprendront essentiellement des cabines de bains par aspersion où toute la population du lycée passera une fois par semaine.

Enfin une *infirmerie* sera installée dans un pavillon isolé, entouré d'un jardin clos d'une grille. On y aura comme locaux une salle de quelques lits, et plusieurs chambres à 1 lit; une salle de consultation et de pansements; un ou deux cabinets de bains avec baignoire; une salle de jour servant aussi de réfectoire; une chambre d'infirmière surveillante; des water-closets. Partout des sols en grès cérame, des parois couvertes de peintures vernissées, un mobilier facile à nettoyer, etc.

## Les écoliers.

Nous avons tracé le programme des conditions matérielles que devaient offrir les établissements scolaires pour être salubres : nous allons exposer maintenant comment il convient que les écoliers soient traités dans ces établissements.

**Régime scolaire. Externat, internat.** — Les enfants, moyennement, sont susceptibles de fréquenter les écoles vers leur septième année. C'est l'époque le plus communément adoptée; mais, çà et là, la vanité des parents, la crainte que leurs enfants n'arrivent pas assez tôt pour satisfaire aux exigences d'entrée dans les diverses carrières, font hâter le moment de l'introduction de l'enfant à l'école. Dans bien des familles on éprouve tout simplement le besoin de se débarrasser d'un enfant qu'il faudrait surveiller et occuper. L'hygiène ne saurait faire entrer ces considérations en ligne de compte; mais elle reconnaît volontiers qu'à six ans révolus, l'enfant est assez intelligent pour que le désœuvrement lui soit à charge, sauf, d'autre part, que son cerveau, n'étant pas plus développé que les autres organes, n'est susceptible de travail qu'à petites doses et avec intermittences. On voit aussitôt quelle est l'importance du mode suivant lequel lui sera donnée l'instruction. La durée et la distribution du temps du travail intellectuel sont le premier élément de ce mode; la nature des choses enseignées en est un autre.

Par ailleurs il faut bien distinguer si l'enfant ne fait que passer quelques heures chaque jour dans l'établissement scolaire (externat), ou s'il y demeure en permanence (internat); dans le dernier cas, la situation se complique fort au point de vue de l'hygiène, l'écolier vivant alors tout à fait au sein du milieu scolaire devenu l'habitation véritable d'un groupe en général assez considérable. Il ne s'agit plus seulement ici des conditions dans lesquelles se donne l'instruction; toutes les circonstances de la vie journalière, tous ses besoins, doivent être l'objet des préoccupations de ceux qui ont ainsi la charge d'élever les enfants, c'est-à-dire de prendre soin de leur développement corporel comme de leur développement intellectuel. La tâche est si difficile dans les établissements scolaires où elle s'impose, c'est-à-dire dans nos lycées actuels, que le régime de l'internat est devenu particulièrement antipathique aux hygiénistes; au surplus les pédagogues eux-mêmes ne le défendent point.

Cependant ce régime est nécessaire pour un certain nombre d'enfants dont les parents habitent des localités dépourvues d'établissement d'instruction secondaire, étant donné du reste que le *système tutorial*, volontiers usité à l'étranger, ne paraît pas facile à introduire dans les habitudes françaises. (C'est le système qui consiste à confier à des familles habitant la ville les écoliers dont les parents sont domiciliés ailleurs; ces écoliers sont les hôtes des familles et ne fréquentent les établissements d'instruction qu'aux heures de classes.) Il ne reste donc qu'à améliorer autant que possible l'internat. A vrai dire ce n'est pas une entreprise très simple, car elle nous paraît comporter tout d'abord l'abandon des lycées monumentaux construits et entretenus à grands frais au milieu des grandes villes, puis la création de lycées d'internes extra-urbains, d'après un programme plus ou moins analogue à celui que nous avons tracé précédemment. Alors on aura ainsi des habitations scolaires salubres dans toute l'acception du terme, c'est-à-dire où les enfants, les jeunes gens, trouveront réunies les conditions matérielles, et même beaucoup des conditions morales, susceptibles d'être favorables à leur santé : en première ligne le grand air, l'espace, tout ce qui peut servir à fractionner la collectivité, à restreindre les promiscuités de la vie en commun, à atténuer la claustration, la sédentarité, si fâcheuses pour les organismes en voie de développement; puis tout ce qui peut contribuer à apporter aux élèves un peu de bien-être, beaucoup de gaieté, et aussi à faire de chacun d'eux une individualité, au lieu d'une unité passive; enfin il y aurait encore à s'arranger pour les rapprocher de leurs maîtres dont beaucoup vivraient auprès d'eux. C'est seulement dans des lycées installés et organisés d'après ce programme que l'on pourra transformer l'internat, et arriver notamment, si on le veut bien, à équilibrer d'une façon rationnelle la culture de l'esprit et celle du corps. Il y a quelque chose à prendre dans ce qui se fait en Angleterre à cet égard, sans rien exagérer toutefois.

L'opinion que nous soutenons ici commence à se faire jour en dehors des hygiénistes; elle a été adoptée par M. Raiberti, l'un des rapporteurs de l'Enquête parlementaire sur l'enseignement secondaire de 1899; mais elle est encore loin d'avoir pénétré dans le grand public français qui envoie ses enfants aux lycées et qu'il faudrait rendre favorable à la réforme dont il s'agit.

Nous dirons tout à l'heure comment il convient de répartir le temps des écoliers entre le travail intellectuel, les exercices physiques et le repos. Nous nous bornerons à rappeler ici qu'on attribuera utilement 10 h. au sommeil pour les enfants au-dessous de 15 ans, et 9 h. pour les adolescents qui ont dépassé cet âge : à notre avis on ferait bien de ne réveiller ni les uns ni les autres avant 6 heures du matin, surtout en hiver, et de ne pas les envoyer coucher le soir aussitôt sortis de table. Au réveil on accordera une bonne demi-heure pour les soins de la toilette que l'on tend d'habitude à négliger beaucoup trop. D'autre part les élèves prendront un bain par aspersion au moins tous les 15 jours. Dans les divers établissements scolaires il faut du reste tenir sans cesse la main à la propreté corporelle et à la propreté des vêtements de tous les élèves. En ce qui concerne les repas nous recommanderons seulement d'attribuer une demi-heure de temps à chacun des deux repas principaux de la journée. Enfin, tout en exerçant une surveillance convenable sur les faits et gestes des élèves, sur leur tenue, on s'efforcera, dans les internats notamment, de leur laisser beaucoup de liberté d'allures ; l'ordre ne nécessite pas que les enfants évoluent toujours en troupe, en silence, sous l'œil du maître, un peu comme des soldats à l'exercice ; on peut très bien arriver à ce que le plus souvent possible chacun aille et vienne individuellement sans inconvénient, au contraire.

Il va sans dire que les divers établissements scolaires seront pourvus d'un personnel suffisant pour maintenir constamment tous leurs locaux dans un état de propreté parfaite.

**Le travail intellectuel.** — Il est depuis longtemps de connaissance vulgaire que le travail intellectuel quotidien doit être fractionné pour éviter un excès de fatigue, et cela d'autant plus que l'on a affaire à des enfants moins âgés. Pour Edwin Chadwick vers 6 ans un enfant n'est guère capable de suivre une leçon pendant plus de 15 minutes consécutives ; de 7 à 10 ans 20 minutes sont le maximum de ses efforts ; de 10 à 12 ans 25 minutes ; de 12 à 16 ans 30 minutes. On sait du reste qu'en interrompant le travail par des pauses on obtient un meilleur travail surtout chez les enfants les plus jeunes.

Depuis quelques années on a cherché à apprécier d'une manière précise, scientifique, la fatigue intellectuelle engendrée par le travail cérébral, et l'on a essayé de se rendre compte de la manière dont cette fatigue était influencée par la nature de l'enseignement, le nombre et la répartition des heures d'étude, les repos, etc. A cet effet on a eu recours tantôt à des méthodes d'observation directe, basées sur les modifications du fonctionnement cérébral sous l'influence du travail intellectuel, tantôt à des méthodes d'observation indirecte à l'aide desquelles on tente de juger la fatigue intellectuelle par les variations concomitantes des fonctions sensitives ou motrices. Dans le premier cas on fait exécuter aux élèves des exercices de calcul très simples ou des dictées (Sikorski, Bürgerstein), dont on compte les fautes qui sont plus ou moins nombreuses suivant l'état de fatigue intellectuelle au moment où l'exercice a eu lieu. Dans le second cas on mesure au moyen de l'esthésiomètre la sensibilité tactile en divers moments du temps d'une classe (Griesbach), ou encore on examine avec l'ergographe l'état du fonctionnement musculaire volontaire (Mosso) : il y a émoussement de la sensibilité et dépression du fonctionnement musculaire volontaire à mesure que la durée du travail intellectuel est plus longue. Toutefois les déterminations effectuées sont criticables, et leur interprétation prête singulièrement à la discussion. On s'est aperçu qu'aucun travail intellectuel ne peut être exécuté sans retentir sur le fonctionnement psychologique et physiologiqne de l'organisme, et l'on cherche dans l'étude des modifications ainsi engendrées (du côté de la sensibilité tactile, de la mémoire, de l'attention) une mesure de la fatigue cérébrale : mais jusqu'à présent on ne saurait dire quelle relation doit être admise entre le degré de cette fatigue et les phénomènes observés (Binet et Henri).

Cependant, se fondant sur les résultats déjà obtenus dans la voie que nous venons d'indiquer, les hygiénistes allemands se sont mis à peu près d'accord sur les points suivants : que tout enseignement littéraire ou scientifique doit être donné de préférence le matin, les après-midi étant réservés aux jeux, à la gymnastique, au dessin ; qu'en règle générale il ne doit pas y avoir plus de 4 heures de classe par jour ; que chaque heure de classe doit être séparée de la suivante par une pose de dix minutes, et même de 15 minutes s'il y a plus de 2 heures de classe consécutives ; qu'il faut s'occuper au début de la classe des mathématiques et des langues étrangères, parties de l'enseignement qui occasionnent le plus de fatigue ; qu'en outre des jours fériés usuels il est bon que l'on se repose un jour dans le courant de la semaine.

A vrai dire il n'y a pas d'habitude excès de fonctionnement cérébral, c'est-à-dire *surmenage intellectuel*, chez les écoliers auxquels on impose trop d'heures de classe ou d'étude ; un examen réfléchi de ce qui se passe réellement a conduit à en rabattre au sujet de la prétendue fréquence du surmenage scolaire, dont on a jadis beaucoup plus parlé qu'il ne convenait ; en réalité ce fameux surmenage, caractérisé par de la céphalalgie, de l'inaptitude au travail, de la dyspepsie, n'a été bien constaté que dans les classes supérieures, chez des candidats à certaines écoles, à certains diplômes ; dans les classes où la préoccupation d'un examen redoutable ne hante pas les esprits, les élèves souffrent simplement de la *sédentarité* exagérée qu'ils subissent : jamais, ou presque jamais ils ne travaillent réellement de façon à outrepasser leurs forces, mais sans rien faire d'utile ils restent assis, plus ou moins immobiles, assez longtemps pour que la situation où ils se trouvent ainsi demeurer finisse par exercer sur eux de très fâcheux effets, car l'enfant a justement par dessus tout le plus grand besoin de mouvement et d'air pour se développer d'une manière normale. La sédentarité produit surtout l'ennui et un certain étiolement physique.

Le règlement français des Ecoles primaires avait jadis fixé la durée des classes à 6 heures par jour : 3 heures le matin, à partir de 8 heures ; 3 heures l'après-midi, à partir de 1 heure ; chacune d'elles devant être interrompue par un repos d'un quart d'heure. Il était assurément étrange de vouloir faire travailler pendant un temps égal les enfants de sept ans et ceux de treize. Proust a fait accepter par la Commission de l'enseignement primaire 3 heures et demie de classe pour le cours élémentaire ; 4 heures et demie pour le cours moyen ; 5 heures et demie pour le cours supérieur. Mais il faut exiger que le règlement établi soit respecté, ce qui n'a peut-être pas toujours lieu.

Dans les lycées, les internes avaient naguère, en dehors de 4 heures de classe, 7 h. 45 minutes d'études en hiver et une heure de plus en été. A l'époque des examens, on y ajoutait une part des heures de liberté, de même que les externes passaient leur soirée à travailler à la maison. On a obtenu, en 1889, les améliorations suivantes : les classes élémentaires, dont les élèves ont moins de dix ans, n'ont plus que 6 heures de travail ; les classes de grammaire (élèves de onze à treize ans), 8 heures ; les classes supérieures, 10 heures à 10 heures et demie.

C'est encore beaucoup bien certainement. Mais du moins les récréations ayant bénéficié des réductions ainsi opérées sur le temps attribué au travail intellectuel, on a par le fait gagné quelque chose sur la sédentarité, évidemment atténuée. L'hygiène toutefois a le droit de demander qu'on aille encore un peu plus loin dans cette voie, sans pour cela aboutir à quelque exagération. Nous ne croyons pas par exemple qu'il soit bon de chercher à imiter les Anglais, qui ont sacrifié la culture intellectuelle à la culture corporelle. Nous ne souhaitons chez nous qu'un meilleur équilibre entre la part de l'une et la part de l'autre. Ceci exige d'ailleurs une réforme des programmes de l'enseignement universitaire et des connaissances exigées pour l'entrée dans les grandes écoles qui ouvrent la plupart des carrières : au reste c'est chez les candidats à ces écoles que l'on observe assez souvent du surmenage intellectuel proprement dit.

Naturellement nous n'avons aucune espèce de compétence pour discuter la manière dont il conviendrait de modifier les programmes en question. Nous nous bornerons à dire, après bien des universitaires, qu'il faut simplifier l'enseignement et restreindre le nombre des matières enseignées ; nous pensons que les données acquises avant 15 ans au moins n'ont en général par elles-mêmes qu'une médiocre valeur pour l'avenir ; le travail cérébral demandé jusque-là à l'enfant n'est qu'un moyen (moyen d'exercer, de développer ses facultés intellectuelles), et non pas un but (c'est-à-dire n'est guère destiné à munir l'enfant de connaissances réellement utilisables plus tard dans la vie) ; inutile par conséquent de donner alors à l'enseignement une tournure encyclopédique : cependant cela n'empêche pas que l'on pourrait peut-être faire travailler les écoliers sur des matières pas trop étrangères à ce qu'il importera plus tard qu'ils sachent effectivement.

On enseigne souvent trop de choses à la fois et l'on ne proportionne pas toujours la nature des objets enseignés à la puissance d'élaboration des jeunes cerveaux. L'enfant est enclin à ne pas fixer son esprit, mais c'est à la condition que sa pensée sera libre dans le champ de la fantaisie ; si son attention ne fait que changer de terrain tout en restant commandée et tendue, son esprit ne se repose en aucune façon ; il se fatigue plutôt et se relâche ; ou si l'attention persiste, par un effort de volonté, ce n'est pas sans de graves dangers pour l'intégrité de la nutrition cérébrale et, par conséquent, pour le fonctionnement ultérieur des facultés intellectuelles. D'autre part, il est clair que les objets réels et leurs formes, que les phénomènes physiques et naturels, que les rapports à termes concrets, sont ce qu'il y a de plus facile à saisir pour les cerveaux à développement naissant. Au lieu, cependant, de leur offrir ce champ abordable, on commençait naguère par les bourrer d'abstractions : on tend à abandonner ce système ; du moins des réformes louables ont été opérées dans ce sens.

**Les livres et l'écriture.** — D'une part l'impression des livres mis entre les mains des écoliers, d'autre part les méthodes d'écriture adoptées, ont une influence considérable sur la vue des jeunes gens, et il est nécessaire de s'y arrêter spécialement.

Les *livres classiques*, produits en quantité énorme par des maisons dont beaucoup se soucient plus de leur propre gain que de tout autre intérêt, sont volontiers fort défectueux, en France et ailleurs. Ils sont bien souvent imprimés en caractères trop petits. Toute impression, a dit H. Cohn, dont les caractères ont moins de 1 millimètre et demi de hauteur, est nuisible aux yeux car elle amène les élèves à se pencher en avant et à lire de trop près, ce qui est une des causes du développement de la myopie. Avec un bon éclairement, les caractères doivent pouvoir être lus couramment et longtemps sans fatigue par une personne ayant une vue normale à la distance de $0^{m},50$ au minimum. Javal a proposé de proscrire tout livre qui tenu verticalement et éclairé par une bougie placée à la distance de 1 m. ne peut être lu par une vue normale à $0^{m},80$. Les pleins des lettres auront au moins $0^{mm},25$ d'épaisseur. On ne perdra pas de vue que la lisibilité d'un caractère dépend plutôt de la largeur des lettres que de leur hauteur (Javal). Il est bon que les interlignes atteignent $2^{mm},5$, encore que selon Javal il vaille mieux, pour économiser la place, diminuer les interlignes qu'adopter pour les caractères un point plus petit. (Le point de l'Imprimerie Nationale mesure $0^{mm},4$ ; à Paris on emploie beaucoup le point Didot qui égale $0^{mm},37$) ; Javal conseille pour les enfants qui commencent à savoir lire assez couramment de ne pas descendre trop tôt au-dessous du *huit*, mesurant près de 3 mm. L'espacement des lettres dans le mot facilitant d'ailleurs la lecture, il convient de ne pas mettre plus de 6 à 7 lettres par centimètre courant. Enfin les lignes ne seront pas trop longues : 10 centimètres (Cohn), ou même un peu moins (Javal, M. Perrin).

D'autres défectuosités peuvent encore exister : la minceur du papier, qui fait apercevoir sur le recto les lignes imprimées au verso ; les lettres mal venues, par suite de la vétusté des caractères d'imprimerie ou la négligence des typographes, etc. L'emploi des horribles caractères gothiques est une des raisons pour lesquelles la myopie est plus commune chez les écoliers allemands qu'en France. D'ailleurs les livres scientifiques allemands sont pour la plupart imprimés en caractères latins, beaucoup plus lisibles.

La couleur du papier n'est pas indifférente. Les caractères noirs sur un fond d'un blanc éclatant fatiguent un peu la vue. Javal a essayé de faire prévaloir en France le principe de donner au papier des livres classiques une teinte jaunâtre, douce à l'œil, par effet d'absorption, c'est-à-dire de la suppression des rayons d'une extrémité du spectre : *violet*, *indigo*, *bleu*. Mais c'est une habitude qui ne paraît pas s'implanter.

Des expériences nombreuses, accomplies sous la direction de Horner (Zurich) ont démontré : que, toutes choses égales d'ailleurs, des lettres blanches sur fond noir semblent plus grandes que les lettres noires sur fond blanc, mais ne peuvent être lues qu'à une distance moindre, surtout quand il s'agit de lettres un peu compliquées, comme E, B ; que des lettres sur fond jaunâtre sont lues avec la même facilité que si elles étaient sur fond blanc ; qu'enfin les lettres grises sur fond noir, comme les caractères tracés à la craie sur le tableau, sont moins aisément lues que celles des deux cas précédents. Les rapports de visibilité sont les suivants :

| | | | | | |
|---|---|---|---|---|---|
| 1° Lettres | noires sur | fond blanc | . . . . . | 496 | de visibilité. |
| 2° — | blanches | — noir | . . . . . | 421 | — |
| 3° — | grises | — noir | . . . . . | 340 | — |

En comparant les caractères à l'encre sur le papier blanc avec les caractères tracés sur l'ardoise au crayon d'ardoise, et ceux du crayon de plomb sur le papier ordinaire, l'auteur a constaté que les mêmes lettres étaient lues aux distances et dans les rapports ci-dessous :

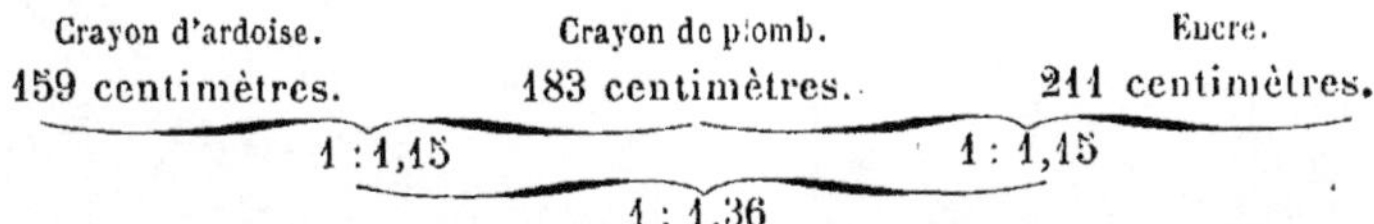


Des résultats différents relativement aux distances absolues ont été obtenus ultérieurement dans des conditions de luminosité moindre ; mais le rapport de visibilité est resté le même, 3 pour le crayon d'ardoise et 4 pour l'encre. Horner en conclut à la substitution définitive de l'encre au *crayon de plomb* ou *d'ardoise* et à la suppression du tableau noir. Dans tous les cas, il importe, si l'on conserve le tableau pour quelques occasions, de lui donner une surface absolument mate, n'obligeant pas les élèves à lutter contre la réflexion d'une surface polie, et, si l'on admet parfois la mine de plomb, d'exiger que le crayon soit de bonne qualité et bien taillé pour assurer la netteté des caractères.

Les cartes géographiques murales ne doivent pas être vernies, pour la même raison que le tableau noir. D'ailleurs, on y évitera la surcharge des détails et les noms en caractères microscopiques.

L'écriture, au point de vue de l'hygiène, est *droite* ou *penchée*, selon la direction générale des lettres. La seconde, dite aussi *expédiée* et *anglaise*, passant pour être plus élégante, ayant surtout l'avantage d'être plus rapide, se trouve adoptée par presque tout le monde et le plus souvent enseignée aux enfants. On

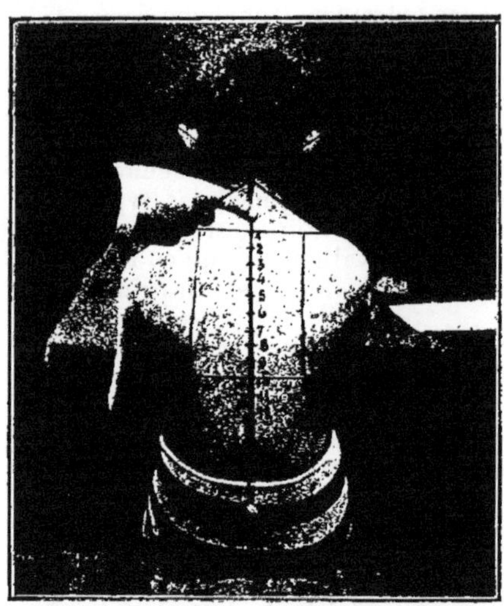

Fig. 197. — Attitude assise normale avant d'écrire. L'axe vertébral est parallèle au fil à plomb; tête droite.

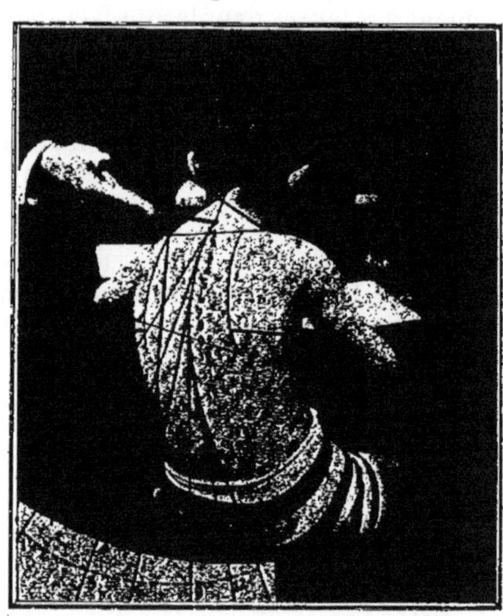

Fig. 198. — Écriture penchée. Déviation de droite à gauche, torsion et voussure de la colonne vertébrale. Appui sur le côté gauche.

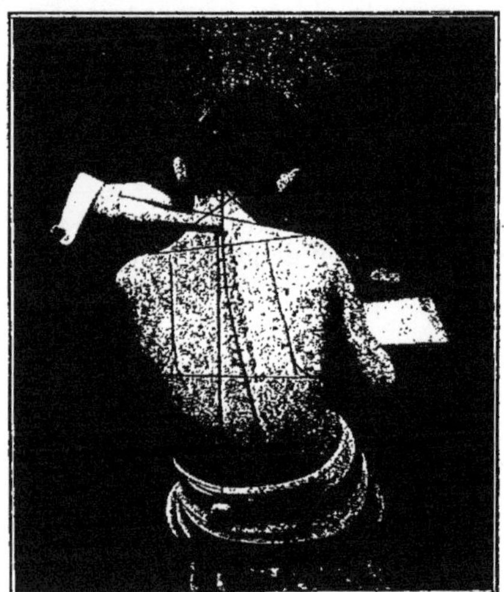

Fig. 199. — Écriture penchée. Déviation de droite à gauche, inclinaison de la tête, voussure du dos. Appui sur le côté gauche.

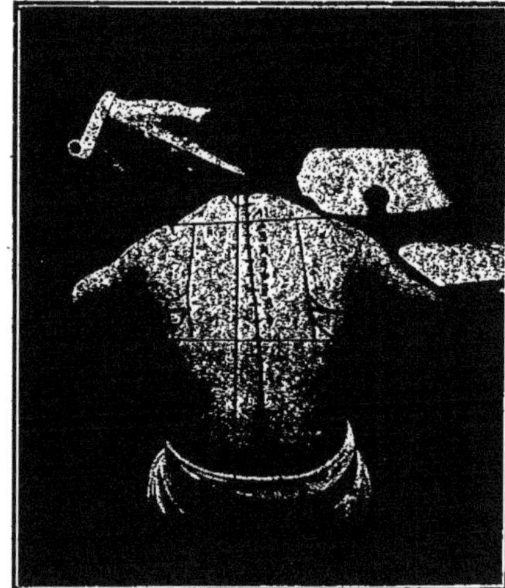

Fig. 200. — Écriture demi-penchée. Déviation de droite à gauche. Attitude moins mauvaise. Voussure du dos très prononcée.

la leur enseigne de deux manières. Tantôt le papier est tenu droit, presque en face de l'épaule droite; le coude droit s'approche du tronc qui s'incurve alors de façon à présenter de ce côté une concavité très prononcée; l'épaule s'abaisse, la tête s'incline à droite pour mettre la ligne du regard (celle qui joint les centres de rotation) perpendiculairement à la direction générale de l'écriture; le poids du corps se porte sur la fesse gauche et accessoirement sur le bras gauche. Tantôt on penche le papier à gauche, et alors la tête s'incline du même côté ; pour éviter aux muscles du cou un excès de fatigue et ramener vers la droite le centre de gravité du corps, le tronc s'incurve de telle sorte que la colonne vertébrale présente une inflexion à concavité gauche, à l'inverse de ce qui se produisait dans le cas précédent. Il va sans dire que ces attitudes anormales ne sauraient être adoptées impunément pendant de longues heures chaque jour. Elles ont été souvent un facteur indiscutable de déformations, de déviations rachidiennes permanentes, et en outre elles ont contribué au développement de la myopie par suite des efforts d'accommodation que nécessite l'inégal éloignement entre chacun des deux yeux et le papier.

Les hygiénistes et les oculistes (parmi ces derniers il faut surtout citer Javal) sont unanimes pour réclamer l'adoption dans les écoles de l'écriture droite, tracée sur papier tenu droit : pour l'exécution de cette écriture l'élève garde une position absolument normale ; il est assis également sur les deux ischions, les

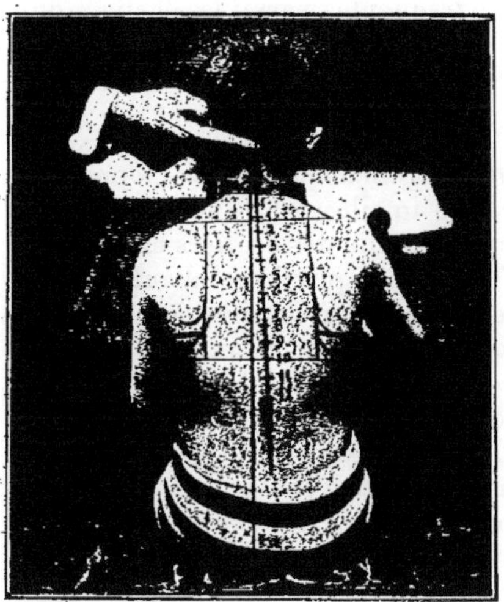

Fig. 201. — Ecriture penchée. Déviation et voussures peu sensibles. Mauvaise position du bras gauche.

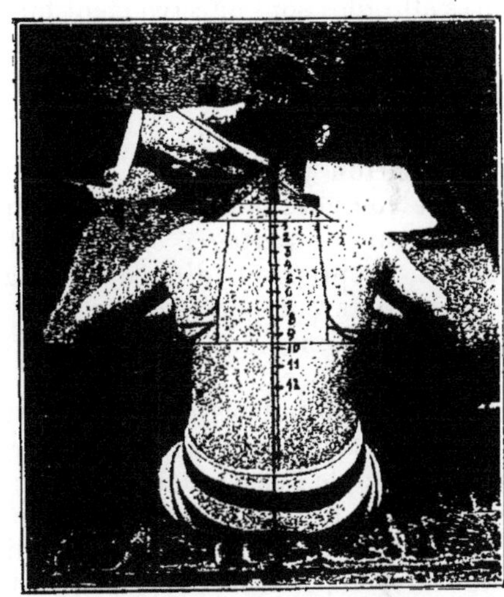

Fig. 202. — Ecriture droite. Attitude physiologique. Appui sur les 2 ischions et les 2 coudes ; tête droite ; pas de voussure du dos ni de torsion de la colonne.

deux coudes ou les deux avant-bras portent de même sur la table ; la ligne du regard est perpendiculaire à la direction de l'écriture, la tête restant droite ; les deux yeux sont à distance égale du papier ; la colonne vertébrale ne présente pas d'inflexion notable. Donc il paraît n'y avoir que des avantages à se conformer à la formule proposée en 1881 par la Société de médecine publique et d'hygiène professionnelle : « Ecriture droite, sur papier droit, corps droit. » Le congrès d'hygiène de Londres en 1891 s'est prononcé dans le même sens.

On reproche volontiers à l'écriture droite d'être un peu lente. Javal estime toutefois que les enfants ne gagnent pas de temps en se servant de l'écriture penchée, parce qu'ils ne peuvent, en prenant point d'appui sur le coude, écrire des lignes entières à main levée à l'aide surtout du poignet ; ils sont toujours obligés d'écrire à main posée, avec surtout des mouvements des doigts, et en déplaçant plusieurs fois la main pendant l'exécution d'une ligne : car leur avant-bras est trop court pour qu'il puisse y avoir translation continue de la main d'un bout à l'autre de la ligne. Dès lors il est sans utilité de leur faire employer une écriture penchée. Ils n'y auront recours que vers 15 ans, époque à laquelle la longueur de leurs avant-bras permet l'expédiée à main levée : à ce moment ils inclineront leur papier à gauche de telle sorte que sa diagonale soit à peu près perpendiculaire au bord de la table, et du coup l'écriture aura la pente voulue. Sans doute l'attitude du corps se rapprochera de celle décrite tout à l'heure. Mais cela n'a pas de bien grands inconvénients chez des adolescents ou des adultes.

Nous empruntons à Ph. Tissié (*L'Education physique*, Paris, 1901) une série de six photographies (fig. 197 à 202) qui représentent à merveille les attitudes différentes d'un enfant employant tantôt l'écriture plus ou moins penchée, tantôt l'écriture droite. Sur le dos de l'enfant a été tracée la ligne des apophyses épineuses avec numérotation des vertèbres dorsales. Un fil à plomb partant de la 7e cervicale fait ressortir la rectitude ou la déviation de la colonne. Ph. Tissié pense d'ailleurs que l'axe de la feuille de papier peut être à peu près parallèle à l'axe de la main et de l'avant-bras.

Il résulte d'ailleurs de la plupart des nombreuses enquêtes auxquelles divers médecins se sont livrés, notamment à l'étranger, que dans la pratique les mauvaises attitudes sont effectivement bien moins fréquentes parmi les écoliers qui usent de l'écriture droite que parmi ceux qui emploient l'écriture penchée. Toutefois l'influence de la surveillance du maître reste toujours prédominante.

**L'éducation physique.** — L'enfant ayant naturellement à se développer au point de vue physique comme au point de vue intellectuel, l'idéal des hygiénistes serait de partager également le temps de veille des écoliers entre l'instruction proprement dite d'une part, l'éducation physique d'autre part : cette dernière comportant à la fois des exercices musculaires et de véritables repos assez prolongés, car on ne saurait compter se reposer du travail physique par le travail intellectuel ou réciproquement : les effets de l'un et de l'autre s'ajoutent jusqu'à un certain point, plutôt que de s'annuler. Or il est évident que nous sommes en France bien loin de l'idéal susdit avec une organisation de l'enseignement qui par exemple attribue encore au travail intellectuel dix heures de la journée dans les hautes classes de nos lycées. Cela ne laisse plus qu'un temps insignifiant disponible pour les exercices physiques, si nécessaires cependant aux enfants et aux adolescents qui ont un impérieux besoin de mouvement, et que l'on condamne au contraire le plus souvent à l'immobilité, à la sédentarité. Non seulement ce système est détestable pour le corps, mais il aboutit régulièrement à exercer sur les écoliers une influence psychique des plus fâcheuses en donnant notamment naissance à l'ennui.

Il convient de restreindre, d'alléger les programmes d'études, comme le pensent même beaucoup d'universitaires (Gréard, Dupuy), afin d'établir une proportion plus satisfaisante entre les heures réservées au travail intellectuel et celles consacrées aux exercices musculaires alternant avec des repos convenables; ces exercices et ces repos exigent beaucoup de temps, il ne faut point se le dissimuler ; on ne tire aucun profit appréciable d'exercices trop courts ou trop peu fréquents. Il y aura d'ailleurs à éviter de tomber dans le surmenage physique et surtout de l'ajouter à des excès de travail intellectuel. On se gardera aussi de sacrifier le côté intellectuel au côté physique, comme cela est arrivé en Angleterre. Mais chez nous il est à peine besoin de signaler la possibilité d'une exagération dans ce sens, tant il est difficile de faire simplement atténuer l'exagération dans le sens opposé. On continue à vouloir tout faire apprendre aux enfants, à surcharger leur mémoire ; c'est pourtant chose bien inutile, car à cette époque il s'agit d'exercer l'intelligence, de former le jugement, de développer les aptitudes intellectuelles qui seront mises en œuvre plus tard : quant aux connaissances acquises alors, combien peu seront demeurées présentes au moment où elles pourraient servir pratiquement, à supposer qu'elles soient en effet utilisables ! Au surplus nous croyons avec A. Gautier qu'en dépit de l'extension des programmes la valeur intellectuelle des écoliers d'aujourd'hui n'est pas supérieure à celle des écoliers d'autrefois ; la capacité d'activité cérébrale des enfants n'a pas changé ; il est donc superflu de tenter sans cesse d'élargir le cercle de leurs études. On obtiendra un tout autre bénéfice en le restreignant sérieusement au profit de l'éducation physique : le corps et le caractère y gagneront plus que la culture intellectuelle n'y perdra, et l'on aura ainsi des bacheliers qui commenceront à être aussi des hommes.

D'après ce qui a été dit précédemment de la gymnastique proprement dite il résulte qu'elle constitue un exercice fort peu approprié aux enfants : elle est trop difficile pour la plupart d'entre eux et par suite les ennuie comme une leçon. Du reste ils en font si peu que le travail musculaire dont elle est l'occasion est vraiment insignifiant En 1890 on a prescrit 3 heures de gymnastique par semaine dans les lycées : mais étant donné le nombre des élèves par rapport à celui des agrès, et la nécessité de surveiller de près les mouvements de chaque enfant, on arrive à environ 15 minutes de travail musculaire par individu et par semaine. A la vérité la gymnastique qui se pratique dans un petit local fermé se trouve bien adaptée à nos lycées où l'espace manque ; aussi a-t-on voulu en faire la base de l'éducation physique : ce qui a été une grosse erreur.

L'exercice physique ne doit pas constituer pour les enfants une leçon, mais une distraction active, fondée sur la liberté des mouvements et faisant appel à la manifestation de l'initiative individuelle.

De la sorte les enfants développent à la fois et leur volonté d'agir et les muscles qui sont les instruments de cette volonté : le caractère et le corps se forment à la fois. Ce sont essentiellement les jeux qui peuvent produire ce résultat. Seuls aussi ils sont capables de donner aux enfants cette chose indispensable, le plaisir dans l'exercice.

« Que la gymnastique vaille mieux que rien, nous l'admettons, écrivait Herbert Spencer il y a plus de 30 ans ; mais que ce soit un équivalent du jeu nous le nions formellement. Les inconvénients en sont à la fois positifs et négatifs. En premier lieu ces mouvements réglés, nécessairement moins divers que ceux qui résultent des exercices libres, n'assurent pas une répartition égale d'activité entre toutes les parties du corps ; d'où il résulte que l'exercice intéressant une partie seulement du système musculaire, la fatigue arrive plus tôt que dans d'autres conditions, et qu'en outre on est conduit, si on persiste dans ces exercices, à un développement disproportionné des diverses parties du corps. Non seulement la somme de l'exercice pris est inégalement répartie, mais cet exercice n'étant pas accompagné de plaisir est moins salutaire, même quand il n'ennuie pas les élèves à titre de leçon. Ces mouvements monotones deviennent fatigants faute du stimulant de l'amusement. On se sert il est vrai de l'émulation en guise de stimulant, mais cette émulation est à cet égard bien inférieure au plaisir qui se mêle au jeu. Outre que la gymnastique est inférieure au libre jeu comme *quantité* d'exercice musculaire, elle lui est encore plus inférieure sous le rapport de la *qualité* de l'exercice. Cette absence de plaisir qui fait qu'on abandonne vite les exercices artificiels fait aussi qu'ils ne produisent que de médiocres effets sur l'organisme. »

Les jeux ont du reste l'avantage de pouvoir être variés selon le développement des sujets. C'est un point sur lequel Tissié a justement insisté, proposant à cet égard la classification suivante des jeux.

1° Les *jeux éducatifs*, qui se pratiquent jusqu'à l'âge de 12 ans ; ce sont les promenades peu prolongées, les sauts, la poursuite, le ballon, la paume au mur, les petites luttes à la corde.

2° Les *jeux intensifs*, qui se pratiquent de 12 à 16 ans ; ce sont les promenades qu'on s'efforcera de rendre intéressantes, la course, saut, natation, canne, bâton, paume, ballon, luttes à la corde ;

3° Les *exercices sportifs*, déjà compliqués ou réclamant des efforts assez prolongés, réservés aux adolescents de 16 à 20 ans ; ce sont les marches, courses, sauts, l'escrime, le canotage, la bicyclette, la boxe, le bâton, la natation, la longue paume, les luttes à la corde, quelques exercices de gymnastique aux agrès ;

4° Les *sports* proprement dits, réservés aux adultes qui se spécialisent ; il faut citer surtout ici l'alpinisme, le canotage, l'escrime, le foot-ball, le cricket.

On a essayé de faire jouer nos lycéens, là où les conditions locales n'étaient pas trop défavorables, c'est-à-dire où il a été possible de se procurer le terrain nécessaire pas trop loin de l'établissement. Il faudrait que ce terrain existât pour chaque lycée, collège, et même pour certaines écoles ; il faudrait aussi qu'on fût bien décidé à donner le goût des jeux aux écoliers.

Le personnel spécial chargé jusqu'à présent des exercices physiques n'est malheureusement pas toujours très bon ; il conviendra de l'améliorer, et aussi de tâcher d'intéresser à l'éducation physique le corps enseignant proprement dit, à l'instar de ce qui se passe volontiers à l'étranger.

Il est tout à fait fâcheux que les chefs d'établissements d'instruction paraissent au point de vue légal exposés à des responsabilités exagérées en ce qui concerne les accidents qui surviennent parfois au cours des exercices physiques. Du reste, même dans les sports, on évitera toujours de rechercher le tour de force plus ou moins brillant destiné à séduire la galerie, et qui ne peut être exécuté que par quelques sujets d'élite. L'éducation physique doit au contraire s'adresser à tous, et spécialement aux faibles. Ce n'est pas une raison toutefois pour que le jeu ne soit jamais une lutte pour une primauté, ou encore un spectacle. Tissié estime avec raison qu'on tuerait ainsi ou qu'on affaiblirait par trop l'émulation nécessaire. Au surplus l'homme est destiné à la lutte. Seulement il ne faut pas exagérer dans ce sens, ni, d'une façon générale, abuser des exercices physiques. Il est certain d'autre part que quelques-uns ne conviennent pas à tous les enfants. Mais un peu de surveillance médicale préviendra ces excès ou ces erreurs, qui sont en somme l'exception. En attendant il ne faut pas songer à entraver les efforts qui ont été faits pour encourager les exercices physiques. Depuis peu nos enfants se sont mis à s'amuser en plein air. On les a vus courir librement : il y a 50 ans que cela n'était arrivé. Il ne faut pas laisser croire de nouveau aux mères qu'un enfant qui court est un enfant en danger.

Des *voyages de vacances*, complément utile des exercices physiques de la période scolaire, ont été pratiqués sur divers points, mais dans des limites restreintes. Ils ne sont, évidemment, à la portée que des élèves déjà grands et assez robustes.

Les *colonies de vacances*, c'est-à-dire le séjour d'écoliers pauvres et chétifs, voire quelque peu scrofuleux, des villes, loin de leurs demeures sombres et étroites, dans la montagne ou au bord de la mer, avec les avantages d'une nourriture simple mais abondante et d'exercices corporels (promenades, jeux) journaliers, sous la surveillance de bons régents ou de régentes, sont encore préférables. On donne aux colons de bons vêtements et des souliers solides. Ils sont distribués par 15 ou 20, et leur séjour doit être un *vrai temps de vacances*. L'Allemagne, le Danemark, la Suisse, depuis 1876, ont adopté largement cette pratique. La ville de Paris l'a adoptée depuis quelques années, sous l'impulsion d'Ed. Cottinet. Selon Varrentrap, l'augmentation de poids des enfants, à la fin du séjour en colonie, dépasse de 4 à 8 fois l'augmentation normale. Quelquefois, l'augmentation est faible dans les quatre semaines qui suivent le retour ; mais après une deuxième période de quatre semaines elle est considérable. Chez les enfants du IXe arrondissement de Paris, placés pendant un mois, en 1884, à Chaumont, Pompey, Luxeuil, Saint-Dié, l'augmentation de poids fut de 1kil,65 chez les garçons, de 1kil,82 à 2kil,83 chez les filles, qui profitent généralement plus. Il va sans dire que la taille, le thorax, augmentent dans les mêmes proportions. Au rapport de Dubrisay, 15 garçons et 16 filles des écoles du I^er arrondissement et de dix à douze ans, envoyés, les premiers à Gérardmer, les secondes à Compiègne, augmentèrent : les garçons, de 1^kil, 33; les filles, de près de 2 kilogrammes. Gellé, en 1888, a constaté des résultats non moins favorables chez des enfants du XIV^e arrondissement. La méthode se répand lentement en France; actuellement, les municipalités des grandes villes, et quelques sociétés de bienfaisance, envoient à peu près 8,000 petits citadins chaque année faire un séjour de quelques semaines à la campagne.

Il va sans dire qu'avec ou sans colonies, il faut à tous les enfants des *vacances*. Nous nous rangeons volontiers à l'avis de Javal, qui les veut d'autant plus courtes que les enfants sont plus jeunes, sauf à les multiplier (1^er janvier, Pâques, le moment des grandes chaleurs). Les plus longues seraient de trois semaines à un mois pour les élèves du degré supérieur, et débarrassées d'ailleurs de devoirs ou de leçons quelconques.

**Les maladies scolaires.** — Nous dirons ici quelques mots de certaines maladies que l'on peut diviser en deux groupes, selon qu'il s'agit de maladies provoquées ou favorisées par le travail scolaire effectué dans de mauvaises conditions, parfois avec excès, ou de maladies dont le seul fait de la réunion des enfants dans les établissements scolaires détermine l'expansion : ces dernières sont les maladies contagieuses, vis-à-vis desquelles l'enfance offre une réceptivité si grande; les premières sont surtout représentées par la myopie, certaines déformations du corps et le syndrome du surmenage intellectuel.

La *myopie*, reconnaissant pour cause immédiate l'habitude de regarder de trop près des objets de petites dimensions, tels que les lettres qu'on lit ou qu'on écrit, est la maladie scolaire par excellence. Il se peut que des enfants apportent à l'école une prédisposition héréditaire à la myopie; il n'y a naturellement rien à faire à cela. Mais l'anomalie de la vision ne se constitue que si l'enfant se penche en avant de manière à rapprocher beaucoup trop ses yeux du papier sur lequel il lit ou écrit. On doit tout faire pour éviter une telle attitude : l'intensité de l'éclairement, la forme du mobilier, l'impression des livres de classe, le genre d'écriture (droite ou penchée) adoptée, ont à cet égard une très sérieuse influence et peuvent contribuer à faire tenir les écoliers le corps droit. Nous avons déjà insisté sur ces divers points. Toutefois, il faut bien savoir que la tenue des élèves d'une classe dépend surtout de la surveillance plus ou moins active du maître à ce sujet, comme l'a constaté la Commission scolaire de la ville de Zurich.

Après examen de 10,000 écoliers, à Breslau (1865), H. Cohn est arrivé aux conclusions suivantes :

« 1° Dans les écoles rurales, les myopes existent à peine; leur nombre augmente avec la progression des exigences et atteint son maximum dans les gymnases;

2° Le nombre d'élèves myopes augmente depuis la plus petite jusqu'à la plus haute classe, dans tous les établissements et d'une manière à peu près continue;

3° La moyenne de la myopie s'accroît de classe en classe, c'est-à-dire que les myopes le deviennent de plus en plus. »

Finkelnburg constate aussi que le nombre des myopes s'élève comme la hiérarchie des classes; à Hambourg, il est de 14,69 p. 100 dans la *Sexta* et de 61,16 dans la *Prima*. Cependant, comme le dit Javal, la fréquence de la myopie est bien moins en rapport avec la *quantité* de travail qu'avec sa *qualité*, c'est-à-dire les conditions dans lesquelles il a lieu; la maladie se montre surtout non pas chez les écoliers qui travaillent beaucoup, mais chez ceux qui travaillent en se tenant mal, soit par nonchalance, soit à cause d'un éclairage insuffisant, de l'usage de l'écriture penchée, de la lecture de caractères imprimés trop petits, ou encore de l'emploi d'un mobilier défectueux (à distance positive notamment).

Mets, à Anvers, a trouvé une moyenne de 25 à 30 vues anormales sur 100 dans les écoles primaires et Motais, en France, 34 à 37 myopes pour 100 élèves dans l'enseignement secondaire. Si la proportion est volontiers plus élevée en Allemagne, la cause doit sans doute en être dans l'écriture allemande et l'impression des livres avec des caractères gothiques.

On conseille quelquefois de placer à la hauteur du front des enfants assis devant leur pupitre une petite tringle métallique pour les empêcher d'incliner la tête en avant. Avec Vallin nous doutons de l'efficacité de ce dispositif, cependant adopté çà et là en Allemagne.

Il convient de donner des verres correcteurs aux myopes dont l'accommodation offre une grande amplitude.

Les *déformations rachidiennes* comme la myopie s'observent peut-être surtout chez des enfants prédisposés; mais sans contredit un mobilier scolaire défectueux, l'adoption de l'écriture penchée, sont capables d'exercer une influence décisive sur l'apparition de la *cyphose* (dos voûté) ou de la *scoliose* (en particulier celle à convexité droite). Bien entendu une surveillance active des maîtres sur l'attitude des écoliers est encore nécessaire pour éviter dans certains cas la production de ces déformations, même lorsque les écoles sont pourvues d'un mobilier rationnel et qu'on a recours à l'écriture droite.

Mentionnons l'*ensellure* que pourrait faire contracter aux jeunes filles la répétition incessante du sot précepte : « Tenez-vous droites, Mesdemoiselles : « *creusez les reins!* » (Dally). A vrai dire, les tables défectueuses, pour écrire ou travailler à l'aiguille, les vêtements carcéraires, produisent chez les filles d'autres déviations et même des *déplacements de viscères* abdominaux extrêmement graves pour celles dont la destination est d'être les mères de la génération à venir. Rien que la position assise prolongée congestionne les organes contenus dans le bassin.

Le *surmenage intellectuel*, résultant d'un excès de fonctionnement cérébral, et que l'on observe seulement chez les jeunes gens des plus hautes classes de l'enseignement, se caractérise d'abord par des troubles nerveux qui retentissent ensuite sur différentes fonctions : d'où la céphalalgie, la difficulté de travailler, et plus tard les épistaxis, les troubles gastriques, la dyspepsie, etc. ; quelquefois de la neurasthénie vraie.

Les côtés par lesquels l'enseignement peut être rendu responsable de ces faits sont : l'instruction prématurée ; l'uniformité des doses du travail imposées à tous les élèves, qui n'ont cependant pas tous le cerveau d'une égale capacité ; le caractère abstrait des études, à une époque précoce ; l'excessive variété des devoirs à faire et des matières à élaborer le même jour (dans quelques écoles c'est déjà un travail pour l'élève de se rappeler toutes ses obligations du jour) ; enfin et surtout, le manque d'équilibre entre la culture du physique et celle de l'esprit. L'homme qui pense n'est pas sans doute « un animal dépravé », ainsi que l'a prétendu J.-J. Rousseau ; mais il faut penser à temps et dans la limite de ses forces.

En ce qui concerne les *maladies infecto-contagieuses*, il en est dont le milieu scolaire prépare et favorise parfois l'apparition en agissant sur l'organisme des enfants ; telles la fièvre typhoïde, la tuberculose ; mais la plupart, comme la rougeole, la scarlatine, la diphtérie, etc., sont communes à l'école tout simplement parce que celle-ci offre les meilleures conditions à la propagation des agents infectieux qui engendrent ces maladies. De mauvaises conditions sanitaires générales des établissements, quelquefois un approvisionnement d'eau défectueuse, ont donné naissance à des épidémies scolaires de fièvre typhoïde ; le surmenage intellectuel a été noté à l'origine de certains cas de cette affection ;

quant à la tuberculose, elle trouve des circonstances particulièrement favorables dans l'étiolement physique qu'amène une sédentarité exagérée, le séjour prolongé au sein d'une atmosphère confinée, voire une nourriture médiocre. Il ne faut pas oublier au surplus que les tuberculeux peuvent répandre autour d'eux des germes susceptibles d'infecter d'autres sujets, et dès lors que des mesures prophylactiques spéciales (défense de cracher par terre, installation de crachoirs, proscription du balayage à sec et son remplacement par le nettoyage humide, éloignement des malades dangereux, élèves ou maîtres) s'imposent pour prévenir la propagation de cette maladie, comme il s'en impose pour combattre l'extension des autres maladies plus aisément contagieuses, rougeole, oreillons, scarlatine, diphtérie, etc.

Sur ce dernier point le règlement ministériel du 18 août 1893 donne de bonnes indications. Nous le reproduisons ci-dessous en mettant en regard le règlement plus complet adopté par la ville de Paris et qui constitue un modèle pour les grandes villes. On remarquera surtout dans ces deux règlements que le licenciement de l'école est une mesure absolument exceptionnelle ; en effet, il a le grave inconvénient d'exposer à l'extension de la maladie soit dans les écoles privées qui reçoivent les élèves licenciés, soit même dans la population. La désinfection largement employée et les évictions individuelles des malades permettent de renoncer à cette méthode qui n'est plus qu'un « contresens hygiénique » (Napias).

| RÈGLEMENT MINISTÉRIEL | RÈGLEMENT DE LA VILLE DE PARIS |
|---|---|
| I. *Mesures générales à prendre pour éviter l'éclosion des maladies contagieuses.* | I. *Mesures générales à prendre pour éviter l'éclosion des maladies contagieuses.* |
| ARTICLE PREMIER — Les écoles doivent être pourvues d'eau pure (eau de source, eau filtrée ou bouillie). L'eau pure seule sera mise à la disposition des élèves. | ARTICLE PREMIER. — Les écoles doivent être fournies d'eau de source et celle-ci doit être exclusivement mise à la disposition des élèves à tous les robinets auxquels ils ont accès.<br>Lorsque l'école ne peut être momentanément alimentée en eau pure, l'eau destinée à la consommation devra être filtrée ou mieux bouillie, toutes les fois qu'il sera possible de recourir à ce dernier procédé. |
| ART. 2. — Les cabinets d'aisances des écoles ne doivent pas communiquer directement avec les classes.<br>Les fosses doivent être étanches et le plus possible éloignées des puits. | ART. 2. — Les cabinets d'aisances des écoles doivent être établis dans les conditions prévues par les règlements spéciaux, soit que l'évacuation des matières usées se fasse par écoulement direct à l'égout, par des appareils diviseurs ou similaires, soit que, par exception, on soit obligé de recevoir les matières dans des fosses fixes.<br>Les cabinets d'aisances ne doivent pas communiquer directement avec les classes ; leur sol et leurs parois doivent être lisses et imperméables ; l'écoulement des eaux de lavage doit être facile ; les closets doivent être à effet d'eau et siphon hydraulique ventilé.<br>La plus grande propreté est de rigueur dans les cabinets d'aisances.<br>Les caveaux où sont installés les appareils de vidange doivent avoir, comme les fosses fixes, leurs parois étanches. |
| ART. 3. — Pendant la durée des récréa- | ART. 3. — Pendant la durée des récréa- |

tions et le soir après le départ des élèves, les classes doivent être aérées par l'ouverture de toutes les fenêtres.

tions et le soir pendant au moins une heure après le départ des élèves, les classes doivent être aérées par l'ouverture de toutes les fenêtres, des portes et des impostes des cloisons latérales.

Art. 4. — Le nettoyage du sol ne doit pas être fait à sec par le balayage, mais au moyen d'un linge ou d'une éponge mouillée promenée sur le sol.

Art. 4. — Le nettoyage du sol doit se faire exclusivement à l'aide de sciure de bois imprégnée d'un liquide antiseptique. Les résidus du balayage doivent être reçus dans un récipient métallique dont le contenu sera brûlé ou porté dans le tombereau du service de nettoiement de la voie publique.

Le balayage de l'école ne doit jamais se faire pendant la durée des classes.

Art. 5. — Hebdomadairement il est fait un lavage du sol avec un liquide antiseptique. Un lavage analogue des parois doit être fait au moins deux fois par an, notamment aux vacances de Pâques et aux grandes vacances.

Art. 5. — Chaque année pendant les grandes vacances l'école sera désinfectée par le service de la désinfection publique, et chaque fois qu'une épidémie s'y est déclarée.

Art. 6. — La propreté de l'enfant est surveillée à son arrivée.

Chaque enfant doit se laver les mains au lavabo avant de rentrer en classe, après chaque récréation.

Art. 6. — Les enfants doivent se présenter à l'école dans un état de propreté convenable. La visite de propreté sera faite par l'instituteur avant l'entrée en classe.

Les élèves qui ne se présenteraient pas en état de propreté pourront être renvoyés à leurs familles. Avis en sera donné à celle-ci par le Directeur ou la Directrice.

Chaque enfant doit se laver les mains avant la rentrée en classe, après chaque récréation.

Un bain de propreté (bain ordinaire, bain-douche ou bain en eau courante) est autant que possible pris hebdomadairement par chaque enfant, sauf avis contraire du médecin-inspecteur.

II. *Mesures générales à prendre en présence d'une maladie contagieuse.*

II. *Mesures générales à prendre en présence d'une maladie contagieuse.*

Art. 7. — Le licenciement de l'école ne doit être prononcé que dans les cas spécifiés à l'art. 14. Auparavant on doit recourir aux évictions successives et employer les mesures de désinfection prescrites ci-après.

Art. 7. — (Comme ci-contre).

Art. 8. — Tout enfant atteint de fièvre doit être immédiatement éloigné de l'école ou envoyé à l'infirmerie dans le cas d'un internat.

Art. 8. — Tout enfant indisposé doit être immédiatement éloigné de l'école ou envoyé à l'infirmerie dans le cas d'un internat.

Art. 9. — Tout enfant atteint d'une maladie contagieuse confirmée, doit être éloigné de l'école et, sur l'avis du médecin chargé de l'inspection, cette éviction peut s'étendre aux frères et sœurs dudit enfant ou même à tous les enfants habitant la même maison.

Art. 9 — En cas de maladie contagieuse confirmée, avis en est immédiatement donné au médecin-inspecteur. Celui-ci peut proposer l'éloignement pour les frères et sœurs dudit enfant et même pour tous les enfants habitant la même maison. Les Directeurs des écoles qu'ils fréquentent en seront prévenus.

Art. 10. — La désinfection de la classe est faite, soit dans l'entre-classe, soit le soir après le départ des élèves.

Elle comprend :

Le lavage de la classe (sol et parois)

Art. 10. — En cas de maladie contagieuse confirmée, la classe de l'enfant doit être désinfectée aussitôt que possible, et en l'absence des élèves, par le service de la désinfection publique ; le médecin-ins-

avec une solution antiseptique, la désinfection par pulvérisation des cartes et objets scolaires pendus aux murs, la désinfection par lavage des tables, bancs, meubles, etc. ;

La désinfection complète du pupitre de l'élève malade ;

La destruction par le feu des livres, cahiers ou objets qui auraient pu être contaminés dans les écoles maternelles.

Art. 11. — Il est adressé à la famille de chaque enfant atteint d'une maladie contagieuse, une instruction sur les précautions à prendre contre les contagions possibles, et sur la nécessité de ne renvoyer l'enfant que lorsqu'il aura été baigné ou lavé plusieurs fois au savon et que ses habits auront subi soit la désinfection, soit un lavage complet à l'eau bouillante.

Art. 12. — Les enfants qui ont été malades ne rentreront à l'école qu'avec un certificat médical et après qu'il se sera écoulé depuis le début de la maladie une période de temps égale à celle prescrite par les instructions de l'Académie de médecine.

Art. 13. — Dans le cas où le licenciement est reconnu nécessaire, il est envoyé à chaque famille, au moment du licenciement, un exemplaire de l'instruction relative à la maladie épidémique qui l'aurait nécessité.

III. *Mesures particulières à prendre pour chaque maladie contagieuse.*

Art. 14. — Sur l'avis du médecin-inspecteur, les mesures suivantes doivent être prises conformément aux indications contenues dans le rapport adopté par le Comité consultatif d'hygiène annexé, lorsque les maladies ci-dessus désignées sévissent dans une école.

*Variole.* Eviction des enfants malades (durée 40 jours). Destruction de leurs livres et cahiers. Désinfection générale

*Scarlatine.* Eviction des enfants malades (durée 40 jours). Destruction de leurs livres et cahiers. Désinfection générale. Licenciement, si plusieurs cas se produisent en quelques jours malgré toute précaution.

*Rougeole.* Eviction des enfants (durée 16 jours). Destruction de leurs livres et cahiers. Au besoin, licenciement des enfants au-dessus de six ans.

*Varicelle.* Evictions successives des malades.

*Oreillons.* Evictions successives de chacun des malades (durée 10 jours).

*Diphtérie.* Eviction des malades (durée 30 jours). Destruction des livres, des cahiers, des jouets et autres objets qui ont

pecteur sera prévenu du jour et de l'heure de l'opération.

Art. 11. — Il est adressé à la famille de chaque enfant atteint d'une affection contagieuse une instruction sur les précautions à prendre contre les contagions possibles et sur la nécessité de ne renvoyer l'enfant qu'après qu'il aura été baigné ou lavé plusieurs fois au savon, et que tous ses habits, ses livres, cahiers, jouets et autres objets à son usage auront été désinfectés par le service public de désinfection.

Art. 12. — Les enfants qui ont été malades ne rentreront à l'école qu'avec un certificat du médecin-inspecteur et après qu'il se sera écoulé depuis la cessation de tous symptômes de la maladie, une période d'au moins huit jours.

Art. 13. — (Comme ci-contre).

III. *Mesures particulières à prendre pour chaque maladie contagieuse.*

Art. 14. — Les mesures particulières à prendre pour chaque maladie contagieuse seront spécifiées par le médecin-inspecteur suivant les bases ci-après :

Eviction des enfants malades jusqu'à ce qu'il se soit écoulé au moins huit jours après la cessation de tous les symptômes.

La désinfection de toute ou partie de l'école sera faite si plusieurs cas se produisent en quelques jours malgré toutes les précautions.

La destruction par le feu des livres, cahiers, jouets et objets similaires restant à l'école et qui ont pu être contaminés, jusqu'au jour où le malade a été renvoyé chez lui, sera toujours opérée en cas de diphtérie, et exceptionnellement en cas de rougeole, d'oreillons, de coqueluche, de variole.

Pour la teigne et la pelade, les enfants seront éloignés de l'école et n'y reviendront qu'après traitement et avec pansement méthodique.

Art. 15. — Lorsqu'un des habitants de l'école (directeur, directrice, concierge, personne de leur famille, etc.), ou l'un de leurs enfants sera atteint de l'une des mapu être contaminés. Désinfections successives.

*Coqueluche*. Evictions successives (durée 3 semaines).

*Teigne* et *pelade*. Evictions successives ; retour après traitement et avec pansement méthodique.

ladies ci-dessus désignées, le malade ne pourra rester qu'autant que le médecin-inspecteur l'aura autorisé et que l'isolement du malade et les autres mesures de prophylaxie seront rigoureusement assurés.

En aucun cas les concierges ne pourront conserver un malade dans leur loge.

**Service sanitaire des établissements scolaires.** — En France une *inspection sanitaire* des écoles a été prévue par la loi du 30 octobre 1886 et le décret du 8 janvier 1887 ; il doit exister des médecins inspecteurs communaux agréés par les préfets ; leur action ne peut s'exercer qu'en ce qui concerne « la santé des enfants, la salubrité des locaux et l'observation des règles de l'hygiène scolaire ». Ces termes pourraient et devraient servir à tracer un vaste programme dont la réalisation offrirait les plus grands avantages pour nos écoliers. Malheureusement on ne s'en soucie guère, et c'est à peine si une inspection sanitaire fonctionne à l'état d'ébauche dans quelques-unes de nos plus grandes villes. Diverses municipalités allemandes, entre autres celle de Wiesbaden, ont commencé à faire bien davantage à cet égard dans leurs écoles, et l'on se préoccupe fort sérieusement de cette question parmi les médecins et les pédagogues allemands.

Nous indiquerons sommairement quel devrait être l'objet du service sanitaire qu'il conviendrait d'organiser pour tous les établissements scolaires, primaires ou secondaires.

La première chose à faire est de procéder à un examen annuel de chaque élève, à la suite duquel on établit une fiche sanitaire individuelle résumant le résultat de l'examen. Celui-ci doit porter sur la constitution de l'enfant, son état de santé générale et l'état de ses organes des sens ; on recherchera toutes les causes personnelles pouvant nuire au développement physique ou intellectuel ; on notera la taille, le poids de chacun afin de s'assurer plus tard de la régularité de la croissance ; on déterminera l'acuité visuelle et l'acuité auditive ; on signalera les petites affections des dents, du nez, de la gorge qu'un traitement pourrait améliorer. Finalement, de toutes ces données le médecin tirera s'il y a lieu pour les maîtres des conclusions sur la manière dont doit être spécialement dirigée l'instruction de certains enfants, les conditions particulières dans lesquelles il conviendrait de les placer ; des conseils médicaux et hygiéniques pourront d'autre part être adressés aux familles.

En dehors de l'examen annuel individuel, le médecin fera une visite quotidienne à l'école pour s'occuper de certains élèves notés par lui comme ayant besoin de sa surveillance, et pour examiner ceux qui lui seront signalés par les maîtres comme suspects de quelque maladie. C'est ainsi que l'on pourra dépister de bonne heure les cas de maladies contagieuses et évincer en temps généralement utile de l'école les sujets qui en sont atteints, avant que la propagation du contage à un grand nombre d'élèves ne soit produite : ce but est naturellement le plus important de ceux que le service sanitaire scolaire doit s'efforcer d'atteindre. Une collaboration des maîtres et du médecin est ici particulièrement nécessaire. Naturellement déclaration est faite aux autorités de la maladie de l'élève évincé ; on remet d'autre part à la famille de celui-ci une notice indiquant les précautions hygiéniques à prendre à domicile pour éviter l'extension de la maladie.

Au cours de sa visite quotidienne, le médecin inspectera quelques locaux de l'école et s'assurera de la manière dont on y observe les règles de l'hygiène.

De temps à autre une sorte de revue sanitaire des élèves de toute une classe sera passée.

Enfin le médecin scolaire fera des conférences au personnel enseignant pour le mettre à même soit de remplir le rôle qui lui est forcément dévolu dans l'application de la plupart des mesures d'hygiène scolaire, soit de donner à son tour aux enfants des notions élémentaires d'hygiène. On insiste très justement en Allemagne sur l'utilité de ces conférences pour contribuer à la bonne entente indispensable entre les médecins et les maîtres.

Il va sans dire que le premier venu n'est point apte à être chargé des fonctions délicates de médecin d'école telles que nous venons de les esquisser : elles nous paraissent devoir rappeler celles du médecin d'armée s'exerçant dans le milieu scolaire au lieu du milieu militaire. Non seulement le médecin d'école a besoin d'être médicalement parlant un assez bon praticien, ayant quelque expérience des maladies d'enfants, mais il faut aussi qu'il possède de sérieuses connaissances en hygiène générale et qu'il soit familiarisé avec les diverses questions d'hygiène scolaire, surtout celles qui ont trait à l'éclairage, au chauffage, au mobilier des classes, aux rapports entre le travail intellectuel, les exercices physiques et la santé des enfants, etc.

**Bibliographie.** — Lagneau, Blondeau, Javal, Napias, Roussel, Vallin, Dally, Thorens : *Sur les mesures à prendre contre les attitudes scolaires vicieuses.* (Revue d'hyg., III, 1881). — H. Cohn : *L'écriture, la typographie et les progrès de la myopie* (Revue scientif., 1881. Traduction). — Javal : *Le mécanisme de l'écriture* (Ibid.). — Du même : *L'évolution de la typographie considérée dans ses rapports avec l'hygiène de la vue* (Ibid.). — P. Planat : *Construction et aménagement des salles d'asile et des maisons d'école.* Paris, 1883. — E. Cottinet : *Les colonies scolaires de vacances.* Paris, 1885. — A. Layet : *Ecoles.* (Dict. encycl. des sc. méd., 1885). — Lagneau (G.) : *Du surmenage intellectuel et de la sédentarité dans les écoles* (Acad. méd., 27 avril 1886). — Du même, Brouardel, A. Gautier, Lancereaux, Féréol, Hardy, Trélat (U.), etc. : *Du surmenage intellectuel et de la sédentarité dans les écoles* (Acad. méd., avril-août 1887). — Pompée (C.) : *La maison d'école rurale* (Paris, 1887. — Javal : *Sur la myopie scolaire* (Bull. de l'Acad. de méd., 1887). — Narjoux : *Ecoles primaires et salles d'asile. Construction et aménagement.* Paris, 1888. — Gellé : *Les colonies scolaires de vacances du XIV^e arrondissement* (Rev. d'hyg., 1888). — Mangenot : *L'hygiène dans les écoles primaires de Vienne et de Buda-Pesth* (Ibid., 1888 et 1889). — Martin (A.-J.) : *Le surmenage et l'hygiène scolaire* (Ibid., 1888). — Axel Key : *Schulhygienische Untersuchungen* (traduction Burgerstein. Hambourg et Leipsig, 1889). — Brouardel : *Améliorations dans le régime des établissements d'enseignement secondaire* (Acad. de méd., 1889). — F. Lagrange : *L'hygiène de l'exercice chez les enfants et les jeunes gens.* Paris, 1890. — Mangenot : *L'hygiène dans les écoles primaires de Londres* (Rev. d'Hyg., 1892). — Douglas-Hogg : *La propreté corporelle dans les établissements d'enseignement secondaire de la Grande-Bretagne* (Ibid., 1892). — Reuss : *L'hygiène scolaire en Angleterre* (Ann. d'hyg., 1892). — Mayer : *Steilschrift gegen Schiefschrift. Untersuchungen in 40 Fürther Volksschulen* (Münch. med. Woch., 1893). — Napias : *La désinfection des locaux et du mobilier des écoles* (Rev. d'hyg., 1893). — Ollivier : *Isolement dans les écoles et les lycées des élèves atteints de maladies contagieuses* (Bull. de l'Acad. de méd., 1893). — Javal : *Essai sur la physiologie de l'écriture.* (Paris, 1893). — Bunel : *Rapport sur l'hygiène des écoles* (Conseil d'hyg. de la Seine, 1893). — Mangenot : *L'examen individuel et le bulletin sanitaire des écoliers* (Rev. d'Hyg., 1894). — A. Mosso : *La fatigue intellectuelle et physique.* Paris, 1894. — C. Hinträger : *Das moderne Volksschulhaus. Bau und Einrichtung in hygienischer und technischer Beziehung* (Congrès d'hygiène de Buda-Pesth, 1894) — H. Cohn : *Ueber Fenstervorhänge* (Ibid.). — Erisman : *Zur Frage der Schattenbildung bei directer und indirecter Beleuchtung der Schulzimmer* (Ibid.). — Lagneau : *Du surmenage intellectuel dans les écoles et de la nervosité* (Annales d'hyg.

XXXIII, 1895). — GORINI : *Contributo alla quezione dei banchi da scuola* (Rome, 1894). — BOUVARD : *Instructions relatives à la construction des bâtiments scolaires* (Paris, 1895). — A. MOSSO : *L'évacuation physique de la jeunesse* (Paris, 1895). — L. BÜRGERSTEIN et A. NETOLITZKY : *Handbuch der Schulhygiène* (Handb. der Hyg. de Th. Weyl). Iéna, 1895. — PH. TISSIÉ : *Les attitudes vicieuses chez les enfants* (Revue Scient., V, 1896). — LABIT et POLIN : *L'hygiène scolaire* (Paris, 1896). — DARGELOS : *Eclairage artificiel des salles d'étude à l'aide de la lumière diffuse* (Annales d'hyg , XXXVI, 1896). — A. JOSIAS : *Sur le licenciement des écoles en cas d'épidémie* (Conseil d'hyg. de la Seine, 1896). — PH. TISSIÉ : *La fatigue et l'entrainement physique* (Paris, 1897). — FAIVRE : *L'hygiène de la bouche dans les collèges* (Revue d'hyg., XIX, 1897). — GORINI : *Contributo alla questione dei banchi da scuola* (Giornale d. R. Soc. ital. d'Igiene, 1897). — DANKWARTH et SCHMIDT : *Ueber Zuglüftung* (Gesundeits-Ingenieur, 1897). — MANGENOT : *La visite médicale quotidienne dans les écoles primaires* (Revue d'hyg., XX, 1898). — SCHUBERT : *Ueber Schulfenster und Vorhänge* (Münch. méd. Woch., 1898). — BAGINSKY : *Handbuch der Schulhygiene*, 3e édition, 1898. — SCHMIDTMANN : *Schulartz in Wiesbaden* (V. f. gericht. Méd. u. ö Sanitätswesen, 1898). — EULENBURG : *Die Schulartzfrage* (Hygien. Rundschau, 1898). — BINET et HENRI : *La fatigue intellectuelle* (Paris, 1898). — SCHÆFER : *Ueber die Gefahr der Verbreitung ansteckender Krankheiten durch den Schulbesuch und die in dieser Hinsicht erforderlichen Maasnahmen* (D. V. f. ö. Gesunheitspflege, XXX, 1898). — F. KALLE : *Die Lösung der Schulartzfrage in Wiesbaden* (Ibidem). — RAIBERTI : *Le régime des lycées* (Enquête parlementaire sur l'enseignement secondaire, Paris, 1899). — A. GERVAIS : *L'éducation physique* (Ibid.). — BENNSTEIN : *Die heutige Schulbankfrage* (Berlin, 1899). — ERISMAN : *Die hygienische Beuhrtheilung der verschiedenen Arten Künstlicher Beleuchtung, mit besonderer Berücksichtigung der Lichtvertheilung* (D. V. f. ö Gesundheitspflege XXXII, 1900). — RÖMER : *Ueber Den Werth Cohn'schen Lichtprüfers für Helligkeitsbestimmungen von Arbeitsplätzen* (Hyg. Rundschau, 1900). — SCHILLER et SCHUBERT : *Bedeutung und Aufgaben des Schurlartztes* (Ibidem). — MOSNY : *Hygiène à l'école et par l'école* (Annales d'hyg., XLIV, 1900). — VARIOT : *L'enseignement de l'hygiène dans les écoles* (Congrès d'hygiène de Paris, 1900). — EULENBERG et BACH : *Schulgesundheitslehre*, 2e édit., 1900). — L. BURGERSTEIN : *Notizen zur Hygiene des Unterrichts und des Lehrerberufes* (Handb. der Hyg. de Th. Weyl. Supplément) Iéna, 1901.

# CHAPITRE V

## HYGIÈNE INDUSTRIELLE

« La plupart des industries, on pourrait presque dire toutes les industries, sont insalubres » (Ch. de Freycinet). Cette ligne a été écrite en 1870 par un ingénieur et non par un médecin. La pensée qu'elle exprime n'en a que plus de poids; c'est la formule d'une inquiétante vérité, dictée par l'observation des faits. Les choses ne se sont pas notablement atténuées depuis lors; une lutte redoutable est toujours engagée entre l'industrie et la vie humaine et, malgré des améliorations de détail, le problème énorme reste posé : de protéger la vie humaine contre l'industrie, sans enfermer cependant celle-ci dans un cercle trop étroit, puisque, à d'autres égards, elle est une source de vitalité.

Dans un chapitre qui doit être très court, nous avons pensé qu'il convenait de se borner à considérer : 1° le milieu industriel et son influence sur l'ouvrier; 2° l'ouvrier lui-même et la façon dont il vit et travaille; 3° l'influence de l'industrie sur les milieux extérieurs voisins.

## Le milieu industriel.

Le milieu industriel est extrêmement varié. Tantôt le travail a lieu absolument à l'air libre (*tailleurs de pierres*, *carriers*, *maçons*, *charpentiers*, *scieurs de long*, *bûcherons*, *charbonniers de bois*, *collecteurs de minerai* superficiel), sans parler des *terrassiers* des canaux et des chemins de fer — et de l'*agriculture* qu'on oppose, je ne sais pourquoi, à l'industrie. D'autres fois il s'opère dans un air relativement limité (ateliers incomplètement fermés, *hauts fourneaux*, *verreries*, *chaufferies*), ou même dans une atmosphère pouvant offrir les caractères du confinement (*filatures*, *teintureries*, *manufactures de tabac*, *industrie de la soie* et de la *laine*, *confections*, etc.). Certains ouvriers travaillent dans les entrailles de la terre (*mines de charbon*, de *sel gemme*, *tunnels*) ; une catégorie peu nombreuse d'ailleurs a même pour spécialité de remplir son rôle dans l'eau ou dans l'air comprimé (*scaphandriers*, *plongeurs*, *fonceurs* de piles de ponts).

La plupart du temps les industriels ne se préoccupent guère en s'installant que des facilités de la fabrication qu'ils comptent entreprendre, et fort peu des conditions dans lesquelles vont se trouver placés les ouvriers. Cependant il serait simple, dans les chantiers en plein air, d'assainir au moins le sol par un drainage, de lui donner un revêtement quelconque, et de mettre à la disposition des travailleurs des abris légers, voire mobiles, capables de les protéger contre la pluie, le vent ou les ardeurs du soleil.

Lorsque l'atelier comporte une véritable construction, un certain nombre des règles fondamentales formulées pour les habitations ordinaires sont d'abord applicables, notamment en ce qui concerne les fondations et la bâtisse proprement dites. Notons toutefois l'utilité particulière qu'il y a d'employer des matériaux incombustibles, et surtout d'avoir des revêtements intérieurs (des sols ou des parois verticales) imperméables ; les planchers se font du reste volontiers aujourd'hui en ciment armé, ce qui est une bonne chose ; les parquets de bois sont à proscrire tout à fait ; quant aux parois verticales, si elles ne sont point garnies d'un enduit lavable, nous admettrions, au moins pour leurs parties supérieures, l'emploi du badigeon à la chaux renouvelé avec une fréquence suffisante.

Le plan général des usines ou ateliers doit être tel que l'orientation des bâtiments soit convenable et qu'ils ne se nuisent pas réciproquement au point de vue de l'éclairage diurne ou de la ventilation. Il serait bon de ne pas leur donner des dimensions conduisant à l'accumulation d'un trop grand nombre d'ouvriers sur un espace relativement restreint ; on évitera de multiplier outre mesure les étages, ce qui du reste donnera une garantie contre le danger en cas d'incendie.

**Altérations de l'air des ateliers.** — L'atmosphère intérieure des ateliers, dans les circonstances les plus habituelles, peut être souillée par les produits gazeux ou volatils dus à la présence même des ouvriers, et dont la proportion est encore augmentée par l'ordinaire malpropreté de ces derniers ; par les gaz et vapeurs qui proviennent des matières minérales ou organiques que l'on travaille ; enfin par les poussières qui résultent des manipulations de ces diverses substances. D'autre part, l'air des ateliers peut présenter dans certaines industries des conditions spéciales de pression, de température, d'humidité. Nous passerons rapidement en revue ces divers cas.

1° Présence des ouvriers. — Ce fait très général de la viciation d'une atmosphère limitée par le séjour des humains, n'emprunte rien de bien spécial au milieu industriel; il est souvent aggravé, là comme ailleurs, par l'agglomération des individus, la malpropreté de beaucoup d'entre eux, l'état de maladie de quelques-uns.

2° Vapeurs ou gaz industriels. — Layet les divise en *vapeurs acides*, comprenant les vapeurs *nitreuses* (vapeurs d'acide hypoazotique dans la préparation de l'acide arsénique et de l'arséniate de soude, de la nitrobenzine, de l'acide sulfurique, du celluloïd, de la mélinite, etc.), les vapeurs *chloreuses* (dans la fabrication de la soude, du papier), les vapeurs *sulfureuses* (dans l'extraction et le raffinage du soufre, et dans le blanchissage d'une foule de tissus d'origine animale, la vulcanisation du caoutchouc, etc.); et en *vapeurs ammoniacales*, qu'on rencontre dans les tanneries, les raffineries, les égouts. Toutes ces vapeurs sont surtout *irritantes*, et comme telles peuvent produire des accidents immédiats. Viennent ensuite les *vapeurs métalliques*, qui sont le mode d'intoxication le plus redoutable du plomb (affineurs et essayeurs employés à la coupellation, fabrication du plomb de chasse, etc.), du mercure (dans tous les ateliers où on l'emploie, mais surtout, d'après Merget, quand les vapeurs sont émises à haute température), de l'arsenic (vapeurs chargées d'hydrogène arsénié dans le grillage de certains minerais, la fonte de zinc impur). Il faut y ajouter les *vapeurs phosphorées* (préparation du phosphore et fabrication des allumettes) et toutes les vapeurs ou gaz *carburés* où se trouvent l'oxyde de carbone, les hydrocarbures et le sulfure de carbone (provenant des hauts fourneaux, du gaz d'éclairage, de la benzine, du pétrole, de la térébenthine, de l'aniline, de la distillation du goudron; de la vulcanisation du caoutchouc, etc.).

Enfin l'acide carbonique peut déterminer des accidents graves dans les brasseries, distilleries, raffineries de sucre, dans certaines caves, ou dans des puits.

D'après les recherches de di Mattei, beaucoup de gaz toxiques, communément dégagés au cours des opérations industrielles, entre autres l'acide carbonique, l'oxyde de carbone, l'hydrogène sulfuré, l'oxyde de carbone, seraient d'ailleurs capables de conférer à l'organisme une susceptibilité particulière vis-à-vis des infections : ce phénomène serait la conséquence des troubles de nutrition offerts par l'organisme et de son état général de souffrance, de dépérissement, causé par l'inhalation des gaz en question. Peut-être y a-t-il là une explication de la fréquence de certaines maladies infectieuses parmi les ouvriers.

3° Poussières. — Les poussières industrielles sont, d'après leur origine, *minérales* (comprenant les poussières métalliques et pierreuses), *végétales* (poussières charbonneuses, ligneuses, celluleuses), ou *animales* (poussières des poils, des crins).

Au point de vue de leurs propriétés, on peut dire tout d'abord que la grande majorité de ces poussières sont *traumatisantes* pour la muqueuse des voies respiratoires et qu'elles doivent cette action nocive à leur structure irrégulière, à leurs formes déchiquetées; les plus redoutables à cet égard sont les poussières métalliques, pierreuses, et aussi les poussières de substances végétales filamenteuses, telles que le bois, voire même les matières textiles. Ces poussières se fixent sur la muqueuse bronchique, la blessent, l'irritent, créent ainsi des portes d'entrée aux infections du poumon; enfin, pénétrant dans le parenchyme pulmonaire, beaucoup engendrent la vaste classe des pneumonies chroniques, interstitielles, connues sous le nom de *pneumoconioses*, et qu'on observe surtout chez les aiguiseurs, les couteliers, les tourneurs et limeurs de cuivre, les polisseurs, les tailleurs de pierre, les cardeurs de lin et de chanvre, les houilleurs, etc.

Beaucoup de poussières de l'industrie sont *toxiques;* elles sont alors ordinairement d'origine métallique et constituent, après les vapeurs, le deuxième mode suivant lequel le plomb et l'arsenic déterminent les accidents si nombreux et si graves qui caractérisent leur action sur l'organisme. C'est surtout par les poussières de plomb que s'intoxiquent les émailleurs, les cérusiers, les fabricants de chromate de plomb, par celles de l'arsenic que sont atteints les fabricants de papiers peints, les chapeliers, mégissiers, verriers.

Les conjonctives oculaire et palpébrale peuvent être lésées par différentes poussières.

Les poussières ne sauraient guère engendrer par elles-mêmes des maladies infectieuses, mais elles peuvent servir de support aux agents microbiens de ces maladies et contribuer ainsi à leur dissémination. Ce sont habituellement les poussières d'origine animale qui jouent ce rôle : le charbon est souvent propagé par les poussières de laines ou de crins. Mais on regarde aussi comme certain que le choléra et la variole ont pu se répandre avec les poussières issues de chiffons de tout genre. Il va sans dire, d'ailleurs, que la voie digestive peut servir à l'introduction des poussières dans l'organisme, comme la voie pulmonaire.

4° Pression de l'air. — Ainsi que nous avons déjà eu l'occasion de le dire (p. 183), c'est bien moins la compression que la décompression qui la suit nécessairement qui constitue une situation périlleuse pour les ouvriers employés dans les caissons à air comprimé. Layet signale également comme dangereux les à-coups, c'est-à-dire les brusques changements de pression qui se produisent souvent pendant le travail. La compression, et plus encore la décompression, doivent toujours se faire lentement; la durée du travail sera proportionnée à la pression atteinte.

5° Température. — Elle est excessive dans le milieu où travaillent les *ouvriers des forges* et hauts fourneaux, les *verriers*, *boulangers*, *cuisiniers*, *chauffeurs* des machines (navires traversant les mers tropicales), les ouvrières du *gazage des fils de coton*, des *séchoirs*, *étuves*, etc. La chaleur est *obscure* ou *lumineuse;* dans ce dernier cas, l'action sur la vue s'ajoute aux effets généraux. Elle cause des accidents locaux (*brûlures*) ou généraux plus ou moins rapides, pareils à ceux que nous avons décrits sous le nom de *coups de chaleur*. D'autres fois la chaleur est pénible parce qu'elle est humide (*fileurs de lin*, *teinturiers*), encore que le degré thermométrique ne soit pas très élevé.

Une situation assez commune dans l'industrie, c'est le passage brusque de l'ouvrier d'une atmosphère chaude dans une froide (verriers, forgerons, fileurs de coton). Les verriers ont à la fois une partie de leur corps exposée au feu le plus ardent et l'autre refroidie par les courants énergiques de ventilation qu'on est obligé d'entretenir dans l'atelier; ils quittent le travail dans un état de surchauffement et, de même, quelle que soit la saison, ceux qui font partie de l'équipe de nuit se rendent au travail en sortant du lit. D'où les affections thoraciques ou intestinales *à frigore* par répercussion.

Drouineau remarque avec raison que la plupart des métiers qui s'exercent devant les feux, à une température élevée, exigent des ouvriers un très rude labeur. Par suite les effets de la fatigue s'ajoutent à ceux de la chaleur.

6° Humidité. — Bien que le milieu humide et froid ait une influence fâcheuse sur la santé des ouvriers, il est cependant bien moins pénible que le milieu humide et chaud des filatures au mouillé dont nous avons dit un mot plus haut.

Dans la plupart des ateliers où se pose la question d'humidité, c'est d'ailleurs bien plutôt du contact proprement dit avec l'eau qu'il s'agit pour les ouvriers que de l'action de l'air humide. Ce contact prolongé est l'origine d'un certain nombre de dermatites.

7° Luminosité. — L'intensité de la lumière des flammes, dans la métallurgie, la verrerie, congestionne les membranes de l'œil et compromet la vision (*asthénopie* des forgerons). L'éclairage artificiel des usines doit d'ailleurs être conforme aux règles précédemment exposées. Aujourd'hui, beaucoup d'ateliers sont avec raison pourvus de l'éclairage électrique, dont les avantages sont connus. Parfois même on a adopté l'emploi de la lumière diffusée par le plafond et l'on s'en est bien trouvé à tous égards.

**Assainissement des ateliers.** — 1° Propreté des ateliers et des ouvriers. — Il est indiqué et il est de rigueur d'éloigner immédiatement des ateliers tous les déchets organiques et putrescibles provenant des matières travaillées, toutes les eaux inutiles et sales. Il sera interdit aux ouvriers d'y manger, tant dans l'intérêt des locaux que dans celui des individus, dont les aliments seraient exposés aux vapeurs et poussières dangereuses. Les ateliers plus aisément atteints par des souillures venant du travail lui-même seront construits de façon à pouvoir être lavés. Ces lavages devront être fréquents, et plutôt superficiels qu'à grande eau. Lorsqu'il y aura lieu de soupçonner des souillures virulentes les lavages seront faits à l'aide de solutions antiseptiques.

Il est indispensable d'installer dans les établissements industriels des water-closets et des urinoirs présentant d'excellentes conditions.

La propreté doit être recommandée aux ouvriers ; il est clair que les industriels doivent intervenir, d'une part en l'exigeant, d'autre part en la favorisant. Il est toujours facile à une usine qui a une machine à vapeur de donner des bains à ses ouvriers, de leur ménager un lavoir, un séchoir. Quelques usines, en se réunissant, pourraient y arriver rien qu'avec les eaux de condensation qu'elles jettent aux égouts. De même, là où se produisent des poussières, on organisera à l'entrée des ateliers un *vestiaire* et un *lavabo* avec du savon. Les ouvriers laisseront dans le premier leurs vêtements de dehors et ne les reprendront qu'après s'être nettoyé les mains et la face dans le second.

2° Protection contre les gaz et vapeurs nuisibles. — En outre de la ventilation générale de l'atelier, dont il sera parlé plus loin, on mettra en œuvre contre les vapeurs et les gaz qui se dégagent des substances manipulées un certain nombre de dispositifs spéciaux, tels que des hottes surmontant les bassins ou bacs où se produisent les dégagements acides ; on installera dans ces hottes un foyer d'appel ou un ventilateur mécanique, ou encore on y enverra un jet de vapeur. Mais il peut arriver qu'on ne puisse rejeter ainsi dans l'atmosphère extérieure des gaz acides sous peine de nuire singulièrement au voisinage. Souvent alors il sera avantageux de condenser les gaz ou de les faire absorber par un corps approprié, comme l'eau pour l'acide sulfureux (Hudelo).

Dans un certain nombre d'industries on est parvenu à transformer et à utiliser ces produits gazeux dont on ne savait comment se défaire : ainsi les produits nitreux sont régénérés dans les tours de Glover, l'acide sulfureux est converti en acide sulfurique dans les chambres de plomb, etc. Enfin, dans les ateliers, la fermeture exacte des appareils où prennent naissance les gaz dangereux, leur enveloppement si c'est possible, sont des mesures naturellement indiquées. Quelquefois on brûle les gaz en les amenant dans les foyers de l'usine.

3° Protection contre les poussières. — L'idéal à atteindre est de ne pas en produire ; ce à quoi on peut arriver dans quelques industries en substituant le travail *au mouillé* aux opérations *à sec*. Nous avons recommandé depuis longtemps, avec Meurein et A. Gautier, l'humectation continue à l'eau, puis à l'huile, dans la fabrication du blanc de plomb.

On ne peut toujours en faire autant. Dès lors il s'agit d'empêcher les poussières produites de se disséminer dans l'air de l'atelier. Il faut donc les capter au point même où elles se produisent, puis les expulser immédiatement. Ce problème peut être résolu au moyen d'enveloppes collectrices, mises d'une part en rapport avec les machines qui produisent la poussière (meules, tours, décapeurs, moulins, scies, etc.), d'autre part avec des conduits de refoulement ou d'aspiration par des courants d'air très puissants, habituellement fournis par des ventilateurs mécaniques. L'aspiration se fait de bas en haut ou de haut en bas, suivant que les poussières sont légères ou lourdes.

Tantôt on détermine la précipitation des poussières par une chute d'eau en pluie installée en un point des conduits évacuateurs, tantôt on les collectionne dans des chambres de dépôt à compartiments disposés *en chicane*.

Enfin, des inventeurs se sont évertués à trouver des *masques* et des *respirateurs*, appareils destinés à filtrer l'air immédiatement avant son accès aux orifices des voies aériennes. La plupart ont le défaut d'échauffer la face, d'entraver un peu la respiration, de gêner plus ou moins l'ouvrier, de lui donner un aspect volontiers ridicule. Mais plusieurs sont réellement efficaces par la façon assez exacte dont ils filtrent l'air (sur une couche de ouate d'ordinaire). Citons parmi les types nombreux qui ont été essayés le masque Détourbe, en aluminium et caoutchouc, pas trop lourd, et dont les inconvénients ne paraissent pas très grands. Si l'on a affaire à des gaz dangereux, on a recours à des appareils qui assurent la communication de la bouche de l'ouvrier avec l'air extérieur au moyen d'un tuyau plus ou moins long et d'un réservoir (appareils Paulin, Galibert, Denayrouse, Fayol, etc.).

Malheureusement, à moins de circonstances très urgentes, les ouvriers ont une grande répugnance pour les masques, qui leur donnent une physionomie grotesque et ne sont pas sans être gênants. Lorsque l'on s'en sert il ne faut pas négliger de nettoyer le filtre à air.

4° Ventilation, réfrigération, chauffage. — On ne peut guère compter dans les ateliers sur un renouvellement convenable de l'air par les fenêtres, ou par des baies d'aération spéciales quand l'éclairage naturel est obtenu au moyen de toitures en partie vitrées (toit en dents de scie). Le plus souvent il faut recourir à la ventilation *mécanique*, de préférence par appel, c'est-à-dire par extraction. Ce procédé s'impose pour les mines, les tunnels en voie de percement. On dispose si facilement de la force motrice dans les établissements industriels que rien n'est plus simple que de s'en servir pour ventiler : on emploie alors les ventilateurs centrifuges tels que ceux de Wazon, de Perrigault, ou les ventilateurs hélicoïdaux de Ser, etc. Rien n'empêche, accessoirement et si les circonstances ne sont pas trop urgentes, d'utiliser l'appel par les foyers, par les cheminées. Sauf le cas des poussières lourdes, on évacuera l'air vicié par en haut plutôt que par en bas. Dans les usines très peuplées, les couloirs, les cages d'escaliers, sont des gaines d'aération toutes trouvées.

Dans les filatures, dans les tissages, on est souvent obligé de pourvoir au rafraîchissement de l'air des ateliers. On cherche d'habitude à y arriver en faisant traverser à l'air neuf introduit par la ventilation une couche d'eau pulvérisée, ce qui s'obtient au moyen d'appareils humecteurs d'air assez nombreux. Mais à vrai dire les résultats obtenus de la sorte sont assez rarement satisfaisants. On ne peut du reste sans inconvénient introduire dans un atelier beaucoup d'air à une température assez basse. Nussbaum recommande de s'arranger plutôt de manière à donner aux ateliers surchauffés des parois en matériaux bons conducteurs, permettant la plus grande déperdition de chaleur possible par conduction ; on s'efforcera de favoriser aussi le rayonnement de ces parois vers l'extérieur ; on les protégera d'autre part contre l'action du soleil ; on orientera les bâtiments en conséquence.

Au point de vue du chauffage, nous nous bornerons à dire qu'il faut éviter de chauffer l'air des ateliers ; les circulations de vapeur au pied des parois nous paraissent ce qu'il y a de mieux pour les locaux industriels.

Nous verrons que la plupart des indications relatives à l'assainissement du milieu industriel que nous venons de formuler, et que les hygiénistes réclamaient depuis longtemps, sont enfin devenues réglementaires depuis la loi du 12 juin 1893, que nous donnerons plus loin.

**Influences de contact des matières travaillées.** — La peau étant un organe d'absorption, elle peut être la porte d'entrée des matières toxiques utilisées par l'industrie : sels de plomb, de mercure, d'arsenic. Elle traduit pour son compte l'irritation banale ou spécifique que provoque sur cette enveloppe l'humidité continue (*grenouille* des débardeurs, *rossignol* des mégissiers), parfois concurremment avec la chaleur et les acides organiques (lactique, butyrique) mêlés à l'eau (*eczéma* des fileurs et varouleurs de lin, de Leloir ; *mal de vers* ou *mal de bassine* des dévideuses de cocons). Ou bien, c'est le contact des choses salées, sucrées, avec pas mal de négligence, qui amène sur les mains une éruption multiforme (la *gale des épiciers*). Ou, enfin, le corps manié a des propriétés spécialement offensives pour la peau, comme les préparations arsenicales (*psoriasis arsenical*, *ulcères*, etc.), pour les os (*nécrose phosphorée*).

D'ailleurs, sous toutes leurs formes, le *plomb*, le *mercure*, l'*arsenic*, le *phosphore blanc*, le *sulfure de carbone*, sont « les grands poisons industriels ». Malgré les précautions les plus rationnelles, le maniement de ces substances est toujours plein de dangers. Le plomb est au premier rang à cause de sa grande toxicité, de son emploi excessivement répandu, et souvent de l'ignorance dans laquelle se trouvent les ouvriers de sa présence et de sa nocuité.

Drouineau a réuni cent onze professions exposées à l'intoxication saturnine ; voici les principales :

Affineurs de métaux.
Ajusteurs.
Apprêteurs d'appareils à gaz.
Artistes peintres.
Blanchisseuses.
Bronzeurs.
Brossiers.
Broyeurs de couleurs.
Ceinturonniers.
Chaudronniers et mécaniciens.
Dentellières.
Dessinateurs en broderies.
Doreurs sur bois.
Electriciens.
Emailleurs.
Empaqueteuses (feuilles d'étain).
Essayeurs à la Monnaie.
Etameurs.
Fabricants d'allumettes chimiques.
— de capotes de voitures.
— de céruse.
— de cuir vernis.
— d'émaux.
— d'étiquettes vitrifiées.
— de toiles cirées.
— de gants.
— de braise chimique.
— de capsules pour bouteilles.
— de cartes glacées.
— de chromate de plomb.
Fabricants de crayons colorés.
— de mèches à briquet.
— de tôle émaillée.
— d'oxychlorure de plomb.
— de minium.
— de litharge.
— de papiers peints.
— d'acétate de plomb.
— de plomb de chasse.
— de tuyaux d'orgues.
— de verre mousseline.
Faïenciers.
Ferblantiers-plombiers.
Fleuristes (en fleurs artif.)
Fondeurs de caractères.

Fondeurs de plomb.
— de laiton.
Imprimeurs.
Lamineurs en plomb.
Lapidaires.
Orfèvres-bijoutiers.
Ouvriers du capsulage des bouteilles.
— du ficelage des bouteilles de vin de Champagne.
Ouvriers des mines de plomb.
— des manufactures de glaces.
Parfumeurs.
Peintres en bâtiments.
— en voitures.
Pharmaciens.
Plombeurs de wagons.
Polisseurs de camées.
Potiers d'étain.
Potiers porcelainiers.
Serruriers.
Tailleurs de cristal.
— de limes.
Teinturiers et indienneurs.
Tisserands, tisseuses.
Tréfileurs.
Tuiliers.
Verriers.
Vitriers.

L'hydrargyrisme, bien moins répandu, ne s'observe que dans une vingtaine de professions dont les principales sont celles de : doreurs et argenteurs au mercure, chapeliers (coupeurs de poils), bronzeurs, étameurs de glaces et empailleurs. L'arsenicisme atteint les fabricants de papiers peints, de fleurs artificielles, et les empailleurs.

Le cuivre, le zinc, n'ont probablement jamais amené aucune intoxication. Les malades observés parmi les ouvriers qui manipulent le zinc sont intoxiqués par le plomb ou même l'arsenic présents dans le zinc à titre d'impuretés.

Le phosphorisme des fabricants d'allumettes était surtout lié à l'emploi dans cette fabrication du phosphore blanc ; la maladie disparaît avec l'emploi du sesquisulfure de phosphore, exclusivement en usage aujourd'hui en France.

Pour terminer cet aperçu du danger des contacts pour les ouvriers, rappelons la possibilité d'inoculation de maladies infectieuses par le maniement de substances qui en véhiculent les germes. Le charbon des bouchers, mégissiers, criniers, brossiers, en est l'exemple le plus fréquent. Citons encore la syphilis des verriers.

On tente de se défendre contre les contacts d'abord par les *enduits* (corps gras), les *gants* conseillés notamment aux ouvriers cérusiers ; garantie médiocre, parce qu'elle gêne les ouvriers qui s'en débarrassent. Mieux vaut insister sur la *propreté*, c'est-à-dire le lavage exact des parties qui ont pu recevoir quelque chose du corps vénéneux. L'idéal serait l'abandon de la matière nuisible : la substitution du *blanc de zinc* au *blanc de plomb* dans la peinture ; de la mélasse au mercure dans le *sécrétage* des peaux destinées à faire les chapeaux de feutre ; du phosphore rouge au phosphore blanc dans la fabrication des allumettes ; des *couleurs végétales* ou des couleurs d'aniline pures aux couleurs arsenicales ou plombiques dans la préparation des papiers peints, des étoffes, etc. L'industrie a du reste opéré quelques-unes de ces substitutions. Il convient que des mesures administratives ou même législatives interviennent parfois dans ce sens. C'est ainsi que l'on a justement décidé l'abandon du phosphore blanc pour le phosphore rouge dans la fabrication des allumettes, et que, conformément à l'avis du Comité consultatif d'hygiène, les divers ministères français viennent d'imposer dans les services qui relèvent de l'Etat l'emploi du blanc de zinc pour la peinture, au lieu de la céruse (blanc de plomb).

**Déformations et accidents dans l'industrie**. — Tout ouvrier est d'habitude astreint à la répétition incessante d'un nombre limité de mouvements, d'une variété uniforme d'attitudes, de contacts déterminés avec l'instrument ou l'objet du travail ; il en résulte de l'*inégalité de développement* dans les membres, des *inflexions*, des *déviations* du rachis (cyphose des vignerons, terrassiers, mineurs ; voussure des couturières, cordonniers, etc.), des *callosités*, des *bourses séreuses* et l'*hygroma* sur les points du tégument où la compression et les chocs professionnels convergent régulièrement (tourneurs, cordonniers, tailleurs, aiguiseurs, cloutiers, tonneliers, tisserands, etc.).

Les souffleurs de verre finissent par avoir une dilatation du canal de Sténon; les violonistes, les pianistes, les typographes, de même que les écrivains, qui ont donné son nom à la maladie, sont sujets à un spasme des doigts dit *crampe des écrivains*; les facteurs ruraux, les briquetiers, éprouvent une inflammation chronique des gaines tendineuses et le glissement des tendons s'y traduit par l'*aï douloureux*. Dans presque toutes les professions, la main des ouvriers se déforme, l'aponévrose palmaire se rétracte et, sans parler de la coloration des doigts des teinturiers, il y a une *main professionnelle*, que les médecins légistes utilisent dans les questions d'identité. Aujourd'hui que l'industrie vit de la division du travail, la monotonie et l'uniformité du mouvement qui accentuent ces déformations se rencontrent plus que jamais.

La substitution de la machine à la main de l'homme diminue parfois les déformations professionnelles. Ainsi, la substitution du *soufflage du verre par l'air comprimé* (le « père » Robinet de Bacarrat, en 1824; Bontemps, maître verrier, en 1833; les frères Appert, à Clichy, en 1879), à la bouche de l'ouvrier appliquée sur la *canne*, supprime la dilatation du canal de Sténon, les gerçures des lèvres, la *syphilis des verriers*, la congestion pulmonaire et les affections cardiaques de ces travailleurs si dignes d'intérêt.

D'un autre côté l'industrie est la cause d'une longue série d'accidents. Nous citerons :

1° Les *accidents de machines*; broiements dans les organes moteurs et les engrenages, arrachements par les courroies de transmission ou l'arbre de mouvement, plaies par les peignes de filature, les scies mécaniques, etc. D'après des chiffres tirés des rapports des inspecteurs du travail en Suisse, et cités par Cacheux, la proportion moyenne des accidents de machines de toutes sortes pour 1000 ouvriers de toutes industries est de 33,9. Ces accidents sont souvent dus à l'imprudence ou à l'indocilité des ouvriers. Une statistique relative à l'industrie textile, empruntée par Duchesne à un filateur montre que les accidents arrivés à Mulhouse, de 1880 à 1881, ont été au nombre 44, dont 18 « en dérogeant aux règles de prévoyance », et 12 par « maladresse ou imprudence ».

2° Les *accidents par explosion de chaudière*. — Ils sont dus à la mauvaise construction des chaudières, aux incrustations des parois par les eaux calcaires, à la négligence du chauffeur qui n'a pas maintenu le niveau de l'eau, à l'imprudence de propriétaire qui, souvent, pour obtenir plus de travail, charge d'un poids la soupape de sûreté et porte la tension de la vapeur à un degré pour lequel la chaudière n'a pas été construite. Ce procédé est assez commun de la part des cultivateurs, propriétaires d'une machine locomobile. Il y en France, par an, une explosion par 1500 chaudières (Ducos).

3° Les *coups de grisou*. — Le *grisou* est un mélange gazeux dans lequel prédomine l'hydrogène protocarboné (gaz des marais), dans la proportion de 93 p. 100. Il préexiste dans les pores des massifs de houille, en plus ou moins grande abondance, et est mis en liberté par l'exploitation même des mines de charbon. Il gagne la voûte des galeries, en vertu de sa légèreté spécifique, mais se diffuse également dans leur atmosphère. Très inflammable, il détone quand sa proportion dans l'air atteint 12 à 14 p. 100. Il prend feu à l'occasion des coups de mine, des étincelles provoquées par le choc du pic du mineur, d'accidents arrivés aux *lampes de sûreté*. L'explosion est singulièrement favorisée par la présence et par le soulèvement des *pulvérins*, sous l'influence des coups de mine. Les ouvriers sont brûlés, asphyxiés, projetés contre les parois des galeries, écrasés par les éboulements. C'est par groupes que se produisent les victimes, quelquefois par centaines.

4° *Accidents dans la fabrication des explosifs.* — On peut dire que toute fabrique d'explosifs est destinée à sauter un jour ou l'autre; car il n'y a pour ainsi dire pas de temps des manipulations qui ne puisse être l'occasion d'une explosion à la suite d'un choc, d'un échauffement, d'un frottement.

5° Les *incendies.* — Ils se présentent assez fréquemment dans toutes les usines, mais plus dans celles qui emploient les huiles minérales, l'alcool, les matières textiles. Indépendamment du désastre matériel, chaque incendie est une cause de blessures, de frayeurs, d'asphyxies, dont quelques-unes mortelles, d'écrasements et de précipitations. En effet là où il y a des femmes, l'affolement en présence du feu est tel, que beaucoup s'élancent sur le pavé, par les fenêtres ou du haut des toits.

On se protège contre les accidents de machines par des règlements intérieurs, la surveillance, la largeur des passages et surtout l'*enveloppement* des mécanismes dangereux, qui se pratique dans tous les établissements bien tenus : c'est une garantie sérieuse contre les accidents dus aux courroies, aux volants, aux engrenages. D'autre part, on doit avoir des moyens d'arrêter instantanément, non le moteur à vapeur, mais l'appareil particulier qui donnerait lieu à un accident (*désembrayage*). Le décret du 10 mars 1894, qui a fait suite à la loi du 12 juin 1893, contient de nombreuses prescriptions concernant les dispositifs à prendre pour prévenir les accidents de machines, soit par les organes moteurs, soit par ceux de transmission (Voy. p. 177).

Contre les *explosions de chaudières,* les plaques en métal fusible, les *soupapes de sûreté*, les *indicateurs de niveau*, le *flotteur à sifflet*, ou muni d'une *aiguille* mobile sur un cadran, sont des préservatifs excellents, à condition que le chauffeur ne néglige pas de voir et d'entendre. On emploiera de l'eau qui ne soit pas très calcaire, afin d'éviter les incrustations. Un des meilleurs moyens de prévenir les explosions de chaudières est de les faire visiter fréquemment par un personnel compétent : c'est le but des *Associations des propriétaires d'appareil à vapeur*, qui, grâce à leurs ingénieurs inspecteurs, ont fait diminuer dans des proportions considérables le nombre des explosions parmi les chaudières soumises à leur surveillance. — Le décret du 1er mai 1880 ne règle que la surveillance de la mise au service des appareils à vapeur.

Le *grisou* n'existe pas dans toutes les mines, et, en France, on calcule que sur 1000 ouvriers tués dans les houillères il n'y en a pas 220 qui succombent dans les coups de grisou. Il n'en faut pas moins prendre des mesures pour prévenir les catastrophes qui ont lieu de temps à autre à cette occasion. Les meilleurs préservatifs sont une bonne *ventilation* et l'emploi des *lampes de sûreté*, perfectionnements de l'ancienne lampe Davy, et dont les types les plus usités aujourd'hui sont les lampes de Mueseler et de Marsaut.

En ce qui concerne les explosifs, la loi du 8 mars 1875 et les décrets complémentaires du 8 mars de la même année et du 28 octobre 1882 ne s'appliquent qu'à la dynamite, et encore sont-ils très insuffisants même vis-à-vis de cette substance. Il y a depuis longtemps un projet de loi sur la fabrication des explosifs en général; mais c'est toujours un projet.

Le décret du 19 mai 1873 règle les conditions de fabrication, d'entrepôt et de vente des huiles inflammables. Bien que ces dispositions, comme d'ailleurs les précédentes, relatives à la dynamite, visent simplement la sécurité du voisinage, elles ne profitent pas moins dans de larges limites aux ouvriers, aux vendeurs et aux consommateurs, puisqu'elles ont tout d'abord pour but d'empêcher que ces substances ne prennent feu. C'est ce décret qui fait une première catégorie, *essence inflammable*, des liquides qui émettent, à une température inférieure à 35°, des vapeurs susceptibles de prendre feu au contact d'une allumette enflammée; une deuxième des autres, qui gardent le nom d'*huile minérale*.

On prévient les incendies par la surveillance et par l'aménagement des moyens d'extinction du feu à son début : sonnettes électriques d'alarme, seaux toujours remplis d'eau, placés dans les ateliers, bouches d'incendie nombreuses à tous les étages, extincteurs divers, notamment les grenades dont la rupture amène le dégagement de gaz susceptibles d'entraver les combustions. En dehors de ces dispositions, il importe de multiplier les issues abordables et faciles à trouver, les escaliers extérieurs, les passerelles. Les escaliers intérieurs, dans les ateliers à plusieurs étages superposés, ne sont rien moins que sûrs ; ce sont des cheminées d'appel dans lesquelles se précipitent les flammes et la fumée.

Il convient enfin d'adopter des mesures propres à garantir les yeux des ouvriers contre les projections des parcelles métalliques ou pierreuses auxquelles sont exposés les casseurs de pierre, repiqueurs de meules, tourneurs, burineurs. La protection consiste essentiellement dans le port de lunettes : celles de Simmelbauer, recommandées par l'Association des industriels de France, paraissent assez bien comprises pour être acceptées par les ouvriers, malgré leur répugnance habituelle pour les appareils de ce genre.

**Principales relations étiologiques observées dans l'industrie.**

MALADIES OU LÉSIONS INTERNES

| NATURE DE L'AGENT | NATURE DU TRAVAIL | FORMES PATHOLOGIQUES |
|---|---|---|
| Travail en commun, air confiné, impur | La plupart des ateliers | *Maladies contagieuses, anémie, déchéance organique.* |
| Variations de pression | Ouvriers dans les tubes | *Congestions, paralysies.* |
| Calorique | Chauffeurs, mineurs, etc. | *Coup de chaleur ; anémie.* |
| | Séchoirs, gazage du coton ; repasseuses | *Anémie, sueurs, vertiges, syncopes.* |
| Gaz irrespirables $CO^2$, $C^2H^4$, Az | Mineurs, puisatiers, égoutiers. | *Asphyxie.* |
| Gaz toxiques, CO, SH, $AzH^3$ | Les mêmes et ouvriers du gaz d'éclairage | *Empoisonnements (mite, plomb).* |
| Vapeurs toxiques | Fabrication et emploi du méthylène | *Céphalalgie, anorexie, conjonctivite* |
| | Benzine, nitro-benzine, aniline | *Vertiges, convulsions, anesthésie, anémie.* |
| | Fabrication du caoutchouc vulcanisé (sulfure de carbone). | *Vertiges, anesthésie, anorexie, paraplégie.* |
| | Fabricants d'allumettes phosphorées | *Phosphorisme : dyspepsie, ictère, nécrose maxillaire.* |
| | Mineurs d'arsenic | *Arsenicisme : troubles digestifs* et *nerveux.* |
| | Mineurs de mercure, chapeliers doreurs, étameurs de glace. | *Hydrargyrisme : stomatite, tremblement, paralysie.* |
| Poussières végétales | Fabrique d'allumettes en bois. | *Bronchite, emphysème.* |
| | Filature de coton, de lin et de chanvre | *Bronchorrhée professionnelle, byssinosis* (?). |
| | Manufactures de tabac | *Tabacosis, nicotinisme.* |
| | Scieurs de bois, tourneurs, etc., fariniers, féculiers, boulangers | *Bronchite, emphysème, phthisie.* |
| | Charbonniers, ramoneurs, mouleurs | *Anthracosis.* |
| Poussières animales | Cardeurs, peigneurs et tisseurs de laine. Ouvriers en crin et brossiers, chapeliers, fourreurs, plumassiers | *Bronchite, emphysème.* |

| NATURE DE L'AGENT | NATURE DU TRAVAIL | FORMES PATHOLOGIQUES |
|---|---|---|
| Poussières.... minérales ..... | Carriers, tailleurs de pierres etc | *Chalicosis (phthisie des carriers).* |
| | Verreries; maçons, briquetiers porcelainiers, fabriques de bleu d'outremer............. | *Bronchite, pneumonie.* |
| | Aiguiseurs, aiguilleurs, fabricants d'armes blanches, couteliers, etc.................. | *Chalicosis* et *Siderosis.* |
| | Cérusiers, minium, peintres, papiers peints, cartes de visite, fleuristes, dentellières, imprimeurs, etc............. | *Saturnisme.* |
| | Sels de zinc, fils galvanisés... | *Arsenicisme.* |
| | Verts arsenicaux............. | *Arsenicisme.* |

MALADIES OU LÉSIONS EXTERNES

| NATURE DE L'AGENT | NATURE DU TRAVAIL | FORMES PATHOLOGIQUES |
|---|---|---|
| Machines. Explosions de chaudières..... | Chauffeurs, mécaniciens...... | *Brûlures, blessures.* |
| Machines. Arbres, volants, engrenages, monte-charges.......... | Toute l'industrie en grand; principalement l'industrie des textiles................. | *Broiement, arrachement, scalp, chutes.* |
| Eboulements.................. | Mineurs, houilleurs, carriers. | *Ecrasement, fractures.* |
| Chemins de fer................ | Employés, voyageurs.......... | *Tamponnement, écrasement, chutes.* |
| Ruptures de câbles de balanciers......................... | Mines.......................... | *Écrasement, submersion, précipitation.* |
| Eau et humidité.............. | Ravageurs, débardeurs, mineurs........................ | La *grenouille, éruptions, ulcères.* |
| Contacts irritants poussières ou vapeur agissant extérieurement...................... | Mégissiers..................... | *Choléra des doigts. Rossignol.* |
| | Blanchisseurs et blanchisseuses....................... | *Excoriations, gerçures.* |
| | Boulangers, épiciers.......... | *Psoriasis, gale des épiciers.* |
| | Ouvriers en laine, crin, peaux. | *Ecthyma, furoncles, dermite.* |
| | Ouvrières en cocons (soie)..... | *Mal de ver, mal de bassine.* |
| | Cuisiniers, pâtissiers.......... | *Eczéma* des mains et avant-bras. |
| | Ebénistes, graveurs, maçons. | *Id.* id. |
| | Meuliers, caillouteurs, nacriers | *Gerçures* aux mains. *Conjonctivite.* |
| Couleurs arsenicales et autres. | Préparateurs de vert arsenical, peintres, teinturiers, apprêteurs........................ | *Vésicules, pustules, ulcères.* |
| Benzine, aniline............... | Fabricants de couleurs d'aniline........................ | *Eruptions* sur les mains et avant-bras. |
| Air chaud; lumière intense.... | Forgerons, verriers, fondeurs, chauffeurs, cuisiniers, mineurs, hauts-fourneaux, puddleurs, etc.................. | *Erythème* des parties découvertes. *Brûlures, sueurs profuses; troubles visuels: cataracte.* |
| Matières en fusion............ | Verriers, fondeurs, maréchaux. | *Brûlures.* |
| Attitudes forcées. Pression des instruments. Répétition du mouvement................. | Mineurs, hercheurs, briquetiers, facteurs ruraux, cordonniers, marbriers, tailleurs, pianistes, écrivains, etc. | *Déformations, déviations, callosités, durillons, rétraction palmaire, a., crampe professionnelle, paralysie.* |
| Travail sur de petits objets.... | Horlogers, bijoutiers, graveurs, armuriers, etc....... | *Myopie, asthénopie professionnelle.* |

**Morbidité et mortalité dans les différentes industries.** — Les renseignements que l'on possède sur ce sujet sont fort peu nombreux, en raison des difficultés extrêmes que l'on rencontre à établir des statistiques même approximatives (Bertillon). Aussi avons-nous préféré ne pas donner de chiffres et nous borner à reproduire les conclusions suivantes empruntées à Bertillon et tirées par lui de l'examen de quelques tables de mortalité par professions.

Professions exposant l'homme à respirer des poussières dures à l'air libre : mortalité très élevée chez les *carriers*, *tailleurs de pierre*, *marbriers*, etc. ;

Professions exposant l'homme à respirer des poussières dures dans l'air confiné : mortalité au moins aussi élevée que dans le groupe précédent, quelle que soit la nature de la poussière, métallique (*couteliers*, *armuriers*, etc.), pierreuse (*potiers*, etc.) ou animale (*brossiers*, *criniers*, etc. ) ;

Professions exposant l'homme à respirer des poussières molles : elles sont généralement moins insalubres que les précédentes (*meuniers*, *filateurs*, *ramoneurs*, etc.) ;

Professions exposant l'homme à une chaleur exagérée : ont une mortalité moyenne si l'on ne considère que la seule influence de la chaleur;

Professions exposant l'homme à absorber des substances toxiques (*plombiers*, *peintres*, *chapeliers*, etc.) : ces professions ont une mortalité considérable;

Professions exposant l'homme à de nombreux accidents : n'ont de mortalité élevée que si d'autres causes de mort viennent s'associer à celle-ci. Ainsi les *houilleurs* ont une faible mortalité, parce qu'elle n'est guère influencée que par les accidents; au contraire les *carriers*, qui subissent en outre l'action des poussières, ont une mortalité élevée.

**Réglementation de la salubrité et de la sécurité du travail.** — La salubrité des ateliers et la sécurité du travail qui s'y accomplit ont été réglementées par la loi du 12 juin 1893 ; le détail des mesures à prendre est indiqué dans le décret du 10 mars 1894 que nous reproduisons ici, à cause de son extrême importance.

Article premier. — Les emplacements affectés au travail dans les manufactures, fabriques, usines, chantiers, ateliers de tout genre et leurs dépendances, seront tenus dans un état constant de propreté. Le sol sera nettoyé à fond au moins une fois par jour avant l'ouverture ou après la clôture du travail, mais jamais pendant le travail. Ce nettoyage sera fait soit par le lavage, soit à l'aide de brosses ou de linges humides, si les conditions de l'industrie ou la nature du revêtement du sol s'opposent au lavage. Les murs et les plafonds seront l'objet de fréquents nettoyages; les enduits refaits toutes les fois qu'il sera nécessaire.

Art. 2. — Dans les locaux où l'on travaille des matières organiques altérables, le sol sera rendu imperméable et toujours bien nivelé ; les murs seront recouverts d'un enduit permettant un lavage efficace. En outre, le sol et les murs seront lavés aussi souvent qu'il sera nécessaire, avec une solution désinfectante. Un lessivage à fond avec la même solution sera fait au moins une fois par an.

Art. 3. — L'atmosphère des ateliers et de tous les autres locaux affectés au travail sera tenue constamment à l'abri de toute émanation provenant d'égouts, fosses, puisards, fosses d'aisances ou de toute autre source d'infection.

Dans les établissements qui déversent les eaux résiduaires ou de lavage dans un égout public ou privé, toute communication entre l'égout et l'établissement sera nécessairement munie d'un intercepteur hydraulique fréquemment nettoyé et abondamment lavé au moins une fois par jour.

Les travaux dans les puits, conduites de gaz, canaux de fumée, fosses d'aisances, cuves ou appareils quelconques pouvant contenir des gaz délétères, ne seront entrepris qu'après que l'atmosphère aura été assainie par une ventilation efficace. Les ouvriers appelés à travailler dans ces conditions sont attachés par une ceinture de sûreté.

Art. 4. — Les cabinets d'aisances ne devront pas communiquer directement avec les locaux fermés où seront employés des ouvriers. Ils seront éclairés, abondamment pourvus d'eau, munis de cuvettes avec inflexion siphoïde du tuyau de chute Le sol, les parois seront en matériaux imperméables, les peintures seront d'un ton clair.

Il y aura au moins un cabinet pour cinquante personnes et des urinoirs en nombre suffisant. Aucun puits absorbant, aucune disposition analogue ne pourra être établie qu'avec l'autorisation de l'administration supérieure et dans les conditions qu'elle aura prescrites.

Art. 5. — Les locaux fermés, affectés au travail, ne seront jamais encombrés. Le cube d'air par ouvrier ne pourra être inférieur à 6 mètres cubes.

Ils seront largement aérés, et, en hiver, convenablement chauffés. Ces locaux, leurs dépendances et notamment les passages et escaliers seront convenablement éclairés.

Art. 6. — Les poussières ainsi que les gaz incommodes, insalubres ou toxiques seront évacués directement au dehors de l'atelier au fur et à mesure de leur production.

Pour les buées, vapeurs, gaz, poussières légères, il sera installé des hottes avec cheminée d'appel ou tout autre appareil d'élimination efficace.

Pour les poussières déterminées par les meules, les batteurs, les broyeurs et tous autres appareils mécaniques, il sera installé, autour des appareils, des tambours en communication avec une ventilation aspirante énergique.

Pour les gaz lourds tels que vapeurs de mercure, de sulfure de carbone, la ventilation aura lieu *per descensum*; les tables et appareils de travail seront mis en communication avec le ventilateur.

La pulvérisation des matières irritantes ou toxiques et autres opérations telles que le tamisage, l'embarillage de ces matières se feront mécaniquement en appareils clos.

L'air des ateliers sera renouvelé de façon à rester à l'état de pureté nécessaire à la santé des ouvriers.

Art. 7. — Pour les industries désignées par arrêté ministériel, après avis du Comité consultatif des arts et manufactures, les vapeurs, les gaz incommodes et insalubres et les poussières seront condensés et détruits.

Art. 8. — Les ouvriers ne devront point prendre leurs repas dans les ateliers ni dans aucun local affecté au travail.

Art. 9. — Pendant les interruptions de travail pour les repos, les ateliers seront évacués et l'air en sera entièrement renouvelé.

Les patrons mettront à la disposition de leur personnel les moyens d'assurer la propreté individuelle : vestiaire avec lavabos, ainsi que de l'eau de bonne qualité pour la boisson.

Art. 10. — Les moteurs à vapeur, à gaz, les moteurs électriques, les roues hydrauliques, les turbines ne seront accessibles qu'aux ouvriers affectés à leur surveillance. Ils seront isolés par des cloisons ou barrières de protection.

Les passages entre les machines, mécanismes, outils mus par ces moteurs, auront une largeur d'au moins 80 centimètres : le sol des intervalles sera nivelé.

Les escaliers seront solides et munis de fortes rampes.

Les puits, trappes, caves, bassins, réservoirs de liquides corrosifs ou chauds seront pourvus de solides barrières ou garde-corps.

Les échafaudages seront munis sur toutes leurs faces de garde-corps de 90 centimètres de haut.

Art. 11. — Les monte-charges, ascenseurs, élévateurs, seront guidés et disposés de manière que la voie de la cage du monte-charge et des contre-poids soit fermée ; que la fermeture du puits à l'entrée des divers étages ou galeries s'effectue automatiquement ; que rien ne puisse tomber du monte-charge dans le puits.

Pour les monte-charges destinés à transporter des hommes, la charge sera calculée au tiers de la charge admise pour le transport de marchandises, et les monte-charges seront pourvus de freins, chapeaux, parachutes ou autres appareils préservateurs.

Art. 12. — Toutes les pièces saillantes mobiles et autres parties dangereuses des machines, et notamment des bielles, roues, volants, les courroies et câbles, les engrenages, les cylindres et cônes de frictions ou tous autres organes de transmission qui seraient reconnus dangereux, seront munis d'organes protecteurs, tels que gaines et cheneaux de bois ou de fer, tambour pour les courroies et les bielles, ou de couvre-engrenages, garde-mains, grillages, etc.

Les machines-outils à instruments tranchants, tournant à grande vitesse, tels que machines à scies, à fraises, à raboter, découper, hacher; les cisailles, coupe-chiffons et autres engins semblables, seront disposés de telle sorte que les ouvriers ne puissent, de leur poste de travail, toucher involontairement les instruments tranchants.

On devra prendre, autant que possible, des dispositions telles qu'aucun ouvrier ne soit habituellement occupé à un travail quelconque dans le plan de rotation ou aux abords immédiats d'un volant ou de tout autre engin pesant et tournant à grande vitesse.

Art. 13. — L'appareil d'arrêt des machines motrices sera toujours placé sous la main des conducteurs qui dirigent ces machines.

Les contre-maîtres ou chefs d'atelier, les conducteurs de machines-outils, métiers, etc., auront à leur portée le moyen de demander l'arrêt des moteurs.

Art. 14. — Des dispositifs de sûreté devront être installés dans la mesure du possible pour le nettoyage et le graissage des transmissions ou mécanismes en marche.

En cas de réparation d'un organe mécanique quelconque, son arrêt devra être assuré par un calage convenable de l'embrayage ou du volant : il en sera de même pour les opérations de nettoyage qui exigent l'arrêt des organes mécaniques.

Art. 15. — Les sorties des ateliers sur les cours, vestibules, escaliers et autres dépendances intérieures de l'usine doivent être munies de portes s'ouvrant de dedans en dehors. Ces sorties seront assez nombreuses pour permettre l'évacuation rapide de l'atelier; elles seront toujours libres et ne devront jamais être encombrées de marchandises, de matières en dépôt, ni d'objets quelconques.

Le nombre des escaliers sera calculé de manière que l'évacuation de tous les étages d'un corps de bâtiment contenant les ateliers puisse se faire immédiatement.

Dans les ateliers occupant plusieurs étages, la construction d'un escalier extérieur incombustible pourra, si la sécurité l'exige, être prescrite par une décision du ministre du commerce, après avis du Comité des arts et manufactures.

Les récipients pour l'huile et le pétrole servant à l'éclairage, seront placés dans des locaux séparés et jamais au voisinage des escaliers.

Art. 16. — Les machines dynamos devront être isolées électriquement. Elles ne seront jamais placées dans un atelier où des corps explosifs, des gaz détonants ou des matières inflammables se manient ou se produisent.

Les conducteurs électriques placés en plein air pourront rester nus; dans ce cas ils devront être portés par des isolateurs de porcelaine ou de verre; ils seront écartés des masses métalliques telles que gouttières, tuyaux de descente, etc.

A l'intérieur des ateliers, les conducteurs nus destinés à des prises de courant sur leur parcours seront écartés des murs, hors de la portée de la main, et convenablement isolés.

Les autres conducteurs seront protégés par des enveloppes isolantes.

Toutes précautions seront prises pour éviter l'échauffement des conducteurs à l'aide de coupe-circuits et autres dispositifs analogues.

Art. 17. — Les ouvriers et ouvrières qui ont à se tenir près des machines doivent porter des vêtements ajustés et non flottants.

D'après les rapports des inspecteurs du travail chargés de contrôler l'exécution de ce règlement, les articles 1, 2, 3 sont d'ordinaire assez bien observés; toutefois on a eu de la peine à obtenir que le nettoyage des ateliers ne soit pas exécuté au moment de la présence des ouvriers. L'article 4 relatif aux cabinets d'aisances est au contraire fort mal observé ; seules les modifications les plus urgentes à des états de choses déplorables ont été ordinairement réalisées, par exemple l'entretien d'une propreté plus grande, la suppression de la communication directe entre le cabinet et l'atelier ; mais on n'arrive pas à faire installer l'occlusion hydraulique des cuvettes. L'article 5 est observé ; mais les inspecteurs estiment avec raison que le minimum de 6m³ fixé par la loi est bien trop faible ; en Angleterre, en Suède, il est de 7m³, et en Belgique de 10m³ ; c'est ce dernier chiffre au moins qu'il faudrait adopter. La faiblesse du cube réglementaire actuel entraîne bien souvent une ventilation évidemment insuffisante. L'évacuation des poussières et des gaz insalubres, conformément à l'article 6, se fait peu à peu de mieux en mieux ; toutefois il reste encore beaucoup à faire ; mais quelquefois c'est la difficulté du problème à résoudre qui retarde les améliorations. On éprouve beaucoup de difficultés dans l'application de l'article 8 et du paragraphe de l'article 9 relatif aux vestiaires et lavabos : on se heurte ici à chaque instant à la mauvaise volonté des industriels encouragée par l'indifférence d'une population ouvrière ignorante de la valeur des soins de propreté les plus élémentaires.

Pour tout ce qui concerne la sécurité les progrès ont été plus rapides qu'en salubrité : c'est que les industriels redoutent fort les conséquences pécuniaires graves dont les menacent les accidents survenus dans leurs établissements.

D'ailleurs la pratique a démontré que le décret du 10 mars 1894 n'était point précisément parfait. Il a beaucoup trop été rédigé pour l'industrie en général ; par suite ses termes sont souvent très vagues, et encore certaines dispositions ne cadrent-elles pas avec les conditions d'industries déterminées. Une réglementation par groupes d'industrie pourrait être plus précise et en même temps mieux adaptée aux circonstances spéciales des différents milieux industriels. La loi du 12 juin prévoit du reste une telle réglementation. Le ministre du commerce a réuni naguère une Commission d'hygiène industrielle qui sera chargée de préparer les projets de décrets qui doivent constituer cette réglementation.

Il serait bon aussi de ne pas charger les mêmes Inspecteurs de tout ce qui est relatif à la protection des ouvriers. Au dernier *Congrès international pour la protection légale des travailleurs* on s'est accordé à reconnaître la nécessité de créer plusieurs catégories d'inspecteurs du travail ; l'une de ces catégories comprendrait des médecins-hygiénistes possédant une compétence technique sérieuse, et auxquels serait réservée toute la partie hygiénique et médicale (cette dernière étant du reste à créer) de l'inspection ; quelque chose de ce genre existe au Canada et en Belgique.

## Les ouvriers.

En outre des conditions inhérentes au milieu industriel la santé des ouvriers dépend naturellement d'une part de l'âge, du sexe, de la constitution, de la personne morale des individus ; d'autre part de la durée, de la nature du travail par rapport à ces mêmes individus ; enfin de leur genre de vie hors des ateliers, de leur logement, etc.

**Age, sexe, constitution, état moral.** — Il y a un degré d'intensité et de continuité dans le travail industriel dont l'homme n'est pas capable avant un certain âge, sous peine de subir une prématuration physique, non moins grave que la prématuration intellectuelle. Plus l'ouvrier est jeune, plus il a de chances d'abréger sa vie par le travail dans les poussières ou vapeurs toxiques, dans le méphitisme des ateliers. Ajoutons qu'il est plus prudent et moins attentif vis-à-vis des machines et, d'ailleurs, que les influences antisanitaires sont plus graves dans la jeunesse, puisqu'elles contiennent la menace d'un arrêt de développement.

La jeune fille est encore plus compromise que les garçons par le travail aux ateliers : d'abord, parce qu'elle est naturellement plus délicate; puis, parce qu'elle subit l'évolution sexuelle, qu'elle est atteinte cinq ou six jours par mois de l'indisposition cataméniale, et que le développement de son appareil génital est particulièrement complexe et important. De la régularité de ce développement néanmoins, dépendront ses aptitudes physiques à être mère. En outre de ses attributs généraux, la femme faite a à traverser les phases critiques de la grossesse, de l'accouchement, de la lactation; voilà bien des circonstances où l'on ne saurait voir sans de vives inquiétudes son séjour dans le milieu anormal et dangereux de l'atelier. Ce milieu est tel parfois qu'il compromet non seulement la femme enceinte, mais aussi le fruit de la conception (*manufactures de tabac, industries du plomb*).

Un homme de constitution moyenne peut fournir en 10 heures environ 385,000 unités de travail ; mais il est peu de métiers qui demandent à l'homme toute sa force disponible. La machine fait le gros œuvre presque partout, sauf dans les travaux de mine et de terrassement, et encore. Il en résulte que nombre d'individus relativement frêles peuvent aborder les ateliers de filature et autres, où il faut plus d'attention et de dextérité que de force, et où le travail, en tant qu'exercice, ne sert même pas à exciter le développement musculaire, comme le font les occupations agricoles. Néanmoins, il n'est pas dit pour cela que ces poitrines étroites soient aussi résistantes que de larges poumons à l'action des poussières, ni que le système nerveux de ces individus chétifs ne soit pas particulièrement sensible à l'influence des vapeurs toxiques : c'est plutôt le contraire qui est vrai.

Sauf un petit nombre d'industries qui réclament des ouvriers presque lettrés (*typographes*), et de rares ateliers dont les chefs reprennent l'instruction du personnel et soutiennent leur conduite, les travailleurs de vastes chantiers sont ignorants et d'une éducation nulle, sinon mauvaise. Il est facile de comprendre le lien de cet état intellectuel avec la nullité des précautions d'hygiène générale ou particulière que l'on rencontre d'habitude chez eux. Cette grave lacune est plus sensible encore au dehors qu'à l'atelier, où il faut bien se soumettre à quelques mesures réglementaires. Rendu à lui-même, l'ouvrier est malpropre sur sa personne et dans son logement; il ne sait ni s'alimenter convenablement, ni réaliser quelques économies ; un grand nombre se livrent à des excès alcooliques, intermittents, mais réguliers (le dimanche et le lundi) ; une haute et précoce dépravation se développe dans les ateliers de femmes. Nous n'avons pas à prendre ici le rôle de moraliste ; sans excuser l'inconduite des travailleurs de l'un ou de l'autre sexe, nous pourrions trouver à l'expliquer. Mais en restant sur le terrain de l'hygiène, il est par trop clair que les habitudes de débauche désarment l'individu vis-à-vis des influences physiques redoutables qui l'attendent, plus ou moins puissantes, dans l'atelier.

**Durée du travail. Sa réglementation selon l'âge, le sexe.** — L'homme ne peut rester actif que pendant un temps limité, surtout si son activité ne change pas d'objet. La limite se rapproche quand il s'agit de jeunes gens et de certains travaux. Indépendamment du sommeil nécessaire, des pauses sont indispensables pour rompre la continuité du labeur, et aussi pour que l'on puisse manger, etc.

Il y a là une grave question, même en ne l'envisageant qu'au seul point de vue de l'hygiène. Sous prétexte que l'emploi d'un ouvrier est un contrat librement accepté entre le travailleur et le patron, celui-ci est arrivé peu à peu à demander à l'ouvrier, en échange d'un salaire convenu, un nombre d'heures de travail journalier qui dépasse la tolérance du sens commun. L'ouvrier est, dit-on, toujours libre d'accepter ou de refuser ; en théorie oui, en pratique non. L'ouvrier accepte donc, et il en résulte une situation qui est particulièrement meurtrière pour la population laborieuse. On voit, en effet, des individus circuler encore automatiquement, après douze heures de travail, autour du mécanisme implacable dont ils continuent à surveiller tant bien que mal le fonctionnement ; mais s'il fallait un effort d'attention ou de vigueur, on peut être certain qu'ils en seraient incapables. Enfin, ils rentrent chez eux ; mais, à ce point, on n'a plus de chez soi, on ne voit plus ni femme ni enfants ; il n'y a qu'un endroit où l'individu exténué et affamé vient prendre sa pâture et un grabat sur lequel il s'étend, n'ayant plus la force de penser ni de se sentir. Le lendemain, c'est à recommencer, et si, comme c'est inévitable, le repas et le sommeil n'ont pas équilibré la dépense de la veille, l'homme est de moins en moins capable de fournir un travail actif, une attention suffisante,

Cependant, les forces et la vitalité sont débordées de plus en plus : c'est comme une dégradation méthodique des individus. On peut en augurer de la valeur des reproducteurs dans cette classe, et des tristes attributs de la génération qui va en sortir. Le malheur veut que les séductions du travail assuré et du salaire en apparence rémunérateur précipitent, vers les centres industriels, les ouvriers de la campagne qui se dépeuple au profit des villes ; les reproducteurs tarés se multiplient et l'emporteront peut-être quelque jour ; on cherche déjà, dans les villes industrielles, parmi la génération qui s'élève, les jeunes gens sur qui le pays puisse compter; d'irréprochables, on n'en trouverait guère. L'inaptitude au service militaire dans le département du Nord, selon les divers cantons, se répartit en raison directe de l'extension des grandes industries, comme il résulte des études de Costa. Le soi disant « libre contrat », dans ces conditions, perd beaucoup de ses droits à notre respect, et l'on ne voit pas pourquoi l'Etat, qui est responsable de la sécurité publique et de la vitalité nationale, ne fixerait pas les bases de ce contrat, de la même manière qu'il impose aux citoyens l'instruction et le service militaire obligatoires (Pierre Legrand).

Cette protection légale de l'ouvrier en ce qui concerne la durée du travail est apparue d'abord en France, avec la loi du 9 septembre 1848, par laquelle la journée des adultes fut limitée à 12 heures, sans que l'on fît rien d'ailleurs pour assurer l'exécution de cette disposition. Un peu plus tard on limita en Angleterre à 56 heures et demie par semaine la durée du travail des femmes et des enfants, ce qui entraîna comme conséquence l'abaissement de la journée des adultes à 10 heures en moyenne. La Suisse depuis 1877, l'Autriche depuis 1885, ont adopté pour les ouvriers adultes un maximum de 11 heures de travail quotidien. En Belgique ce maximum se retrouve à peu près depuis la loi de 1889 l'imposant pour les enfants; de même en Allemagne à la suite de la loi du 1er juin 1891 fixant le temps maximum de travail à 11 heures pour les femmes, à 10 heures pour les enfants, la journée des adultes a été généralement abaissée à 10 ou 11 heures. La Russie en 1897 a adopté la limite de 11 heures et demie. Aux Etats-Unis la limite est le plus souvent de 10 ou 11 heures, selon les Etats.

Chez nous la loi du 2 novembre 1892 distingue 3 catégories d'ouvriers ou ouvrières : 1° les enfants de 13 à 16 ans qui ne peuvent travailler plus de 10 heures par jour; 2° les adolescents de 16 à 18 ans qui ne peuvent travailler plus de 60 heures par semaine, avec un maximum de 11 heures par jour; 3° les femmes au-dessus de 18 ans qui ne peuvent travailler plus de 11 heures par jour. On laissait d'ailleurs subsister la loi de 1848 limitant à 12 heures le travail des hommes adultes. Tout cela créait des inégalités entre les diverses catégories d'ouvriers qui rendaient la loi difficilement applicable là où ces catégories concouraient au même travail. Le résultat fut l'unification dans les établissements industriels en question de la journée de travail à 11 heures pour tout le monde.

La loi nouvelle du 30 mars 1900, modifiant celle de 1892, édicte pour les mêmes établissements industriels (usines, manufactures, mines, carrières, chantiers, ateliers, sauf ceux où ne sont employés que les membres d'une famille sous l'autorité du père, de la mère ou du tuteur) une double série de règles, les unes relatives à la durée du travail; les autres relatives à son organisation.

En ce qui concerne la durée du travail : la journée ne peut actuellement excéder 11 heures pour les enfants de l'un ou l'autre sexe jusqu'à 18 ans et pour les femmes ; cette durée sera réduite à 10 h. 1/2 au bout de 2 ans après la promulgation de la loi, et à 10 heures au bout d'une nouvelle période de 2 ans ; ces limitations sont applicables aux hommes adultes employés dans les mêmes locaux que les catégories précédentes. Le travail des hommes adultes employés ailleurs reste soumis à la loi de 1848.

En ce qui concerne l'organisation du travail : la journée de travail doit être coupée par un ou plusieurs repos dont la durée totale ne peut être inférieure à 1 heure, et pendant lesquels tout travail est interdit ; ces repos, sauf dans les usines à feu continu, les mines et les carrières, ont lieu aux mêmes heures pour toutes les personnes protégées par la loi ; l'organisation du travail par relais est interdite (sauf dans les usines à feu continu), mais on peut employer des équipes successives, le travail de chacune étant toutefois continu, sauf interruption pour les repos.

C'est surtout la grande industrie textile que visent ces dispositions dont le but principal est l'unification du travail dans les établissements à personnel mixte, de manière à obtenir pour tous les ouvriers l'entrée au travail, le repos et la sortie à la même heure : il y a là une garantie pour la vie en commun au foyer familial. Mais on peut regretter que les lois jusqu'à présent tolèrent une trop longue durée en ce qui concerne le travail des hommes adultes qui représentent 60 0/0 de la population ouvrière. Beaucoup d'hygiénistes seraient disposés à se rallier à ceux qui réclament la journée de 8 heures pour les travailleurs. Il nous paraît que la journée de 10 heures pour les adultes serait déjà très satisfaisante au point de vue hygiénique ; il conviendrait d'en généraliser l'application même en dehors des ateliers proprement dits. Mais logiquement il conviendrait que la journée des femmes et des enfants fût plus courte que celle des adultes. D'autre part le travail de nuit devrait être restreint le plus possible, sinon supprimé.

Par ailleurs la loi du 2 novembre 1892 a décidé que les enfants ne pourraient être employés dans les établissements industriels avant 13 ans révolus (la même limite existe en Allemagne, tandis qu'elle est fixée à 14 ans en Suisse et à 12 ans seulement dans la plupart des autres pays d'Europe) ; toutefois on tolère leur emploi à partir de 12 ans si les enfants dont il s'agit sont pourvus du certificat d'études primaires et en outre d'un certificat d'aptitude physique délivré par un médecin chargé d'un service public et désigné par le préfet : il paraît que cette exception a ouvert la porte à bien des fraudes. A vrai dire les inspecteurs du travail chargés de veiller à l'exécution de la loi ont toujours le droit de requérir l'examen médical de tout enfant au-dessous de 16 ans à l'effet de faire constater si le travail qui lui incombe n'excède pas ses forces ; dans l'affirmative le renvoi de l'enfant peut être exigé.

La loi dispose encore que les enfants de moins de 18 ans et les filles ou les femmes de tout âge ne sauraient être employées à aucun travail de nuit, c'est-à-dire entre 9 h. du soir et 5 h. du matin ; des dérogations à cette règle peuvent cependant être autorisées pour certaines industries, soit à titre temporaire, soit à titre permanent (mais dans ce dernier cas la durée du travail quotidien n'excède pas 7 heures).

Les enfants de moins de 18 ans et les femmes de tout âge ne peuvent travailler que 6 jours par semaine. Les filles et les femmes sont exclues des travaux souterrains, des mines ou carrières.

Enfin un tableau annexé au décret du 13 mai 1893 a indiqué plusieurs séries d'établissements interdits d'une façon absolue ou conditionnelle aux enfants, aux filles mineures et aux femmes. Dans une première catégorie (tableau A) on a rangé les industries où les ouvriers sont exposés à l'action de substances (gaz ou vapeurs) toxiques ou nuisibles et de poussières très dangereuses.

TABLEAU A (*Résumé*). *Travaux interdits aux enfants au-dessous de* 18 *ans, aux filles et aux femmes.*

Acide arsénique (Fabrication de l'). Acide chlorydrique (Fabrication de l'). Acide nitrique. Acide oxalique. Acide picrique. Acide salicylique. Acide urique. Affinage des métaux au fourneau. Aniline. Arséniate de potasse (Fabrication de l') au moyen du salpêtre Benzine (Fabrication et dépôts de). Blanc de plomb. Bleu de Prusse (Fabrication de). Cendres d'orfèvre (Traitement des) par le plomb. Céruse (Fabrication de la). Chairs, débris, issues (Dépôt de) provenant de l'abattage des animaux. Chlore (Fabrication du). Chlorure de chaux (Fabrication du). Chlorures alcalins. Eau de javelle (Fabrication d'). Chlorure de plomb (Fonderie de). Chlorures de soufre (Fabrication des). Chromate de potasse. Cristaux (Polissage à sec des). Cyanure de potassium et bleu de Prusse (Fabrication de). Cyanure rouge de potassium ou prussiate rouge de potasse. Débris d'animaux (Dépôt de). Dentelles (Blanchissage à la céruse des). Eau de javelle. Eau-forte. Effilochage et déchiquetage des chiffons. Emaux (grattage des). Engrais (Dépôts et fabriques d') au moyen de matières animales. Equarrissage des animaux. Etamage des glaces. Fonte et laminage du plomb, du zinc et du cuivre. Fulminate de mercure. Glaces (Etamage des). Huiles et autres corps gras extraits de matières animales. Litharge. Massicot (Fabrication du). Matières colorantes (Fabrication des) au moyen de l'aniline et de la nitrobenzine. Métaux (Aiguisage et polissage des). Meulières et meules. Minium. Murexide en vase clos. Nitrate de méthyle. Nitro-benzine, aniline et matières dérivant de la benzine. Peaux de lapin ou de lièvre (Coupage des poils de). Phosphore. Plomb (Fonte et laminage du). Poils de lièvre et de lapin (Secrétage des). Prussiate de potasse. Rouge de Prusse et d'Angleterre. Secrétage des peaux. Sulfate de mercure. Sulfure d'arsenic (Fabrication du). Sulfure de sodium (Fabrication du). Triperies annexes des abattoirs. Verre (polissage à sec du).

Dans un second tableau (B) on a inscrit une série d'industries où, pour éviter les accidents, il faut une grande prudence et une attention soutenue : ce sont les industries où l'on manipule des explosifs. On en a exclu seulement les enfants.

TABLEAU B (*Résumé*). *Travaux interdits aux enfants au-dessous de* 18 *ans.*

Amorces fulminantes (Fabrication des). Artifices (Fabrication des pièces d'). Cartouches de guerre (Fabriques et dépôts). Celluloïd et produits nitrés analogues (Fabrication de). Chiens (Infirmerie de). Chrysalides (Extraction des parties soyeuses des). Dynamite (Fabriques et dépôts). Etoupilles (Fabrication d') avec matières explosives. Poudre de mine comprimée (Fabrication de cartouches de).

Enfin, dans une troisième catégorie (Tableau C), trop longue pour être résumée ici, on a autorisé, sous certaines conditions, le travail des enfants, des filles et femmes En général, il s'agit d'établissements où certains ateliers, certains locaux seulement, sont dangereux, en raison des opérations spéciales qu'on y pratique : seuls ces ateliers ou locaux, ces opérations spéciales, sont interdits aux enfants, aux filles et aux femmes.

Pour terminer signalons la loi du 29 décembre 1900 qui, s'inspirant d'une loi anglaise un peu antérieure, prescrit que « les magasins, boutiques et autres locaux en dépendant dans lesquels des marchandises et objets divers sont manutentionnés ou offerts au public par un personnel féminin devront être dans chaque salle munis d'un nombre de sièges égal à celui des femmes qui y sont employées ».

On complétera sans doute dans un avenir prochain la protection des femmes ouvrières en réglementant le travail de celles qui sont enceintes ou récemment accouchées : des projets ont déjà été déposés à cet effet au Parlement. Il s'agit par là de protéger non seulement la femme mais l'enfant qui doit naître d'elle.

Déjà en Allemagne la loi du 1er juin 1891 dispose que les femmes en couches ne doivent pas être occupées en général pendant les 4 semaines qui suivent leur délivrance, ni même pendant les 5e et 6e semaines à moins de certificat d'un médecin désigné autorisant le travail. On trouve les mêmes prescriptions en Norwège. En Angleterre, en Belgique, en Hollande, en Autriche, en Hongrie, le travail est interdit pendant les 4 semaines qui suivent l'accouchement. En Suisse on a imposé un repos total de 8 semaines à prendre tant avant qu'après les couches. C'est au moins ce dernier exemple qu'il convient de suivre.

**Habitation des ouvriers.** — « Il ne servirait de rien d'essayer de réaliser, par l'assainissement de l'atelier ou de l'usine, une économie de la vie humaine, si l'infection du logement, l'encombrement funeste des chambrées n'était pas sérieusement et sévèrement interdit » (H. Napias). Or, l'habitation des ouvriers, dans les grandes cités manufacturières, est souvent dans des conditions lamentables. Les quartiers difformes, les entassements de maisons et d'étages, les logements sans soleil leur reviennent avec une régularité malheureuse et presque imposée par la médiocrité des salaires, la famille nombreuse et jeune. Non pas que le loyer de bas prix emporte nécessairement un logement insalubre ; mais les immeubles disgraciés existent et persistent dans les villes ; ils se déprécient eux-mêmes, et c'est à ceux-là que les petites bourses s'adressent naturellement. En profitant de cette disposition et de cette nécessité, les propriétaires de ces immeubles ont même réussi à en tirer un bon parti. D'autre part, quelques spéculateurs ont construit tout exprès des maisons « de logement », dans lesquelles le mépris de l'hygiène s'étale avec une étonnante hardiesse. Grâce au développement énorme de l'industrie, des maisons se sont ouvertes, sous les noms de « logements de nuit, logements garnis, garnis, *Common logding Houses, Herbergen Logirhauser*, etc. », dans presque toutes les villes de l'Europe, à cette masse flottante d'individus que le travail amène de loin, sans intention de fixité.

Du Mesnil distingue : 1° les logements comportant une ou plusieurs pièces louées par des ouvriers ayant une famille, possédant un mobilier ; 2° tout ce qui mérite plus ou moins formellement le nom de *garnis*.

Les « logements » sont dans des rues étroites, les impasses, les courettes, enfermant un espace où le sol est inégal, fangeux, souillé, et où l'atmosphère, immobile, reçoit rarement un rayon de soleil. Les détritus et les immondices de toutes sortes s'étalent au voisinage de la maison qui, elle-même, grâce aux corridors étroits, aux escaliers sombres, à l'installation sans aucun soin des latrines, ne lutte pas contre l'envahissement de la putridité et n'a pas le moyen de se donner une circulation d'air. A Bruxelles (Lagasse et de Queker), sur vingt mille familles, près de la moitié logent dans une seule chambre, et sur ce nombre 1500 comptent plus de 5 personnes. En Angleterre, en Autriche, les enquêtes ont révélé qu'il y avait pis encore. En 1860, à Paris, dit Marjolin, sur 40.644 ménages, 27.767 n'avaient pour vivre qu'une seule pièce, dans laquelle il y avait de 1 à 5 lits. Dans ce réduit, l'on fait la cuisine sur un fourneau de fonte devant lequel sèchent des langes, de vieilles hardes ; la mère y fait incessamment la lessive de famille ; les murs sont le domaine définitif des parasites ; la crasse et l'ordure y sont tellement tenaces que, d'un locataire à l'autre, on s'y résigne naturellement et que personne ne fait rien pour s'en débarrasser. On sait, d'ailleurs, et il n'est pas difficile de le comprendre, que cette promiscuité de la famille dans une pièce unique est une école de dépravation pour les enfants; c'est là que la jeunesse perd l'instinct de la pudeur et que les pères corrompent leurs propres filles,

Nous avons dit précédemment l'influence fâcheuse de l'excessive densité de la population dans les locaux habités. J. Körösi calcule qu'à Budapest la durée moyenne de la vie est de :

| | | |
|---|---|---|
| 35 ans 5 mois, | dans les habitations à | 2 habitants par pièce. |
| 33 ans 2 mois, | — | 2 à 5 hab. |
| 31 ans 11 mois, | — | 5 à 10 hab. |
| 30 ans 6 mois, | — | à plus de 10 hab. |

A Berlin (Wasserfuhr), on a 38 décès p. 1000 dans le quartier de Luisenstadt, où il y a 91 habitants par immeuble ; 33 au faubourg d'Oranienburg, avec 77 habitants par lot de terrain ; 36 à 38 dans les quartiers de Stralau et de Rosenthal, qui ont de 76 à 77 habitants par lot; — tandis que la mortalité n'est que de 18 à 22 p. 1000 dans les quartiers à 34-35 habitants par lot. Les améliorations apportées en divers points ont fait éclater d'une façon manifeste le rôle de l'insalubrité des logements ouvriers dans la mortalité de la population. Après l'expropriation d'un îlot de maisons insalubres à Londres, et la construction dans ce même emplacement d'habitations salubres pour les ouvriers, la mortalité est tombée de 50 à 17 p. 1000 (Cheysson). A Dublin, après la démolition de beaucoup de maisons insalubres et l'amélioration des moins mauvaises, la mortalité s'abaisse de 31 à 26 p. 1000 (Cameron).

Les « garnis » présentent des conditions encore plus lugubres que les logements précédents. La maison réunit à l'insalubrité d'ensemble l'étroitesse de chaque compartiment, la nullité du mobilier, la malpropreté foncière, la promiscuité la plus étendue, l'entassement indéfini des hôtes. Ces misères sont encore moins flagrantes dans les auberges proprement dites, même du plus bas étage, que chez ces logeurs en garnis qui, ayant leur famille à eux, cèdent une place de leur logement à cinq ou six hôtes de hasard, essentiellement mobiles, comme cela se pratique sur une large échelle dans les contrées industrielles d'Allemagne, Prusse, Haute-Silésie, provinces du Rhin (Goltdammer, Wolff). Tandis que la police peut visiter les logements au point de vue sanitaire, dans les garnis logeurs et locataires jouissent d'une redoutable liberté, sans contrôle. A Berlin, il n'est pas rare de trouver de ces gîtes qui allouent un cube de $2^{mc},5$ à 3 mètres cubes à chacun de leurs pensionnaires.

Cet état de choses, au témoignage de Goltdammer (Berlin), de Jacobi (Breslau), de Göttisheim (Vienne), favorise singulièrement l'apparition et l'extension de la syphilis, de la fièvre typhoïde, du typhus; relations étiologiques également attestées à Londres par Henderson (chef de la police).

Un petit nombre de villes possèdent des règlements spéciaux pour les garnis.

Nous reproduisons ici les principales dispositions de l'Ordonnance du préfet de police du 24 octobre 1883, en vigueur à Paris.

Art. 11. — Le nombre des locataires qui pourront être reçus dans chaque chambre sera proportionnel au volume d'air qu'elle contiendra. Ce volume ne sera jamais inférieur à 14 mètres cubes par personne. La hauteur sous plafond ne devra pas être inférieure à 2m,50.

Le nombre maximum des personnes qu'il sera permis de recevoir dans chaque chambre y sera affiché d'une manière apparente.

Art. 12. — Le sol des chambres sera imperméable et disposé de façon à permettre de fréquents lavages, à moins qu'il ne soit planchéié et frotté à la cire ou peint au siccatif.

Les murs, les cloisons et les plafonds seront enduits en plâtre ; ils seront maintenus en état de propreté, et, de préférence, peints à l'huile ou badigeonnés à la chaux.

Les peintures seront lessivées ou renouvelées au besoin tous les ans.

On ne pourra garnir de papiers que les chambres à un ou deux lits, et ces papiers seront renouvelés toutes les fois que cela sera jugé nécessaire.

Art. 13. — Ces chambres doivent être convenablement ventilées.

Les chambres, c'est-à-dire les chambres qui contiennent plus de quatre locataires, devront être pourvues d'une cheminée ou de tout autre moyen d'aération permanente.

Art. 14. — Il est défendu d'admettre dans les chambrées des personnes de sexe différent.

Art. 15. — Il est interdit de louer en garni des chambres qui ne seraient pas éclairées directement, ou qui ne prendraient pas air et jour sur un vestibule ou sur un corridor éclairé lui-même directement.

Les chambrées et les chambres qui contiendraient plus de deux personnes devront toujours être éclairées directement.

Art. 16. — Il est interdit de louer des caves en garni. Les sous-sols ne pourront être loués en garni qu'en vertu d'autorisations spéciales.

Art. 17. — Les cheminées et conduits de fumée doivent être établis dans de bonnes conditions au point de vue du danger d'incendie. Les conduits auront des dimensions ou des dispositions telles que la chaleur produite ne puisse être la cause d'une incommodité grave pour les habitants de la maison — Les conduits seront, en outre, entretenus en bon état et nettoyés ou ramonés fréquemment.

Art. 18. — Il n'y aura pas moins d'un cabinet d'aisances par chaque fraction de 20 habitants.

Art. 19. — Ces cabinets, peints au blanc de zinc et tenus dans un état constant de propreté, seront suffisamment aérés et éclairés directement. — Un réservoir ou une conduite d'eau en assurera le nettoyage. — A défaut de réservoir ou de conduite d'eau, une désinfection journalière sera opérée au moyen d'une solution (par exemple de chlorure de zinc à 5 p. 100) dont quelques litres seront toujours laissés dans les cabinets. — Les cabinets devront être munis d'appareils à fermeture automatique. Si l'administration le juge nécessaire, un siphon obturateur sera établi au-dessous de cette fermeture. — Le sol sera imperméable et disposé en cuvette inclinée, de manière à ramener les liquides vers le tuyau de chute et au-dessus de l'appareil automatique. — Les urinoirs, s'il en existe, seront construits en matériaux imperméables. Ils seront à effet d'eau.

Art. 20. — Les corridors, les paliers, les escaliers et les cabinets d'aisances devront être fréquemment lavés, à moins qu'ils ne soient frottés à la cire ou peints au siccatif, ainsi que cela a été prescrit pour les chambres. Les peintures seront de ton clair.

Art. 21. — Les plombs seront munis d'une fermeture hermétique, lavés et désinfectés souvent. — Les gargouilles, caniveaux et tuyaux d'eaux pluviales et ménagères seront entretenus avec le même soin.

Art. 22. — Chaque maison louée en garni sera pourvue d'une quantité d'eau suffisante pour assurer la propreté et la salubrité de l'immeuble et pour pourvoir aux besoins des locataires.

Art. 23. — Un service spécial d'inspecteurs de la salubrité des garnis est chargé de s'assurer que les conditions exigées par la présente ordonnance sont remplies. Les logeurs seront tenus de les recevoir aussi souvent qu'ils se présenteront.

Art. 24. -- Toutes les fois qu'un cas de maladie épidémique ou contagieuse se sera manifesté dans un garni, la personne qui tiendra ce garni devra en faire immédiatement la déclaration au commissaire de police de son quartier ou de sa circonscription, lequel nous transmettra cette déclaration. — Un médecin délégué de l'administration ira constater la nature de la maladie et provoquer les mesures propres à en prévenir la propagation. — Le logeur sera tenu de déférer aux injonctions qui lui seront adressées à la suite de cette visite.

La question des habitations ouvrières s'est imposée aux pouvoirs publics dans la plupart des pays, car l'insalubrité des quartiers qu'elles forment dans les grandes agglomérations met en péril non seulement les malheureux qui les habitent, et qui après tout sont le grand nombre, mais même les individus des classes plus riches domiciliés dans le voisinage plus ou moins immédiat de ces taudis. De son côté l'initiative privée, des associations philanthropiques, ont cherché à porter remède à cette intolérable situation. Les meilleurs résultats ont été obtenus par la coopération de l'action législative et des associations particulières.

Dans un premier système, le patron pourvoit au logement de ses ouvriers : il se contente d'un faible intérêt pour l'argent qu'il a dépensé, et d'ailleurs il tire profit de bien des manières de son intelligente initiative. Ces habitations sont généralement salubres, elles mettent l'ouvrier à portée de son travail : il est mieux logé et à meilleur marché que partout ailleurs. Quand l'établissement est très important, on installe même une école, des bains. Toutefois l'ouvrier hésite quelquefois devant la surveillance que les patrons exercent naturellement dans ces habitations. D'autre part, on ne peut guère établir ces colonies ouvrières qu'en dehors des grandes villes. Ce système fut mis en vigueur en 1854 par la Société Mulhousienne, dont tous les membres étaient des industriels, et son exemple a été souvent imité en Allemagne et en France. Au point de vue de l'hygiène, en particulier, il est fort louable, car il comporte une maison, souvent un petit jardin, pour chaque famille. Mais la Société Mulhousienne, dans le but d'attacher l'ouvrier à son logis, avait donné à ses locataires la possibilité de devenir propriétaires de ses immeubles par des versements annuels. On s'est aperçu ensuite que cette dernière idée avait de fâcheuses conséquences : l'ouvrier devenu propriétaire, ou ses héritiers, vendent la maison à de nouveaux-venus qui ne sont point ouvriers.

Les Compagnies minières, en France, qui ont bâti beaucoup de maisons pour leurs ouvriers, ne les laissent pas devenir propriétaires. Au point de vue du plan et des dispositions générales qu'offrent ces habitations, citons la « Cité Asturienne » d'Auby (près de Douai) ; elle renferme 850 habitants en 150 maisons appartenant à la Compagnie, qui y loge ses employés et principaux ouvriers, sans leur demander de loyer (ce cas est fort rare). Ces habitations forment cinq rues avec trottoirs, ruisseaux de rue, bornes-fontaines ; le tout tenu très proprement. Des fosses d'aisances, presque toutes mobiles, sont ménagées à chaque habitation ; elles sont vidées sur le jardin d'environ 1 are, attenant à chaque maison. Ces habitations sont par groupes de deux, adossées l'une à l'autre ; chaque groupe recouvre 100 mètres carrés et est séparé du voisin par un espace de 10 mètres. Les rues sont drainées à $2^{m},50$ de profondeur. La Compagnie entretient, à ses frais, une école de garçons et une de filles, où les enfants sont admis à partir de l'âge de cinq ans. Une consultation médicale gratuite a lieu tous les jours ; une infirmerie de quatre lits reçoit les blessés graves ; on paye assez souvent aux malades des journées ou des demi-journées.

La bienfaisance privée a fondé quelquefois des logements ouvriers.

Plus souvent, et à une époque plus récente, il s'est formé des sociétés qui ne sont pas absolument des associations de bienfaisance, mais ont pour but de mettre des logements à la disposition des ouvriers sans jamais retirer de cette entreprise plus d'un intérêt généralement limité à 4 p. 100. D'ordinaire ces sociétés bâtissent des immeubles, ou, comme cela se pratique surtout à Londres, se bornent à améliorer suffisamment de vieilles constructions; quelquefois l'association n'est qu'une société de crédit qui prête à l'ouvrier l'argent nécessaire pour solder par annuités l'achat d'une maison qu'il loue en attendant.

Il faut toutefois que des dispositions législatives spéciales protègent, encouragent et dirigent ces efforts. En effet, la loi ne doit pas se borner à imposer des mesures sanitaires, et à fermer ou à supprimer les logements qui ne les adoptent pas. On arriverait ainsi à mettre dans la rue un certain nombre de malheureux, à moins de prescrire aux administrations municipales de reconstruire les immeubles expropriés pour y loger les anciens occupants, comme cela s'est fait à une certaine époque en Angleterre : ce qui entraîne des dépenses énormes. Il est donc absolument nécessaire que les règlements sanitaires soient mis en pratique par des Sociétés de construction, ou par des entrepreneurs qui vendront leurs immeubles à des ouvriers soutenus par des Sociétés de crédit. D'autre part, pour ne pas rendre impossible à l'ouvrier l'habitation d'une petite maison, il convient de diminuer les charges de toute nature qui pèsent trop lourdement sur elle, en France du moins (Cacheux).

La Belgique d'abord (1889), puis l'Angleterre et l'Autriche, ont adopté les premières des lois destinées à favoriser les sociétés dont il vient d'être parlé. La loi belge, assez complète et bien conçue, a inspiré la loi française du 30 novembre 1894 qui encourage en somme l'initiative privée par des immunités fiscales et des facilités d'emprunter à certaines caisses publiques ; ces avantages ne sont concédés que sous des conditions déterminées, de manière à éviter de servir les intérêts de simples affaires financières n'ayant de philanthropique que le nom ; la loi institue enfin des comités départementaux qui ont pour mission d'encourager la construction de maisons salubres et à bon marché. Depuis lors il s'est formé en France un assez grand nombre de sociétés qui ont édifié en effet beaucoup de maisons pour les ouvriers : quelquefois ce sont des maisons à étages renfermant plusieurs familles, d'ordinaire ce sont des maisonnettes pour une seule famille, ce qui vaut toujours mieux au point de vue de la salubrité.

Peut-être conviendrait-il qu'en échange d'une intervention législative favorable à la construction des habitations ouvrières à bon marché l'Etat imposât quelques règles visant la salubrité de ces constructions, dont certaines, même parmi les plus récentes, ne révèlent pas un bien grand souci de l'hygiène. Souvent les murs ont une trop faible épaisseur et sont composés de matériaux médiocres ; l'ensemble du logement est trop morcelé, les pièces multiples sont mal commodes en raison de leurs dimensions exiguës ; les cabinets d'aisances ne sont pas toujours bien placés, et leur aération, leur éclairage sont volontiers insuffisants; il en est de même pour les cuisines ; on abuse du papier sur les murs, au lieu de les peindre le plus possible à l'huile; enfin, chose plus grave, l'alimentation en eau de bonne qualité et l'évacuation des immondices ne sont pas régulièrement assurées d'une manière satisfaisante (Lucas). Il y a beaucoup de progrès à réaliser dans ce sens, soit en ce qui concerne des points de détail, soit même en ce qui concerne des points de la plus grande importance. Les architectes ont pour la plupart besoin d'être conseillés à cet égard par des hygiénistes compétents.

## L'industrie vis-à-vis des milieux extérieurs.

L'industrie, à divers égards, menace l'intégrité des milieux naturels et compromet la situation sanitaire des individus qui, sans y participer en rien, se trouvent résider dans le voisinage des établissements où s'accomplissent ses opérations.

L'industrie perfore le sol, le creuse, le mine, provoque même sur divers points d'exploitation houillère des affaissements de la surface, qui amoindrissent la valeur des propriétés. Ailleurs, l'épandage de matières putrides sur le sol (*tanneries, équarrissage, distilleries, désuintages de laines*, etc.) est la terminaison forcée des opérations industrielles. La puissance d'épuration du sol, heureusement, est en général énorme ; le point capital est d'en user d'une façon méthodique ou plutôt scientifique.

Le sol, toutefois, n'a pas de pouvoir destructeur vis-à-vis des substances purement chimiques, telles que les résidus de la *fabrication de la soude* par le procédé Leblanc (sulfure de calcium, *charrées de soude*), qui sont rejetés en grandes masses par les fabriques de produits chimiques du Nord. On a eu l'imprudence, autrefois, de faire avec ces résidus une sorte de remblai, le long des bords de certains cours d'eau ; il en résultait que les pluies lavant ce sol entraînaient les composés de soufre dans la rivière où, grâce à la présence de détritus organiques, ils rendaient à l'eau de l'hydrogène sulfuré en quantité telle que le ruisseau, sur un long parcours, semblait écouler le produit d'une source pyrénéenne.

Enfin les machines à vapeur impriment au sol des trépidations insupportables pour le voisinage.

L'air au voisinage des établissements industriels est souvent très souillé de *fumée*, qui, constituée par de la poussière de charbon, peut contribuer à former les dépôts pulmonaires *anthracosiques*, après avoir obscurci l'atmosphère et retiré ainsi aux individus une part des bénéfices qu'ils auraient trouvé à jouir des rayons lumineux dont l'influence favorable sur l'organisme est incontestable. Nous nous sommes déjà occupés de cette question à propos de l'HYGIÈNE URBAINE (p. 693). Rappelons que certains règlements prescrivent aux usines de *brûler leur fumée* : seulement, ils ne sont pas toujours aisés à observer. Le mieux jusqu'aujourd'hui, est d'enseigner aux chauffeurs à ne fournir le charbon aux foyers que par petites portions, qui ne le refroidissent pas tout d'un coup et n'empêchent pas le passage de l'air. On a proposé d'installer des appareils automatiques pour charger d'une façon continuelle les foyers de charbon réduit en petits morceaux, et quelques-uns de ces appareils ont été mis en service dans des usines anglaises ; ils entretiennent un feu très vif produisant par suite peu de fumée. On a même essayé, toujours dans le but de faire brûler le combustible d'une manière aussi complète que possible, d'employer le charbon en poussière : les résultats sont bons au point de vue de la fumivorité, mais le procédé exposerait à des explosions par inflammation accidentelle de cette poudre fine dans les magasins.

Puis viennent les vapeurs *irritantes* ou *toxiques* (acide sulfureux), les émanations putrides, nauséeuses, incommodes (odeurs des usines à engrais, de la calcination des vinasses de betteraves pour la fabrication de la potasse, épandage des vinasses de distilleries ; — acide sulfhydrique des *sucrateries* à la baryte ; — tanneries ; — fabriques de chicorée ; — magasins à fromages) ; etc.

L'acide sulfureux provenant soit des fumées de la houille soit de la fabrication de l'acide sulfurique, et surtout les composés du fluor provenant des phosphates utilisés dans la préparation des engrais, ont sur la végétation une influence nuisible qui, pour les vapeurs contenant du fluor, peut se faire sentir à un millier de mètres des établissements industriels.

Finalement, l'air est mis en vibration par les *bruits* industriels ; bruits des machines, des usines métallurgiques, de la chaudronnerie, des fonderies, etc., à un point parfois odieux et même dangereux pour les organisations nerveuses.

L'industrie est la cause la plus puissante de la *pollution des cours d'eau*. Elle compromet, d'autre part, la nappe souterraine, tantôt par les *puits absorbants* qui y déposent leurs résidus, tantôt par des épandages surabondants de matière putride. Nous avons dit précédemment comment les industries, sur divers points, en Angleterre, en Allemagne, en France, ont supprimé la pêche, la promenade en bateau, le bain froid, et substitué, à des ruisseaux qui agrémentaient une contrée, des courants noirâtres, fétides. Dans la partie Est du département du Nord, l'élevage disparaît peu à peu, parce que les animaux qui paissaient dans les prairies ne peuvent plus se désaltérer aux eaux de l'Helpe.

La législation française, malheureusement, ne protège pas les cours d'eau. Tout au plus y a-t-il çà et là, sous prétexte de délit de pêche ou de contravention aux règlements sur la navigation, des procès-verbaux qui coûtent bien moins cher aux industriels que ne coûterait l'épuration de leurs eaux résiduaires.

Terminons en mentionnant, parmi les dangers de l'industrie pour l'extérieur, la *propagation des incendies* au voisinage.

**Établissements classés.** — La législation a, de bonne heure, institué des mesures de protection contre l'industrie à l'intention des personnes, des habitations, des propriétés privées ou publiques, de l'air, du sol, en tant qu'il s'agit du voisinage. Les « établissements insalubres » ne sont considérés comme tels par le législateur de 1810 que dans la mesure des menaces pour les voisins. On ne se préoccupait pas alors des dangers que les industries pouvaient faire courir à leurs propres ouvriers.

### DÉCRET

*relatif aux manufactures et ateliers insalubres, incommodes ou dangereux*
(15 *octobre* 1810).

Art. 1er. — A compter de la publication du présent décret, les manufactures et ateliers qui répandent une odeur insalubre ou incommode ne pourront être formés sans une permission de l'autorité administrative : ces établissements seront divisés en trois classes :

La première classe comprendra ceux qui doivent être éloignés des habitations particulières :

La seconde, les manufactures et ateliers dont l'éloignement des habitations n'est pas rigoureusement nécessaire, mais dont il importe néanmoins de ne permettre la formation qu'après avoir acquis la certitude que les opérations qu'on y pratique sont exécutées de manière à ne pas incommoder les propriétaires du voisinage, ni à leur causer des dommages.

Dans la troisième classe seront placés les établissements qui peuvent rester sans inconvénient auprès des habitations, mais doivent rester soumis à la surveillance de la police.

Art. 2. — La permission nécessaire pour la formation des manufactures et ateliers compris dans la première classe sera accordée avec les formalités ci-après, par un décret rendu en notre Conseil d'État (1).

Celle qu'exigera la mise en activité des établissements compris dans la seconde classe le sera par les préfets, sur l'avis des sous-préfets.

Les permissions pour l'exploitation des établissements placés dans la dernière classe seront délivrées par les sous-préfets, qui prendront préalablement l'avis des maires.

Art. 3. — La permission, pour les manufactures et fabriques de première classe, ne sera accordée qu'avec les formalités suivantes :

La demande en autorisation sera présentée au préfet et affichée par son ordre dans toutes les communes, à 5 kilomètres de rayon ;

Dans ce délai, tout particulier sera admis à présenter ses moyens d'opposition ;

Les maires des communes auront la même faculté.

Art. 4. — S'il y a des oppositions, le Conseil de préfecture donnera son avis, sauf la décision du Conseil d'Etat.

Art. 5. — S'il n'y a pas d'opposition, la permission sera accordée, s'il y a lieu, sur l'avis du préfet et le rapport de notre ministre de l'intérieur.

Art. 6. — S'il s'agit de fabrique de soude, ou si la fabrique doit être établie dans la ligne des douanes, notre directeur général des douanes sera consulté.

Art. 7. — L'autorisation de former des manufactures et ateliers compris dans la seconde classe ne sera accordée qu'après que les formalités suivantes auront été remplies :

L'entrepreneur adressera d'abord sa demande au sous-préfet de son arrondissement, qui la transmettra au maire de la commune dans laquelle on projette de former l'établissement, en le chargeant de procéder à des informations *commodo et incommodo*. Ces informations terminées, le sous-préfet prendra, sur le tout, un arrêté qu'il transmettra au préfet. Celui-ci statuera, sauf le recours à notre Conseil d'Etat par toutes les parties intéressées.

S'il y a opposition, il y sera statué par le Conseil de préfecture, sauf le recours au Conseil d'Etat.

Art. 8. — Les manufactures et ateliers ou établissements portés dans la troisième classe ne pourront se former que sur la permission du préfet de police, à Paris, et sur celle du maire dans les autres villes.

S'il s'élève des réclamations contre la décision prise par le préfet de police ou les maires, sur une demande en formation de manufacture ou d'atelier compris dans la troisième classe, elles seront jugées au Conseil de préfecture.

Art. 9. — L'autorité locale indiquera le lieu où les manufactures et ateliers compris dans la première classe pourront s'établir, et exprimera sa distance des habitations particulières. Tout individu qui ferait des constructions dans le voisinage de ces manufactures ou ateliers, après que la formation en aura été permise, ne sera plus admis à en solliciter l'éloignement.

Art. 10. — La division en trois classes des établissements qui répandent une odeur insalubre ou incommode aura lieu conformément au tableau annexé au présent décret. Elle servira de règle toutes les fois qu'il sera question de prononcer sur des demandes en formation de ces établissements.

Art. 11. — Les dispositions du présent décret n'auront point d'effet rétroactif ; en conséquence, tous les établissements qui sont aujourd'hui en activité continueront à être exploités librement, sauf les dommages dont pourront être passibles les

(1) Le décret du 25 mars 1852, sur la décentralisation administrative, a chargé les Préfets de statuer sur l'*autorisation des établissements insalubres de première classe dans les formes déterminées pour cette nature d'établissements, et avec les recours existants pour les établissements de deuxième classe.*

entrepreneurs de ceux qui préjudicient aux propriétés de leurs voisins; les dommages seront arbitrés par les tribunaux.

Art. 12. Toutefois, en cas de graves inconvénients pour la salubrité publique, la culture ou l'intérêt général, les fabriques et ateliers de première classe qui les causent pourront être supprimés, en vertu d'un décret rendu en notre Conseil d'Etat, après avoir entendu la police locale, pris l'avis des préfets, reçu la défense des manufacturiers ou fabricants.

Art. 13. — Les établissements maintenus par l'article 1er cesseront de jouir de cet avantage dès qu'ils seront transférés dans un autre emplacement, ou qu'il y aura une interruption de six mois de leurs travaux. Dans l'un et l'autre cas, ils rentreront dans la catégorie des établissements à former, et ils ne pourront être remis en activité qu'après avoir obtenu, s'il y a lieu, une nouvelle permission.

Art. 14. — Nos ministres de l'intérieur et de la police générale sont chargés, chacun en ce qui le concerne, de l'exécution du présent décret, qui sera inséré au *Bulletin des Lois*.

### ORDONNANCE DU ROI

*contenant règlement sur les manufactures et ateliers insalubres incommodes ou dangereux* (*14 janvier* 1815).

Art. 1er. — A compter de ce jour, la nomenclature jointe à la présente ordonnance servira seule de règle pour la formation des établissements répandant une odeur insalubre ou incommode.

Art. 2. — Le procès-verbal d'information de *commodo* et d'*incommodo*, exigé par l'article 7 du décret du 15 octobre 1810, pour la formation des établissements compris dans la seconde classe de la nomenclature, sera pareillement exigible, en outre de l'affiche de la demande, pour la formation de ceux compris dans la première classe.

Il n'est rien innové aux autres dispositions de ce décret.

Art. 3. — Les permissions nécessaires pour la formation des établissements compris dans la troisième classe seront délivrées, dans les départements, conformément aux articles 2 et 8 du décret du 15 octobre 1810, par les sous-préfets, après avoir pris préalablement l'avis des maires et de la police locale.

Art. 4. — Les attributions données aux préfets et aux sous-préfets par le décret du 15 octobre 1810, relativement à la formation des établissements répandant une odeur insalubre ou incommode, seront exercées par notre directeur général de la police dans toute l'étendue du département de la Seine, et dans les communes de Saint-Cloud, de Meudon et de Sèvres, du département de Seine-et-Oise.

Art. 5. — Les préfets sont autorisés à faire suspendre la formation ou l'exercice des établissements nouveaux qui, n'ayant pu être compris dans la nomenclature précitée, seraient cependant de nature à y être placés. Ils pourront accorder l'autorisation d'établissement pour tous ceux qu'ils jugeront devoir appartenir aux deux dernières classes de la nomenclature, en remplissant les formalités prescrites par le décret du 15 octobre 1810, sauf, dans les deux cas, à rendre compte à notre directeur général des manufactures et du commerce.

Art. 6. — Notre ministre secrétaire d'Etat de l'intérieur est chargé de l'exécution de la présente ordonnance, qui sera insérée au *Bulletin des Lois*.

Pour l'exécution de ces décrets, il a été dressé une *Nomenclature des établissements insalubres, dangereux* ou *incommodes* (plus simplement : des *établissements classés*), dans laquelle les industries sont réparties dans chacune des trois classes prévues par les dispositions administratives. Il en résulte que :

1° *Toutes ces industries ont besoin d'une autorisation* pour s'ouvrir et fonctionner;

2° Celles de la *première classe* doivent *toujours* être éloignées des habitations.

Elles ne sont autorisées que par le préfet, après *enquête* et *affichage* dans un rayon de 5 kilomètres ;

3° Celles de la deuxième classe peuvent s'installer à proximité des habitations, sous réserve de précautions convenables. L'autorisation est donnée par le préfet, *après enquête* faite par le maire de la commune, sans affichage ;

4° Celles de la troisième classe sont soumises aux mêmes conditions que les établissements de la seconde. L'autorisation peut être donnée par le sous-préfet, après *avis* du maire, sans affichage ni enquête.

Les préfets et sous-préfets ont l'habitude de consulter leur Conseil d'hygiène pour apprécier les situations particulières et formuler les conditions protectrices qu'il faudra imposer à chaque établissement. Ils ne sont pas tenus de suivre l'avis de ce Conseil.

Quelques établissements (*dépôt de dynamite, huiles et essences inflammables*) sont soumis à une *législation spéciale*. — Les droits des tiers sont nécessairement toujours réservés. — L'autorisation peut être *temporaire*.

La protection à laquelle on atteint au moyen de ces prévisions législatives est assez considérable, pourvu que les Conseils d'hygiène n'aient point trop d'indulgence pour l'industrie et que les préfets ne ménagent pas à l'excès les industriels, pour des raisons étrangères à l'hygiène. Il importe qu'on ne se laisse pas éblouir par la circulation de l'argent et, quand on a l'honneur d'être Conseil d'hygiène, d'être surtout sensible à la circulation de la santé. C'est pour n'avoir pas été suffisamment pénétrées de ces principes que les administrations se sont laissé déborder, sur tant de points, par l'industrie et que celle-ci empoisonne l'air, le sol, l'eau et l'homme lui-même, en protestant que son but suprême est de faire vivre les ouvriers. Sans entrer dans des considérations qui ne sont pas de notre ressort et simplement au nom de l'intégrité biologique des individus, de la fécondité des familles et du relèvement physique de la race, nous verrions avec satisfaction l'État *protéger* moins les diverses industries, et en tous cas les obliger à faire les frais de leur propre assainissement.

Au surplus, on a fait remarquer avec raison qu'il faudrait tout au moins améliorer les dispositions légales actuellement applicables aux établissements insalubres. Le décret de 1810 et l'ordonnance de 1815 n'édictent aucune pénalité, ne parlent que des établissements « répandant une *odeur* insalubre ou incommode », ne font pas intervenir les Conseils d'hygiène (non encore institués) dans l'instruction des demandes d'autorisation, n'ont institué aucune surveillance régulière des établissements, etc. Un projet de loi destiné à corriger ces omissions a été récemment soumis au Ministre du commerce par le Conseil d'hygiène de la Seine. Ce projet comporte la création d'inspecteurs des établissements classés : peut-être ces inspecteurs pourraient-ils se confondre avec les médecins-hygiénistes formant une catégorie d'inspecteurs du travail dont nous avons parlé plus haut ; M. Bezançon a pensé qu'il y aurait avantage à ce que ces inspecteurs sanitaires de l'industrie fussent placés sous l'autorité des Conseils d'hygiène dont relèveraient alors toutes les questions de salubrité industrielle, qu'il s'agît des établissements eux-mêmes et de leur personnel, ou du voisinage.

Nous donnons ci-après la nomenclature des établissements classés qui était annexée au décret du 3 mai 1886, en y faisant figurer les modifications apportées par divers décrets, jusqu'à celui du 22 décembre 1900 inclusivement.

## NOMENCLATURE DES ÉTABLISSEMENTS INSALUBRES, DANGEREUX OU INCOMMODES

| DÉSIGNATION DES INDUSTRIES | INCONVÉNIENTS | CLASSES |
|---|---|---|
| *Abattoirs publics* (voir aussi *Tueries*) | Odeur et altération des eaux | 1re |
| *Absinthe* (voir *Distilleries*). | | |
| *Acétylène gazeux* où *comprimé* à une atmosphère et demie au plus (Fabrication de l') : | | |
| lorsque le volume du gaz approvisionné n'atteint pas 1.000 litres | Odeur et danger d'explosion | 3e |
| lorsque ce volume atteint ou dépasse 1.000 litres | Odeur et danger d'explosion | 2e |
| *Acétylène liquide* ou *comprimé* à plus d'une atmosphère et demie (Dépôts d') | Danger d'explosion et d'incendie | 1re |
| *Acétylène liquide* ou *comprimé* à plus d'une atmosphère et demie (Fabrication de l') | Odeur et danger d'explosion | 1re |
| *Acide arsénique* (fabrication de l') au moyen de l'acide arsénique et de l'acide azotique : | | |
| 1° Quand les produits nitreux ne sont pas absorbés. | Vapeurs nuisibles | 1re |
| 2° Quand ils sont absorbés | Id | 2e |
| *Acide chlorhydrique* (production de l') par décomposition des chlorures de magnésium, d'aluminium et autres : | | |
| 1° Quand l'acide n'est pas condensé | Emanations nuisibles | 1re |
| 2° Quand l'acide est condensé | Emanations accidentelles. | 2e |
| *Acide fluorhydrique* (fabrication de l') | Emanations nuisibles | 2e |
| *Acide lactique* (fabrication d') | Odeur | 2e |
| *Acide muriatique* (voir *Acide chlorhydrique*). | | |
| *Acide nitrique* (fabrication de l') | Emanations nuisibles | 3e |
| *Acide oxalique* (fabrication de l') : | | |
| 1° Par l'acide nitrique. | | |
| *a*. Sans destruction des gaz nuisibles | Fumée | 1re |
| *b*. Avec destruction des gaz nuisibles | Fumée accidentelle | 3e |
| 2° Par la sciure de bois et la potasse | Fumée | 2e |
| *Acide phénique* (Dépôt d') contenant plus de 100 kil. en vases non hermétiquement clos | Odeur | 2e |
| *Acide picrique* (fabrication de l') : | | |
| 1° Quand les gaz nuisibles ne sont pas brûlés | Vapeurs nuisibles | 1re |
| 2° Avec destruction des gaz nuisibles | Id | 3e |
| *Acide pyroligneux* (purification de l'). | | |
| 1° Quand les produits gazeux ne sont pas brûlés | Fumée et odeur | 2e |
| 2° Quand les produits gazeux sont brûlés | Id | 3e |
| *Acide pyroligneux* (purification de l') | Odeur | 2e |
| *Acide salicylique* (fabrication de l') au moyen de l'acide phénique | Id | 2e |
| *Acide stéarique* (fabrication de l') : | | |
| 1° Par distillation | Odeur et danger d'incendie | 1re |
| 2° Par saponification | Id | 2e |
| *Acide sulfurique* (fabrication de l') : | | |
| 1° Par combustion du soufre et des pyrites | Emanations nuisibles | 1re |
| 2° De Nordhausen par décomposition du sulfate de fer | Id | 1re |
| *Acide urique* (voir *Murexide*). | | |
| *Acier* (fabrication de l') | Fumée | 3e |
| *Affinage* de l'or et de l'argent par les acides | Emanations nuisibles | 1re |
| *Affinage* des métaux au fourneau (voir *Grillage des minerais*). | | |
| *Agglomérés* ou *briquettes de houille* (fabrication des : | | |
| 1° Au brai gras | Odeur et danger d'incendie | 2e |
| 2° Au brai sec | Odeur | 3e |
| *Albumine* (fabrication de l') au moyen du sérum frais du sang | Id | 3e |
| *Alcali volatil* (voir *Ammoniaque*). | | |
| *Alcool* (rectification de l') | Danger d'incendie | 2e |
| Alcool méthylique ou méthylène du commerce (dépôts d') *en bonbonnes ou en fûts de bois pour le tout ou partie* : | | |
| 1° Approvisionnement correspondant à un stock de plus de 30 hectolitres et ne dépassant pas 150 hectolitres d'alcool méthylique pur. | Danger d'incendie | 3e |
| 2° Approvisionnement correspondant à un stock de plus de 150 hectolitres | Danger d'incendie | 2e |

| DÉSIGNATION DES INDUSTRIES | INCONVÉNIENTS | CLASSES |
|---|---|---|
| Alcool méthylique ou méthylène du commerce (dépôts d') *en réservoirs métalliques :* | | |
| 1° Approvisionnement correspondant à un stock de plus de 150 hectolitres et ne dépassant pas 750 hectolitres | Danger d'incendie | 3ᵉ |
| 2° Approvisionnement correspondant à un stock de plus de 750 hectolitres | Danger d'incendie | 2ᵉ |
| *Alcools* (dépôts d') d'un titre supérieur à 40° alcoométriques.. *en fûts de bois pour le tout ou partie :* | | |
| Approvisionnement correspondant à un stock supérieur à 150 hectolitres d'alcool absolu | Danger d'incendie | 3ᵉ |
| *réservoirs métalliques :* | | |
| Approvisionnement correspondant à un stock supérieur à 1.500 hectolitres d'alcool absolu | Danger d'incendie | 3ᵉ |
| *Acools* autres que de vin, sans travail de rectification | Altération des eaux | 3ᵉ |
| *Alcools* (distillerie agricole d') | Id | 3ᵉ |
| *Aldéhyde* (fabrication de l') | Danger d'incendie | 1ʳᵉ |
| *Alizarine artificielle* (fabrication de l') au moyen de l'anthracène | Odeur et danger d'incendie | 2ᵉ |
| *Aluminium* et ses alliages (fabrication de l') par procédés électro-métallurgiques en faisant usage des fluorures. | | |
| 1° Quand les vapeurs fluorhydriques ne sont pas condensées | Vapeurs nuisibles | 1ʳᵉ |
| 2° Quand les vapeurs sont condensées | Id | 2ᵉ |
| *Allume-feux résinés* (fabrication des) | Odeur et dangers d'incendie | 2ᵉ |
| *Allumettes chimiques* (dépôt d') | | |
| 1° En quantités au-dessus de 25 mètres cubes | Danger d'incendie | 2ᵉ |
| 2° De 5 à 25 mètres cubes | Id | 3ᵉ |
| *Allumettes chimiques* (fabrication des) | Danger d'explosion ou d'incendie | 1ʳᵉ |
| *Alun* (voir *Sulfate de fer, d'alumine*, etc.). | | |
| *Amidon grillé* (fabrication de l') | Odeur | 3ᵉ |
| *Amidonneries :* | | |
| 1° Par fermentation | Odeur, émanations nuisibles et altération des eaux | 1ʳᵉ |
| 2° Par séparation du gluten et sans fermentation | Altération des eaux | 2ᵉ |
| *Ammoniaque* (fabrication en grand de l') par la décomposition des sels ammoniacaux | Odeur | 3ᵉ |
| *Amorces fulminantes* (fabrication des) | Danger d'explosion | 1ʳᵉ |
| *Amorces fulminantes* pour pistolets d'enfants (fabrication d'). | Id | 2ᵉ |
| *Anhydride sulfurique* (fabrication de l') par la combinaison de l'acide sulfureux et de l'oxygène au moyen des substances dites de contact | Fumées, émanations dangereuses | 1ʳᵉ |
| *Aniline* (voir *Nitrobenzine*). | | |
| *Arcansons* ou *racines de pin* (voir *Résines*, etc.). | | |
| *Argenture* des glaces avec application de vernis aux hydrocarbures | Odeur et danger d'incendie | 2ᵉ |
| *Argenture* sur métaux (voir *Dorure* et *Argenture*). | | |
| *Arséniate de potasse* (fabrication de l') au moyen de salpêtre : | | |
| 1° Quand les vapeurs ne sont pas absorbées | Émanations nuisibles | 1ʳᵉ |
| 2° Quand les vapeurs sont absorbées | Émanations accidentelles. | 2ᵉ |
| *Artifices* (fabrication des pièces d') | Danger d'incendie et d'explosion | 1ʳᵉ |
| *Artifices* (dépôts de pièces d') : | | |
| De 2.000 kilogrammes et au-dessus | Danger d'explosion ou d'incendie | 1ʳᵉ |
| De 300 kilogrammes à 2.000 kilogrammes exclusivement. | Id | 2ᵉ |
| De 100 kilogrammes à 300 kilogrammes exclusivement. | Id | 3ᵉ |
| *Asphaltes, bitumes, brais et matières bitumineuses solides* (dépôts d') | Odeur, danger d'incendie. | 3ᵉ |
| *Asphaltes et bitumes* (travail des) à feu nu | Id | 2ᵉ |
| *Ateliers de construction de machines et wagons* (voir *Machines et wagons*). | | |
| *Bâches imperméables* (fabrication des) : | | |
| 1° Avec cuisson des huiles | Danger d'incendie | 1ʳᵉ |
| 2° Sans cuisson des huiles | Id | 2ᵉ |
| *Bains et boues* provenant du dérochage des métaux (traitement des) : | | |

| DÉSIGNATION DES INDUSTRIES | INCONVÉNIENTS | CLASSES |
|---|---|---|
| 1° Si les vapeurs ne sont pas condensées | Vapeurs nuisibles | 1re |
| 2° Si les vapeurs sont condensées | Vapeurs accidentelles | 2e |
| *Baleine* (travail des fanons de) (voir *Fanons de baleine*). | | |
| *Baryte caustique* par décomposition de nitrate (fabrication de la) : | | |
| 1° Si les vapeurs ne sont ni condensées ni détruites. | Vapeurs nuisibles | 1re |
| 2° Si les vapeurs sont condensées ou détruites | Vapeurs accidentelles | 2e |
| *Baryte* (décoloration du sulfate de) au moyen de l'acide chlorhydrique en vases ouverts | Emanations nuisibles | 2e |
| *Battage*, cardage et épuration des laines, crins et plumes de literie | Odeur et poussière | 3e |
| *Battage* des cuirs à l'aide de marteaux | Bruit et ébranlement | 3e |
| *Battage* des tapis en grand | Bruit et poussière | 2e |
| *Battage et lavage* des fils de laines, bourres et déchets de filature de laine et de soie dans les villes (ateliers spéciaux pour le) | Id | 3e |
| *Batteurs* d'or et d'argent | Bruit | 3e |
| *Battoir* à écorces dans les villes | Bruit et poussière | 3e |
| *Benzine* (fabrication et dépôts de) (voir *Huiles de pétrole, de schiste*, etc.). | | |
| *Benzine* (dérivés de la) (voir *Nitrobenzine*). | | |
| *Betteraves* (dépôts de pulpes de) humides destinées à la vente | Odeur, émanations | 3e |
| *Bitumes* (fabrication et dépôts de) (voir *Asphaltes*) | | |
| *Blanc de plomb* (voir *Céruse*). | | |
| *Blanc de zinc* (fabrication de) par la combustion du métal. | Fumées métalliques | 3e |
| *Blanchiment* : | | |
| 1° Des fils, des toiles et de la pâte à papier par le chlore | Odeur, émanations nuisibles | 2e |
| 2° Des fils et tissus de lin, de chanvre et de coton par les chlorures (hypochlorites) alcalins | Odeur, altération des eaux. | 3e |
| 3° Des fils et tissus de laine et de soie par l'acide sulfureux | Emanations nuisibles | 2e |
| *Blanchiment* des fils et tissus de laine et de soie par l'acide sulfureux en dissolution dans l'eau | Emanations accidentelles | 3e |
| *Bleu de Prusse* (fabrication du) (voir *Cyanure de potassium*). | | |
| *Bleu d'outremer* (fabrication de) : | | |
| 1° Lorsque les gaz ne sont pas condensés | Emanations nuisibles | 1re |
| 2° Lorsque les gaz sont condensés | Emanations accidentelles. | 2e |
| *Bocards* à minerais ou à crasses | Bruit | 3e |
| *Boues et immondices* (dépôts de) et voiries | Odeur | 1re |
| *Bougies de paraffine* et autres d'origne minérale (moulage des) | Odeur, danger d'incendie. | 3e |
| *Bougies* et autres objets en cire et en acide stéarique | Danger d'incendie | 3e |
| *Bouillon de bière* (distillation de) (voir *distilleries*). | | |
| *Boules* au glucose caramélisé pour usage culinaire (fabrication de) | Odeur | 3e |
| *Bourres* (voir *Battage et lavage des fils de laines, bourres*, etc.). | | |
| *Boutonniers* et autres emboutisseurs de métaux par moyens mécaniques | Bruit | 3e |
| *Boyauderies* (travail des boyaux frais pour tous usages). | Odeur, émanations nuisibles | 1re |
| *Boyaux et pieds d'animaux abattus* (dépôts de) (voir *Chairs, Débris*, etc.). | | |
| *Boyaux salés* destinés au commerce de la charcuterie (dépôts de) | Odeur | 2e |
| *Brasseries* | Id | 3e |
| *Briqueteries* avec fours non fumivores | Fumée | 3e |
| *Briqueteries flamandes* | Id | 2e |
| *Briquettes* ou *agglomérés de houille* (voir *Agglomérés*). | | |
| *Brûlage* de vieilles boites et autres objets en fer blanc | Odeur, fumée | 3e |
| *Brûlerie* de galons et tissus d'or ou d'argent (voir *Galons*). | | |
| *Buanderies* | Altération des eaux | 3e |
| *Café* (torréfaction en grand du) | Odeur et fumée | 3e |
| *Caillettes et caillons* pour la confection des fromages (voir *Chairs, Débris*, etc.). | | |
| *Cailloux* (fours pour la calcination des) | Fumée | 3e |
| *Calorigène* et mélange de ce genre (dépôts de) | Danger d'incendie | 2e |
| *Carbonisation* des matières animales en général | Odeur | 1re |
| *Carbonisation du bois* : | | |
| 1° A l'air libre dans des établissements permanents et autre part qu'en forêt | Odeur et fumée | 2e |
| 2° En vases clos. Avec dégagement dans l'air des produits gazeux de la distillation | Id | 2e |
| 2° En vases clos. Avec combustion des produits gazeux de la distillation | Id | 3e |
| *Caoutchouc* (application des enduits du) | Danger d'incendie | 2e |

| DÉSIGNATION DES INDUSTRIES | INCONVÉNIENTS | CLASSES |
|---|---|---|
| *Caoutchouc* (travail du) avec emploi d'huiles essentielles ou de sulfure de carbone | Odeur, danger d'incendie. | 2e |
| *Caoutchoucs* factices ou caoutchoucs des huiles (fabrication des) : | | |
| A froid | Odeur | 2e |
| A chaud | Odeur et danger d'incendie | 1re |
| *Carbure de calcium* et carbures présentant des dangers analogues (fabriques de) | Odeur et poussières nuisibles | 1re |
| *Cardage des laines* (voir *Battage*) | | |
| *Cartonniers* | Odeur | 3e |
| *Cartouches* de guerre pour l'exportation | Danger d'explosion et d'incendie | 1re |
| *Cartouches* de poudre de mine comprimée (fabrication de). | Id | 1re |
| *Celluloïd* brut ou façonné (dépôt de) renfermant moins de 300 kilog | Danger d'incendie | 3e |
| *Celluloïd* brut ou façonné (dépôts de) renfermant de 300 à 800 kilog | Id | 2e |
| *Celluloïd* brut ou façonné (dépôt de) renfermant 800 kilog. et plus | Id | 1re |
| *Celluloïd* et produits nitrés analogues (ateliers de façonnage de) | Id | 2e |
| *Celluloïd* et produits nitrés analogues (fabrication de) | Vapeurs nuisibles, danger d'incendie | 1re |
| *Cendres d'orfèvre* (traitement des) par le plomb | Fumées métalliques | 3e |
| *Cendres gravelées :* | | |
| 1° Avec dégagement de la fumée au dehors | Fumée et odeur | 1re |
| 2° Avec combustion ou condensation des fumées | Id | 2e |
| *Cendres de varechs* (lessivage des) pour l'extraction des sels de potasse | Emanations nuisibles | 3e |
| *Céruse* ou *blanc de plomb* (fabrication de la) | Emanations nuisibles | 3e |
| *Chairs débris et issues* (dépôt de) provenant de l'abattage des animaux | Odeur | 1re |
| *Chamoiseries* | Id | 2e |
| *Chandelles* (fabrication des) | Odeur, danger d'incendie. | 3e |
| *Chanvre* (teillage et rouissage du) en grand (voir *Teillage* ou *Rouissage*). | | |
| *Chanvre imperméable* (voir *Feutre goudronné*). | | |
| *Chapeaux* de feutre (fabrication de) | Odeur et poussière | 3e |
| *Chapeaux* de soie ou autres préparés au moyen d'un vernis (fabrication de) | Danger d'incendie | 2e |
| *Charbon animal* (fabrication ou revivification du) voir *Carbonisation des matières animales*). | | |
| *Charbon de bois* dans les villes (dépôts ou magasins de). | Id | 3e |
| *Charbons Agglomérés* (voir *Agglomérés*). | | |
| *Charbons de terre* (voir *Houille* et *Coke*). | | |
| *Chaudronnerie et serrurerie* (ateliers de) employant des marteaux à la main, dans les villes et centres de population de 2.000 âmes et au-dessus : | | |
| 1° Ayant de 4 à 10 étaux ou enclumes ou de 8 à 20 ouvriers | Bruit | 3e |
| 2° Ayant plus de 10 étaux ou enclumes ou plus de 20 ouvriers | Id | 2e |
| *Chaudronneries* (voir *Forges* et *Chaudronneries*). | | |
| *Chaux* (fours à) : | | |
| 1° Permanents | Fumée, poussière | 2e |
| 2° Ne travaillant pas plus d'un mois par an | Id | 3e |
| *Chicorée* (torréfaction en grand de la) | Odeur et fumée | 3e |
| *Chiens* (infirmerie de) | Odeur et bruit | 1re |
| *Chiffons* (dépôts de) | Odeur | 3e |
| *Chiffons* (traitement des) par la vapeur de l'acide chlorhydrique : | | |
| 1° Quand l'acide n'est pas condensé | Emanations nuisibles | 1re |
| 2° Quand l'acide est condensé | Emanations accidentelles. | 3e |
| *Chlorate de potasse* (fabrication du) par électrolyse | Poussières | 3e |
| *Chlore* (fabrication du) | Odeur | 2e |
| *Chlorure de chaux* (fabrication du) : | | |
| 1° En grand | Id | 2e |
| 2° Dans les ateliers fabriquant au plus 300 kilogrammes par jour | Id | 3e |
| *Chlorures alcalins, eau de javelle* (fabrication des) | Id | 2e |
| *Chlorures de plomb* (fonderies (de) | Emanations nuisibles | 2e |
| *Chlorures de soufre* (fabrication des) | Vapeurs nuisibles | 1re |
| *Choucroute* (ateliers et fabrication de la) | Odeur | 3e |
| *Chromate de potasse* (fabrication du) | Id | 3e |
| *Chrysalides* (ateliers pour l'extraction des parties soyeuses des) | Id | 1re |
| *Ciment* (fours à) : | | |
| 1° Permanents | Fumée, poussière | 2e |

| DÉSIGNATION DES INDUSTRIES | INCONVÉNIENTS | CLASSES |
|---|---|---|
| 2° Ne travaillant pas plus d'un mois par an......... | Fumée, poussière......... | 3e |
| *Cire à cacheter* (fabrication de la)......................... | Danger d'incendie........ | 3e |
| *Cochenille ammoniacale* (fabrication de la).................. | Odeur..................... | 3e |
| *Cocons :* | | |
| 1° Traitement des frisons de cocons................. | Altération des eaux....... | 2e |
| 2° Filature de cocons (voir *Filature*). | | |
| *Coke* (fabrication du) : | | |
| 1° En plein air ou en fours non fumivores............ | Fumée et poussière....... | 1re |
| 2° En fours fumivores.................................. | Poussière................. | 2e |
| *Colle de peaux* et *colle de pâte* (fabriques de)............... | Odeur des résidus........ | 3e |
| *Colle forte* (fabrication de la)............................ | Odeur, altération des eaux. | 1re |
| *Collodion* (fabrication du)................................. | Danger d'explosion ou d'incendie................ | 1re |
| *Combustion* des plantes marines dans les établissements permanents........................................... | Odeur et fumée........... | 1re |
| *Construction* (ateliers de) (voir *Machines et wagons*). | | |
| *Cordes* à instruments en boyaux (fabrication de) (voir *Boyanderies*). | | |
| *Cornes et sabots* (aplatissement des) : | | |
| 1° Avec macération..................................... | Odeur et altération des eaux..................... | 2e |
| 2° Sans macération..................................... | Odeur..................... | 3e |
| *Corroieries* | Id.................. | 2e |
| *Coton et coton gras* (blanchisserie des déchets de)........ | Altération des eaux...... | 3e |
| *Crayons* de graphite pour éclairage électrique (fabrication des)............................................... | Bruit et fumée............ | 2e |
| *Cretons* (fabrication de)..................................... | Odeur et danger d'incendie...................... | 1re |
| *Crins* (teinture des) (voir *Teintureries*). | | |
| *Crins et soies de porc* (voir *Soies de porc*). | | |
| *Cristaux* (fabrication de) (voir *Verreries*, etc.). | | |
| *Cuirs* (battage des) (voir *Battage*). | | |
| *Cuirs vernis* (fabrication de)............................. | Id.................. | 1re |
| *Cuirs verts et peaux fraîches* (dépôts de)................. | Odeur..................... | 2e |
| *Cuivre* (dérochage du) par les acides..................... | Odeur, émanations nuisibles.................. | 3e |
| *Cuivre* (extraction du) par grillage chlorurant des résidus de grillage des pyrites.................................. | Emanations nuisibles.... | 1re |
| *Cuivre* (fonte du) (voir *Fonderies de cuivre*, etc.). | | |
| *Cuivre* (trituration des composés du)....................... | Poussières............... | 3e |
| *Cyanure de potassium et bleu de Prusse* (fabrication de) : | | |
| 1° Par la calcination directe des matières animales avec la potasse........................................ | Odeur..................... | 1re |
| 2° Par l'emploi de matières préalablement carbonisées en vases clos.................................. | Id.................. | 2e |
| *Cyanure rouge de potassium* ou *prussiate rouge de potasse*..... | Emanations nuisibles.... | 3e |
| *Débris d'animaux* (dépôts de) (voir *Chairs*, etc.). | | |
| *Déchets* de laine (dégraissage des) (voir *Peaux*, *Etoffes*, etc.). | | |
| *Déchets* de matières filamenteuses (dépôts de) en grand dans les villes.......................................... | Danger d'incendie......... | 3e |
| *Déchets* des filatures de lin, de chanvre et de jute (lavage et séchage en grand des)................................ | Odeur, altération des eaux. | 2e |
| *Dégras* ou huile épaisse à l'usage des chamoiseurs et corroyeurs (fabrication de)............................. | Odeur, danger d'incendie. | 1re |
| *Dérochage du cuivre* (voir *Cuivre*). | | |
| *Distilleries* en général, eau-de-vie, genièvre, kirsch, absinthe, et autres liqueurs alcooliques............... | Danger d'incendie........ | 3e |
| *Dorure et argenture* sur métaux............................ | Emanations nuisibles.... | 3e |
| *Dynamite* (fabriques et dépôts). (Régime spécial. Loi du 8 mars 1875 et décrets des 24 août 1875 et 28 oct. 1882). | | |
| *Eau de javelle* (fabrication d') (voir *Chlorures alcalins*). | | |
| *Eau-de-vie* (voir *Distilleries*). | | |
| *Eau-forte* (voir *Acide nitrique*). | | |
| *Eaux grasses* (extraction, pour la fabrication du savon et autres usages, des huiles contenues dans les) : | | |
| 1° En vases ouverts.................................. | Odeur, danger d'incendie. | 1re |
| 2° En vases clos...................................... | Id.................. | 2e |
| *Eau oxygénée* (fabrique d') (voir *Baryte caustique*). | | |
| *Eaux savonneuses* des fabriques (voir *Huiles extraites des débris d'animaux*). | | |
| *Echaudoirs :* | | |
| 1° Pour la préparation industrielle des débris d'animaux................................................ | Odeur..................... | 1re |
| 2° Pour la préparation des parties d'animaux propres à l'alimentation......................................... | Id.................. | 3e |
| *Ecorces* (battoir à) (voir *Battoir*). | | |
| *Email* (application de l') sur les métaux.................. | Fumée..................... | 3e |
| *Emaux* (fabrication d') avec fours non fumivores......... | Id.................. | 3e |

| DÉSIGNATION DES INDUSTRIES | INCONVÉNIENTS | CLASSES |
|---|---|---|
| *Encres d'imprimerie* (fabrication des) : | | |
| 1° Avec cuisson d'huile à feu nu | Odeur et danger d'incendie | 1re |
| 2° Sans cuisson d'huile à feu nu | Id | 2e |
| *Engrais* (dépôts d') au moyen des matières provenant de vidanges ou de débris d'animaux : | | |
| 1° Non préparés ou en magasin non couvert | Odeur | 1re |
| 2° Desséchés ou désinfectés et en magasin couvert, quand la quantité excède 25.000 kilogrammes | Id | 2e |
| 3° Les mêmes, quand la quantité est inférieure à 25.000 kilogrammes | Id | 1re |
| *Engrais* (fabrication des) au moyen des matières animales. | Id | 3e |
| *Engrais* et insecticides à base de goudron ou de résidus d'épuration du gaz (fabrication d') : | | |
| A l'air libre | Odeur et danger d'incendie | 1re |
| En vases clos | Id | 2e |
| *Engraissement* des volailles dans les villes (établissement pour l') | Id | 3e |
| *Epaillage* des laines et draps (par la voie humide) | Danger d'incendie | 3e |
| *Eponges* (lavage et séchage des) | Odeur et altération des eaux | 3e |
| *Epuration* des laines, etc. (voir *Battage*). | | |
| *Equarrissage* des animaux (ateliers d') | Odeur, émanations nuisibles | 1re |
| *Etamage* des glaces (ateliers d') | Emanations nuisibles | 3e |
| *Ether* (dépôts d') : | | |
| 1° Si la quantité emmagasinée est, même temporairement, de 1,000 litres ou plus | Danger d'incendie et d'explosion | 1re |
| 2° Si la quantité, supérieure à 100 litres, n'atteint pas 1,000 litres | Id | 2e |
| *Ether* (distillation de l') : | | |
| Si la quantité de liquide éthéré distillée à la fois est comprise entre 10 et 30 litres | Id | 2e |
| Si la quantité de liquide éthéré distillée à la fois dépasse 30 litres | Id | 1re |
| *Ether* (fabrication de l') | Id | 1re |
| *Etoffes* (dégraissage des) (voir *Peaux, Etoffes*, etc.). | | |
| *Etoupes* (transformation en) des cordages hors de service, goudronnés ou non | Danger d'incendie | 3e |
| *Etoupilles* (fabrication d') avec matières explosives | Danger d'explosion et d'incendie | 1re |
| *Faïence* (fabrique de) : | | |
| 1° Avec fours non fumivores | Fumée | 2e |
| 2° Avec fours fumivores | Fumée accidentelle | 3e |
| *Fanons de baleines* (travail des) | Emanations incommodes. | 3e |
| *Féculeries* | Odeur, altération des eaux | 3e |
| *Fer* (dérochage du) | Vapeurs nuisibles | 3e |
| *Fer* (galvanisation du) | Id | 3e |
| *Fer-blanc* (fabrication du) | Fumée | 3e |
| *Feutre goudronné* (fabrication du) | Odeur, danger d'incendie. | 2e |
| *Feutres et visières vernis* (fabrication de) | Id | 1re |
| *Filature de cocons* (ateliers dans lesquels la) s'opère en grand, c'est-à-dire employant au moins 6 tours | Odeur, altération des eaux | 3e |
| *Fonderie* de cuivre, laiton et bronze | Fumées métalliques | 3e |
| *Fonderies* en deuxième fusion | Fumée | 3e |
| *Fonte* et laminage du plomb, du zinc et du cuivre | Bruit, fumée | 3e |
| *Forges* et chaudronneries de grosses œuvres employant des marteaux mécaniques | Fumée, bruit | 2e |
| *Formes* en tôles pour raffineries (voir *Tôles vernies*). | | |
| *Fourneaux* (hauts) | Fumée et poussière | 2e |
| *Fourrières* de chiens | Odeur et bruit | 2e |
| *Fours* à plâtre et fours à chaux (voir *Plâtre, Chaux*). | | |
| *Fromages* (dépôts de) dans les villes | Odeur | 3e |
| *Fulminate de mercure* (fabrication du). Régime spécial, Ordonnance du 30 octobre 1836) | Danger d'explosion ou d'incendie | 1re |
| *Galipots* ou *résines de pin* (voir *Résines*). | | |
| *Galons* et *tissus* d'or et d'argent (brûlerie en grand des) dans les villes | Odeur | 2e |
| *Gaz* (goudrons des usines à) (voir *Goudrons*). | | |
| *Gaz* d'éclairage et de chauffage (fabrication du) : | | |
| 1° Pour l'usage public (Régime spécial. Décret du 9 février 1867) | Odeur, danger d'incendie. | 2e |
| 2° Pour l'usage particulier | Id | 3e |

| DÉSIGNATION DES INDUSTRIES | INCONVÉNIENTS | CLASSES |
|---|---|---|
| *Gazomètres* pour l'usage particulier, non attenant aux usines de fabrication | Odeur, danger d'incendie. | 3e |
| *Gélatine* alimentaire et gélatines provenant de peaux blanches et de peaux fraîches non tannées (fabrication de) | Odeur | 3e |
| *Générateurs à vapeur.* (Régime spécial. Décret du 30 avril 1880). | | |
| *Genièvre* (voir *Distilleries*). | | |
| *Glace* (voir *Réfrigération*). | | |
| *Glaces* (étamage des) (voir *Etamage*). | | |
| *Glycérine* (distillation de la) | Id | 3e |
| *Glycérine* (extraction de la) des eaux de savonnerie ou de stéarinerie | Id | 2e |
| *Goudrons* et brais végétaux d'origines diverses (élaboration des) | Odeur, danger d'incendie. | 1re |
| *Goudrons* et matières bitumineuses fluides (dépôts de) | Id | 2e |
| *Goudrons* (traitement des) dans les usines à gaz où ils se produisent | Id | 2e |
| *Goudrons* (usines spéciales pour l'élaboration des) d'origines diverses | Id | 1re |
| *Graisses* (fonte des) à feu nu | Id | 1re |
| *Graisses* (fonte aux acides) | Odeur et altération des eaux | 2e |
| *Graisses* de cuisine (traitement des) | Odeur | 1re |
| *Graisses* et suifs (refonte des) | Id | 3e |
| *Gravure* chimique sur verre, avec application de vernis aux hydrocarbures | Id | 2e |
| *Grillage* des minerais sulfureux | Fumée, émanations nuisibles | 1re |
| *Grillage* des minerais sulfureux quand les gaz sont condensés et que le minerai ne renferme pas d'arsenic | Id | 2e |
| *Guano* (dépôts de) : | | |
| 1° Quand l'approvisionnement excède 25.000 kilog. | Odeur | 1re |
| 2° Pour la vente au détail | Id | 3e |
| *Harengs* (Saurage des) | Id | 3e |
| *Hongroieries* | Id | 3e |
| *Houille* (agglomérés de) (voir *Agglomérés*). | | |
| *Huile* de Bergues (fabrique d') voir *Dégras*). | | |
| *Huile* de pieds de bœuf (fabrication d') : | | |
| 1° Avec emploi de matières en putréfaction | Id | 1re |
| 2° Quand les matières employées ne sont pas putréfiées | Id | 2e |
| *Huile* épaisse ou dégras (voir *Dégras*). | | |
| *Huileries* ou moulins à huile | Odeur, danger d'incendie. | 3e |
| *Huiles animales* (traitement ou mélange à chaud, ou cuisson avec des huiles végétales ou des huiles lourdes minérales) | Odeur et dangers d'incendie | 1re |
| *Huiles* de pétrole, de schiste et de goudron, essences et autres hydrocarbures employés pour l'éclairage et le chauffage, la fabrication des couleurs et vernis, le dégraissage des étoffes et autres usages (fabrication, distillation, travail en grand et dépôts d'). Régime spécial. Décrets des 19 mai 1873, 12 juillet 1884 et 20 mars 1885 | | |
| *Huiles* de poisson (fabrique d') | Id | 1re |
| *Huiles* de résine (fabrication d') | Id | 1re |
| *Huiles* de ressence (fabrication d') | Odeur, altération des eaux | 2e |
| *Huiles* (épuration des) | Odeur, danger d'incendie. | 3e |
| *Huiles* essentielles ou essence de térébenthine, d'aspic et autres (voir *Huiles de pétrole, de schiste*, etc.). | | |
| *Huiles* et autres corps gras extraits des débris des matières animales (extraction des) | Id | 1re |
| *Huiles* extraites des schistes bitumeux (voir *Huiles de pétrole, de schiste*, etc.). | | |
| *Huiles* lourdes créosotées (injection des bois à l'aide des) ; Ateliers opérant en grand et d'une manière permanente | Odeur, danger d'incendie. | 2e |
| *Huiles* oxydées par exposition à l'air (fabrication et emploi d') | | |
| 1° Avec cuisson préalable | Id | 2e |
| 2° Sans cuisson | Id | 1re |
| *Huiles* rousses (fabrication d') par extraction des cretons et débris de graisse à haute température | Id | 2e |
| *Huiles végétales* et *huiles minérales lourdes* (traitement ou mélange à chaud ou cuisson des) | Id | 1re |
| 1° Par chauffage à feu nu | Id | 1re |

| DÉSIGNATION DES INDUSTRIES | INCONVÉNIENTS | CLASSES |
|---|---|---|
| 2° Par chauffage à la vapeur libre produite dans un local séparé de l'atelier où sont les appareils | Odeur, danger d'incendie. | 3e |
| *Huiles végétales et huiles minérales lourdes.* Mélange avec réchauffement vers 45 à 50°, en vue de déliger les huiles dans un local séparé de celui où sont les fûts d'huiles à mélanger | Id | 3e |
| *Impressions* sur étoffes (voir *Toiles Peintes*). | | |
| *Jute* (teillage du) (voir *Teillage*). | | |
| *Kirsch* (voir *Distilleries*). | | |
| *Laine* (voir *Battage et lavage des fils de laine*, etc.). | | |
| *Laiteries* en grand dans les villes | Odeur | 3e |
| *Lard* (ateliers à enfumer le) | Odeur et fumée | 3e |
| *Lavage* des cocons (voir *Cocons*). | | |
| *Lavage* et *séchage* des éponges (voir *Éponges*). | | |
| *Lavoirs* à houille | Altération des eaux | 3e |
| *Lavoirs* à laine | Id | 3e |
| *Lavoirs* à minerais en communication avec des cours d'eau | Id | 3e |
| *Lessives alcalines* des papeteries (incinération des) | Fumée, odeur et émanations nuisibles | 2e |
| *Liège* (usine pour la trituration du) | Danger d'incendie | 2e |
| *Lies de vin* (incinération des) : | | |
| 1° Avec dégagement de la fumée au dehors | Odeur | 1re |
| 2° Avec combustion ou condensation des fumées | Id | 2e |
| *Lies de vin* (séchage des) | Id | 2e |
| *Lignites* (incinération des) | Fumées, émanations nuisibles | 1re |
| *Lin* (rouissage du) (voir *Rouissage*). | | |
| *Lin* (teillage en grand du) (voir *Teillage*). | | |
| *Liqueurs alcooliques* (voir *Distilleries*). | | |
| *Liquides* pour l'éclairage (dépôts de) au moyen de l'alcool et des huiles essentielles | Danger d'incendie et d'explosion | 2e |
| *Litharge* (fabrication de la) | Poussière nuisible | 3e |
| *Machines* et *wagons* (ateliers de construction de) | Bruit, fumée | 2e |
| *Machines à vapeur* (voir *Générateurs*). | | |
| *Malteries* | Altération des eaux | 3e |
| *Marcs* ou charrées de soude (exploitation des), en vue d'en extraire le soufre, soit libre, soit combiné | Odeur, émanations nuisibles | 1re |
| *Maroquineries* | Odeur | 3e |
| *Massicot* (fabrication du) | Émanations nuisibles | 3e |
| *Matières colorantes* (fabrication des) au moyen de l'aniline et de la nitrobenzine | Odeur, émanations nuisibles | 3e |
| *Mèches* de sûreté pour mineurs (fabrication des) : | | |
| 1° Quand la quantité manipulée ou conservée dépasse 100 kilogrammes de poudre ordinaire | Danger d'incendie et d'explosion | 1re |
| 2° Quand la quantité manipulée ou conservée est inférieure à 100 kilogrammes de poudre ordinaire | Id | 2e |
| *Mégisseries* | Odeur | 3e |
| *Ménageries* | Danger des animaux | 1re |
| *Métaux* (ateliers de) pour construction de machines et appareils (voir *Machines*). | | |
| *Minerais* de métaux précieux (traitement des) | Émanations nuisibles | 3e |
| *Minium* (fabrication du) | Id | 3e |
| *Miroirs métalliques* (fabrique de) et autres ateliers employant des moutons. | | |
| 1° Où on emploie des marteaux ne pesant pas plus de 25 kilogrammes et n'ayant que 1 mètre au plus de longueur de chute | Bruit et ébranlement | 3e |
| 2° Où on emploie des marteaux ne pesant pas plus de 25 kilogrammes et ayant plus de 1 mètre de longueur de chute | Id | 2e |
| 3° Où on emploie des marteaux d'un poids supérieur à 25 kilogrammes, quelle que soit la longueur de chute. | Id | 2e |
| *Morues* (sécheries des) | Odeur | 2e |
| *Moulin* à broyer le plâtre, la chaux, les cailloux et les pouzzolanes | Poussière | 3e |
| *Moulins* à huile (voir *Huileries*). | | |
| *Moutons* (ateliers employant des) (voir *Miroirs métalliques*). | | |
| *Murexide* (fabrication de la) en vases clos par la réaction de l'acide azotique et de l'acide urique du guano | Émanations nuisibles | 2e |
| *Nitrate de méthyle* (fabrique de) | Danger d'explosion | 1re |
| *Nitrates métalliques* obtenus par l'action directe des acides (fabrication des) : | | |
| 1° Si les vapeurs ne sont pas condensées | Vapeurs nuisibles | 1re |
| 2° Si les vapeurs sont condensées | Vapeurs accidentelles | 3e |

| DÉSIGNATION DES INDUSTRIES | INCONVÉNIENTS | CLASSES |
|---|---|---|
| *Nitro-benzine*, aniline et matières dérivant de la benzine (fabrication de) | Odeur, émanations nuisibles et danger d'incendie | 2e |
| *Noir de fumée* (fabrication de) par la distillerie de houille, des goudrons, bitumes, etc | Fumée, odeur | 2e |
| *Noir* des raffineries et des sucreries (revivification du) | Emanations nuisibles, odeur | 2e |
| *Noir d'ivoire et noir animal* (distillation des os ou fabrication du) : | | |
| 1° Lorsqu'on n'y brûle pas les gaz | Odeur | 1re |
| 2° Lorsque les gaz sont brûlés | Id | 2e |
| *Noir minéral* (fabrication de) par le broyage des résidus de la distillation des schistes bitumeux | Odeur et poussière | 3e |
| *Oignons* (dessiccation des) dans les villes | Odeur | 2e |
| *Olives* (confiserie des) | Altération des eaux | 3e |
| *Olives* (tourteaux d') (voir *Tourteaux*). | | |
| *Orseille* (fabrication de l') : | | |
| 1° En vases ouverts | Odeur | 1re |
| 2° A vases clos et employant de l'ammoniaque à l'exclusion de l'urine | Id | 3e |
| *Os* (torréfaction des) pour engrais : | | |
| 1° Lorsque les gaz ne sont pas brûlés | Odeur et danger d'incendie | 1re |
| 2° Lorsque les gaz sont brûlés | Id | 2e |
| *Os* d'animaux (calcination des) (voir *Carbonisation des matières animales*). | | |
| *Os frais* (dépôts d') en grand | Odeur, émanations nuisibles | 1re |
| *Os secs* (dépôts d') en grand | Odeur | 3e |
| *Ouates* (fabrication des) | Poussière et danger d'incendie | 3e |
| *Papier* (fabrication du) | Danger d'incendie | 3e |
| *Parcheminerics* | Odeur | 3e |
| *Pâte à papier* (préparation de la) au moyen de la paille et autres matières combustibles | Altération des eaux | 2e |
| *Peaux* de lièvre et de lapin (voir *Secrétage*). | | |
| *Peaux* de mouton (séchage des) | Odeur | 3e |
| *Peaux*, étoffes et déchets de laine (dégraissage des) par les huiles de pétrole et autres hydrocarbures | Odeur et danger d'incendie | 1re |
| *Peaux fraiches* (voir *Cuirs verts*). | | |
| *Peaux* (lustrage et apprêtage des) | Odeur et poussière | 3e |
| *Peaux* (planage et séchage des) | Odeur | 2e |
| *Peaux salées non séchées* (dépôts de) | Id | 3e |
| *Peaux sèches* (dépôts de) conservées à l'aide de produits odorants | Id | 3e |
| *Perchlorure de fer* par dissolution de peroxyde de fer (fabrication de) | Emanations nuisibles | 3e |
| *Pétrole* (voir *Huiles de pétrole*, etc.). | | |
| *Phellosine* (fabrication de la) | Odeur et danger d'incendie | 1re |
| *Phosphate de chaux* (ateliers pour l'extraction et le lavage du) | Altération des eaux | 3e |
| *Phosphore* (fabrication du) | Danger d'incendie | 1re |
| *Pilerie mécanique des drogues* | Bruit et poussière | 3e |
| *Pipes à fumer* (fabrication des) : | | |
| 1° Avec fours non fumivores | Fumée | 2e |
| 2° Avec fours fumivores | Fumée accidentelle | 3e |
| *Plantes marines* (voir *Combustion des plantes marines*). | | |
| *Platine* (fabrication du) | Emanations nuisibles | 2e |
| *Plâtre* (fours à) : | | |
| 1° Permanents | Fumée et poussière | 2e |
| 2° Ne travaillant pas plus d'un mois | Id | 3e |
| *Plomb* (fonte et laminage du) (voir *Fonte*). | | |
| *Poêliers fournalistes*, poêles et fourneaux en faïence et terre cuite (voir *Faïence*). | | |
| *Poils* de lièvre et de lapin (voir *Secrétage*). | | |
| *Poissons salés* (dépôts de) | Odeur incommode | 3e |
| *Porcelaine* (fabrication de la) : | | |
| 1° Avec fours non fumivores | Fumée | 2e |
| 2° Avec fours fumivores | Fumée accidentelle | 3e |
| *Porcheries* comprenant plus de six animaux ayant cessé d'être allaités : | | |
| 1° Lorsqu'elles ne sont pas l'accessoire d'un établissement agricole | Odeur et bruit | 2e |
| 2° Lorsque, dépendant d'un établissement agricole, elles sont situées dans les agglomérations urbaines de 5,000 âmes et au-dessus | Id | 2e |

| DÉSIGNATION DES INDUSTRIES | INCONVÉNIENTS | CLASSES |
|---|---|---|
| *Potasse* (fabrication de la) par calcination des résidus de mélasse | Fumée et odeur | 2e |
| *Poteries de terre* (fabrication de) avec fours non fumivores. | Fumée | 3e |
| *Poudre* et *matières fulminantes* (fabrication de) (voir aussi *Fulminate de mercure*) | Danger d'explosion et d'incendie | 1re |
| *Poudre* de mine comprimée (fabrication de cartouches de). | Danger d'explosion ou d'incendie | 1re |
| *Poudrette* (dépôts de) (voir *Engrais*). | | |
| *Poudrette* (fabrication de) et autres engrais au moyen de matières animales | Odeur, et altération des eaux | 1re |
| *Pouzzolane artificielle* (fours à) | Fumée | 3e |
| *Protochlorure d'étain* ou *sel d'étain* (fabrication du) | Émanations nuisibles | 2e |
| *Prussiate de potasse* (voir *Cyanure de potassium*). | | |
| *Pulpes de betteraves* (voir *Betteraves*). | | |
| *Pulpes de pommes de terre* (voir *Féculeries*). | | |
| *Raffineries et fabriques de sucre* | Fumée, odeur | 2e |
| *Réfrigération* (appareils de) : | | |
| 1° Par l'acide sulfureux | Émanations nuisibles | 2e |
| 2° Par l'ammoniaque | Odeur | 3e |
| 3° Par l'éther ou autres liquides volatils et combustibles | Danger d'explosion et d'incendie | 3e |
| *Résines, galipots et arcansons* (travail en grand pour la fonte et l'épuration des) | Odeur, danger d'incendie. | 1re |
| *Rogues* (dépôts de salaisons liquides connues sous le nom de) | Odeur | 2e |
| *Rouge* de Prusse et d'Angleterre | Émanations nuisibles | 1re |
| *Rouissage* en grand du chanvre et du lin | Émanations nuisibles et altération des eaux | 1re |
| *Rouissage* en grand du chanvre et du lin et de la ramie par l'action des acides, de l'eau chaude et de la vapeur. | Id | 2e |
| *Sabots* (ateliers à enfumer les) par la combustion de la corne ou autres matières animales dans les villes | Odeur et fumée | 1re |
| *Salaison et préparation des viandes* | Odeur | 3e |
| *Salaisons* (ateliers pour les) et le saurage des poissons | Id | 2e |
| *Salaisons* (dépôts de) dans les villes | Id | 2e |
| *Sang* : | | |
| 1° Ateliers pour la séparation de la fibrine, de l'albumine, etc. | Id | 1re |
| 2° (Dépôts de) pour la fabrication du bleu de Prusse et autres industries | Odeur | 1re |
| 3° (Fabrique de poudre de) pour la clarification des vins | Id | 1re |
| *Sardines* (fabriques de conserves de) dans les villes | Odeur | 2e |
| *Saucissons* (fabrication en grand de) | Id | 2e |
| *Saurage des harengs* (voir *Hareng*). | | |
| *Savonneries* | Id | 3e |
| *Schistes bitumeux* (voir *Huiles de pétrole, de schistes*, etc.). | | |
| *Scieries mécaniques* et établissements où l'on travaille le bois à l'aide de machines à vapeur ou à feu | Danger d'incendie | 3e |
| *Séchage des éponges* (voir *Éponges*). | | |
| *Sécheries des morues* (voir *Morue*). | | |
| *Secrétage* des peaux ou poils de lièvre et de lapin | Odeur | 2e |
| *Sel ammoniac et sulfate d'ammoniaque* (fabrication des) par l'emploi de matières animales : | | |
| 1° Comme établissement principal | Odeur, émanations nuisibles | 1re |
| 2° Comme annexe d'un dépôt d'engrais provenant de vidanges ou de débris d'animaux précédemment autorisé | Id | 2e |
| *Sel ammoniac et sulfate d'ammoniaque* extraits des eaux d'épuration du gaz (fabrique spéciale de) | Odeur | 2e |
| *Sel de soude* (fabrication du) avec le sulfate de soude | Fumée, émanations nuisibles | 3e |
| *Sel d'étain* (voir *Protochlorure d'étain*). | | |
| *Serrurerie* (ateliers de) (voir *Chaudronnerie et serrurerie*). | | |
| *Sinapismes* (fabrique des) à l'aide des hydrocarbures : | | |
| 1° Sans distillation | Odeur | 2e |
| 2° Avec distillation | Odeur et danger d'incendie | 1re |
| *Sirops de fécule et glucose* (fabrication des) | Odeur | 3e |
| *Soie artificielle* (fabrication de la) au moyen du collodion. | Danger d'explosion et d'incendie | 1re |
| *Soies* (voir *Filature des cocons*). | | |
| *Soies de porcs* (préparation des) : | | |
| 1° Par fermentation | Id | 1re |

| DÉSIGNATION DES INDUSTRIES | INCONVÉNIENTS | CLASSES |
|---|---|---|
| 2° Sans fermentation | Odeur et poussière | 3e |
| *Soude* (voir *Sulfate de soude*). | | |
| *Soudes brutes* (dépôts de résidus provenant du lessivage des) | Odeur, émanations nuisibles | 1re |
| *Soudes brutes* de varech (fabrication des) dans les établissements permanents | Odeur et fumée | 1re |
| *Soufre* (fusion ou distillation du) | Émanations nuisibles, danger d'incendie | 2e |
| *Soufre* (lustrage au) des imitations de chapeaux de paille | Poussière nuisible | 3e |
| *Soufre* (pulvérisation et blutage du) | Poussière, danger d'incendie | 3e |
| *Sucre* (voir *Raffineries et fabriques de sucre*). | | |
| *Sucre* (Râperies annexées aux fabriques) | Odeur et altération des eaux | 3e |
| *Suif brun* (fabrication du) | Odeur et danger d'incendie | 1re |
| *Suif* en branches (fonderies de) : | | |
| 1° A feu nu | Id | 1re |
| 2° Au bain-marie ou à la vapeur | Odeur | 2e |
| *Suif d'os* (fabrication du) | Odeur, altération des eaux, danger d'incendie. | 1re |
| *Sulfate de baryte* (décoloration du) (voir *Baryte*). | | |
| *Sulfate de cuivre* (fabrication du) au moyen du grillage des pyrites | Émanations nuisibles et fumée | 1re |
| *Sulfate de fer, d'alumine et alun* (fabrication du) par le lavage des terres pyriteuses et alumineuses grillées. | Fumée et altération des eaux | 3e |
| *Sulfate de mercure* (fabrication du) : | | |
| 1° Quand les vapeurs ne sont pas absorbées | Émanations nuisibles | 1re |
| 2° Quand les vapeurs sont absorbées | Émanations moindres | 2e |
| *Sulfate de peroxyde de fer* (fabrication du) par le sulfate de protoxyde de fer et l'acide nitrique (nitro-sulfate de fer) | Émanations nuisibles | 2e |
| *Sulfate de protoxyde de fer* ou couperose verte par l'action de l'acide sulfurique sur la ferraille (fabrication en grand du) | Fumée, émanations nuisibles | 3e |
| *Sulfate de soude* (fabrication du) par la décomposition du sel marin par l'acide sulfurique : | | |
| 1° Sans condensation de l'acide chlorhydrique | Émanations nuisibles | 1re |
| 2° Avec condensation complète de l'acide chlorhydrique | Id | 2e |
| *Sulfure d'arsenic* (fabrication du) à la condition que les vapeurs seront condensées | Odeur, émanations nuisibles | 2e |
| *Sulfure de carbone* (dépôts de). (Suivent le régime des huiles de pétrole). | | |
| *Sulfure de carbone* (fabrication du) | Odeur, danger d'incendie | 1re |
| *Sulfure de carbone* (manufactures dans lesquelles on emploie en grand le) | Danger d'incendie | 1re |
| *Sulfure de sodium* (fabrication du) | Odeur | 2e |
| *Sulfures métalliques* (voir *Grillage des minerais sulfureux*). | | |
| *Superphosphate de chaux et de potasse* (fabrication du) | Émanations nuisibles | 2e |
| *Tabac* (incinération des côtes de) | Odeur et fumée | 1re |
| *Tabacs* (manufactures de) | Odeur et poussière | 2e |
| *Tabatières en carton* (fabrication des) | Odeur et danger d'incendie | 3e |
| *Taffetas et toiles vernis ou cirés* (fabrication de) | Id | 1re |
| *Tan* (moulins à) | Bruit et poussière | 3e |
| *Tannée humide* (incinération de la) | Fumée, odeur | 2e |
| *Tanneries* | Odeur | 2e |
| *Tapis* (battage en grand des) (voir *Battage*). | | |
| *Teillage* du lin, du chanvre et du jute en grand | Poussière et bruit | 2e |
| *Teintureries* | Odeur et altération des eaux | 3e |
| *Teintureries de peaux* | Odeur | 3e |
| *Térébenthine* (distillation et travail en grand de la) (voir *Huile de pétrole, de schiste*, etc.). | | |
| *Terres émaillées* (fabrication de) : | | |
| 1° Avec fours non fumivores | Fumée | 2e |
| 2° Avec fours fumivores | Fumée accidentelle | 3e |
| *Terres pyriteuses et alumineuses* (grillage des) | Fumée, émanations nuisibles | 1re |
| *Tissus* d'or et d'argent (brûlerie en grand des) (voir *Galons*). | | |
| *Toiles* (blanchiment des) (voir *Blanchiment*). | | |
| *Toiles cirées* (voir *Taffetas et toiles vernis*). | | |
| *Toiles grasses* pour emballage, tissus, cordes goudronnées, | | |

| DÉSIGNATION DES INDUSTRIES | INCONVÉNIENTS | CLASSES |
|---|---|---|
| papiers goudronnés, cartons et tuyaux bitumés (fabrique de) : | | |
| 1° Travail à chaud | Odeur, danger d'incendie. | 2e |
| 2° Travail à froid | Id | 3e |
| *Toiles peintes* (fabrique de) | Odeur | 3e |
| *Toiles vernies* (fabrique de) (voir *Taffetas et toiles vernies*). | | |
| *Tôles et métaux vernis* | Odeur et danger d'incendie | 3e |
| *Tonnelleries* en grand opérant sur des fûts imprégnés de matières grasses et putrescibles | Bruit, odeur et fumée | 2e |
| *Torches résineuses* (fabrication de) | Odeur et danger du feu | 2e |
| *Tourbe* (carbonisation de la) : | | |
| 1° A vases ouverts | Odeur et fumée | 1re |
| 2° A vases clos | Odeur | 2e |
| *Tourteaux d'olives* (traitement des) par le sulfure de carbone | Danger d'incendie | 1re |
| *Tréfileries* | Bruit et fumée | 3e |
| *Triperies*, annexes des abattoirs | Odeur et altération des eaux | 1re |
| *Tueries d'animaux* (voir aussi *Abattoirs publics*) | Danger des animaux et odeur | 2e |
| *Tuileries* avec fours non fumivores | Fumée | 3e |
| *Tuiles métalliques* (trempage au goudron des) | Emanations nuisibles, danger d'incendie | 2e |
| *Tuyaux de drainage* (fabrique de) | Fumée | 3e |
| *Urate* (fabrique d') (voir *Engrais* (*Fabrication des*). | | |
| *Vacheries* dans les villes de plus de 5,000 habitants | Odeur et écoulement des urines | 3e |
| *Varech* (voir *Soudes de varech*). | | |
| *Verdet* ou *vert-de-gris* (fabrication du) au moyen de l'acide pyroligneux | Odeur | 3e |
| *Vernis* à l'esprit de vin (fabrique de) | Odeur et danger d'incendie | 2e |
| *Vernis* (ateliers où l'on applique le) sur les cuirs, feutres, taffetas, toiles, chapeaux (voir ces mots). | | |
| *Vernis gras* (fabrique de) | Id | 1re |
| *Vernis* (voir *Argenture des glaces*). | | |
| *Verreries, cristalleries et manufactures de glaces* : | | |
| 1° Avec fours non fumivores | Fumée et danger d'incendie | 2e |
| 2° Avec fours fumivores | Danger d'incendie | 3e |
| *Vessies* nettoyées et débarrassées de toute substance membraneuse (atelier pour le gonflement et le séchage des) | Odeur | 2e |
| *Viandes* (salaisons des) (voir *Salaisons*). | | |
| *Visières vernies* (fabrique de) (voir *Feutres et visières*). | | |
| *Voiries* (voir *Boues et immondices*). | | |
| *Volailles* (engraissement des) (voir *Engraissement*). | | |
| *Wagons* (construction de) (voir *Machines et wagons*). | | |

**Bibliographie.** — Hirt (L.) : *Die Krankheiten der Arbeiter* Leipzig, 1871-1878. — Tracy (Roger S.) : *Hygiene of occupation* (A Treatise on Hygiene, II, New-York, 1879). — Rollet (J.) : *Des éruptions et des lésions arsenicales professionnelles de la peau et des muqueuses nasale et oculaire* (Annales de Derm. et de Syph., I, 1880). — Müller (E.) et Cacheux (E.) : *Les habitations ouvrières*. Paris, 1880. — Marjolin : *Études sur les causes et les effets des logements insalubres. Par quels moyens peut-on remédier à leur fâcheuse influence?* (Bull. Acad. de médecine, 1880). — Pistor : *Ueber die Anforderungen der Hygiene an Kost- und Logirhäuser* (D. V. f. öff. Gesundheitspflg., XII, 1880). — Trélat (E.) et Du Mesnil (O.) : *Des logements des classes nécessiteuses. Maisons et cités ouvrières. Garnis et logements d'ouvriers dans les grandes villes* (Congrès d'hyg., Paris, 1878). — Gubler (Ad.) et Napias (H.) : *Des moyens de diminuer les dangers qui résultent pour les travailleurs des différentes industries de l'emploi des substances minérales toxiques...* (Congrès d'hyg. Paris, 1878). — Tommassia (A.) : *De l'intoxication suraiguë par le sulfure de carbone* (Ann. d'hyg., VII, 1882). — Duchesne (L.) et Michel (Ed.) : *Les ardoisiers. Étude d'hygiène professionnelle* (Revue d'hyg., IV, 1882). — Des mêmes : *L'industrie des papiers peints* (Rev. d'hyg., IV, 1882). — Napias (H.) : *Manuel d'hygiène industrielle* (Paris, 1882). —

Schoull (E.) : *Des moyens propres à empêcher les accidents d'intoxication chez les ouvriers secréteurs* (Rev. d'hyg., IV, 1882). — Lunier : *De l'industrie du triage des plumes* Rev. d'hyg., IV, 1882). — Duchesne (L.) et Michel (Ed.) : *La fabrication du celluloïde* (Rev. d'hyg., IV, 1882). — Duchesne (L.) : *Des ouvriers employés à la fabrication du gaz de l'éclairage* (Journal de méd. de Paris, 1883). — Napias (H.) : *L'intoxication saturnine chez les fabricants d'instruments de musique* (Rev. d'hyg., V, 1883). — Napias (H.) : *Inspection hygiénique des fabriques et des ateliers* (Annal. d'hyg., X, 1883). — Neumann (E.) et Pabst (A.) : *Des accidents produits par la benzine et la nitrobenzine* (Annal. d'hyg., X, 1883). — Napias (H.) : *Note sur les poussières industrielles* (Bull. Soc. indust. de Rouen, 1884). — Bérard (E.-P.) : *Le soufflage mécanique du verre* (Rev. d'hyg., VI, 1884). — Ogata (M.) *Ueber die Giftigkeit der schwefligen Säure* (Arch. f. Hyg. II, 1884). — Napias (H.) ; *Note sur l'hygiène professionnelle des ouvrières en fleurs artificielles* (Rev. d'hyg., VI, 1884). — Arnould (J.) : *La fabrication du bleu d'outremer* (Annal. d'hyg., XII, 1884). — Marie (P.) et Londe (A.) : *Intoxication mercurielle professionnelle consécutive à l'usage des capsules au fulminate* (Rev. d'hyg., XII, 1885). — Schuler : *Ueber Bleivergiftung von Jacquardwebern* (D. V. f. öff. Gesdpflg.. XVII, 1885). — Heidenhain (A.) : *Die Cellulose und Papierfabrication mit besonderer Berücksichtigung der Fabrick zu Cöslin* (Ibidem). — Leloir (H ) *Dermite professionnelle spéciale. Eczéma des fileurs et varouleurs de lin* (Annal. de Dermat., 1885). — Duchesne (L.) : *Des ouvriers employés dans les fabriques de céruse* (Journal de méd. de Paris, V, 1885). — Wasserfuhr (H.) : *Die Gesundheitsschädlichkeiten der Bevölkerungsdichtigkeit in den modernen Miethshäusern mit besonderer Rücksicht auf Berlin* (D. V. f. öff. Gesdpflg., XVIII, 1886). — Kottnitz, Schuler und Schwartz : *Die Ueberbürdung der Arbeiterinnen und Kinder in Fabriken* (Ibidem, XVIII, p. 115, 1886). — Faucher (L.) : *Rapport sur des cas d'intoxication mercurielle par l'usage des capsules au fulminate de mercure* (Conseil d'hy., de la Seine, 1886) — Arnould (J.) : *Assainissement de l'industrie de la céruserie* (Rev. d'hyg , VIII, 1886). — Hudelo (A.) : *Note sur l'assainissement d'un atelier de vulcanisation du caoutchouc* (Rev. d'hy., VIII, 1886) — Poincaré (L.) : *Traité d'hygiène industrielle.* Paris, 1886. — Porée (H.) et Livache (A.) : *Traité théorique et pratique des manufactures et ateliers dangereux, insalubres ou incommodes.* Paris 1887. — Kranshals (H.) : *Zur Casuistik und Ætiologie der Hadernkrankheit* (Zeitschr. f Hygiene, II, 1887). — Faucher (L.) : *Sur la nécessité d'une réglementation générale de l'industrie des explosifs* (Rev. d'hyg., IX, 1887). — Du même : *Rapport sur la question des autorisations temporaires en matières d'établissements classés* (Conseil d'hyg. de la Seine, 1888). — Cacheux : *Sur une cité sanitaire modèle* (Rev. d'hyg., X, 1888). — Duchesne : *Hygiène des porcelainiers* (Rev. d'hyg., 1890). — Cacheux : *Les petits logements parisiens* (Ibidem, 1890). — Chauveau : *Danger que le charbon des animaux fait courir aux ouvriers des différents corps de métier* (Congrès d'hyg de Londres, 1891). — J. Bertillon : *De la morbidité et de la mortalité par professions* (Rev. d'hyg., 1891). — Albrecht : *Die Arbeiterwohnungsfrage* (Gesundheits-Ingenieur, 1891). — Paté : *La phtisie des faïenciers* (Ann. d'hyg., 1892). — Cheysson : *Trois lois récentes sur les habitations ouvrières, en Belgique, en Angleterre et en Autriche* (Rev. d'hyg., 1892). — Maury (H.) : *Les lunettes d'atelier* (Ibidem, 1892). — Brouardel : *Responsabilité des patrons en cas de maladies épidémiques* (Ann. d'hyg., 1893). — Brémond : *Précis d'hygiène industrielle* (Paris, 1893). — Reuss : *Les habitations à bon marché en France et à l'étranger* (Ann. d'hyg. 1893). — Périssé (S.) : *Etude microscopique des poussières industrielles* (Rev. d'hyg., 1894). — Layet : *Hygiène industrielle* (Encyclopédie d'Hygiène, t. VI, 1894). — E. Roth, A. Blubm, M. Kraft : *Allgemeine Gewerbe Hygiene und Fabrikgezetzgebung* (Handb des hyg. de Th. Weyl : VIII). Iena, 1894. — H. Albrecht : *Handbuch der praktischen Gewerbehygiene.* Berlin, 1894-95. — Napias : *Note sur les conditions de salubrité dans la fabrication de la soie artificielle* (Rev. d'hyg , XVI, 1894). — H. Wegmann : *Der Staub in der Gewerben mit besonderer Berücksichtigung seiner Formen und der mechanischen Wirkung auf die Arbeiter* (Archiv f. Hyg., XXI, 1894). — Detourbe : *Sur un nouveau type de masque respirateur* (Rev. d'hyg , XVII, 1895). — H. Mamy. *Masques respirateurs contre les poussières* (Génie civil, 1895). — Ministère du commerce : *Hygiène et sécurité des travailleurs dans les ateliers industriels Législation française et étrangère.* Paris 1895. — Napias : *La protection de la femme dans l'industrie* (Rev. d'hyg , XVIII, 1896). — Di Mattei : *Sulla predisposizione alle malattie infettive per l'inalazione dei gaz e vapori nocevoli piu comuninelle diverse industrie* (Annali d'Igiene sperim., 1896). — NUSSBAUM : *Milderung höher Wärmegrade in Arbeitsraümen* (Gesundheits-Ingenieur, 1896). — H. NAPIAS : *Dispositions légales dans les différents pays au point de vue de l'hygiène des enfants travaillant dans l'industrie* (Rev. d'hyg., XIX, 1897). — E. CHEYSSON : *Les habitations à bon marché depuis la loi du 30 novembre 1894* (Ibidem). — COURTOIS-SUFFIT : *Le phosphorisme professionnel. Sa prophylaxie* (Congrès d'hygiène. Paris, 1900). — J. DE PULLIGNY : *Les empoisonnements professionnels par le cuivre et le zinc* (Ibidem). — MINISTÈRE DU COMMERCE : *Rapports sur l'application pendant l'année 1899 des lois réglementant le travail.* Paris, 1900. — BEZANÇON : *Défectuosités de la réglementation des établissements insalubres, dangereux ou incommodes* (Rev. d'hyg., XXIII, 1901). — CH. LUCAS. *Quelques données d'hygiène spéciales aux habitations à bon marché* (Ibidem).

# CHAPITRE VI

## HYGIÈNE MILITAIRE

L'hygiène militaire a en vue les conditions un peu particulières de milieu, de genre de vie, auxquelles se trouve soumis le groupe viril si considérable qui est réuni pour la défense de la nation : il s'agit de montrer ce que doivent être ces conditions pour maintenir et développer la santé, les forces vitales des individus appelés à composer l'armée, afin de rendre ces hommes aussi parfaitement aptes que possible à remplir la mission qui leur incombe, et qui réclame tout d'abord des organismes sains, vigoureux, doués de la plus grande résistance vis-à-vis des causes débilitantes si puissantes et presque fatalement si nombreuses du temps de guerre.

D'une manière générale on ne doit pas perdre de vue les quelques données ci-après relatives à des circonstances qui dominent la plupart des questions d'hygiène militaire :

Le groupe militaire est essentiellement *jeune*, la grande masse des soldats ayant de 21 ans à 24 ans. Or la jeunesse offre la plus grande *impressionnabilité* morbide, sans avoir encore atteint toute la résistance possible. Les soldats sont en possession de la *réceptivité* entière vis-à-vis d'un grand nombre de maladies spécifiques, qu'ils n'ont pas eu le temps d'avoir encore : fièvres éruptives, fièvre typhoïde, oreillons, etc. Il en résulte que l'invasion des germes pathogènes est chez eux particulièrement grave. Et d'autre part cette invasion menace sans cesse, car l'insuffisance de la résistance fait justement le triomphe des causes morbigènes banales, actions météoriques, fatigue, etc., qui préparent le terrain humain pour l'évolution des agents infectieux.

Nulle part la *vie en commun* et l'agglomération des individus ne sont poussées à un plus haut degré que dans l'armée. Les soldats sont constamment groupés et par suite spécialement exposés à tous les inconvénients de cette situation, entre autres à la transmission des contages, aux effets de l'altération intense des milieux résultant de la vie même des groupes, etc. On ne peut qu'atténuer cet état de choses et ses fâcheux résultats.

La plupart des soldats sont des campagnards : leur passage du milieu rural dans le milieu urbain ne va pas sans les exposer particulièrement, en leur qualité de *nouveaux-venus* (L. Colin), à l'atteinte des germes pathogènes toujours présents au sein des villes, qui ne font plus guère de victimes parmi les citadins en raison de l'accoutumance de ces derniers, ou d'une condition quelconque donnant à leur organisme une certaine immunité. Au reste pour peu que les troupes se déplacent, les soldats sont nouveaux-venus partout, et comme tels plus susceptibles que la population auprès de laquelle ils viennent s'installer pour une durée plus ou moins longue. Le nouveau-venu est, en quelque sorte, le *réactif* de la salubrité d'un lieu et l'indice de l'influence épidémique latente qui pèse sur une localité, n'attendant pour éclore que des économies réceptives. C'est pour cela que l'arrivée des recrues fait éclater ou reprendre avec une nouvelle énergie, dans une caserne, dans une ville, la fièvre typhoïde qui allait disparaître ou à laquelle on ne pensait pas. La population civile a fourni le terrain de fructification des germes ; les soldats arrivent, vierges de toute imprégnation, absolument réceptifs ; la fièvre typhoïde éclate et la population civile en prend sa part, croyant qu'elle doit le fléau aux troupes : or elle ne fait que recevoir de ces dernières un microbe autochtone, mais qui, par son passage dans des organismes absolument neufs, a récupéré une virulence depuis plus ou moins longtemps perdue. Si la population est déjà en proie à l'épidémie, les soldats y participeront tout de suite, et l'intensité de l'épidémie de caserne pourra faire juger du degré d'imprégnation typhique de la localité.

Enfin, même lorsqu'il a reçu quelque instruction, le soldat est par le fait de son âge volontiers fort insouciant vis-à-vis des périls sanitaires. Il faut lui imposer les précautions nécessaires à cet égard sans attendre qu'il se conforme à de simples conseils, fût-il capable de les apprécier, ce qui du reste n'arrive guère.

L'application des règles de l'hygiène fait peu à peu des progrès sensibles dans l'armée sous l'influence de prescriptions réglementaires. Il n'est pas douteux qu'il y a là une des causes de l'amélioration de l'état sanitaire de l'armée par rapport à ce qu'il était naguère encore. Toutefois le soin avec lequel sont choisis les jeunes gens qui entrent dans l'armée et la régularité avec laquelle on élimine ensuite ceux qui contractent des affections incurables ou difficilement curables, exercent aussi la plus grande influence sur l'abaissement du taux de la mortalité et de la morbidité du groupe militaire.

## Les casernes et les camps

Les différents milieux dans lesquels les soldats habitent ont reçu les noms de *casernes* et de *camps* : les premières sont composées de véritables bâtisses destinées à offrir une longue durée ; les seconds ne renferment que des constructions plus légères, des baraques, ou même simplement des tentes, abris d'un caractère le plus souvent provisoire. Le *cantonnement* et surtout le *bivouac* ne sont guère que des lieux de passage.

**Emplacement et plan général des casernes.** — On s'accorde aujourd'hui à bâtir les casernes un peu en dehors des villes, là où se rencontrent d'assez vastes terrains dont la valeur n'est pas trop élevée. L'hygiène y trouve son compte en ce sens qu'on peut attribuer aux casernes plus d'espace, qu'elles reçoivent plus largement l'air normal et la lumière, que les soldats sont jusqu'à un certain point soustraits à l'influence défavorable du milieu urbain. On évitera du reste le voisinage d'autres établissements collectifs, ou d'établissements industriels insalubres. On n'accumulera pas non plus trop de casernes dans la même zone ; elles se nuiraient réciproquement. Au reste la configuration, l'exposition de l'emplacement choisi, la nature du terrain, son utilisation antérieure, devront offrir les avantages et les garanties de salubrité que l'on est en droit de rechercher pour toute habitation en général. Avant tout on se préoccupera des facilités plus ou moins grandes sur lesquelles on pourra compter en ce qui concerne l'établissement d'un réseau d'égouts et l'amenée d'eau de bonne qualité en quantité suffisante, 70 à 100 litres par jour et par homme.

On a renoncé fort heureusement aux immenses casernes qui contenaient plusieurs régiments. C'est encore trop, au point de vue de l'hygiène, de réunir dans un même établissement les 1500 hommes que compte environ un régiment d'infanterie à 3 bataillons. Les casernes pour 1 bataillon de chasseurs à 800 hommes, ou pour un régiment de cavalerie dont l'effectif ne dépasse guère 600 hommes, sont bien préférables. Toutes choses égales d'ailleurs la santé des troupes est meilleure dans les petites casernes que dans les grandes, simplement parce que le groupe est moindre. En cas d'affection contagieuse sévissant sur ce groupe, le nombre des individus atteints est naturellement d'autant plus restreint que celui des sujets exposés à la contagion est plus limité. Notre idéal serait la caserne pour 1 bataillon à 4 compagnies d'un effectif total d'à peu près 500 hommes. On fait sans doute quelques économies d'installation en groupant plusieurs bataillons dans la même caserne ; mais en revanche ce système est certainement responsable d'un certain nombre de journées de maladie, et parmi celles-ci de journées d'hôpital : d'où des dépenses pour frais de traitement, et en même temps réduction de l'effectif disponible, résultat final assez médiocre.

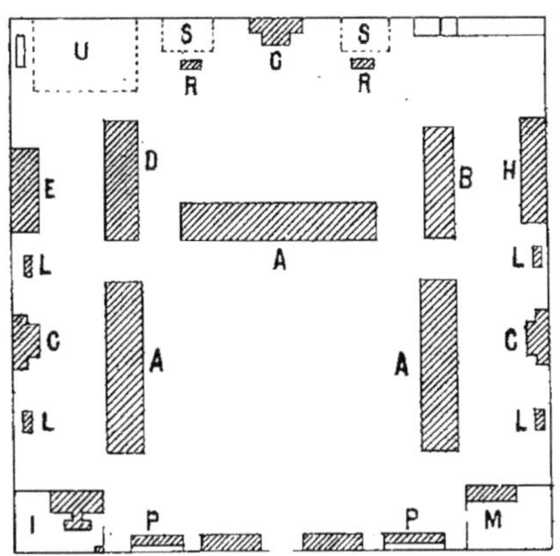

Fig. 203 — Caserne pour 3 bataillons d'infanterie (type 1889).

A, bât. d'habitation pour 1 bataillon. C, cuisine. B, cantines. D, ateliers et magasins. L, latrines. I, infirmerie. R, lavoir. S, séchoir. E, écurie. H, hangard des voitures. P, locaux disciplinaires. M, mess des sous-officiers. U, terrain de gymnastique.

Lors même qu'il ne s'agirait de loger qu'un seul bataillon dans une caserne, il convient encore de chercher à donner la moindre densité possible à ce groupe déjà considérable : il ne faut pas aboutir à accumuler les hommes dans un bâtiment, à encombrer dans une certaine mesure une surface de terrain relativement petite, y eût-il autour d'assez vastes espaces libres. Cette erreur sanitaire est malheureusement presque toujours commise chez nous où les casernes d'infanterie du type 1889, qui ont pourtant réalisé de sérieux progrès sur les types plus anciens, comportent par bataillon un seul bâtiment à 2 étages sur rez-de-chaussée, de sorte que la surface bâtie par homme (en ne tenant compte que du bâtiment d'habitation) ne dépasse pas $2^{m},74$ ; les 3 bataillons du régiment sont ainsi logés sur $4110^{m2}$, ce qui ne représente que 1/15 de la surface totale de la caserne ($62,500^{m2}$), emplacement dont les 7/8 au surplus ($54,700^{m2}$) sont libres de construction. On doit se féliciter d'avoir une telle étendue d'espace libre autour des bâtisses habitées : mais il ne faudrait pas l'obtenir par l'entassement des individus, fût-ce en hauteur, sur de trop petites zones. Notre critique s'applique encore à la caserne type 1898 pour 1 bataillon d'infanterie de 400 hommes : tout le bataillon y est logé dans un seul bâtiment.

La salubrité des casernes réclame un fractionnement des bâtiments d'habitation poussé beaucoup plus loin, et par suite la répartition du logement de la

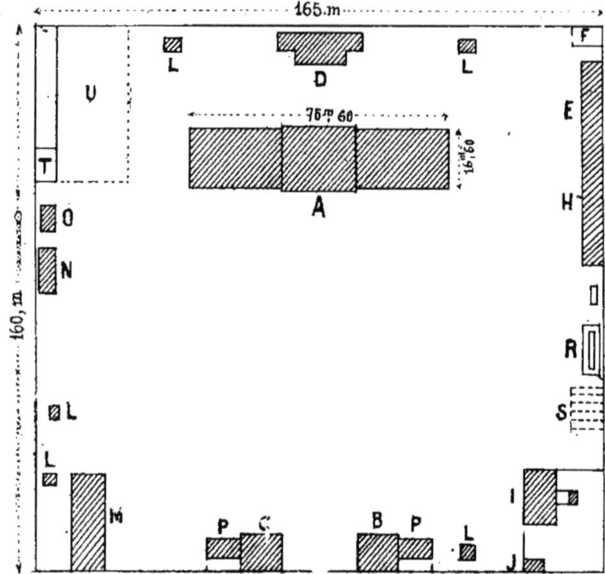


Fig. 204. — Caserne pour 1 bataillon d'infanterie. Type 1898.

A, logement des hommes. B, salle de rapport, casernier, logement de sous-officier marié. C, poste de police, bureaux. D, cuisine. E, écuries. H, hangard aux voitures. I, infirmerie. J, désinfection. L, latrines. M, cantine et mess. N, ateliers. O, munitions. P, locaux disciplinaires. R, lavoir. S, séchoir. T, tir réduit. U, terrain de gymnastique. F, fosse au fumier.

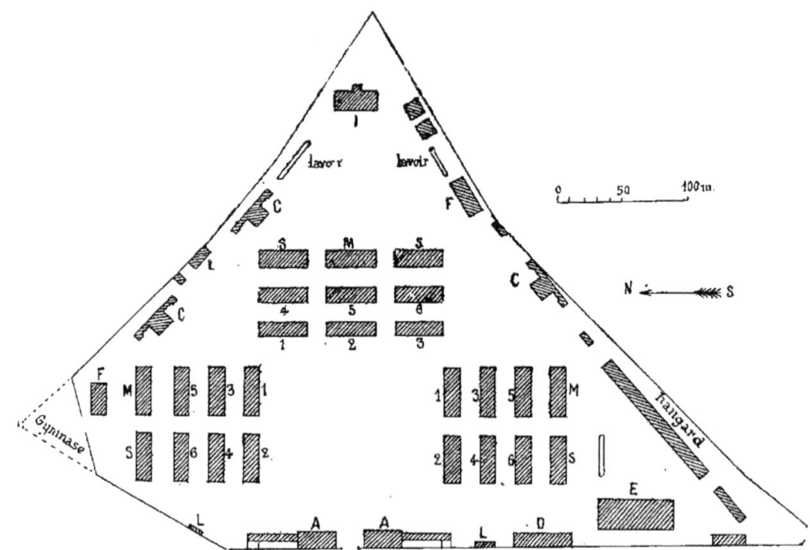


Fig. 205. — Caserne Bayard, à Grenoble.

(Pour 3 bataillons de chasseurs à 6 compagnies).

1, 2, 3, 4, 5, 6, logement des compagnies d'un bataillon. S, section hors rang. M, magasin d'habillement. C, cuisines. E, écurie. D, selleries. I, infirmerie. F, cantines. L, latrines. A, poste et locaux disciplinaires.

troupe sur une plus grande surface de terrain. Bien mieux vaudrait, certes, adopter le système du pavillon séparé par compagnie, escadron ou batterie, unités comptant 125 à 150 hommes sur le pied de paix. On subdiviserait ainsi l'énorme collectivité des habitants d'une caserne en groupes d'un chiffre relativement modéré, quelque peu isolés les uns des autres : ce qui diminuerait d'une façon notable la promiscuité et les chances de propagation des contages.

Des pavillons pour 2 compagnies au maximum, comme le demandait Boisseau il y a 30 ans, seraient déjà meilleurs que les bâtiments actuels, destinés à 4 compagnies.

Au reste nous ne demandons point de pavillons sans étages, type cependant réalisé chez nous par Tollet dans les casernes de Bourges, d'Autun, de Cosne, et qui a été préconisé par bien des hygiénistes il y a une vingtaine d'années ; c'est là une exagération. Nous croyons qu'il convient de s'en tenir au pavillon à 1 étage sur rez-de-chaussée admis par Morache, par J. Arnould, et dont il existe à notre connaissance deux exemples assez récents : la caserne Bayard à Grenoble, le quartier Frébault à Lorient.

Dans une caserne les divers pavillons de compagnie doivent être orientés d'une manière uniforme (règle jamais observée, non plus que pour les bâtiments d'habitation de nos casernes type 1889) ; les longues façades seront tournées à peu près l'une vers le nord, l'autre vers le midi, conformément aux principes que nous avons exposés dans la première partie de ce livre ; en outre il sera bon qu'elles soient placées dans une direction peu différente de celle des vents prédominants. Les pavillons étant disposés sur plusieurs lignes parallèles, il est nécessaire que leurs façades soient séparées par une distance au moins égale à une fois et demie la hauteur totale de chaque bâtiment, de manière à sauvegarder une bonne circulation de l'air autour de ces bâtisses et à assurer leur ensoleillement d'une façon convenable : les pavillons de la caserne Bayard et ceux du quartier Frébault sont un peu trop rapprochés les uns des autres.

Le fait de la concentration d'un bataillon dans chaque bâtiment d'habitation mis à part, de même que celui de la réunion dans une même caserne de l'effectif d'un régiment, nos casernes du type 1889 offrent de bonnes dispositions générales. Leur principal mérite est de réaliser la séparation complète des bâtiments de logement proprement dit d'avec ceux affectés à tous autres usages ; les premiers sont situés vers le centre de la caserne, tandis que les seconds sont répartis à la périphérie. Cette règle, formulée depuis 1861 par la commission anglaise instituée pour l'amélioration du casernement, soustrait l'atmosphère des locaux habités à bon nombre de causes accessoires d'altération.

**Le bâtiment d'habitation.** — Le bâtiment destiné au logement des soldats doit comprendre : 1° des chambres-dortoirs ; 2° des lavabos ; 3° des cabinets d'aisances pour la nuit ; 4° des réfectoires pouvant aussi servir de salle de réunion ; 5° des locaux ou emplacements couverts pour le nettoyage des effets, chaussures, armes ; 6° des chambres de sous-officiers ; 7° des bureaux et quelques magasins. En France, tous ces locaux (sauf celui pour le nettoyage, qui n'est pas prévu, alors qu'il existe dans les casernements allemands) sont répartis pour chaque compagnie ou escadron dans les divers étages des bâtiments affectés au logement des hommes ; c'est-à-dire que la compagnie ou l'escadron occupe une tranche verticale du bâtiment qu'elle habite, avec au rez-de-chaussée 1 réfectoire, 1 lavabo, 1 latrine de nuit, 1 bureau, 1 ou 2 chambres de sous-officiers, et aux étages les chambres des hommes ainsi que d'autres chambres de sous-officiers. Il y a quelques variantes dans la distribution de ces locaux comme le montrent les fig. 206 et 207 représentant l'une le plan du rez-de-chaussée et des étages du bâtiment pour 1 bataillon d'infanterie (type 1898), l'autre le plan du rez-de-chaussée et des étages d'une tranche verticale du bâti-

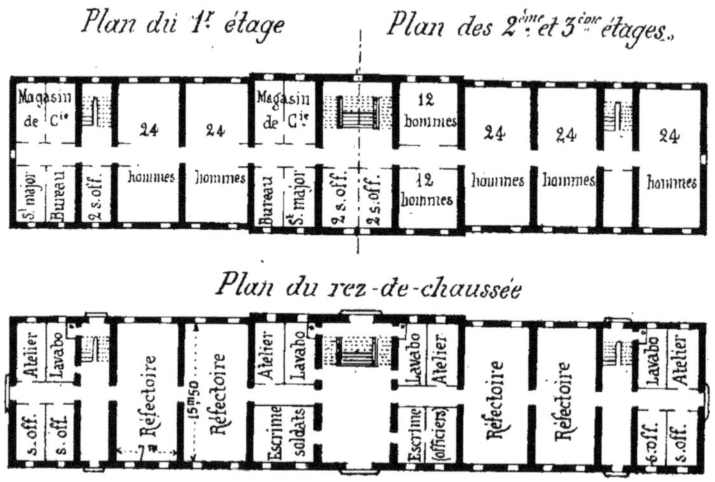


Fig. 206. — Plan du bâtiment d'habitation de la caserne pour un bataillon de 400 hommes (type 1898).

ment d'habitation de 2 escadrons de cavalerie (type 1889) : mais les différences sont peu importantes. En somme la plupart des chambres de soldats sont toutes situées aux étages, le rez-de-chaussée étant réservé aux locaux complémentaires, et la plupart de ces chambres vont d'une façade à l'autre du bâtiment, prenant jour en conséquence de deux côtés par des fenêtres opposées, chose des plus louables. Nous préférons de beaucoup cette disposition à celle des chambres ouvrant sur un corridor médian ou latéral, qui autrefois a été souvent employée, et n'est guère favorable à l'aération. On a bien fait de renoncer aussi aux chambres placées de part et d'autre d'une cloison médiane divisant dans le sens de la longueur le bâtiment en deux parties égales.

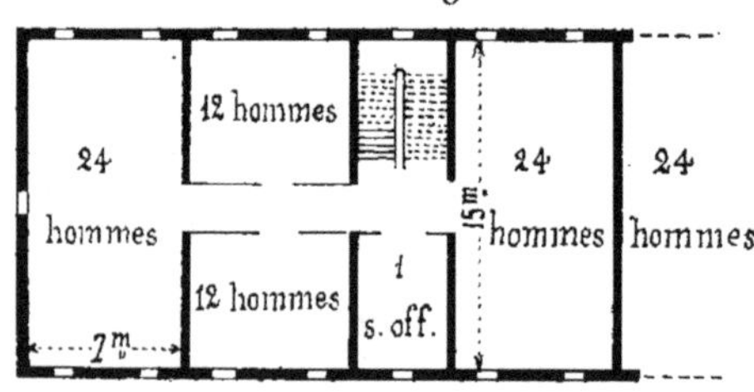


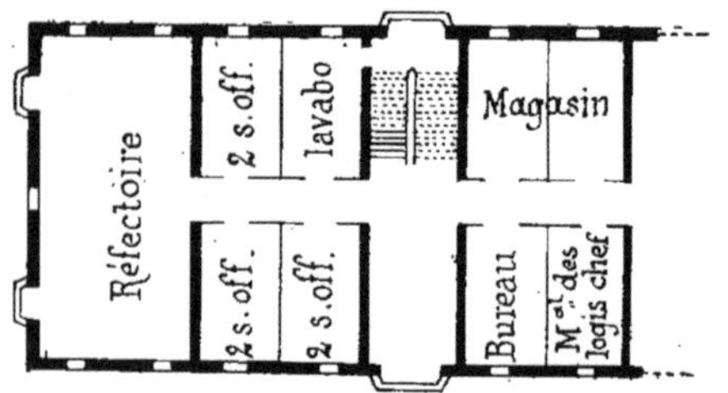


Fig. 207. — Partie de bâtiment (type 1889) pour un escadron.

A vrai dire le système actuel des chambres occupant toute la largeur du bâtiment aboutit à avoir des chambres qui se commandent quand on cherche à ne pas les répartir sur un grand nombre d'étages. C'est ce qui est arrivé par exemple dans les pavillons à 1 étage sur rez-de-chaussée de la caserne Bayard (Grenoble), pavillons qui logent chacun une compagnie. On pourrait remédier à cet inconvénient en pratiquant des portes au milieu des pignons du pavillon ; la porte du 1er étage s'ouvrirait sur le palier d'un escalier extérieur : pour économiser les escaliers de ce genre on réunirait, comme au quartier Frébault (Lorient), les extrémités de deux pavillons placés dans le prolongement l'un de l'autre par une sorte de passerelle d'où descendrait un escalier servant ainsi à 2 pavillons.

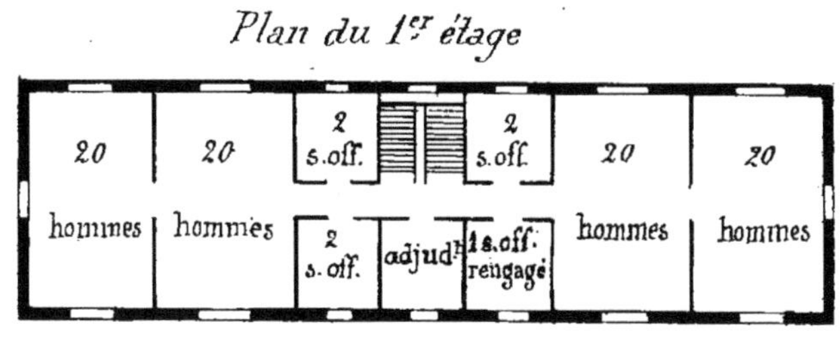


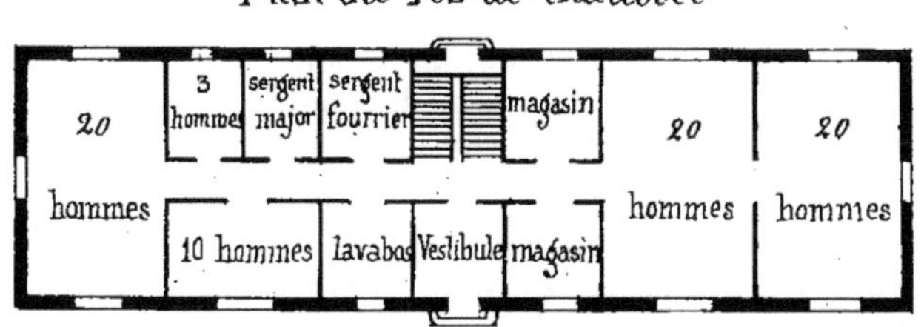


Fig. 208. — Caserne Bayard (Grenoble). Pavillon pour 1 compagnie.

Il doit être bien entendu que le bâtiment affecté au logement d'une compagnie ou d'un escadron comprendra un réfectoire de dimensions convenables placé au rez-de-chaussée (ce local fait régulièrement défaut dans les pavillons de la caserne Bayard) ; qu'il y aura des lavabos suffisants (ce qui n'est pas toujours le cas) ; qu'enfin les hommes sauront où aller nettoyer leurs effets, leurs chaussures, leurs armes, hors de la chambre où ils couchent : au lieu d'un local dans le bâtiment nous préférerions pour cet usage un simple trottoir sous auvent régnant le long de la façade méridionale des bâtiments.

Nous ne croyons pas qu'il soit très mauvais de loger un certain nombre d'hommes au rez-de-chaussée de pavillons à 1 étage, pourvu que le rez-de-chaussée repose sur un socle rempli de gravier jusqu'à environ 50 centimètres au-dessus du sol. Au reste une couche isolante régnera au-dessous de l'aire de tous les locaux du rez-de-chaussée.

Un 2e étage mansardé est nécessaire pour loger les réservistes, les territoriaux, qui viennent grossir temporairement les effectifs.

**Les chambres de troupe.** — La « *chambrée* » ne doit à aucun prix jouer le rôle de « *chambre à tout faire* ». Il ne faut ni y manger, ni y nettoyer des vêtements, des chaussures, des armes ; on ne doit pas y conserver le pain, ni y déposer des chaussures servant habituellement au dehors ; on évitera même d'y entrer avec ces chaussures quand elles sont trop sales. Quand toutes ces conditions seront réalisées la chambrée deviendra enfin ce qu'elle doit être seulement : un *dortoir*. Par cela même l'assainissement de ce local sera singulièrement facilité puisqu'on en aura éloigné une foule de causes de souillures des surfaces et de l'air.

Nous avons exposé dans la Ire PARTIE de cet ouvrage que la quantité d'air neuf à introduire par tête et par heure dans un local étant d'environ 50 m. c., le cube d'espace individuel ne pouvait descendre au-dessous de 20 m. c., pour se prêter à un tel renouvellement d'air (2 fois et 1/2 par heure) sans inconvénients pour les occupants. Nous demanderons donc, comme Laveran, Kirchner, que le cube d'espace attribué à chaque homme dans les chambres de caserne soit au minimum de 20 m. c. Il est entendu d'ailleurs que la hauteur sous plafond des chambres ne saurait dépasser utilement 4 m. Donc la surface de plancher atteindra au moins $5^{m2}$ par homme. Tels sont les éléments rationnels des dimensions à donner aux chambres des casernes. Ajoutons qu'il ne faut pas réunir trop d'hommes dans chaque chambre : nous souhaiterions qu'il n'y en ait pas plus d'une vingtaine ; Boisseau en limitait le nombre à 24.

Les règlements actuels attribuent seulement 17m.c. d'espace à chaque homme (chiffre de la Commission anglaise de 1861 pour l'amélioration du casernement) ; tous les hygiénistes ont demandé davantage; le chiffre de 20m.c. est le plus modéré de ceux qui ont été proposés ; remarquons qu'en tenant compte du volume occupé par les lits et les hommes eux-mêmes il faudrait même un peu plus : on se rapprocherait du chiffre de $25m^3$ demandé par Boisseau. Les casernes du type 1889 pour l'infanterie ont des chambres de 17m de long sur 7 de large, avec 4m. de hauteur, pour 28 hommes ; ce dernier nombre est trop élevé : si on le réduisait à 24 hommes on aurait à très peu près 20 mc. et $5^{m2}$ par homme. Pour la cavalerie le type 1889 offre des chambres de 24 hommes ; mais ces chambres n'ont que 15 m. sur 7m. ; c'est-à-dire $4^{m2}$,30 par homme et 17m.c ,50. La caserne type 1898, pour 1 bataillon d'infanterie à effectif réduit (400 h.), comporte des chambres de 24 hommes ayant $15^{m}$,50 sur 7m., soit $4^{m2}$,50 et $18^{m3}$ par homme : c'est encore un petit progrès. Les chambres de la caserne Bayard à Grenoble sont de 20 hommes, mais ne donnent que $3^{m2}$,75 et $15^{m3}$ à chacun. En Allemagne, en Autriche, le casernement n'offre guère que 15 à $16^{m3}$ par homme, mais d'habitude, croyons-nous, avec une surface individuelle de près de $4^{m}$,50 : c'est la hauteur sous plafond qui est médiocre.

**Planchers et parois diverses.** — La constitution de l'aire des chambres des casernes est une des grosses préoccupations des hygiénistes militaires. Tous ont très justement insisté depuis longtemps sur la nécessité de rendre cette aire imperméable et de supprimer toute communication entre l'atmosphère des locaux et l'entrevous qui sépare le plancher du plafond sous-jacent. C'est là un point d'une importance capitale dans la lutte qui doit être engagée contre la souillure de l'atmosphère des locaux par des poussières, celles-ci paraissant susceptibles de jouer un rôle étiologique des plus sérieux vis-à-vis des maladies infectieuses : la chose ne paraît guère faire de doute notamment en ce qui concerne l'épidémiologie des casernes.

On s'est efforcé de réaliser l'étanchéité et l'imperméabilisation voulues avec les planchers ordinaires en bois, formés de frises plus ou moins étroites clouées sur des lambourdes : c'est que la plupart des casernes actuelles possèdent des planchers de ce genre et qu'il serait fort coûteux de les remplacer ; d'un autre côté, il a semblé bien souvent difficile de renoncer au bois pour constituer l'aire des chambres, cette matière étant celle qui paraît refroidir le moins les pieds des occupants des locaux. Après de nombreux essais, le ministère de la guerre français a adopté en principe la *coaltarisation* des planchers en question.

On procède d'abord au brossage et au râclage du plancher, puis à l'obturation des joints principaux par des languettes de bois ; on étend ensuite successivement à froid, au moyen de brosses métalliques, deux couches d'un mélange composé de 3/4 de coaltar pour 1/4 d'huile lourde de houille. Ce mélange coûte approximativement 8 fr. les 100 kilog., et avec 1 kilog. on recouvre à peu près $7^{m2}$ de plancher. Tous les ans on doit appliquer une couche nouvelle. Le succès de l'opération dépend beaucoup des soins apportés à son exécution.

A vrai dire on arrive bien ainsi à donner au bois une imperméabilité qui l'empêche de s'imprégner de liquides souillés et permet dans une certaine mesure son nettoyage au moyen de linges humides (ou fauberts), le balayage à sec étant proscrit en raison de la poussière qu'il ne manque pas de soulever et de disséminer dans l'air des locaux ; mais il faut souvent renouveler la coaltarisation, l'enduit ne résistant pas très longtemps aux rudes frottements des chaussures garnies de gros clous des soldats ; d'ailleurs, quand il s'agit de vieux planchers, on n'arrive pas avec le coaltar à obturer d'une façon tant soit peu durable les joints existant entre les frises, joints qui établissent de nombreuses communications avec l'entrevous et d'où sortent des poussières chaque fois que le plancher est ébranlé par un choc suffisant.

Si l'on veut conserver le bois pour former l'aire des chambres des soldats, il faut avoir recours, comme on l'a conseillé à propos de la construction des casernements type 1898, au parquet système Gourguechon, dont les frises sont fixées à chaud sur une couche d'asphalte : cette couche est supportée par une traverse simple en fer, dont les intervalles sont remplis par le hourdis creux système Laporte, occupant d'ailleurs toute la hauteur des fers ; l'ensemble de ce dispositif prévient bien toute communication entre l'atmosphère des locaux et les vides des augets en plâtre constituant le hourdis creux. Au reste le parquet Gourguechon peut être appliqué sur une infrastructure en ciment armé, soit sous forme de dalle simple, ou hourdis plein, de $0^{m}.10$ à $0^{m},15$ d'épaisseur, comme on en emploie pour les petites portées, soit sous forme de hourdis creux constitué par l'intervalle entre une dalle de plancher reposant sur la partie supérieure d'une poutre armée, et une dalle de plafond fixée à la partie inférieure de cette poutre ; l'intervalle en question est rempli au besoin d'une matière peu hygroscopique, légère, insonore, mauvaise conductrice du calorique. Il faut encore coaltariser les frises du parquet Gourguechon pour en rendre le bois imperméable à la surface. De plus ce genre de parquet est d'une exécution assez difficile.

Comme nous l'avons déjà exposé (I^re Partie, p. 221) notre avis est de substituer le plus souvent possible les carrelages en matières minérales aux planchers ou parquets en bois ; on ne conserverait ceux-ci que dans les régions les plus froides ; partout ailleurs on emploierait généralement les carreaux céramiques, ou encore les carreaux de ciment comprimé ou les carreaux d'asphalte. Cette manière de voir a été soutenue par Laveran et par Vallin.

Les carrelages se posent sur travure simple en fer et hourdis système Laporte, ou sur planchers en ciment armé.

Les chambres des pavillons du quartier Frébault, à Lorient, ont été carrelées, et d'après les renseignements qui nous ont été fournis, les hommes ne s'en plaignent pas ; cependant le climat de Lorient n'est pas un climat chaud. A vrai dire on a placé devant chaque lit une planchette mobile permettant à l'homme de ne pas être toujours en contact avec le carrelage : cette disposition nous paraît très admissible. Bien entendu les carrelages doivent être la règle dans toutes les localités des régions méridionales où l'hiver n'est ni long, ni rude.

Au surplus nous voudrions qu'en hiver le soldat fût régulièrement pourvu —

comme cela se fait dans certains corps — d'une paire de chaussons et de galoches: celles-ci serviraient aux allées et venues dans la caserne et seraient déposées, avec les chaussures d'extérieur, à l'entrée des chambres, où l'homme ne pénétrerait qu'en chaussons: c'est le meilleur moyen d'avoir des chambres propres et d'empêcher que les pieds ne se refroidissent au contact du carrelage. On disposerait des étagères dans les vestibules ou sur les palier, pour recevoir les brodequins et les galoches. Du même coup on supprimerait une cause sérieuse de mauvaise odeur dans les chambres.

Les parois des chambres de casernes sont habituellement badigeonnées à la chaux ; c'est une fort bonne chose, à condition du reste que les surfaces dont il s'agit soient assez unies. Les plafonds, également unis, seront traités de la même manière. La base des parois verticales sera toujours garnie d'une plinthe en carreaux posés de façon à ne pas faire saillie. On a prescrit de coaltariser la partie inférieure des dites parois sur une hauteur de 0m80 : nous préférerions voir mettre là un revêtement (ou simplement une couche de peinture vernissée) dispensant de l'application de cet enduit dont la couleur est peu favorable à l'entretien de la propreté. Les angles formés par la rencontre des diverses parois des chambres seront arrondis.

**Ventilation, chauffage, éclairage.** — Les chambres des casernes du type 1889 ont 4 *fenêtres* opposées deux à deux, disposition fort louable. On pourrait seulement souhaiter que ces fenêtres fussent un peu plus larges pour que l'ouverture des baies et la surface vitrée fussent mieux proportionnées au cube d'espace intérieur et à la surface de plancher : la ventilation et l'éclairage y sont intéressés. Très souvent la surface totale des fenêtres représente à peine 1/7 de la surface de plancher et il n'y a guère que 1m2 d'ouverture pour 30 m.c. d'espace enfermé ; il faudrait que le premier rapport fût sensiblement 1/6 comme le demandent les Putzeys, et qu'on arrivât à 1m2 d'ouverture de fenêtre pour 25 m.c. d'espace enfermé.

La *ventilation* s'opère d'ailleurs : 1° par des impostes formant la partie supérieure des croisées ; ces impostes basculent sur leur bord inférieur ; on a cherché à donner à l'aide de systèmes très nombreux la possibilité de graduer leur ouverture ; parmi les meilleurs de ces systèmes nous citerons d'après Hoc celui de Monplonne, celui de Cuillère, et l'appareil à vis du commandant Herbert ; il n'est pas certain du reste que ces dispositifs toujours un peu délicats et relativement coûteux offrent une bien grande utilité ; nous sommes disposés à penser comme Hoc que l'on pourrait se contenter d'une simple fermeture à loqueteau manœuvré au moyen d'une perche, l'imposte s'ouvrant seulement en grand ou restant fermée ; 2° par des carreaux Castaing ; nous avons dit (p. 263) quelle était leur faible valeur ; 3° par des appareils Renard, au nombre de 2 par chambre, placés à l'entrée de gaînes d'évacuation de 0m,30 sur 0m,20.

Si l'on veut bien se reporter aux principes de ventilation rationnelle que nous avons tenté d'établir dans la 1re Partie de ce livre (p. 257 et suivantes) on verra que la combinaison de ces divers orifices, tous placés dans la partie supérieure des chambres, constitue en somme un dispositif irrégulier de ventilation permanente naturelle, dispositif tel que l'on ne saurait prévoir d'une façon tant soit peu précise quels seront ses résultats. On peut dire toutefois que lorsqu'il y aura renouvellement d'air, ce renouvellement s'opérera le plus souvent seulement dans la zone supérieure de l'atmosphère des chambres, c'est-à-dire que les hommes placés dans la zone inférieure n'en profiteront guère. Cependant quand l'air du dehors sous l'action du vent arrivera en assez grande quantité et que sa température sera basse, il incommodera suffisamment les hommes, quoi que l'on ait fait, pour que ceux-ci cherchent à s'opposer de leur mieux à cette ventilation en bouchant les orifices d'introduction de l'air. A notre avis la conclusion à tirer de ces faits bien connus est qu'il faut renoncer à amener dans les chambres, par quelque dispositif que ce soit, de l'air du dehors en quantité convenable du moment où cet air offre une grande différence de température avec celui du dedans. Il faut au moment de l'admettre le réchauffer un peu de manière à ce qu'il offre au moins 12°.

Mais, sauf exception, il n'existe aucun moyen de *chauffage* permanent, durant l'hiver, dans nos casernes, de sorte que cette modification de l'air entrant ne paraît pas réalisable. Les poêles dont les soldats disposent ne sont destinés en effet qu'à une mise en activité intermittente (d'habitude ils ne sont allumés qu'après la soupe du soir, jusqu'au coucher), étant donné que le combustible n'est fourni que dans la mesure nécessaire pour réchauffer rapidement les hommes et leur permettre de sécher un peu leurs effets si besoin est. On ne fait du feu d'une manière assez continue que dans certains locaux, les corps de garde entre autres. Les poêles qui y sont employés sont des appareils très rudimentaires, dont l'enveloppe de fonte extérieure forme la paroi du foyer : en sorte que cette enveloppe rougit dès que le feu est assez actif. Tel le poêle « lyonnais » ou « de corps de garde » (voir p. 287). La maison François Vaillant a proposé un modèle meilleur quoique non moins robuste ; il comporte un foyer tronconique en fonte distinct de la paroi extérieure également en fonte du poêle, ce qui évite à cette paroi d'être portée trop aisément au rouge. Dans les postes des Alpes on a mis en essai un poêle ventilateur à double enveloppe de la maison Digard ; l'enveloppe extérieure est en faïence ; cet appareil donnerait des résultats assez satisfaisants (Hoc).

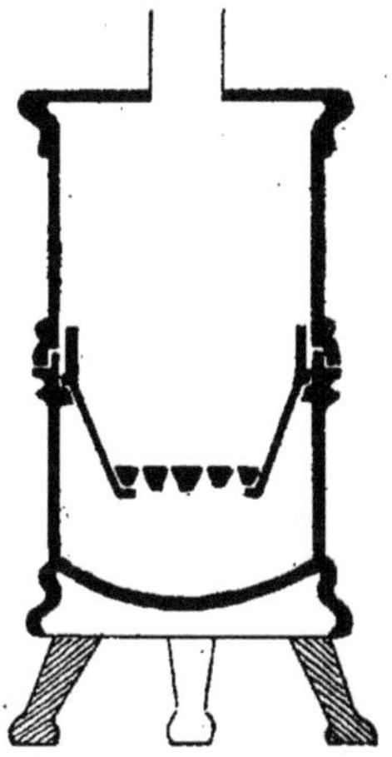

Fig. 209. — Poêle de caserne François Vaillant (coupe).

La caserne Sainte-Catherine, à Briançon, a été munie d'un système de chauffage continu ; il nous semble qu'il devrait en être de même dans toutes les casernes des régions très froides ; mais nous souhaiterions non moins vivement qu'on n'installât point dans ce but de calorifères à air chaud, comme c'est le cas à Briançon : l'air chaud entre dans les chambres par des bouches situées au pied d'un des murs de refend, s'élève vers le plafond, et doit ensuite redescendre pour être évacué par des orifices ouverts à la base du mur de refend opposé. Même en admettant que les choses se passent effectivement ainsi, ce genre de ventilation renversée n'est pas à recommander. Les appareils de chauffage par la vapeur à basse pression, l'installation de radiateurs dans les chambres, permettraient d'arriver à une réalisation infiniment meilleure à tous égards du chauffage et de la ventilation.

L'*éclairage* nocturne des chambres, dans la plupart des casernes, est extrêmement défectueux. Il faut se féliciter de l'introduction de la lumière électrique dans quelques casernes, au lieu et place de l'éclairage à l'huile, au pétrole, ou même au gaz. L'éclairage électrique a été installé en 1887 au quartier Bonnard, à Epinal, en 1891 au quartier de cavalerie de Lure et au quartier d'artillerie d'Héricourt, en 1896 au quartier Frébault à Lorient : les usines productrices d'électricité font partie de ces trois derniers quartiers et des soldats en assurent le fonctionnement; les installations premières ont été naturellement assez coûteuses, mais l'on jouit d'un éclairement suffisant, très salubre, et l'on dépense annuellement la moitié seulement de ce que l'on aurait à payer pour un éclairage de même intensité avec le pétrole, le tiers du prix auquel serait revenu l'emploi du gaz.

**Ameublement.** — Les chambres des soldats contiennent essentiellement des *lits* qui sont placés perpendiculairement aux longs côtés des pièces, avec la tête à une dizaine de centimètres du mur ; il devrait exister un intervalle d'au moins $0^m,50$ entre chaque lit (Boisseau), principe adopté par le règlement actuel, ce qui impose de ne mettre que 1 lit pour $1^m,20$ de longueur de paroi ; les lits extrêmes de chaque rangée doivent du reste être également écartés du mur voisin. Le lit du soldat français, de $0^m,70$ de large, est composé de 2 tréteaux en fer (dont l'un est surmonté d'une galerie formant la tête du lit) sur lesquels on pose d'ordinaire 3 planches qui supportent elles-mêmes 1 paillasse (enveloppe de toile renfermant 10 kilog. de paille renouvelée tous les 6 mois) et 1 matelas (enveloppe de toile renfermant 8 kilog. de laine et 2 kilog. de crin disposés sur une épaisseur d'environ 12 centimètres). A ces éléments viennent s'ajouter un traversin rempli de laine et crin, des draps, des couvertures. Les draps sont changés tous les mois en hiver, tous les 20 jours en été.

Les hygiénistes n'ont cessé de demander la suppression des planches de chalit et de la paillasse, qui pour des raisons de propreté devraient être remplacées par un sommier élastique facile à nettoyer. Le ministère de la guerre a adopté en principe le sommier Thuau, formé d'un cadre métallique qui se pose sur les tréteaux; aux extrémités du cadre se trouvent de petites poulies sur lesquelles passe une corde que l'on tend au moyen d'un treuil à encliquetage ; des lames d'acier flexibles transversales complètent l'appareil qui est en outre recouvert d'une sorte de grosse toile doublée d'une étoffe de laine destinée à empêcher que le sommier élastique ne soit trop froid. Naturellement il est cependant moins chaud qu'une paillasse. Du reste on ne le voit guère mis en service que dans les régions méridionales.

Peut-être un sommier simplement constitué par un cadre métallique et des lames d'acier bombées, placées longitudinalement, eût-il mieux valu au point de vue de l'entretien de la propreté ; mais bien entendu il eût fallu lui aussi le garnir d'un isolateur thermique convenable, ou bien augmenter l'épaisseur du matelas pour obtenir un lit assez chaud.

En outre des lits on ne trouve guère actuellement dans les chambres de caserne que des *planches à bagages*, des *planches à pain*, des *râteliers d'armes*. Nous souhaiterions des planches à bagages mobiles sur les consoles de fer qui les supportent. D'autre part, nous sommes d'avis de ne pas apporter le pain dans les chambres où l'on couche : sa place est au réfectoire. En revanche on ferait bien de pourvoir chaque homme d'un tabouret de manière à éviter que le lit ne serve à s'asseoir et à tout poser.

On a proposé d'avoir à chaque extrémité de la chambre une armoire aérée par l'extérieur où l'on mettrait les chaussures : l'idée n'est pas mauvaise, mais nous préférerions voir ces chaussures sur des étagères installées hors des chambres, dans les corridors ou sur les paliers.

Enfin 2 *crachoirs* en métal, ou tout au moins en bois doublé intérieurement de zinc, posés sur consoles, sont nécessaires dans chaque chambre. On en placera d'autres dans les vestibules des bâtiments, sur les paliers des escaliers.

**Locaux complémentaires du casernement.** — En dehors des chambres destinées à servir de logement proprement dit, ou plutôt de dortoir, aux soldats, la caserne doit compter de nombreux locaux complémentaires, indispensables, que nous allons passer rapidement en revue.

**Lavabos.** — Les lavabos sont installés au rez-de-chaussée des bâtiments d'habitation; il convient de leur donner une certaine ampleur et de bien les éclairer par de larges fenêtres; il va sans dire que leurs parois seront garnies de revêtements imperméables et que leur sol sera un carrelage en grès cérame; ce sol offrira du reste des pentes et des caniveaux pour l'écoulement rapide de toutes les eaux. D'ordinaire le lavabo proprement dit est constitué par une auge en ciment placée au milieu du local et surmontée d'une série de petits robinets susceptibles de donner seulement un filet d'eau. Ce système paraît avoir reçu l'approbation générale. Il nous semble bien rudimentaire, très favorable au gaspillage de beaucoup d'eau, peu fait pour faciliter l'entretien de la propreté corporelle. Le nombre des robinets est du reste toujours trop restreint par rapport à l'effectif de la troupe.

**Réfectoires et salles de réunion.** — Ces locaux ont pour rôle essentiel de réduire la chambrée à n'être autre chose qu'un dortoir; le soldat doit prendre ses repas en dehors de cette pièce; d'autre part, il a besoin d'avoir une salle où il puisse, après la soupe du soir ou dans la journée du dimanche, aller s'asseoir, causer, lire, écrire, se chauffer s'il y a lieu, jouir en un mot d'un certain confort, tandis que la chambrée restera inoccupée, avec ses fenêtres ouvertes pour s'assainir.

A la rigueur le même local peut servir de réfectoire et de salle de réunion. Mais si cela était possible il vaudrait mieux deux locaux distincts.

En tous cas le réfectoire ne sera pas placé trop loin de la cuisine; il aura un sol en grès cérame; on y conservera le pain des hommes dans des armoires assez aérées, ou plutôt sur des étagères. Il avait été admis pour les casernes type 1889 que le réfectoire pourrait être établi hors des bâtiments d'habitation, en annexe des cuisines, et en communication presque directe avec elles, suivant les indications formulées depuis longtemps par Boisseau : mais il ne paraît pas que cet excellent projet ait jamais été réalisé. Par contre on a installé dans plusieurs casernes neuves les réfectoires en sous-sol, ce qui n'est guère à recommander.

Les salles de réunion tant soit peu séduisantes ne concourront pas seulement à assainir les chambrées; elles serviront aussi très souvent à retenir le soldat loin du cabaret, du mauvais lieu : on l'a dit très justement, beaucoup de soldats y vont sans en avoir envie, par désœuvrement, besoin de quitter la chambrée et impossibilité de trouver ailleurs de quoi s'asseoir, du feu et de la lumière. Une salle de réunion sera de préférence parquetée en chêne sur bitume; son chauffage et son éclairage devront être très suffisants; elle sera pourvue de sièges, de tables, etc.

**Cuisines, cantines, mess.** — Nous donnons ci-contre le plan d'une cuisine type 1898 pour 2 compagnies; le type 1889 était du reste fort analogue à celui-ci. Les dispositions d'ensemble sont bonnes : la cuisine est constituée par un petit bâtiment isolé, à simple rez-de-chaussée, de sorte que l'éclairage et la ventilation se trouvent facilement assurés par de grandes fenêtres et une toiture à lanterneau; le local est carrelé en céramique avec pentes convenables et caniveaux d'écoulement des eaux; sa partie antérieure est occupée par des tables de distribution auxquelles on peut accéder par diverses portes ; au fond se trouve le fourneau, adossé à un mur évidé de manière à permettre l'alimentation des foyers par une sorte de couloir ou chambre de chauffe dont la situation de l'autre côté du dit mur évite la manipulation du combustible ou des cendres dans la cuisine même.

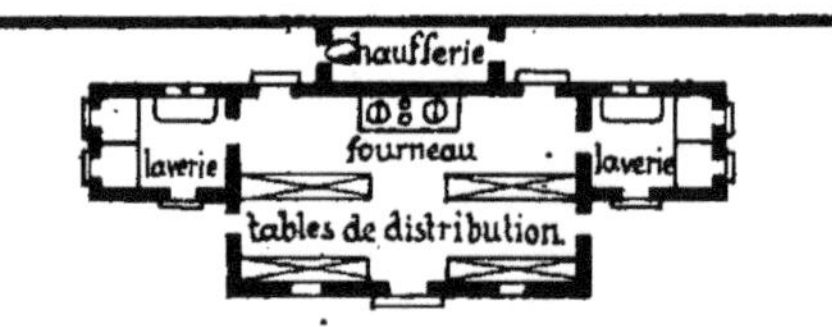

Fig. 210. — Cuisine (caserne type 1898).

Cette cuisine est flanquée de laveries placées un peu en contre-bas, afin de rendre facile l'arrivée de l'eau chaude venant du fourneau aux auges installées dans ces laveries. Plus en dehors encore se trouvent à droite et à gauche quatre sortes de petites cellules formant magasins à provisions et auxquelles on accède seulement du dehors ; il devrait y être ajouté une cave.

On collecte les eaux grasses et les débris organiques divers dans des tonnes métalliques, à couvercle, placées dans une courette en arrière de la cuisine, sur une aire bétonnée et cimentée.

Les appareils culinaires de François Vaillant toujours en usage dans les cuisines de l'armée sont un peu trop rudimentaires : leurs marmites ne conviennent bien que pour faire la soupe; les corps ont dû, pour faire des rôtis, acheter des fours qui sont installés d'ordinaire dans la chambre de chauffe. Il semble qu'il y aurait avantage à adopter quelques-uns des appareils primés en 1896 à la suite d'un concours ouvert par le ministère de la guerre. Les fourneaux à feu direct de Cubain, de Pierron-Boutier, un nouveau modèle de François Vaillant, tous comprenant, avec les marmites pour la soupe, un four à rôtir et un réservoir d'eau chaude, ont donné durant les expériences faites à cette occasion de bons résultats soit au point de vue d'une préparation meilleure des repas, qui doivent être variés, soit même au point de vue économique (Boitel).

Les *cantines* sont comme les cuisines séparées des bâtiments d'habitation de troupe ; elles comprennent essentiellement, au rez-de-chaussée, une cuisine et une salle de consommation, le tout carrelé.

Le *mess* des sous-officiers est encore un bâtiment spécial, avec au rez-de-chaussée cuisine, office, laverie, salles à manger, à l'étage salles de jeux, de lecture, etc.

**Latrines et urinoirs.** — Les latrines dont les soldats font usage pendant le jour sont réparties en un certain nombre de petits édicules isolés, placés vers la périphérie de la caserne, mais pas trop loin des bâtiments habités, et autant que possible par rapport à ceux-ci du côté opposé à celui par où vient le vent le plus habituel. Les édicules en question, construits en briques et fer, réunissent chacun un certain nombre de stalles avec sièges pour la défécation : on demande d'ordinaire un siège pour 70 hommes. En principe on a renoncé au collectionnement des matières dans des fosses fixes. Mais la plupart du temps, faute d'égouts ou faute d'eau pour y assurer une évacuation convenable, on a recours aux tinettes (voir p. 367); par suite on se résigne à avoir des cabinets sans eau, fatalement malpropres, et qui répandent une mauvaise odeur, malgré les nettoyages quotidiens que l'on tente d'y exécuter à l'aide de rares seaux d'eau et de quelques coups de balai. Au surplus les entrepreneurs chargés de ce service font bien rarement garnir les tinettes de matière sèche absorbante, comme il est cependant prescrit, en sorte que le contenu même des récipients en question est une source d'incessante puanteur. L'isolement et la large aération des latrines atténuent dans une certaine mesure ce gros inconvénient, et, quand on ne peut faire autrement, le système est tolérable. Bien entendu on adoptera le tout à l'égout et les latrines avec chasses d'eau convenables chaque fois que cela sera possible : il n'est plus nécessaire alors de construire des édicules aussi largement ouverts à l'air libre que dans le cas précédent; au contraire il faut songer à protéger les appareils hydrauliques (réservoirs, siphons) contre le froid extérieur.

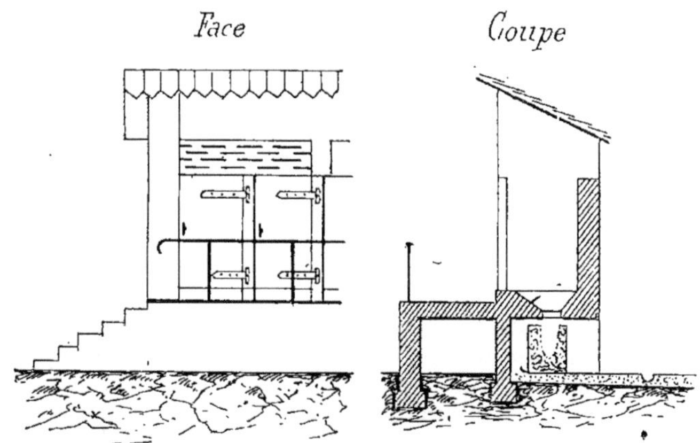


Fig. 211. — Pavillons de latrines à tinettes.

On installe toujours dans les latrines de casernes des « sièges à la turque » pour la défécation dans la position accroupie, sous prétexte que le soldat français ne saurait apprendre à se servir proprement d'une cuvette sur laquelle on doit s'asseoir. Malgré la force de ce préjugé, malgré les difficultés qu'il y a de lutter contre les habitudes malpropres de la plupart des Français sur le point qui nous occupe, nous sommes convaincus de la nécessité et de la possibilité de modifier ce qui se passe dans nos casernes à cet égard. Le jour où on le voudra bien le soldat français usera du siège d'un cabinet comme un homme civilisé; on lui apprend des choses un peu plus difficiles, et nous n'admettrons pas qu'il ne puisse sur ce point au moins égaler le soldat anglais. Au surplus il ne manque pas aujourd'hui de cuvettes qu'on ne saurait souiller extérieurement que de propos délibéré, et sur lesquelles les soldats pourraient en toute sécurité s'asseoir les uns après les autres. Toute espèce de prétendue répugnance est ici sans raison valable. Nous rappellerons d'ailleurs que notre opinion est celle des principaux hygiénistes militaires : Boisseau, Morache, J. Arnould, Vallin, Richard.

En attendant mieux nous reconnaissons toutefois que les « sièges à la turque » constitués par une coquille en grès cérame d'une pièce, munie d'un effet d'eau, et posée en contre-bas du sol de la stalle où elle se trouve (voir p. 395 et suivantes), sont admissibles ; on commence à rencontrer de ces coquilles, organisées comme il vient d'être dit, dans un certain nombre de casernes; selon Viry ce genre de siège à la turque est dû au capitaine Comandré. On tâchera de garnir les parois de la stalle jusqu'à 1 m. de hauteur environ de carreaux imperméables : cela vaut infiniment mieux pour l'entretien de la propreté que la coaltarisation des parois en question.

Les latrines de sous-officiers, tout au moins, devraient être munies de cuvettes sur lesquelles on s'assied, tout comme le sont les latrines réservées aux ménages de la caserne.

Il convient d'établir avec beaucoup de soin des *latrines de nuit* dans les bâtiments mêmes où habitent les hommes; on les placera de préférence au rez-de-chaussée; elles doivent être à effet d'eau, avec toutes leurs cloisons couvertes de revêtements imperméables ; si l'on n'a pas la possibilité d'évacuer les matières à l'égout, on les recevra dans une tinette de capacité convenable, reposant au-dessous du cabinet sur une plate-forme bétonnée, étanche, dans un petit réduit s'ouvrant directement au dehors, de manière à pouvoir enlever chaque matin la tinette et opérer un nettoyage à grande eau du local susdit. Les latrines de nuit seront fermées pendant le jour. On les ventilera suffisamment, mais sans excès, de façon à ce que les appareils hydrauliques y soient bien à l'abri de la gelée. On les dotera d'un éclairage nocturne très généreux.

Tous les *urinoirs* des casernes seront des urinoirs à plaque, en ardoise, sans compartimentage. Nous estimons qu'en général l'usage de l'huile pour prévenir l'infection des plaques et des caniveaux est préférable à l'irrigation par l'eau. Le graissage des urinoirs est du reste aujourd'hui prévu par les règlements militaires.

**Corps de garde, locaux disciplinaires.** — Le corps de garde doit offrir aux hommes à peu près le même cubage individuel que les chambres; il doit être convenablement ventilé, et chauffé avec un poêle plus perfectionné que celui presque toujours adopté aujourd'hui (poêle « lyonnais » ou « de corps de garde »). Le local sera aménagé de façon à rendre très facile l'entretien de la plus grande propreté. Le lit de camp sera formé de planches aisément déplaçables, en bois dur imperméabilisé, posées sur un bâti métallique. Une circulaire récente prévoit qu'il pourra être affecté aux corps de garde 2 pièces, l'une servant de dortoir, l'autre où les hommes mangeront : nous ne croyons pas que ces conditions soient souvent remplies d'une façon bien satisfaisante. Il y aura dans le corps de garde un crachoir en métal monté sur une console.

Les locaux disciplinaires, salles de police, prisons et cellules, ouvrent sur un petit préau spécial ; ils y prennent des jours ainsi d'ailleurs que du côté opposé, sur la cour de la caserne, par des baies assez larges garnies de persiennes fixes, en fer, à lames renversées.

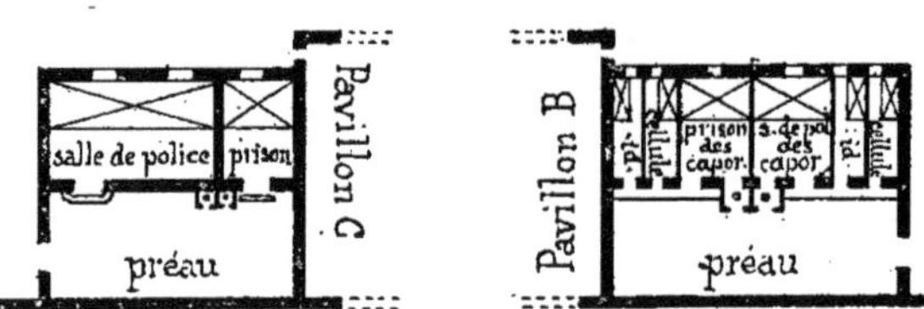

Fig. 212. — Locaux disciplinaires (caserne type 1898).

Les plafonds sont en outre percés de ventouses d'aération surmontées de cheminées débouchant au-dessus du toit. On veillera à ce que le cube individuel dans les salles de police et prison ne descende pas au-dessous de 15 mc. Les lits de camp de ces mêmes locaux seront facilement démontables. Un crachoir sur console est indispensable dans chaque salle de police ou prison. Nous ne parlons pas de chauffage : il est entendu que les hommes punis iront coucher dans leur lit en cas de froid rigoureux.

Le plan que nous faisons figurer ici, et qui est celui du type 1898, diffère du type 1889 par une modification très importante en ce qui concerne les cabinets d'aisances des salles de police et prison : ces cabinets s'ouvraient jadis directement dans les salles de police et prisons; ils ne communiquent plus maintenant avec ces locaux et s'ouvrent dans le petit préau. C'est là un grand progrès. Nous n'en souhaitons pas moins que les susdits cabinets soient à effet d'eau et branchés sur égout, au lieu de comporter comme d'habitude des tinettes. Enfin on devra prendre soin de bien les éclairer.

Les cellules, individuelles, ont $1^{m},30$ de large sur $4^{m}$ à $4^{m},50$ de long, soit $5^{m2},20$ à $5^{m2},80$ de surface ; en supposant $3^{m},50$ de hauteur cela donne 18 à $20^{mc}$., ce qui est peu pour un local où un individu demeure en permanence quelquefois pendant plusieurs jours consécutifs. Il faudrait au moins 25mc. avec 7m² de surface. D'autre part on se contente dans les cellules du seau dit « hygiénique » pour recevoir les diverses évacuations de l'homme; c'est un procédé bien primitif.

**Lavoirs, séchoirs.** — En France le blanchissage régulier de presque tout le linge des soldats est fait par des entrepreneurs ; les soldats ne lavent eux-mêmes que leurs serviettes, leurs mouchoirs, leurs effets de toile, et quelquefois un effet de drap. On installe pour cela dans les casernes, sous toiture légère, des lavoirs dont chacun est essentiellement constitué par une auge centrale étroite dans laquelle coule lentement de l'eau propre, et qui est flanquée de deux plans inclinés où l'on pose le linge à laver : on mouille ce linge avec l'eau propre puisée dans l'auge médiane; l'eau savonneuse s'écoule au-dessous des plans inclinés par des trous ménagés dans leur épaisseur. Autrefois cette eau de lavage gagnait un conduit central placé dans l'axe du lavoir, sous une sorte de tunnel : d'où de grandes difficultés pour assurer la propreté du conduit en question. Récemment le capitaine Michelier a modifié d'une façon heureuse cette partie du lavoir dit « de Lille » que nous venons de décrire; l'auge médiane et les plans inclinés qui la flanquent sont en ciment armé; par suite de la résistance de ce ciment on a pu placer en porte à faux les plans inclinés servant de tables de lavage; dès lors l'eau sale qui en provient s'écoule par des trous de chute ménagés dans l'épaisseur de ces tables à l'aplomb du parement cimenté de la murette en maçonnerie sur laquelle repose l'auge médiane; enfin l'eau sale est collectée dans un caniveau à ciel ouvert entourant le pied de cette murette. A l'une des extrémités du lavoir se trouve au surplus un bassin de rinçage, ou seulement des robinets à pomme d'arrosoir pour remplir le même but.

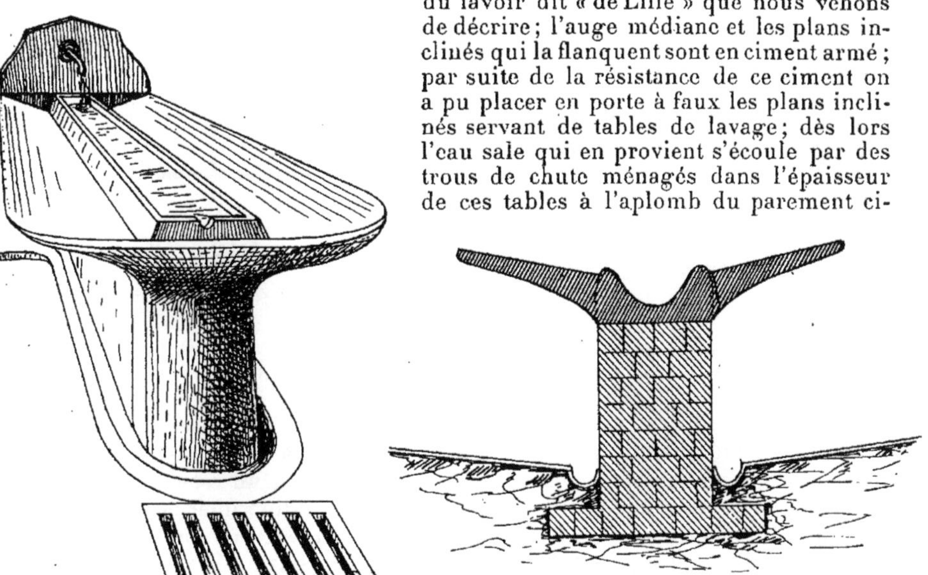

Fig. 213 et 213 bis. — Lavoir (Elévation et coupe).

Les soldats passent beaucoup de temps, dépensent bien du savon et usent fortement le linge avec ces lavages à froid, peu satisfaisants d'ailleurs au point de vue de la propreté. Il serait bon de procéder autrement.

Les séchoirs sont installés près des lavoirs, également sous une toiture légère.

**Ecuries, selleries, fosses à fumiers.** — On sépare maintenant tout à fait les *écuries* des bâtiments occupés par les hommes, comme le demandait la Commission anglaise de 1861, et on construit des écuries spacieuses parfaitement aérées, très claires, à sol revêtu de carreaux de ciment ou d'asphalte, avec caniveaux pour l'écoulement des liquides, etc. L'hygiène générale des quartiers de cavalerie a beaucoup gagné à ces excellentes dispositions.

Le harnachement des chevaux est déposé dans des *selleries*, et non plus comme jadis dans les chambres des hommes. Un autre progrès consiste à disposer à côté de la sellerie proprement dite d'un local bien éclairé par de larges fenêtres et où s'opère l'astiquage du harnachement.

Les *fosses à fumier*, bien imperméabilisées, sont placées aussi loin que possible des bâtiments habités. On les vide fréquemment.

**Infirmerie des hommes.** — L'infirmerie est surtout destinée à recevoir les hommes légèrement malades, qui sont dispensés de tout service, et dont la présence dans les chambres empêcherait d'ouvrir toutes grandes durant la journée les fenêtres de ces locaux. L'infirmerie sert encore à isoler sur-le-champ d'une façon provisoire un homme suspect d'être atteint d'une affection contagieuse. Il faut d'ailleurs se garder de vouloir faire de l'infirmerie un petit hôpital.

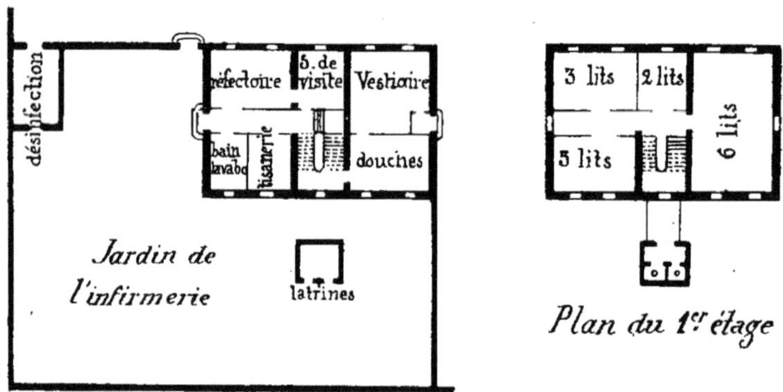


Fig. 214. — Infirmerie pour un bataillon (type 1898).

Depuis l'adoption des casernes type 1889 l'infirmerie est installée dans un petit pavillon situé quelque peu à l'écart du reste du casernement et plus ou moins entouré d'un jardinet clos. Le bâtiment comporte un rez-de-chaussée, un étage, et un comble servant de magasin. La distribution intérieure dans le type de 1898 (infirmerie pour un bataillon) n'est pas mauvaise en somme. Toutes les chambres de malades sont à l'étage : elles offrent 8m² par lit, et avec une hauteur de 3m,50, un cube individuel de 28 mc. Au rez-de-chaussée se trouvent d'abord la salle de visite, un réfectoire pouvant aussi servir de salle d'attente, une tisanerie, un local pour les lavabos et une baignoire; puis la salle de bains-douches pour tous les soldats logés dans la caserne, avec un vestiaire à entrée spéciale.

Nous n'aimons pas beaucoup que les bains douches soient ainsi installés dans l'infirmerie; à notre avis les deux services n'ont rien de commun et il est assez fâcheux de faire défiler deux fois par mois tous les soldats d'une caserne dans un bâtiment où sont des malades, si légèrement malades qu'on les suppose.

D'un autre côté il est à regretter que le rez-de-chaussée de l'infirmerie ne comprenne pas deux espèces de boxes, ou deux pièces à un lit permettant d'isoler temporairement chacune un contagieux ou un homme suspect d'être dans ce cas.

Tous les locaux de l'infirmerie doivent être carrelés, à parois verticales peintes à l'huile et vernissées, à angles arrondis; le local des lavabos (trop exigu du reste), celui de la tisanerie (où se feront les pansements), ont même besoin d'un revêtement de la partie inférieure de leurs murs en carreaux de faïence. Quelques cloisons vitrées çà et là faciliteraient la surveillance par un personnel restreint. Comme mobilier nous souhaiterions, dans la salle de visite, un petit lavabo ; dans la tisanerie un vidoir et un appareil très simple permettant d'avoir très vite une certaine quantité d'eau chaude ; dans le lavabo des cuvettes fixes ; dans les chambres de malades des lits avec sommiers à lames métalliques, des tables de nuit ouvertes, en métal, et quelques tabourets. Des crachoirs sur console seront placés dans la salle d'attente. Les latrines de l'infirmerie, placées pour ainsi dire en dehors du bâtiment, dans un édicule où l'on se rend à l'aide d'une passerelle partant du palier d'escalier intermédiaire entre le rez-de-chaussée et l'étage, seront pourvues de cuvettes à effet d'eau, pour la défécation dans la position assise, et d'un urinoir à plaque. On prendra garde d'installer ces cabinets de manière à garantir les appareils hydrauliques contre la gelée. Au surplus il est à désirer que le local en question soit un peu chauffé en hiver, comme tout le reste de l'infirmerie.

Il est inutile de nous arrêter aux bains-douches dont la description a été faite une fois pour toutes antérieurement (p. 670 et suivantes). Rappelons seulement que les soldats n'ont pas besoin de cabines individuelles et que l'aspersion doit être commandée d'un seul point pour toutes les pommes d'arrosoir à la fois.

Un local pour la *désinfection* est prévu au voisinage de l'infirmerie. On doit pouvoir y placer une petite étuve à vapeur.

**Les camps.** — Pour abriter temporairement les troupes sur certains terrains d'exercice situés loin des villes de garnison, on construit sur un point de ces terrains des *baraques*, ou encore on y installe des *tentes*. C'est à ce dernier genre d'abri que l'on aura encore recours très fréquemment en temps de guerre lorsque l'importance des effectifs concentrés dans une zone relativement peu étendue ne permettra plus de se contenter pour eux des ressources offertes par les villes ou villages du pays au point de vue du logement. Le séjour dans les camps ne saurait du reste jamais être prolongé sans péril pour la santé des troupes, surtout pendant la mauvaise saison. Toutefois, en observant une série de précautions qu'il appartient à l'hygiène d'indiquer, on peut espérer retarder le moment où l'occupation d'un camp deviendra dangereuse. Mais on évitera toujours que la troupe campe en permanence : cette situation ne doit être que transitoire.

Le choix de l'*emplacement* d'un camp est chose fort importante, particulièrement lorsqu'il s'agit d'un de ces camps d'instruction où des troupes se succèdent durant des années. On s'efforcera de trouver un terrain découvert, sans être exposé à des vents désagréables, en pente douce, à la surface duquel l'écoulement des eaux se fera bien, et dont le sol sera parfaitement perméable. La perméabilité du sol crayeux du camp de Châlons est la cause principale de la salubrité de ce camp, car c'est pour cette raison que les couches superficielles de ce sol ne s'infectent pas d'une manière durable du fait du séjour de l'agglomération humaine à sa surface : or cette infection du sol est justement le grand péril qu'il faut sans cesse redouter dans les camps et d'où proviennent la plupart de leurs inconvénients sanitaires, entre autres les manifestations si communes de la fièvre typhoïde et de la dysenterie. On s'assurera d'ailleurs de l'abondance et de la bonne qualité des eaux qui pourront être amenées au camp pour satisfaire à tous les besoins des troupes ; en principe l'eau destinée à la boisson ne sera pas empruntée à une nappe sous-jacente au camp, laquelle risque fort d'être souillée.

Des *baraques* à simple rez-de-chaussée, construites en briques, doivent le plus souvent possible recevoir les troupes dans les camps d'instruction. On les disposera sur plusieurs lignes parallèles, en ayant soin de les espacer de manière convenable (d'un intervalle égal à une fois et demie leur hauteur), et en orientant leur grand axe sensiblement de l'est à l'ouest. L'aire intérieure de ces baraques sera un carrelage élevé de 25 centimètres environ au-dessus du sol par un soubassement bien rempli de fin gravier ou de matière non hygroscopique (mâchefer par exemple, laine de scories, etc.). La toiture sera en tuile avec une couche isolante doublant le voligeage. Les chambres de troupe, disposées dans le sens de la longueur des baraques, seront plafonnées, auront leurs parois latérales blanchies à la chaux, présenteront de nombreuses fenêtres opposées sur leurs faces latérales, et offriront à chaque homme un cube individuel d'au moins 15 mc. Les soldats auront leurs lits habituels, placés cette fois perpendiculairement aux façades. Les chambres ne devront pas contenir plus d'hommes que les chambres de caserne, soit une vingtaine. Il est indispensable que les hommes disposent de lavabos.

Les cuisines occuperont des baraques spéciales, un peu écartées des autres.

Les plus grands soins seront apportés à l'installation des latrines et des urinoirs, pour tenter de lutter dans la mesure du possible contre la dispersion des matières fécales et des urines, cause prédominante de l'infection du sol. On a recours d'habitude aux latrines avec tinettes Goux dans des édicules semblables à ceux décrits pour les casernes. Il faut en outre avoir d'assez nombreux urinoirs tout à fait à proximité des baraques, sans quoi, la nuit, les hommes urinent régulièrement autour de celles-ci.

On est conduit, pour bien évacuer les liquides souillés provenant des lavoirs, des lavabos, des cuisines, des urinoirs, à installer un petit réseau d'égouts, en poterie d'ordinaire. La meilleure manière de se débarrasser finalement des eaux ainsi canalisées est de les employer en irrigations sur des terrains appropriés situés à quelque distance du camp. C'est ce qui a été fait récemment pour le camp de Sissonne, où l'on n'a eu qu'à se louer à tous égards de cette solution. Dans ces conditions, si l'on a de l'eau en quantité suffisante, il nous paraîtrait indiqué d'établir des latrines à effet d'eau et de pratiquer dès lors un tout à l'égout complet avec utilisation finale des liquides par l'agriculture sous forme d'irrigations.

Des *tentes* sont souvent utilisées dans les camps d'instruction. Ce sont des tentes de forme conique à mât central, dites « tentes marabout », dont chacune enferme un volume d'à peu près 30 mc. On y met cependant au moins 8 hommes, souvent 10. Or la toile de tente lorsqu'elle est humide n'est plus perméable à l'air; s'il fait froid et que l'on ferme les portes de la tente on devine dans quelles déplorables conditions vont se trouver les hommes groupés sous cet abri. Il faudrait avoir des toiles de tente ne se mouillant pas pour rester toujours perméables à l'air. D'autre part en été la radiation solaire élève rapidement la température sous les tentes, malgré leur couleur blanche : dans nos pays on peut encore combattre assez efficacement cet inconvénient en relevant la « toile à pourrir » qui joint la tente au sol, de manière à laisser pénétrer de l'air par tout le pourtour de la tente; dans les pays chauds cette ressource est assez insignifiante. Par ailleurs l'homme couche sous la tente presque en contact avec le sol sur lequel on met seulement une certaine quantité de paille. Toutes ces circonstances rendent la situation fort dangereuse au point de vue sanitaire. Même durant la belle saison il ne faut pas laisser trop longtemps les troupes sous la tente. Il convient du reste de bien espacer les tentes les unes des autres (d'une distance au moins égale à une fois et demie leur diamètre, selon Boisseau), de nettoyer, aplanir et tasser le sol au-dessous d'elles, de les entourer d'une rigole pour l'écoulement de l'eau de pluie.

Au surplus, si les hommes sont sous la tente, il n'existe généralement aucune installation fixe pour les cuisines, pour l'évacuation des immondices quelconques, et les latrines sont souvent des « feuillées » c'est-à-dire de simples petits fossés étroits, creusés dans le sol à une soixantaine de mètres des tentes, et au-dessus desquels les hommes s'accroupissent pour la défécation : on referme peu à peu ces tranchées en les comblant à mesure qu'elles servent avec la terre de déblai qui en provient. En temps de paix, si le campement sur un même terrain doit se prolonger, il faut absolument remplacer les feuillées par des latrines à tinettes, car le procédé des feuillées n'est jamais qu'un pis aller et ses résultats dans la pratique sont d'autant plus médiocres que l'on en prolonge l'emploi.

Nous n'avons guère eu en vue jusqu'ici que les camps d'instruction du temps de paix, dont on peut choisir l'emplacement, que l'on installe à loisir, que l'on dote d'aménagements relativement perfectionnés, et qui en fin de compte ne sont occupés d'ordinaire que durant la belle saison. En temps de guerre il faudra souvent camper dans des conditions bien plus défavorables. On s'efforcera de s'établir en terrain sec, découvert, perméable, à proximité d'un cours d'eau dont on devra du reste éviter la pollution autant qu'il se pourra ; mais dans un grand nombre de cas, l'emplacement du camp est imposé par des raisons stratégiques. D'habitude on ne dispose pour se protéger contre les intempéries d'une saison parfois mauvaise que des « *tentes abri* » dont les hommes sont munis ; plus exactement, chaque homme porte avec lui les éléments de la moitié d'une tente (une toile, un montant, trois piquets) ; il faut que deux hommes se réunissent pour constituer une tente formée de deux toiles inclinées l'une vers l'autre ; la meilleure tente est celle formée par quatre hommes, dont les toiles sont mises bout à bout deux par deux : la tente arrive alors à une longueur convenable pour couvrir les hommes couchés sous elle, et en même temps elle reste ouverte à ses deux extrémités, ce qui assure l'aération. Naturellement ce genre d'abri est des plus précaires. Cependant là n'est pas encore la circonstance la plus fâcheuse qui se rencontre dans les camps du temps de guerre. Cette circonstance réside dans l'obligation qui s'impose quelquefois à des troupes de camper longtemps sur le même terrain, ou encore de venir camper sur des emplacements évacués depuis peu par d'autres troupes. C'est qu'alors, étant donné qu'on ne dispose que de quelques moyens très rudimentaires, extemporanés, comme les feuillées, pour lutter contre l'infection du sol et de ses eaux par l'agglomération humaine et celle des animaux, cette infection se réalise bientôt, et par suite la diarrhée, la dysenterie, la fièvre typhoïde ne tardent pas à se manifester à l'état épidémique parmi les troupes. C'est l'histoire de tous les camps de quelque durée au cours d'une campagne. Il n'y a qu'un remède à cet état de choses : changer les terrains de campement aussi souvent que possible. Dans la plupart des guerres ce sont les troupes le plus longtemps stationnées qui ont fourni le plus grand nombre de malades.

**Cantonnements, bivouacs.** — Le *cantonnement*, qui est employé dans la plus large mesure en manœuvres et en guerre, et cela avec raison, car il vaut infiniment mieux au point de vue sanitaire que le campement, consiste à loger les troupes dans les habitations de tout genre du pays où l'on se trouve. En pareil cas il faut d'abord se préoccuper de l'état sanitaire des populations avec lesquelles les soldats vont se trouver en contact étroit ; on préviendra ce contact au besoin. Quand on loge la troupe en *cantonnement resserré*, il convient de veiller à ce qu'il ne se produise pas un encombrement excessif dans les divers locaux où les hommes s'entassent : on s'efforcera de ne pas laisser cette situation se prolonger. Le plus souvent des feuillées doivent être établies aux abords du cantonnement. On prendra des mesures pour éviter la souillure des puits, fontaines, cours d'eau de la localité.

Le *bivouac* est la négation de tout abri : c'est le stationnement sur un terrain, sans aucune installation. Il va sans dire qu'il ne faut en abuser à aucune époque de l'année, et moins que jamais si les nuits sont froides ou s'il pleut.

## Conditions spéciales aux soldats.

Nous examinerons ici les conditions spéciales relatives aux soldats en ce qui concerne le vêtement, l'alimentation et les boissons, les exercices, et enfin les expéditions coloniales, dans l'organisation desquelles l'hygiène doit logiquement revendiquer une si grande part. Pour les généralités concernant ces questions on se reportera à la Ire PARTIE de cet ouvrage.

**Vêtement.** — La grosse difficulté dans l'habillement du soldat nous paraît être de trouver un vêtement ou uniforme qui donne satisfaction vis-à-vis de conditions météoriques assez variées : car pour plusieurs raisons le soldat ne peut guère être muni de divers costumes dont chacun s'adapterait à une situation météorique particulière : il faut que dans des limites assez étendues, et tout au plus moyennant quelques modifications très aisées à apporter, un seul uniforme lui convienne par le froid, le chaud, la pluie, du moins dans nos climats (on sera toujours obligé d'adopter un habillement spécial quand le soldat devra affronter des climats extrêmes). Cet uniforme doit du reste être assez simple (c'est-à-dire ne pas se composer de pièces trop multiples), facile à adapter sur tous les individus, et surtout très commode, autrement dit n'apportant aucune entrave à la liberté des mouvements. Il serait fâcheux qu'il fût laid : mais il serait encore plus regrettable de sacrifier une qualité pratique quelconque de l'uniforme à des considérations esthétiques. D'autre part nous souhaitons qu'en pareille matière on n'accorde aucune attention à ce que l'on appelle la tradition; parce que des soldats ont été longtemps accoutrés d'une certaine façon ce n'est pas une raison pour leur conserver indéfiniment la même tenue si elle est irrationnelle.

Réglementairement, en tenue de campagne, le soldat d'infanterie est vêtu d'une chemise en flanelle de coton (tissu de laine et coton), d'un caleçon de toile, d'une ceinture de flanelle, d'une cravate de toile bleue, d'un pantalon de drap rouge, d'une capote en drap gris-bleu ; il a aux pieds une paire de brodequins; il porte en outre sur son sac une veste de drap. La plupart des hommes ajoutent à cela un gilet de flanelle, placé entre la chemise et la peau, souvent un tricot de laine par dessus la chemise pour peu que la température ambiante ne semble pas très chaude, enfin une paire de chaussettes.

Nous n'avons point de renseignements précis sur les caractères physiques de la plupart des tissus qui servent à composer le vêtement du soldat : leur *poids spécifique*, leur *épaisseur* notamment, comme l'entend Rubner, n'ont pas encore fait l'objet de recherches exactes. Par suite nous savons peu de chose de la perméabilité de ces tissus à l'air, et de la manière dont ils se comportent vis-à-vis de l'évaporation cutanée. On peut dire seulement que d'habitude cette évaporation est plutôt insuffisante, à en juger d'après la fréquente humectation des vêtements par la sueur que l'on constate sur les soldats qui viennent de manœuvrer, de faire une marche avec leur chargement ordinaire, la température ambiante étant du reste moyenne. Cet état de choses tient surtout, il est vrai, à ce que le soldat, spontanément, se couvre trop la plupart du temps, accumule les uns sur les autres des effets non réglementaires, gilets ou chemises de flanelle, tricots de laine, qu'il porte sous ses vêtements d'uniforme. Il en résulte que la perte de calorique par le corps est trop restreinte quand l'homme fournit un notable travail musculaire, car c'est surtout l'épaisseur totale offerte par l'ensemble des vêtements superposés qui règle l'action thermique de l'habillement. Remarquons d'autre part que dans l'espèce la couche la plus externe du vêtement étant constituée par un drap épais qui se prête relativement peu soit à la circulation de l'air soit à celle de la vapeur d'eau, les couches d'air sous-jacentes existant entre les effets superposés sont jusqu'à un certain point immobilisées et contribuent dès lors elles aussi à réduire la déperdition de calorique par le corps : en même temps elles tendent à se saturer de vapeur d'eau qui finalement mouillera les divers tissus de l'habillement. Ceux-ci quand ils sont humectés perdent de leur perméabilité, et la situation tend par suite à empirer encore.

Ce n'est point à dire d'ailleurs qu'il serait bon de réduire l'épaisseur des draps de troupe, cette épaisseur étant un incontestable avantage en temps froid : la transmission du calorique à travers une étoffe est le plus souvent d'autant moindre que cette étoffe est plus épaisse. Le caractère vraiment regrettable des draps en question est leur aptitude à se mouiller, soit par la sueur, soit par la pluie, car en cet état ils perdent beaucoup de leur perméabilité à l'air, et leur pouvoir conducteur augmente dans des proportions considérables, fait qui peut être l'origine pour les individus de refroidissements dangereux. On peut se contenter pour les chemises de l'emploi de l'étoffe velue dite flanelle de coton actuellement usitée ; pour les caleçons, il conviendrait de renoncer à la toile ordinaire qui se mouille trop bien. Mais en ce qui concerne la capote et le pantalon il faudrait arriver à les empêcher de se mouiller ; si la température extérieure est élevée, l'homme vêtu de ces effets mouillés lutte avec peine contre la chaleur développée par le travail musculaire, et si la température est basse il est soumis à une déperdition exagérée de calorique ; en outre la charge qu'il porte augmente très notablement. Kolb a vu l'uniforme du fantassin augmenter de $2^k$,300 à 3 kilog. avec une pluie abondante d'une durée de six minutes. D'où l'indication pressante de trouver un moyen de supprimer l'aptitude au mouillage des vêtements de dessus, au moins de la capote ou du manteau, tout en laissant intacte leur perméabilité à l'air. On pourrait même souhaiter que celle-ci fût généralement accrue : à cet effet on éviterait de jamais doubler les vêtements de drap avec une toile de coton ou même de lin (cas de la veste et de la capote d'infanterie), relativement bonne conductrice de la chaleur, et qui en outre laisse assez mal passer l'air quand elle est sèche, presque plus quand elle est mouillée. Peut-être y aurait-il lieu de chercher si l'on ne trouverait pas avantage à employer à la place du drap de laine des tissus de laine tricotée et foulée, analogues à celui dont sont faits les bérets des alpins ; ces tissus, sous une même épaisseur, seraient au moins aussi chauds que le drap sans être aussi lourds, et d'autre part, à l'état sec ou à l'état mouillé, seraient beaucoup plus perméables à l'air. Toutefois si l'on en constituait des capotes ou manteaux, ces vêtements devraient encore être alunés ou paraffinés (voir p. 459) de manière à devenir hydrofuges.

Au point de vue de la forme des vêtements rappelons qu'ils ne doivent être dans nos climats ni trop amples ni collants, qu'ils ne doivent exercer de constriction nulle part, et que le vêtement du tronc se superposera avantageusement à celui des jambes au niveau du ventre. Ceci est la condamnation : des vêtements très ajustés, qui gênent la respiration et souvent d'autres mouvements ; des cols trop serrés et montants avec cravate ; des vestes ne descendant que jusqu'aux hanches ; des pantalons bouffants. La vareuse un peu ample, avec col rabattu susceptible d'être relevé pour protéger le cou quand il en est besoin, nous paraît le meilleur vêtement que l'on puisse trouver pour le soldat : seuls nos chasseurs alpins en sont pourvus ; encore leur vareuse a-t-elle le tort d'être doublée en toile de coton. La capote de l'infanterie n'est pas mauvaise (sa doublure mise à part), mais aurait besoin d'être rendue imperméable à l'eau, de même que le manteau du reste trop lourd des troupes montées : un tissu constitué par un tricot de laine foulée pourrait avec un moindre poids fournir une égale protection contre la chaleur. La petite veste des fantassins est absolument irrationnelle. Le dolman des cavaliers et artilleurs est fort médiocre ; il va disparaître, mais la tunique qui le remplacera n'est pas beaucoup plus avantageuse. Tous ces vêtements ont le grand tort d'avoir un col droit rigide sous lequel on porte en outre une cravate. La culotte assez large pour ne gêner aucun mouvement nous semble préférable au pantalon et pour les fantassins et pour les cavaliers : on a bien fait de décider que ces derniers en seraient pourvus, avec une jambière de cuir, au lieu et place du lourd et incommode pantalon basané ; il y aurait croyons-nous encore avantage à donner aux troupes à pied la culotte, avec la bande molletière en tissu sur la jambe, plutôt qu'une jambière de cuir.

La coiffure de la plupart des soldats peut et doit être simplement conforme aux indications de l'hygiène générale (voir p. 463). Il n'y a guère d'exception à formuler qu'en ce qui concerne les cavaliers si l'on admet qu'ils ont besoin d'une coiffure défensive : c'est alors le casque métallique qui s'impose ; ce ne sera pas une mauvaise coiffure s'il est assez léger, peu élevé, bien équilibré ; en revanche il convient d'abandonner absolument le shako dont les inconvénients (constriction de la tête, défaut de protection en arrière) ne sont compensés par aucun avantage. Le képi qui coiffe toutes les troupes à pied et l'artillerie se borne à peu près à n'être pas gênant; nous voudrions voir adopter une coiffure offrant plus de qualités positives : le feutre souple à bords suffisamment larges, le béret en laine tricotée et foulée des chasseurs alpins (surtout s'il était rendu hydrofuge), nous paraissent être dans ce cas.

**La chaussure.** — Le soldat français est aujourd'hui chaussé d'un *brodequin* (modèle 1893) confectionné sur deux formes en bois, l'une pour le pied droit, l'autre pour le pied gauche, qui tiennent compte dans une mesure convenable de la conformation générale du pied et des modifications offertes par cette conformation pendant l'exécution de la marche.

Le contour de la base de la forme en bois sur laquelle est moulé le brodequin réglementaire est tel que la partie du bord interne est un peu déviée en dehors : cette dérogation aux règles établies par Meyer pour le tracé de la chaussure rationnelle est en somme acceptable, même sans admettre avec Manouvrier, Regnault, Berthier, que normalement le gros orteil ne continue pas la direction du premier métatarsien, mais offre par rapport à lui une légère abduction. (A vrai dire nous sommes absolument convaincus que cette déviation est due au port d'une chaussure : tous ceux qui auront observé en Algérie, par exemple, partageront cette manière de voir. Mais peu importe en somme dans la pratique, puisque tous nos conscrits ont déjà porté des chaussures et offrent la déviation en question ; du moment que l'on n'a pas la prétention de la corriger, on peut très bien adopter une chaussure dont le bord interne s'infléchit un peu en dehors : le tout est de se garder d'exagérer dans ce sens.) Par ailleurs la forme est plus longue que le pied de deux centimètres pour assurer en avant un libre jeu aux orteils ; elle est grossie dans la partie qui représente ceux-ci de manière à éviter qu'ils ne soient serrés s'ils viennent à se gonfler pendant la marche ; enfin la forme ne reproduit pas la voûte plantaire du pied (ce qui permettra à celle-ci de remplir son rôle), et au contraire est exactement semblable au pied en ce qui concerne l'épaisseur du bord interne, la cambrure du dos, et la distance existant entre le cou-de-pied et le sommet de la convexité du talon (ligne de fixité ou de serrage). Sur cette forme est fixé le dessus du brodequin, en cuir de 2mm. d'épaisseur, composé d'une empeigne, réunie par une couture extérieure à un quartier haut de 16 centimètres, muni extérieurement d'un contrefort, et offrant le long de son bord antérieur six œillets pour le passage d'un lacet de fermeture ; l'empeigne est coupée symétrique, ce qui n'a peut-être pas grand inconvénient, comme Berthier l'a récemment expliqué, l'empeigne se moulant en définitive sur la forme en bois, et le logement du gros orteil, du bord interne du pied, se trouvant de la sorte bien assuré. On termine la chaussure en assemblant le dessus avec une semelle d'environ 13 millimètres d'épaisseur, un peu débordante, munie d'un talon de 3 centimètres de hauteur.

Le brodequin est fabriqué suivant huit pointures, lesquelles expriment en centimètres la longueur des chaussures ; il ne faut pas oublier que celles-ci doivent présenter à peu près 2 centimètres de plus que les pieds qu'elles chaussent ; donc un homme dont le pied mesure 26 centimètres recevra des brodequins de la pointure 28. Chaque pointure comprend 4 subdivisions correspondant à des cou-de-pieds différents et à des périmètres variés au niveau de la naissance des orteils. Peut-être conviendrait-il d'avoir un nombre de pointures plus grand, avec moins d'écart de l'une à l'autre. Cela assurerait une meilleure adaptation de la chaussure aux pieds des hommes.

Le brodequin réglementaire actuel paraît bien être le meilleur type de chaussure à donner aux soldats, encore qu'il soit un peu lourd (1,700 à 2,000 gr. pour les pointures moyennes) ; il est facile à mettre, le laçage permet de serrer comme il convient la chaussure sur le cou-de-pied, c'est-à-dire d'assurer la fixation voulue suivant la ligne qui joint le sommet du talon au sommet du cou-de-pied, l'homme pouvant toujours éviter d'être trop serré soit en raison de la rétraction du cuir sous l'influence du mouillage, soit par suite du gonflement du pied sous l'influence de la marche ; on fera bien du reste de lacer en serrant un peu jusqu'en haut du cou-de-pied, d'arrêter là le lacet par un nœud, puis d'achever le laçage sans serrer : le pied n'en est pas moins bien maintenu, et les mouvements de l'articulation tibio-tarsienne sont plus libres. Le brodequin a l'avantage d'avoir une assez bonne ventilation de son intérieur par son ouverture. Mais il ne peut recevoir dans sa tige le bas du pantalon ; celui-ci restant flottant s'imbibe d'eau, se couvre de boue, et gêne en fin de compte la marche par les mauvais temps, dans des terrains quelque peu détrempés.

On a remédié à cet inconvénient en adoptant dans la plupart des corps d'infanterie une courte jambière de cuir qui se superpose au brodequin pour envelopper le bas du pantalon. Or cette jambière nuit beaucoup à l'aération de la chaussure par son ouverture, et en outre, prenant point d'appui sur la partie postérieure du brodequin, elle favorise la formation de plis dangereux dans cette région qui est celle du tendon d'Achille : d'où parfois une certaine macération de l'épiderme du pied dans la sueur et d'autre part des blessures de la peau qui recouvre le tendon d'Achille. Berthier pour éviter ces inconvénients propose un brodequin dont la tige aurait 20 centimètres de hauteur et pourrait recevoir le bas du pantalon grâce à un laçage peu serré. Nous préférerions voir adopter d'une manière générale la bande molletière, telle que la portent les chasseurs alpins. Cette bande, en molleton de laine, exerce sur toute la jambe, depuis la cheville, une compression uniforme, assez élastique, réglable à volonté, très favorable à la marche par son action de soutien vis-à-vis des muscles ; en outre la circulation du sang n'est pas gênée, la jambe n'est pas enfermée dans une enveloppe imperméable, l'aération de l'intérieur de la chaussure par l'ouverture du brodequin n'est point trop entravée ; et cependant l'eau et la boue ne peuvent s'introduire aisément par cette ouverture que masquent les premiers tours de la bande molletière.

Le fantassin, en outre du brodequin, est pourvu d'une paire de chaussures dites « de repos » ; ce sont des souliers, confectionnés eux aussi sur des formes en bois, avec empeigne fendue de 1 centimètre sur le dos du pied, un quartier montant de 6 à 7 centimètres au-dessus du talon et lacé par devant au moyen de 2 œillets, un contrefort extérieur peu élevé, une semelle épaisse de 9 à 10 millimètres, non relevée du bout, un talon de 2 centimètres de haut ; ces souliers pèsent 1000 à 1100 grammes en pointures moyennes.

On a décidé avec infiniment de raison de remplacer pour les troupes montées la demi-botte (ou bottine), rarement bien adaptée au pied, et dont « l'entrée » ne pouvait être modifiée suivant les circonstances, par un brodequin semblable à celui de l'infanterie, sauf une épaisseur de semelle un peu moins grande ; le lourd pantalon basané disparaîtra du même coup, et les cavaliers auront une culotte assez ample au niveau des cuisses, avec jambières de cuir surmontant le brodequin et s'élevant jusqu'au-dessous du genou ; ces jambières qui ferment sur le côté à l'aide d'un ressort et d'un contre-sanglon sont munies d'un sous-pied. Avec le brodequin le cavalier portera l'éperon mobile à la chevalière. (Loi du 1er juillet 1900).

Nous avons déjà dit que le cirage était peu propre à l'entretien de la chaussure (p. 471) ; le brodequin du soldat devrait être seulement un peu graissé à l'aide de suif, de dégras, de lanoline, pour donner au cuir de la souplesse et augmenter son imperméabilité à l'eau : on supprime de la sorte sa perméabilité à l'air, mais quoi que l'on fasse il ne faut pas compter sur celle-ci ; le brodequin du reste s'aère par son ouverture. Berthier propose d'imperméabiliser au moyen de la paraffine les couches les plus internes de la semelle.

Le soldat français n'est pas pourvu de chaussettes par l'Etat. Mais le plus souvent il s'en procure lui-même et s'en trouve bien. Nous avons expliqué précédemment (p. 472) quelle était l'utilité grande de la chaussette, et surtout de la chaussette de laine, du moins dans la plupart des circonstances. C'est un effet réglementaire dans la majorité des armées européennes ; il devrait le devenir chez nous.

Rappelons que nous avons souhaité de voir donner en outre au soldat un chausson de laine assez épais destiné à être porté dans les chambres carrelées ; dans les autres locaux et dans les cours de la caserne l'homme pourrait simplement porter par dessus ce chausson les galoches à semelles de bois et empeigne de cuir dont font usage les corps de troupes montées, et qui sont facultatives pour les autres corps.

**Alimentation.** — La ration de nos soldats se compose d'une partie fixe fournie par l'Etat en nature ou sous forme d'indemnité représentative, et d'une partie variable, fournie par « l'ordinaire », c'est-à-dire par la mise en commun des prestations en argent attribuées individuellement aux hommes de troupe. La partie fixe est représentée par :

| | Poids | Albuminoïdes | Graisse | Hydrocarbonés |
|---|---|---|---|---|
| Pain de munition. . | 750 gr. | 51, | 5,25 | 392,2. |
| Viande . . . . . | 300 — | 52,5 | 2,16 | » |
| Sucre . . . . . | 8 — | » | » | 8 |
| | | 103,5 | 7,41 | 400 |

Comme on admet avec Schindler que la ration habituelle du soldat doit offrir au total 140 gr. d'albuminoïdes, 55 gr. de graisse et 500 gr. d'hydrocarbonés, (soit 3135 calories) on en conclut que la partie achetée sur les fonds de l'ordinaire doit représenter 36gr,5 d'albumine, 47gr,5 de graisse et environ 100 gr. d'hydrocarbonés. Dans la pratique on arrive à peu près à ce résultat avec par exemple :

| | Poids | Albuminoïdes | Graisse | Hydrocarbonés |
|---|---|---|---|---|
| Pain de soupe. . . | 50 gr. | 3,4 | 0,3 | 26,1 |
| Pommes de terre. . | 400 — | 8 | 0,5 | 85 |
| Haricots secs. . . | 100 — | 23 | 1,2 | 55 |
| | | 34,4 | 2.» | 166 |

Il faudrait ajouter à ces quantités environ 45 gr. de saindoux, substance qui du reste se prête au mieux à accommoder les autres aliments (Schindler), et permet d'en varier la préparation, comme on en varie d'autre part la nature selon les ressources locales et celles de l'ordinaire. Les rations mises aujourd'hui à la disposition des soldats semblent bien avoir une composition et des valeurs théoriques assez voisines de celles que nous venons d'indiquer ; toutefois l'apport de graisse est ordinairement plus faible, et l'apport d'hydrocarbonés plus fort qu'il n'est rationnel de souhaiter ; seule la proportion d'albumine paraît vraiment bien établie. C'est ce qu'a montré Ricoux, tout en constatant d'ailleurs que dans son ensemble chacune des rations usitées offrait une valeur thermique convenable, soit 3,398 calories en moyenne, ou 55 calories par kilogramme de poids vif (le poids moyen du soldat étant fixé à 61k,5), chiffres très larges, d'après les données exposées dans la 1re partie de cet ouvrage (p. 477 et suivantes) : mais il est bon qu'il en soit ainsi, car d'une part le soldat, même en paix, travaille souvent beaucoup, et d'autre part son organisme est en train de parfaire son développement physique. Malheureusement sur 100 calories ainsi fournies, 75 proviennent des hydrocarbonés (dont le taux moyen s'élève à 622 gr.), et 8 seulement de la graisse (dont l'apport n'atteint d'ordinaire pas plus de 28 gr.), l'albumine (140 gr. soit 2gr,3 par kilog. de poids vif) en donnant 17. Or l'expérience a appris que dans une ration pratiquement bien équilibrée l'apport thermique de la graisse devait être d'à peu près 16 0/0, et sensiblement égal à celui de l'albumine ; tous les physiologistes et les hygiénistes sont d'accord à cet égard ; par suite l'apport thermique des hydrocarbonés ne devrait pas dépasser 68 0/0.

Dans ces conditions, l'albumine donnant par gramme 4 cal. 1, la graisse 9 cal., 3, les hydrocarbonés 4 cal. 1, la composition désirable de la ration du soldat est approximativement :

| | | | |
|---|---|---|---|
| Albumine . . | 138 gr. 5 = | 568 calories | = 3.400 calories. |
| Graisse . . . | 59 — 5 = | 554 — | |
| Hydrocarbonés | 554 — 8 = | 2.275 — | |

Pratiquement, Ricoux conseille de constituer la ration à peu près comme suit, ce qui concorde du reste avec ce que recommandait Schindler :

| | | | |
|---|---|---|---|
| Pain de munition. | 750 gr. | Légumes secs. . . | 150 gr. |
| Pain de soupe . . | 75 gr. | Graisse . . . . . | 45 gr. |
| Viande . . . . | 300 gr. (désossée 240 gr.) | Sucre . . . . . | 10 gr. |
| Légumes frais . | 250 gr. | | |

Au total 1470 gr. d'aliments représentant 132 gr. d'albuminoïdes, 40 gr. de graisse, 549 gr. d'hydrocarbonés ; en tout 3.262 calories dont 16 0/0 proviennent de l'albumine, 14 0/0 de la graisse, 69 0/0 des hydrocarbonés.

En campagne, le soldat français reçoit des rations un peu différentes de celle du temps de paix et qui sont composées à peu près comme suit, sauf substitutions :

| | Ration normale | Ration forte | | Ration normale | Ration forte |
|---|---|---|---|---|---|
| Pain. . . . . . . . | 750 gr. | 750 gr. | ou porc salé . . . . | 240 gr. | 300 gr. |
| ou pain de guerre. . | 600 — | 600 — | Graisse de saindoux . | 30 — | 30 — |
| Riz . . . . . . . . | 60 — | 100 — | Potage aux haricots . | 40 — | 40 — |
| ou légumes secs. . . | 60 — | 100 — | Sel . . . . . . . . | 20 — | 20 — |
| Viande fraîche . . . | 400 — | 500 — | Sucre . . . . . . . | 21 — | 31 — |
| ou viande de conserve. | 200 — | 250 — | Café torréfié . . . . | 16 — | 24 — |

Le potage aux haricots n'est donné qu'en même temps que la viande de conserve. La ration forte n'est accordée que pendant les périodes d'opérations très actives imposant de grandes fatigues aux troupes. La ration normale, à peu près équivalente à celle demandée par Schindler pour les circonstances auxquelles elle s'applique, représente environ 145 gr. d'albuminoïdes, 45 gr. de graisse et 600 gr. d'hydrocarbonés, soit 3.473 calories (dont 12 0/0 viennent de la graisse). Les aliments de l'une et de l'autre ration comportent du reste suivant les ressources dont on dispose un grand nombre de substitutions. La viande de bœuf peut être remplacée notamment par un même poids de veau, de mouton, de porc, de poisson, de cheval ; par 300 ou 375 gr. (selon qu'il s'agit de ration normale ou de ration forte), de boudin, d'œufs, de fromage mou ; par 250 ou 300 gr. de morue salée ; par 240 ou 300 gr. de lard fumé ou salé; par 200 ou 250 gr. de fromage dur, etc. Les légumes secs peuvent être remplacés notamment par 450 ou 750 gr. de pommes de terre ; par 600 ou 1000 gr. de choux et carottes ; par 360 ou 600 gr. de choucroute ; par 60 ou 110 gr. de fromage mou ; par 40 ou 70 gr. de fromage dur, etc.

Comme dans la ration du temps de paix, quoique à un moindre degré, la proportion de graisse est encore un peu trop faible dans les rations en temps de guerre. Il faudra toujours chercher à augmenter ce principe alimentaire. L'utilité d'une élévation du taux du sucre, qui a été vanté naguère, paraît beaucoup plus douteuse.

Il convient d'examiner rapidement les conditions qu'offrent et devraient offrir quelques-uns des aliments distribués aux soldats, soit en temps de paix soit en temps de guerre, ce que nous allons faire sans revenir du reste sur les généralités exposées dans la I^re^ PARTIE de cet ouvrage. Au surplus on ne perdra pas de vue que la nature des aliments, leur qualité, leur préparation, la variété avec laquelle ils sont combinés pour former les repas, exercent la plus grande influence sur l'utilisation et par suite la valeur alimentaire réelle de la ration journalière. Rappelons que le premier Schindler a insisté sur la nécessité de varier l'alimentation du soldat et montré comment il était possible d'y arriver avec des substitutions rationnelles, des menus composés d'après les données de l'analyse des aliments, en se fondant d'ailleurs sur les ressources locales et surtout celles de l'ordinaire, bien géré par des officiers s'intéressant avec intelligence à l'alimentation de leurs hommes. Ces idées ont été peu à peu mises en pratique, adoptées par les règlements, et cette application a été perfectionnée par plusieurs, notamment par le capitaine Thiébaut qui a établi des barèmes commodes pour l'exécution des différents plats suivant le nombre des consommateurs. Des cuisiniers instruits, un matériel de cuisine un peu perfectionné, enfin des réfectoires, seront d'autre part de puissants éléments d'amélioration de l'alimentation du soldat : on aurait grand tort de les négliger.

**La viande fraîche.** — Cette viande doit être absolument normale, provenant d'animaux sains et convenablement gras ; ces animaux sont d'ordinaire des bœufs ou des vaches ; mais le taureau jeune est admis, et l'on se fournit assez souvent de veau, de mouton, de porc pour obtenir une variété suffisante dans l'alimentation. Il faut toujours tâcher d'avoir affaire à des bêtes de 1re qualité, dont les morceaux de 2e et même de 3e catégorie sont préférables aux meilleurs morceaux des bêtes de qualité inférieure. Le rendement minimum en viande bouillie et désossée est fixé à 46 0/0 du poids à l'état cru : à vrai dire cette limite est bien basse, et on s'en rapproche malheureusement trop souvent, ce qui fait qu'en pratique la ration de viande réellement ingérée par le soldat peut fort bien présenter une valeur assez inférieure à celle prévue par la théorie ; d'où l'utilité de s'efforcer dans la pratique d'augmenter la ration de viande crue et de la porter, s'il est possible, à 350 gr. ; l'état sanitaire des troupes y gagnera. Les livraisons sont faites chaque jour, et en été 2 fois par jour si l'on juge cette mesure utile. Dans les villes qui possèdent un abattoir, les bestiaux doivent avoir été abattus dans cet établissement, et si l'importance de la fourniture aux troupes comporte la livraison de quartiers entiers, les bêtes sur pied et abattues sont examinées à l'abattoir par un vétérinaire ou un médecin militaire : une instruction spéciale (du 4 déc. 1894) a été rédigée pour servir de base aux décisions de ces inspecteurs. Les animaux acceptés reçoivent une marque spéciale, puis leurs quartiers sont estampillés. Quel que soit le mode de fourniture, la viande est d'ailleurs soumise dans chaque caserne à l'officier de distribution avant d'être envoyée aux cuisines, et si cette viande n'a pas été déjà contrôlée et inspectée à l'abattoir comme il vient d'être dit (c'est le cas pour les petites unités achetant leur viande en morceaux), elle est examinée par un médecin ou un vétérinaire pour peu que l'on ait des doutes sur sa qualité.

Dans les grandes garnisons, le meilleur moyen d'avoir de la viande fraîche excellente à très bon compte (ce qui permet naturellement d'augmenter le taux de la ration) est d'organiser une boucherie militaire achetant les animaux directement aux producteurs et les abattant : on supprime ainsi les intermédiaires, chevillards et bouchers, qui d'ordinaire réalisent de si beaux bénéfices aux dépens des consommateurs, sans que du reste les producteurs y trouvent le moindre profit. Une boucherie militaire installée à Verdun, une autre à Toul, fonctionnent depuis quelques années avec le plus grand succès.

Il est bon d'autre part de noter formellement qu'aucune raison d'hygiène ne s'oppose à la consommation par les soldats de viande congelée : cette pratique serait au contraire bien faite pour améliorer l'alimentation des soldats puisqu'elle permettrait elle aussi d'acheter dans le commerce à un prix très modéré une viande irréprochable. L'administration de la guerre qui possède à Verdun une usine frigorifique a pu d'ailleurs mettre de temps à autre des viandes congelées en distribution dans diverses garnisons de l'Est : les corps ont été très satisfaits de cette denrée (H. Viry, Lévy et Talayrach).

En temps de guerre la viande congelée rendra les plus grands services, puisqu'elle permettra de renoncer à faire suivre les armées par un troupeau encombrant et dont les bêtes fatiguées, mal nourries, sont bientôt dans un état de santé des plus précaires : cette situation les rend particulièrement aptes à contracter des affections épidémiques, et en tous cas, quelque peine que l'on se donne pour lutter contre cet état de choses, la qualité de la viande de ces bêtes ne cesse de s'amoindrir; les mêmes faits s'observent sur les troupeaux enfermés dans les places fortes, car il est impossible de les entretenir dans de bonnes conditions de logement, d'alimentation, etc. Avec la viande congelée tout se simplifie. Il faut naturellement que chaque place forte soit dotée d'un établissement frigorifique. Pour les armées qui tiennent la campagne la viande congelée sera expédiée chaque jour des établissements frigorifiques situés dans la zone de l'arrière : on peut sans inconvénient faire voyager pendant au moins 48 à 72 heures (selon la température extérieure) des quartiers de viande congelée simplement protégés par deux enveloppes de toile avec de la paille interposée entre ces deux toiles (Lévy et Talayrach).

Notons encore que dans certaines circonstances, du *bœuf demi-salé* peut être distribué aux soldats ; il faut pour la préparation de cette viande de très grands soins de propreté dans le dépeçage des animaux; on aide cette opération au moyen d'insufflations sous-cutanées puis intermusculaires d'acide carbonique dans le tissu cellulaire. Finalement on saupoudre et on frotte très exactement de sel des morceaux de 5 à 7 kil., que l'on place ensuite dans des sacs en fibres de coco préalablement trempés dans une saumure; après avoir laissé égoutter pendant 48 heures les sacs contenant à peu près 35 kilos de viande, on peut les faire voyager et conserver durant 4 à 5 jours encore, à condition de ne pas trop les entasser. La viande conserve tous les attributs de la viande fraîche ; elle ne doit offrir ni trace de ramollissement, ni couleur verdâtre, ni odeur fade de relent; elle est distribuée à raison de 280 grammes pour une ration ordinaire, et 370 grammes pour une ration normale de campagne ; une fois brossée, râclée, lavée et trempée une demi-heure pour être débarrassée du sel, elle se prête à toutes les préparations culinaires : la cuisson sera toutefois un peu plus longue que pour de la viande fraîche.

**La viande de conserve.** — Les soldats reçoivent d'ailleurs assez souvent comme viande des *conserves* proprement dites, soit en temps de guerre, par suite des difficultés que rencontre alors l'alimentation des gros effectifs, soit en temps de paix, par suite de l'obligation de consommer peu à peu les approvisionnements : les seules conserves de viande aujourd'hui réglementaires sont les *conserves de viande de bœuf* et celles de *porc salé*, la fabrication de conserves de saucisses ayant été abandonnée.

La conserve de viande de bœuf doit être le produit intégral de la cuisson de la viande fraîche (moitié bœuf, moitié vache ou taureau) employée à sa fabrication, et renfermer tous les éléments constitutifs de cette viande, à l'exception des os, tendons, masses graisseuses apparentes, des écumes du bouillon et d'une certaine quantité d'eau. La viande doit être salubre, provenir d'animaux bien en chair, sans excès de graisse, d'âge adulte, d'abord examinés sur pied et observés 24 heures par un vétérinaire militaire; celui-ci assiste ensuite à toutes les phases de « l'habillage », afin de vérifier sur les bêtes abattues l'état des viscères en place. La viande est alors désossée, coupée en morceaux de 500 gr. au plus, débarrassée d'une partie des tendons et masses graisseuses. Puis, 8 heures au moins et 18 heures au plus après l'abatage, on procède au blanchiment, première cuisson (à la vapeur de préférence) assez prolongée pour bouillir la viande à cœur, et lui faire perdre une assez grande quantité d'eau, ce qui diminue son poids d'environ 45 0/0. Après quoi les morceaux de viande sont égouttés et refroidis durant 2 heures environ, on achève leur parage avec soin, et on les met en boîtes. Le remplissage des boîtes est complété avec le bouillon provenant du blanchiment, préalablement concentré jusqu'à 8° Beaumé au minimum par évaporation (dans le vide et à la température de 100° de préférence); on peut, pour donner plus de consistance à la gelée, ajouter au bouillon le produit de la cuisson dans l'eau des parties tendineuses éliminées de la viande. Les boîtes remplies sont fermées et éprouvées au point de vue de leur étanchéité dans un bain d'eau à 80°; elles sont ensuite stérilisées à l'autoclave à une température oscillant rigoureusement entre 118° et 120° pendant 2 heures : l'autoclave est muni d'un thermomanomètre enregistreur inscrivant la courbe thermique de chaque opération. Vingt-quatre heures après la stérilisation les boîtes sont soumises à une seconde épreuve d'étanchéité.

Le bouillon doit être concentré et entièrement utilisé (y compris sa stérilisation dans les boîtes) le jour même de sa préparation. En principe il ne s'écoulera pas plus de 6 heures entre la fin du blanchiment et la mise en boîtes du bouillon. Le bouillon qui déborde des boîtes ne peut être utilisé qu'après nouvelle cuisson. Toutes les opérations de la mise en boîtes, de la fermeture, de l'épreuve d'étanchéité et de la stérilisation doivent se succéder sans interruption au cours de la même journée; en aucun cas il ne s'écoulera plus de 4 heures entre la fermeture des boîtes et leur stérilisation.

Tous les locaux des établissements de fabrication doivent être disposés de manière à ce que la plus grande propreté puisse y être facilement entretenue ; toutes les parois seront lavables à grande eau. Les ustensiles divers employés à la manutention des viandes seront entièrement métalliques, de façon à se prêter à un nettoyage journalier. Les boîtes seront lavées et rincées avant leur remplissage sous un robinet débitant de l'eau bouillie et filtrée. Toutes les opérations, et surtout celles de manutention, doivent être rigoureusement pratiquées dans des locaux *propres*, avec un outillage *propre* et par des ouvriers *propres*. Ceux-ci ont besoin d'être très surveillés pour arriver à ce résultat : il faut qu'ils se nettoient souvent les mains, qu'ils soient pourvus de vêtements de travail changés chaque jour. Une discipline hygiénique sévère sera d'ailleurs maintenue dans les ateliers. Les déchets n'y séjourneront jamais.

Les boîtes de conserve en fer blanc étamé à l'étain fin, ont la forme dite « Rognon » qui est celle d'un cylindre aplati d'un côté ; les fonds sont réunis au corps des boîtes par sertissage ou agrafage ; une soudure extérieure appliquée sur la rainure des bourrelets formés pour le sertissage ou l'agrafage assure l'herméticité de la fermeture ; cette soudure extérieure n'ayant aucun contact avec le contenu de la boîte peut être pratiquée avec un étain très plombifère ; au contraire toute soudure risquant de venir en contact avec le contenu de la boîte, par exemple celle fermant la petite ouverture ayant servi au versage du bouillon, sera faite à l'étain fin.

Le poids normal net d'une boîte de conserve de viande est de 1 kilog. dont 800 gr. de viande cuite et 200 gr. de bouillon ou graisse. (Selon Balland 250 gr. de viande de conserve — ration forte de guerre — représentent assez exactement 365 gr. de viande fraîche désossée). La conserve ne contient ni sel, ni légumes, ni assaisonnement, ni matière colorante, ni condiment quelconque. La viande doit être bien cuite sans exagération, de manière à rester assez consistante. Le bouillon au-dessus de la température de 18° offrira l'aspect d'une gelée limpide, de couleur ambrée.

Les conserves doivent être rigoureusement stérilisées, c'est-à-dire ne contenir aucun germe revivifiable. La viande ne doit présenter aucune trace d'altération survenue au cours de la fabrication par le fait des microbes qui auraient pu s'y développer avant la stérilisation.

C'est à obtenir ce résultat, et plus généralement c'est à obtenir des conserves dont la viande fraîche n'ait jamais été altérée à un moment quelconque par un processus microbien, que tendent toutes les règles que nous venons de résumer d'après le cahier des charges rédigé sous l'inspiration de Vaillard et imposé depuis 1901 aux fabricants de conserves pour l'armée. En effet, à la suite notamment de ses nombreuses recherches et observations personnelles, Vaillard estime que les accidents gastro-intestinaux parfois observés à la suite de la consommation de boîtes de conserves ont pour causes : 1° l'introduction dans les boîtes de viandes infectées provenant d'animaux malades ; 2° les malfaçons ou les fautes durant la fabrication (spécialement le manque de propreté, l'asepsie incomplète, la stérilisation tardive). D'où les prescriptions relatives à l'inspection des bêtes, à la propreté des choses et des gens, à la succession des opérations dans un certain délai, à la stérilisation entre 118° et 120° (inefficace au surplus vis-à-vis des toxines dont la viande pourrait être imprégnée si elle a été à un moment donné envahie par des microbes) qui, selon Vaillard, ne semble pas de nature à cuire à l'excès la viande, ce qui entraînerait la désagrégation de celle-ci, et plus tard sa saponification, sa transformation en matières collagènes peu assimilables. D'où la nécessité enfin d'une surveillance permanente et complète de la fabrication des conserves.

Avec toutes ces précautions, il faut encore craindre que des boîtes ne se fissurent plus tard, dans les magasins au cours des manutentions dont elles sont l'objet. On examinera donc chaque boîte au moment où elle sera ouverte pour être mise en consommation : nous ne reviendrons pas sur ce point qui a été traité précédemment dans la Ire Partie (p. 585) de ce volume ; on trouvera également là diverses indications concernant la composition des conserves de viande, leur insalubrité possible, les modes suivant lesquels on peut les consommer. (Voir au surplus le Règlement du 29 juillet 1899 sur la gestion des ordinaires et l'annexe n° 1 de ce règlement).

Le *porc salé* est donné en même quantité que la viande ordinaire de conserve, mais moins fréquemment. Le porc doit provenir d'animaux en bon état et bien sains ; les morceaux ne reçoivent que la quantité de sel nécessaire pour assurer leur conservation pendant un temps limité à 2 ans ; la saumure employée marque 25°. Autant que possible il faut que la viande conserve sa forme et sa couleur, que sa cuisson soit facile, et que son goût ne soit point âcre. Une bonne salaison est extérieurement de couleur vive, rosée intérieurement ; la graisse est blanche, l'odeur franche, la consistance ferme, le goût agréable. La saumure doit du reste être colorée et il y aura de beaux cristaux de sel dans le baril. Une mauvaise salaison offre une chair brune, de teinte livide à la coupe, une graisse jaunâtre, une odeur forte et rance.

Cette conserve est préparée de la manière suivante : les morceaux coupés et parés sont recouverts et frottés de sel gris, après avoir été entaillés s'ils sont très gros ; on les empile alors dans des cuves en séparant chaque couche de viande par une couche de sel ; puis on ajoute la saumure (avec 1 0/0 de salpêtre). Au bout de 30 à 60 jours on retire les morceaux de la cuve, on les débarrasse du plus gros du sel gris, on les saupoudre de sel blanc et on procède à leur embarillage dans des tonnelets préalablement échaudés ; là encore on met une couche de sel entre chaque couche de viande et on termine par addition de saumure jusqu'à remplissage complet. Il faut ultérieurement avoir grand soin de maintenir ce remplissage complet.

Pour la consommation, le porc salé est d'abord mis à dessaler dans l'eau pendant au moins 6 heures. Dans le cas où des morceaux offriraient une teinte jaune assez prononcée, on enfoncerait une sonde dans leur intérieur, et si l'on percevait alors une odeur de rance on ferait jeter les morceaux ainsi altérés. D'après les analyses de Balland la composition chimique de cette conserve est en rapport avec l'abondance de graisse qu'elle renferme ; plus il y a de graisse moins il y a de chair musculaire, et par suite d'azote, d'eau, de sels. On peut consommer le porc salé chaud ou froid ; on l'emploie habituellement à faire une soupe avec des légumes.

L'administration militaire conserve encore du *lard* par le même procédé que le porc, c'est-à-dire en barils, avec du sel, quelquefois sans saumure.

**Le pain de munition.** — Le pain de munition est fait avec un mélange de farines de blé tendre blutées à 80 0/0 et de blé dur blutées à 88 0/0 ; le produit est distribué tous les deux jours sous forme de pains ronds, de 1500 gr., représentant chacun 2 rations ; ces pains ont environ 27 centimètres de diamètre et 9 centimètres et demi d'épaisseur dans leur partie moyenne ; ils doivent offrir

2 baisures seulement, une croûte supérieure assez fine, une croûte inférieure de 4 mm. d'épaisseur au plus.

Il faut exiger que ce pain présente les qualités générales indiquées précédemment (p. 548). On peut regretter avec Laveran qu'il soit trop souvent consommé très rassis, étant donné que chaque pain doit durer 2 jours. D'un autre côté, on remarquera que ces pains renferment une proportion d'eau relativement élevée, soit 38,50 0/0 ; on remédierait à ce défaut en faisant des pains moins volumineux, ou des pains de forme longue, ce qui augmenterait la proportion de croûte (Balland).

Nous serions d'avis enfin de faire usage de farines blutées à 75 0/0. On y arriverait sans dépenser davantage si l'on mettait le pain en commun dans les casernes : car alors la consommation en serait moindre (Viry), et il serait possible de réduire un peu le taux de la ration individuelle. Nous ne pensons pas que la valeur alimentaire réelle de cette ration fût de ce fait inférieure à celle de la ration actuelle, car l'utilisation du pain deviendrait meilleure.

Nous ne ferons que mentionner ici le *pain de guerre* dont il a été parlé précédemment (p. 594). En temps de paix les hommes ne l'acceptent pas volontiers ; on s'est ingénié pour trouver une préparation (soupe, gâteau avec addition de fromage, etc.) qui en rende la consommation plus facile, mais sans grand succès jusqu'à présent.

Citons encore le *pain biscuité*, intermédiaire entre le pain ordinaire et le pain de guerre ; fabriqué avec moins de levain que le pain ordinaire et ayant subi une cuisson plus complète, il offre une pâte plus ferme, plus compacte. On peut le conserver 15 jours.

**Les légumes** — Au point de vue spécial de l'armée, il n'y a qu'à rappeler ici les conserves de légumes réglementaires destinées au temps de guerre. On les désigne souvent sous le terme générique de *potages condensés*. Nous en avons déjà parlé comme de conserves mixtes (p. 595), car ils renferment en même temps que des légumes une certaine proportion de graisse animale.

C'est d'abord le *potage aux haricots* (Guibourgé) fabriqué avec 60 0/0 de farine de haricots, 30 0/0 de graisse premier jus, et assaisonné de sel et poivre; ce mélange dont l'hydratation est de 9 0/0 au maximum est renfermé dans des boîtes métalliques de forme circulaire basse, soudées et stérilisées à 115° ; chaque boîte contient 200 gr. du mélange sous l'aspect d'une pâte ferme, jaunâtre, homogène, qui paraît garder longtemps sa bonne saveur première sans rancir. Le mode d'emploi consiste à émietter 40 gr. de conserve par homme dans un demi-litre d'eau bouillante ; on laisse encore bouillir le tout 10 minutes pour obtenir une soupe très convenable.

Viennent ensuite la *purée de légumes* et le *potage national* récemment adoptés par l'administration de la guerre. Le potage national doit contenir 0/0 : 40 de farine de haricots, lentilles, pois, 30 de viande de bœuf, 23 de graisse premier jus, 7 de carottes, navets ; l'hydratation ne doit pas dépasser 20 0/0 ; le mélange, d'aspect homogène, de couleur chocolat, est enfermé dans des boîtes métalliques stérilisées à 115°, chacune de 10 rations de 25 gr. La purée de légumes, également en boîtes métalliques stérilisées à 112°, à raison de 200 gr. de conserve par boîte de 5 rations, est constituée par 170 gr. d'une pâte faite de farine de haricots (54 0/0), de graisse de porc fondue (17 0/0), de graisse premier jus (7 0/0), avec sel, poivre, ognons, et par 30 gr. de viande maigre de porc parée et hachée placée au-dessus de la pâte. L'hydratation ne doit pas dépasser 13 0/0. Nous ne savons encore ce que donnent ces conserves dans la pratique.

**Les boissons**. — La première et la plus importante de toutes est l'eau, qu'il faut mettre à la disposition du soldat en quantité suffisante et avec toutes les qualités requises par l'hygiène pour que cette eau constitue une boisson agréable et salubre. Le mieux serait que ces qualités fussent toutes spontanées, et qu'il ne fût point nécessaire de recourir à des procédés artificiels dans le but d'assurer tant bien que mal leur présence. Toutefois des circonstances peuvent se rencontrer où l'on n'ait pas le choix à cet égard. Il convient de distinguer ici entre le cas de l'alimentation en eau des troupes dans les casernes et celui de l'alimentation en eau des troupes durant des opérations quelconques à l'extérieur, en campagne

Pour les casernes, le principe doit être d'y amener une eau naturellement excellente : la possibilité de le faire sera l'un des points à examiner lorsqu'il s'agira d'établir une caserne quelque part, et l'on voudra bien se rappeler que c'est là une chose très considérable au point de vue de la santé des soldats qui habiteront cette caserne, tous les procédés d'assainissement artificiel de l'eau offrant du reste maints défauts. On tâchera surtout de ne pas amener deux espèces d'eaux dans la caserne, l'une pour la boisson et l'autre pour les divers nettoyages (lavabos, lavoirs, bains, chasse dans les égouts, abreuvoirs, etc.); si l'on est obligé d'en venir cependant à cette double distribution, on devra faire en sorte que l'eau impure ne se trouve pas la plus tentante pour le soldat, soit par sa fraîcheur, soit par la facilité qu'il y aurait à s'en abreuver largement. Les mêmes précautions devront être prises dans le cas — toujours très fâcheux quand la chose est permanente — où l'on accepte de purifier une certaine quantité d'eau impure amenée à la caserne : il faut que cette eau purifiée soit séduisante à tous égards et que le soldat puisse se la procurer sans aucune peine en abondance. Il n'en est pas toujours ainsi.

Nous avons déjà dit (p. 113) comment le ministère de la guerre français avait pris il y a quelques années le parti d'installer dans la plupart des casernes des filtres Chamberland, dont les bougies sont adaptées à autant de robinets greffés sur la conduite d'eau ; l'entretien, le nettoyage, la stérilisation de ces appareils, leur surveillance ininterrompue, sont des difficultés qui dans la pratique conduisent à bien des mécomptes; d'ailleurs, en été, on n'arrive pas toujours à avoir une assez grande quantité d'eau filtrée pour étancher à certains moments la soif des hommes, lors du retour d'un exercice, d'une marche par exemple; une bougie Chamberland dans de bonnes conditions ne fournit guère en effet que 30 litres d'eau par 24 heures; non seulement cette eau est donnée avec quelque parcimonie, mais encore l'homme doit aller la chercher, et elle est d'ordinaire moins fraîche que celle qui sort des robinets des lavabos, des abreuvoirs : c'est donc cette dernière eau, suspecte, que la plupart des soldats boivent le plus volontiers, malgré toutes les défenses. D'un autre côté l'eau filtrée est placée dans les chambres dans des cruches où l'on a beaucoup de mal à la protéger contre les poussières.

Pour quelques garnisons on a eu recours à des appareils de stérilisation de l'eau par l'ébullition (stérilisateurs d'eau sous pression de Rouart, Geneste et Herscher, ou plutôt de Vaillard et Desmaroux; ce dernier appareil, d'après Vaillard, pourrait donner à l'heure 1000 litres d'eau stérilisée à 102°, n'offrant en fin de compte qu'une température supérieure de 1°,5 environ à la température de l'eau non traitée, et dont la sapidité ne serait pas sensiblement changée; la conduite de l'appareil est simple et son fonctionnement ne paraît pas très coûteux). La purification microbienne est ici certaine. Reste à savoir si elle n'entraine pas des modifications d'autres caractères de l'eau qui rendent celle-ci moins appétissante : l'eau bouillie ne plaît pas à bien des gens. La question de dépense doit aussi être prise en considération. En tous cas ce système est préférable à la filtration. Mais pas plus que lui il ne devrait être accepté à titre permanent dans les casernes.

L'ozonisation n'a pas encore été employée pour purifier l'eau destinée à nos établissements militaires. Peut-être pourra-t-on y venir dans certaines localités si l'application de ce procédé se perfectionne.

La purification de l'eau en campagne paraît devoir s'imposer beaucoup plus généralement que dans les établissements militaires du temps de paix. Effectivement, en campagne, voire en manœuvres, il faut utiliser l'eau dont on dispose là où l'on est, et l'on ne saurait chercher à la remplacer par une meilleure. Du reste les circonstances obligent très souvent à user des eaux de surface, toujours très suspectes, mais seules assez abondantes pour de gros effectifs, ou même seules existantes ; souvent l'on aura affaire à des eaux extrêmement souillées, troubles, comme il arrive entre autres dans les campagnes coloniales : la nécessité de l'épuration est alors aussi urgente que sa difficulté est grande.

On a imaginé et essayé de nombreux filtres de campagne, individuels ou collectifs ; ils n'ont pas donné de bons résultats pendant les expéditions coloniales. Au Dahomey en 1892 les filtres collectifs Chamberland de 25 et de 15 bougies avec pompe de compression et nettoyeur André ont été mis promptement hors de service du fait des avaries survenant aux pompes et aux nettoyeurs ; mais d'ailleurs l'eau très trouble encrassait bien vite les bougies et réduisait leur débit à fort peu de chose ; pour éviter cet inconvénient il fallait d'abord aluner l'eau : mais il était impossible d'obtenir d'un soldat arrivant altéré à l'étape d'attendre patiemment les résultats de la précipitation par l'alun, puis la filtration. Au surplus, même avec de l'eau relativement claire, une bougie pour deux hommes serait nécessaire pour éviter une assez longue attente (Barthelemy). Enfin l'avis à peu près unanime des médecins qui ont accompagné des troupes aux colonies est que le filtre Chamberland avec toutes ses complications de nettoyage et de stérilisation, sans parler de sa fragilité, n'est pas pratique pour des gens qui font des marches chaque jour (Barthelemy, Rangé, Emily).

Le filtre Berkefeld des Allemands ne paraît pas se comporter d'une façon différente. Le filtre de campagne de Breyer inspire peu de confiance : il faudrait du reste avoir un approvisionnement de membranes filtrantes imprégnées d'amiante afin de pouvoir les changer très fréquemment. Le filtre Maignen ne donne pas de garanties au point de vue bactériologique ; au Dahomey le modèle individuel « en accordéon » constitué notamment par un sac en tissu d'amiante s'encrassait très vite, exhalait bientôt une mauvaise odeur, et était trop difficile à nettoyer pour le soldat. C'est du reste ce qui arrive pour tous les filtres individuels : d'abord on n'est jamais sûr que l'homme s'en serve ; mais s'il s'en sert on peut compter qu'il n'en opérera pas convenablement le nettoyage indispensable.

Le fait a même été observé avec le *filtre Lapeyrère*, qu'il convient cependant de signaler ici ; le mode de purification mis en œuvre est en somme une stérilisation par procédé chimique (oxydation par le permanganate), suivie d'une filtration ; la stérilisation s'opère à l'aide d'une poudre alumino-calcaire au permanganate de potasse qui à la dose moyenne de 0gr,25 par litre détruit ordinairement les germes de l'eau et clarifie quelque peu celle-ci en 4 ou 5 minutes après agitation pendant 2 minutes ; il faut obtenir une couleur rose persistante de l'eau pour être sûr qu'on a mis assez de permanganate ; on procède alors par filtration réductrice à l'élimination de l'excès de permanganate ; à cet effet on emploie la fibre de tourbe purifiée, saturée d'oxyde de manganèse, renfermée dans un cylindre métallique que l'on fait traverser par l'eau (l'oxygène cédé par le permanganate forme au contact de la tourbe de l'acide ulmique) ; un filtre de 17 centimètres de long sur 7 centimètres de diamètre peut ainsi débiter à l'heure environ 35 litres d'eau d'une pureté généralement satisfaisante. Laveran, qui a soumis l'ensemble du procédé Lapeyrère au contrôle expérimental, lui a rendu bon témoignage. Mais encore faut-il dans la pratique opérer assez souvent et avec soin le nettoyage ou mieux la stérilisation de la tourbe (par des lavages avec de l'eau contenant un excès de permanganate), sans quoi le filtre s'infecte promptement. Au surplus la stérilisation de l'eau par le permanganate de potasse ne s'est pas toujours montrée aussi complète qu'on l'aurait désiré : il faut quelquefois user d'une dose de permanganate relativement considérable, et attendre un temps assez long, pour obtenir une bonne stérilisation.

L'*ébullition* de l'eau n'est guère plus pratique en campagne que la filtration. On ne saurait faire suivre des troupes nombreuses par des stérilisateurs tels que celui de Vaillard et Desmaroux en quantité suffisante. Or du moment où l'on ne dispose pas d'appareils de ce genre, le chauffage de l'eau et son refroidissement deviennent des opérations compliquées et longues : le combustible, les récipients convenables, le temps nécessaire, peuvent faire plus ou moins défaut. Enfin « comment obliger des hommes tourmentés par la soif, sous une chaleur accablante, à faire bouillir de l'eau et à attendre qu'elle soit refroidie pour se désaltérer » (Barthelemy)?

Restent les *procédés chimiques* de purification de l'eau : c'est à eux que l'on tend de plus en plus à s'adresser pour donner aux soldats en campagne une eau de boisson inoffensive. Nous avons déjà dit (p. 101) que l'hygiène ne saurait montrer beaucoup d'enthousiasme pour la purification de l'eau par traitement chimique, cette méthode aboutissant à introduire dans l'eau des éléments qui ne s'y trouvent pas normalement et qui sont suspects d'altérer quelqu'une de ses qualités naturelles; tout au moins l'eau purifiée de la sorte offre-t-elle volontiers une saveur spéciale; cela suffit à la rendre peu séduisante pour le soldat qui la considérera dès lors comme une espèce de médicament. Faute de mieux on s'est cependant évertué à découvrir un procédé chimique de purification susceptible d'être utilisé par les troupes en campagne.

Dans cet ordre d'idées on a préconisé tantôt l'emploi du permanganate de potasse (procédé Schipiloff-Chicandard), tantôt l'emploi du chlorure de chaux (procédé de Traube), ou encore du brome (procédé Schumburg), dont nous avons déjà parlé (p. 103 et 105); en Angleterre Parkes et Rideal ont recommandé le bisulfate de soude, mis sous forme de comprimés à la dose de 30 centigr. par litre. Récemment l'étude des effets de plusieurs de ces substances, et en outre de l'iode, a été reprise sous la direction de Vaillard au Val de Grâce; ni le permanganate, ni le chlorure de chaux, ni le brome (déjà Schüder, contrairement à Schumburg et à Pfuhl, avait observé que cette dernière substance était loin de produire toujours une bonne stérilisation de l'eau), n'ont donné des résultats très satisfaisants au cours des expériences effectuées; l'iode, entre les mains de Simonin, a paru offrir de notables avantages.

L'*iode* avait déjà été mis en essai par Meillère et par Schumburg, mais sous forme de teinture d'iode. Simonin utilise l'iode à l'état naissant. Pour cela on fait dissoudre dans 20 ou 30 c. c. d'eau 2 comprimés, l'un coloré en bleu, contenant de l'iodate de soude et de l'iodure de sodium, l'autre coloré en rouge, contenant de l'acide tartrique; l'acide tartrique décompose l'iodate de soude, de l'iode est mis en liberté, et il se solubilise grâce à l'iodure de sodium; la solution obtenue détruit dans 1 litre d'une eau quelconque la plupart des germes vulgaires, ainsi que le B. coli, le bacille d'Éberth, le vibrion cholérique ajoutés à cette eau ; 15 minutes suffisent pour arriver à ce résultat, la dose d'iode libre étant de 0 gr, 075 ; on neutralise alors l'iode en ajoutant dans le litre d'eau traitée un 3e comprimé, de couleur blanche, contenant de l'hyposulfite de soude, qui fait disparaître rapidement la coloration jaune et le goût âcre dû à l'iode; finalement on obtient une eau inoffensive, incolore, sans saveur appréciable, qui renferme 0gr, 10 d'iodure de sodium et un peu de tartrate de soude.

Nous ne croyons pas utile d'entrer dans quelques développements à propos des boissons autres que l'eau dont le soldat peut user. On lui distribue maintenant très souvent du vin, de la bière, du cidre, quand ces boissons sont à bon marché, et que les ressources des ordinaires permettent d'en acheter : ce n'est point une mauvaise chose, étant donné du reste que les allocations en question représentent pour chaque homme une ration journalière très modérée. Mais il ne convient pas d'aller plus loin dans ce sens, et l'on fera même bien de résister aux propositions intéressées qui tendraient à engager l'Etat à s'imposer des dépenses pour fournir du vin aux soldats : tout le monde sait d'ailleurs que si l'on veut améliorer d'une façon générale l'alimentation dans l'armée, ce n'est pas de la ration de liquide qu'il faut s'occuper.

L'Etat fournit avec raison du café et du sucre. En campagne le café est distribué sous forme de tablettes de poudre de café comprimée. Dans différentes circonstances il a été donné du thé ; ce serait une bonne manière de faire consommer en campagne de l'eau suspecte, puisque celle-ci serait bouillie ; mais les Français ont peu de goût pour le thé ; les soldats ne l'acceptent volontiers que très sucré.

En ce qui concerne les alcools proprement dits, le mieux est que le soldat n'en consomme pas ; on a interdit avec raison leur vente dans les cantines des casernes ; il existe bien en temps de paix une indemnité représentative d'eau-de-vie pour chaque homme, mais on l'emploie à faire l'été des « boissons hygiéniques » qui ne sont que de l'eau aromatisée avec de la glyzine ou quelque substance jouant le même rôle. Il peut être alloué quelquefois de l'eau-de-vie en nature durant les manœuvres ou des opérations de guerre : il ne faudra jamais abuser de ce stimulant dont les bénéfices sont d'habitude assez aléatoires.

**Exercices militaires. Les marches.** — Les exercices physiques tiennent naturellement la plus grande place dans l'emploi du temps des soldats, car ils constituent pour ceux-ci la préparation essentielle à la guerre. Leurs résultats n'en sont pas moins fort intéressants pour l'hygiène ; en effet, soit que ces exercices aient pour but d'augmenter d'une façon générale la force, la vitalité, la résistance à la fatigue des hommes, soit qu'ils visent à accoutumer ceux-ci à l'exécution de tel ou tel travail spécial auquel on devra se livrer souvent à la guerre, ils aboutissent en fin de compte à peu près tous à développer au sein des organismes les ressources qui leur sont indispensables pour faire face aux rudes exigences d'une campagne. Nous ne nous arrêterons d'ailleurs ici qu'aux exercices atteignant le mieux à ce résultat capital, les marches, qui du reste offrent au point de vue militaire une importance prépondérante et auxquelles on accorde une part de plus ou plus grande dans l'éducation physique du soldat, à cause de leur application immédiate à la guerre, tandis que l'on tend à restreindre le temps dévolu à certains autres exercices d'une utilité moins immédiate, comme le « maniement d'armes », lequel est au surplus sans valeur au point de vue hygiénique.

On se conforme ainsi à des indications formulées par Maurice de Saxe : « C'est une chose nécessaire que l'exercice ou maniement des armes pour dégager le soldat et le rendre adroit, mais on ne doit pas y mettre toute son attention. C'est même de toutes les parties de la guerre celle à laquelle il en faut mettre le moins. Le principal de l'exercice sont les jambes et non pas les bras ; c'est dans les jambes qu'est tout le secret des manœuvres des combats, et c'est aux jambes qu'il faut s'appliquer. Quiconque fait autrement est un ignorant et n'en est pas seulement aux éléments de ce que l'on appelle le métier de la guerre. » Rappelons au surplus que les marches prolongées, et exécutées avec un chargement, comme celles des soldats, constituent le type de l'exercice susceptible de produire les effets sanitaires les plus considérables et de fortifier la résistance de l'individu à la fatigue, à cause de la quantité de travail fournie en un temps donné par les masses musculaires volumineuses qui sont mises en action (voir p. 644 et 656). Puisqu'aussi bien ce sont surtout des marches que l'homme aura à accomplir en campagne, et que ces marches seront justement la cause prédominante des fatigues qu'il aura à supporter pendant ce temps, il en résulte que l'entraînement à la marche est celui qui devra être pratiqué de préférence dans l'armée.

On ne perdra du reste pas de vue à propos d'entraînement militaire les instructions fort sages de la Note ministérielle du 30 mars 1895 : « L'entraînement, qui a pour but d'augmenter les forces de l'homme, ne doit jamais être poussé au point de les affaiblir par le surmenage. Connaître le degré de résistance pour ne jamais aller au delà ; entretenir et développer ses forces par une série d'exercices variés et appropriés ; savoir le faire reposer à temps; arrêter les efforts quand une circonstance trop défavorable intervient, les reprendre dès qu'on le peut ; amener ainsi l'homme sans secousse et presque à son insu à son maximum de souplesse et de vigueur : tel est le rôle de l'officier. »

On laisse avec raison le soldat faire route au *pas de route*, c'est-à-dire *sans cadence* qui obligerait les hommes à faire tous un même nombre de pas de même longueur : circonstance de nature à fatiguer inutilement les plus grands et les plus petits comme il a été dit précédemment. L'emploi pour de longs parcours du *pas cadencé*, de 75 centimètres de longueur et dont le rythme est de 120 pas à la minute, serait une erreur. D'ailleurs on arrive à marcher avec tout l'ordre désirable, en gardant ses distances, sans à coups, avec le pas non cadencé. Peut-être au lieu d'abandonner complètement l'homme à ses habitudes pour ce qui concerne ce pas trouverait-on quelque bénéfice à lui inculquer certains principes de nature à améliorer sa marche; il faudrait lui apprendre à marcher en fournissant aussi peu de travail que possible; dans ce sens il nous paraîtrait utile de porter légèrement le corps en avant, de ne pas tendre les jarrets, de lever les pieds aussi peu que le terrain le permettra, de les poser à plat avec le moindre choc possible, en profitant de tout le jeu dont l'articulation tibio-tarsienne est capable. Comme on le voit ces principes sont diamétralement opposés à ceux qui régissent d'après le règlement l'exécution du pas cadencé, lequel produit le maximum de fatigue soit par sa cadence, soit par les efforts qu'il nécessite et les secousses que sa raideur occasionne.

Réglementairement une troupe parcourt le kilomètre en 11 à 12 minutes d'une allure aussi uniforme que possible, pour prévenir les à coups, et au bout de 50 minutes de marche elle fait une halte de 10 minutes. L'observation rigoureuse de cette halte à l'heure 50 est nécessaire dans des colonnes de quelque longueur. Mais les petits groupes devraient être autorisés à s'en affranchir dans certaines limites, de manière à pouvoir choisir le moment et le lieu de la halte suivant l'état des hommes, la longueur totale de la route, les circonstances atmosphériques, les conditions du terrain, toutes choses qui d'ailleurs influent sur la vitesse de la marche, comme le prévoit le règlement. Au surplus la halte horaire n'a guère d'autre but que de prévenir ou de faire cesser l'essoufflement, et non de permettre à l'homme de se reposer, car elle est trop courte pour cela ; mais l'essoufflement ne doit pas se montrer chez un homme qui marche sans être chargé à l'excès (il est vrai que ce n'est pas le cas du soldat avec le complet réglementaire actuel), à moins d'avoir affaire à un terrain particulièrement difficile : dans ce dernier cas il faut alors multiplier les petites haltes, comme cela se fait notamment en montagne.

Il ne convient pas d'abuser du chant pendant les marches : on n'aura recours à ce moyen d'agir sur le psychisme des hommes que si le besoin s'en fait réellement sentir.

En ce qui concerne l'alimentation le mieux est de manger un peu avant de partir, et un peu aussi en route ; de même on boira très modérément, et surtout on s'abstiendra de tout alcool. Les Allemands ont essayé dans ces dernières années de soutenir les marcheurs à l'aide du sucre : les résultats de cette pratique n'ont pas paru jusqu'à présent très probants.

Quand il faudra se reposer on fera une longue halte, d'au moins 3 heures.

Nous avons donné ailleurs (p. 160 et p. 163) un résumé des précautions à prendre dans les cas de marche par les temps chauds et par les temps froids. Rappelons seulement ici le rôle considérable que paraît jouer la fatigue vis-à-vis de l'apparition des accidents qui peuvent se produire en pareilles circonstances : d'où l'indication d'entraîner soigneusement les soldats à la marche et de ne pas les mettre en route s'ils n'ont pas pris réellement auparavant un repos convenable. La fatigue est dans un sens la seule maladie du marcheur. Il faut absolument la réduire au minimum possible par l'entraînement préalable et des repos suffisants.

Il y a malheureusement pour le soldat qui marche une cause de fatigue vis-à-vis de laquelle l'entraînement est jusqu'à un certain point impuissant, et dont les effets, d'après expériences, ne seraient pas toujours complètement dissipés par le repos quotidien ordinaire qui sépare les étapes les unes des autres : c'est le poids total porté par l'homme, vêtement et équipement compris. Ce poids dépasse d'ordinaire 27 kilogrammes dans la plupart des armées européennes; on est arrivé à répartir cette charge d'une façon assez rationnelle (chez nous le ceinturon avec bretelle de suspension soutenant toutes les cartouches dans 3 cartouchières, l'étui musette pour les vivres, le sac de dimensions relativement restreintes); mais malgré diverses recherches on n'a pas réussi à alléger sensiblement le fantassin.

Or Zuntz et Schumburg observant des hommes qui exécutaient dans des conditions météorologiques variées des marches de 25 à 28 kilomètres avec des charges de 22, de 27 ou de 31 kilogr. ont constaté en résumé les faits suivants :

Avec la charge de 22 kilogr., si les conditions atmosphériques sont favorables, le fonctionnement de l'organisme examiné après la marche ne paraît pas troublé; par un temps chaud on note une légère diminution de la capacité vitale (puissance respiratoire), de l'accélération du pouls et de la respiration, un peu de stase veineuse ; mais tous ces phénomènes disparaissent durant le repos; le lendemain le soldat peut recommencer à marcher en état normal ; la répétition de l'épreuve ne détermine aucune accumulation des effets observés ; au contraire ces effets tendent chaque jour à s'atténuer : il y a accoutumance.

Avec la charge de 27 kilogr., dans des conditions météorologiques très favorables, les phénomènes précédemment signalés se produisent, mais ne persistent pas ; par temps chaud ils s'accentuent, et quelques-uns d'entre ces troubles ne sont pas encore dissipés le lendemain, au moment de commencer une nouvelle marche ; celle-ci s'exécute donc dans des conditions de l'organisme moins bonnes que la marche précédente : il peut ne point se faire d'accoutumance au travail demandé, et par suite ce travail est de plus en plus mal supporté.

Avec 31 kilogr., les troubles précédemment indiqués se montrent même si les circonstances atmosphériques sont favorables à la marche ; la température du corps dépasse 38° ; la capacité vitale est réduite à 500 c. c. (soit de 1/6), dont la moitié par le seul effet de la gêne mécanique causée par l'équipement ; la fréquence de la respiration, celle du pouls, sont relativement très grandes ; la systole cardiaque s'allonge, la diastole se raccourcit d'un tiers et plus ; l'ergographe en fin de compte dénote une fatigue musculaire plus grande que dans les cas précédents ; chose particulièrement fâcheuse plusieurs de ces troubles ne sont pas dissipés le lendemain d'une première marche, et au cours de marches ultérieures en ne note pas d'accoutumance au travail demandé.

La conclusion naturelle de ces résultats d'expérience est que la charge du soldat moyen ne devrait en aucun cas dépasser 25 kilogrammes (Zuntz et Schumburg).

**Expéditions et séjours en pays chauds.** — Les conditions climatériques et telluriques spéciales des pays chauds nécessitent des indications hygiéniques particulières dont l'importance découle d'ailleurs de ce fait que lesdites conditions météorologiques et telluriques dominent généralement l'étiologie des maladies infectieuses auxquelles les Européens succombent en si grand nombre dans les contrés tropicales. (Reynaud estime que la mortalité des troupes de France aux pays chauds est approximativement de 100 pour 1000 en temps ordinaire, de 250 et plus pour 1000 en expédition). La climatologie de ces régions est caractérisée par l'élévation et la continuité de la chaleur (moyennes annuelles de 20° à 28°), par l'humidité de l'air (68 à 86 centièmes, avec une très forte tension de la vapeur d'eau), par la faiblesse de la pression atmosphérique, et par l'élévation de la tension électrique. L'altitude atténue ces diverses conditions. Mais là où elles sont suffisamment marquées, après une période d'excitation passagère l'organisme de l'Européen nouveau venu ne tarde pas à présenter toute une série de symptômes de débilitation ; c'est d'abord de la diminution de l'appétit, des perturbations digestives qu'aggravent les erreurs ou les écarts de régime, de la dyspepsie gastro-intestinale ; il en résulte naturellement bientôt des perturbations nutritives, de la suractivité fonctionnelle du foie pour détruire les poisons formés en quantité dans les voies digestives par suite de certaines pullulations microbiennes, lesquelles au surplus favorisent peut-être certaines associations de germes d'où découlent de nouveaux dangers ; pendant ce temps des sueurs débilitantes se produisent ; il y a de la dépression du système nerveux, régulateur ordinaire de toutes les fonctions : le tout aboutit peut-être à un état d'anémie, certainement à une diminution de la résistance normale de l'organisme humain vis-à-vis des agents pathogènes infectieux.

Si ces agents infectieux étaient rares, comme cela paraît être le cas pour quelques pays exceptionnellement salubres (certaines îles océaniennes), les modalités de la météorologie tropicale n'offriraient pas de très grands inconvénients. Mais d'habitude il en est tout autrement, et le sol des terres chaudes semble servir de substratum à une foule de germes que favorise d'ailleurs la chaleur humide. A cet égard le sol imprégné de matières organiques en décomposition retenant de l'eau soit dans les couches les plus superficielles soit dans le sous-sol, tel qu'on le rencontre surtout le long des côtes basses, au fond des vallées, et même sur certains plateaux élevés, est considéré comme le plus dangereux. Les zones ainsi constituées sont celles où se développent avec une fréquence et une gravité particulières le paludisme, la dysenterie, la fièvre typhoïde, et çà et là la fièvre jaune, le choléra, la peste, sans parler du tétanos et du parasitisme grossier, etc., dont les agents sont transmis par les contacts, par l'air, l'eau, les insectes.... à moins que l'organisme humain ne renferme dès longtemps dans son intimité certains d'entre eux auxquels les circonstances deviennent seulement favorables.

En tous cas, l'indication hygiénique formelle est de tâcher de conserver à l'individu sa force de résistance normale vis-à-vis des causes morbigènes d'origine multiple que nous venons de signaler ; dans la pratique cela revient à éviter le plus possible un certain nombre de circonstances bien connues pour leur action déprimante sur la capacité de résistance de l'organisme humain et qui sont entre autres : la trop grande jeunesse des individus, les tares organiques résultant de maladies antérieures, la dépression morale, le surmenage et les excès de toute nature, un habitat défectueux et en général toute faute contre l'hygiène, enfin une longue durée du séjour dans les pays chauds. Telle est la base des conseils qui suivent pour les expéditions et l'installation de troupes aux colonies (d'après les travaux de Reynaud, Legrand, etc.).

**Choix des hommes.** — La première chose à faire est de composer en majorité d'indigènes des pays chauds les troupes destinées à opérer dans ces régions, car toutes choses égales d'ailleurs la mortalité de ces indigènes sera trois ou quatre fois moindre que celle des Européens pendant les périodes d'opérations de guerre. Les deux tiers des soldats seront donc pris parmi les indigènes, et l'on ménagera toujours le plus possible le contingent européen. Bien que les indigènes offrent une plus grande résistance aux causes morbigènes, surtout s'ils ne proviennent pas de régions trop différentes de celles où on les emploie, il convient encore de veiller à leur hygiène, de ne pas leur imposer un travail excessif, de les nourrir et les entretenir convenablement de toutes façons. On les choisira individuellement avec soin, tout comme les Européens. Ces derniers devront avoir au moins 22 ans, plutôt même 25 à 30 ans ; il ne faut pas aux colonies de sujets trop jeunes, encore dans la période de croissance de l'organisme : « On a assez de mal à conserver ici (aux colonies), sans avoir encore à acquérir » (Reboul). Tous les médecins ayant l'expérience des colonies tropicales ont insisté sur ce point. On éliminera du reste tous les sujets qui ne seraient pas parfaitement sains, et notamment ceux atteints d'affections cardiaques, de maladies des voies digestives, de tuberculose, de paludisme chronique, d'alcoolisme. Autant que possible le recrutement ne s'exercera que sur des hommes de bonne volonté, possédant par suite un moral excellent.

**Epoque et conditions du voyage.** — Il faut débarquer dans les pays chauds au commencement de la grande saison sèche, la moins pénible pour l'Européen, et celle par conséquent qu'il faut utiliser pour les opérations de guerre s'il y a lieu. On s'arrangera donc pour arriver fin novembre dans la zone tropicale nord (Tonkin), en décembre dans la zone équatoriale nord (Soudan), en juin dans la zone équatoriale sud (Congo), fin mai dans la zone tropicale sud (Madagascar). Bien entendu les envois de troupes seront différés si une épidémie règne avec quelque sévérité dans le pays où l'on doit aller. Dès leur embarquement les hommes auront avec eux l'habillement colonial qu'ils revêtiront quelques jours après leur départ de France. Les navires transports ne recevront que le nombre de soldats pour lequel ils sont réellement faits, de manière à ne pas créer à bord un encombrement insalubre ; Kermorgant et Reynaud demandent par tête un cube de place de 5 m. au minimum, et une surface d'aération d'environ 50 centimètres carrés susceptible de donner un renouvellement d'air de 30 m. c. à l'heure. Il faut absolument pouvoir donner des bains douches très fréquents, et chaque jour les hommes auront de l'eau douce pour les soins de propreté corporelle. Quant aux locaux on se gardera de les laver à grande eau. Aux relâches on surveillera les hommes qui descendent à terre. En route on ne les laissera pas oisifs quand l'état du temps le permettra.

**Habitation permanente.** — Les troupes européennes qui tiennent garnison aux colonies ne devraient jamais être installées le long des côtes basses, toujours malsaines ; il y aurait le plus grand avantage hygiénique à ce que les casernes soient construites sur des hauteurs, même médiocres (500 mètres : la température y est moins élevée ainsi que la tension de la vapeur d'eau, le sol y est plus salubre ; les exemples de l'influence bienfaisante du séjour sur les hauteurs à l'égard de l'état de santé des Européens abondent aux pays chauds. Au surplus le séjour dans les ports des colonies n'offre guère que des inconvénients pour les soldats. Les casernes seront composées de pavillons bien espacés, en briques ou pierres, à grand axe dirigé de l'est à l'ouest, avec de larges vérandahs ou galeries de 3 m. sur leurs diverses faces ; le rez-de-chaussée, où l'on ne couchera pas du reste, sera au moins à 1 m. au-dessus du sol ; l'étage sera protégé par un faux grenier entre lui et la toiture pourvue en outre d'une couche de matière conduisant peu la chaleur. Les chambres seront très spacieuses, le cube individuel étant de 25$^{m3}$ au minimum, mieux de 30 ; tous les sols seront des carrelages ; les lits auront un sommier Thuau, un matelas en fibre de coco, une moustiquaire. Des réfectoires-salles de réunion, des bains par aspersion, sont indispensables. L'installation des latrines sera l'objet d'une attention particulière ; à défaut d'égouts convenables et d'eau en quantité suffisante on adoptera les tinettes ; la désinfection des matières par la terre sèche est très souvent praticable. On s'efforcera de doter la caserne d'une alimentation en eau naturellement irréprochable.

**Habillement, soins de propreté.** — Les hommes porteront une sorte de gilet en tricot de coton à mailles peu serrées retenant beaucoup d'air, et un caleçon de même tissu ; par dessus, pendant le jour, une vareuse ample en toile de coton, avec col rabattu, et un pantalon assez large de même tissu (blancs en temps ordinaire, ces vêtements peuvent être jaunâtres en opérations de guerre) ; le soir on prendra régulièrement la vareuse et le pantalon de flanelle bleue. La cravate sera supprimée. Un vêtement de molleton pourra être nécessaire l'hiver dans certaines colonies (Haut Tonkin). Le port d'une ceinture de flanelle est utile la nuit. Comme chaussure on gardera le brodequin de cuir lacé, avec chaussettes en laine très lâche : le bas du pantalon sera pris dans une jambière de toile ou une bande molletière ; une chaussure de repos à semelle de cuir et empeigne de toile est indispensable. Comme coiffure on conseille ordinairement le casque léger en liège ou en moelle de sureau, à bords assez larges ; le feutre léger à grands bords avec coiffe en toile blanche peut être également adopté ; casque ou feutre seront portés rigoureusement du lever au coucher du soleil. Le soir on les remplacera par le béret. Le linge de corps sera changé et lavé fréquemment ; on procédera souvent aussi au nettoyage des vêtements de dessus.

L'usage de bains par aspersion devra être très fréquent ; à défaut, en colonne, on tâchera de faire des lotions générales. La propreté du visage, des mains, de la bouche sera bien entretenue chaque jour. En colonne on emploiera de l'eau bouillie même pour ces soins.

**Alimentation, boissons.** — Prenant pour base les rations distribuées aux troupes opérant au Soudan, au Dahomey, à Madagascar, Kermorgant et Reynaud formulent la ration type ci-après pour le soldat européen en expédition aux pays chauds.

| | | | |
|---|---|---|---|
| Pain. . . . . . . | 750 gr. | Graisse . . . | 20 gr. |
| Viande fraîche . . . | 500 — | Café. . . . . | 50 — |
| Légumes secs . . . | 30 à 40 — | Sucre . . . . | 60 — |
| ou légumes frais. . . | 450 — | Sel. . . . . | 30 — |

Cette ration représente 159 gr. d'albuminoïdes, 37 gr. de graisse et 547 gr. d'hydrocarbonés. En général on ne paraît pas adopter la manière de voir de Maurel d'après laquelle l'alimentation de l'Européen aux pays chauds devrait être moins riche que dans les pays tempérés, et plus végétale qu'animale, c'est-à-dire relativement peu azotée : cependant une alimentation de ce genre ne serait peut-être pas absolument déplacée pour des troupes en garnison, lors des périodes d'inaction forcée. Du reste à ce moment il n'est guère donné que

300 gr. de viande : encore est-elle de médiocre qualité. En tous cas il faut s'efforcer de donner le plus souvent possible aux troupes du pain frais et des légumes frais, entre autres des pommes de terre : on utilisera une sorte de conserve de ce dernier légume que l'on obtient en le coupant en tranches desséchées ensuite à l'étuve ; mais en général on tâchera de ne pas être obligé d'abuser des conserves quelles qu'elles soient, car les fonctions digestives ne tardent pas à être fâcheusement impressionnées par cette nourriture. On évitera surtout les salaisons. Enfin il ne faut pas perdre de vue l'utilité d'apporter le plus de variété possible dans l'alimentation et de donner la plus grande attention à sa bonne préparation : de là dépend son assimilation. On se tiendra du reste en garde contre l'abus des épices.

En ce qui concerne les boissons « la recherche d'une bonne eau et la prohibition de l'alcool constituent le commencement de la sagesse aux pays chauds, et la sagesse, là plus qu'ailleurs, c'est la santé » (Kermorgant et Reynaud). Faute d'une eau naturellement de qualité irréprochable, il faudra recourir à son épuration, soit en garnison soit en colonne : nous ne reviendrons pas sur les procédés applicables en pareil cas ; disons seulement que c'est surtout dans les pays chauds qu'il convient d'adopter pour les opérations de guerre un procédé qui permettra de purifier très vite l'eau à l'arrivée aux points de campement. A cet égard, l'ébullition laisse beaucoup à désirer — à moins de boire l'eau sous forme de thé chaud, que les soldats n'apprécient guère. Par ailleurs on usera largement du café. Le vin pourra être donné à raison de 50 centilitres par jour. Mais on s'abstiendra tout à fait d'alcools, tafia, apéritifs quelconques, dont la nocivité est particulièrement redoutable dans les pays chauds. En fin de compte il conviendra d'apprendre à résister au désir de boire immodérément quoi que ce soit.

**Opérations de guerre.** — L'essentiel ici est de faire vite avec des gens dont la résistance organique est aussi entière que possible. Les troupes arrivant d'Europe ne devront débarquer que lorsque tout aura été préparé (avec des indigènes) d'abord pour les recevoir sur les hauteurs les plus voisines de la côte, ensuite pour les conduire très rapidement dans la zone même où elles doivent combattre : car en pays chauds c'est exclusivement le rôle d'instrument de combat que doit jouer la troupe européenne. C'est grâce à cette conception et par l'effet de l'adoption des mesures que nous venons d'indiquer que l'expédition anglaise contre les Ashantis (1874) est devenue au point de vue sanitaire un modèle pour toutes les expéditions coloniales ; on ira toujours au-devant d'hécatombes humaines (la mortalité des troupes françaises à Madagascar en 1894 a dépassé 30 0/0) en négligeant de prendre les mêmes précautions, auxquelles il faudra d'ailleurs encore ajouter celles dont nous allons parler maintenant.

Il convient de faire marcher le moins possible le soldat européen ; le mieux serait de le transporter si on en avait les moyens ; mais en tous cas on se gardera de le mettre en marche avec le poids qu'il porte dans nos contrées ; il sera débarrassé de son sac, et ne gardera guère que ses armes et ses munitions de manière à n'avoir qu'une charge de 15 kilogr. au plus. Des porteurs indigènes suivront avec le reste. L'effectif européen devra être calculé d'après les moyens de transport ou le nombre des porteurs dont on disposera. Les marches, toujours assez courtes, ne s'exécuteront pas par la grande chaleur. On s'efforcera de camper sur un terrain un peu élevé et dégagé ; on évitera les bas fonds, et même le voisinage des eaux vaseuses. On débroussaillera ; mais on se gardera le plus possible de remuer la terre. Quand on le pourra (dans des camps préparés à l'avance, ou dans des camps où l'on stationne durant quelques jours) on remplacera les tentes par des abris qu'élèveront les indigènes. A ces derniers incombera du reste à peu près toute corvée et en général toute main-d'œuvre ; à aucun prix l'Européen ne doit être portefaix, terrassier, cuisinier, etc.

D'ailleurs on mettra à la disposition de tous un moyen rapide d'épuration des eaux de boisson (procédé chimique, probablement). Enfin chaque soldat sera pourvu d'une couverture tout à fait imperméable (pour coucher sur le sol et pour se protéger contre les grandes pluies), et d'une pièce de gaze servant de moustiquaire.

**Prophylaxie spéciale.** — Avant leur départ pour les pays chauds les soldats européens seront revaccinés contre la variole, et on prendra sur place la même mesure vis-à-vis des soldats ou porteurs indigènes. En outre, dès leur arrivée dans une région particulièrement palustre, les Européens feront usage de la quinine à titre préventif, à la dose de 25 ou 30 centigr. par jour, sitôt après le repas du matin : toutefois il convient de ne pas s'exagérer les résultats à attendre de cette pratique qui ne saurait dispenser d'aucune autre précaution. Par ailleurs on s'efforcera de ne pas entrer en contact avec des indigènes du pays atteints d'affections contagieuses (choléra, peste, lèpre, maladies vénériennes).

Enfin toutes les mesures seront prises pour soigner sur place les malades dans des hôpitaux provisoires établis sur les lignes de communication, ou à la base d'opération en des points aussi salubres que possible. A ces hôpitaux on ajoutera quelques sanatoria placés dans des stations particulièrement salubres. On s'efforcera de doter ces établissements de baraques mieux conditionnées que celles dont on s'est servi jusqu'à présent, et qui sont de bien médiocres abris. Le transport rapide et confortable des malades jusqu'aux hôpitaux ou aux sanatoria devra toujours être parfaitement assuré. A défaut de bonne installation non loin de la mer on fera usage de navires hôpitaux, dont un certain nombre seront du reste employés à rapatrier dans les plus courts délais tous les malades transportables.

Il importe au surplus de rapatrier l'ensemble des troupes européennes dès que leur présence n'est plus nécessaire, à l'exception des fractions désignées pour tenir garnison dans la colonie : ces groupes seront dirigés aussitôt vers des points choisis pour leur salubrité, et où l'on élèvera sans délai de bonnes casernes. Le séjour des soldats dans les colonies en temps ordinaire ne doit pas dépasser 2 à 3 années.

**Bibliographie.** — Michel-Lévy et Boisseau : *Camps*. (Dict. Encycl. des Sc. médic., 1871). — Boisseau : *Casernes*. (Ibid.). — A. Schindler : *L'alimentation variée dans l'armée* (Arch. de méd. milit., V, 1885). — Morache : *Traité d'hygiène militaire*. Paris, 1886. — F. Putzeys et E. Putzeys : *La construction des casernes*. Liège, 1892. — G. Reynaud : *L'armée coloniale au point de vue de l'hygiène pratique*. (Arch. de méd. nav. et col., 1892-93). — Cortial : *De la marche au point de vue militaire*. Paris, 1893. — Coustan : *Des maladies imputables au surmenage dans l'armée*. Montpellier, 1894. — Legrand : *L'hygiène des troupes européennes aux colonies*. (Revue d'infanterie, 1893-95). — Salle : *La chaussure du fantassin*. (Arch. de méd. milit., 1893). — Ch. Viry : *Principes d'hygiène militaire*. Paris, 1896. — Brachet : *Principes d'établissement du casernement des troupes* (Cours de construction de l'Ecole d'app. de l'artill. et du génie, 1895). — A. Laveran : *Traité d'hygiène militaire*. Paris, 1896. — M. Kirchner : *Grundriss der Militärgesundheitspflege*. Brunswick, 1896. — Boitel : *Concours d'appareils de cuisine pour les établissements militaires* (Revue du génie milit. 1896). — L. Desmaroux : *Des procédés d'épuration industrielle des eaux d'alimentation* (Thèse Paris, 1898). — H. Viry : *De l'utilisation de la viande congelée à l'alimentation du soldat* (Thèse, Lyon, 1898). — Reynaud : *Considérations sanitaires sur l'expédition de Madagascar et quelques autres expéditions coloniales*. Paris, 1898. — Ch. Viry : *Note sur l'amélioration du régime alimentaire des troupes en garnison* (Arch. de méd. milit., 1898). — H. Thiébaud : *Essai d'alimentation variée* (Revue du service de l'Intend. milit., XI,

1898). — RICOUX : *Étude sur la valeur thermique de la ration alimentaire du soldat en garnison* (Revue d'hyg., XXI, 1899). — P. KOLB : *Recherches sur les propriétés physiques des étoffes employées pour les uniformes de l'armée* (Thèse. Lyon, 1899). — LÉVY et TALAYRACH : *Contribution à l'étude de la congélation des viandes* (Arch. de méd. milit., 1899). — SCHUMBURG : *Die Methoden zur Gewinnung Keimfreien Trinkwassers durch chemische Zusätze* (Veröff. a. d. Geb. d. Militär.-Sanitätswesen, XV, 1900). — HENRY : *Stérilisation de l'eau par le filtre Lapeyrère* (Revue d'Hyg., XXII, 1900). — LAPASSET, DINEUR, SCHUKING : *Les procédés extemporanés de purification des eaux* (Congrès de médecine. Paris, 1900). — VAILLARD : *Les conserves* (Congrès d'hygiène. Paris, 1900). — KERMORGANT et REYNAUD : *Précautions hygiéniques à prendre pour les expéditions aux pays chauds* (Annales de méd. et d'hyg. coloniales, 1900). — SCHUDER : *Ueber das Schumburg'sche Verfahren der Wasserreinigung mittels Brom* (Zeitschr. f. Hyg., XXXVII, 1901). — PARKES et RIDEAL : *A suggested method of preventing waterborne enteric fever amongst armies in field* (Public Health, 1901). — ZUNTZ et SCHUMBURG : *Physiologie des Marsches*. Berlin, 1901. — BERTHIER : *Critique des principes de la chaussure dite rationnelle* (Revue d'hyg., XXIII, 1901). — DU MÊME : *La chaussure de guerre du fantassin* (Arch. de méd. milit., 1901). — BALLAND : *Les conserves en usage dans les armées* (Annales d'hyg., 1901). — HOC : *État actuel des questions relatives au chauffage par poêles* (Revue de génie milit., 1901). — MICHELIER : *Accessoires de casernement en sidéro-ciment* (Ibid.). — MENU : *Notice sur le champ d'épandage du camp de Sissonne* (Ibid.).

# CHAPITRE VII

## HYGIÈNE NAVALE

Nous serons très brefs sur cette hygiène spéciale ; le présent chapitre sera borné à quelques indications essentielles concernant les navires et les conditions particulières de la vie des marins.

**Les navires.** — Au point de vue sanitaire la caractéristique de tous les navires est de réserver aux individus qu'ils portent un espace extrêmement restreint où les gens sont volontiers entassés, ne disposant que d'un cube d'air des plus médiocres : encore cet air est-il altéré par divers facteurs contre lesquels il est fort difficile de lutter.

Toutefois le *pont* des navires n'offre pas ces inconvénients ; là au contraire on respire librement un air particulièrement pur et vivifiant auquel les marins occupés d'habitude sur le pont doivent bien souvent le maintien de leur santé malgré les infractions hygiéniques dont ils sont par ailleurs coutumiers. Encore convient-il de disposer sur le pont d'abris suffisants contre le soleil ou contre les grandes pluies. Le pont est en général surmonté de constructions légères (roofs) ; en arrière ce sont les logements du commandant et de quelques officiers, en avant le logement de l'équipage, ou du moins d'une partie de l'équipage (tengue) ; ces logements ont l'avantage de pouvoir être sans difficulté très bien aérés et éclairés par leurs parois latérales (portes, fenêtres).

Il n'en est plus de même pour les *entreponts* successifs qui constituent au-dessous du pont les différents étages du navire ; plus ces étages comptent d'autres étages superposés, plus leur niveau se rapproche de celui de la ligne de flottaison, et plus leur aération et leur éclairage par la lumière naturelle deviennent des problèmes délicats ; en effet l'air et la lumière ne pénètrent dans ces locaux que par les panneaux ménagés sur le pont et par les sabords ou hublots ouverts sur les flancs du navire ; or celles de ces ouvertures latérales qui sont voisines de la ligne de flottaison doivent souvent être fermées à la mer, et il peut même se faire que l'on soit obligé de clore aussi les orifices supérieurs, voire les panneaux, en cas de gros temps ; dans ces conditions il faut se contenter de la ventilation et de l'éclairage artificiels des entreponts.

La *cale* commence d'ordinaire au-dessous de la ligne de flottaison ; il ne s'y trouve plus de logements, mais seulement des magasins où s'entasse tout ce que transportent les navires ; l'air arrivant uniquement par les panneaux dans ces locaux ne peut y circuler que si l'arrimage du contenu s'y prête.

Aujourd'hui les coques de la plupart des navires sont en fer, et le bois tend à être de moins en moins employé à bord, notamment sur les bâtiments de guerre. Les coques en fer sont plus étanches que les coques en bois, et les fonds des navires modernes renferment par suite moins d'eau qu'il ne s'en trouvait dans les anciens bateaux. Mais les bâtiments en fer s'échauffent et se refroidissent très vite ; ce sont des étuves quand la température ambiante est élevée, des glacières quand elle s'abaisse. On remédie à cet inconvénient sur les navires destinés au transport des passagers en usant largement du bois à l'intérieur du bateau, et même en doublant la coque métallique d'un vaigrage de bois : on laisse un espace libre pour la circulation de l'air entre la coque métallique extérieure et le vaigrage intérieur, et on utilise quelquefois cette voie pour aider à la ventilation de la cale. Les ponts sont en bois : le bois de teck, peu hygroscopique sera préféré au sapin qui garde bien plus l'eau même après avoir été passé à l'huile de lin. Sur les navires de guerre on remédiera dans une certaine mesure à la conductibilité trop grande des ponts et parois métalliques par des revêtements de linoléum ou par l'application de mortier d'amiante. On s'efforcera de n'avoir en dedans de tous les navires que des surfaces aussi unies et aussi lisses que possible pour faciliter le nettoyage. Ces surfaces seront assez fréquemment peintes au blanc de zinc ou badigeonnées à la chaux, à moins qu'elles ne soient vernissées, c'est-à-dire lavables.

Dans toutes les parties des navires il faut sans cesse lutter contre l'humidité provenant de l'air, de la condensation de ses vapeurs sur les parois froides, de l'eau de mer s'introduisant accidentellement, de l'eau des nettoyages, etc. Une bonne circulation de l'air, le chauffage du navire le cas échéant, l'interdiction des nettoyages à grande eau permettront déjà d'obtenir de sérieuses améliorations.

La *ventilation* naturelle s'effectue par les panneaux, les sabords, les hublots ; mais pour les parties profondes des navires, et même pour tous leurs étages s'il fait mauvais temps, il y a lieu de recourir à la ventilation artificielle s'exécutant au moyen de manches à vent et de ventilateurs mécaniques déterminant simultanément l'introduction et l'extraction de l'air. La ventilation de la machine et de la chaufferie doit être l'objet d'une attention particulière. On donnera partout la préférence aux ventilateurs électriques centrifuges, et on prendra soin de faire arriver l'air neuf et frais à la base des locaux tandis que l'air chaud et vicié sera extrait à leur partie supérieure.

Le fond de la cale, qu'il est nécessaire de laver de temps à autre à grande eau, sera ensuite bien asséché, désinfecté (au chlorure de chaux), et badigeonné à la chaux. Il est bon que ce fond de cale soit rendu à peu près plan par un coulis de ciment. Sur les navires de guerre on s'attachera à obtenir la propreté du drain destiné à l'épuisement des compartiments étanches en cas de voie d'eau.

Dans les divers locaux des navires on substituera le nettoyage au faubert simplement humide aux nettoyages à grande eau.

Le *chauffage*, indispensable sur les navires en fer, sera obtenu de préférence à l'aide de circulations de vapeur formant radiateurs aux points convenables, toujours près de la base des parois latérales des locaux, bien entendu.

*L'éclairage* artificiel se fera au moyen de l'électricité ou du pétrole.

Les *cuisines* doivent être autant que possible installées sur le pont, dans un roof spécial, de manière à être bien aérées et à ne pas constituer une gêne pour le voisinage ; ce dernier motif fera placer de même le four à cuire le pain.

Les *cabinets d'aisances*, appelés dans la marine « bouteilles » et « poulaines » seront avantageusement installés sur le pont, ou à la rigueur dans le premier entrepont, en saillie sur les flancs du navire ; il est à souhaiter qu'on use exclusivement dans ces locaux de cuvettes coniques en grès cérame avec ou sans couronne de bois verni ; ces cuvettes recevront de l'eau en abondance ; elles évacueront leur contenu à la mer par un conduit aussi vertical que possible, muni d'ailleurs d'une soupape destinée à prévenir les refoulements par la mer. On pourrait adopter des cuvettes sur collecteur horizontal si l'on disposait de chasses d'eau fréquentes et énergiques. Mais on fera bien de renoncer aux simples trous à la turque ou à la gouttière inclinée qui en tient lieu dans les poulaines : il en résulte une dispersion continuelle des urines et même des matières fécales sur une notable étendue de l'aire du local. Tout au moins, si l'on tient à conserver pour les individus la position accroupie, devra-t-on adopter les coquilles en grès cérame posées en contre-bas de l'aire environnante (voir p. 395). Toutes les parois des cabinets d'aisances seront soigneusement revêtues de matériaux absolument imperméables, le nettoyage à grande eau chaque jour étant ici de rigueur. Enfin des urinoirs à plaques, huilés, nous paraissent devoir être organisés dans les cabinets d'aisances.

Sur les navires de guerre, si les installations soumises forcément aux nécessités militaires qui doivent prédominer à propos d'un instrument de combat sont souvent médiocres au point de vue de l'hygiène, du moins la propreté est-elle grande partout, sauf peut-être dans les poulaines. Le plus grand desideratum, suivant Rochard et Bodet, serait relatif à l'espace dévolu aux postes de couchage ; sans doute le cube individuel sera toujours très faible ; mais du moins faudrait-il accorder régulièrement une surface individuelle qui pour Rochard et Bodet ne devrait jamais être inférieure à $3^{m2}$, et serait avantageusement de $4^{m2}$ afin de prévenir un fâcheux entassement des individus.

Il y a peu de chose à dire des installations générales des paquebots destinés surtout au transport rapide de passagers dont la plupart occupent des cabines ; mais dans les détails on pourrait souhaiter un aménagement rendant plus facile un entretien rigoureux de la véritable propreté : celle-ci est aujourd'hui plus apparente que réelle en raison de l'excès des tentures, des boiseries aux moulures compliquées, etc. (Chavigny).

Les bâtiments qui transportent surtout un grand nombre de passagers placés en commun dans des entreponts méritent de retenir davantage l'attention. Et d'abord il doit être bien entendu que ces entreponts devront toujours avoir des hublots latéraux au-dessus de la ligne de flottaison ; en France les règlements imposent pour ces entreponts une hauteur minima de $1^m,66$, et un cube individuel de 3 m. dans l'entrepont supérieur, $3^m,50$ dans l'entrepont inférieur ; c'est bien peu. Uthemann remarque que nulle part les règlements ne tiennent compte des jeunes enfants ; le même auteur souhaiterait qu'on déterminât une certaine surface exigible par chaque passager. Les hublots devant être fermés en cas de mauvais temps, des ventilateurs sont prévus : chez nous 2 ventilateurs ordinaires de $0^{m},30$ pour 100 passagers, et 4 de ces appareils pour plus de 100 passagers; en outre il doit exister pour 200 passagers au moins une écoutille offrant autant de centimètres carrés qu'il y a de mètres cubes dans le compartiment qu'elle dessert; les bâtiments transportant des émigrants sont tenus de posséder des ventilateurs mécaniques. Nulle part les règlements ne formulent de prescriptions touchant les parois de l'entrepont; il serait bien désirable qu'elles fussent toujours en boiserie lisse, recouverte de peinture vernie; tout au moins le plancher sera passé à l'huile de lin. Il faudrait s'efforcer de ménager un réfectoire. On disposera çà et là des crachoirs métalliques et des boîtes à ordures. Un éclairage artificiel généreux sera assuré. Par ailleurs il doit exister dans différentes parties du navire, mais le plus possible à l'extérieur, des cabinets d'aisances bien aménagés, avec 1 siège pour 50 passagers. Des locaux spéciaux sont réservés aux malades (en France 1 couchette pour 30 passagers).

Sur tous les bateaux de commerce il y a lieu de se préoccuper du logement de l'équipage qui devra se trouver bien séparé des cales aux marchandises, autant que possible sur le pont, sous la tengue, assez loin de la machine, de manière à recevoir le plus d'air et de lumière possible par de larges hublots et au besoin des manches à vent : on n'oubliera pas que ce logement est malheureusement une « chambre à tout faire ». Il faut demander une hauteur sous plafond suffisante pour que les hommes puissent se tenir partout debout; un cube individuel minimum de $3^{m},50$ devrait être imposé. Bien entendu des parois lisses, imperméables, peintes et vernies, sont indispensables pour l'entretien de quelque propreté.

Les médecins de la marine (Gazeau, Sisto, Chastang, Aurégan) ont dépeint sous les plus sombres couleurs l'état d'effroyable malpropreté et d'encombrement poussé à ses plus extrêmes limites du logement des équipages de nos bateaux de grande pêche (en Islande, à Terre-Neuve, dans la mer du Nord). Le ministère de la marine a créé depuis quelques années des primes pour ceux de ces bateaux qui seraient les mieux tenus : il semble qu'on ait réussi de la sorte à en faire nettoyer quelquefois un certain nombre.

**Les marins.** — Le métier de marin est certainement l'un des plus rudes auxquels l'homme puisse s'adonner. Cependant il n'est point insalubre en lui-même, et l'observation des règles de l'hygiène quant aux navires et quant aux individus qui s'y trouvent pourrait sans peine placer ceux-ci dans des conditions sanitaires assez satisfaisantes. Au reste il faut distinguer parmi les divers emplois des marins : le personnel des machines par exemple mène une vie très particulière et beaucoup plus pénible d'ordinaire que celle du reste de l'équipage; la chose se vérifie jusque dans la marine de guerre, où cependant la situation générale des équipages est bien meilleure à divers égards que celle des équipages de la marine marchande. A vrai dire depuis que la vapeur a remplacé la voile c'est le personnel des machines qui fournit presque toujours le plus de travail à bord, et dans un milieu très défavorable. Les médecins de la flotte signalent toutefois que les autres matelots des bâtiments de guerre fournissent encore un travail considérable, et dans de fâcheuses conditions, du fait de ramer très souvent pour conduire les petites embarcations du bord.

Nous passerons une très rapide revue des points qui sont les plus intéressants en ce qui concerne les marins : vêtements, couchage, soins de propreté, alimentation, boissons.

Le marin de l'Etat est bien habillé avec la vareuse et le pantalon de drap ou de toile suivant la température; il est justement muni comme vêtement de dessous de gilets et chemises en tricot de coton (tricot de laine l'hiver); son uniforme lui laisse la pleine liberté de tous ses mouvements. Le béret et le chapeau de paille à coiffe blanche paraissent être de bonnes coiffures. Enfin le matelot a des chaussettes de laine : il ne les met guère il est vrai, non plus que ses chaussures; mais celles-ci sont trop lourdes; il ne faudrait à bord qu'une chaussure légère, à semelle assez souple, fort utile pour protéger le pied contre toutes sortes de petits traumatismes et contre une grande malpropreté. Des vêtements imperméables sont indispensables pour les plus mauvais temps.

Le marin du commerce et le pêcheur sont d'habitude pourvus de vêtements de dessus convenables, mais n'ont que peu ou pas de linge. Il arrive aussi que les matelots employant leurs avances de solde à tout autre chose n'ont pas toujours les vêtements qu'il leur faudrait sous certaines latitudes.

Les sacs contenant les effets des marins devraient être placés dans des casiers à grillages métalliques permettant une bonne aération. Sur les bâtiments à équipage nombreux, comme les bâtiments de guerre, un séchoir pour les vêtements mouillés est une installation à réclamer.

Les *lits*, sur les paquebots, les bâtiments de commerce, les goélettes de pêche, sont la plupart du temps des couchettes en bois ; il en est de même dans les cabines des officiers des bâtiments de guerre ; ce n'est pas une bonne chose. L'hygiène souhaiterait de voir adopter partout des couchettes en fer munies de quelques lames d'acier formant sommier : de telles couchettes seraient plus propres, mieux aérées, que les couchettes en bois. Les marins du commerce devraient recevoir un matelas de crin, de varech, ou de fibre de coco au lieu de la classique et insalubre paillasse dont ils se munissent encore. Sur les navires de guerre le hamac paraît être d'un bon usage ; il atténue les mouvements du navire, tient peu de place, est porté pendant le jour à l'air, hors des postes de couchage, se lave facilement ; on demande seulement que le matelot reçoive un drap en outre de ses deux couvertures. Tous les navires devraient être pourvus de quelques cadres suspendus, en fer, pour les malades. En Allemagne il est prescrit de désinfecter à chaque voyage la literie des navires qui transportent des émigrants.

La *propreté corporelle* n'est pas ce que l'on souhaiterait parmi les équipages, voire dans la marine de guerre où l'on se préoccupe beaucoup de la propreté du navire et assez peu de celle des hommes. Ainsi les marins de l'État n'ont qu'une fois par jour pour leurs soins de toilette une baille d'eau douce dans laquelle dix ou douze hommes doivent se laver en commun ! Cela se passe de commentaires. Seuls les hommes de la machine ont à leur disposition des lavabos à robinets sur un tuyau de distribution. Il est évident qu'il devrait en être de même pour tout l'équipage. Le personnel de la machine dispose aussi de quelques pommes d'arrosoir pour douches de propreté : rien ne serait plus facile que d'installer pour tout le monde des bains par aspersion analogues à ceux en usage dans l'armée ; c'est encore une amélioration indispensable.

D'autre part nos marins n'ont pour laver leur linge que de l'eau froide, du savon et des brosses : d'où un lavage par trop rudimentaire. Rien de plus simple également que de doter les bâtiments de lessiveuses. On y gagnera à tous égards. Ajoutons ici qu'une petite étuve de désinfection à vapeur devrait se trouver sur tous les navires de guerre importants, comme sur les grands navires transporteurs de nombreux passagers.

Les marins du commerce, et surtout les pêcheurs, sont la plupart du temps d'une révoltante malpropreté ; nos 15000 pêcheurs d'Islande, de Terre-Neuve, restent des mois sans se laver : ce sont surtout des Bretons il est vrai.

L'*alimentation* de notre marine de guerre est réglée par le décret du 29 novembre 1897 suivant le tableau que nous donnons ci-contre.

| DENRÉES | | RATION journalière | DÉJEUNER | DINER | SOUPER | OBSERVATIONS |
|---|---|---|---|---|---|---|
| | | | Grammes | Grammes | Grammes | |
| Vivres pain | Pain. . d'équipage. | 550 gr. | 200 | 175 | 175 | Lorsqu'il n'est délivré que du pain blanc les allocations sont fixées comme suit : Déjeuner. 200 gr. Diner. . 275 gr. Souper . 275 gr. } 750 grammes par jour. Lorsque le pain est fabriqué à bord, il est alloué 740 gr. de farine p. kil. de pain. |
| | Pain. . blanc | 200 gr. | » | 100 | 100 | |
| | Biscuit | » | 150 (*a*) | » | » | |
| Vin | Marins | 50 cl. | » | 25 | 25 | |
| | Mousses | 30 cl. | » | 15 | 15 | |
| Déjeuner | Café | 20 gr. | 20 | » | » | |
| | Sucre | 20 gr. | 20 | » | » | |
| Vivres viande | Viande fraîche (1) de bœuf | 400 gr (A) | » | 200 | 200 | Peuvent être remplacés par une indemnité représentative de 0 fr. 40 par jour ou de 0 fr. 20 par repas. |
| | Viande fraîche (1) de mouton ou de porc | 300 gr. (A) | » | 150 | 150 | |
| | ou | | | | | |
| | Conserves de viande | 250 gr. (A) | » | 125 | 125 | |
| | ou | | | | | |
| | Porc salé | 300 gr. (A) | » | 150 | 150 (B) | |
| Légumes | Légumes verts (argent) (C) | 0 fr. 04 (2) | | | | |
| | et | | | | | |
| | Légumes secs (haricots et riz) | 100 gr. (3) | Peuvent être remplacés par une indemnité représentative de 0 fr. 025. | | | |
| | ou | | | | | |
| | Pommes de terre | 400 gr. (3) | | | | |
| Assaisonnements | Graisse ou huile | 10 gr. | Délivrée suivant les besoins. La dépense mensuelle ne doit pas dépasser le total des allocations acquises pour les deux denrées réunies. | | | |
| | Poivre | 0 gr. 05 | Délivrés suivant les besoins La dépense mensuelle ne doit pas dépasser le total des allocations acquises. Les autres condiments (moutarde, etc ) seront achetés sur les allocations attribuées pour les légumes verts. | | | |
| | Sel (4) | 16 gr. | | | | |
| | Vinaigre | 5 mill. | | | | |

(*a*) En remplacement de 200 grammes de pain.

(A) Les jours où la totalité des vivres « viande » sera allouée en une seule espèce de viande (viande de bœuf, de mouton ou de porc frais, conserves ou porc salé) la répartition par repas pourra être modifiée par les autorités du bord

(B) Pouvant être remplacé 2 fois par mois par 180 grammes de sardines.

(C) Les allocations pour légumes verts et les indemnités représentatives auxquelles viendra s'ajouter le produit de la vente des peaux, issues, boîtes à conserves, etc , doivent servir exclusivement à la nourriture des hommes. Il est expressément interdit de les affecter à autre usage

(1) Suivant les ressources des lieux et afin de varier la nourriture, il peut être embarqué et délivré du mouton ou du porc en remplacement de bœuf, si cette mesure n'est pas onéreuse pour le trésor. (2) Des légumes desséchés peuvent être délivrés par les magasins des subsistances ou des dépôts coloniaux, sur la demande des commandants, pour être consommés à raison de 5 grammes pour 1 centime.

(3) Avec faculté de mélanger, pourvu que les quantités de chaque espèce que l'on a à embarquer soient consommées dans la proportion voulue pour éviter des condamnations et que l'on ne dépasse pas au total le nombre des rations acquises. (4) Il est en outre alloué du sel pour la fabrication du pain.

NOTA. Les denrées de la ration devront être, aussi souvent que possible, préparées en ragoût, rôtis, etc , pour tout ou partie de l'équipage.

La ration ainsi établie a paru généralement satisfaisante aux médecins de la flotte ; d'après Guézennec elle fournit en moyenne 27 à 28 gr. d'azote et 400 gr. de carbone par homme ; on l'améliore du reste pour certaines catégories de matelots (personnel de la machine notamment) ; dans les climats froids il est délivré à tout l'équipage un supplément de 75 gr. de pain (ou 60 gr. de biscuit), et une boisson chaude composée de 4 gr. de thé, 15 gr. de sucre, 3 centilitres d'alcool dans environ 20 centilitres d'eau ; sous les tropiques on augmente le café de 3 gr. et on donne 1 centilitre d'alcool pour mélanger à l'eau de boisson.

On se félicite surtout de la rareté des distributions de biscuit ou de conserves quelconques ; on fabrique à bord un pain excellent avec des farines blutées entre 20 et 30 0/0 ; il conviendrait à notre avis que les bâtiments eussent des appareils et des chambres frigorifiques pour éviter d'embarquer du bétail vivant; par ailleurs la plus grande latitude est laissée au commandement pour l'achat des vivres frais, ce qui permet non seulement d'en avoir le plus souvent mais encore d'introduire dans la composition des repas une variété des plus louables. Le règlement de 1897 a très justement supprimé de la ration journalière l'eau-de-vie (tafia) accordée jusque-là aux matelots.

En principe la marine marchande doit donner à ses hommes la ration adoptée par la marine de guerre ; mais si cette règle est observée pour ce qui concerne les quantités, elle ne l'est pas pour ce qui est de la qualité, soit par économie peu justifiée, soit par suite de difficultés matérielles résultant entre autres de la durée des voyages Il faudrait qu'on tînt davantage la main à la régularité de distributions de vivres frais au moins sur les bâtiments d'une certaine importance. Il faudrait aussi surveiller l'abus de l'alcool et combattre les préjugés qui protègent son usage parmi les gens de mer.

C'est surtout parmi les pêcheurs qu'il serait bien utile de faire quelque chose contre l'alcoolisme qui y sévit à un degré inimaginable et que beaucoup d'armateurs encouragent pour se dispenser d'améliorer les conditions déplorables au milieu desquelles vivent d'ailleurs leurs équipages. Il est vrai que ces marins, Bretons ou Normands, ont pris chez eux, à terre, et dès leur adolescence, les plus fâcheuses habitudes d'intempérance ; au point que l'on trouve d'assez nombreux alcooliques parmi les jeunes matelots de la flotte de guerre. Mais il ne faut pas du moins que certains règlements maritimes favorisent l'entretien et le développement de l'alcoolisme.

L'eau de boisson est tantôt prise aux ports et embarquée dans des caisses métalliques spéciales — quelquefois dans de simples tonneaux, — tantôt, sur les grands bâtiments à vapeur, retirée par distillation de l'eau de mer. Cette dernière méthode offre naturellement de grandes garanties de salubrité et sera toujours préférée. On veillera du reste à ce que tous les réservoirs dans lesquels l'eau est emmagasinée, même provisoirement, soient tenus rigoureusement propres et désinfectés assez souvent, à l'aide de la vapeur s'il est possible.

L'observation des règles dont nous venons de tracer les grandes lignes aura sans doute pour résultat de modifier favorablement la situation sanitaire des gens de mer, laquelle ne serait pas extrêmement brillante, à en juger par les éléments de statistique recueillis pour la flotte de guerre par Vincent et Burot ; de 1891 à 1895 la mortalité moyenne y aurait été de 11 pour 1000 ; d'autre part sur 1000 décès 258 sont causés par la tuberculose, 147 par la fièvre typhoïde, 83 par le paludisme, 66 par la dysenterie et les diarrhées diverses ; on voit intervenir dans ces dernières causes (paludisme et dysenterie) l'influence des pays insalubres que le marin est appelé parfois à fréquenter, mais le développement de la tuberculose et surtout celui de la fièvre typhoïde relèvent certainement en grande partie des seules conditions de la vie à bord des navires.

Il va sans dire d'ailleurs que l'hygiène ne saurait entrer en ligne de compte sur les bâtiments de la flotte marchande qu'avec une inspection sanitaire de ces bâtiments et la présence sur les plus importants d'entre eux de médecins auxquels les règlements assureraient une certaine indépendance vis-à-vis des armateurs.

**Bibliographie**. — A. Plumert : *Gesundheitspflege auf Kriegsschiffen*. Pola, 1891. — Rochard et Bodet : *Hygiène navale* (Encyclop. d'Hyg. de Rochard. VII, Paris, 1895). — J. Mallet : *L'hygiène dans la marine marchande* (Thèse), Paris, 1895. — D. Kulenkampf : *Schiffshygiene* (Handbuch der Hyg. de Th. Weyl. VI), Iena, 1895. — Nocht : *Die gesundheitlichen Verhältnissen in der Handelsmarine und an den modern Dampfschiffen*. (D. V. f. ö. Gesundheitspflege. XXIX, 1897). — Gazeau : *Les pêcheurs de Terre-Neuve* (Archives de méd. navale, t. LXVIII, 1897). — Maget : *De la propreté corporelle des équipages* (Ibidem). — Sisco : *Notes sur les pêcheurs d'Islande* (Ibid., LXIX, 1898). — Chastang : *Nos pêcheurs d'Islande* (Ibid., LXX, 1898). — Danguy des Déserts : *Etudes d'hygiène navale* (Ibid., LXIX et LXX, 1898). — Schenk : *Ueber Schiffshygiene* (Viertelj. f. gerichtl. Med. u. ö. Sanitätswesen, XV, 1898) — Le Boyer : *Etude hygiénique des cargo-boats* (Thèse), Toulouse, 1899. — Uthemann : *Ueber die sanitätspolizeilichen Maasnahmen zur Herstellung gesunde Unterkunftsraüme auf Schiffen* (Vierteljahrss. f. gerichtl. Med. u. ö. Sanitätswesen, XIX, 1900). — Chavigny : *De l'aménagement des bateaux au point de vue de la salubrité* (Congrès d'hygiène. Paris, 1900). — L. Vincent : *Ventilation des navires modernes* (Ibid.). — Aurégan : *Notes médicales recueillies pendant une campagne dans la Manche et la mer du Nord* (Arch. de méd. navale, 1901). — Danguy des Déserts : *Etudes d'hygiène navale* (Ibid.).

# CHAPITRE VIII

## HYGIÈNE PÉNITENTIAIRE

De nos jours le système pénal n'a pour base fondamentale que la privation de la liberté pour les condamnés ; la société moderne se refuse à toute mesure de nature à leur infliger des souffrances inutiles et à altérer leur santé. La peine doit cependant être intimidante ; mais comme d'autre part elle doit servir à l'amendement de tous les malfaiteurs susceptibles de cette transformation, il ne faut pas que la détention déprime physiquement par trop ces individus. Or les prisons recevant un grand nombre de gens dont l'état de santé est déjà plutôt médiocre à leur entrée, et le seul fait de vivre quelque temps en prison exerçant fatalement une influence défavorable sur la vitalité de l'organisme, on comprend aussitôt quel rôle important échoit à l'hygiène pénitentiaire. Ajoutons que dans notre pays quelques 350.000 individus passent chaque année un temps plus ou moins long en prison.

**Systèmes pénitentiaires.** — D'une manière générale on peut distinguer deux grands systèmes pénitentiaires : l'un dans lequel les prisonniers subissent leur peine en commun, l'autre dans lequel ils sont isolés de manière à n'avoir aucune communication entre eux.

Les prisons où est établi le premier système, le plus ancien, sont des foyers de corruption morale, de véritables écoles du vice, et deviennent aisément de temps à autre des foyers de contamination physique, de maladies épidémiques. Cette situation déplorable ne laisse pas cependant que d'entraîner de grandes dépenses, car le détenu malade coûte trois fois plus cher que le détenu bien portant, et d'un autre côté la méthode aboutit à préparer pour l'avenir un nombre toujours croissant de récidivistes que le régime des prisons en commun n'effraie nullement, au moins quand il s'agit de courtes peines.

C'est dans le but de remédier à ces graves défauts qu'à la fin du XVIIIe siècle on adopta çà et là le système de l'isolement des prisonniers dans des cellules individuelles : il fut d'abord organisé et mis en pratique d'une façon d'ailleurs trop absolue à Philadelphie (Pensylvanie), puis d'une manière très mitigée à Auburn (isolement de nuit, travail de jour en commun et en silence) ; son principe fut préconisé en Europe par Howard, aux idées duquel se rangèrent d'abord l'Angleterre et plus tard la Belgique.

Le système cellulaire est aujourd'hui le système préféré de l'école pénitentiaire moderne qui y voit la meilleure méthode pour arriver à faire rentrer dans la société un certain nombre de condamnés amendés, et pour éviter ainsi l'accroissement des récidivistes ; c'est aussi le meilleur moyen d'individualiser la peine, de la faire varier dans son application d'après l'individu dont il s'agit, la peine étant surtout considérée comme un traitement qu'il faut modifier en quelque sorte pour chaque cas particulier. Au surplus les malfaiteurs d'habitude, les récidivistes, les vagabonds incorrigibles, redoutent fort la cellule et s'efforcent de l'éviter. Bien entendu on n'attend pas la moralisation des détenus du seul fait de l'encellulement ; on y ajoute le travail et les visites fréquentes de gens honnêtes (entre autres de membres de patronages) ; la cellule protège seulement son hôte vis-à-vis d'une démoralisation croissante par contact avec des malfaiteurs endurcis, et le met du même coup en situation favorable pour éprouver les effets des bonnes influences qui s'exercent à son égard.

Au point de vue de l'hygiène le système cellulaire paraît encore celui qu'il convient de préférer ; d'abord la cellule supprime naturellement les épidémies que le régime en commun favorise ; d'autre part elle permet de mieux observer l'état de santé du détenu ; si cet état de santé est déjà mauvais à l'entrée en prison, la cellule ne l'aggrave pas plus que la prison en commun, l'encellulement fût-il prolongé longtemps. Les résultats de 20 années de statistique recueillie par Baer à la prison de Plötzensée montrent que la morbidité est bien moins élevée et la mortalité un peu moins élevée avec le régime cellulaire qu'avec le régime en commun ; ces observations ont été vérifiées presque partout. Cependant on note plus de cas de folie (1/3 en plus) parmi les détenus en cellule que parmi ceux du régime commun : à vrai dire l'aliénation mentale est beaucoup mieux reconnue en cellule que dans la prison commune ; mais il est certain aussi que la cellule plus que le régime commun détermine l'apparition de la folie chez les individus prédisposés ; toutefois le diagnostic étant alors précoce un traitement convenable peut être institué dès le début des troubles mentaux, et la guérison est souvent obtenue. Quoi qu'il en soit la cellule ne convient pas à tous les tempéraments ; on ne devra donc pas l'appliquer sans l'avis du médecin d'abord, sa surveillance ensuite.

Le principe de l'emprisonnement cellulaire a été introduit dans notre pays par la loi du 5 juin 1875 dont la mise à exécution s'opère malheureusement avec une singulière lenteur. Encore cette loi n'a-t-elle prescrit la cellule que pour les courtes peines (1 an au maximum), les longues peines devant continuer à être subies en commun.

Concurremment avec ces deux modes d'emprisonnement la France applique la *transportation* aux condamnés aux travaux forcés (loi du 30 mai 1854), et la *relégation* aux récidivistes incorrigibles (loi du 27 mai 1885). Ces deux systèmes pénitentiaires, dont le caractère commun est l'expulsion définitive de

France d'un certain nombre de malfaiteurs, sont loin d'avoir donné des résultats très satisfaisants, et il est bien probable qu'à l'avenir leur mise en pratique sera de plus en plus restreinte par suite des difficultés de tout genre qu'elle rencontre. L'Angleterre depuis vingt-cinq ans, la Russie tout récemment, ont renoncé à la transportation.

La transportation et la relégation n'ont guère abouti jusqu'à présent qu'à débarrasser la France de gens dangereux; elles ont à peu près complètement échoué au point de vue de la réforme des condamnés et au point de vue de leur utilisation coloniale. Quand on transporte ou qu'on relègue dans un pays sain tel que la Nouvelle-Calédonie on risque de faire la part trop belle à des malfaiteurs naturellement enclins à la paresse, comme le sont surtout les relégués, et d'autre part il arrive bientôt un moment où l'on gêne la colonisation honnête. Quand on interne au contraire forçats et relégués dans un pays insalubre, tel que la Guyane, ces malheureux ne tardent pas à succomber en grand nombre à l'endémie palustre, à la dysenterie, etc., chaque fois que l'on tente de les employer aux défrichements, à la mise en culture du sol, à des travaux pénibles comportant des terrassements. Ce sont les relégués qui offrent la plus forte mortalité, car ce sont des gens dont la constitution a été auparavant usée par une vie de misère, de privations, par des séjours multiples en prison. Tandis que dans les prisons de longues peines en France la mortalité moyenne est de 5 à 6 0/0, les forçats ont déjà une mortalité moyenne de 8 à 9 0/0 par an en Guyane (progrès énorme du reste par rapport à ce qui s'est passé au début de l'application de la loi de 1854); dans ce même pays la mortalité des relégués a été la suivante depuis l'application de la loi de 1885 :

| | | | | | |
|---|---|---|---|---|---|
| 1888 | 9,8 0/0 | 1892 | 28,8 0/0 | 1896 | 5,5 0/0 |
| 1889 | 20,4 0/0 | 1893 | 13,5 0/0 | 1897 | 5,9 0/0 |
| 1890 | 12,7 0/0 | 1894 | 6,6 0/0 | 1898 | 7,6 0/0 |
| 1891 | 16,6 0/0 | 1895 | 4,6 0/0 | 1899 | 9,8 0/0 |

L'amélioration qui s'était produite de 1894 à 1897 tenait à ce que durant ces années on choisissait les relégués les plus robustes pour les envoyer en Guyane, les plus faibles étant internés en Nouvelle-Calédonie; depuis qu'on ne relègue plus dans ce dernier pays, la mortalité se relève en Guyane malgré les modifications apportées aux conditions de vie et de travail.

Au surplus, même dans un pays très salubre comme la Nouvelle-Calédonie, et sans parler de l'époque où une administration étrangement paternelle y dorlotait les forçats, l'expérience est faite que la main-d'œuvre pénale est à peu près stérile aux colonies; c'est en vain que l'on essaierait pour arriver à de meilleurs résultats de choisir les condamnés d'après leur état physique, de leur apprendre un métier utile avant de les mettre en route, de les nourrir en raison du travail effectué par eux (car c'est le seul moyen de lutter contre la paresse), etc.; ces diverses mesures ne sont pas du reste toutes d'une réalisation très facile. En attendant le transporté et le relégué coûtent trois fois plus cher que s'ils étaient détenus en France, rendent peu de services pendant la durée de leur peine, et une fois libérés deviennent une plaie pour les colonies où ils doivent continuer de résider. L'amendement moral est d'ailleurs chose inconnue des susdits libérés par le seul fait de leur vie dans un milieu commun.

**Les prisons.** — Il existe en France deux catégories principales de prisons: les prisons de courtes peines (jusqu'à 1 an), et les prisons de longues peines (de plus de 1 an jusqu'à 10 ans).

Les premières, ou prisons départementales, sont au nombre de 379 et renferment en moyenne 18000 à 20000 individus; elles sont pour la plupart installées dans de très vieux bâtiments, malsains, souvent encombrés et n'offrant à peu près aucune des conditions indispensables à une détention rationnelle soit au point de vue purement pénal soit au point de vue hygiénique ; beaucoup de ces édifices n'ont du reste pas été construits pour servir de prison. C'est à ces établissements que s'applique la loi de 1875 prescrivant l'adoption du système cellulaire pour les condamnés à de courtes peines. Or cette loi n'a été encore mise à exécution que pour 34 prisons ayant quelques 5500 cellules : il en faudrait 12,000 à 13,000 de plus. Mais la construction de ces cellules représente une dépense assez considérable, et c'est ce qui arrête les départements dont les représentants ne comprennent pas assez que la prison cellulaire sera toujours une économie étant donné que seule elle arrêtera les progrès de la récidive, autrement dit fera diminuer le nombre des individus à emprisonner, comme on le constate déjà dans les arrondissements pourvus d'une prison de ce genre. Au surplus il ne faut pas bâtir de prisons inutilement coûteuses ; la cellule est souvent revenue à tort à plus de 6000 fr. ; elle peut ne pas dépasser beaucoup 3000 fr.

Les prisons de longues peines, ou *maisons centrales*, sont au nombre de 16, dont 3 pour les femmes. Elles renferment environ 11,000 individus de l'un et l'autre sexe. Il serait à désirer que le système cellulaire leur fût au moins en partie appliqué ; la chose est du reste projetée ; après avoir subi au maximum 3 ans de cellule les détenus pourraient être mis en commun pendant le jour, l'isolement continuant la nuit au moyen de dortoirs cellulaires.

Nous exposerons brièvement les grandes lignes de l'installation d'une prison cellulaire.

A part quelques cellules à ménager pour les prévenus à proximité des tribunaux, les prisons s'élèveront hors des villes, sur des emplacements convenables. On évitera de construire de trop grands établissements, mauvais au point de vue moral parce que la direction y est très difficile à exercer, médiocres quoi que l'on fasse au point de vue de l'hygiène ; il y a malheureusement une tendance à créer sous prétexte d'économies d'énormes agglomérations pénitentiaires ; la récente prison élevée à Fresnes par le département de la Seine en est un exemple regrettable (2000 places). Bien entendu tout luxe de matériaux, toute recherche de style sont à proscrire ; la plus grande simplicité dans la construction est de rigueur : les prisons ont besoin d'être salubres, mais il serait fâcheux qu'elles eussent des airs de palais.

Le programme de 1877 pour la construction de prisons cellulaires recommande de faire rayonner les divers bâtiments de chaque établissement important autour d'un point central d'où la surveillance de tout le personnel et de tous les détenus soit possible : d'où les bâtisses suivant le système stellaire ou panoptique dont Mazas était le type et qui a été adopté pour beaucoup de prisons. On peut cependant élever comme dans la prison de Fresnes des bâtiments parallèles, largement espacés les uns des autres, de manière à ce que l'air circule bien entre eux ; on évite ainsi quelques inconvénients des bâtiments convergeants : angles morts où l'air circule mal, cellules voisines de ces angles mal aérées et mal éclairées par suite du rapprochement des bâtisses près du point central où elles viennent aboutir, mauvaise exposition de certaines façades. On se limitera à 3 étages sur rez-de-chaussée ; il est excessif d'être allé à Moabit, à Fresnes, jusqu'à 4 étages sur rez-de-chaussée.

L'axe de chaque bâtiment (dirigé suivant la ligne nord-sud ou à peu près) sera occupé par une large galerie s'élevant du rez-de-chaussée jusqu'au faîtage, et de part et d'autre de laquelle sont situées à chaque étage les rangées de cellules dont les portes s'ouvriront sur des balcons intérieurs. La galerie et ses balcons sont parcourus par des rails pour wagonnets; au centre et aux extrémités se trouvent des escaliers et des ascenseurs ou monte-charges.

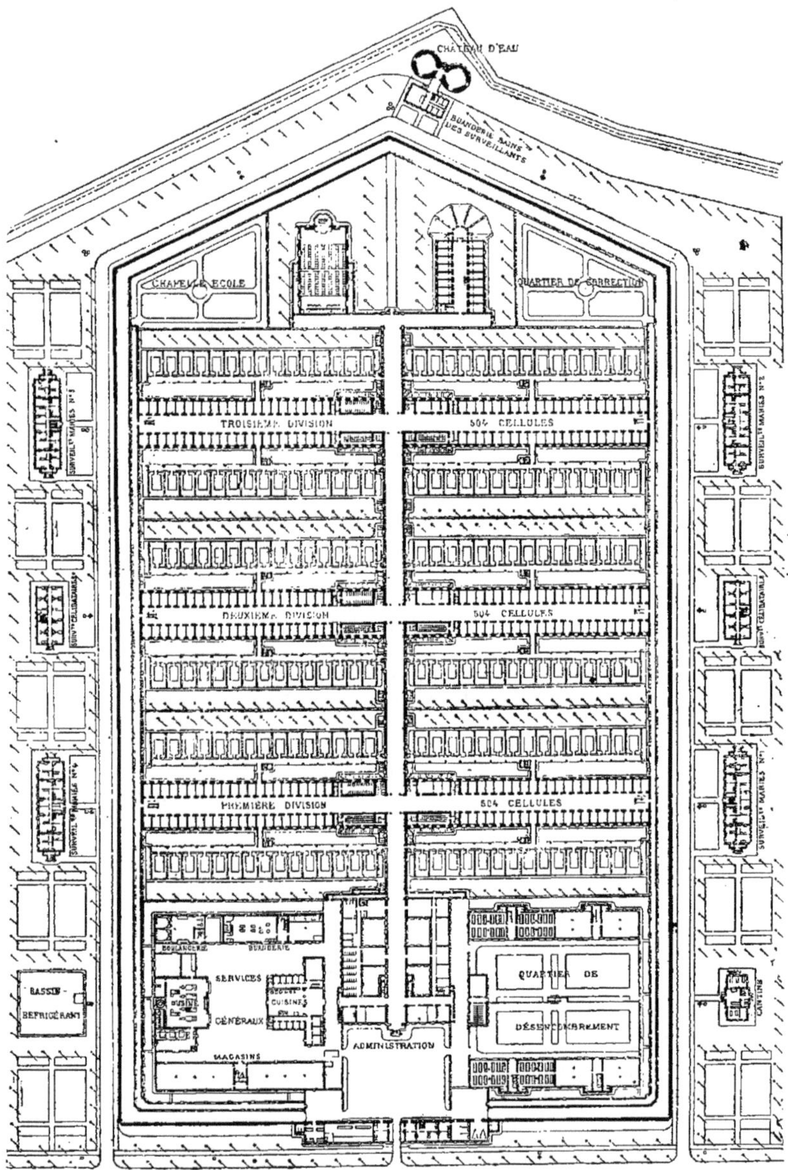


Fig. 215. — Prison de Fresnes. Plan du quartier principal. (*Notice sur la prison de Fresnes* publiée aux frais du département de la Seine)

A Fresnes tous les services généraux sont groupés à l'entrée du « grand quartier » ; de là part une longue galerie de communication qui réunit les 3 bâtiments parallèles formant chacun une division de 500 cellules. Les services généraux comprennent entre autres des *cellules d'attente* pour les arrivants, les *bains-douches*, le *vestiaire*, la *cuisine*, la *buanderie*, l'établissement de *désinfection*. Au centre de chaque division se trouvent encore des *bains-douches*. Le long de chaque façade des bâtiments se trouve en plein air une rangée d'espèce de compartiments rectangulaires : ce sont les *préaux* cellulaires, dominés par une passerelle de surveillance qui court d'un bout à l'autre de la rangée.

Les cellules ont 4 m. de long sur 2m,50 de large et 3 m. de haut, soit 30 m³, suivant les prescriptions réglementaires, lesquelles semblent suffisantes ; chacune de ces cellules possède une large fenêtre (de 1m,18 sur 1m,63) dont la partie inférieure, en verre strié, translucide mais non transparent, ferme à clef, et dont la partie supérieure est organisée en imposte manœuvrable par le détenu ; le sol est en chêne scellé sur bitume ; les murs et le plafond sont recouverts de peinture vernissée, de ton crème ; les angles de rencontre des diverses parois sont arrondis : le pourtour du sol, à la base des murs, offre une sorte de cani-

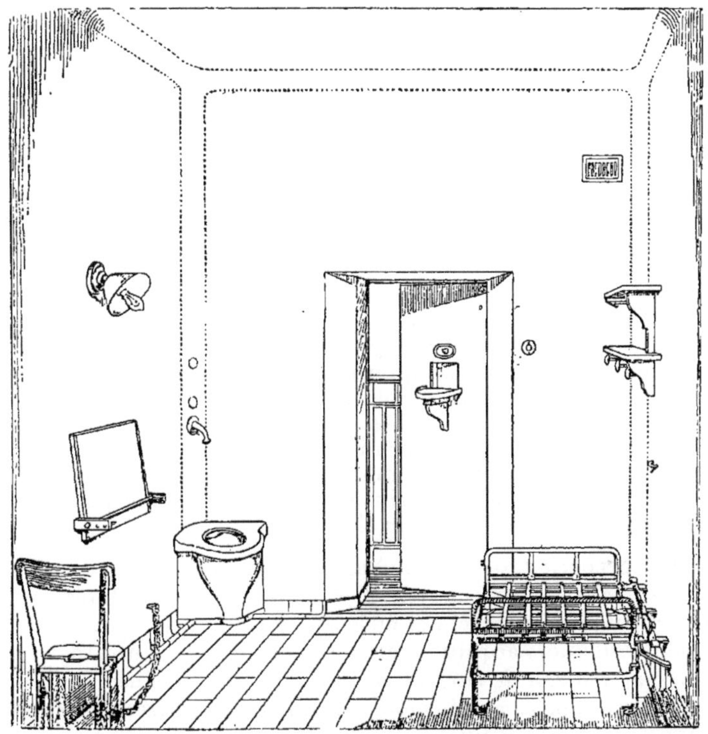

Fig. 216. — Prison de Fresnes. Vue intérieure d'une cellule. (*Ibidem*)

veau de grès émaillé pour l'évacuation des liquides ayant servi au lavage des murs. En face de la fenêtre se trouve la porte avec un judas de surveillance et un guichet de distribution. Latéralement il y a d'un côté une table pouvant se relever contre le mur, au-dessus d'elle une lampe électrique et devant une chaise ; de l'autre côté un lit de fer également susceptible d'être relevé contre le mur. Dans un angle entre la porte et la table on a placé un siège de water-closet constitué par un bloc très solide en grès cérame formant cuvette siphonnée, à chasse d'eau facultative ; il y a là un grand progrès sur les prisons cellulaires construites il y a seulement une douzaine d'années, et où l'on a adopté le système des tinettes. Au-dessus de la cuvette se trouve un robinet à poussoir dont le bouton de commande est à la disposition du prisonnier. Ailleurs un bouton de sonnerie électrique permet d'appeler le gardien. La ventilation permanente et le chauffage s'il en est besoin sont assurés par l'arrivée d'air froid ou chaud pénétrant dans la cellule par un orifice grillé situé du côté de la porte, près du plafond; l'air est préalablement chauffé dans les sous-sols au contact de la circulation de vapeur et envoyé à l'aide d'un propulseur mécanique dans des conduites en poterie; l'évacuation de l'air hors de la cellule s'effectue par des orifices ménagés sous la couronne du siège de water-closet; de là l'air est aspiré mécaniquement dans une canalisation en zinc.

Le quartier principal de la prison de Fresnes est complété par une chapelle-école du système cellulaire, un quartier de correction avec 32 cellules spéciales pour les détenus indisciplinés, enfin par un quartier de désencombrement pour 400 détenus en commun.

En dehors du quartier principal se trouvent, formant deux groupes séparés, 1 quartier de 150 cellules pour des condamnés à plus d'un an que des raisons spéciales font maintenir à Fresnes, et 1 infirmerie de 112 cellules destinée à être utilisée par toutes les prisons du département de la Seine; les cellules de cette infirmerie ont 4 m. de long sur 2m,80 de large et 3m,50 de haut, c'est-à-dire offrent un cube de 40 m. ; celles pour non contagieux au nombre de 88 sont réunies en 2 bâtiments parallèles, à simple rez-de-chaussée, dont chacun comporte un seul rang de cellules donnant sur un large couloir bien éclairé; entre les 2 bâtiments, et relié à eux par une courte galerie, 1 pavillon renferme tous les services communs (bains, salle d'opérations, chaudière à désinfection du linge, etc.) ; à quelque distance 2 pavillons de 12 cellules chacun, avec entre eux un petit pavillon pour les services communs sont destinés aux malades contagieux.

Autour des enceintes des divers groupes que nous venons d'énumérer sont disséminées les habitations du personnel.

L'établissement est alimenté en eau par un branchement d'une importante canalisation de la banlieue de Paris qui passe à proximité; les eaux vannes provenant du tout à l'égout sont employées en irrigations dans les environs.

Finalement la prison de Fresnes offre beaucoup de dispositions louables, dont on fera bien de s'inspirer, encore que dans son ensemble la dite prison puisse être rangée à divers égards parmi « ces établissements modèles qui sont des types à ne pas imiter »; l'agglomération réalisée est excessive (2500 personnes au total), et d'autre part le prix de revient (11 millions, soit à peu près 5500 fr. par détenu) est beaucoup trop élevé.

**Maisons de correction.** — Les enfants délinquants doivent être isolés dès leur arrestation : c'est le seul moyen d'éviter des contaminations morales et physiques particulièrement aisées et fâcheuses à cet âge. Devant les tribunaux les enfants sont volontiers acquittés comme ayant agi sans discernement, mais envoyés dans une *maison de correction* jusqu'à leur 20e année. Les établissements de ce genre, appelés aussi colonies pénitentaires, parce qu'ils sont situés à la campagne et qu'on s'y livre à l'agriculture, sont en France au nombre de 34.

Nous signalerons pour sa très remarquable installation la maison de correction de Montesson qui a été créée en 1895 par le département de la Seine pour 320 enfants sur un terrain de 32 hectares. On a évité de donner à l'établissement l'aspect d'une prison. Dans une vaste enceinte délimitée par des murs de clôture peu élevés interrompus çà et là par des grilles, se trouvent, à droite et à gauche d'une très large avenue dont le centre est occupé par les services généraux (direction, cuisine, buanderie, bains, etc.), 4 pavillons à un étage sur rez-de-chaussée pour 40 enfants chacun ; le rez-de-chaussée de ces pavillons comprend réfectoire, salle d'école (9 m. sur 6 m.), parloir, salle de lecture (7 m. sur 8 m.), lavabos dans le vestibule ; à l'étage vaste dortoir à stalles grillagées permettant à la fois l'isolement et la surveillance (30 m. c. par lit) ces pavillons sont chauffés à l'air chaud, ce qui n'est pas un avantage. L'établissement possède en outre de grands ateliers, une infirmerie et un quartier avec 44 cellules dit de « correction paternelle ». Autour de cet ensemble sont disséminés les logements des surveillants en petits pavillons; à une extrémité existe une ferme, et plus loin une piscine.

L'établissement de Montesson a malheureusement coûté 2 millions et demi, et la journée de chaque pensionnaire y est beaucoup trop coûteuse. C'est encore un modèle dont on devra s'inspirer sans l'imiter.

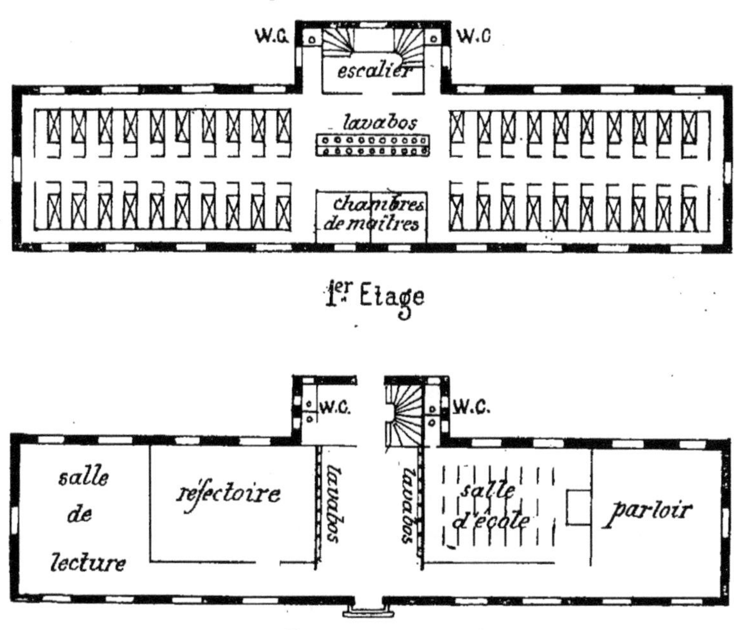


Fig. 217. — Etablissement de Montesson. Pavillon pour 40 élèves.

**Les détenus**. — Dans les prisons centrales les détenus reçoivent, en échange de leurs *vêtements* personnels, qui sont désinfectés et mis de côté, un costume composé d'une veste, d'un pantalon et d'un gilet de droguet, c'est-à-dire d'une étoffe composée de fil et de laine en hiver, de fil et de coton en été; il est en outre distribué un béret, des chaussons et des sabots.

Les *lits* sont en fer, autant que possible avec un sommier simplement formé de lames métalliques, sur lesquelles on place un matelas; malheureusement l'usage toujours suspect de la paillasse n'est pas près de disparaître.

On coupe aux détenus les cheveux courts et ils sont complètement rasés; ce sont des mesures dont profite la *propreté*; celle-ci doit d'ailleurs être assurée dès l'entrée du détenu en prison par un bain-douche qui sera renouvelé comme le voulait Merry-Delabost à intervalles réguliers, au moins tous les 15 jours; enfin de l'eau doit être fournie pour les soins de toilette journaliers; le mieux est que cette eau coule dans les cellules elles-mêmes; sans quoi il faut installer des lavabos spéciaux dont l'usage ne laisse pas que d'être une assez grosse complication : le pis est que ces lavabos sont très insuffisants, notamment dans un grand nombre de prisons où persiste le régime en commun.

L'*alimentation* des prisonniers est naturellement basée sur l'évaluation du strict nécessaire pour nourrir un individu qui en somme peut ne faire à peu près rien. Cet homme paraît n'avoir besoin que d'une « ration d'entretien » représentée, selon de Gasparin, par : azote, 12gr,5 et carbone 264 grammes.

Voit demande, pour le prisonnier qui ne travaille pas : albumine, 85 grammes ; graisse, 40 grammes ; amidon, 300 grammes ; ce qui est la même ration, un peu renforcée en azote. Or, le règlement français alloue aux prisonniers un régime qui, selon Merry-Delabost, contient 13gr,38 à 14gr,22 d'azote avec 314 grammes de carbone, dans la prison départementale de Rouen, et, d'après Hurel, 13gr,89 d'azote avec 318 grammes de carbone, à la maison centrale de Gaillon. Voici du reste quels seraient les aliments réglementairement délivrés pendant une semaine dans les prisons centrales.

| SANS POMMES DE TERRE | | | | AVEC POMMES DE TERRE | | | |
|---|---|---|---|---|---|---|---|
| ALIMENTS | POIDS | COMPOSITION EN | | ALIMENTS | POIDS | COMPOSITION EN | |
| | | Azote | Carbone | | | Azote | Carbone |
| | gr. | gr. | gr. | | gr. | gr. | gr. |
| Viande désossée | 240 | 7.00 | 25,50 | Viande désossée | 240 | 7,00 | 25.50 |
| Légumes frais | 490 | 1,51 | 26,95 | Légumes frais | 490 | 1,51 | 26 95 |
| Haricots | 300 | 11,76 | 129.00 | Haricots | 90 | 2.82 | 38,70 |
| Carottes | 20 | 0,06 | 1,10 | Carottes | 20 | 0,06 | 1,10 |
| Riz | 180 | 0,08 | 73,80 | Riz | 90 | 0,89 | 36,90 |
| | | | | Pommes de terre | 1200 | 3,96 | 132,00 |
| Oseille | 120 | » | » | Oseille | 70 | » | » |
| Purée de légumes | 60 | 2,35 | 25.80 | Purée | 60 | 2.35 | 25.80 |
| Pois | 180 | 7,03 | 79,20 | Pois | 180 | 7,03 | 79,20 |
| Graisse | 65 | | 51.35 | Graisse | 65 | » | 51,35 |
| Beurre | 15 | 0,09 | 12,45 | Beurre | 15 | 0,09 | 12,45 |
| Pain | 5950 | 71,40 | 1785,00 | Pain | 5950 | 71,40 | 1785,00 |
| Moyenne par jour | | 14.72 | 315,75 | Moyenne par jour | | 13,88 | 317,76 |

Le régime ainsi constitué n'est peut-être pas théoriquement insuffisant ; mais il l'est pratiquement de par la nature des aliments qui le constituent et leur extrême uniformité. En somme le détenu, outre 750 gr. de pain, a le matin une soupe, et le soir une autre soupe à laquelle s'ajoute un plat de légumes, le tout essentiellement composé de 150 gr. de pain de soupe et de 3 décilitres de légumes ; deux fois par semaine seulement (voire même une fois dans la plupart des prisons départementales) les prisonniers reçoivent 150 gr. de viande. L'expérience a montré que toutes les améliorations dans la nourriture des prisonniers étaient suivies d'amélioration de l'état sanitaire général du groupe. La femme paraît plus que l'homme encore avoir besoin d'un régime assez varié : sans quoi elle est atteinte de troubles digestifs et ne mange plus.

A vrai dire le détenu qui a de l'argent, soit qu'il travaille, soit qu'il reçoive de l'argent du dehors, peut améliorer lui-même notablement son régime par des achats à la « cantine » de la prison ; c'est ce qui se fait régulièrement. Toutefois il serait bon, comme l'a demandé Merry-Delabost, que pour le détenu qui travaille les suppléments de nourriture pris à la cantine ne fussent pas facultatifs, mais obligatoires au moins dans une certaine mesure, car il est bien certain que la ration fournie par la prison ne saurait jamais suffire qu'à un individu inoccupé.

Il ne faut pas que le régime du détenu le tue à petit feu, comme on l'a dit, et rende finalement à la société un individu sans force pour le bien ainsi que pour le mal ; non seulement le détenu ne doit pas être insuffisamment nourri, ni rester sale ; il ne saurait non plus rester oisif : il a besoin de faire de l'exercice physique, et il est à désirer qu'on s'efforce de lui donner des habitudes de travail. Les règlements actuels de nos prisons disposent que chaque détenu devra avoir tous les jours une heure au moins de *promenade* au préau, et que cette heure sera effectivement employée à la marche : c'est un minimum qu'il conviendra généralement de doubler. D'autre part il est entendu que l'on donnera autant que possible du *travail* aux prisonniers ; c'est une nécessité absolue avec le régime cellulaire, et d'ailleurs plus le travail accompli exigera une certaine dépense de force musculaire mieux cela vaudra au point de vue sanitaire. A cet égard le système de la régie est préférable dans les prisons au système de l'entreprise : la régie, entre les mains de l'Administration pénitentiaire, arrive en ce qui concerne la distribution et l'organisation du travail à des résultats supérieurs à ceux de l'entreprise.

Bien entendu les détenus, surtout ceux qui seront en cellule, recevront d'assez nombreuses *visites* tant du personnel de la prison que des membres des patronages ; c'est là comme nous l'avons déjà dit un élément indispensable de l'application du régime cellulaire.

En ce qui concerne les *punitions* disons seulement que l'hygiène ne saurait approuver : le retrait de l'autorisation aux travailleurs de se procurer des suppléments à la cantine ; la privation de promenade ; la privation de lumière dans la cellule de correction ; et surtout la suppression des vivres autres que le pain ; toutes punitions que le règlement autorise à employer pendant trois jours consécutifs. Ce sont des peines qui risquent fort de peser sur la santé des individus ; Baer est d'avis de les supprimer.

La *mortalité* et la *morbidité* des détenus sont beaucoup plus élevées que dans la plupart des autres groupes d'individus d'âge égal ; d'après Merry-Delabost la mortalité moyenne de nos prisons centrales dans la période de 1870-1880 a été de 43,4 pour 1000 ; cette proportion ne paraît pas avoir notablement baissé dans ces 20 dernières années (en 1896 par exemple elle était de 48 p. 1000), et il ne semble pas qu'elle soit de beaucoup inférieure dans les prisons départementales. A vrai dire les gens qui se font mettre en prison ne sont pas d'ordinaire dotés d'une provision de santé ; ce sont au contraire bien souvent des individus physiquement usés par les vices et la misère, et dont le moral n'est pas plus brillant. Du reste la mortalité des détenus est surtout élevée pendant la première année de la détention. Mais d'autre part on ne peut mettre en doute que l'internement prolongé, le fait d'être réduit à un minimum d'air libre, de lumière solaire, d'activité physique, excitants naturels de la vitalité de l'organisme humain, parfois l'insalubrité des locaux de détention, enfin les défectuosités de l'alimentation, sans parler de la dépression morale, constituent un ensemble singulièrement peu favorable à la santé. Les statistiques indiquent que pour les longues peines la mortalité tend à s'élever au bout d'une certaine période avec la durée de la détention : c'est donc bien ici le milieu qui vient à bout de la résistance de l'individu. Il faut évidemment s'efforcer de lutter dans la mesure du possible contre cet état de choses en améliorant les conditions du milieu pénitentiaire. Le fait qu'il peut finalement arriver par les progrès réalisés dans ce sens que le prisonnier jouisse d'un certain nombre de conditions supérieures à celles dont d'honnêtes gens sont obligés de se contenter est très regrettable ; mais, comme dit Baer, ce signe de l'imperfection de notre état social ne saurait cependant constituer un argument admissible contre l'assainissement du milieu pénitentiaire et le perfectionnement du régime qui y est imposé aux détenus ; la société doit toujours au détenu des conditions salubres.

Il conviendrait d'ailleurs que chaque détenu à son entrée en prison fût examiné en détail par le médecin de l'établissement, et qu'à la suite de cet examen il fût dressé une fiche sanitaire individuelle qui serait ensuite tenue au courant à l'aide d'examens périodiques. Dans les grandes prisons doit se trouver un médecin possédant des connaissances spéciales en hygiène et en psychiâtrie ; il ferait partie de toute réunion des principaux fonctionnaires de la prison, et interviendrait dans toutes les questions de réglementation générale intéressant la santé des prisonniers, ainsi qu'en ce qui concerne l'alimentation, le travail, l'exercice, les punitions ; il déciderait de la mesure dans laquelle le régime cellulaire serait appliqué à chaque individu ; il visiterait fréquemment tous les prisonniers et ferait apporter à leur situation les modifications qu'il jugerait utiles ; le tout sans parler des soins qu'il donnerait à l'infirmerie de la prison aux malades proprement dits. C'est ainsi au surplus que le dernier Congrès pénitentiaire international tenu à Bruxelles en 1900 a conseillé d'entendre désormais le rôle du médecin dans les prisons.

C'est la tuberculose qui cause à elle seule la majorité des décès parmi les détenus. On discute la question de savoir si la maladie est due surtout à la contagion dans le milieu pénitentiaire, ou s'il s'agit plus souvent de tuberculose latente se développant sous l'action des mauvaises conditions dans lesquelles s'effectue la détention. La première de ces deux manières de voir a été soutenue par Cornet ; la seconde a pour elle entre autres l'autorité de Baer, médecin de la prison de Plötzeusée (près de Berlin). D'après les observations de celui-ci, la tuberculose évolue rapidement chez les prisonniers ; or la mortalité de ce chef est surtout élevée pendant la 2e année de la détention ; les cas de cette période ne sont donc pas dus à une contagion dans la prison ; en revanche cette contagion est sans doute l'origine des cas qui se manifestent au bout de plusieurs années de détention : mais ce sont les moins nombreux. La tuberculose serait d'ailleurs plus fréquente avec le régime cellulaire qu'avec le régime en commun. L'interdiction de faire de l'encombrement, l'amélioration de la ventilation et surtout de la nourriture ont paru à Baer donner vis-à-vis de la tuberculose des résultats plus importants que les mesures dirigées contre la contagion, c'est-à-dire notamment les pratiques visant à la destruction du bacille tuberculeux dans les locaux pénitentiaires. Toutefois le mieux est de mettre simultanément en œuvre les deux méthodes prophylactiques en question : chacune a son utilité.

Après la tuberculose les principales maladies des prisonniers sont les entérites, la pneumonie, parfois le scorbut et même le typhus.

**Bibliographie.** — Merry-Delabost : *Systèmes pénitentiaires* (Dict. encyclop. des Sciences médic., 1886). — Cornet : *Die Tuberculose in den Strafanstalten* (Zeitschr. f. Hyg., 1891). — Laurent : *Les maladies des prisonniers*, Paris, 1892. — *Etablissement de Montesson* (Le Génie civil, XXVII, 1895). — A. Baer : *Die Hygiene des Gefängniswesens* (Handb. der Hyg. de Th. Weyl', Iéna, 1897. — H. Poussin : *Notice sur les nouvelles prisons départementales de Fresnes*, Paris, 1900. — G. Liégeois : *Le régime cellulaire en France et à l'étranger* (Thèse de Droit), Nancy, 1900. — Bulletin de la Société générale des Prisons (*Revue pénitentiaire*), 1877-1901.

# CHAPITRE IX

## PROPHYLAXIE SPÉCIALE DES MALADIES CONTAGIEUSES.

Les maladies reconnaissant pour cause efficiente des agents animés susceptibles de se reproduire indéfiniment (microbes, champignons, parasites animaux) sont de beaucoup celles qui sévissent le plus souvent parmi les groupes humains. L'importance de leur expansion tient en partie à ce fait qu'elles sont pour la plupart, sinon toutes, *contagieuses*, c'est-à-dire transmissibles par propagation directe ou indirecte de leur agent causal des individus malades aux sujets sains. Cette notion de contagion est la base d'une *prophylaxie* (προφυλασσεῖν, veiller) spéciale tendant précisément à prévenir par des moyens appropriés le transfert des microorganismes pathogènes en question. Le présent chapitre sera consacré à l'étude de cette prophylaxie spéciale dont les méthodes pratiques sont l'*isolement* des malades, destiné à couper aux contages émanés de ces sujets toutes les voies susceptibles de servir à leur transmission, et la *désinfection* par laquelle on tente de détruire les agents morbifiques animés partout où ils se trouvent, et en particulier autour des malades capables de les répandre dans les milieux ambiants.

Au surplus il ne faut pas oublier que la genèse des maladies dues à des microorganismes ne repose pas uniquement sur la contagion, c'est-à-dire la transmission directe ou médiate d'une part : celle-ci peut n'être point suffisante à faire éclore la maladie, et d'autre part on ne saurait toujours rattacher chaque cas d'une des maladies susdites à un cas antérieur qui en serait l'origine plus ou moins éloignée. Les faits très communs auxquels nous faisons allusion ici s'expliquent d'abord par la résistance variable des individus à l'action des microorganismes pathogènes, en second lieu par une certaine ubiquité de ceux-ci, transformés pour un temps en simples saprophytes et vivant comme tels, soit dans les milieux ambiants soit dans le corps humain lui-même. Ces données sont le fondement d'une prophylaxie générale qui a été exposée dans l'ensemble des chapitres précédents : elle s'efforce de conserver et d'augmenter de toute manière la santé des individus, elle indique les conditions propres à écarter d'eux les causes susceptibles d'amoindrir leur résistance, elle vise au maintien de l'intégrité des milieux ambiants et même à leur amélioration, de façon à les rendre défavorables aux germes suspects qu'ils pourraient recéler.

Nous nous bornerons à rappeler la nécessité et les raisons de cette prophylaxie générale en exposant les *notions d'étiologie* (αἰτία, cause) dont la connaissance est le préambule indispensable de l'étude de la prophylaxie spéciale des maladies contagieuses ; nous insisterons davantage sur les modes de transfert des agents de ces maladies. Nous montrerons ensuite comment ces notions doivent dominer aujourd'hui l'*hygiène hospitalière*, qui ne saurait jamais perdre de vue la nécessité de recourir entre autres mesures à un certain isolement, soit collectif, soit individuel, vis-à-vis des nombreux malades atteints d'affections contagieuses reçus dans les établissements hospitaliers : la lutte contre les contagions de malades à sujets sains, ou même de malades à malades différents, s'impose ici avec une urgence toute particulière. Nous terminerons par l'étude de la *désinfection* et de ses divers procédés.

## NOTIONS D'ÉTIOLOGIE.

On ne peut se rendre compte des conditions qui président à la contagion, c'est-à-dire à la propagation des agents pathogènes animés, si l'on ne sait ce qu'ils sont, où ils se trouvent, comment ils se comportent dans les circonstances variées au milieu desquelles s'effectue leur dissémination, enfin et surtout quels sont les modes de cette dissémination : ajoutons qu'il faut encore savoir dans quelle mesure la contagion est l'origine des divers cas de maladies observés. Tous ces points doivent être examinés à propos de chaque maladie en particulier. Mais il est bon de rappeler d'abord à ce sujet un certain nombre de généralités.

Les microorganismes pathogènes sont pour la plupart des *microbes*, végétaux microscopiques d'espèces diverses, qui en agissant sur l'organisme humain par les toxines auxquelles ils donnent naissance produisent les maladies infectieuses. Ces germes peuvent provenir du sol, de l'eau, de l'air, de tous les objets qui nous entourent, des animaux, de nos aliments, et enfin de nous mêmes, des cavités de notre corps : une foule de circonstances amènent des échanges de germes entre ces divers habitats.

Si nous considérons à cet égard les rapports entre le corps humain et les milieux, les objets, les êtres extérieurs, nous notons d'abord que l'homme malade est capable de disséminer en dehors de lui des germes infectieux par ses sécrétions ou excrétions morbides : la salive, les crachats, les exsudats bronchiques, pulmonaires et autres, l'urine, les matières fécales, les desquamations épithéliales et cutanées, le sang quelquefois, sont les vecteurs primitifs des contages quittant l'organisme pour passer dans les milieux ambiants. Inversement les microorganismes pathogènes existants dans ces milieux sont susceptibles de pénétrer au sein de l'organisme par la voie respiratoire, la voie digestive, la voie génito-urinaire, la voie sanguine (par inoculation, dans ce cas).

A propos du sol, de l'eau, de l'air, nous avons déjà assez longuement traité des conditions d'existence des microorganismes pathogènes dans ces milieux. Il suffit de résumer ici ces données.

La surface du *sol* ou plutôt ses couches les plus superficielles (voir p. 38) peuvent renfermer un certain nombre de germes pathogènes ; c'est même l'habitat régulier du bacille du tétanos et du vibrion septique ; le germe du choléra, celui de la fièvre typhoïde, celui de la tuberculose, s'y maintiennent plus ou moins longtemps, et il est vraisemblàle qu'il en est de même du germe du paludisme, de celui de la dysenterie. Du sol les microorganismes pathogènes nous arrivent à la faveur de contacts directs, par l'intermédiaire de l'eau, de l'air (où vont flotter les poussières d'origine tellurique), de divers insectes, ou encore par des objets, des vêtements, des végétaux souillés de terre.

L'*eau* est également susceptible de contenir plusieurs espèces de microorganismes pathogènes (voir p. 74) qui persistent au sein de ce milieu pendant des temps très variables, en raison des conditions si diverses qu'ils peuvent y rencontrer : les indications relatives à la durée de la persistance de divers germes dans l'eau, telles qu'elles résultent de nombreuses recherches, ne valent que pour les conditions offertes par les eaux dans lesquelles ces recherches ont été effectuées. Les conditions qui importent dans l'espèce sont d'ailleurs extrêmement complexes. Quoi qu'il en soit, il paraît certain que l'eau a servi de véhicule à la fièvre typhoïde, au choléra, et probablement à la dysenterie. Les microbes charriés sont introduits dans les voies digestives quand l'eau sert à la boisson ou est utilisée pour le lavage d'aliments ultérieurement consommés à l'état cru ; l'emploi d'eau contenant des germes pathogènes pour les soins de toilette amènerait encore à la rigueur la contamination de l'homme ; peut-être même est-il mauvais de laver avec une eau renfermant des germes pathogènes toute surface qui serait ensuite exposée à la dessiccation, car des germes qui y resteraient d'abord attachés pourraient ensuite en être séparés à l'état de poussières, et menaceraient finalement ainsi les voies respiratoires des humains.

L'*air* (voir p. 148) a passé jadis pour être le principal véhicule des contages ; on est beaucoup revenu de cette opinion. Il semble certain aujourd'hui que le transfert de microorganismes par l'air libre est chose assez insignifiante. Mais il convient d'être un peu plus réservé à l'égard de ce qui se passe quelquefois dans les atmosphères confinées ; en somme il est hors de doute que les chocs, les trépidations, les frottements, voire même les mouvements de l'air détachent des surfaces sèches des poussières susceptibles d'être mêlées de germes pathogènes, et que ceux-ci flottant quelque temps dans l'air d'un local peuvent arriver de la sorte aux voies respiratoires des personnes présentes dans ce local. La chose a été démontrée pour le bacille de la tuberculose : on ne voit pas pourquoi elle ne se réaliserait pas également pour d'autres germes. Toutefois la diffusion ainsi effectuée n'est jamais grande. Au surplus l'air est le lieu de passage des liquides pulvérisés par la toux et dont les gouttelettes sont susceptibles de contenir des microbes pathogènes. Enfin c'est dans l'air que circulent certains insectes capables de véhiculer quelques-uns de ces microbes.

Naturellement il est possible de rencontrer sur toutes les *surfaces* de nos habitations, de nos véhicules, sur le linge, les vêtements, les meubles, les objets usuels (surtout ceux employés pour l'alimentation, pour les soins corporels), les aliments, des microorganismes directement émanés de sujets malades ou provenant déjà du sol, de l'eau, de l'air. C'est par là, par les *objets* autrement dit, que paraît se faire surtout la contagion, grâce aux manipulations, aux contacts, auxquels sont soumis ces objets : les doigts qui les touchent se contaminent et vont ensuite porter plus ou moins directement à la bouche les germes recueillis, à moins encore que ceux-ci, détachés mécaniquement de leurs supports, ne passent dans l'air pour s'introduire ensuite dans notre appareil respiratoire.

Les *aliments* sont dans certains cas les véhicules d'agents morbifiques, soit qu'ils aient été contaminés par contact, par des poussières, soit qu'ils proviennent d'animaux atteints de leur vivant de maladies transmissibles à l'homme : la viande, le lait, propagent de la sorte à l'occasion diverses infections (voir p. 499 et 520).

Enfin les *êtres vivants* sont des propagateurs très actifs des germes morbides : au premier rang il faut citer l'individu malade lui-même, qui non seulement peut contagionner directement ou indirectement par les modes indiqués plus haut des sujets sains ou des malades atteints d'affections différentes, mais qui est quelquefois aussi l'origine d'une contagion héréditaire de sa descendance. Rappelons en outre qu'un individu restant sain sert cependant quelquefois d'intermédiaire transportant un contage d'un malade à un autre individu qui lui sera infecté. En dehors de l'homme divers animaux sont également capables (sans parler du cas où ils contribuent à notre alimentation) de transporter assez loin des agents pathogènes : les rats, les moustiques, les mouches, les puces, les punaises, ont joué ce rôle.

Il convient de noter que dans les divers milieux que nous venons de passer en revue, exception faite pour les êtres vivant infectés, c'est-à-dire dans l'organisme desquels les microbes pathogènes ont plus ou moins pullulé, lesdits microbes ne paraissent pas rencontrer d'habitude des conditions favorables à leur vitalité ; au contraire ils sont volontiers exposés dans la plupart des milieux extérieurs à une foule d'influences propres à amener leur destruction ou peut-être à modifier profondément un certain nombre de leurs propriétés, et parmi celles-ci notamment le pouvoir pathogène, propriété contingente, très variable chez une même espèce microbienne, voire susceptible de disparaître, le germe devenant alors un simple saprophyte inoffensif, mais restant capable de récupérer sa virulence s'il vient à retrouver des conditions favorables. D'une façon générale l'oxygène de l'air, la lumière, les alternatives d'humectation et de dessiccation, la concurrence des saprophytes habituels du milieu considéré, sont nuisibles à la conservation de la vitalité et surtout du pouvoir pathogène des germes morbifiques. Au surplus les conditions de cette conservation dans les divers milieux sont encore mal déterminées : ce sont elles cependant qui régissent l'endémicité régionale, et il est permis de penser que très souvent elles interviennent aussi vis-à-vis des épidémies.

Nous avons montré jusqu'ici comment les agents pathogènes animés pouvaient provenir du dehors pour engendrer une maladie chez l'individu dont ils envahissent l'organisme : c'est ce que l'on appelle l'*hétéro-infection.* Mais dans bien des cas la maladie résulte de l'action de microorganismes dès longtemps présents dans quelque point du corps humain où ils vivent à l'état latent, sans provoquer aucun trouble, jusqu'au moment où, sous l'influence de diverses conditions, ils déterminent l'évolution morbide : on a affaire alors à une *auto-infection*, conférant à la genèse de la maladie une apparente spontanéité.

Les raisons de la présence à l'état latent de germes morbifiques dans un point, une cavité de l'organisme, sont très variées Mais elles se ramènent toutes en définitive à une insuffisance du pouvoir pathogène du germe par rapport à la résistance que lui oppose l'organisme humain. Effectivement, si le microbe est la cause efficiente *nécessaire* de la maladie infectieuse, il n'est pas toujours la cause *suffisante* de son apparition. Quelques germes seulement, doués d'une haute virulence, sont capables de déterminer l'infection chaque fois qu'ils contaminent l'homme. Mais il n'en va pas ainsi pour le plus grand nombre.

Tout d'abord il se peut que ces germes ne pénètrent point dans l'organisme en *quantité* assez abondante : c'est une circonstance dont l'expérience a démontré la valeur. D'autres fois c'est la *qualité* qui fait défaut, autrement dit la propriété pathogène, la virulence, dont nous avons déjà signalé les variations possibles sous une foule d'influences dans les milieux extérieurs ; ces influences et bien d'autres encore, dont quelques-unes seulement ont été déterminées (par exemple les associations microbiennes) étendant leur action jusqu'au sein de l'organisme humain, modifient à la fois et ce milieu même (notamment sa composition chimique et biologique banale, et les germes morbifiques qu'il contient, tantôt atténuant, tantôt renforçant la virulence de ces agents d'infection. De là l'explication de ces cas de maladies infectieuses apparaissant semble-t-il spontanément, en dehors de toute contagion médiate ou directe, et qui traduisent seulement suivant Kelsch le retour éventuel à la virulence de germes plus ou moins ubiquitaires, d'habitude hôtes inoffensifs de notre corps, dont les propriétés ont été changées par ce que l'on appelle les causes secondes ou adjuvantes des infections.

Ces causes *adjuvantes* jouent d'ailleurs un grand rôle dans l'étiologie des maladies infectieuses en diminuant la résistance normale de l'organisme humain à l'envahissement et à l'action des microorganismes pathogènes. Si ceux-ci représentent les germes des maladies, encore leur faut-il un terrain approprié pour fructifier. Tous les individus contaminés par des germes pathogènes de virulence ordinaire ne deviennent point malades ; loin de là. Nous possédons normalement une série de moyens de défense contre l'introduction des germes dans le corps ; la peau offre une barrière généralement suffisante vis-à-vis de l'infection, à moins d'une véritable inoculation ; du côté des voies respiratoires la muqueuse est protégée par les sécrétions, par les cils vibratiles de son épithélium, et jusqu'à un certain point par l'intégrité de cet épithélium ; dans le tube digestif les microbes pathogènes doivent triompher pour pulluler de l'action des sucs digestifs, de la concurrence vitale des saprophytes, et pour envahir l'organisme ont encore un épithélium à traverser. Notons du reste que pour la plupart des microorganismes pathogènes la voie d'introduction dans le corps n'est nullement indifférente au point de vue des suites, et que tel germe dangereux s'il arrive par telle voie ne l'est pas s'il arrive par telle autre.

Enfin l'organisme résiste encore normalement dans une certaine mesure à l'action des microbes s'introduisant dans son intérieur par un ensemble complexe de conditions d'ailleurs variables, constituant ce que l'on appelle l'*immunité*, d'où résulte une sérieuse protection soit contre les microbes eux-mêmes, soit contre les toxines qu'ils élaborent. L'immunité peut être innée, c'est-à-dire constituer une disposition native ; d'autres fois elle est acquise, naturellement, à la suite d'une infection antérieure, ou artificiellement, par ce que l'on appelle une vaccination. La caractéristique de cet état réfractaire est la résorption des germes pathogènes à la suite d'un véritable acte digestif par des cellules spéciales de l'organisme, les *phagocytes*, globules blancs circulant en abondance dans la lymphe, le sang, les divers exsudats (Metchnikoff) ; accessoirement il y aurait peut-être de plus présence au sein du milieu intérieur de substances bactéricides et antitoxiques provenant d'autres cellules.

Dans les circonstances habituelles l'immunité est étroitement liée à la vitalité générale de l'organisme ; toutes les conditions défavorables à cette vitalité diminuent l'immunité, c'est-à-dire affaiblissent la résistance de l'individu à l'action des germes morbifiques, préparent à ceux-ci un terrain convenable pour leur fructification, créent l'aptitude morbide des individus : ce sont ces conditions défavorables qui constituent le groupe si important des causes adjuvantes exerçant sur l'organisme une influence indispensable dans un grand nombre de cas pour permettre à la cause morbifique efficiente de devenir suffisante, et d'engendrer effectivement la maladie infectieuse après contamination ; ces causes adjuvantes peuvent également faire naître la maladie de germes pathogènes restés longtemps à l'état latent dans le corps humain ; elles sont alors vraiment des causes *déterminantes*.

Parmi les causes qui rendent ainsi possible l'infection par les agents morbifiques animés, il faut distinguer d'abord celles dont l'influence s'est exercée depuis une époque nettement antérieure à celle où la maladie se montre ; ce sont les causes *prédisposantes* : la race, l'hérédité, l'âge, les conditions antécédentes de santé ou de maladie, de même que celles de développement de l'organisme, rentrent régulièrement dans cette catégorie.

Les causes *adjuvantes* proprement dites sont celles dont l'influence s'exerce à l'époque même où l'infection se produit ; elles sont extrêmement nombreuses. Citons sans nous y arrêter davantage, car ces causes d'affaiblissement de notre vitalité ont déjà été étudiées comme telles au cours de ce livre: les influences telluriques, météoriques, les intoxications de toute nature, l'encombrement, la fatigue et le surmenage, l'insuffisance ou la mauvaise qualité de l'alimentation, et d'une manière générale toutes les infractions aux règles de l'hygiène ; il convient à cette énumération d'ajouter les infections elles-mêmes, car beaucoup de microbes pathogènes sont susceptibles de jouer le rôle d'adjuvants les uns par rapport aux autres : d'où notamment les infections secondaires engendrées chez les individus atteints d'une maladie infectieuse par des restés jusque-là inoffensifs, se comportant comme des saprophytes dans l'organisme ou dans les milieux ambiants.

L'intervention presque incessante de toutes ces causes dans la genèse des maladies reconnaissant pour origine l'envahissement de l'organisme humain par des agents morbifiques animés montre quelle est vis-à-vis de ces maladies l'importance de la prophylaxie générale, basée sur l'assainissement des milieux et la réalisation de toutes les mesures d'hygiène propres à conserver ou augmenter la santé des individus (car en matière de maladies infectieuses on ne devient guère malade que lorsque l'on n'est pas tout à fait bien portant, suivant la formule de Bouchard et de ses élèves), — à côté de la prophylaxie spéciale dirigée contre la contagion, et dont les méthodes sont représentées par l'isolement et la désinfection.

**La variole.** — Connue dès la plus haute antiquité en Asie, certainement dès le VIe siècle dans notre pays, la variole est susceptible d'apparaître de nos jours dans toutes les contrées du globe ; elle est absolument ubiquitaire et ne fait acception ni de sol, ni de climat, ni de race ; si elle est plus fréquente en hiver qu'aux autres saisons cela tient à ce que les rapports des individus entre eux sont plus étroits quand règne le froid ; presque partout elle est endémique et passe de temps à autre à l'état épidémique ; quelques individus seulement, quelques rares familles, lui sont naturellement réfractaires.

La variole est contagieuse à toutes les périodes de son évolution, même un peu avant l'éruption qui la caractérise ; mais elle est surtout contagieuse pendant la période de suppuration et de dessiccation des éléments éruptifs ; ce sont ceux-ci sans doute, et probablement aussi le sang, qui contiennent le germe encore inconnu (protozoaire d'après les récents travaux de Roger et Weil) de la maladie ; toujours est-il que les matières fécales, les urines, et en général les diverses sécrétions ne paraissent pas susceptibles de propager l'agent spécifique : ce rôle est exclusivement dévolu à la lymphe, au pus, aux croûtes et croutelles, aux squames, qui se montrent au niveau des boutons et marquent les divers stades de leur évolution. Ce pus, ces squames, contaminent les sujets sains soit directement, par contact avec un malade, soit par l'intermédiaire de tous les objets que celui-ci aura touchés : les vêtements, le linge, la literie, des varioleux, sont en particulier fort dangereux. Les malades répandent du reste le germe de leur maladie dans les locaux qu'ils occupent, et le cas échéant dans tous les lieux où ils passent, entre autres dans les voitures publiques. La contamination des objets, des locaux, ainsi effectuée persiste pendant longtemps.

La transmission de la variole par l'air paraît peu redoutable, contrairement à ce que l'on pensait autrefois. En tous cas l'agent pathogène diffuse peu par cette voie. Rien ne démontre le rôle de la véhiculation aérienne dans la fréquence des cas observés parmi la population des quartiers environnant certains hôpitaux de varioleux : on estime généralement aujourd'hui qu'en ces circonstances le contage est plutôt disséminé par les individus, le personnel de l'hôpital, ou les malades sortant trop tôt. De fait dans des hôpitaux où certains pavillons sont réservés aux varioleux et où l'on prend des mesures rigoureuses d'isolement et de désinfection vis-à-vis des gens ou des choses capables de servir d'intermédiaires à la contagion, on n'observe pas de propagation par l'air aux pavillons les plus voisins renfermant d'autres malades que les varioleux (Roger).

Les varioleux devraient être isolés au moins pendant 40 jours, à dater de l'invasion de la maladie ; actuellement beaucoup quittent l'hôpital avant l'expiration de ce délai et vont semer leurs squames dans les voitures publiques, les cabarets, les magasins, les ateliers, ou les maisons qu'ils habitent. Si le malade n'est pas hospitalisé du tout la contagion est encore bien plus probable, au moins dans les classes pauvres où l'insuffisance du logement, l'insouciance des gens, la promiscuité habituelle, entravent à peu près toute prophylaxie : des épidémies de maisons sont ainsi inévitables. Enfin il faut rappeler que des individus atteints de formes bénignes, peu souffrants, continuent à circuler partout et à vaquer à leurs occupations ordinaires ; quelques-uns de ces sujets ignorent le danger qu'ils font courir aux autres personnes, soit qu'ils n'aient point vu de médecin, soit que celui-ci n'ait pas reconnu la maladie, étant donné qu'elle devient en somme assez rare dans bien des localités.

Les modes de pénétration du contage dans l'organisme sont sans doute variés ; mais on pense que les voies respiratoires servent le plus souvent de porte d'entrée au germe, opinion d'ailleurs peut-être trop fondée sur une croyance exagérée à la transmission habituelle par l'air. Quoi qu'il en soit la peau intacte et la muqueuse digestive ne permettraient guère à l'infection de se produire : mais la moindre effraction des téguments suffit à l'introduction de l'agent pathogène. Notons en outre que la contagion peut se faire de la mère au fœtus.

L'incubation de la variole est de 8 à 12 jours. Une première atteinte confère ordinairement l'immunité dans l'avenir.

L'infection variolique ne semble pas avoir besoin de causes prédisposantes ou adjuvantes pour se développer. Mais les épidémies se montrent surtout parmi les groupes misérables, qui vivent dans l'encombrement et la malpropreté : ces conditions favorisent naturellement l'extension de la maladie. D'ailleurs la variole prépare l'organisme aux infections secondaires, peut-être même à la tuberculose.

La périodicité souvent notée des épidémies de variole traduit non seulement des modifications dans la réceptivité des groupes à l'agent pathogène (immunité acquise, naturelle ou provoquée), mais sans doute encore, comme l'enseigne Kelsch, des modifications cycliques dans la virulence de cet agent ; on ne saurait s'expliquer en effet que celui-ci attendît que les sujets réceptifs fussent en assez grand nombre pour les atteindre.

En dehors des mesures d'isolement et de désinfection la prophylaxie spéciale de la variole dispose d'un moyen de défense d'une merveilleuse efficacité à l'égard de cette maladie, la *vaccine*, découverte par Jenner (1796) qui le premier inocula à l'homme cette zoonose des bovidés et montra que cette inoculation conférait l'immunité vis-à-vis de la variole. Cette immunité n'est ni définitive ni absolue ; elle a besoin d'être entretenue par des revaccinations périodiques (tous les 7 ou 8 ans environ, et chaque fois que l'on se trouve en présence d'une épidémie de variole) ; d'autre part il arrive que des individus vaccinés et revaccinés contractent la variole, mais la proportion de ces cas est faible, et de plus la maladie est presque toujours très atténuée. La variole est devenue rare et la mortalité de ce chef insignifiante dans les pays où la vaccination est obligatoire ; ainsi en Allemagne, cette obligation existant depuis 1875, il y a aujourd'hui chez nos voisins 1 décès par variole pour 200 en France ; encore la vaccination est-elle obligatoire dans notre armée, qui de ce fait, depuis 1894, compte annuellement moins de 100 cas de variole et en moyenne 4 décès causés par cette maladie.

Les inconvénients de la vaccination sont du reste réduits à bien peu de chose, maintenant que pour éviter de transmettre la syphilis d'un sujet à d'autres on a à peu près complètement renoncé à se servir du vaccin humain et à recourir à la vaccination de bras à bras, pour employer la vaccination animale : c'est-à-dire que l'on recueille le vaccin sur des génisses de 5 ou 6 mois inoculées au préalable à cet effet et qui fournissent facilement d'assez grandes quantités de lymphe. On cultive ainsi régulièrement le vaccin de génisse à génisse dans des *instituts vaccinogènes*. La transmission de la tuberculose par cette voie ne paraît pas à craindre, le bacille tuberculeux n'ayant jamais été trouvé dans la lymphe d'un vaccinifère atteint de la maladie ; au surplus la tuberculose est rare chez les veaux. On peut conserver le vaccin en mélangeant à de la glycérine la pulpe obtenue par le raclage des pustules des génisses ; mais il y a avantage à utiliser une pulpe aussi récente que possible, dont la conservation n'excédera pas 15 jours, ainsi que cela vient d'être reconnu dans l'armée, et même on obtiendra les meilleurs résultats avec la vaccination de génisse à bras (Vaillard). L'expérience a encore montré à préférer les petites scarifications aux piqûres pour opérer la vaccination. La peau doit être au préalable lavée à l'eau bouillie. Il est à recommander de ne pas se servir du même instrument pour des sujets différents, à moins de le flamber soigneusement après chaque opération ; le mieux est d'employer pour chaque individu un instrument personnel, la plume à vacciner.

**La rougeole.** — Maladie d'origine certainement parasitaire, bien que le germe dont elle relève soit jusqu'ici resté inconnu, la rougeole s'est montrée et peut être observée dans le monde entier ; pourtant elle est d'une rareté relative dans certaines contrées, en Algérie et Tunisie par exemple, à en juger par la statistique militaire ; endémique dans la plupart des grandes villes, elle y donne lieu de temps à autre à des épidémies plus ou moins importantes. Elle atteint surtout la première enfance ; mais c'est simplement parce qu'ils ont été précédemment contagionnés que les adolescents et les adultes sont jusqu'à un certain point indemnes : car les causes adjuvantes ne semblent jouer aucun rôle vis-à-vis de la réceptivité de l'organisme humain à la rougeole, une première atteinte étant seule capable de conférer une immunité qui du reste est loin d'être absolue. Quand la rougeole pénètre dans un pays où elle ne s'était pas encore montrée, comme on l'a observé aux îles Feroë, en Islande, aux îles Fidji, elle frappe les adultes ou les vieillards aussi bien que les enfants, et les conditions de santé, d'hygiène, des individus, ne paraissent influer en aucune façon sur l'extension épidémique.

La rougeole est extrêmement contagieuse, surtout par contact direct ou indirect, en particulier, comme l'a montré Bard, pendant la période préruptive, c'est-à-dire durant les 3 ou 4 jours de l'invasion, dès le début du catarrhe des muqueuses, avant que l'on puisse faire le diagnostic de la maladie, et jusqu'au 3e ou 4e jour de l'éruption. L'agent pathogène est évidemment contenu dans les sécrétions catarrhales des muqueuses (mucus bronchique, oculonasal) et se propage par contact soit avec les malades, soit avec des personnes ayant touché ceux-ci, soit avec des objets contaminés par les uns ou par les autres de ces sujets ; les produits de la desquamation furfuracée qui suit l'éruption ne seraient pas susceptibles de transmettre la maladie. Cependant il arrive que certains sujets convalescents puissent encore être 15 ou 20 jours après leur éruption l'origine de nouveaux cas, contrairement à l'opinion générale à cet égard : G. H. Lemoine, Vincent, ont rapporté des observations de ce genre.

Ces faits ne sont pas très en faveur de la prétendue fragilité extrême du germe morbilleux, ou du moins de l'idée qu'il perdrait sa virulence avec la plus grande rapidité. Il est vrai que cette manière de voir a été surtout soutenue en ce qui concerne le germe hors de l'organisme humain : dans ces conditions selon Sevestre, Bard, Grancher, le contage morbilleux succomberait en quelques heures, et s'il est exact que la transmission de la maladie ait très souvent lieu indirectement par des tiers demeurant indemnes, par du linge, des objets (Grancher), c'est toutefois durant un délai très court après la contamination de ces personnes ou de ces objets. Des locaux qui auraient été occupés par des morbilleux ne seraient plus dangereux un peu après leur évacuation par les malades. Quant à la transmission d'un malade à un sujet sain par l'air où flotteraient des parcelles de mucus projetées par la toux, l'éternuement, elle paraît à Grancher devoir être peu fréquente, même dans une zone très restreinte autour du malade, au contraire de ce qu'admettent Béclère, Sevestre, Bard.

Mais la caducité rapide du germe morbilleux ou du moins sa perte de virulence à bref délai au sein des milieux extérieurs ne seraient point choses tellement régulières, à en juger d'après certaines observations recueillies dans l'armée (entre autres par Czernicki) ; Vallin, Kelsch, Vaillard, déclarent qu'il n'est pas rare, dans les casernes, de voir des épidémies de rougeole se prolonger pendant plusieurs mois avec de temps à autre des interruptions dépassant de beaucoup la durée de la période d'incubation (12 à 14 jours), et cela dans des circonstances impliquant nécessairement la mise en cause de l'intervention de germes anciens conservés durant quelques semaines, ou même davantage. Peut-être ces germes perdent-ils tout d'abord leur virulence, mais n'étant pas détruits ils récupèrent ultérieurement ce pouvoir pathogène. Pour Kelsch ce retour de germes morbilleux à la virulence, cette reviviscence, explique l'apparition de la rougeole parmi certains groupes en dehors de toute importation nouvelle appréciable. Nous ne connaissons pas d'ailleurs les conditions capables de donner lieu à cette reviviscence. Mais il est pourtant bien probable que l'activité du germe morbilleux est soumise à des influences extérieures parmi lesquelles il s'en trouve de favorables : les recrudescences habituelles de la rougeole au printemps, et surtout tous les 3 ou 4 ans, viennent à l'appui de cette opinion.

Les allures de la rougeole rendent la prophylaxie de cette maladie très difficile, et souvent illusoire. Sans aucun doute il convient d'isoler les malades, et cela même pendant plusieurs jours après la disparition de l'éruption, pour empêcher le transfert du germe par contact direct ou indirect ; malheureusement l'isolement est toujours pratiqué trop tard, puisque la maladie est déjà très contagieuse alors qu'elle ne saurait être diagnostiquée. Il n'en convient pas moins d'isoler autant que possible les malades dans leur famille quand l'éruption apparaît, et cela pendant 15 jours (Comby) à 3 semaines (Ollivier) ; on fera de l'antisepsie vis-à-vis des personnes appelées à se trouver en relation avec les isolés, ceux-ci seront baignés et savonnés avant d'être rendus à la vie commune. A la fin de la maladie on fera bien de désinfecter les locaux occupés et tous les objets utilisés par les malades, surtout si la rougeole s'est compliquée d'infection secondaire. Dans les écoles on éliminera les malades, et on tâchera de mettre en observation pendant 15 jours les enfants qui auront eu avec eux des rapports particuliers.

Il va sans dire que l'isolement est de rigueur à l'hôpital dès la consultation ; il doit même être individuel pour prévenir entre malades les échanges de germes pyogènes vulgaires (streptocoques, pneumocoques, staphylocoques, etc.), qui vivent en saprophytes chez tous les individus, mais dont la virulence se renforce soit par association avec le germe de la rougeole, soit par des passages successifs d'un malade à l'autre, passages que l'encombrement, la promiscuité, favorisent : c'est ainsi que les infections secondaires dues à ces pyogènes, en particulier la bronchopneumonie, sont susceptibles de faire tant de victimes parmi les rougeoleux en salle commune. Point n'est besoin du reste de supprimer les communications atmosphériques entre les malades ; Grancher a montré qu'il suffisait de supprimer les contacts directs ou indirects par un simple cloisonnement des salles au moyen de grillages et par l'antisepsie (c'est-à-dire la désinfection continuellement appliquée aux personnes (y compris les malades dans une certaine mesure), et aux choses. Au surplus la désinfection proprement dite, celle qui s'applique d'une façon générale aux locaux où ont séjourné les malades, à leur literie, à leurs vêtements, à tout ce qu'ils ont pu contaminer, devra être pratiquée une fois la maladie terminée : ce ne sera pas toujours une mesure inutile, sinon contre la rougeole, du moins contre les infections secondaires (Vallin, Kelsch, Grancher).

**La scarlatine.** — La scarlatine peut se rencontrer sous tous les climats et sous toutes les latitudes, mais elle se montre le plus fréquemment dans les pays tempérés, voire quelque peu septentrionaux, entre autres ceux du Nord de l'Europe. Elle paraît avoir une préférence marquée pour la race anglo-saxonne. Endémique dans nos grandes villes, elle y occasionne de temps à autre des épidémies, souvent au printemps, à la suite de la rougeole. Elle atteint surtout la seconde enfance, mais s'observe aussi chez les adolescents et même chez les adultes. On ne connaît point de conditions adjuvantes de son développement sur l'organisme humain.

La scarlatine est peut-être contagieuse un peu avant l'éruption qui la caractérise, mais plutôt pendant celle-ci, et plus encore après, lors de la desquamation. Son germe, encore inconnu, serait d'après G. H. Lemoine contenu dans les sécrétions bucco-pharyngées, où il joue le rôle de facteur principal de l'angine du début de la maladie ; cela expliquerait les cas de contagion précoce, et ceux engendrés par les formes frustes où l'éruption fait défaut ; quant aux squames elles ne renfermeraient le germe scarlatin qu'à la condition d'avoir été souillées de salive, ce qui se produit surtout pour la peau du visage, du cou, des mains. D'où l'indication de chercher à désinfecter de bonne heure la gorge et la peau du scarlatineux.

La vitalité du germe de la scarlatine est assez longue : aussi sa transmission à des sujets sains n'a-t-elle pas lieu seulement par contract avec des malades, fussent-ils convalescents depuis quelques semaines, mais encore par contact avec tous les objets (lettres, livres, vêtements, etc.) qui auront pu être contaminés, et qui restent dangereux pendant des mois. Des personnes demeurant d'ailleurs saines, des animaux, ont servi parfois de véhicule au contage. On a observé en Angleterre et en France des malades qui après avoir été isolés, considérés comme parfaitement guéris, étaient à leur retour dans leur famille cause de contagions (Borel) ; selon Lemoine il faudrait voir là la preuve de la longue persistance du germe infectieux dans la gorge de certaines personnes après l'évolution de la maladie. Au surplus les locaux occupés par des scarlatineux, le linge, les vêtements dont ils se sont servis, peuvent transmettre la maladie très longtemps après avoir été infectés. La contagion par l'air semble assez douteuse, du moins en dehors de la zone peu étendue où le malade en toussant projetterait des gouttelettes de salive chargées de germes. En Angleterre, où la scarlatine est très commune, on a accusé le lait de servir souvent d'intermédiaire entre un malade et toute une série de consommateurs : mais la réalité du fait n'est point démontrée.

La question de la porte d'entrée du contage dans l'organisme est encore indécise : pour les uns ce sont les voies respiratoires qui jouent ce rôle, pour les autres ce serait le pharynx, ou les amygdales.

L'incubation de la scarlatine est habituellement de 3 à 5 jours ; mais cette durée varie dans des limites très étendues. — Une première atteinte confère en général l'immunité.

On doit isoler les scarlatineux, même individuellement pour éviter entre eux la contagion d'infections secondaires par le streptocoque. L'isolement sera maintenu pendant 50 jours si l'on veut éviter toute surprise. La désinfection des locaux et des objets contaminés s'impose, ainsi d'ailleurs que l'antisepsie vis-à-vis des malades. Rappelons que les cas frustes sont capables de rendre toute prophylaxie illusoire.

**Les oreillons.** — C'est une maladie connue depuis l'antiquité, et qui est susceptible de se montrer partout et en tous temps : cependant elle règne de préférence en hiver, vers la fin de cette saison, et elle est plutôt rare dans les pays chauds, voire en Algérie. Ses sujets de prédilection sont les adolescents et les adultes jeunes ; elle sévit parfois à l'état épidémique sur les agglomérations composées de ces sujets (écoliers, soldats).

Les oreillons sont contagieux dès la période prodromique, 24 ou 48 heures avant l'apparition du premier symptôme caractéristique (Rendu, Sevestre) ; d'autre part on a rapporté des cas de transmission jusque dans la période de convalescence, c'est-à-dire plusieurs semaines après le début de la maladie (Bernutz, Comby, Antony) ; mais d'habitude la contagion n'a lieu que pendant 4 ou 5 jours après ce début.

Le germe encore indéterminé des oreillons (à moins que ce ne soit le diplocoque décrit par Laveran et Catrin) existe sans doute dans la cavité buccale avant de produire l'infection glandulaire. En dehors de l'organisme il paraît capable de résister assez longtemps au sein du milieu ambiant, dans les locaux habités, les vêtements, la literie, encore que les cas connus de transmission par des objets ou des personnes indemnes de la maladie ne soient pas très nombreux. Il ne diffuse d'ailleurs ni bien vite ni bien loin : les épidémies sont d'ordinaire plutôt traînantes, s'étendant très progressivement. Au surplus la contagion exigerait en général des rapports plus prolongés et plus étroits que dans les fièvres éruptives et ne sortant guère du groupe spécial (une école, une caserne) où chacune d'elles a commencé. L'incubation moyenne est de 18 à 22 jours.

On ne connaît pas de causes adjuvantes appréciables de l'infection. Celle-ci récidive très rarement.

Catrin conseille d'isoler les malades de 20 à 25 jours. On aura recours à la désinfection du milieu qu'ils auront fréquenté et de tout ce qui leur aura servi, quoique cette mesure n'ait pas toujours jusqu'ici donné des résultats notables. Les enfants atteints seront exclus des écoles. Dans les hôpitaux les cas d'oreillons seront isolés.

**La coqueluche.** — Endémique dans la plupart des grandes villes la coqueluche y devient de temps en temps épidémique en n'importe quelle saison. Elle atteint surtout les enfants de 2 à 6 ans, rarement les adultes. L'infection ne semble pas avoir besoin de causes adjuvantes pour s'effectuer. Le germe inconnu de la maladie se trouve sans doute dans le mucus provenant des voies respiratoires supérieures ; il se transmet de malade à sujet sain surtout par les contacts directs, même très brefs ; la contagion indirecte par l'intermédiaire d'une tierce personne, d'objets contaminés, serait exceptionnelle ou même douteuse ; en tous cas il faudrait pour assurer l'infection que la contamination des intermédiaires fût de fraîche date : le germe de la coqueluche paraît peu résistant en dehors de l'organisme. On admet la contagion par l'air à courte distance, par exemple entre deux sujets qui conversent pendant quelques instants.

La coqueluche est contagieuse pendant toute la période des quintes, et aussi (Weill) pendant les quelques jours de la période du catarrhe prémonitoire. — L'incubation est de 7 à 8 jours. — La récidive a été très rarement observée.

Les enfants atteints de coqueluche doivent être aussitôt que possible isolés des autres, et cela pendant toute la durée, parfois si longue, de la maladie. Dans les consultations et les salles des hôpitaux on prendra de sérieuses précautions pour éviter que les coquelucheux ne transmettent leur mal à des malades atteints d'une affection différente qui s'en trouverait aggravée. A cet effet, à l'isolement on ajoutera l'antisepsie et des coquelucheux (bains, irrigations, pulvérisations) et des personnes qui les approcheront, ainsi que la désinfection des objets suspects de contamination, et même la désinfection des locaux pour lutter contre la broncho-pneumonie toujours menaçante. Au reste les cas compliqués d'infection secondaire seront séparés des cas simples.

**La suette.** — Cette maladie a peut-être sévi aux xv^e^ et xvi^e^ siècles sur le Nord de l'Europe (suette anglaise) ; mais en tous cas elle est apparue au xviii^e^ siècle en Picardie (suette picarde) et depuis dans diverses régions de la France : elle persiste à l'état endémique dans quelques-unes de ces contrées où elle n'offre guère d'ailleurs que des foyers très localisés et disséminés. Il faut citer à cet égard les départements du N.-E. et surtout à l'Ouest un groupe formé par les départements d'Indre-et-Loire, des Deux-Sèvres, de la Vienne, de la Charente, de la Charente-Inférieure. Hors de France la maladie est à peine connue. De ses foyers d'endémie, tous ruraux, et qui du reste ne sont pas même permanents, elle gagne parfois les localités environnantes sous la forme épidémique ; ces expansions ne sont généralement pas très étendues ; elles se manifestent plutôt au printemps ou au début de l'été ; elles sont très brusques, progressent sans règle appréciable, et ne durent que fort peu de temps (15 jours à 3 semaines). D'habitude la maladie frappe presque simultanément la plupart des habitants des villages où elle apparaît, ce qui semble bien indiquer que la contagion ne joue pas le principal rôle dans son extension (Kelsch).

Cependant Brouardel et Thoinot, qui ont étudié la dernière épidémie de suette de 1887 dans les départements de la Vienne, de la Haute-Vienne, de l'Indre et des Deux-Sèvres, soutiennent la contagion et en rapportent quelques observations. Le transfert du germe d'ailleurs inconnu se ferait alors surtout directement. Brouardel et Thoinot admettent toutefois que ce germe se cultive cependant en dehors de l'organisme humain et y acquiert de temps à autre une extraordinaire virulence sous l'action d'influences qui nous échappent.

La suette atteint tous les âges indistinctement et l'on ne voit point quelles conditions individuelles sont capables de conférer soit l'immunité soit la réceptivité.

Les allures de la maladie, la rapidité de sa diffusion, ne permettent pas d'attendre grand chose des mesures prophylactiques. Pourtant on fera bien de désinfecter les habitations, la literie, les vêtements des malades.

**La diphtérie.** — La diphtérie paraît avoir été connue dès l'antiquité. On peut la rencontrer en tous pays. Elle est endémique dans les grandes villes, et donne lieu parfois à des épidémies qui à vrai dire diffusent peu, contrairement à ce que l'on a observé jadis ; en revanche l'endémicité paraît avoir augmenté au cours du xix^e^ siècle. Au surplus la maladie présente des périodes de diminution et de recrudescence qui alternent tous les 15 ou 20 ans. Elle est d'ailleurs surtout commune pendant la saison froide et humide.

On sait aujourd'hui que la diphtérie est une maladie toxi-infectieuse due à un bacille distingué en 1883 par Klebs et étudié l'année suivante par Löffler. Ce germe, qui amène la production des fausses membranes de la diphtérie classique sur les muqueuses, est un bâtonnet relativement long, se présentant d'ordinaire en amas où les bacilles sont enchevêtrés. Bien sensible à l'action de la plupart des antiseptiques chimiques, le bacille de la diphtérie est détruit à l'état humide par une température de 58° maintenue pendant quelques minutes ; à l'état sec il résiste quelque temps à 98° ; le froid diminue sa vitalité sans affaiblir sa virulence ; la lumière solaire le tue en quelques jours s'il est en suspension dans un liquide, en 24 ou 48 h. s'il est desséché en couche très mince (Ledoux-Lebard). Au contraire s'il est protégé contre le soleil, s'il est englobé dans des mucosités, des débris de fauses membranes, ou recouvert de poussières, il se conserve fort bien avec toute sa virulence durant des mois.

Par suite on peut rencontrer ce bacille dans les poussières de locaux bien antérieurement occupés par des malades, comme l'ont constaté Wright et Emerson. Déposé sur des étoffes il se conserverait beaucoup moins longtemps, quelques jours seulement, par suite de la dessiccation, selon C. Reyes ; mais Germano a démontré que des poussières chargées de bacilles de Löffler et parfaitement sèches, susceptibles d'être véhiculées par l'air, pouvaient encore donner la diphtérie au bout de 40 à 50 jours malgré la dessiccation des bacilles.

Dans l'organisme humain le bacille de Löffler existe de préférence sur la muqueuse bucco-pharyngée et dans le mucus naso-bucco-pharyngé des malades, à l'état plus ou moins virulent ; on peut encore l'y trouver (dans le nez notamment), toujours doué d'une certaine virulence, au cours de la convalescence, et parfois même plusieurs semaines après la guérison apparente ; il a été décelé dans certaines angines non pseudo-membraneuses ; on le rencontre aussi dans le nez, la gorge, la salive d'individus d'ailleurs sains qui ont des rapports avec des diphtéritiques ; finalement il vit dans la gorge de certains sujets en dehors de toute contamination appréciable (Löffler, Roux et Yersin, etc.), soit avec ses caractères habituels, soit peut-être sous la forme d'un bacille court, dépourvu de virulence, mais susceptile d'en recouvrer (Roux, L. Martin).

Ainsi pour produire la diphtérie le bacille de Löffler est indispensable, et cependant il n'y a pas diphtérie chaque fois que ce germe est présent. Quelles sont donc les causes adjuvantes nécessaires pour donner lieu à la maladie ? On doit admettre d'abord certaines conditions capables de renforcer l'activité, la virulence du germe ; des influences météoriques du reste indéterminées sont sans doute douées de ce pouvoir ; il en est de même de diverses associations du bacille diphtéritique avec d'autres microbes, le streptocoque notamment. Viennent ensuite les conditions intéressant l'organisme humain, affaiblissant sa résistance, le rendant réceptif. Les circonstances météoriques, la coexistence avec le bacille de Löffler de certains germes, peuvent encore agir dans ce sens ; c'est ainsi que le froid, la prolifération du streptocoque, l'évolution de la rougeole, de la scarlatine, d'une angine quelconque, seront des causes d'apparition de la diphtérie, parce qu'elles auront entamé l'intégrité des muqueuses, déterminé une lésion de celles-ci et préparé de la sorte un terrain favorable au bacille de Löffler. A côté de ces causes adjuvantes par action locale il faut compter un certain nombre de causes prédisposantes par influence générale : en particulier la fatigue, le surmenage, la misère de l'organisme humain. Enfin le jeune âge (2 à 6 ans) confère aussi une véritable prédisposition, quoique en temps d'épidémie les adultes puissent parfaitement être atteints.

D'après ce que nous avons dit plus haut on comprend que la diphtérie puisse éclore en quelque sorte spontanément, c'est-à-dire en dehors de toute contagion directe ou indirecte avec un malade, chez des sujets qui à l'état normal ont dans la cavité bucco-pharyngée des bacilles diphtéritiques : il suffit pour donner naissance à la maladie que ces sujets soient rendus réceptifs par quelqu'une des causes énumérées tout à l'heure. Il se peut d'autre part que les sujets sains, porteurs d'un bacille inoffensif, ou à peu près, pour eux, contaminent directement ou indirectement des sujets réceptifs chez lesquels la maladie évoluera (Netter). Simonin et Benoit qui ont constaté combien ces diphtéries larvées, avec ou sans angine, pouvaient être nombreuses dans une collectivité, pensent même que ce sont elles qui jouent le principal rôle vis-à-vis de l'endémicité et de la propagation épidémique.

Cependant la contagion proprement dite, ayant un malade pour origine, n'en joue pas moins un rôle considérable dans la propagation de la diphtérie, bien que cette maladie se montre d'ailleurs beaucoup moins contagieuse que la rougeole, la grippe ou la scarlatine par exemple, soit que son germe diffuse relativement peu, soit que la réceptivité fasse souvent défaut chez les individus. On ne perdra pas de vue que non seulement les malades, mais dans bien des cas aussi les convalescents, sont contagieux. La contagion peut avoir lieu directement, par contact avec le malade ou le convalescent; d'autres fois le transfert du germe a lieu à l'aide de débris de fausses membranes, de gouttelettes de mucus bucco-pharyngé ou nasal projetées à courte distance par la toux, l'éternuement. On devra se méfier notamment de l'écoulement dû à une rhinite. La contagion indirecte s'opère par l'intermédiaire des personnes en rapports avec les contagieux, par les objets dont ceux-ci ont fait usage (y compris les véhicules), par les poussières des locaux qu'ils ont occupés. Répétons que les contaminations ainsi produites sont très capables de persister pendant longtemps, comme l'ont montré de nombreux exemples.

L'incubation de la diphtérie est d'ordinaire de 2 à 4 jours; mais elle peut être de 24 heures seulement et d'autres fois de 6 jours. Une première atteinte de diphtérie confère ordinairement l'immunité pour l'avenir.

La diphtérie des animaux, et en particulier celle des oiseaux, n'est pas de même nature que la diphtérie humaine; sa transmission à l'homme est d'ailleurs rare.

Mais les animaux reçoivent parfois la diphtérie de l'homme et peuvent alors devenir des facteurs de propagation de la maladie.

La prophylaxie de la diphtérie comporte les mesures suivantes indiquées dès 1894 par Löffler et par Roux :

On devra toujours pratiquer l'examen bactériologique des angines à fausses membranes, seul moyen de diagnostiquer sûrement la diphtérie ; on isolera immédiatement les sujets qui auront présenté dans leurs sécrétions buccopharyngiennes le bacille de Löffler ; s'ils sont conduits à l'hôpital, ce sera dans des véhicules spéciaux, désinfectés à leur arrivée ; à l'hôpital on isolera absolument des diphtéries simples de celles qui sont accompagnées de rougeole et de scarlatine, et même les cas d'angines diphtéritiques à association ; par suite on disposera de locaux d'observation permettant de prévenir l'entrée d'un rougeoleux ou d'un scarlatineux méconnu dans les salles des diphtéritiques (on évitera ainsi à ces derniers les associations microbiennes qui renforcent la virulence du bacille de Löffler, donnent lieu aux bronchopneumonies, et créent une mortalité énorme), et réciproquement ; la literie, les linges, vêtements et tous les objets touchés par les malades seront soigneusement désinfectés, ainsi que après guérison les locaux occupés et les meubles qui s'y trouvent ; les personnes qui soignent les diphtéritiques devront s'astreindre à des soins minutieux d'antisepsie. La mise à exécution de ces mesures dans les services de Grancher, Hutinel, Sevestre, a fait tomber à un chiffre très bas les cas de contagion dans les salles en question, alors qu'autrefois la chose était très fréquente.

Par ailleurs il faut se méfier des convalescents de diphtérie jusque 3 à 5 semaines après leur guérison apparente ; on pratiquera de temps à autre l'examen bactériologique de leur exsudat naso-bucco-pharyngé pour voir s'il ne contient plus de bacilles dangereux ; si ces bacilles persistent trop longtemps, l'isolement ne pouvant être prolongé indéfiniment, on pourra faire reprendre la vie commune aux sujets dont il s'agit en leur recommandant certaines précautions (éviter les contacts buccaux avec d'autres sujets), et en leur prescrivant une irrigation quotidienne de la cavité bucco-pharyngée avec de l'eau bouillie à 35° ou 40° (L. Martin). On agira de même à l'égard des individus sains normalement porteurs du bacille diphtéritique.

Les enfants qui auront été en contact étroit avec un sujet chez lequel la diphtérie vient d'apparaître devront être surveillés : leur gorge sera examinée chaque jour et l'on cultivera sur sérum tout point blanc qui y serait découvert, ou même le mucus bucco-pharyngé ; si la culture donne du bacille diphtéritique on isolera aussitôt l'enfant dont elle provient, et s'il a de l'angine on lui fera une injection de sérum antidiphtéritique (Behring, Roux). La question de l'emploi de ces injections à titre positivement préventif, c'est-à-dire quand le bacille diphtéritique n'a pas été décelé par l'examen bactériologique, est controversée. Il faut bien se dire que les injections de sérum ne sont pas toujours sans inconvénient, voire même sans danger, à en juger par des cas fort rares il est vrai ; d'un autre côté l'immunité conférée ne dure guère qu'une quinzaine de jours (elle n'est d'ailleurs pas absolue, mais si la diphtérie évolue c'est du moins sous une forme bénigne). A notre avis l'injection préventive d'un sujet exposé à la contagion n'est recommandable que si une surveillance médicale (avec examen bactériologique) est impossible.

**La grippe.** — La grippe, ainsi dénommée au XVIIIe siècle, mais qui date d'une époque bien antérieure, au moins du XIIe siècle, peut se voir dans tous les pays et sous tous les climats ; elle est très connue par ses grandes manifestations épidémiques, dont les deux dernières en Europe sont celles de 1837 et celle de 1889-90 ; mais dans l'intervalle de ces véritables pandémies à extension si rapide, la maladie n'a pas cessé d'être observée çà et là comme une affection sporadique, donnant lieu parfois à de petites épidémies, discrètes, circonscrites à une localité. Depuis l'épidémie de 1889 l'endémicité de la grippe s'est même affirmée de la manière la plus évidente dans un grand nombre de pays de la zone tempérée. Enfin lors des épidémies la grippe se manifeste quelquefois simultanément sur des points différents, éloignés les uns des autres, voire parmi des groupes bien isolés ; et dans une même localité quantité d'individus sont souvent atteints à la fois. Par suite il convient avec Kelsch de ne pas accepter sans réserve la doctrine classique de l'importation régulière de la grippe épidémique, qui se déplacerait seulement avec les individus, et dont l'extension serait étroitement liée aux modalités des communications entre les pays et les divers groupes humains.

En somme il est vraisemblable que le germe inconnu de la grippe, normalement répandu un peu partout, acquiert de temps à autre une activité pathogène spéciale sous des influences d'ailleurs indéterminées, dont quelques-unes relèvent peut-être de la météorologie : c'est ainsi que la grippe se montrerait de préférence en hiver ou au printemps, lorsque l'air est humide, assez froid, et surtout quand il offre de brusques alternatives de refroidissement et de réchauffement. Dans ces conditions la grippe naîtrait sur place, et il ne serait nul besoin de découvrir l'apport d'un germe venant de plus ou moins loin, de Russie notamment, pour expliquer l'épidémie.

A vrai dire le rôle de la contagion dans la diffusion de la grippe s'observe aussi ; seulement il n'est pas exclusif de tout autre mode de développement des épidémies. Mais il faut reconnaître qu'un malade est fort capable d'introduire parfois la maladie dans une famille, une maison, une collectivité. On a cité bien des cas de ce genre, entre autres dans les petites localités. Le fait que certains groupes bien isolés ont pu rester indemnes, ou à peu près, pendant des épidémies constitue d'autre part une preuve indirecte de la réelle importance qu'il convient d'attribuer à la contagion dans la propagation de la maladie.

La contamination s'opère probablement par les sécrétions naso-bucco-pharyngées, soit d'une façon directe, à l'aide d'un contact (fût-il très bref) ou à très courte distance, soit à la rigueur indirectement, à l'aide d'objets contaminés. Le malade serait contagieux dès la période d'invasion jusque pendant une partie de la convalescence.

La réceptivité des individus est très générale lors des épidémies ; il est possible qu'elle tienne à des conditions météorologiques particulières, ou du moins que ces conditions la favorisent, de même qu'elles agissent sur le germe pour en renforcer la virulence ; il ne paraît pas que les conditions individuelles de santé exercent une influence sur la réceptivité ; en revanche elles importent fort au pronostic de chaque cas.

L'incubation est volontiers très courte, 24 ou 48 heures. La récidive n'est pas rare.

Il y a peu de chose à faire au point de vue prophylactique par suite de la diffusibilité extrême de la maladie. En temps d'épidémie on se bornera à tâcher de préserver les malades atteints d'affections quelconques par un certain isolement ; il serait bon d'agir de même vis-à-vis des malingres, des gens qui offrent une tare quelconque : car les conséquences de la grippe peuvent être graves chez tous ces sujets. L'antisepsie de la cavité bucco-pharyngée sera d'autre part une bonne mesure pour lutter contre les infections secondaires si communes chez les grippés ; peut-être enlèverait-on du même coup son pouvoir contagieux à l'expectoration de ces malades.

**La méningite cérébro-spinale.** — Il convient de mentionner cette affection susceptible de revêtir la forme épidémique et dont les allures, au point de vue spécial où nous nous plaçons, sont caractérisées entre autres par les faits suivants : la maladie atteint exclusivement les enfants, les adolescents, les soldats ; elle est importable d'un pays à l'autre, d'une ville à l'autre, et a été importée de la sorte par des troupes se déplaçant.

La méningite cérébro-spinale semble avoir apparu au commencement du XIXe siècle en Allemagne, dans l'Est de la France, et en Amérique du Nord ; à partir de 1837 jusqu'en 1851 elle donne lieu à de petites épidémies dans de nombreuses villes de France où elle sévit en particulier sur les soldats qui la propagent jusqu'en Algérie ; plus tard on l'observe çà et là dans les diverses contrées de l'Europe. Actuellement des cas isolés, ou même formant de petits groupes, ne sont pas très rares en France et en Allemagne. Ils se manifestent d'une façon fort irrégulière, mais ont de la tendance à se localiser à certains lieux et à se montrer en hiver ou au printemps.

La maladie est jusqu'à un certain point transmissible directement ou indirectement (cas de contagion dans des familles, des hôpitaux) ; mais elle naît sans doute bien souvent en dehors de toute contagion appréciable, grâce à la reviviscence d'un germe persistant probablement longtemps dans les milieux extérieurs, d'où les atteintes répétées se succédant à intervalles variables dans certaines localités. La diffusion est du reste toujours médiocre, et l'apparition des cas volontiers discontinue.

On a attribué la méningite cérébro-spinale à l'action de divers micro-organismes. Le diplocoque de Weichselbaum tend à être envisagé comme le germe spécifique de la maladie. Le mécanisme de sa propagation, de sa pénétration chez les individus, reste assez obscur : il doit pourtant se cultiver dans le mucus des cavités nasales, dans les sinus de la face, dans l'oreille moyenne. La réceptivité pour ce germe serait du reste peu fréquente. Il est possible que la grippe, la scarlatine, contribuent à la créer.

Comme prophylaxie il convient d'isoler les malades et de désinfecter les objets qui leur ont servi ainsi que les locaux qu'ils ont occupés.

**La pneumonie.** — Connue depuis les premiers temps de la médecine, cette affection est de tous les pays, mais règne de préférence dans les régions tempérées et septentrionales. Les cas de pneumonie sont en général assez épars au milieu des groupes humains ; cependant de véritables épidémies peuvent s'observer parfois sur certains de ces groupes.

La cause efficiente de la maladie est le pneumocoque, qui ne paraît pas vivre normalement dans les milieux extérieurs, mais que l'on trouve d'après Bezançon et Griffon dans la gorge de tous les humains : il y serait même à l'état virulent chez un cinquième des individus (Netter).

On comprend dès lors que la pneumonie se développe en apparence spontanément, c'est-à-dire sans mise en jeu d'une contagion, dans la plupart des cas, quand diverses conditions, venant à agir soit sur le germe pour augmenter son pouvoir morbigène, soit sur l'organisme humain pour amoindrir sa résistance, soit sur le germe et sur l'organisme à la fois, le séjour du premier au sein du second n'est plus sans inconvénient pour ce dernier. Ceci explique l'apparition de la pneumonie d'une part de préférence en mars, avril, mai, et plus fréquemment pendant certaines années que dans d'autres (allures en rapport avec une virulence variable du pneumocoque), d'autre part surtout chez les gens atteints de refroidissement, de traumatisme, chez ceux dont la santé laisse à désirer en raison de la souillure banale des milieux ambiants, de l'habitation entre autres, enfin chez les surmenés et tous ceux qui offrent un certain degré de misère physiologique (faits en rapport avec l'amoindrissement des moyens de défense de l'organisme).

Au surplus la pneumonie est susceptible de se propager par contagion directe ou indirecte, encore que l'aptitude de la maladie à cette transmission soit assez faible. Dans quelques cas la contagion s'opèrerait par contact avec le malade lui-même ou grâce à un séjour dans l'atmosphère qui l'entoure immédiatement ; parfois des personnes en relations avec des pneumoniques et restant bien portantes ont cependant servi à contagionner d'autres individus ; plus souvent ce sont les objets ayant servi au malade, son linge, ses vêtements, qui se sont montrés dangereux ; enfin dans maintes observations on voit une série de sujets prendre successivement la pneumonie dans un local où a demeuré quelque temps auparavant un premier pneumonique. Netter, Spolverini, Ottolenghi, ont constaté que dans l'expectoration des malades le pneumocoque pouvait résister à la dessiccation, à l'influence nuisible de la lumière pendant plusieurs semaines, jusqu'à deux mois et davantage. D'où les épidémies sur de petits groupes, dans certaines maisons, des salles d'hôpital, des casernes, des prisons. La présence du pneumocoque dans des poussières sèches a été constatée (Netter, Germano) et par suite le transport du germe à courte distance doit être considéré comme possible.

Il convient donc sinon d'isoler les pneumoniques, du moins de leur appliquer les règles de l'antisepsie, ainsi qu'aux personnes qui les approchent ; il faut recueillir avec soin les crachats des malades pour les stériliser ; les linges, les locaux seront désinfectés.

Les mêmes mesures seront prises vis-à-vis des broncho-pneumonies, quelle qu'en soit d'ailleurs la nature microbienne exacte ; dans les hôpitaux les sujets qui en sont atteints devront toujours être séparés des autres malades.

**La fièvre typhoïde.** — Ce n'est certainement pas une maladie moderne, mais elle n'a été bien distinguée et individualisée qu'au XIXe siècle. De nos jours elle est en France la plus importante des maladies infectieuses par le nombre des sujets qu'elle atteint ; elle règne à l'état endémique dans presque toutes les villes et la plupart des départements, et donne lieu assez fréquemment à des épidémies locales plus ou moins graves. Au surplus la fièvre typhoïde peut s'observer dans toutes les régions du globe.

Le germe de la maladie paraît être un bacille spécial décrit par Eberth et par Gaffky, que l'on trouve en différents points de l'organisme du typhoïdique et dans ses excrétions notamment, dans les selles, les urines, quelquefois l'expectoration des malades ; ceux-ci le répandent de la sorte dans les milieux extérieurs et propagent dès lors la maladie soit directement soit indirectement, le bacille provenant des typhoïdiques étant du reste susceptible de persister un certain temps avec sa virulence dans les divers milieux.

D'après Uffelmann, Karlinski, le bacille typhique se maintiendrait durant 3 à 4 mois dans les matières fécales si les circonstances s'y prêtent, en particulier si les matières ne se dessèchent pas ; dans l'eau ordinaire relativement pure, on l'a vu se maintenir tantôt 3 à 4 jours seulement (Karlinski), tantôt 15 à 30 jours (Hueppe, Wolffhügel), et même 45 jours (Chantemesse) ; dans le sol humide on le retrouverait au bout de plusieurs mois (6 mois d'après Grancher et Deschamps, 3 mois d'après Karlinski), et dans la vase au bout de 3 semaines (Karlinski). Etalé sur des étoffes de toile le bacille conserve sa vitalité pendant 60 à 50 jours (Uffelmann, Germano), 90 jours sur la laine (Germano) ; c'est qu'ici encore la dessiccation du germe ne s'opère pas très vite. Quand la dessiccation survient rapidement le bacille typhique ne tarde pas à périr, selon Germano, si bien que cet auteur estime que le danger de la transmission de la fièvre typhoïde par l'air, même à courte distance, est très minime ; cependant Gaffky, Uffelmann ont vu le bacille typhique persister une vingtaine de jours dans des poussières sèches. D'ailleurs le bacille typhique est tué en quelques heures dans les divers milieux s'il est exposé aux rayons solaires (H. Vincent). Le froid en revanche n'a qu'une action médiocre.

Ces constatations expliquent et la contagion directe d'un typhoïdique à un sujet sain, et la contagion indirecte soit par des individus, soit par des objets contaminés par un typhoïdique, soit par l'intermédiaire de certains milieux au sein desquels se répandrait le bacille typhique. Chose bizarre on tend à admettre que la contagion par l'un de ces intermédiaires, l'eau, serait commune, tandis que la transmission directe de la fièvre typhoïde serait relativement rare ; on voudrait trouver la raison de cette prétendue différence dans le mode habituel de pénétration du bacille typhique dans l'organisme, étant donné que ce bacille nous arrive sans doute d'ordinaire par la voie digestive : pour notre compte nous ne voyons pas pourquoi le bacille typhique ne saurait arriver à la bouche des humains grâce aux contacts directs, par l'intermédiaire des mains, de divers objets et des poussières flottant au sein des locaux, aussi bien que véhiculé par l'eau de boisson. Si les premières des circonstances qui viennent d'être énumérées ne permettent qu'assez rarement à la contagion de se réaliser, il serait singulier qu'il en fût tout autrement en cas d'ingestion d'eau contaminée, à moins d'accepter l'idée d'existence dans l'eau de facteurs de fièvre typhoïde autres que le germe efficient.

De fait, quand on laisse de côté sa transmission hydrique, ou plutôt l'opinion générale actuellement régnante sur ce point, la fièvre typhoïde n'apparaît pas comme très contagieuse ; il est même curieux que les plus grands partisans de sa propagation par l'eau soient les plus disposés à regarder la maladie comme peu contagieuse par ailleurs. Elle l'est cependant, à n'en point douter ; mais à vrai dire elle ne l'est pas beaucoup. Toutefois bon nombre d'auteurs, surtout depuis quelques années, ont rapporté des observations soit de cas isolés, soit de petites épidémies ayant sévi dans une famille, une maison, une collectivité quelconque, un village, en particulier dans le milieu hospitalier ; là la fièvre typhoïde semble bien s'être transmise par les mains des individus touchant des typhoïdiques, par le linge, les vêtements, la literie et tous les objets que ces malades souillaient, voire par l'atmosphère des locaux qu'ils occupaient et où flottaient sans doute des poussières bacillifères provenant d'excrétions pathologiques desséchées. Rien n'est plus probant en faveur de la réalité de la contagion par ces divers modes que l'atteinte assez souvent relevée des infirmiers employés auprès des typhoïdiques. (Laveran, Annequin, etc.). A notre avis si les cas de ce genre ne sont pas plus fréquents c'est tout d'abord faute de réceptivité chez les sujets exposés à la contagion.

La fièvre typhoïde pourrait être transmise par le sol imprégné de déjections des malades ; les sujets sains se contagionneraient au contact de ce sol ou en introduisant dans leur organisme (par la cavité buccale) des poussières bacillifères provenant de ce sol. Nous nous demandons toutefois si la fièvre typhoïde paraissant résulter de conditions de ce genre dérive toujours bien réellement de cas antérieurs auxquels serait due la contamination du sol incriminé. Il nous semble en effet qu'à l'air libre, lorsque le sol donne des poussières, il y a par ailleurs bien des chances pour que le bacille typhique, germe relativement fragile, soit sinon détruit du moins fort atténué par la dessiccation et l'insolation combinées : et si la fièvre typhoïde se montre alors ce n'est peut-être pas à cause de la présence de bacilles typhiques parmi les poussières qu'ingèrent les individus ; à notre avis on absorbe plutôt en pareil cas des germes vulgaires, très résistants aux agents de destruction, et pullulant dans le sol du fait d'une souillure banale très forte de celui-ci ; ces germes pénétrant en abondance dans l'organisme amoindriraient la résistance normale de ce dernier à un bacille préexistant au sein de l'économie et capable d'engendrer la fièvre typhoïde si les circonstances (les associations microbiennes entre autres) lui sont favorables, tandis qu'elles sont défavorables à l'individu. Il n'est pas certain que les choses se soient passées autrement pour les cavaliers atteints de fièvre typhoïde à Reims (Henrot), après avoir manœuvré sur des terrains souillés par des matières fécales, et surtout pour les chasseurs d'Afrique qui à Tunis auraient contracté la fièvre typhoïde en manœuvrant durant l'été à proximité d'un terrain souillé de la même manière (Remlinger). A vrai dire dans ce dernier cas le bacille typhique paraît avoir été décelé sur le terrain suspect (mais non pas dans les poussières déplacées) par l'examen bactériologique. Semblable constatation pourrait-elle être faite sur les terres remuées au cours de travaux divers exécutés dans le sol des villes, des casernes, alors que ces terrassements sont suivis d'épidémies de fièvre typhoïde, comme Kelsch en rapporte plusieurs exemples? Il est permis d'en douter, surtout si les terres suspectes n'avaient pas été contaminées depuis peu par des matières fécales de typhoïdiques. Si le bacille typhique était cependant rencontré dans de telles conditions il faudrait alors admettre que c'est un germe assez banal, présent dans les matières fécales des individus sains, et capable de se maintenir durant un temps illimité au sein du sol. Après tout il est possible qu'il en soit réellement ainsi, comme nous le verrons plus loin.

On a soutenu en France (Brouardel et ses élèves) et en Allemagne que la transmission de la fièvre typhoïde avait lieu la plupart du temps par l'eau de boisson souillée spécifiquement, c'est-à-dire ayant reçu des produits pathologiques d'origine typhoïdique. Assurément des eaux mal protégées peuvent être contaminées de la sorte, et le bacille typhique s'y conserve sans doute un certain temps, très variable du reste suivant une foule de conditions relatives à l'éclairement de l'eau, à son mouvement, à sa température, à sa composition et aux autres micro-organismes qu'elle contient. Naguère beaucoup de bactériologistes n'hésitaient point à reconnaître le bacille typhique dans les eaux suspectes de le véhiculer : mais on est devenu très prudent à ce sujet, et cette constatation n'est plus volontiers faite ; la distinction du bacille typhique d'avec le B. coli paraissant trop délicate quand ce dernier germe se montre avec quelque abondance dans l'eau. On se borne aujourd'hui à établir plus ou moins bien la vraisemblance de la souillure spécifique de l'eau suspecte à l'aide d'une enquête locale portant sur les rapports possibles entre cette eau et des sujets atteints de fièvre typhoïde. On estime d'ailleurs que la transmission hydrique de la maladie se caractérise de la manière suivante : éclosion soudaine et presque simultanée de nombreux cas de fièvre typhoïde ; limitation de l'épidémie, au moins au début, à un groupe buvant de l'eau de provenance déterminée, avec cette réserve qu'il ne se sera pas écoulé un temps trop long entre le moment de la pollution probable de cette eau et l'apparition de la fièvre typhoïde ; certitude que le groupe atteint par la maladie partage avec les groupes indemnes toutes les autres conditions relatives au sol, aux météores, à l'alimentation, à l'habitation, etc., et ne s'en distingue que par l'usage d'une eau suspecte ; la cessation de l'épidémie peu après la suppression de la boisson incriminée, avec cette réserve que l'épidémie n'aura pas duré assez longtemps pour épuiser la réceptivité du groupe, ce qui entraînerait une extinction spontanée.

Il faut reconnaître qu'on a observé des épidémies ayant bien toutes ces allures et dont l'origine hydrique par suite doit être admise ; mais on a voulu trouver cette origine dans beaucoup de cas où elle n'était rien moins que probable, et d'une façon générale les partisans de l'origine hydrique de la fièvre typhoïde ont eu le tort d'être bien trop exclusifs dans leur opinion — d'abord en accordant à la voie hydrique une importance exagérée dans la transmission de la fièvre typhoïde, puis en refusant de voir autre chose que la contagion directe et surtout indirecte dans l'étiologie de cette affection ubiquitaire.

Nous avons montré comment les typhoïdiques pouvaient propager leur maladie par des intermédiaires très variés, dont l'eau de boisson. Mais nous avons fait remarquer aussi que la fièvre typhoïde n'était pas extrêmement contagieuse, sans doute en raison d'une réceptivité relativement peu répandue parmi les sujets exposés à la contagion. La maladie n'évolue chez ces individus qu'à la faveur de causes prédisposantes ou adjuvantes très diverses qui créent la réceptivité voulue pour que le bacille efficient devienne suffisant. Parmi ces causes il faut citer l'âge, et surtout la fatigue, le surmenage, l'affaiblissement de la résistance de l'organisme consécutif aux excès de tout genre, à une alimentation défectueuse, à l'ingestion d'eau impure (banalement souillée), au séjour dans des milieux encombrés, malpropres, où sont accumulées des souillures banales. L'importance de ces causes est telle qu'un certain nombre d'épidémiologistes se sont demandés si leur rôle n'était pas plus considérable encore que ne l'admet l'étiologie classique, si leur action n'était pas très souvent déterminante vis-à-vis de l'éclosion de la fièvre typhoïde, dont le germe dès lors ne proviendrait pas seulement de l'extérieur, à la suite d'une contamination déterminée, mais serait dans un grand nombre de cas dès longtemps présent à l'état latent au sein de l'organisme normal, où il n'attendrait qu'une occasion favorable pour passer du rang de saprophyte à celui de microbe pathogène : cette occasion est fournie par tous les facteurs capables d'amoindrir la résistance de l'individu.

Cette doctrine du microbisme latent appliqué à la genèse de la fièvre typhoïde a d'abord été soutenue par l'auteur de ce livre, le professeur J. Arnould ; elle a été adoptée et admirablement défendue par Kelsch qui a montré combien elle expliquait à merveille les faits de spontanéité apparente de la fièvre typhoïde, soit sous la forme de cas sporadiques, soit à l'état épidémique dans les armées, en particulier durant les guerres, où son éclosion succède si régulièrement, en dehors de toute contamination spécifique vraisemblable, au surmenage, à la misère, à l'infection banale des milieux ambiants, le sol, l'air, et très souvent à coup sûr l'eau. C'est ainsi que « le rôle général de l'eau sale en étiologie typhoïde est aussi évident et considérable que son rôle de véhicule de germe spécifique est obscur et limité » (J. Arnould). La doctrine de J. Arnould a été admise par Charrin, Roger, Vaillard. On peut dire que Murchison l'avait déjà conçue et que la pensée du médecin anglais a seulement été exprimée de nos jours d'une façon plus claire, grâce aux enseignements de la science moderne.

La bactériologie ne contredit pas les idées que nous venons d'exposer : dans quelques laboratoires on pense même avoir rencontré le bacille typhique indépendamment de toute contamination par un typhoïdique, voire chez des individus sains ; ailleurs on s'acharne il est vrai à défendre la spécificité du bacille typhique et à le séparer aussi nettement que possible de son sosie, le B. coli, germe très répandu dans les divers milieux, et en particulier abondant dans l'intestin de l'homme ; mais tout récemment un maître singulièrement autorisé estimait que les propriétés par lesquelles on cherche à distinguer l'un de l'autre les deux germes en question n'ont aucune valeur probante, attendu qu'aucune d'elles n'est tranchée. Aussi bien il semble que plus on étudie les microbes, même les plus caractérisés, plus les barrières hâtivement élevées entre les diverses espèces deviennent indécises (Duclaux).

Finalement il est permis de considérer le germe de la fièvre typhoïde comme un microbe banal de l'intestin de l'homme, capable d'acquérir, sous l'influence de causes extérieures agissant à la fois ou séparément et sur ce germe et sur l'organisme humain, la virulence nécessaire pour engendrer la maladie et pour la propager ensuite à l'occasion par contagion directe ou indirecte.

L'incubation de la fièvre typhoïde est de 13 à 15 jours. Une première atteinte confère ordinairement l'immunité.

L'étiologie très largement compréhensive que nous croyons devoir admettre rend fort complexe la tâche de la prophylaxie à l'égard de la fièvre typhoïde ; on ne saurait se borner à procurer aux groupes humains de l'eau pure, comme tendraient à le faire les partisans trop exclusifs de la véhiculation hydrique (du reste l'expérience a montré que la distribution d'eau aussi pure que possible à une collectivité amenait la diminution de la fièvre typhoïde dans une notable mesure, mais nullement sa disparition) ; il faudra encore s'assurer que les règles de l'hygiène sont appliquées en ce qui concerne le travail fourni par les individus, leur alimentation, l'assainissement des milieux où ils vivent, et particulièrement de leurs habitations, etc.

A côté de cette prophylaxie générale qui ne doit être négligée en aucun cas, il est nécessaire de prendre des précautions spéciales vis-à-vis de la contagion possible de la fièvre typhoïde propagée par des typhoïdiques. Un isolement relatif de ces malades sera utilement institué ; mais surtout on veillera à faire observer une antisepsie exacte aux personnes donnant des soins à ces malades. D'autre part on désinfectera la literie, le linge et tous les objets susceptibles d'être souillés par les déjections morbides (matières fécales, urines) ; la désinfection de ces déjections elles-mêmes au fur et à mesure qu'elles sont produites, jusque pendant la convalescence, est indispensable ; c'est le meilleur moyen de couper court à la dissémination et à la véhiculation au loin de germes dangereux. Enfin la désinfection sera encore appliquée aux locaux où auront séjourné des typhoïdiques.

**Le typhus.** — Le typhus est une maladie probablement fort ancienne, bien que la première relation assez précise que l'on en connaisse remonte seulement au xv^e siècle. Après y avoir longtemps régné, surtout pendant les guerres de la monarchie, de la révolution et de l'empire, il est devenu rare en France et dans la plus grande partie de l'Europe depuis le commencement du xix^e siècle ; on ne l'a guère observé que de temps à autre dans des prisons et dans quelques villages de Bretagne. Mais il s'est montré à l'état épidémique sur les troupes pendant la guerre de Crimée, pendant la guerre Turco-Russe, et à diverses reprises parmi les populations misérables de l'Algérie. Au reste le typhus demeure plus ou moins endémique en Irlande, quelque peu en Angleterre, et sur les côtes de la Baltique.

La maladie, due à un germe inconnu, est extrêmement contagieuse surtout à sa période d'état, mais aussi dès son début et jusque pendant la convalescence ; les malades répandent le typhus partout où ils vont ; les individus qui les soignent, les médecins qui les approchent sont très souvent atteints. On ne saurait dire d'ailleurs quel est le véhicule primitif du contage émané du typhique, bien que les squames cutanées puissent jouer ce rôle. Mais il semble qu'un contact direct assez prolongé soit avec les malades soit avec les sujets ou les objets contaminés à leur contact est nécessaire pour assurer la transmission de la maladie : le transfert du germe par l'air même à courte distance est mis en doute. Le germe infectieux persisterait en revanche longtemps (plusieurs mois) dans les linges, vêtements, locaux contaminés.

Le typhus se montre avec une prédilection frappante parmi les populations misérables, vivant dans les conditions d'hygiène les plus déplorables, volontiers faméliques, et aussi parmi les armées soumises aux plus grandes privations en même temps qu'aux plus grandes fatigues. Cette constatation a donné naissance à la doctrine de l'origine soi-disant spontanée du typhus. Pour Kelsch notamment, qui a défendu cette manière de voir, le germe du typhus est ubiquitaire, mais n'atteint à une redoutable virulence que dans certaines circonstances : la misère, l'encombrement sont les causes les plus apparentes de la reviviscence pathogène du germe en question ; il s'y joint sans doute d'autres facteurs encore indéterminés.

L'incubation du typhus serait de 5 à 15 jours.

Les typhiques doivent être rigoureusement isolés, et la désinfection complète de leur literie, vêtements, objets d'usage, ainsi que des locaux où ils auront séjourné, s'impose de la façon la plus pressante. Les personnes approchant des malades s'astreindront à une antisepsie minutieuse. L'isolement sera prolongé pendant 15 jours après la guérison. Les vagabonds, les mendiants, propagateurs habituels de typhus, devront être étroitement surveillés à cet égard.

**La tuberculose.** — La tuberculose est probablement aussi ancienne que le monde civilisé ; mais on peut admettre que son extension n'a jamais été aussi grande qu'à l'époque moderne, où la maladie règne à peu près sur toutes les contrées du globe, causant du seul fait de la tuberculose pulmonaire le septième de l'ensemble des décès. Elle est du reste proportionnelle à la densité des populations. D'après Brouardel le nombre des décès par tuberculose serait annuellement en France de 140.000 environ (49.9 pour 10.000 habitants dans les 31 villes de plus de 50.000 habitants, 39.8 dans les 197 villes de 10.000 à 50.000 habitants, et approximativement 34 à 35 dans les petites villes). D'après une statistique dressée en Allemagne les décès par tuberculose pulmonaire seulement atteindraient pour 10.000 habitants les chiffres suivants dans les divers pays d'Europe.

| | | | | | |
|---|---|---|---|---|---|
| Russie . . | 39,8 | Suède . . | 23,1 | Hollande . . | 18,8 |
| Autriche. . | 36,2 | Allemagne. | 22,4 | Italie. . . . | 18,7 |
| Hongrie. . | 31,3 | Suisse . . | 20,3 | Belgique. . . | 17,6 |
| France . . | 30,2 | Irlande. . | 20,3 | Angleterre . . | 13,6 |

La transmissibilité de la tuberculose a été démontrée en 1865 par Villemin, et le bacille cause efficiente de la maladie a été décrit en 1882 par Koch. A partir de cette dernière date la notion de contagiosité de la maladie ne cesse de gagner du terrain dans l'esprit des médecins, tandis que la notion d'hérédité, plus volontiers acceptée auparavant, est peu à peu reléguée à un rang secondaire. Il faut toutefois se garder de trop d'exclusivisme en pareille matière, et tout en reconnaissant l'importance prédominante de la contagion vis-à-vis de l'étiologie de la tuberculose, il convient de ne pas envisager l'hérédité comme un facteur exceptionnel et négligeable.

Le bacille de la tuberculose peut se rencontrer dans les diverses excrétions et sécrétions des tuberculeux ; la contagion a lieu par l'intermédiaire de ces produits. La tuberculose pulmonaire étant la forme la plus commune de la maladie, c'est le mucus bronchique qui représente le véhicule primitif ordinaire de la maladie ; les matières fécales, les urines jouent assez rarement un rôle notable à cet égard. Le mucus bronchique mélangé de salive, tantôt est projeté par une sorte de pulvérisation sous forme de fines et légères gouttelettes hors de la bouche du malade qui tousse ou même simplement qui parle, tantôt est expulsé pour ainsi dire en masse sous forme de crachats.

Flügge et ses élèves ont montré depuis quelques années que les fines gouttelettes liquides projetées hors de la bouche des phtisiques pendant la toux, l'éternuement, ou l'acte de parler, pouvaient renfermer des bacilles tuberculeux; dans ces conditions ceux-ci seraient susceptibles de rester plus d'une demi-heure (une heure environ d'après Kœniger) en suspension dans l'air et d'être véhiculés à une certaine distance par les plus faibles courants. Dès lors la plupart des phtisiques seraient par ce mécanisme directement dangereux pour les personnes qui les approchent. Toutefois Flügge et ses élèves estiment que dans la pratique la transmission de la tuberculose n'aurait guère lieu de la sorte à une distance du malade supérieure à 1 m. Ultérieurement les gouttelettes qui se sont déposées sur les parois des locaux ou sur les objets ne céderaient plus facilement des bacilles aux courants atmosphériques, et d'ailleurs ces bacilles fixés aux surfaces ne tarderaient pas à périr, au bout d'une quinzaine de jours dans l'obscurité, au bout de trois jours à la lumière (Heymann).

Dans les crachats, la survie des bacilles tuberculeux, probablement protégés par le mucus abondant, est beaucoup plus longue; Koch a constaté la virulence de crachats après deux mois de dessiccation, Schill et Fischer après 4 et 6 mois, Feltz au bout de 10 mois; Sawizki observe le même fait au bout de 2 mois ; et demi pour des crachats répandus dans des conditions ordinaires sur un plancher, soit à l'ombre, soit à la lumière. Pourtant Koch, Migneco, ont vu l'insolation détruire le bacille tuberculeux en quelques jours : mais les effets de la lumière dépendent beaucoup du support des germes et de l'épaisseur de la substance dans laquelle ils sont plongés.

Les crachats desséchés sur les diverses surfaces où ils ont été déposés (parois des locaux, objets quelconques, linges — et surtout mouchoirs) paraissent susceptibles de donner finalement des poussières sèches bacillifères capables de réaliser la transmission de la tuberculose par l'air. Cornet a décelé en effet le bacille tuberculeux dans les poussières déposées dans les locaux occupés par des phtisiques; il avait soin de ne recueillir ces poussières qu'à une certaine hauteur, c'est-à-dire là où elles n'avaient pu parvenir qu'après avoir flotté dans l'air. Les résultats de Cornet ont été confirmés par ceux de Krüger et de Kastner, et malgré les échecs enregistrés par d'autres savants, il a été admis jusqu'aux expériences de Flügge et de ses élèves que la dissémination aérienne des poussières détachées des crachats tuberculeux desséchés était la cause de beaucoup la plus importante de la propagation de la tuberculose. On commence à soupçonner maintenant que cette opinion était exagérée. De fait les élèves de Flügge ont insisté — peut-être même un peu trop — sur la difficulté avec laquelle se détachaient des crachats desséchés des particules assez fines pour flotter un certain temps dans l'air médiocrement agité des locaux; et ils ont fait remarquer aussi que les crachats abondants ne se desséchaient pas très vite sur les mouchoirs. Mais en somme Flügge et ses élèves reconnaissent cependant la possibilité de la transmission de la tuberculose par les poussières sèches provenant de crachats desséchés : Heymann constate la réalité du transfert des bacilles dans l'atmosphère d'une pièce où tantôt il agite des mouchoirs, tantôt il balaye des lames de parquet ou des tapis, après avoir fait dessécher des crachats tuberculeux à la surface de ces objets. Cornet d'autre part a naguère rendu tuberculeux des cobayes placés jusqu'à 1 m. 80 de hauteur au-dessus d'un tapis que l'on balayait très rudement après l'avoir souillé quelques jours auparavant avec des crachats de phtisiques.

Les bacilles tuberculeux véhiculés par l'air contagionnent l'homme en s'introduisant dans ses voies respiratoires. La présence de germes de la tuberculose dans les premières de ces voies chez des personnes en rapport avec des tuberculeux a été démontrée : Straus recueillant le mucus nasal d'élèves fréquentant l'hôpital, d'infirmiers, y a décelé le bacille de Koch, bien que les sujets susdits fussent sains. D'ailleurs la possibilité de l'infection tuberculeuse par *inhalation* résulte de nombreuses expériences de Koch, de Tappeiner, de Thaon, de Cadéac et Mallet. (A remarquer que dans ces expériences les pulvérisations de liquides ont beaucoup mieux réussi à produire l'infection que les poussières sèches). L'extrême prédominance chez l'homme de la tuberculose pulmonaire, parmi toutes les localisations possibles de la maladie, tend du reste à prouver que le poumon est dans la grande majorité des cas la porte d'entrée du bacille tuberculeux.

En dehors de l'inhalation, l'*ingestion* peut encore assurer la contagion de la tuberculose; la possibilité de l'infection par cette voie résulte des expériences de Chauveau, de Villemin, de Viseur, de Klebs et Gerlach, au cours desquelles divers animaux furent tuberculisés par l'ingestion de produits tuberculeux. Théoriquement il faut admettre que l'homme lui-même peut être contaminé par l'usage de viande ou de lait d'animaux tuberculeux — l'opinion récente de Koch sur la prétendue différence entre la tuberculose des bovidés et celle de l'homme ne paraissant d'ailleurs pas fondée. Mais en somme la tuberculose intestinale primitive est chose exceptionnelle chez l'homme. De sorte que dans la pratique le danger de la contagion de la tuberculose par ingestion se trouve être médiocre. (On se reportera au surplus pour ce qui concerne ce mode particulier de contamination possible et sa prophylaxie aux pages 500 et 520 où il est traité de la viande et du lait des animaux tuberculeux).

La transmission de la tuberculose par *inoculation* cutanée ne mérite guère ici qu'une simple mention ; il en est de même de la contamination par la *voie génitale.*

A côté de la question de la contagion de la tuberculose, la question de son *hérédité* doit être sérieusement envisagée. Il est incontestable qu'à sa naissance le fœtus issu de parents tuberculeux peut être porteur de bacilles de la tuberculose ayant ou non provoqué déjà des lésions appréciables. Cette tuberculose congénitale ne relève que très exceptionnellement de l'hérédo-conception, c'est-à-dire d'une infection ovulaire ou spermatique ; la réalité d'une telle origine reste même douteuse pour bien des auteurs. C'est bien plutôt sinon toujours d'hérédo-contagion, de contamination transplacentaire de la mère au fœtus qu'il s'agit en cas de tuberculose héréditaire. Tout le monde est à peu près d'accord sur ce point. Mais on ne s'entend pas sur la fréquence relative de l'hérédité tuberculeuse ainsi comprise. Baumgarten, Kelsch, lui attribuent une part fort importante dans l'extension de la tuberculose : cette opinion s'appuie sur les résultats expérimentaux (notamment ceux de Renzi et de Gärtner) prouvant la perméabilité du placenta au bacille tuberculeux, sur la constatation de très nombreux cas de tuberculose des ganglions profonds, du système osseux, des organes abdominaux, chez les enfants de moins de 2 ans (Landouzy, Hutinel, Muller, Kossel), et particulièrement sur la présence fréquente chez les adolescents ou les adultes de tuberculose silencieuse, localisée, des ganglions du péritoine ou du médiastin, lésion primitive difficile à expliquer selon Kelsch autrement que par une infection sanguine intra-utérine. Les adversaires de cette doctrine, dont l'avis est de n'attribuer qu'un rôle effacé à l'hérédo-contagion, font remarquer que les résultats positifs expérimentaux sont médiocrement nombreux, et que l'on ne cite pour ainsi dire pas de cas de tuberculose chez des enfants âgés de moins de 3 mois ; si la maladie apparaît ensuite de plus en plus souvent à mesure que les sujets avancent en âge, c'est que les enfants sont contagionnés après leur naissance chose très facile dans le milieu familial contaminé par les parents ; l'origine d'une tuberculose chez l'enfant ne saurait du reste être reportée à une époque fort antérieure à celle où est constatée la maladie, car l'évolution rapide de la tuberculose est la règle dans le jeune âge ; enfin tantôt on conteste la fréquence de la tuberculose ganglionnaire médiastinale ou mésentérique, tantôt on nie que cette adénopathie soit primitive. Finalement on ne croit guère, en général, à la tuberculose latente de l'enfant : ce qui nous semble une exagération.

Nous avons vu que le bacille tuberculeux, cause efficiente de tuberculose, était en somme très commun autour de nous, étant donné le nombre des tuberculeux dans la population et la facilité avec laquelle ils souillent spécifiquement les milieux qu'ils habitent; certainement les occasions de contamination directe ou indirecte sont fréquentes et une foule de gens sont contaminés. Mais tous ne deviennent pas tuberculeux La contamination ne réalise pas toujours la contagion proprement dite. La découverte par Straus de bacilles tuberculeux dans les cavités nasales de personnes saines et continuant à demeurer saines en est une preuve. On en trouve une autre dans la constatation très souvent faite à l'autopsie d'enfants (Landouzy, Muller, Babès, Kossel) ou d'adultes (Baumgarten, Kelsch, etc.) de nodules tuberculeux dont rien ne pouvait faire soupçonner la présence durant la vie des sujets, ceux-ci ayant du reste succombé à des affections différentes de la tuberculose ; Loomis, Pizzini ont même décelé le bacille tuberculeux dans des ganglions qui semblaient parfaitement normaux ; enfin des recherches radiographiques (Kelsch et Boisson), une expérience d'épreuve par la tuberculine entreprise à Berlin, des essais de séro-réaction (Rouget) ont montré que l'existence de lésions tuberculeuses par ailleurs inappréciables, ou même la seule présence au sein de l'organisme de bacilles tuberculeux à l'état latent, étaient choses banales parmi des sujets (soldats) cependant choisis pour leur bonne santé apparente : la moitié au moins sont bacillifères.

C'est donc que, fort heureusement, nous possédons très souvent une résistance organique capable d'entraver la pullulation du germe tuberculeux au sein de nos tissus. Ce germe nécessaire à la genèse de la maladie ne devient suffisant que grâce à l'action sur l'organisme humain de causes prédisposantes ou adjuvantes diverses dont le rôle est des plus considérables vis-à-vis de l'apparition de la tuberculose. Le plus ou moins de fréquence de cette affection nous paraît dépendre avant tout de l'existence ou du défaut de ces causes.

La première de ces causes serait l'hérédité ; l'*hérédo-prédisposition*, sorte de distrophie léguée par les parents tuberculeux à leurs enfants et qui confère à ceux-ci une aptitude particulière à devenir tuberculeux. Cette hérédité de terrain est admise par tout le monde. Elle explique, pour ceux qui répugnent à l'idée d'hérédité du germe, conformément à l'opinion actuellement régnante, comment la tuberculose apparaît tôt ou tard avec une fréquence particulière chez les enfants de tuberculeux : l'organisme des représentants de ces familles est prêt à laisser évoluer le germe apporté un jour ou l'autre par contagion. Il va sans dire que la cohabitation familiale avec des phtisiques multiplie les chances de cette contagion.

La débilité générale héréditaire est aussi une cause prédisposante vis-à-vis de la tuberculose.

D'ailleurs toutes les circonstances nuisibles à la santé des individus ou qui simplement apportent quelque entrave au développement de leur vitalité, sont des causes adjuvantes de tuberculose et favorisent son évolution quelle que soit l'origine de la contamination (intra-utérine ou extra-utérine) et sa date plus ou moins récente. C'est ainsi que le séjour habituel dans un air confiné, le défaut de lumière, l'insalubrité générale et l'encombrement des habitations, l'insuffisance de l'alimentation, les excès de tout genre, le surmenage, les intoxications (l'alcoolisme entre autres), certaines maladies infectieuses (notamment la grippe, la variole, la rougeole) sont des facteurs de tuberculose par diminution de la résistance de l'organisme vis-à-vis du germe de cette affection : car il n'est point de maladie, d'après Kelsch, à l'égard de laquelle le degré des forces vitales, la qualité de l'individu, joue un rôle plus important. Aussi la tuberculose est-elle l'aboutissant commun de toutes les détériorations constitutionnelles (Jaccoud), le grand mal des groupes misérables (Kelsch), vivant dans de mauvaises conditions d'hygiène.

Les données étiologiques que nous venons d'exposer sommairement permettent de tracer sans peine les grandes lignes de la *prophylaxie* à opposer à la tuberculose.

Tout d'abord il convient de s'efforcer de lutter contre la contagion. On ne saurait prétendre isoler les phtisiques ; mais il faut les éliminer de certains groupes composés de sujets particulièrement aptes à se laisser tuberculiser soit en raison de leurs conditions d'existence, soit du fait de leur état de maladie ; c'est pourquoi on mettra les tuberculeux à part dans les hôpitaux, à moins qu'on installe pour eux des hôpitaux spéciaux, ce qui vaut encore mieux au point de vue du traitement de ces malades.

On recommandera aux phtisiques de ne pas trop s'approcher des personnes auxquelles ils parlent, et on leur enseignera à mettre un mouchoir ou la main devant leur bouche lorsqu'ils toussent, de manière à éviter dans la mesure du possible la projection à quelque distance de gouttelettes de salive bacillifère.

D'autre part on s'opposera à la dispersion des crachats des phtisiques, source extrêmement fréquente de contagion. Pour cela, il faut obtenir que les phtisiques et d'une façon générale tous les individus (étant donné que parmi eux il peut toujours se trouver des phtisiques), ne crachent que dans des crachoirs faciles à vider, à nettoyer et à désinfecter; ils seront donc faits d'une substance imperméable; les uns fixes devront être assez nombreux dans les établissements collectifs, et installés non pas sur le sol mais à 1 m. de hauteur environ; ils seront remplis d'un liquide ou d'une substance très poreuse maintenue humide de manière à ne pas être susceptible de donner des poussières; les autres, mobiles, seront attribués individuellement à chaque phtisique connu. Nous décrirons quelques-uns de ces divers appareils en traitant de l'installation des hôpitaux, et spécialement des Sanatoria pour phtisiques. Le contenu des divers crachoirs sera fréquemment stérilisé.

Comme il est difficile dans les collectivités de se flatter d'arriver à faire cracher tout le monde dans des crachoirs, on veillera en outre à soulever le moins de poussières possible à l'occasion du nettoyage des locaux. C'est pourquoi nous avons recommandé d'une façon générale les parois et surtout les sols imperméables dans les habitations collectives : le nettoyage à sec, balayage ou époussetage, devant être proscrit et remplacé par le nettoyage humide, exécuté au moyen de linges mouillés qui permettent de ramasser et d'enlever les poussières sans jamais les soulever et les disperser dans l'air. Les poussières ainsi collectées seront ensuite détruites.

On devra en outre désinfecter avec soin les objets ayant servi aux phtisiques, et surtout leurs vêtements, leur linge (notamment leurs mouchoirs — les mouchoirs ordinaires pouvant du reste être avantageusement remplacés par des mouchoirs en papier qui seraient détruits au fur et à mesure qu'ils seraient salis), les ustensiles de table; les mêmes mesures de désinfection s'appliqueront aux locaux où les phtisiques auront habité, aux véhicules dont ils feront ordinairement usage.

Nous avons dit précédemment (pages 502 et 527) ce qu'il convenait de faire contre le danger possible de l'ingestion de viande tuberculeuse ou de lait contenant des bacilles tuberculeux.

On commettrait une grave erreur en s'imaginant que les mesures qui viennent d'être indiquées, en particulier celles visant à prévenir la dissémination des crachats, suffisent pour lutter contre l'extension de la tuberculose. Il est tout aussi important de se précautionner vis-à-vis des causes adjuvantes qui permettent l'évolution de la maladie chez les individus contaminés. On ne pourra jamais supprimer toutes les occasions de contagion. Il faut donc autant que possible écarter encore des gens contaminés, bacillifères, tuberculeux latents, les conditions capables de rendre leur organisme apte à l'évolution de la tuberculose dont il recèle le germe — par contagion intra ou extra utérine. C'est le rôle de l'hygiène générale, puisque les causes adjuvantes en question relèvent des infractions aux règles de cette hygiène, de l'insalubrité des milieux, des défectuosités de l'alimentation, etc. Selon Kelsch la base la plus solide de la prophylaxie vis-à-vis de la tuberculose est même dans le développement de la vitalité, de la résistance physique de l'individu et dans le perfectionnement des conditions hygiéniques et sociales au milieu desquelles il vit. En un mot il faut s'attacher à accroître la santé, éviter tout ce qui serait susceptible de la diminuer. C'est ainsi qu'on arrivera à prévenir la réceptivité acquise et à atténuer les conséquences de la prédisposition héréditaire. On tend malheureusement aujourd'hui à reléguer beaucoup trop au second plan ou même à passer sous silence ce côté de la prophylaxie de la tuberculose. La lutte contre le crachat semble accaparer toute l'attention.

**La lèpre**. — Très répandue en Europe au moyen âge, la lèpre y est assez rare aujourd'hui ; mais elle est endémique dans l'Asie méridionale, l'Océanie, l'Amérique du Sud et l'Amérique centrale, sur une partie des côtes d'Afrique. Dans nos colonies on la rencontre surtout à Madagascar, à la Réunion, dans l'Indo-Chine, à la Nouvelle-Calédonie et à la Guyane. Au surplus elle existe encore en Norvège, en Suède, dans quelques points de la Russie, de l'Allemagne, en Turquie, en Espagne, dans certaines localités de l'Italie, et même en France (Provence et Bretagne).

On peut dire que cette maladie, due à un bacille découvert par Hansen, est susceptible de se montrer dans toutes les régions du globe. Elle se transmet peut-être par hérédité, mais se propage surtout par contagion médiate ou immédiate, semble-t-il. Les conditions d'hygiène générale ou particulière des individus exercent la plus grande influence sur son expansion : au point que les lépreux ne sont guère dangereux au milieu de populations aisées, observant au moins les règles de l'hygiène la plus élémentaire.

Toute lésion lépreuse tégumentaire ouverte, tout catarrhe d'une muqueuse infectée peuvent être des sources de contagion ; les bacilles lépreux sont fort abondants dans les produits de sécrétion des voies respiratoires supérieures, et la toux, l'éternuement, le simple acte de parler, semblent susceptibles d'en faire répandre une grande quantité autour des malades, dans l'air, sur le sol, les vêtements le linge, la literie, les objets d'usage habituel, les parois des habitations. Il n'est pas certain que la contagion se réalise par l'air, à courte distance, grâce à la pénétration des bacilles dans les voies respiratoires des sujets sains. A vrai dire on est assez peu renseigné sur la porte d'entrée de la lèpre dans l'organisme. Quoi qu'il en soit un contact intime, prolongé, avec les objets contaminés, paraît nécessaire à la transmission de la maladie : on rend le plus souvent responsables de l'extension de la lèpre l'usage commun entre les individus de linge, de vêtements, de literie, et l'extraordinaire promiscuité qui règne à tous les points de vue parmi certaines populations misérables, vivant dans la malpropreté et l'encombrement. La manière dont s'opère la contagion dans les léproseries, vis-à-vis du personnel sain, est plus obscure ; à vrai dire la réunion de nombreux malades, atteints souvent de formes ulcéreuses graves, est de nature à augmenter beaucoup les chances d'infection des sujets sains.

Il est possible que certains insectes jouent un rôle dans la propagation de la lèpre.

La prophylaxie de la lèpre doit varier suivant les pays, la fréquence de la maladie, l'état social des populations, etc. Là où existe l'endémie il faut isoler les lépreux, surtout s'ils appartiennent à une classe trop pauvre pour réussir à éviter la promiscuité des gens et des choses et pour prendre les soins de propreté indispensables ; là où le degré de civilisation et d'aisance permet de compter sur l'observation de ces précautions si simples par les particuliers, il n'y a pas d'inconvénient à laisser les malades chez eux (Hansen). Bien entendu on instituera une désinfection régulière des habitations, des vêtements, du linge, etc. Dans les pays où grâce aux habitudes de propreté banale de la population les immigrants lépreux paraissent peu dangereux l'isolement est superflu ; on se bornera à imposer aux malades une grande propreté, l'antisepsie vis-à-vis de leurs lésions, la désinfection à l'égard de leurs excrétions pathologiques, de leur linge, de leurs vêtements. Telles sont les mesures qui sur la proposition de Hansen et de Besnier ont été recommandées par la Conférence internationale sur la lèpre tenue à Berlin en 1897.

**La dysenterie**. — C'est une affection endémo-épidémique qui se montre surtout dans les pays chauds, mais s'observe aussi dans les régions tempérées, de préférence chez les habitants de la campagne. Elle s'observe même dans les pays froids. Partout la saison chaude est celle où elle sévit sur le plus grand nombre d'individus. En France, la Bretagne, les départements voisins du cours inférieur de la Loire, la région de l'Est, sont des zones où la dysenterie apparaît très communément. La maladie fait d'habitude de grands ravages parmi les troupes en campagne.

Depuis quelque temps la dysenterie est volontiers considérée comme susceptible de relever de l'action de micro-organismes différents d'un cas à l'autre. Ce seraient tantôt des amibes, tantôt des bacilles coliformes, parfois d'autres germes encore, qui engendreraient les symptômes dysentériques. Ces micro-organismes, d'ordinaire parasites inoffensifs de l'organisme humain, ou même simples saprophytes communs dans les milieux extérieurs, n'acquéreraient de la virulence que sous l'influence de certaines conditions plus ou moins bien déterminées. Par suite la cause efficiente de la dysenterie pourrait naître en quelque sorte dans l'intestin même des individus, ou provenir des milieux extérieurs : dans ce cas la dysenterie aurait une genèse autochtone — spontanée en apparence. D'autres fois la maladie se propage par contagion, grâce à la dispersion des matières intestinales des malades, lesquelles contiennent des germes virulents.

Kelsch et Kiener estiment que certains sols offrent sans doute des conditions particulièrement favorables aux germes de la dysenterie : d'où la localisation souvent observée de la maladie à des foyers assez nettement limités. D'autre part il y a des raisons de croire à l'existence du germe de la dysenterie dans beaucoup d'eaux impures — à moins cependant que l'usage de ces eaux ne soit simplement une cause adjuvante de l'apparition de la dysenterie chez des sujets dont l'intestin contient déjà à l'état latent le germe nécessaire, mais non suffisant jusque-là : la réalité correspond probablement tantôt à l'un, tantôt à l'autre de ces cas. On admet du reste que la météorologie influe sur l'activité des germes dysentériques ; d'où la prédominance de la dysenterie pendant les chaleurs. Mais ici aussi il faut accepter l'idée que l'organisme humain peut avoir acquis la réceptivité du fait d'avoir été soumis aux circonstances météorologiques en question.

Il n'est point douteux du reste que l'éclosion de la dysenterie ne soit déterminée chez les individus par un grand nombre de causes adjuvantes : tel est le rôle des refroidissements dus aux vicissitudes atmosphériques, des troubles survenant dans l'intégrité et le fonctionnement de l'intestin sous l'influence d'une alimentation défectueuse ou de l'ingestion d'eau impure.

La contagion de la dysenterie n'est pas toujours des plus évidente ; toutefois quelques cas observés sur le personnel hospitalier, l'histoire de diverses épidémies rurales qui se sont développées après l'arrivée d'un dysentérique dans un village, permettent de certifier la réalité de ce mode de propagation. Les individus en contact avec les dysentériques, les linges, les vêtements souillés par les selles des malades, parfois les locaux qu'ils ont occupés, servent d'intermédiaires à la transmission. Ces faits sont d'autant plus fréquents que l'on a affaire à des groupes pauvres, malpropres, vivant dans l'encombrement et la plus grande promiscuité. D'ailleurs il se peut que des eaux de boisson mal protégées soient contaminées par les selles des dysentériques et contribuent dès lors à l'extension de la dysenterie. De même un sol se trouve parfois infecté de la sorte et reste longtemps dangereux : c'est l'histoire de la plupart des terrains de campement.

De cet exposé étiologique résulte la nécessité en fait de prophylaxie de la dysenterie de se garantir le mieux possible, notamment par des vêtements appropriés, contre les vicissitudes atmosphériques, de choisir un régime alimentaire convenable, d'assurer aux gens une eau de boisson suffisamment pure.

On s'efforcera d'assainir les terrains infectés. On tâchera de lutter partout contre l'encombrement et la malpropreté. L'isolement des malades est recommandable ; mais on peut s'en passer avec des soins de propreté et l'antisepsie la plus élémentaire. En revanche dans tous les cas la désinfection soigneuse des selles pathologiques est indispensable. On désinfectera aussi le linge, la literie, les vêtements des malades et tous les objets, les locaux, qu'ils auraient souillés.

**Le paludisme.** — Le paludisme existe dans la majeure partie des contrées du globe, en particulier dans la zone intertropicale ; il est encore très commun dans la zone tempérée, et ne devient rare que dans les pays froids. En France on le rencontre sur le littoral, en Bretagne et Vendée, et aussi du côté de l'étang de Berre en Provence, puis à l'intérieur dans les Dombes. La Corse et la plupart de nos colonies lui paient un lourd tribut.

Partout le paludisme se montre attaché à certains sols, et il ne tend en aucune façon à se répandre en dehors des régions plus ou moins étendues où il est endémique. A quelques centaines de mètres d'un lieu palustre peut se trouver un point parfaitement salubre. La maladie est certainement liée à des conditions telluriques particulières qui interviennent d'une façon ou d'une autre dans son étiologie. Dès que ces conditions ne sont plus présentes le paludisme n'existe pas. En général les terrains où règne le paludisme sont les terrains humides, quelque peu marécageux, où se trouvent des eaux stagnantes. D'ailleurs le développement du paludisme varie avec les saisons : il sévit surtout lors de la saison chaude. L'intensité qu'il acquiert dans la zone intertropicale est évidemment due à la coïncidence d'une température très élevée et de terrains marécageux.

Toutefois certains pays marécageux de la zone intertropicale ne connaissent pas le paludisme, et d'autre part on le rencontre dans des régions qui ne paraissent nullement humides.

Le paludisme revêt une extraordinaire intensité quand on remue le sol, là où il est endémique. Mais en outre des travaux de terrassement sont susceptibles de le faire apparaître là même où il n'existe pas d'habitude.

Aucune race humaine n'échappe à cette maladie. Cependant elle est moins fréquente chez les indigènes des pays chauds que chez l'Européen. Quelques rares individus dans les diverses races semblent offrir une immunité notable.

La cause efficiente du paludisme est un protozoaire découvert en 1880 par A. Laveran et nommé par lui hématozoaire ; il se trouve dans le sang des paludéens. Laveran avait soupçonné que les moustiques pouvaient servir de véhicule à ce parasite. L'hypothèse a été vérifiée par Ronald Ross et Manson, puis par Koch, Celli, Grassi, etc., qui ont montré que l'hématozoaire pris dans le sang de l'homme par le moustique évoluait, c'est-à-dire se reproduisait chez celui-ci par génération sexuée, puis était inoculé par le moustique à l'homme, dans le sang duquel il se multiplie par génération asexuée. Au reste seuls les moustiques du genre *Anopheles* servent d'hôtes intermédiaires à l'hématozoaire et transmettent ainsi le paludisme à l'homme, à l'exclusion des autres espèces de moustiques.

Pour Blanchard et ses élèves, les hématozoaires devant passer toute leur vie soit dans le corps de l'homme, soit dans celui des *Anopheles*, ne sauraient se rencontrer ailleurs dans la nature : par suite, le paludisme ne se concevrait pas sans moustiques *Anopheles*, et toute la prophylaxie de cette maladie consisterait à se garantir des piqûres de ces insectes.

Assurément, le rôle du moustique dans la genèse du paludisme est incontestable, et il explique certaines allures des endémies ou des épidémies : l'*Anopheles* dépose ses œufs à la surface des eaux stagnantes, d'où l'existence du paludisme dans les localités où abondent les mares, les flaques, et sa prédominance dans les années pluvieuses, au printemps, ou au début de l'été ; dans les pays tempérés, la ponte a lieu au printemps et les moustiques nouvellement formés sont capables de piquer en juin, d'où la recrudescence saisonnière du paludisme ; les moustiques sont en mouvement surtout le soir, la nuit, et l'on sait que ce sont les heures où l'on a le plus de chances de contracter le paludisme ; le moustique s'élève peu dans l'air et ne s'écarte guère du sol qu'il habite, d'où la garantie habituelle que la moindre altitude fournit contre le paludisme, et l'indemnité des marins demeurant sur leurs navires, même à faible distance d'une côte palustre. Enfin l'absence d'*Anopheles* dans certains pays marécageux et chauds serait la raison de l'absence de paludisme dans ces contrées.

Mais cependant on peut se demander encore si vraiment le paludisme et les moustiques du genre *anopheles* sont partout indissolublement associés ; la chose n'est pas démontrée. Il est même acquis que des *Anopheles* existent dans des localités qui ne sont point palustres. On peut se demander aussi en quoi les *anopheles* interviennent pour accroître ou faire apparaître le paludisme lors des grands remuements de terre. On ne voit pas enfin comment on a pu agir vis-à-vis des moustiques en prenant certaines mesures qui pourtant ne sont pas restées sans influence sur la fréquence du paludisme ; et surtout on comprend mal l'apparition ou la disparition de la maladie dans des localités où rien n'a été changé d'ailleurs. Finalement, il est encore permis, pensons-nous, de douter que le moustique résume à lui seul toute l'étiologie du paludisme.

Au surplus, il convient de ne pas oublier que diverses conditions individuelles favorisent singulièrement l'éclosion du paludisme chez l'homme : au premier rang la fatigue, le surmenage, l'insuffisance de l'alimentation, et d'une façon générale toutes les causes qui affaiblissent tant soit peu l'organisme.

On ne saurait négliger ces facteurs de paludisme quand on veut faire de la prophylaxie vis-à-vis de cette maladie. Par ailleurs on évitera autant que possible de se trouver dans les régions palustres aux saisons de recrudescence du paludisme ; on ne stationnera pas dans les bas-fonds, près des côtes marécageuses, mais on tâchera de s'installer toujours sur des hauteurs ; on se méfiera du danger des travaux de défrichements, de terrassements, là où le paludisme est endémique. On évitera de circuler le soir, la nuit ; on se protégera de son mieux contre les piqûres de moustiques pendant le repos nocturne à l'aide de moustiquaires bien closes. Les expériences des médecins italiens prouvent que le paludisme devient rare chez les habitants de maisons dont les ouvertures sont bien garnies d'étoffe de moustiquaires. On a conseillé, d'autre part, de chercher à détruire les larves des moustiques dans les eaux stagnantes en répandant à leur surface un peu de pétrole. En général il est préférable de viser à supprimer les eaux stagnantes par un bon drainage, tout au moins de la surface du sol : c'est à quoi aboutit ordinairement la culture, et c'est ainsi que la diminution du paludisme est souvent parallèle à ses progrès.

Théoriquement, il paraît utile d'isoler les paludéens si l'on admet que l'homme est la source unique où le moustique puisse trouver l'hématozoaire : on empêcherait ainsi une véritable contagion indirecte d'avoir lieu. Dans tous les cas on traitera longtemps les paludéens par le sulfate de quinine afin de les empêcher de redevenir des sources d'infection pour les moustiques.

On a essayé la quinine à titre prophylactique et Laveran a recommandé d'adopter cette mesure en pays palustre (25 centigr. par jour ou 50 centigr. tous les deux jours); si les accès se montrent néanmoins, ils sont toutefois assez atténués. Mais tous les médecins ne sont pas d'accord à cet égard, et dans la pratique il ne faudrait pas que l'administration préventive de la quinine pût conduire à négliger les autres précautions à prendre contre le paludisme.

L'incubation du paludisme est en moyenne de quelques jours, mais offre de grandes variations. Une première atteinte ne confère pas d'immunité, au contraire. Toutefois, à la suite de plusieurs atteintes, il peut s'établir une sorte de tolérance.

**Le choléra.** — Le choléra existe de toute antiquité dans l'Inde, au milieu de populations misérables. Voici dans quelles circonstances, il paraît être sorti de ce pays pour se répandre en Europe et quelle fut, en résumé, l'histoire de ses manifestations successives dans nos contrées.

De 1781 à 1817, les épidémies de choléra, aux Indes, se multipliaient sur les indigènes et sur les troupes anglaises. En 1817 eut lieu la fameuse épidémie de Jessore, sur les bords du Gange, qui passe pour avoir été le point de départ de l'effroyable première visite du fléau à l'Europe.

Le choléra ne prit pied, toutefois, à Astrakan, que le 22 septembre 1823. Il voyageait alors par terre, avec les caravanes, et avait besoin que de nouveaux arrivages vinssent le renforcer aux étapes où il s'arrêtait. Il ne s'étendit à l'Europe qu'après une nouvelle apparition à Astrakan, le 21 juin 1830. De là, il gagna Moscou, Varsovie (14 avril 1831), les ports de la Baltique, l'Allemagne (juillet 1831), Londres, le 10 février 1832, et il débarqua à Calais, le 15 mars suivant, pour être à Paris le 26. En France, 52 départements furent atteints, et le nombre des morts dépassa probablement 100,000.

La deuxième épidémie générale (1841 et 1842) reproduit assez exactement l'histoire de la précédente, sauf la gravité.

La troisième grande épidémie européenne (1852-1854) donne déjà lieu à discussion, au point de vue de l'origine et de la translation du fléau. Peut-être ne dépend-elle point d'un réveil épidémique dans l'Inde et s'agit-il simplement d'une réviviscence des germes cholériques conservés et acclimatés dans l'Europe nord-orientale (Silésie, Pologne, Prusse). Quoi qu'il en soit, elle fit en France 143,000 victimes.

L'épidémie de 1865 vint de l'Inde, par la Mecque (pèlerinage), mais ayant marché avec une rapidité conforme aux progrès de la locomotion. Le choléra avait quitté les routes de terre et les caravanes, pour prendre le bateau à vapeur. La réunion des musulmans à la Mecque avait lieu en avril 1865 ; le choléra était à Suez le 21 mai, à Alexandrie (d'Egypte), le 2 juin, à Marseille le 23 juillet.

En août 1873, la France fut envahie par le Havre (navire allemand *Ammonia*, venant de Hambourg). L'accès fut très bénin. Cette fois encore, il sembla qu'il s'agissait de germes restés en Europe depuis 1865 et revivifiés sur place, dans la province russe de Kiew.

L'épidémie de 1884 porta une sérieuse atteinte à la doctrine classique de l'importation indienne ou autre. Le choléra avait régné en Egypte en 1883. Tout à coup, le 21 juin 1884, un homme meurt du choléra, à Toulon, provenant du *Montebello*, navire-caserne qui était dans le port depuis longtemps. Au même moment, d'ailleurs, un lycéen mourait de la même cause, et, le 22, la ville comptait neuf décès cholériques. Si bien qu'on a pu prétendre que c'est en ville que le choléra avait commencé. En fait, Brouardel et Proust ne trouvèrent pas « la fissure » de pénétration, et l'on ne conclut, cette fois, à l'importation que par analogie. Après Toulon, Marseille fut atteinte, puis Aix, d'autres villes, et même Paris en novembre ; il est remarquable que, même par ces voies de terre, l'importation n'ait pas été évidente. Pendant 3 ans on revit la maladie en Bretagne.

En 1890, le choléra reparut en Espagne, où il s'était d'ailleurs déjà montré en 1885 ; il ne sembla pas qu'il eût été importé.

Enfin, en 1892, deux épidémies se manifestèrent en Europe : l'une, née à la fin de mars dans l'Inde, se propagea à travers l'Afghanistan à la Russie, qu'elle envahit peu à peu en suivant les lignes de chemin de fer ou celles des bateaux à vapeur, et aboutit finalement à Hambourg en août ; l'autre éclata dans la banlieue de Paris, au mois d'avril, et il a été reconnu qu'elle n'y fut point importée : de l'aveu unanime le choléra est né cette fois sur place, à Nanterre et dans d'autres localités, à l'asile de Bonneval, notamment.

En 1893 et en 1894, le choléra se montre sur divers points, en Bretagne, à Marseille, et ailleurs en Europe : nulle part on ne peut trouver une importation d'origine asiatique. La maladie fut du reste bénigne.

En 1895 et en 1896, des faits du même genre furent observés dans différentes localités d'Europe.

Le germe du choléra est le *bacille virgule* décrit par Koch en 1883, et qui se trouve dans les déjections des cholériques ; il existe d'ailleurs plusieurs variétés de ce microorganisme, et ni les unes ni les autres ne sont toujours douées du pouvoir pathogène. Quoi qu'il en soit, on comprend que le bacille virgule puisse être transmis directement d'un cholérique à un individu sain, ou indirectement, par l'intermédiaire de l'air (à courte distance), du linge, des vêtements, des objets divers, de l'eau servant à la boisson, du moment où les déjections des malades ont souillé ces objets ou ces milieux. Naturellement la contagion s'exerce avec d'autant plus de facilité, qu'on a affaire à de plus grandes agglomérations, à des groupes misérables à tous égards, qui vivent dans l'encombrement et la malpropreté. D'après l'opinion générale (Koch, Flügge, Brouardel et ses élèves), la transmission indirecte s'effectuerait d'ordinaire par les eaux de boisson mal protégées ; il ne nous paraît pas certain que ce mode de propagation soit aussi prédominant qu'on veut bien le dire.

A la vérité on a trouvé dans certaines eaux, en dehors de toute manifestation de choléra chez les habitants de la localité, des bacilles-virgules à l'état de saprophytes, c'est-à-dire dépourvus de virulence, mais susceptibles d'en offrir à la faveur de diverses conditions. L'existence de ces formes saprophytiques explique l'apparition soi-disant spontanée du choléra, c'est-à-dire sans contagion directe ou indirecte, sans apport exotique.

Comme on a constaté en outre la présence de bacilles cholériques jusque dans l'intestin d'individus qui n'ont présenté aucun symptôme de choléra, il faut bien admettre aussi que le bacille-virgule cause efficiente de la maladie n'est pas toujours suffisant pour la faire apparaître. Il a besoin pour infecter l'homme d'être renforcé, à moins que l'organisme humain ne soit rendu plus réceptif vis-à-vis de lui. Metchnikoff a montré qu'avec un même bacille on réussissait ou non à faire naître le choléra suivant que ce bacille était accompagné soit de certains microbes (dits favorisants), soit d'autres germes (dits empêchants). Ainsi s'expliquerait l'immunité de quelques localités et de bon nombre de personnes. D'autres fois ce sont sans doute les conditions propres aux individus, à leur organisme, qui jouent le rôle de causes adjuvantes en affaiblissant la résistance normale à l'infection.

Les mesures prophylactiques à adopter vis-à-vis du choléra découlent des données ci-dessus. Elles comportent d'une part la surveillance des gens venant de pays où règne le choléra, l'isolement provisoire de ces personnes, la désinfection des objets qu'elles apportent; d'autre part l'assainissement général des centres de population et l'application des règles de l'hygiène publique ou individuelle à l'égard des sujets bien portants comme à l'endroit des malades. Ces deux ordres de précautions nous semblent offrir une égale importance. On aurait le plus grand tort de s'attacher exclusivement contre le choléra d'importation aux mesures de défense extérieure que nous exposerons dans une autre partie de ce livre sous le nom d'HYGIÈNE INTERNATIONALE. Il faut aussi se prémunir chez soi, et vis-à-vis des germes venus malgré tout du dehors, et vis-à-vis des germes autochtones qui passent du rang de saprophytes à celui de pathogènes ; le choléra importé ou reviviscent ne se développe guère dans les villes assainies, pourvues de bonnes eaux de boisson et d'un réseau d'égouts convenable ; il convient enfin que les habitants de ces localités se conforment au précepte de Peter : « Ne soyez pas misérables, nourrissez-vous bien, ne faites pas d'excès, tenez-vous propres », qui reste une des meilleures sauvegardes des individus à l'égard du choléra comme d'une foule d'autres infections.

Les cholériques devront être isolés ; on désinfectera avec soin leurs déjections et tous les objets qu'ils pourraient souiller. Les personnes approchant les malades s'astreindront à une antisepsie exacte.

**La peste.** — Connue dès l'antiquité (peste Justinienne en 542) la peste fut familière à l'Europe et à la France en particulier, du xv^e^ au xviii^e^ siècle. On la retrouve encore en Moldo-Valachie de 1828 à 1829. Mais elle semble alors abandonner l'Occident. Elle avait même disparu, en 1844, de l'Egypte qui avait été son foyer endémique traditionnel, lorsqu'un nouveau foyer se révéla dans la Cyrénaïque (Benghazi, 1858 et 1874) ; puis, elle fut signalée en Perse (1863 et 1870), en Mésopotamie (Tholozan, 1867), venant peut-être de l'Inde (peste de Pali, 1815-1838) ; dans les montagnes de l'Assyr (Arabie), en 1874 ; et enfin, comme si un courant de pèlerins ou de marchands, de soldats quelquefois, l'avait dirigée vers la mer Caspienne, elle fit une réapparition en Europe par Astrakan et les bouches du Volga, ayant remonté le fleuve jusqu'à Vetlianka (1878-79).

Actuellement la peste est plus ou moins endémique dans la vallée de l'Euphrate, les parties de la Perse voisines de la mer Caspienne, l'Afghanistan, plusieurs vallées de l'Himalaya, les provinces chinoises voisines de l'Indo-Chine, et enfin sur les rives des grands lacs de l'Afrique équatoriale (Ouganda). Ces foyers divers ont pour la plupart offert une activité spéciale depuis 1894, et en conséquence dans ces dernières années la peste est apparue à la suite d'importations en divers points du monde, notamment dans la Chine méridionale (Canton, Hongkong), dans l'Inde (Bombay), en Arabie, en Egypte, à Madagascar, et en 1899 en Amérique, en Océanie, à Oporto (Portugal). En 1900 quelques cas ont été signalés à Glasgow, en 1901 quelques-uns à Naples et dans la colonie du Cap.

Le germe de la peste est un bacille découvert en 1894 par Yersin et par Kitasato. Il se trouve chez les malades dans les ganglions lymphatiques (bubons), dans le sang, quelquefois dans les matières fécales et l'urine, et lorsque l'on a affaire à la forme pulmonaire de la maladie, dans les crachats. On admet que ce bacille est transmis directement par les malades aux sujets sains, ou par l'intermédiaire des vêtements, linges, et autres objets contaminés, voire par le sol et peut-être même par l'eau. Toutefois il semble que hors de l'organisme humain, dans les milieux extérieurs, le bacille pesteux ne résiste guère aux différentes causes de destruction qu'il rencontre naturellement ; il serait détruit en 1 heure par l'insolation, et les expérimentateurs ne l'ont pas vu se maintenir pendant plus de 4 à 8 jours quand il était déposé en couche mince sur de la terre, du papier, des étoffes. Ces résultats expérimentaux s'accordent du reste mal avec certains faits d'observation desquels il semble permis de conclure à une bien plus longue conservation du bacille pesteux dans le sol ou sur divers objets ; à vrai dire Abel a constaté que dans nos climats le bacille pesteux pourrait résister un mois à une dessiccation incomplète.

Au surplus on tend aujourd'hui à attribuer le principal rôle dans la propagation de la peste aux rats (Weir, Simond, Hankin) et aux puces de ces animaux (Simond). Les fourmis (Simond), les mouches (Yersin), les punaises (Calmette), seraient également susceptibles de véhiculer le bacille pesteux. En fait les épidémies de peste humaine, au moins en Orient, sont précédées d'épidémies semblables sur les rats : ces animaux prendraient la maladie dans le sol, suppose-t-on, et ils la transmettraient peut-être par leurs puces à l'homme. Celui-ci serait dans ce cas infecté par inoculation ; il est probable que d'autres fois il peut être infecté par la voie respiratoire et même par la voie digestive ; mais en somme on est peu renseigné sur le mode de pénétration du bacille dans l'organisme humain.

Quoi qu'il en soit la peste semble jusqu'à présent être transportée hors de ses foyers d'endémicité grâce aux relations multiples qu'ont entre eux les groupes humains. Peut-être vient-elle avec les rats toujours nombreux à bord des navires et qui paraissent capables d'entretenir longtemps le germe de la maladie. D'ailleurs dans ses foyers d'origine et dans les localités où elle se montre nouvellement la peste frappe surtout les misérables et se développe de préférence au milieu des quartiers pauvres, des habitations encombrées et malpropres. Les hautes températures de l'été, notamment sous les tropiques, sont défavorables à l'expansion de la maladie. Les Asiatiques seraient plus volontiers atteints que les Européens.

L'incubation de la peste ne dépasserait huit jours que d'une façon très exceptionnelle.

La prophylaxie de la peste comporte d'abord un ensemble de mesures destinées à empêcher l'importation de la maladie à la faveur des relations avec ses foyers d'origine : c'est affaire de prophylaxie internationale. On surveillera du reste à la fois les gens, les objets et les animaux, c'est-à-dire les rats de provenance suspecte. En tous cas on tâchera de détruire ces derniers le plus possible. Par ailleurs on poursuivra l'assainissement des villes maritimes et on s'efforcera de placer leurs habitants dans de bonnes conditions sanitaires : de la sorte le danger d'extension de la maladie, si elle venait à être introduite, serait restreint. Bien entendu si l'on se trouve en présence de malades il faut les isoler rigoureusement, désinfecter tout ce qu'ils ont pu contaminer et faire observer une antisepsie sévère aux personnes qui les soignent. Ces personnes et celles qui se seront trouvées fortuitement exposées à la contagion pourront être utilement inoculées à titre préventif avec du sérum antipesteux.

**La fièvre jaune.** — Le foyer d'origine de la fièvre jaune se trouve sur les côtes et dans les îles du golfe du Mexique ; là la maladie est endémique avec recrudescences saisonnières ; de ces régions elle gagne volontiers les côtes des Guyanes, du Brésil et de la République Argentine, où elle semble même devenir depuis quelques années de plus en plus fréquente sinon permanente ; d'autre part elle offre un foyer secondaire sur la côte d'Afrique, à Sierra-Leone et se montre souvent dans la Gambie et le Sénégal. Elle a été importée quelquefois en Europe mais n'y a jamais donné lieu qu'à un nombre de cas assez restreint, dans quelques ports d'Espagne (Cadix, Barcelone), de Portugal, de France (Saint-Nazaire en 1861) et d'Angleterre (Swansea, 1865).

Le germe de la fièvre jaune, qui serait soit le bacille ictéroïde décrit par Sanarelli, soit un protozaire, paraît exister au sein des milieux extérieurs dans les pays d'endémicité et s'y conserver sans difficulté; il est à noter à ce propos que les régions où sévit la maladie sont invariablement des côtes basses, humides, dont le climat est très chaud. Par ailleurs la fièvre jaune est nettement contagieuse soit directement de malade à sujets sains, soit indirectement par l'intermédiaire de tiers indemnes, d'objets ou de locaux contaminés; il y aurait même parfois transmission par l'air jusqu'à quelque distance; enfin l'expérimentation a prouvé que les moustiques étaient capables de propager la maladie.

Les indigènes des pays où règne l'endémie sont peu atteints relativement aux étrangers; les nègres offrent une réceptivité bien moins prononcée que les Européens. Nulle part la fièvre jaune ne s'éloigne beaucoup des côtes, et rarement elle se manifeste à une certaine altitude. Une première atteinte confère ordinairement l'immunité.

Ce sont les navires qui apportent de temps à autre la fièvre jaune en Europe; les gens de l'équipage et la cargaison sont les propagateurs de la maladie; mais son extension est toujours très limitée; les saisons froides surtout sont évidemment très défavorables au germe dont il s'agit et le font vite disparaître.

La prophylaxie dans nos contrées consiste à surveiller les navires de provenance suspecte et à les désinfecter au besoin ainsi que leur cargaison. On pourra mettre l'équipage et les passagers en observation pendant quelques jours: l'incubation de la fièvre jaune est d'habitude de 2 à 6 jours. Les malades seront sévèrement isolés et on désinfectera avec soin les objets leur ayant servi comme les locaux qu'ils auront occupés.

**La syphilis.** — C'est une maladie de tous les pays et de toutes les races, très répandue dans les grandes villes, et en particulier dans les grands ports. Tantôt elle est héréditaire; plus souvent elle se transmet par contagion directe ou indirecte, d'habitude à l'occasion des rapports sexuels, mais aussi tout autrement; l'infection a lieu par une sorte d'inoculation du virus encore inconnu de la maladie à la faveur d'une solution de continuité du tégument cutané ou muqueux : la plus petite érosion de l'épiderme ou de l'épithélium suffit.

Les manifestations contagieuses de la syphilis sont d'abord le chancre initial, puis les plaques muqueuses de la période secondaire; ces deux espèces d'accidents représentent certainement l'origine de l'immense majorité des syphilis par contagion, le rôle du chancre à cet égard étant du reste bien inférieur à celui des plaques muqueuses (dix fois moindre selon Fournier), car le chancre, souvent unique, n'a qu'une existence fort limitée et se remarque facilement, tandis que les plaques muqueuses, d'habitude multiples, susceptibles d'apparaître sur toutes les muqueuses (notamment sur la muqueuse buccale), et récidivant volontiers pendant longtemps, n'attirent pas autant l'attention si elles sont peu développées. Le sang, certains accidents tertiaires et le vaccin des syphilitiques peuvent encore transmettre la maladie. Théoriquement les sécrétions des sujets infectés ne renferment pas le contage, mais dans la pratique il est fort à craindre qu'elles n'aient été contaminées par une lésion syphilitique : la salive en particulier doit pour ce motif être considérée contre très suspecte.

La contagion directe s'opère de beaucoup le plus souvent au cours des rapports sexuels; elle n'a d'ailleurs pas forcément lieu par la voie génitale. Mais la contagion peut aussi se produire grâce à des contacts s'effectuant dans des circonstances toutes différentes : la syphilis n'est pas d'origine exclusivement vénérienne. C'est surtout le baiser qui est alors le mode de transport de la contagion, baiser amical, respectueux, indifférent, etc., tel qu'il s'échange entre bien des personnes amies, parentes, entre grandes personnes et enfants, entre enfants. Les morsures par un individu syphilitique, la succion d'une plaie, la projection de salive, sont des modes de contagion plus rares. L'allaitement en revanche constitue une source active et puissante de contamination soit de l'enfant à la femme soit de la femme à l'enfant. Enfin il faut citer comme cause d'un certain nombre de syphilis professionnelles les contacts des médecins, des sages-femmes, avec des syphilitiques.

La contagion indirecte, assez rare à vrai dire, n'a rien à voir d'ordinaire avec les rapports sexuels ; elle peut s'effectuer par l'intermédiaire de tout objet qu'on porte à la bouche (ustensiles servant à l'alimentation, objets de l'arsenal du fumeur, plumes et crayons, jouets d'enfants, etc.), par les instruments des médecins, par les doigts qui ont été en contact avec des lésions syphilitiques, par le rasoir, enfin par n'importe quels objets ou surfaces qu'un syphilitique aura souillés des sécrétions d'un chancre ou d'une plaque muqueuse (linges, vêtements, et même sièges de cabinets d'aisances, dit Fournier). La syphilis d'origine vaccinale était fort à redouter quand on se servait du vaccin humain.

En ce qui concerne la syphilis héréditaire, ce mode de transmission résulte parfois de la conception elle-même, le père ou la mère de l'enfant étant alors en puissance de syphilis ; mais il relève plus souvent d'une contagion intra-utérine par l'intermédiaire de la circulation placentaire. D'après Fournier, la syphilis des parents retentit dans la moitié des cas sur les enfants. Un grand nombre d'avortements, une bonne part de la mortinatalité, sont la conséquence de cette hérédité.

L'incubation de la syphilis offre une durée moyenne de 15 à 35 jours. Une première atteinte confère presque toujours l'immunité. Le syphilitique, dans l'immense majorité des cas, peut être dangereux soit au point de vue de la contagion soit au point de vue de la transmission héréditaire, pendant trois à quatre ans après son infection : mais cette limite est quelquefois bien reculée.

La prophylaxie de la syphilis est fort difficile parce que les malades tendent à se soustraire à toute surveillance sanitaire, parfois même aux soins médicaux, soit en raison de divers préjugés dont l'un des plus fâcheux consiste à envisager la syphilis comme une « maladie honteuse », soit en raison de l'ignorance complète où sont ces malades des dangers qu'ils font courir aux sujets sains ; bien entendu l'égoïsme, l'indifférence vis-à-vis d'autrui, voire vis-à-vis de soi-même, jouent aussi un rôle notable dans la manière dont les syphilitiques se comportent. Les chances d'extension de la syphilis sont du reste très variables suivant la condition sociale, le milieu, la profession du sujet infecté. L'un des meilleurs moyens de lutte contre l'extension de la syphilis sera d'instruire le public à son sujet et surtout d'instruire les jeunes gens, qui sont les plus menacés par la maladie. Il est absurde de vouloir de propos délibéré faire fermer les yeux sur un pareil danger; en le révélant tel qu'il est on arrivera certainement à une notable préservation de la jeunesse à son endroit.

En attendant, dit Fournier, il faut d'abord instituer le traitement de la syphilis, lequel doit être longtemps suivi ; on devra mettre ce traitement le plus possible à la portée des malades, en multipliant les dispensaires où se trouveront des médecins compétents : l'isolement, l'hospitalisation ne sont pas souvent nécessaires pour des syphilitiques, qui pourtant ont besoin de continuer à se soigner et à être surveillés.

Il faut d'autre part instruire chaque malade de tous les dangers qu'il peut faire courir à autrui, lui indiquer comment il évitera de causer aucun dommage, faire en quelque sorte son éducation à cet égard.

Quant aux femmes dont le métier est d'avoir, moyennant salaire, des rapports sexuels avec les hommes, aux prostituées, comme il est acquis qu'elles sont responsables de la grande majorité des syphilis d'origine vénérienne, il convient naturellement de les surveiller le plus possible, de réglementer leur industrie si souvent insalubre, de contrôler préventivement leur marchandise volontiers dangereuse. Toute considération sur la liberté individuelle doit céder le pas à la nécessité de sauvegarder vis-à-vis de ces femmes presque toutes syphilitiques, non seulement la santé de leurs clients — car après tout les rapports sexuels représentent un besoin physiologique de l'homme, — mais aussi la santé de l'entourage de ces sujets, celle de leur descendance. Les prostituées seront donc visitées le plus souvent possible, traitées gratuitement, isolées comme malades chaque fois que cela est nécessaire. Ce n'est pas une faute d'avoir la syphilis, mais c'en est une de contagionner autrui. Les prostituées surveillées étant bien moins souvent dangereuses que les prostituées clandestines, libres (Commenge) — et le simple bon sens veut qu'il en soit ainsi comme le dit Fournier — il faut surveiller et au besoin isoler les femmes qui vivent de la prostitution. Si ce que l'on fait à cet égard ne vaut pas grand'chose, cela vaut encore mieux que rien ; en tous cas il est à croire que ce n'est pas par la suppression des mesures actuelles, mais plutôt par leur perfectionnement, que l'on arrivera à restreindre l'extension de la syphilis due à la prostitution. On ne peut supprimer la prostitution : il faut donc tâcher de l'assainir.

En dehors de la prostitution une certaine surveillance médicale des syphilitiques quelconques serait fort utile, ne se traduisît-elle que par un certificat de santé obligatoire pour les personnes qui se marient, pour les nourrices, et pour les nourrissons (car nourrice et nourrissons doivent être protégés réciproquement l'un vis-à-vis de l'autre).

**Autres maladies contagieuses.** — Nous ne ferons que mentionner la *varicelle*, la *rubéole*, dont la bénignité est telle que ces maladies justifient à peine des mesures prophylactiques.

Le *typhus récurrent* n'a jamais apparu en France ; mais on l'observe assez souvent dans des pays voisins ; son parasite est une spirille décrite par Obermeier. La maladie est très contagieuse, directement ou indirectement. Certains insectes jouent probablement un rôle important dans sa propagation, parmi les populations misérables qui le présentent d'une façon endémique (Irlande, côtes de la Baltique). Les épidémies coïncident volontiers avec les disettes. Il pourrait y avoir lieu à prévenir l'importation de la maladie dans notre pays.

La *fièvre puerpérale*, due aux inoculations de germes pyogènes qui se font à la faveur de l'accouchement au niveau des organes génitaux de la femme, était jadis fréquente dans les services hospitaliers et même chez les particuliers : cela grâce à une transmission des microbes infectieux par divers intermédiaires, tout d'abord les médecins, les sages-femmes, puis les instruments, objets de pansement, linge, etc. Une antisepsie exacte s'appliquant à la fois aux femmes en couches et aux personnes qui les soignent suffit pour prévenir la fièvre puerpérale ; les malades seront d'ailleurs isolées.

Les *teignes*, assez fréquentes en France, comprennent les teignes tondantes, exclusives à l'enfance, et le favus qui se développe surtout dans la même catégorie de sujets. Ces affections, dues à des champignons microscopiques, sont très contagieuses ; elles se répandent en particulier dans la classe pauvre, chez les enfants malpropres, débiles, par l'intermédiaire des coiffures, peignes, brosses, ciseaux, tondeuses. La prophylaxie des teignes intéresse le groupe scolaire ; il faut exclure les teigneux de l'école jusqu'à guérison complète, faire prendre les plus grands soins de propreté dans les familles, désinfecter les coiffures et les instruments de coiffure.

La *pelade* en plaques arrondies ou ovalaires, disséminées çà et là dans le cuir chevelu, s'élargissant progressivement, était naguère considérée par la presque unanimité des dermatologistes français comme une affection parasitaire, très contagieuse ; cette doctrine n'était pas celle généralement admise à l'étranger ; aujourd'hui chez nous, sous l'influence des recherches de Jacquet notamment, la contagiosité de la pelade commence à paraître discutable, tout au moins rare (Sabouraud, Brocq, etc.). Il ne s'agirait peut-être bien souvent que d'une trophonévrose non transmissible de l'homme à l'homme. Par suite, les mesures prophylactiques contre la soi-disant contagion de la maladie semblent devoir être réduites.

La *conjonctivite granuleuse*, dont l'agent est encore indéterminé, est une affection contagieuse assez répandue dans certains pays, parmi des populations pauvres, malpropres, et dans certaines armées. Les mesures d'hygiène générale, la propreté, l'individualisation des objets ou ustensiles servant aux soins de toilette, amènent toujours la diminution du nombre des cas de cette maladie.

La *conjonctivite purulente*, qui atteint surtout les nouveau-nés, est due au gonocoque souvent présent dans les voies génitales des femmes ; la blennorrhagie est d'ailleurs l'origine d'un certain nombre de conjonctivites purulentes chez les adultes. La désinfection préventive des voies génitales des femmes en couches, le lavage des yeux des enfants à l'eau bouillie, l'instillation entre les paupières de deux gouttes d'une solution de nitrate d'argent à 2 0/0, sont les mesures prophylactiques à recommander vis-à-vis de la conjonctivite purulente des nouveau-nés. Pour les adultes les soins de propreté suffisent à se garantir contre une contamination blennorrhagique.

La *blennorrhagie* uréthrale est à peu près exclusivement due à une contagion d'origine vénérienne ; sa diffusion relève surtout de la prostitution clandestine ; si les femmes qui s'y livrent se soignaient et se tenaient propres, la blennorrhagie diminuerait singulièrement de fréquence. Sa prophylaxie découle naturellement de ces données. Lors de la visite des femmes, il faut d'ailleurs faire l'examen bactériologique des sécrétions vaginales. Il convient de noter que la vulvo-vaginite des petites filles doit la plupart du temps être attribuée à la contagion indirecte et au défaut de soins de propreté.

**Zoonoses transmissibles à l'homme.** — Nous ne résumerons ici que ce qui a trait à la rage, à la morve et au charbon.

La *rage* est déterminée chez l'homme par la morsure d'animaux enragés ; le chien est l'animal dont il s'agit de beaucoup le plus souvent (92 fois sur 100) ; vient ensuite le chat, le loup, et fort exceptionnellement d'autres animaux. La rage existe d'ailleurs dans presque tous les pays, en tous cas dans tous ceux d'Europe ; elle paraît particulièrement fréquente en Russie, en Belgique et en France.

On peut dire que la fréquence de la rage humaine est proportionnelle à la fréquence de la rage canine. Le véhicule du contage étant la bave de l'animal enragé, une morsure n'est pas absolument nécessaire pour réaliser la transmission morbide ; celle-ci peut résulter du contact de la bave (salive de l'animal) avec une solution de continuité du tégument de l'homme que le chien lèche ou touche avec sa gueule ; d'un autre côté toutes les morsures sont loin d'être forcément suivies de rage ; un cinquième seulement de ces morsures de bêtes enragées paraissent aboutir à un résultat positif ; très souvent les vêtements à travers lesquels l'homme est mordu protègent celui-ci contre la bave virulente : aussi les morsures de parties découvertes du corps sont-elles les plus dangereuses.

L'incubation moyenne de la rage est de 2 mois, elle peut être restreinte à 15 jours, 1 mois ; exceptionnellement elle offre une durée supérieure à 6 mois.

Les mesures prophylactiques concernant la rage doivent être dirigées contre les chiens ; une police sanitaire, rigoureuse à l'égard de ces animaux, a fait à peu près disparaître la rage en Allemagne. L'impôt, le port du collier, de la muselière, surtout la recherche et la destruction des chiens errants, sont les mesures à adopter : on les connaît bien en France, on annonce même de temps à autre leur mise en vigueur dans quelque localité, mais en pratique on ne les applique que peu ou pas (sauf l'impôt). Les gens mordus vont dans les instituts antirabiques se soumettre au traitement préventif dont nous devons la découverte à Pasteur.

La *morve* est transmise à l'homme par les solipèdes (cheval, âne, mulet) ; son germe est un bacille qui se rencontre dans les produits morveux, jetage nasal ou pus des ulcérations ; pour réaliser l'infection il doit être inoculé au niveau de quelque solution de continuité du revêtement cutané ou d'une muqueuse. La contagion par l'intermédiaire de l'air paraît douteuse ; mais la véhiculation du contage par des objets souillés au contact des sécrétions morbides est certaine, quoique le bacille ne résiste pas longtemps dans les milieux extérieurs, 2 jours quand il est étalé en couche mince. Naturellement la morve est chez l'homme une espèce de maladie professionnelle, qui atteint les palefreniers, les cultivateurs, les cochers, les équarrisseurs, les vétérinaires, les cavaliers.

La prophylaxie de la morve humaine repose d'abord sur la lutte contre cette maladie chez les animaux. Il faut la déceler au moyen d'inoculations de malléine et abattre les bêtes qui réagissent, car pour les vétérinaires, la morve est incurable. En attendant la confirmation de la maladie chez un animal, celui-ci doit être isolé ; les personnes qui le soignent doivent s'astreindre à la plus grande propreté et même avoir recours à l'antisepsie. Les écuries où ont passé les bêtes morveuses seront soigneusement désinfectées.

Le *charbon* des animaux, dû à la bactéridie si résistante découverte par Davaine et qui pullule dans l'organisme des bêtes atteintes, est communiqué ordinairement à l'homme par contact à la faveur d'une solution de continuité du tégument externe : d'où la pustule maligne cutanée observée chez les bouchers, les porteurs de viande, les équarrisseurs, et les ouvriers maniant les dépouilles des animaux (mégissiers, criniers, tanneurs).

Quelquefois c'est l'appareil respiratoire qui sert de voie d'entrée à la bactéridie : d'où le charbon pulmonaire observé en Angleterre chez les trieurs de laine, en Allemagne et en Autriche chez des chiffonniers. Plus rarement encore la maladie pénètre par la voie digestive, donnant lieu au charbon intestinal.

La résistance des spores de la bactéridie charbonneuse explique aisément tous les faits de propagation du charbon, et le danger pour ainsi dire indéfini que présentent non seulement les diverses parties des animaux atteints de cette maladie, mais encore tous les objets, et même le sol, qui ont pu être contaminés par leur contact.

La vaccination préventive des animaux sujets au charbon dans les pays où cette affection est endémique, la surveillance de la police sanitaire, la destruction des cadavres des animaux morts du charbon : telles sont les mesures prophylactiques à observer dans l'espèce. Il sera bon de désinfecter les peaux, laines, crins provenant de pays où le charbon atteindra souvent les animaux et où l'on ne fait rien contre les épizooties. De cette manière les ouvriers seront à l'abri de tout accident.

# HYGIÈNE HOSPITALIÈRE

Les hôpitaux sont des établissements destinés à recevoir les malades. Toutes leurs dispositions doivent concourir à assurer le traitement de ces sujets et à en obtenir la guérison. La vitalité, la résistance organique des malades, étant affaiblies, ils offrent par suite une susceptibilité exagérée aux moindres influences défavorables: il faut donc d'une part écarter avec soin tout ce qui pourrait leur nuire, et en particulier les préserver des contagions dont les menacent ceux d'entre eux qui sont atteints d'affections transmissibles. Il importe d'autre part de doter le milieu hospitalier des conditions de salubrité générale les plus capables de contribuer effectivement à rendre aux malades leur vitalité, leur résistance organique normale. Telles sont les indications fondamentales à remplir par l'hygiène hospitalière.

En outre les hôpitaux doivent aujourd'hui jouer un rôle prophylactique considérable en empêchant les malades contagieux de transmettre leur maladie aux sujets sains; c'est dans ces établissements que l'on réalise l'isolement collectif ou individuel des contagieux et que l'on applique les mesures d'antisepsie propres à préserver d'abord les personnes donnant des soins aux malades et à s'opposer ensuite à ce qu'elles deviennent des agents de transmission des maladies contagieuses hors du milieu hospitalier.

On distingue plusieurs sortes d'établissements hospitaliers, suivant le genre de malades auxquels ils sont spécialement destinés. Nous étudierons surtout les *hôpitaux généraux*, qui réunissent dans leur enceinte toutes sortes de malades : malades ordinaires de médecine ou de chirurgie, contagieux divers, femmes en couches. Nous traiterons ensuite sommairement des *sanatoriums* pour les tuberculeux, des *hospices* et des *asiles d'aliénés*.

**Contenance et emplacement de l'hôpital.** — Le nombre de lits à réunir dans un hôpital dépend du chiffre de la population à desservir, de ses chances d'accroissement ultérieur, de la condition sociale et des habitudes de cette population. A défaut d'expérience locale, on conseille pour les villes 4 à 6 lits pour 1000 habitants, et dans les agglomérations rurales 3 lits pour 1000 habitants. Par économie on évitera les trop petits hôpitaux. Il convient d'un autre côté de ne pas les faire trop grands. La Société de chirurgie (1864) et plus tard Rochard (1883) ne voulaient pas réunir plus de 500 lits dans un même établissement. En Allemagne on a souvent dépassé de beaucoup ce nombre, et Rubner ne voit aucun inconvénient à créer des hôpitaux de 1500 lits comme celui de Hambourg. Sans doute le principe du fractionnement de la population hospitalière en petits groupes installés dans des pavillons peu considérables, bien séparés les uns des autres, atténue beaucoup ce que pourrait avoir de fâcheux une telle agglomération, surtout si l'hôpital est hors de la ville, sur un emplacement bien aéré. Cependant nous croyons que les hôpitaux, comme tous les établissements collectifs, gagneront toujours en salubrité à ne pas renfermer un trop grand nombre d'individus.

Pour trouver l'air pur, le calme, le repos indispensables aux malades, les grands espaces nécessaires à leur dissémination relative dans des pavillons séparés, l'emplacement des hôpitaux doit être choisi hors des villes. Toutes les considérations qu'on a fait valoir pour maintenir les hôpitaux dans le milieu urbain n'intéressent pas directement le traitement des malades ; elles se réduisent à des questions de commodité pour les médecins, les élèves, les administrateurs, les parents : elles sont étrangères à la question du bien-être matériel du malade qui doit passer avant tout.

Toutefois l'hôpital a besoin de rester d'accès facile, et il faut mettre à la disposition des malades des moyens de transports spéciaux pour s'y rendre ; les contagieux ne sauraient se servir à cet effet de véhicules publics. Au surplus on aura en ville un petit hôpital pour les intransportables (1/10 des cas environ), les secours urgents et les consultations.

On choisira pour l'emplacement de l'hôpital un terrain bien exposé, c'est-à-dire très ensoleillé, et en même temps s'il est possible abrité des vents régnants, froids et pluvieux. Les pentes de plus de 3 centimètres par mètre sont à éviter pour ne pas augmenter les frais de construction et les difficultés d'exploitation de l'hôpital. On fuira tout voisinage insalubre ou seulement gênant. On s'efforcera d'avoir un intervalle libre de 100 m. entre les bâtiments hospitaliers et les constructions les plus voisines.

Avant d'arrêter le choix de l'emplacement on se préoccupera de la manière dont seront résolues les questions de l'éloignement des immondices et de l'approvisionnement d'eau. Il faut pouvoir se relier aux égouts urbains, à moins que l'on ne puisse faire de l'irrigation dans les environs de l'hôpital avec les eaux résiduaires qui en proviennent. Quant à la quantité d'eau à fournir à l'hôpital elle n'est pas inférieure à 400 litres par malade et par jour.

La surface à attribuer à l'hôpital sur l'emplacement choisi a été le plus souvent fixée entre 100 et 150 m² par lit (Degen, Rochard, Tollet, Schumburg, etc.). Rubner voudrait 130 m² au minimum, Esmarch 120 m² : ces chiffres nous paraissent devoir être toujours atteints. Les 110 m² par lit de l'hôpital Boucicaut à Paris sont un peu insuffisants. On se sent à l'aise, on respire vraiment au grand air dans l'enceinte de l'hôpital Auban-Moet, à Epernay, où il y a 180 m² par lit.

**Plan général.** — Pour restreindre autant que possible les obstacles à la ventilation générale et à l'ensoleillement de toutes les parties de l'hôpital, pour protéger contre des contaminations réciproques les diverses catégories de malades, l'adoption du système à pavillons isolés s'impose. Du même coup on répartit convenablement les malades sur l'étendue du terrain disponible, et on diminue fort heureusement la densité du groupe hospitalisé. On se donne enfin de grandes facilités pour adapter précisément chaque bâtisse à son rôle spécial.

L'espacement des pavillons entre eux sera au moins égal à 2 fois et demi, mieux à 3 fois leur hauteur. En allant plus loin on risquerait d'apporter trop de difficultés à l'exploitation de l'hôpital. On ne cherchera pas à éviter les fatigues inhérentes à la longueur des parcours horizontaux en donnant plusieurs étages aux pavillons. Tollet a fait remarquer que le travail effectué pour gravir un étage correspondait au moins à celui que nécessite un parcours horizontal de 50 à 60 m. Toutefois on ne repoussera pas systématiquement les pavillons à étages, sauf peut-être pour les malades contagieux : mais on ne dépassera pas un étage sur rez-de-chaussée.

D'ordinaire les pavillons d'un grand hôpital forment d'abord deux groupes principaux composés l'un des pavillons pour hommes, l'autre des pavillons pour femmes : ces derniers étant moins nombreux, on peut leur adjoindre des pavillons d'enfants. Dans chaque groupe il y a des pavillons de médecine et d'autres de chirurgie, à moins que l'on affecte à la chirurgie les salles du rez-de-chaussée des pavillons à étage : ce n'est pas un très bon parti. En médecine on affectera un pavillon spécial aux maladies de peau et aux maladies vénériennes. En chirurgie, on aura des pavillons distincts et d'importance différente pour les infectés, les non infectés, les petits opérés et les grands opérés : les salles d'opération seront tout auprès de ceux-ci, dans un pavillon spécial.

Les pavillons de contagieux seront placés quelque peu à l'écart, autant que possible avec une entrée particulière pour éviter que leurs malades ne traversent le reste de l'hôpital, ces pavillons seront de préférence à simple rez-de-chaussée. Il en faut au moins un, dans les grandes villes, pour chacune des maladies contagieuses les plus communes, et en outre un pavillon de douteux (ou d'observation). Ce groupe sera utilement isolé par une grille du reste de l'hôpital.

Les pavillons pour les femmes en couches doivent aussi être situés assez à l'écart. Il en sera de même du petit pavillon affecté aux aliénés provisoirement hospitalisés.

Tous les pavillons de malades devant jouir d'une exposition identique seront orientés de semblable façon.

L'emplacement des bâtiments administratifs et des services généraux est déterminé par la destination de chacun d'eux, la question d'orientation étant du reste ici très secondaire. A l'entrée de l'hôpital se trouveront les bureaux de l'administration, les salles de consultation, les logements du directeur, de l'économe, des internes. La cuisine, l'usine d'éclairage et de chauffage s'il y a lieu, la pharmacie, les bains généraux, la lingerie, seront installés vers le centre de l'hôpital, assez loin des pavillons de malades pour ne pas leur nuire, assez près pour les desservir commodément. La buanderie, le pavillon de désinfection, seront installés l'un près de l'autre vers le fond de l'emplacement de l'hôpital. De ce côté encore, dissimulé le mieux possible, se trouvera le pavillon mortuaire, avec une sortie spéciale sur l'enceinte de l'hôpital. Enfin le long de cette enceinte seront les logements pour le personnel et divers services accessoires (voitures, certains magasins, etc.).

Nous ne croyons pas nécessaire, dans presque tout notre pays, de relier par des galeries fermées les divers pavillons de l'hôpital ; ces galeries sont coûteuses

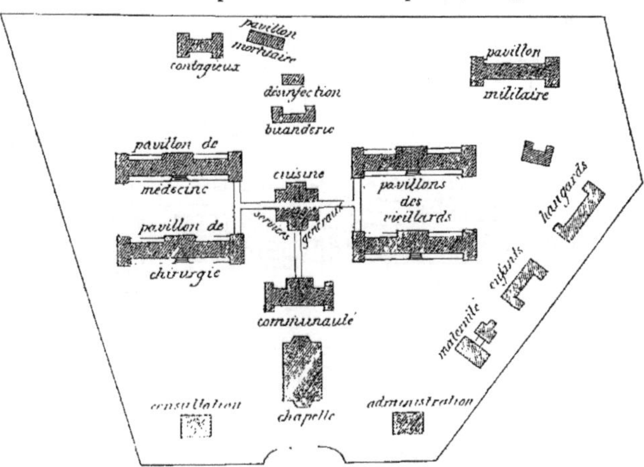


Fig. 218. — Plan de l'hôpital Auban-Moet, à Epernay.

et gênent la circulation de l'air autour des bâtiments ; dans beaucoup de cas, passant perpendiculairement à l'extrémité des pavillons, elles déterminent entre ceux-ci des culs-de-sacs qu'il vaut mieux éviter. En Allemagne on préconise la suppression complète de toutes galeries afin de réaliser plus facilement l'isolement de chaque pavillon, de favoriser le renouvellement de l'air dans l'hôpital, de laisser aux malades une vue plus étendue ; la plupart des hôpitaux allemands modernes n'ont point de galeries. Si dans certains climats on jugeait cependant ne pouvoir que difficilement se passer de galeries de communication, on les réduirait à n'être que de simples passages couverts. En tous cas, les galeries fermées ne devront jamais réunir que les pavillons principaux destinés aux malades ordinaires comme à l'hôpital Auban Moet à Epernay dont le plan général est d'ailleurs fort louable (fig. 218).

Quelques hôpitaux modernes, Urban à Berlin, Boucicaut à Paris (fig. 219), ont été dotés d'une galerie de communication souterraine reliant tous les

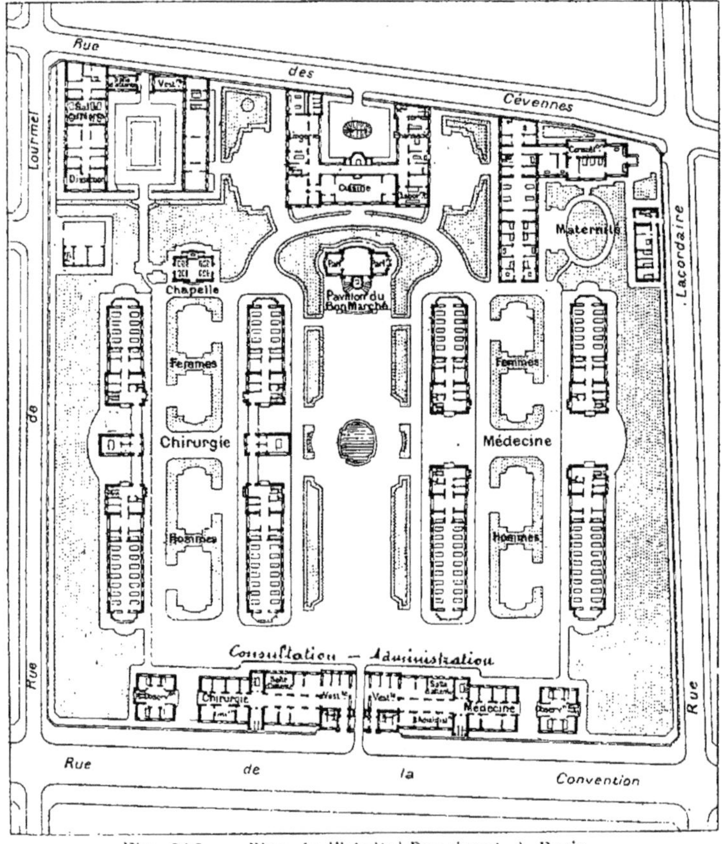


Fig. 219. — Plan de l'hôpital Boucicaut, à Paris.

pavillons : on l'utilise pour le passage des diverses canalisations, et des wagonnets y circulent sur rails pour les échanges entre les pavillons et les services généraux. Mais cette galerie très coûteuse se ventile mal et offre une atmosphère humide qui se met trop bien en relation avec les atmosphères des pavillons.

Le terrain libre autour des pavillons, en dehors des chemins, d'espèces de places de promenade, sera couvert de jardins, avec des pelouses surtout.

**Le pavillon des malades.** — Il s'agit ici d'un pavillon de malades ordinaires.

Il se compose essentiellement d'une assez grande salle pour un nombre variable de lits, et de divers locaux annexes, les uns à l'usage des malades (salle de jour, water-closets, lavabos), les autres destinés à assurer la marche du service relativement indépendant du pavillon (chambre de surveillant, office, cabinets de bains, lingerie); il faut y ajouter quelques chambres de malades à un lit. La grande salle de malades doit prendre jour par ses deux plus longues parois sur les grandes façades opposées du bâtiment qui seront bien dégagées pour favo-

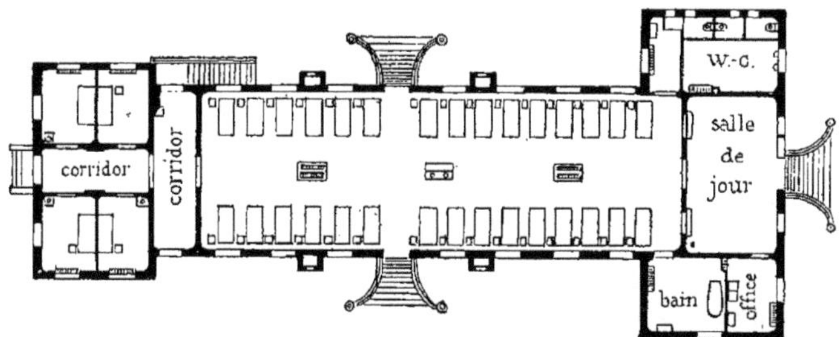


Fig. 220. — Pavillon de malades à l'hôpital de Hambourg.

riser l'aération et l'éclairement à l'intérieur. La salle de jour occupera l'extrémité du pavillon dont l'exposition sera la plus agréable. Les water-closets et les lavabos seront annexés à cette salle du jour en faisant une certaine saillie sur les façades du pavillon. A l'autre extrémité de celui-ci on groupera le reste des locaux accessoires de part et d'autre d'un corridor ou vestibule qu'il convient de ne pas faire trop long pour pouvoir le bien ventiler et éclairer : ces locaux feront eux aussi saillie sur les façades latérales du pavillon. Le pavillon type de l'hôpital de Hambourg (fig. 220) se rapproche de cette conception.

On peut superposer au rez-de-chaussée du pavillon ainsi constitué un étage identique.

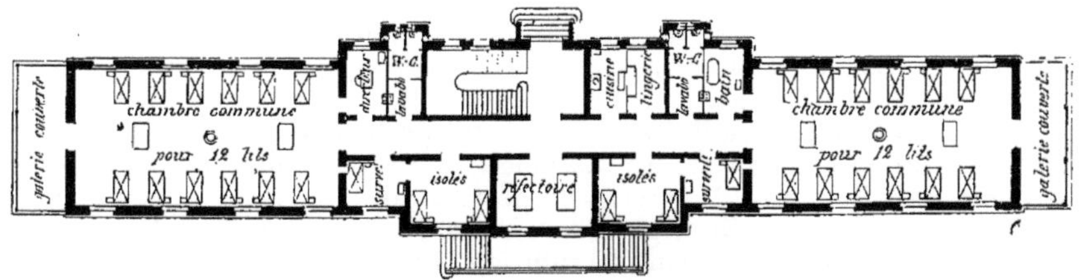


Fig. 221. — Pavillon de malades à l'hôpital de Saint-Étienne.

Avec la composition du pavillon exposée ci-dessus il faut autant de séries complètes d'annexes que de salles; et par suite, pour ne pas trop dépenser (ce qui a eu lieu à l'hôpital Boucicaut), on est conduit à avoir un nombre de lits considérable dans les salles communes, ainsi qu'on l'observe à Hambourg par exemple. Afin d'éviter cet inconvénient on a très souvent recours avec raison au pavillon double qui comporte à chaque étage deux salles communes entre lesquelles sont groupés au centre du pavillon les locaux accessoires dont plusieurs servent à la fois aux deux salles, ce qui en réduit le nombre. Ce système a été adopté notamment à l'hôpital de Saint-Étienne (fig. 221) : mais avec un peu d'exagération dans le groupement des annexes qui sont toutes au centre du pavillon.

Finalement nous conseillons d'employer de préférence pour tous les malades ordinaires ce pavillon double, à un étage sur rez-de-chaussée, avec salles de douze lits, et annexes partie au centre, partie aux extrémités du pavillon. On aura ainsi une soixantaine de lits par pavillon ; il convient de ne pas dépasser ce chiffre.

En ce qui concerne l'orientation des pavillons, il faut s'arranger de manière à ce que leurs longues façades soient suffisamment ensoleillées et défilées s'il est possible des vents dominants. Les circonstances locales influent naturellement sur la solution du problème. Mais d'après ce que nous avons dit dans la Ire Partie du présent ouvrage on se trouvera bien en général de tourner vers le nord une des grandes façades, l'autre étant exposée au midi, alors qu'on les tourne le plus souvent vers l'est ou vers l'ouest, ce qui aboutit à un excès d'inlation du matin au soir pendant l'été. Sans doute Rubner a raison de proscrire l'exposition nord pour tout local occupé par des malades : mais dans le cas seulement où le local n'est pas en même temps exposé au midi, comme le sont au contraire des salles d'hôpitaux prenant jour à la fois sur deux façades opposées. L'opinion que nous défendons a du reste été soutenue au point de vue des hôpitaux par Degen et par Schumburg.

Les pavillons seront construits en pierres ou en briques et fer ; il est bon de leur donner quelque élégance, mais il ne faut pas tomber à cet égard dans un excès d'ailleurs coûteux. On s'efforcera aussi de ne pas dépenser beaucoup pour les substructions de ces pavillons et on s'abstiendra de les excaver entièrement. Nous n'aimons point pour notre part les vastes sous-sols aux trois quarts vides que l'on rencontre si souvent dans les hôpitaux modernes et qui nous paraissent des asiles tout préparés pour toutes sortes d'ordures. On ferait même bien de renoncer aux soubassements creux mal éclairés et mal ventilés : mieux vaut les remplir exactement de matériaux peu hygroscopiques et assez mauvais conducteurs de la chaleur. On se bornera à excaver les pavillons dans les parties où des locaux en sous-sol seraient indispensables (pour le chauffage par exemple ou pour certains magasins).

Les murs extérieurs auront au minimum 30 centimètres d'épaisseur s'ils sont en briques, 40 s'ils sont en pierre. Nous avons déjà dit dans la Ire Partie de cet ouvrage que nous n'étions pas partisan des murs creux ou doubles murs. Mais nous croyons qu'il y aurait souvent profit à appliquer sur le parement intérieur de la maçonnerie un doublage en liège semblable à la murette interne installée à Boucicaut (Paris) ; cela permettrait de réduire un peu l'épaisseur de la maçonnerie, ou du moins de ne pas l'augmenter dans les climats froids. Bien entendu le liège reçoit à l'intérieur un enduit qui supporte finalement la peinture imperméable, vernissée recouvrant les parois des salles.

Les planchers, à travure métallique, recevront presque toujours un revêtement imperméable comme nous le dirons plus loin ; si l'imperméabilité de l'aire n'était pas parfaite, on ne tolérerait aucun entrevous vide dans l'épaisseur du plancher : on installerait un hourdis plein.

Les escaliers seront régulièrement composés de volées droites, d'une douzaine de marches chacune, avec paliers de repos assez spacieux entre les volées. La largeur de l'escalier sera telle que trois personnes y puissent passer facilement à la fois. Dans les pavillons où il y aura des salles de chirurgie à l'étage un ascenseur pouvant recevoir un lit est nécessaire.

Les toitures en tuiles sont les meilleures. Entre elles et les salles sous-jacentes on ménagera un faux grenier pour se protéger contre les variations de la température extérieure. On pourra même organiser une couche isolante entre les pannes, sur le voligeage, afin d'augmenter la protection thermique.

**La salle de malades.** — L'observation a démontré que les salles renfermant un petit nombre de lits étaient les plus favorables au bien-être des malades, et d'un autre côté il est utile de réunir le moins de malades possible dans une même salle pour limiter davantage l'extension des maladies contagieuses susceptibles de s'introduire parmi ces sujets. Miss Nightingale, Rochard, Rubner ont demandé de ne pas mettre plus de 28 à 30 malades ordinaires par salle. C'est beaucoup. Dans un pavillon double à simple rez-de-chaussée nous admettrions encore les salles de vingt lits préconisées par la Société de Chirurgie dès 1864 : cela afin de ne pas construire un pavillon pour malades ordinaires qui contienne moins d'une quarantaine de lits. Mais du moment où l'on adopte le pavillon double à un étage sur rez-de-chaussée, composé de 4 salles, on ne mettra pas plus de 12 lits dans chacune, de manière à ne pas réunir plus d'une soixantaine de personnes dans un même pavillon. Avec 4 salles de 12 lits, 2 lits isolés et 1 lit de surveillant annexés à chacune, on arrive comme à l'hôpital de Saint-Etienne à un total de 60 lits par pavillon : il ne faut pas aller au delà.

Pour trouver l'espace à accorder à chaque lit d'hôpital dans les salles communes, nous nous baserons d'une part sur la nécessité démontrée de ne pas abaisser au-dessous de 20 m. c. l'espace à allouer à un individu normal à qui on doit fournir 50 m. c. d'air neuf à l'heure, et d'autre part sur l'obligation volontiers admise de doubler largement ces chiffres pour un malade : nous posons du reste en principe que cette augmentation ne sera guère réalisée que par l'accroissement de la surface horizontale attribuée à chaque individu, peu ou point par l'accroissement de hauteur des locaux. On donnera donc par lit 9 à 10 $m^2$ de plancher, et $4^m,50$ à 5 m. de hauteur ; soit un cube voisin de 45 m. et ne dépassant pas 50 m. Aller au delà conduit à dépenser sans profit en frais de construction d'abord, de chauffage ensuite. Les Allemands se contentent de 40 à 46 $m^3$ au plus. En Angleterre, et surtout en France dans les salles construites suivant les idées de Tollet, on trouve des cubes bien supérieurs, très exagérés : d'où des hôpitaux souvent trop coûteux et des salles difficiles à chauffer.

D'ailleurs nous pensons que le cube par lit pourrait dans un même hôpital varier dans certaines limites d'un pavillon à l'autre, suivant le genre de malades auquel on aurait affaire ; ce qui permettrait quelques économies.

La forme des salles doit être aussi favorable que possible à leur parfaite ventilation, à leur éclairement par la lumière naturelle, à une bonne répartition entre les lits de l'air disponible. Jusqu'à présent rien ne paraît mieux satisfaire à ces multiples conditions qu'une salle en forme de parallélogramme plus ou moins allongé, dont les deux plus longs côtés sont les façades opposées du pavillon. Les lits sont sur deux rangs, adossés à ces façades, séparés du mur par un intervalle d'environ $0^m,40$ ; entre les deux rangées de lits il faut au moins $3^m,50$ d'espace libre. Cela conduit à donner aux salles une largeur de $8^m,30$ à $8^m,50$. Quant à la longueur des salles elle dépend surtout de la manière dont les lits sont distribués par rapport aux fenêtres. Il faut d'abord poser en règle formelle que jamais un lit ne doit être placé devant une fenêtre dont il gênerait l'ouverture et d'où le malade pourrait recevoir des filets d'air insupportables. On place d'ailleurs ordinairement deux lits par trumeau. Comme il faut compter près de 1 m. de large pour chaque lit, et qu'un minimum de 1 m. doit séparer deux lits l'un de l'autre, on sera amené à donner 3 m. de large au trumeau contre lequel on placera deux lits. Les baies des fenêtres ayant d'autre part $1^m,20$ de large, on arrive finalement à donner 14 m. de long à une salle de 12 lits avec quatre fenêtres sur chaque côté, aucun lit n'étant du reste placé dans les coins de la salle. Si cette salle a $8^m,30$ de large, la surface par lit égalera $9^{m2}6$, et avec une hauteur sous plafond de $4^m,50$, le cube par lit sera de $43^{m3}56$ : ce qui représente des conditions convenables pour des malades ordinaires.

D'après certaines théories on faciliterait la circulation de l'air vicié des salles et son expulsion en ayant recours, au lieu de plafonds horizontaux, tantôt à des plafonds composés de plans inclinés se réunissant sur la ligne médiane pour former un dièdre, tantôt à des voûtes (plein cintre, voûte surbaissée, ogive). La première de ces dispositions n'est certainement pas mauvaise, mais nous ne la croyons pas très utile ; du reste elle n'est applicable qu'avec des pavillons à simple rez-de-chaussée, ou dans les salles du premier étage des pavillons à un étage sur rez-de-chaussée. Il en est de même avec le système des voûtes. Au surplus l'emploi de la voûte ogivale, jadis préconisé par Tollet, aboutit à élever démesurément la hauteur des salles et à accroître inutilement dans ce sens leur cubage : car les malades ne profitent pas de l'air qui se trouve à plus de 5 m. de haut ; par conséquent, et bien que l'ogive représente pour un cube donné la surface enveloppante la moins étendue, comme l'a dit Tollet, les salles à voûte ogivale offrent un développement de parois superflu, qui occasionne un certain gaspillage de calorique. En outre les croisées des fenêtres se trouvent engagées par leur partie supérieure, qui ne peut suivre la courbure de la paroi des salles, dans de véritables embrasures, d'où production de toute une série d'angles et de coins dont il vaudrait mieux être débarrassé. Finalement il nous paraît que l'air de l'énorme dièdre qui se trouve au-dessus du linteau des fenêtres échappe trop complètement aux puissants courants de ventilation circulant entre les fenêtres opposées quand elles sont ouvertes.

Nous croyons donc que les plafonds horizontaux, unis, avec bouches d'évacuation d'air ouvertes juste au-dessous d'eux dans les parois latérales des salles, et fenêtres montant presque à la même hauteur, devront toujours être adoptés de préférence.

La propreté rigoureuse qu'il importe d'entretenir incessamment dans les salles d'hôpital, la nécessité d'y supprimer le plus possible les poussières et d'appliquer de temps à autre diverses mesures d'antisepsie, de désinfection, exigent que toutes les surfaces de ces locaux, murs, plafonds, planchers, soient aussi unies et aussi imperméables que possible. Cela permettra le nettoyage humide, à l'exclusion du nettoyage à sec, et l'emploi usuel de liquides antiseptiques pour détruire, le cas échéant, les germes dangereux qui seraient déposés sur les parois des salles d'hôpital.

Les plafonds, unis et sans corniche, recevront une peinture vernissée de ton très clair. Les murs s'uniront au plafond, entre eux, et avec le sol par des angles arrondis ; ils seront parfaitement lisses et couverts d'une peinture vernissée de ton clair. On tend de plus en plus, et avec raison, à n'établir dans les hôpitaux que des sols en carreaux de grès cérame posés à bain de ciment, reliés aux murs par un carreau incliné ou une véritable gorge en grès cérame ; ces sols sont fort avantageux au point de vue du nettoyage à l'aide du chiffon humide ; d'un autre côté, à notre connaissance, on ne se plaint pas de les trouver trop froids, même à Epernay ; du reste on pourra mettre devant chaque lit un carré de linoléum, et on fera bien de donner de bons chaussons aux malades. Si cependant on croyait devoir adopter encore un parquet de chêne dans les localités à climat très froid (comme à Saint-Etienne), il faudrait poser le dit parquet sur bitume, ou du moins sur entrevous plein, et en outre on ferait peindre et vernir les lames de parquet afin de permettre leur nettoyage sans inconvénient au linge humide.

Les fenêtres doivent être en nombre suffisant et de dimensions telles que la surface vitrée totale égale environ 1/4 de l'aire de la salle, soit 2 m² 25 à 2 m² 50 de vitrage par lit et conséquemment une ouverture de baie d'environ 3 m². On se rapproche dans la plupart des hôpitaux français de ces dimensions, très satisfaisantes au point de vue de l'éclairage et de la ventilation. Les croisées ordinaires, à deux châssis ouvrants, sont à peu près seules employées, et avec raison. Une imposte basculant en dedans par pivotement sur son bord inférieur occupe le quart supérieur de la fenêtre : cette imposte munie d'un loqueteau se manœuvre d'habitude à l'aide d'une perche à crochet. Il faut se garder de multiplier les « petits bois » formant croisillons des vitrages ; on fera bien de supprimer les petits bois transversaux. Les croisées affleureront au parement intérieur des murs des salles. Les baies des fenêtres commenceront à 1 m. du sol et se termineront à 0 m. 20 du plafond.

L'emploi de rideaux ou de stores intérieurs n'est guère admissible : on se protégera s'il y a lieu d'une insolation excessive par des stores extérieurs ou des jalousies.

**Chauffage, ventilation et éclairage.** — Toutes les parties du pavillon d'hôpital ayant besoin d'être chauffées d'une façon continuelle pendant la saison froide, le chauffage local par des poêles ne convient pas ici, et on n'y a guère recours.

On délaisse peu à peu pour les hôpitaux le chauffage central par l'air au moyen de calorifères à foyer. Mais les défauts inhérents à la méthode du chauffage par l'air, quel que soit le procédé employé pour porter l'air à la température voulue, ne sont pas encore reconnus, et dans ces dernières années, on a souvent installé pour les hôpitaux des chauffages par l'air : seulement celui-ci est porté à la température voulue au moyen de conduites de vapeur placées dans des espèces de chambres de chauffe que l'on organise dans les sous-sols des pavillons. Nous avons dit précédemment (p. 310) ce qu'il fallait penser de ce procédé : sans doute avec lui l'intégrité de l'air est aussi peu compromise que possible, étant donné le principe de la méthode ; mais ce principe même (le chauffage par convection), comme nous l'avons expliqué, va contre les règles générales de la salubrité, et nous ne saurions lui donner notre adhésion.

A notre avis, il faut employer dans les pavillons d'hôpital le chauffage par radiateurs à vapeur à très basse pression installés dans tous les locaux qu'il s'agit de chauffer. Ces radiateurs seront accessibles au nettoyage journalier et leur forme très simple se prêtera parfaitement à celui-ci. Derrière les radiateurs placés au bas des fenêtres s'ouvriront les orifices d'entrée de l'air neuf venant directement du dehors : celui-ci se réchauffera légèrement en passant au contact des tuyaux de vapeur. On aura soit des générateurs en sous-sol dans chaque pavillon, fonctionnant automatiquement, soit un groupe central de chaudières formant une sorte d'usine pour tout l'hôpital ; ce dernier genre d'installation est le plus usité en Allemagne.

Il convient de mentionner le système de chauffage remarquablement salubre mais malheureusement trop coûteux de l'hôpital de Hambourg, où les tuyaux de vapeur circulent seulement sous les sols carrelés ou couverts de mosaïques des pavillons, dans une série de canaux en maçonnerie.

La température des salles de malades sera maintenue entre 16° et 18°.

La ventilation des salles doit tout d'abord être basée sur l'ouverture régulière des fenêtres, quelquefois de leurs impostes seulement, et d'autre part sur l'arrivée permanente de l'air par les orifices placés sous les fenêtres, derrière les radiateurs de chaleur ; ces orifices pourront seulement être réduits le cas échéant au moyen d'un registre. A la partie supérieure des locaux, sous le plafond, seront en outre situées des bouches d'évacuation de l'air vicié d'où partent des gaines aboutissant à des cheminées spéciales.

L'éclairage naturel sera convenablement assuré par les fenêtres dont nous avons fixé plus haut les dimensions. L'éclairage artificiel sera fourni de préférence par l'électricité, et à son défaut par des becs de gaz à brûleurs Auer.

**Mobilier**. — Il doit être réduit au strict nécessaire, et très facile à tenir propre ou à désinfecter au besoin. D'une manière générale il sera composé seulement de matières imperméables et offrant des surfaces lisses très simples.

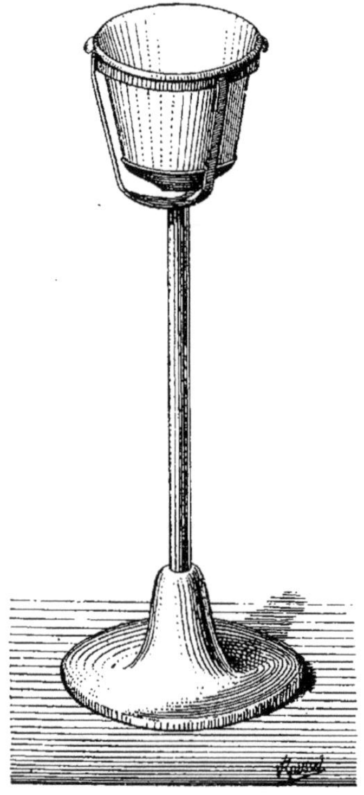

Fig. 222. — Crachoir collectif en tôle émaillée.

Les lits, démontables, seront faits de tubes de fer peint et verni ; ils seront munis d'un sommier formé de quelques lames d'acier, genre Herbet. Derrière le chevet de chaque lit une barre horizontale et quelques crochets recevront les vêtements d'hôpital indispensables au malade.

Les tables de nuit d'autrefois sont à proscrire : on y substituera des espèces d'étagères ouvertes, constituées par 4 montants en fer soutenant 2 simples tablettes mobiles, en grès cérame.

Il faut exiger la disparition des immenses bahuts de bois qui se rencontrent trop volontiers dans beaucoup de salles d'hôpitaux modernes. On les remplacera par des vitrines en fer et verre, peu volumineuses, élevées d'une douzaine de centimètres au-dessus du sol, de façon à ce que l'on puisse nettoyer celui-ci sous les vitrines.

Quelques chaises en métal ne sont pas de trop dans les salles.

Enfin on placera dans toutes les salles des crachoirs collectifs en tôle émaillée, supportés par un pied de 1$^{m}$ de hauteur environ (fig. 22). Des crachoirs du même genre seront répartis dans les salles de jour et les corridors des pavillons de malades : on tiendra la main à ce que ceux-ci ne crachent pas ailleurs que dans ces récipients, ou dans un crachoir individuel. Tous ces crachoirs doivent être journellement stérilisés.

**Annexes des salles de malades**. — Nous avons déjà dit que ces annexes devaient comprendre des chambres à 1 ou 2 lits, une salle de jour, des water-closets, des lavabos, une salle de bains, un office, une lingerie, une chambre d'infirmier, un cabinet de médecin.

Les *chambres à 1 lit*, réservées à certains malades spéciaux, offriront au moins 12 m$^2$ de surface, soit 54 mc. avec une hauteur de 4 m. 50 ; ces dimensions facilitent le chauffage et la ventilation, toujours difficiles à faire fonctionner d'une façon satisfaisante dans un local de dimensions restreintes, où l'occupant est très rapproché des points susceptibles de recevoir des surfaces de chauffe ou d'être munis d'orifices d'aération.

La *salle de jour*, destinée aux malades qui ne gardent pas le lit, procure beaucoup de confort à ceux-ci tout en permettant aux autres d'être plus tranquilles dans les salles demi-vides ; ce sont des avantages que l'on ne paraît pas apprécier comme il convient en France, où les salles de jour sont encore bien rares dans les hôpitaux, et volontiers trop petites quand elles existent. Nous voudrions une salle de jour égale au quart de la salle des lits, bien exposée, dotée de larges ouvertures sur le dehors. Cette salle servira du reste de réfectoire aux malades qui la fréquenteront.

Les *water-closets* seront installés de préférence sur l'un des flancs de la salle de jour, comme dans les pavillons de Hambourg ; un simple vestibule bien aéré suffit à séparer les deux locaux. Il ne faut pas trop détacher les cabinets de l'ensemble du pavillon : dans cette situation ils sont difficilement protégés contre les basses températures extérieures.

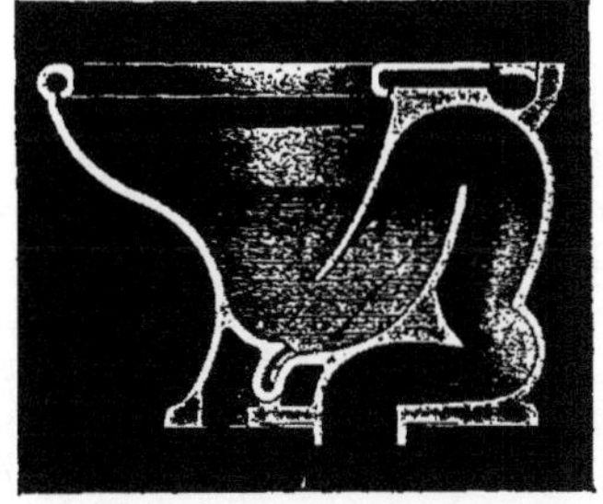

Fig. 223. — Coupe de la cuvette « Le Belvoye » (Pouilly-sur-Saône).

Les stalles de water-closets seront aménagées comme il a été indiqué dans la I^re^ PARTIE de cet ouvrage, avec cuvettes pour la défécation dans la position assise. Il convient de signaler particulièrement ici les cuvettes coniques à bec du type « l'Hospitalière » (voir p. 309) et surtout du type « le Belvoye » de la Compagnie céramique de Pouilly-sur-Saône ; ce dernier type (fig. 223) est muni d'un siphon aspirateur qui assure une évacuation parfaite des matières contenues dans la cuvette, sans exiger une chasse d'eau aussi abondante que le type « l'Hospitalière ».

Dans les pavillons d'hommes on installe un urinoir à plaque auprès des stalles de water-closet ; dans les pavillons de femmes il doit y avoir une stalle avec un bidet.

Le vestibule des water-closets renferme d'ordinaire un vidoir ; on lui annexera un poste d'eau-lavabo.

Le *lavabo* sera comme les water-closets tout auprès de la salle de jour ; 4 cuvettes fixes suffisent pour 12 lits.

La *salle de bains* sera plutôt dans la partie du pavillon où se trouve d'habitude le personnel servant de celui-ci ; il est bon d'avoir 2 baignoires dont une mobile ; l'eau chaude, à défaut d'une distribution provenant des services généraux, sera fournie par un appareil chauffe-bains à fonctionnement rapide. Rappelons la nécessité d'une excellente aération du local.

L'*office* sera essentiellement muni de 2 réchauds à gaz et d'un évier pour le nettoyage de la vaisselle, ou d'une partie de celle-ci du moins. On ne donnera pas trop d'importance à ce local.

En outre d'un *cabinet médical*, d'une *chambre d'infirmier* avec lucarne vitrée donnant sur la salle des malades, d'une petite *lingerie* munie d'étagères, nous croyons très utile d'avoir un *cabinet de débarras* bien aéré où seront déposés les objets servant aux nettoyages exécutés dans le pavillon ainsi que les caisses métalliques exactement closes qui recevront pendant une journée au plus tout le linge sale destiné à être envoyé ensuite à la buanderie.

**Pavillon d'opérations.** — On annexe quelquefois les salles d'opérations à des pavillons de malades dont elles font partie intégrante. Mais aujourd'hui que les chirurgiens demandent toujours 2 salles d'opérations, une pour les infectés, et une pour les non infectés, et qu'il convient du reste d'installer autour d'elles toute une série de dépendances (salle de pansement, salle d'anesthésie, de stérilisation, vestiaire, cabinet des instruments, etc.), le mieux est d'édifier un pavillon d'opérations spécial, réunissant tous ces locaux, et relié au besoin par des galeries aux pavillons de malades de chirurgie situés à proximité. Cette disposition devrait toujours être adoptée dans nos grands hôpitaux comme elle l'est d'ordinaire en Allemagne.

Les salles d'opérations prendront leur lumière au nord par de très larges baies ; on peut les munir d'un plafond vitré pour avoir un très abondant éclairement pendant le jour. L'aménagement intérieur de ces salles doit s'inspirer avant tout de la nécessité d'y assurer les plus grandes facilités à une asepsie, ou à une antisepsie, s'étendant à toutes les surfaces, à tous les objets, et dans une certaine mesure à l'air. Les parois des salles seront lisses et imperméables ; le bois sera totalement proscrit ; les carreaux de grès cérame, de faïence, permettant les lavages à grande eau, trouveront ici leur emploi ; il n'est pas utile de recourir aux revêtements de verre ou d'opaline. Les vitrages seront maintenus par des encadrements métalliques à baguettes toutes verticales ; l'éclairage artificiel doit être prévu.

La ventilation ne sera pas négligée : une bonne partie des vitrages doit pouvoir s'ouvrir quand les salles ne sont pas utilisées. Le chauffage est ordinairement demandé à l'air chaud ; nous croyons qu'on ferait mieux d'installer dans les salles d'opérations comme ailleurs des radiateurs à vapeur dont le nettoyage rigoureux ne nous paraît offrir aucune difficulté.

Nous n'insisterons pas sur le reste de l'aménagement technique des salles d'opérations. C'est une question de chirurgie : au surplus on n'a guère aujourd'hui que l'embarras du choix entre les appareils de nombreux fabricants.

**Les maternités.** — Dans un grand hôpital la maternité sera un petit groupe à part, formé d'un ou 2 pavillons spéciaux, séparé du reste de l'établissement par une grille, ayant une entrée particulière en un point de l'enceinte, mais profitant des services généraux communs. Quelquefois la maternité est un établissement tout à fait indépendant.

Toute maternité doit comprendre 3 parties essentielles, bien distinctes. D'abord dans un premier bâtiment la *consultation*, avec entrée spéciale du dehors, et la *maternité* proprement dite où se trouvent les salles pour les femmes enceintes non infectées, la salle d'accouchement, les salles pour les femmes accouchées avec leurs nourrissons ; puis, le plus possible dans un bâtiment particulier, non relié au précédent, l'*isolement* destiné aux femmes infectées.

Il est à désirer que les bâtiments de la maternité n'aient qu'un étage, pour simplifier le service ; tout au plus admettra-t-on un étage sur rez-de-chaussée, avec ascenseurs bien entendu. Si l'on élève plusieurs bâtiments ils seront placés parallèlement les uns aux autres. A l'intérieur les divers locaux seront aménagés à peu près comme ceux des pavillons de malades ordinaires, en s'attachant plus encore que dans ceux-ci à faciliter l'entretien d'une propreté rigoureuse et à placer les femmes dans les meilleures conditions de salubrité générale. Toutes les parois des salles seront imperméables ; une ventilation généreuse sera prévue ; le chauffage s'effectuera par des radiateurs à vapeur.

La *consultation* où a lieu la réception des femmes se compose d'une salle d'attente, d'une salle d'examen très éclairée, d'une salle de spéculum, d'une salle de bains, d'un vestiaire-lingerie, de water-closets; enfin d'un cabinet et d'un vestiaire de médecins.

La *Maternité* proprement dite comprend : 1° une salle de quelques lits pour les femmes enceintes ; un cube de 45 m. par lit suffit ; auprès de cette salle se trouveront un ouvroir, un réfectoire, un office, une salle de bains avec lavabo et bidet dans une stalle, un water-closet ; 2° une ou deux salles de 8 ou 10 lits pour les femmes accouchées ; tant à cause de l'état de ces femmes qu'en considération de la présence de leurs nourrissons auprès d'elles, un cube de 55 à 60 mc. par lit est ici nécessaire ; la surface par lit sera donc de 12 m² et la hauteur sous plafond de 4 m. 50 à 5 m. au plus ; à ces salles on adjoindra quelques chambres à 1 ou 2 lits pour opérées, une salle de change, un lavabo avec bidets en stalles, une salle de bain, des water-closets, une chambre d'infirmière, un cabinet de débarras. 3° Une *salle de travail* intermédiaire aux deux groupes de locaux ci-dessus énumérés, où ont lieu les accouchements ; cette salle vaste, haute, abondamment éclairée, est organisée à peu près comme une salle d'opérations; toutefois une véritable salle d'opérations lui est annexée, avec une salle de bains et une lingerie.

L'*isolement* paraît devoir offrir seulement quelques chambres à 1 et à 2 lits, s'ouvrant sur une galerie vitrée latérale très largement aérée : comme annexes une salle d'opérations, un office, une lingerie, une salle de bains, des water-closets, sont indispensables.

Le personnel attaché à la maternité, y compris l'interne et 1 sage-femme, doit y être logé.

**Les pavillons de contagieux**. — L'organisation de chaque pavillon de contagieux doit être telle qu'elle permette non seulement d'isoler collectivement des individus sains ou des malades non contagieux les sujets atteints d'une même affection aisément transmissible, mais encore d'isoler individuellement ceux de ces derniers malades chez lesquels évoluent à la fois plusieurs infections transmissibles se compliquant les unes les autres. Dans les grandes villes il faut avoir un pavillon distinct pour chacune des maladies contagieuses les plus communes; dans de très grandes villes on peut être amené à réunir ces divers pavillons en un seul hôpital, exclusivement destiné aux contagieux, ce qui offre certains avantages à côté de quelques inconvénients. Dans les villes de moyenne importance et dans les petites villes il suffirait d'avoir pour tous les contagieux un seul pavillon organisé pour l'isolement individuel.

Il ne faut pas craindre la propagation des maladies contagieuses par l'air libre; aussi les pavillons de contagieux n'ont-ils pas besoin d'être fort à l'écart des autres, ni plus espacés entre eux que les pavillons de malades ordinaires ; nous conseillons toutefois dans un hôpital général de les entourer à quelques 30 m. de distance d'une grille prévenant les rapports des convalescents avec les non contagieux qui se trouvent dans le reste de l'hôpital. D'ailleurs on s'abstiendra absolument de toute galerie de communication soit entre les divers pavillons de contagieux soit entre ces pavillons et des services quelconques de l'hôpital. On tirera ainsi profit de la réelle protection que fournit l'air libre contre la propagation des contages.

Au surplus pour lutter encore contre la véhiculation des germes transmissibles par le personnel spécialement employé dans les pavillons de contagieux, chacun de ceux-ci sera doté d'une annexe affectée au logement de ce personnel.

Il est bon que les salles communes pour contagieux ne comptent pas plus de

6 à 8 lits, dont chacun sera placé entre deux fenêtres ; la surface de plancher par lit n'a pas besoin de dépasser 9 m $^2$ dans les services d'enfants, mais atteindra 11 m $^2$ s'il s'agit d'adultes, de manière à ce qu'avec une hauteur de 4 m. 50 sous plafond on arrive à un cube de 40 m. dans le premier cas, de 50 m. dans le second.

En ce qui concerne l'installation de pavillons de contagieux nous sommes extrêmement porté à recommander de se baser surtout sur les beaux résultats obtenus par Grancher avec des salles communes simplement subdivisées aussi peu que possible en loges incomplètes par des cloisons vitrées, un peu plus longues que les lits, ne touchant le plancher que par leurs montants métalliques. et n'ayant pas plus de 2,70 de haut ; chaque loge de ce genre, complètement ouverte en avant et en haut, contient 1 lit, une table de nuit lavabo, deux chaises, des cuvettes, serviettes, blouses, tabliers à l'usage du personnel. Ce dispositif ne réalise pas un véritable isolement, car il y a libre communication atmosphérique entre les loges à travers la salle où elles sont situées ; mais l'antisepsie paraît suffire à entraver la contagion. ce qui tend à prouver d'ailleurs que celle-ci ne s'opère guère par l'air, à condition de supprimer les poussières flottantes dans les locaux en question mais presque toujours, aux distances dont il s'agit, par les objets et par les personnes passant d'un malade à l'autre. Il faut reconnaître en effet qu'une antisepsie rigoureuse vis-à-vis des contacts, la purification immédiate de tous objets et des mains des personnes passant d'un malade à l'autre, l'attribution à chaque loge d'une blouse qui n'en sort pas et que revêt la personne pénétrant dans cette loge pour soigner le malade, ont permis à Grancher et à ceux qui l'ont imité de réduire à bien peu de chose les contagions quelconques dans une même salle. Or cette salle commune offre à nos yeux des avantages très grands sur les chambres à 1 lit dont nous parlerons plus loin : il est beaucoup plus facile que dans ces chambres d'assurer une aération et un chauffage convenables, c'est-à-dire de placer les malades au milieu de bonnes conditions sanitaires générales, sans compter que le service est plus aisé et les dépenses d'installation bien moindres. Toutes nos préférences vont donc en principe pour les contagieux à la salle commune de 6 à 8 lits en loges incomplètes: l'aération et le chauffage y seront établis comme dans n'importe quelle autre salle. L'un des récents pavillons de l'Hôpital des Enfants à Paris a reçu cet aménagement.

Bien que l'on ne discute pas les faits sur lesquels s'appuie Grancher, on a très souvent préféré chez nous à la salle commune incomplètement divisée dont nous venons de parler le système des petites chambres à 1 lit, qui à première vue semble plus satisfaisant à l'esprit parce que en apparence il fournit un isolement plus effectif. De fait les cloisons vitrées complètes qui séparent ces chambres les unes des autres paraissent réaliser un isolement atmosphérique qui à coup sûr n'existe pas du tout avec les loges en salle commune. Mais il ne faut pas se dissimuler que l'isolement atmosphérique est fort aléatoire quand les chambres à 1 lit d'un pavillon sont situées de part et d'autre d'un corridor central sur lequel elles s'ouvrent toutes et qui les met d'autant mieux en communication aérienne, au moins par intermittences, qu'il est très difficile à ventiler convenablement. Au surplus le cloisonnement complet d'un pavillon en chambres à 1 lit ne dispense aucunement de l'antisepsie la plus rigoureuse vis-à-vis des objets ou des personnes qui passent forcément d'un malade à l'autre : la surveillance à cet égard ne saurait être moindre que dans les salles communes incomplètement subdivisées en loges. En revanche les chambres à 1 lit compliquent le service, quand même elles ne seraient formées à l'intérieur du pavillon que de cloisons vitrées. Mais surtout le chauffage et l'aération de ces chambres de petites dimensions deviennent des problèmes singulièrement difficiles à résoudre d'une manière satisfaisante au point de vue de la salubrité. On voit régulièrement adopter en pareil cas le chauffage et la ventilation par l'air chaud, dont nous avons exposé précédemment tous les défauts ; il est bien embarrassant de préconiser une autre solution qui ne soit pas trop coûteuse et n'offre pas de trop gros inconvénients.

Nous donnons (fig. 224) le plan du pavillon de contagieux de l'hôpital Pasteur, qui jusqu'à présent passe chez nous pour un modèle. On trouve dans la salle commune 8 m$^2$ 70 et 40 mc. par lit ; dans les chambres à 1 lit 9 m$^2$ et un peu plus de 40 mc. ; la fenêtre de chacune de ces chambres est une porte-fenêtre donnant sur une sorte de balcon extérieur complètement ouvert à l'air libre ; mais le service ne se fait guère que par le couloir central. Ce balcon extérieur n'existe pas dans les pavillons pour diphtéritiques des nouveaux hôpitaux Trousseau et Bretonneau, à Paris, où l'on a également adopté le système des chambres à 1 lit de part et d'autre d'un couloir central. Les pavillons de contagieux les plus récemment construits à l'étranger ont en général conservé les salles communes avec 8 à 12 lits, auxquelles sont annexées des chambres à 2 ou 3 lits.

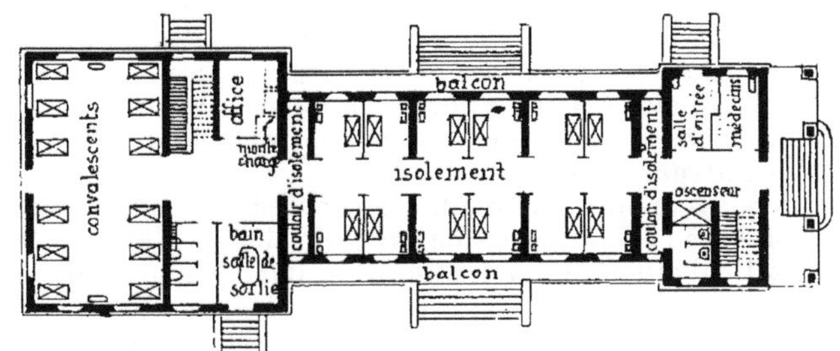

Fig. 224. — Plan d'un pavillon à l'hôpital Pasteur.

Du moment où l'on a édifié plusieurs pavillons pour diverses maladies contagieuses il convient d'avoir un pavillon d'*observation* (ou de *douteux*) recevant provisoirement les malades suspects d'être atteints d'une maladie transmissible mais dont le diagnostic est encore incertain au moment de l'entrée à l'hôpital. Nous admettons pour ce pavillon plutôt que pour les autres l'emploi exclusif des chambres à 1 lit.

**Services généraux.** — L'un des plus intéressants de ces services est celui de la *consultation ;* à vrai dire il n'existerait pour ainsi dire plus dans les hôpitaux si ceux-ci étaient placés en dehors des villes comme nous le désirons : mais alors il faudrait organiser en ville des espèces de dispensaires dont la consultation serait l'élément principal et serait sans doute organisée d'une façon assez analogue à ce que l'on trouve dans les récents hôpitaux de Paris. Il convient de diviser d'abord très nettement le service dès la porte en consultation de médecine et consultation de chirurgie ; chacune de ces sections comprend essentiellement une salle d'attente, un vestiaire-déshabilloir, 1 cabinet de médecin, 1 cabinet d'examen, 1 salle avec quelques baignoires ; la chirurgie doit avoir en plus une petite salle d'opérations, 1 salle de pansements, 1 chambre avec deux lits de repos ; la médecine, quelques box d'isolement pour les contagieux mis à part dès qu'ils se présentent, et 1 petite pharmacie. Il va sans dire que tous ces locaux doivent être fort clairs et aménagés de manière à permettre l'entretien aisé de la plus grande propreté.

Les *bains et l'hydrothérapie* des hôpitaux seront placés de préférence dans un bâtiment sans étage, vers le centre de l'établissement, non loin des générateurs du chauffage. Quelques baignoires pour les malades suffisent, car il y en a déjà bon nombre dans les divers pavillons. Mais il faut des baignoires, et aussi quelques cabines de bains par aspersion, à l'usage du personnel hospitalier. Des cabines spéciales seront affectées aux bains médicinaux, aux bains de vapeur. Enfin on aménagera une salle d'hydrothérapie.

Les *cuisines* pourront être à proximité des bains, également au rez-de-chaussée d'un bâtiment sans étage et dans une situation centrale ; mais ces deux services doivent se trouver assez éloignés des pavillons de malades pour ne pas y envoyer des odeurs, des buées, des fumées désagréables. La cuisine proprement dite sera entourée de toutes les annexes indispensables à son bon fonctionnement.

La *pharmacie* n'a nullement besoin des vastes locaux qui lui étaient jadis consacrés ; trois ou quatre pièces de dimensions assez restreintes lui suffisent.

Un *laboratoire médical*, si simple soit-il, paraît indispensable.

Il en est de même de l'*établissement de désinfection* dont la place est indiquée non loin du ou des pavillons de contagieux, à proximité de la *buanderie*, qui elle ne devra être voisine d'aucun bâtiment d'habitation.

La *lingerie* est assez souvent installée dans le pavillon d'*administration*, où sont les bureaux divers.

Le *dépôt mortuaire* sera situé au fond de l'hôpital, avec une sortie spéciale sur le dehors ; en outre d'une salle de dépôt, d'une salle de mise en bière et d'une salle d'attente pour les familles, il faudra une salle d'autopsie pourvue de tables convenables, vidoirs, lavabos.

Mentionnons encore : un *vestiaire* général où les vêtements que portaient les malades à leur entrée à l'hôpital seront conservés après avoir été désinfectés ; le *logement du personnel*, avec des dortoirs convenables, des lavabos, des water-closets, des chambres particulières pour un certain nombre de surveillants et surveillantes, une salle de réunion ; un *bâtiment des machines* qui dans quelques hôpitaux renferme les générateurs du chauffage et de la force motrice nécessaires dans l'établissement ; un « *destructor* » ou foyer spécialement destiné à l'incinération des divers détritus, entre autres des objets de pansement ayant servi ; ce foyer est souvent combiné avec les foyers des chaudières.

**Les sanatoriums.** — La prophylaxie et la cure de la tuberculose ne s'accommodent guère de l'hospitalisation des tuberculeux dans les hôpitaux ordinaires, trop souvent urbains, où les tuberculeux guérissables ne trouvent pas ce qu'il faudrait pour lutter avec chances de succès contre leur affection, où ils constituent un certain danger pour les autres malades auxquels ils sont mêlés, et où ils peuvent être contagionnés eux-mêmes par tels de ces malades. Pour les phtisiques jugés incurables il est difficile de faire autre chose que de tâcher de les secourir chez eux ou de les envoyer dans des hospices qui leur seraient exclusivement réservés. Mais pour les tuberculeux au début de leur maladie, dont on peut espérer la guérison, il faut, pour obtenir dans un bon nombre de cas cet heureux résultat, des établissements où ces malades trouvent d'abord réunies trois conditions essentielles : l'air pur, une alimentation parfaite, le repos physique et intellectuel.

La première caractéristique du sanatorium assurant aux tuberculeux ces conditions est d'être situé assez loin de toute grande agglomération, à la campagne, dans la montagne ou sur les bords de la mer ; c'est là seulement que se rencontrent la pureté atmosphérique et le calme voulus. Sans trop dépayser les malades, on s'efforcera de placer les sanatoriums dans des régions où la pression barométrique offre une certaine constance, où l'atmosphère ne présente pas une trop grande humidité ; on choisira pour installer chaque établissement un lieu bien ensoleillé, bien abrité contre les vents, de facile accès ; on adoptera de préférence le flanc d'une colline convenablement exposé, un terrain sec, bien perméable, avec un bois (de pins ou de sapins) à proximité ; il est reconnu qu'une faible altitude peut parfaitement convenir, l'important étant de vivre à l'air libre : le climat est chose un peu secondaire, pourvu qu'il ne soit ni trop chaud ni trop froid.

Le sanatorium a besoin d'être bien approvisionné d'eau pure, et avant de l'installer il faut avoir prévu l'évacuation des eaux d'égout et matières fécales ; à cet égard l'irrigation agricole est la solution ordinairement la plus avantageuse du problème.

Les sanatoriums construits depuis quelques années ont pour la plupart des dispositions générales à peu près semblables (Hohenhonnef, Rupertshain, Angicourt, Hauteville, etc.) en ce qui concerne leurs constructions. Ils sont faits d'habitude pour une centaine de malades ; on pourrait doubler ce chiffre, croyons-nous, sans inconvénient notable pour un sanatorium populaire, ce qui permettrait une réduction du prix de revient par place. Le plus souvent ces établissements se composent d'un bâtiment central plus ou moins allongé, à grand axe dirigé de l'Est à l'Ouest, et offrant deux ailes légèrement obliques vers le S.-E. et le S.-O., de telle sorte que l'ensemble forme un arc de cercle à

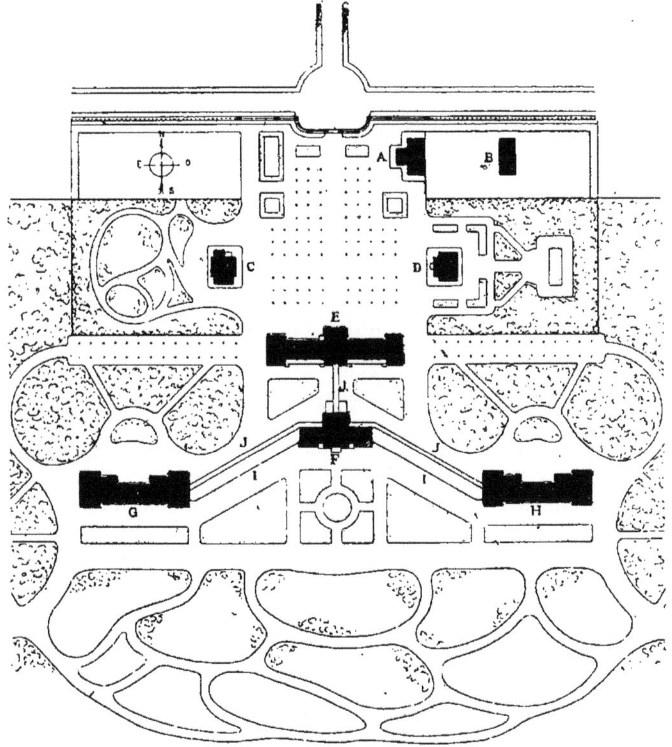


Fig. 225. — Projet de sanatorium, d'après D. Grillot.

A, concierge, bureaux ; B, désinfection, buanderie ; C, médecin ; D, infirmerie ; E, services généraux ; F, G, H, pavillons de malades ; I, J, galeries de cure et de communication.

concavité tournée vers le Sud. Toute cette concavité présente au rez-de-chaussée une longue et large galerie, un peu en saillie sur les bâtiments, ouverte à l'air libre : c'est la galerie de cure, incomplètement subdivisée en plusieurs sections par des demi-cloisons vitrées, où les malades sont étendus sur des chaises-longues pendant la plus grande partie du jour ; elle doit avoir au moins 1m,50 de long par malade, 3m,50 à 4 m. de large, et offrir une bonne couverture (le holzcement conviendrait bien). Dans plusieurs sanatoriums cette galerie réunit au bâtiment central les ailes latérales détachées, constituées en pavillons relativement isolés : c'est le système adopté aux sanatoriums populaires de Hauteville, de Heiligen-Schwendi, et que Grillot a choisi pour son projet de sanatorium (fig. 225) ; on fera bien de lui donner la préférence pour tout établissement assez considérable, de manière à fragmenter le plus possible le groupe des malades (il y en aurait par exemple 50 dans chaque bâtiment) ; d'ailleurs on arrive ainsi à pouvoir supprimer la galerie de cure le long du rez-de-chaussée de la façade méridionale des pavillons latéraux, ce qui permet de faire ouvrir là des chambres de malades.

On peut conserver la galerie de cure au rez-de-chaussée du bâtiment central, parce que ce rez-de-chaussée est occupé non pas par des chambres où l'on couche, mais par certains locaux communs, salles de réunion, salles de jeux, salles à manger, qui s'ouvriront par de vastes baies sur la galerie de cure. Les deux étages surmontant le rez-de-chaussée de ce bâtiment central seront occupés par des chambres de malades. Les pavillons latéraux ne seront guère composés que de ces chambres au rez-de-chaussée et aux étages. Ces pièces prennent régulièrement jour sur la façade méridionale des bâtiments et s'ouvrent sur un corridor régnant le long de l'autre façade.

Dans un sanatorium populaire la plupart des chambres devront être de six lits, un petit nombre seulement de un lit ; avec la discipline hygiénique qui règne dans un établissement bien tenu, il n'y a pas de contagions à redouter d'un malade à l'autre, et avec six lits par chambre on abaisse le prix de revient de l'établissement. Le cube d'air sera de 35 mètres environ par lit, avec une hauteur sous plafond de 3m,50 à 4 m. ; ces dimensions suffisent parce que les fenêtres des chambres ne doivent pour ainsi dire jamais être fermées, même la nuit, et que l'aération est par suite toujours excellente. On munira toutefois les fenêtres d'impostes mobiles, et on ménagera dans la paroi opposée des chambres des orifices de sortie de l'air sous le plafond. Grillot conseille de ne pas installer de balcon devant les fenêtres de la façade méridionale pour ne pas nuire à l'ensoleillement des locaux qui se trouveraient sous le balcon. Des jalousies extérieures peuvent être utiles.

Les chambres seront chauffées à 15° au plus par des radiateurs à vapeur à basse pression. Bien entendu les murs, le plafond des pièces, seront lisses, peints et vernissés de manière à faciliter l'entretien d'une propreté rigoureuse (par voie humide) et les désinfections ; le sol sera pour la même raison imperméable : l'emploi du grès cérame est généralement indiqué. Tous les angles d'union des diverses parois doivent être arrondis. Comme tapis le linoléum est seul acceptable.

Un mobilier extrêmement simple, facile lui aussi à désinfecter, est recommandé. Le lit sera en fer avec sommier à lames métalliques. Les tables de nuit doivent être de même en fer et entièrement ouvertes.

L'éclairage électrique sera organisé.

Il y aura des lavabos communs à chaque étage de chaque pavillon, ainsi que des water-closets.

En arrière du bâtiment central affecté aux malades et relié à lui par une galerie se trouvera une construction réunissant la plupart des services généraux, et en particulier la cuisine dont l'importance est très grande dans un sanatorium étant donné que l'alimentation joue un rôle considérable dans le traitement des tuberculeux; autour de la cuisine, ses annexes : laverie, salle d'épluchage, laiterie, boucherie, réfectoire des gens de service. Le même bâtiment renferme encore : les caves, puis les bains, la salle d'hydrothérapie ; enfin à l'étage la lingerie, le vestiaire général et les logements du personnel.

Plus loin on élèvera une petite infirmerie et le logement des médecins ; à l'entrée un pavillon pour les bureaux ; un peu à l'écart un bâtiment pour la désinfection et la buanderie ; tout à fait à l'écart un pavillon mortuaire.

D'assez vastes jardins, un parc avec de nombreux abris, doivent entourer les constructions dont nous venons de donner un aperçu ; le bois voisin sera d'ailleurs utilisé en été et les jours de vent pour les promenades graduées des malades.

Nous ne saurions nous arrêter ici sur le régime général et la discipline hygiénique en vigueur dans les sanatoriums. Notons seulement que tous les malades y sont munis d'un crachoir individuel de poche ; les crachoirs collectifs sont par suite peu usités dans les sanatoriums (H. Grillot). Voici les caractères d'un bon crachoir de poche : étanchéité absolue petit volume (de façon à être tenu tout entier dans une main), fermeture et ouverture très aisée, désinfection complète facile, entrée assez large, fond plat, légèreté, solidité, construction telle qu'il n'y ait aucune projection extérieure de liquide au moment où l'on ouvre le petit récipient. Depuis l'appareil classique de Detweiler (fig. 226), presque tous les crachoirs individuels sont en verre coloré, à couvercle métal-

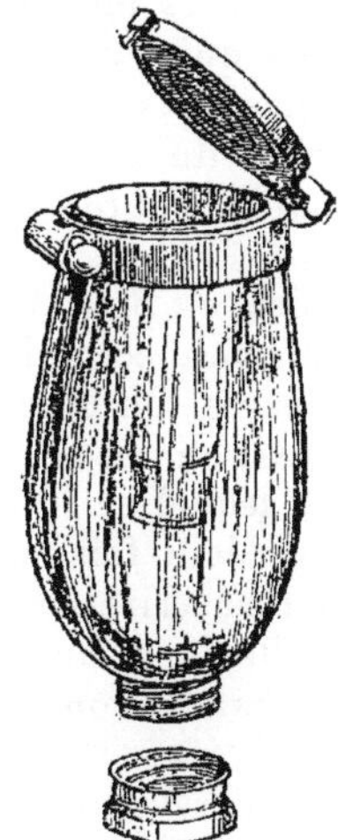

Fig. 226. — Crachoir de Detweiler.

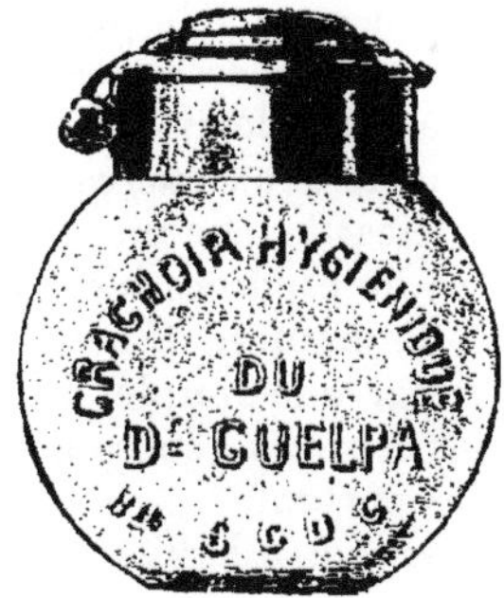


Fig. 227. — Crachoir de Guelpa.

lique s'appliquant sur un entonnoir d'entrée plongeant dans le flacon pour empêcher le renversement de son contenu. Nous citerons le crachoir tout en métal de Guelpa (fig. 227), assez répandu en France, peu coûteux, et celui de Leune, en verre, à couvercle métallique, très bon marché.

Il faut désinfecter chaque jour les crachoirs et leur contenu ; le plus simple est de plonger le tout dans l'eau qu'on porte à l'ébullition pendant 20 minutes après l'avoir additionnée d'un peu de carbonate de soude.

Les ustensiles de table seront désinfectés de la même manière.

Il faut encore désinfecter de temps à autre les vêtements donnés aux malades, et aussi tout le linge qui leur sert, quand il est envoyé au nettoyage.

**Les Hospices.** — Les hospices sont essentiellement destinés à recevoir des sujets atteints d'affections chroniques, incurables, et les vieillards infirmes ou simplement rendus peu valides par l'âge ; le but que l'on poursuit dans les hospices est d'assurer l'existence de ces sujets le plus longtemps possible, et non pas de modifier favorablement leur état physique. Aussi suffit-il que les hospices présentent les conditions générales de salubrité indispensables dans tout établissement collectif quelconque. Toutefois il faut tenir compte quand on installe un hospice de la débilité de certains de leurs pensionnaires, des infirmités d'autres ; ce qui nécessite certaines dispositions spéciales.

On annexe souvent un orphelinat à l'hospice, par mesure d'économie ; on le séparera du moins le plus possible du reste de l'établissement, et on s'efforcera de faire jouir les enfants recueillis des conditions d'hygiène les plus propres à favoriser leur parfait développement.

On réunit parfois aussi l'hôpital et l'hospice, quand le chiffre total des hospitalisés des deux établissements est peu considérable. Il n'y a trop rien à dire à cet égard si les vieillards sont logés dans des pavillons bien séparés de ceux des malades proprement dits.

Il ne nous paraît y avoir aucune objection à l'édification de l'hospice dans la zone suburbaine des grandes villes ; les relations avec l'agglomération urbaine ne sont pas très fréquentes et n'ont guère de caractère d'urgence. On trouvera plus aisément dans cette zone des emplacements assez vastes pour doter l'hospice de grands jardins, indispensables aux vieillards qui sortent peu. Nous croyons qu'il est bon de disposer d'environ 200 mètres carrés de terrain par hospitalisé. La population totale de l'hospice pourra du reste atteindre le chiffre de 600 à 800 individus si ceux-ci sont convenablement répartis en petits groupes.

La nécessité de fragmenter la population de l'hospice, et, pour toutes sortes de raisons, de la subdiviser en catégories bien distinctes, conduit à adopter comme pour les hôpitaux le système des pavillons séparés. On ne donnera pas à ces pavillons plus de deux étages sur rez-de-chaussée ; on les distribuera en deux séries parallèles de chaque côté d'un axe sur lequel se trouveront les services généraux ; on espacera les divers bâtiments de deux fois leur hauteur, et on s'arrangera de manière à ne pas leur faire circonscrire de cours. Des chemins protégés par une simple toiture sur colonnettes peuvent exister entre les pavillons et les services généraux ; mais même ces galeries ouvertes ne sont pas indispensables partout.

En outre des pavillons d'habitation et des services généraux (cuisine, bains, buanderie, lingerie, administration, parloirs, salles de réunion), l'hospice doit comprendre une infirmerie, un petit pavillon de contagieux, un pavillon de désinfection, un dépôt mortuaire.

Il va sans dire que la plus grande économie doit présider à la construction et à l'aménagement de tout hospice.

**Pavillon ordinaire d'hospice.** — Ce pavillon offrira la forme d'un rectangle allongé, avec grand axe dans la direction Est-Ouest ; on peut surmonter le rez-de-chaussée de deux étages, mais il vaudrait mieux se limiter à un étage au-dessus du rez-de-chaussée ; on ne fera des caves ou des sous-sols que là où ces locaux auraient une destination précise et utile. Chaque pavillon renfermera une soixantaine de lits; le chiffre de soixante-quatre lits qui est atteint à l'hospice de La Tronche (Grenoble) nous paraît être un maximum à ne pas dépasser.

Nous conseillons d'adopter le pavillon double, avec entrée et escalier au milieu du bâtiment; à l'étage on aurait deux dortoirs de dix-huit à vingt lits; au rez-de-chaussée un dortoir semblable seulement, la place correspondant à l'un des dortoirs de l'étage devant être réservée pour un réfectoire, une salle de jour, un parloir : ces derniers locaux n'étant destinés qu'aux moins valides des pensionnaires de chaque pavillon n'ont pas besoin d'offrir de très vastes dimensions; d'autres réfectoires, situés près des cuisines, comme à l'hospice du Perron (Lyon), serviraient aux pensionnaires les plus ingambes; on organiserait de même des salles de réunion assez vastes, indépendantes des pavillons d'habitation.

Plan du 1er Etage

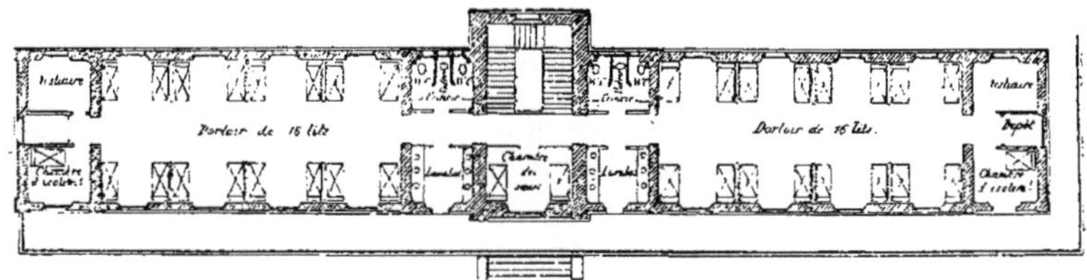

Plan du Rez de chaussée

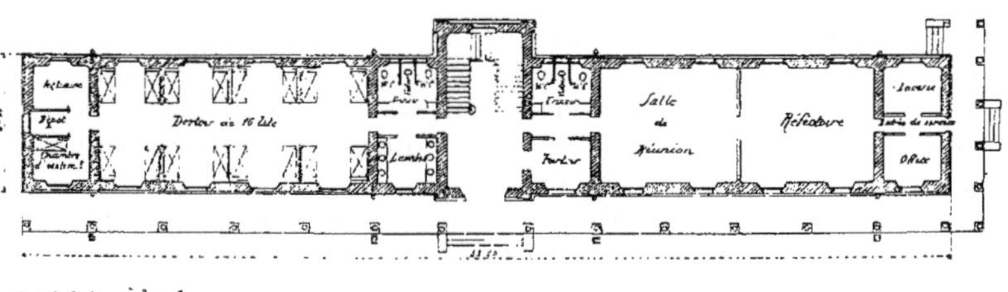

Fig. 228. — Pavillon de l'hospice Saint-Brice (Chartres). Rez-de-chaussée: étage.

Nous donnons (fig. 228) le plan du rez-de-chaussée et de l'étage des pavillons de l'hospice Saint-Brice (Chartres) où l'on trouve un exemple du dispositif que nous préconisons; par économie les dortoirs pourraient être un peu agrandis de manière à renfermer un nombre de lits légèrement supérieur.

Les dortoirs ayant comme à l'hospice Saint-Brice 7 m. 50 de large, une longueur égale au nombre des lits qu'ils contiennent, une hauteur sous plafond de 4 m., offrent 7 m², 50 et 30 m. cubes par lit : c'est là un minimum qu'il faut s'efforcer de dépasser; il est bon d'avoir 8 m², 50 par lit, ce qui donne 34 m. c. avec 4 m. de hauteur sous plafond.

On sépare quelquefois l'un de l'autre les lits voisins par des cloisons incomplètes pour donner aux hospitalisés l'illusion de la chambre individuelle; cela nous semble avoir bien des inconvénients au point de vue de l'entretien de la propreté, sans compter que la ventilation des dortoirs se trouve gênée. Il convient de réserver ce cloisonnement pour quelques sujets atteints d'infirmités hideuses.

Le sol des dortoirs pourra être en bois dur, peint et verni, scellé sur bitune, dans les pays froids; mais chaque fois que cela sera possible on adoptera le carrelage en grès cérame. Les murs seront couverts de peinture vernissée; les divers angles de rencontre des murs, du plancher, du plafond, seront arrondis. Dans les réfectoires le carrelage en grès cérame est absolument nécessaire.

La ventilation intermittente des dortoirs sera assurée par des fenêtres opposées dont la surface totale d'ouverture égalera à peu près le quart de l'aire du dortoir. Au-dessous de ces fenêtres s'ouvriront pour l'aération permanente des orifices d'introduction d'air; des orifices de sortie se trouveront sous le plafond. Des radiateurs de vapeur placés devant l'appui des fenêtres assureront le chauffage.

A chaque dortoir il convient d'annexer :

Une chambre d'infirmier et une chambre d'isolement à un lit; des lavabos avec un nombre de cuvettes fixes égal à la moitié du nombre des pensionnaires; une petite lingerie; des water-closets (un siège pour dix pensionnaires) avec un vidoir.

Il est utile qu'une marquise règne le long de la façade méridionale de chaque pavillon : c'est un promenoir en cas de mauvais temps.

**Pavillons spéciaux d'hospice.** — Les uns ne sont que le complément des pavillons ordinaires : ils sont à simple rez-de-chaussée et renferment les réfectoires, les salles de réunion, les parloirs. Les réfectoires seront naturellement peu distants des cuisines. Les salles de réunion (avec fumoir, salle de lecture, salle de conversation, ouvroir pour les femmes) occuperont dans l'hospice une situation assez centrale, permettant s'il est possible d'avoir une vue agréable sur le voisinage.

Les autres pavillons spéciaux sont destinés à recevoir certaines catégories de pensionnaires, d'ailleurs plus ou moins nombreuses. Nous citerons :

Le *pavillon d'infirmerie*, à un étage sur rez-de-chaussée, avec des salles d'une dizaine de lits, offrant 40 m. c. par lit; quelques chambres à un lit; les mêmes annexes qu'un pavillon d'hôpital;

Le *pavillon des contagieux*, à simple rez-de-chaussée, ne comprendra guère que des chambres à un ou deux lits séparées par des cloisons vitrées; mêmes annexes que le précédent dont il ne sera du reste pas bien éloigné;

Le *pavillon des épileptiques* et des sujets atteints de certaines autres affections nerveuses chroniques sera situé un peu à l'écart, entouré d'une grille; il ne comporte qu'un simple rez-de-chaussée; les sols très durs ne sauraient y être admis, et le linoléum y sera largement employé; on évitera tout angle saillant soit en ce qui concerne les parois intérieures, soit en ce qui concerne le mobilier; on donnera par tête plus de surface que dans les autres pavillons; la série des locaux accessoires sera très complète.

Le *pavillon d'orphelinat*, s'il y en a un, doit être lui aussi fort à l'écart, séparé du reste de l'établissement par une grille enveloppant un assez vaste emplacement. L'idéal serait d'avoir pour chaque sexe un pavillon assez analogue à celui de l'école de Montesson (voir p. 865) pour une trentaine d'enfants: le compartimentage des dortoirs n'existerait d'ailleurs pas, et les water-closets seraient plus isolés des autres locaux.

Les *services généraux* de l'hospice ne nous paraissent devoir offrir rien de bien particulier; nous insistons seulement sur la nécessité d'avoir un service de bains largement organisé, avec bon nombre de baignoires et aussi quelques cabines de bains par aspersion à l'usage surtout du personnel servant et des enfants de l'orphelinat.

**Les asiles d'aliénés.** — Les asiles d'aliénés tiennent à la fois de l'hôpital et de l'hospice; s'ils doivent en effet servir d'instruments de guérison (Esquirol) pour certains aliénés, il suffit qu'ils offrent aux autres, dont l'état est incurable, les conditions voulues pour leur permettre de supporter le mieux possible leur infirmité. On ne saurait diriger d'une manière rationnelle et économique la construction et l'aménagement d'un asile sans s'inspirer de ce double caractère. La fragmentation de l'établissement en *quartiers* multiples, indépendants les uns des autres, et assez différents, découle d'abord de cette conception.

L'asile d'aliénés se place naturellement vers le centre de la région à desservir, près d'une localité vers laquelle convergent de nombreuses voies de communication; l'emplacement choisi sera toutefois à 2 ou 3 kil. de la ville, afin d'avoir de l'espace, de l'air, et un certain isolement; on tâchera de s'établir sur un versant en pente très douce vers le sud; il faudra trouver de l'eau sur place ou à proximité, et aussi des terrains de culture où l'on fera de l'irrigation avec les eaux d'égouts de l'asile.

Il est à désirer que l'établissement ne reçoive pas plus de 500 à 600 malades. L'asile proprement dit, non compris le domaine cultural d'étendue très variable qui lui est annexé, doit offrir par individu (malades et personnel) environ 150 $m^2$ de surface (Krayatsch).

On commence à appliquer résolument le système des pavillons isolés aux asiles : chose excellente au point de vue de l'hygiène générale et au point de vue de la situation dans laquelle il convient de mettre les divers aliénés. Les asiles ainsi construits sont bien encore des asiles « fermés », mais ce ne sont plus des « asiles-casernes » comme naguère, et peu à peu on arrive à réaliser des établissements de plus en plus salubres et aussi de mieux en mieux adaptés à leur but spécial.

Tous les pavillons de malades seront dirigés parallèlement, avec leur grand axe Est-Ouest, et leur préau devant la façane méridionale. On s'efforcera du reste de répartir les pavillons sur le terrain de l'asile de telle sorte que depuis chacun de ces bâtiments et depuis leurs préaux les malades aient une vue aussi étendue que possible sur la campagne environnante, mais non point cependant sur les pavillons ou préaux voisins : problème souvent difficile à résoudre.

Tout asile comporte d'abord un certain nombre de *quartiers* (chacun composé d'un pavillon avec son préau) pour les aliénés ordinaires; au milieu de l'ensemble de ces quartiers s'élèveront les services généraux (administration, cuisine, bains, lingerie, pharmacie, et plus à part buanderie, désinfection); on placera également vers le centre de l'établissement une salle de fêtes et des parloirs; près de l'entrée seront les logements du directeur, des médecins-adjoints, du personnel subalterne; au contraire on installera vers le fond de l'asile les pavillons d'observation, l'infirmerie et un peu à l'écart un pavillon d'agités puis un pavillon de contagieux, cet ensemble constituant en quelque sorte l'hôpital de l'asile (Bourneville); on y joindra, en le dissimulant, le dépôt mortuaire.

**Le quartier d'aliénés.** — Les pavillons, à un étage sur rez-de-chaussée, ne renfermeront pas plus de 50 aliénés; nous entendons des aliénés tranquilles et par ailleurs bien portants. Il serait à désirer, comme le demande Marandon de Montyel, que l'étage fût occupé par deux dortoirs, chacun de 22 lits par exemple, le rez-de-chaussée étant réservé aux locaux de jour (salle de réunion, réfectoire) et à quelques chambres d'isolement.

Le réfectoire sera naturellement carrelé en grès cérame; il devra offrir environ 1 m. carré par aliéné. La salle de réunion, avec parquet de chêne scellé sur bitume, ou carrelage recouvert de linoléum, offrira au moins 3 m. carrés par aliéné.

Des dortoirs de 7 m. de large, 4 m. de hauteur sous plafond et autant de mètres de longueur qu'ils contiennent de lits, paraissent admissibles; ils présentent en somme 7 m. carrés et 23 m. c. par lit, dimensions suffisantes pour des aliénés tranquilles et sains de corps. Ces dortoirs seront en général carrelés. A une de leurs extrémités sera organisé un lavabo avec cuvettes fixes. Les fenêtres auront des dimensions ordinaires ; elles fermeront à clef. Un water-closet est indispensable près de l'entrée de chaque dortoir. En face se trouvera la chambre du surveillant.

Une petite lingerie est encore nécessaire à l'étage du pavillon. Au rez-de-chaussée il est très utile de ménager une pièce de débarras pour le linge sale et les instruments de nettoyage des divers locaux.

Le chauffage, la ventilation du pavillon d'aliénés ne prêtent à aucune indication particulière. Les appareils de l'éclairage artificiel devront être placés hors de l'atteinte des aliénés.

A chaque pavillon on annexe dans le préau dont il est flanqué une *galerie couverte* servant de promenoir les jours de pluie, et des *cabinets d'aisances* ordinairement placés à l'extrémité de la galerie, qui est volontiers perpendiculaire au pavillon et ferme le côté ouest du préau. Les cabinets d'aisances pour le jour sont ainsi bien séparés du pavillon, et on peut y employer faute d'eau le système des tinettes avec sièges à la turque. Mais il est d'ailleurs à souhaiter que l'on organise le plus souvent possible dans les asiles des water-closets avec sièges en grès cérame pour la défécation dans la position assise.

Le *préau* lui-même offrira environ 25 m² par aliéné ; on s'efforcera de ne pas lui donner un air de cour de prison; des grilles, des palissades, des haies remplaceront la plupart du temps les murs. Cela facilitera singulièrement la circulation de l'air.

**Quartiers spéciaux.** — Les plus importants sont celui des agités et celui des gâteux, qui contiennent 13 à 14 0/0 de la population d'un asile pour aliénés des deux sexes.

Le *quartier des agités* doit être placé suffisamment à l'écart pour que les cris de ses habitants ne troublent pas les autres quartiers ; en outre, des dispositions particulières sont nécessaires pour empêcher les agités de se nuire et de s'exciter réciproquement. A cet effet, le quartier des agités comprendra non seulement un pavillon ordinaire avec locaux communs et un préau, mais aussi un petit pavillon cellulaire, édifié à part, et où les sujets les plus agités seront isolés la nuit, exceptionnellement le jour.

Le pavillon ordinaire lui-même n'aura qu'un étage et sera distribué de manière à permettre un fractionnement continuel des aliénés ; il faut plusieurs dortoirs de dix lits au plus, deux réfectoires, deux salles de jour. Ces locaux seront relativement vastes : 2 m² par tête dans les réfectoires, 6 m² dans les salles de jour, 8 m² dans les dortoirs sont nécessaires. Les aménagements intérieurs seront faits avec la préoccupation d'éviter autant que possible de fournir l'occasion d'un accident. Le préau sera clos de murs.

Le pavillon cellulaire, à simple rez-de-chaussée aussi, comprendra une rangée de cellules dont chacune aura au moins une dizaine de mètres carrés de surface, et 4 m. de haut, avec des cloisons insonores revêtues de plaques de liège aggloméré, d'ailleurs peintes et vernies ; le sol sera en chêne peint et verni, peut être recouvert d'un linoléum épais. L'éclairage des cellules se fera par une fenêtre garnie de dalles de verre placée au-dessus de la porte, et une autre à tabatière au plafond. L'aération intermittente pourra s'effectuer à l'aide de ces fenêtres ; l'aération permanente doit être prévue ; elle s'exécutera au moyen d'orifices d'entrée placés au bas des murs et protégés le mieux possible contre les aliénés : les orifices de sortie seront naturellement percés à travers le plafond. Le chauffage par circulation de vapeur sous le sol des cellules a été adopté dans plusieurs asiles allemands et l'on s'en loue beaucoup. Bourneville est d'avis d'installer un siège spécial de water-closet dans certaines cellules.

Le pavillon des cellules sera muni de deux baignoires.

Le *quartier des gâteux* réclame des dispositions assez analogues au quartier des agités : il sera à simple rez-de-chaussée et ses divers locaux tout en comprenant chacun un petit nombre de malades leur offriront un espace relativement vaste. Il est indispensable ici de recourir exclusivement aux sols en grès cérame, étant donnée la malpropreté des gâteux, et la nécessité d'opérer souvent le lavage à grande eau des locaux. La lingerie aura une importance particulière. En outre de quelques baignoires on installera une « salle de lavage » (Marandon de Montyel) où les aliénés pourront être lavés tout simplement à la lance projetant sur eux un jet d'eau tiède.

On trouve en Allemagne un *quartier d'observation* renfermant provisoirement les entrants à l'asile, et en permanence les aliénés ayant des idées de suicide, ceux qui refusent de manger et enfin les malades proprement dits. Ces derniers nous paraissent devoir être placés dans une *Infirmerie* parfaitement distincte du quartier d'observation. Cette infirmerie se rapprochera sensiblement par ses dispositions d'un petit pavillon double d'hôpital, à un étage sur rez-de-chaussée. En outre il y aura un *pavillon de contagieux* comptant une douzaine de lits pour une population de 500 aliénés.

**Bibliographie.** — Le Roy : *Précis d'un ouvrage sur les hôpitaux dans lequel on expose les principes résultant des observations de physique et de médecine qu'on doit avoir en vue dans la construction de ces édifices* (Mémoire tiré des registres de l'Acad. des Sc., 1787). — Nightingale : *Notes on hospitals*, Londres, 1859. — F.-J. Mouat et Saxon Snell : *Hospital-construction and management*, Londres, 1883. — J. Rochard : *Rapport sur la construction des hôpitaux* (Revue d'Hyg., V, 1883). — Boisseau : *Hôpitaux* (Dict. encycl. des Sciences médic.). — Chavanis : *Rapport sur la reconstruction de l'Hôtel-Dieu de Saint-Etienne*, Saint-Etienne, 1889. — H. Belouet : *Etudes sur quelques hôpitaux en Allemagne*, Paris, 1892. — Schumburg : *Hygienische Grundsätze beim Hospitalbau und die Berücksichtigung derselben in englischen Krankenhaüsern* (V. f. gerichtl. Med. und öff. Sanitätswesen, 1892). — H. Napias et A.-J. Martin : *Hygiène hospitalière* (Encycl. d'hygiène de Rochard, V, 1892-93). — Tollet : *Les hôpitaux modernes au* XIX^e^ *siècle*, Paris, 1894. — Rubner : *Leitende Grundsätze für die Anlage von Krankenhaüser und über nothwendige Reformen der Zukunft* (Gesundh. Ingenieur, 1895). — F. Ruppel : *Anlage und Bau der Krankenhaüser* (Handbuch der Hygiene de Th. Weyl, Iena, 1896). — Rubner : *Die Ziele und die Handhabung der Staatsaufsicht über Einrichtung und Betrieb der öffentlichen und der Privat-Krankenanstalten* (Vierteljahrss. fr. gericht. Med. und öff. Sanitätswesen, XI, 1896). — Ancelet : *Essai historique et critique sur la création et la transformation des maternités à Paris* (Thèse, Paris, 1896). — O. Kühn : *Krankenhaüser* (Handb. der Architektur, V; Stuttgard, 1897). — L. Borne : *Etudes et documents sur la construction des hôpitaux*. Paris, 1898. — A.-J. Martin : *L'hospitalisation moderne. Le nouvel hôpital Boucicaut à Paris* (Revue d'hyg., XX, 1898). — E. Arnould : *Les nouveaux hôpitaux de Belfort et de Montbéliard* (Ibid.). — Hoc : *Notes sur les pavillons d'hôpitaux. Construction, ventilation, chauffage* (Revue du Génie milit., XVIII, 1899) — P. Berthod : *Le nouveau regime des hôpitaux de Paris. L'exparisianisation* (Revue d'hyg., XXII, 1900). — F Martin : *L'hôpital Pasteur* (Ibid.). — J. Grancher : *Un service antiseptique de médecine* (Bull. médical,

XIV, 1900). — BARTH, BÉCLÈRE, CHAUFFARD, LE GENDRE : *Rapport de la Commission permanente des réformes hospitalières* (Société méd. des Hôpitaux, 1901). — F. JAYLE : *L'hôpital Bretonneau* (Presse médicale, 1901). — P. CHERBONNIER : *Les trois nouveaux hôpitaux d'enfants* (Annales d'hyg. et de méd. lég., XLV, 1901).

**Sanatoriums** — KNOPF : *Les Sanatoria*, Paris, 1895. — BEAULAVON : *Traitement de la tuberculose pulmonaire dans les Sanatoria* (Thèse, Paris, 1896). — SERSIRON : *Les phtisiques adultes et pauvres en France, en Suisse et en Allemagne* (Thèse, Paris, 1898). — F. DUMAREST : *De l'organisation d'un sanatorium* (Annales d'hyg., XL, 1898). — LETULLE : *Sanatoriums populaires pour tuberculeux adultes pauvres* (Rapport à la Commission de la Tuberculose, 1900). — LETULLE : *Crachoirs collectifs et crachoirs individuels* (Presse médicale, 1901). — BELOUET : *Le Sanatorium d'Angicourt* (Revue d'hyg., XXIII, 1901). — H. GRILLOT : *Le Sanatorium français ; sa possibilité, son organisation*, Paris, 1901.

**Asiles d'aliénés**. — A. FUNK : *Irren-Anstalten* (Handbuch der Architectur, V, Darmstadt, 1891). — E. SCHULTZE : *Ueber Bau und Einrichtung einer für einen Regierungsbesirk bestimmten Irrenheilanstalt vom sanitätspolizeilichen Standpunkte* (Gesundheits-Ing., 1894). — BOURNEVILLE : *Rapport sur la construction d'un cinquième asile d'aliénés dans le département de la Seine.* Paris, 1894. — MARANDON DE MONTYEL : *L'hospitalisation de la folie et les nouveaux asiles ouverts pour aliénés* (Annales d'hyg., XXXIV, 1895). — DU MÊME : *Asiles d'aliénés* (Arch. de neurologie, XXIX et XXX, 1895). — J. KRAYATSCH : *Ein Gutachten über die Aulage und banliche Einrichtung einer modernen Irrenanstalt* (Jahrbücher f. Psychiatrie, XIII, 1895). — MORIN-GOUSTIAUX : *Construction d'un cinquième asile d'aliénés dit de la Maison-Blanche, Ville-Evrard*, Paris, 1897. — DU MÊME : *Note sur un projet d'asile d'aliénés à Trieste* (Revue d'hyg., 1897). — A. PASSOW : *Welche besonderen Anforderungen sind bei Bau und Einrichtung einer grossen Anstalt für Geisteskranke zu berücksichtigen?* (Vierteljahrss. f. gerichtl. Med. und öff. Sanitätswesen, XV, 1898).

## LA DÉSINFECTION

La désinfection vise à faire cesser l'infection, c'est-à-dire à détruire les microorganismes pathogènes, ou susceptibles de le devenir, sur toutes les surfaces, sur tous les objets qui s'en trouvent souillés pour les avoir reçus d'un malade, et qui pourraient les transmettre à des individus sains, réalisant ainsi la contagion par voie indirecte, la plus fréquente du reste. La désinfection est donc dans un sens *réparatrice*, encore que comme l'isolement elle ait pour but final d'être *préventive* à l'égard de la propagation des maladies contagieuses. Isolement et désinfection se complètent aujourd'hui réciproquement dans la lutte contre cette propagation, la première méthode limitant au strict inévitable l'extension des souillures dangereuses, la seconde pouvant dès lors concentrer son action sur un champ relativement restreint où il y a plus de chances que rien de ce qui est souillé ne lui échappe.

Au surplus, on ne doit pas regarder la désinfection, même renforcée par l'isolement, comme capable de triompher d'une façon générale du monde infini des microorganismes nuisibles et de mettre toujours l'organisme humain à l'abri de leurs atteintes. En d'autres termes, isolement et désinfection ne peuvent résumer toute la prophylaxie des maladies infectieuses. Si grands que soient les services rendus par la désinfection, bien des germes ne seront point atteints par elle grâce à mille circonstances diverses : et il est indispensable, pour résister à l'envahissement de ces germes, que notre organisme soit préparé à lutter contre eux par une bonne hygiène générale qui aura dès longtemps favorisé le développement de toutes nos forces vitales.

On a essayé de désinfecter il y a longtemps. Mais bien entendu les procédés de désinfection n'ont pu offrir quelque sûreté que du jour où les agents animés des maladies infectieuses ont été connus et où l'on a su expérimenter d'une manière scientifique sur ces différents germes les divers agents chimiques et physiques capables de les détruire. On donne à ces agents microbicides le nom de *désinfectants;* leur pouvoir désodorisant est chose tout à fait accessoire et dont il n'y a pas lieu en général de s'occuper.

Dans la pratique il faut se garder de tendre à confondre la désinfection avec la stérilisation; Duclaux, Behring, ont justement insisté sur ce point. Bien que nous ne connaissions pas tous les microbes pathogènes, et qu'il en existe peut-être de plus résistants que ceux actuellement déterminés, ce n'est pas une raison pour exiger d'un désinfectant qu'il soit susceptible de tuer tous les germes, et entre autres certaines espèces banales, nullement nuisibles, mais douées en revanche d'une haute résistance aux agents destructeurs. On se contentera d'une désinfection remettant les choses dans un état ordinaire : cela simplifie du reste singulièrement la pratique de la désinfection et cela évite de recourir sans nécessité démontrée à des procédés très coûteux.

Sans doute nos procédés usuels de désinfection pourront ne pas être parfaits en raison même de l'observation du principe susdit; c'est le cas ordinaire actuellement, et certes, il est à désirer que l'on réalise de sérieux progrès à cet égard. Mais est-ce à dire que ces procédés, faute de mieux, soient inutiles et qu'on ait eu tort d'en préconiser l'application? Nullement, dit Duclaux. Si ces procédés ne font pas tout ce que l'on souhaiterait, du moins, tout en restant assez simples et assez peu coûteux pour être volontiers employés, font-ils quelque chose, ne réaliseraient-ils qu'une certaine propreté; d'ailleurs dans la plupart des cas ils atteignent à une réduction très importante du nombre des germes nuisibles, soit que le plus grand nombre de ceux-ci aient été détruits, soit qu'ils aient été mécaniquement écartés : ces résultats suffisent à justifier la mise en œuvre de nos moyens actuels de désinfection. Finalement nous pensons avec Duclaux que le meilleur procédé de désinfection n'est pas seulement le plus efficace vis-à-vis des germes nuisibles, mais encore celui dont l'application est la plus facile et la moins coûteuse — une importance prédominante étant toutefois attribuée à la question d'efficacité, car il faut évidemment atteindre sur ce point à un certain résultat pratique.

Il est du reste nécessaire que les désinfectants accomplissent leur œuvre dans un temps assez court, n'excédant pas quelques heures; ils ne doivent pas détériorer les objets sur lesquels on les applique, ni être dangereux pour ceux qui les manient. Un désinfectant qui ne tue pas certains germes pathogènes mais qui en tue d'autres est excellent dans les cas où l'on n'aura affaire qu'à ceux-ci; aussi est-il exagéré de demander qu'un désinfectant pour être couramment employé soit capable de détruire telle espèce pathogène rare et particulièrement résistante, comme le charbon sporulé, que l'on ne rencontrera que dans quelques cas bien déterminés.

Les agents de la désinfection sont *chimiques* ou *physiques.*

Les premiers sont les plus variés et leur nombre est tel que nous ne passerons en revue ici que les plus usuels. Tantôt ils agissent en modifiant le milieu où vit le microbe; tantôt ils sont véritablement toxiques pour ces organismes. Le malheur est qu'ils soient aussi toxiques pour l'homme : d'où leur application délicate. Les résultats obtenus avec tous ces désinfectants sont susceptibles d'être influencés par une foule de circonstances, et Behring qui les relève fait remarquer avec raison que les expérimentateurs ne sauraient trop préciser les conditions dans lesquelles ils opèrent leurs recherches : nous aurons plus d'une fois l'occasion de faire ressortir les différences considérables qu'on observe dans l'action microbicide selon les milieux où se trouvent plongés les microbes, selon la nature des surfaces qui leur servent de support, selon l'espèce microbienne en jeu, ou encore l'état humide ou sec dans lequel les germes se présentent; enfin la durée d'application du désinfectant et la température à laquelle elle s'exerce sont également de nature à modifier singulièrement les effets observés. D'ordinaire ces effets sont d'autant meilleurs que la température à laquelle on opère est assez élevée.

La chaleur est à proprement parler le seul désinfectant physique.

Après avoir étudié ces divers désinfectants en eux-mêmes et tels que nous les font connaître les expériences de laboratoire, nous montrerons leur mise en œuvre dans la désinfection des locaux, des objets, etc. On ne perdra pas de vue que dans les conditions de la pratique les résultats obtenus sont presque toujours loin d'être aussi satisfaisants que les enseignements du laboratoire pouvaient le faire prévoir; la cause en est en partie aux méthodes d'application, en partie aux protections que les microbes trouvent d'habitude dans le milieu ambiant et que leur offrent surtout les supports les plus poreux.

**Sublimé.** — Le sublimé, ou bichlorure de mercure, est volontiers considéré comme l'un des plus puissants désinfectants chimiques. De fait, d'après Behring, le charbon non sporulé et le bacille du choléra sont tués en 1 heure, à la température de 36° par le sublimé à 1 p. 100,000; en 5 minutes, à 36°, par une solution à 1 p. 50,000; en 5 minutes, à toute température, par une solution à 1 p. 25,000. Le bacille typhique n'est tué par cette dernière solution qu'en 1 heure, et à 36°. Le *staphylococcus aureus* résiste parfois pendant 25 minutes à la solution à 1 p. 1000 à 22°. Ces résultats font déjà ressortir quelques-unes des conditions dont nous parlons plus haut : le rôle de la nature du microbe et celui de la température. Il y a là une indication à employer les solutions de sublimé chaudes ou du moins tièdes. D'autre part il ne faut pas oublier l'extrême résistance des spores de certaines espèces microbiennes : celles du charbon ne sont pas tuées au bout de plusieurs heures par une solution à 1 p. 1000. Chamberland et Fernbach ont montré en outre l'influence de l'état d'humidité, ou de dessiccation des germes dans ce cas particulier; à la température de 15°, avec une solution de sublimé à 1 p. 100, des spores humides de *B. subtilis* sont tuées au bout de 15 minutes; sèches, elles résistent pendant 1 heure.

C'est la solution à 1 p. 1000 qui est ordinairement utilisée; elle est facile à préparer, peu coûteuse, et n'offre pas d'odeur désagréable; toutefois c'est un poison pour l'homme encore que sa toxicité ne soit pas très grande relativement à sa puissance microbicide, car il faut encore environ 0gr,60 de bichlorure de mercure pour tuer un adulte. Il en résulte que la quantité de ce sel qui peut rester sur chaque point d'une surface lavée avec la solution au millième est incapable de devenir dangereuse : il n'y a pas d'exemple d'accidents relevant de cette origine.

On fait plusieurs reproches au sublimé, sans parler de son action fâcheuse sur les métaux qu'il attaque; ses solutions ne seraient pas très stables dans l'eau ordinaire, où la présence de principes minéraux et organiques provoque une décomposition qu'accélère encore l'action de l'air et de la lumière; d'autre part, dans les matières organiques riches en albumine, le sublimé, à partir de 0,25 p. 1000, détermine une coagulation de cette substance qui peut ainsi protéger efficacement les germes qu'elle englobe. On remédie, il est vrai, dans une certaine mesure à ces deux défauts des solutions de sublimé en les rendant acides par l'addition d'acides (tartrique, chlorhydrique) ou mieux en leur incorporant un peu de sel marin, qui rend plus maniable la solution désinfectante, empêche celle-ci de détériorer certains des objets sur lesquels on l'applique, notamment les étoffes, papiers de tenture et dorures, etc., et assure mieux sa conservation. Souvent la solution se fait avec un gramme de sublimé et un gramme de sel marin par litre. Cependant il convient de renoncer à désinfecter les crachats, vomissements, matières fécales par le bichlorure qui forme trop volontiers dans ces milieux un albuminat mercuriel protecteur des microbes. Et en attendant on affaiblit un peu le pouvoir désinfectant proprement dit du sublimé par ces additions d'acides ou de chlorure de sodium (Krönig et Paul, Borkhoff, Tavernari).

Sclavo et Manuelli ont montré que les matières textiles végétales et surtout animales possèdent à un haut degré la propriété de fixer le mercure des solutions de sublimé, même additionnées d'acide chlorhydrique ou de sel marin. D'où l'indication de ne pas chercher à désinfecter des tissus à l'aide du sublimé, et même d'éviter de laisser tremper dans ce désinfectant des chiffons destinés à l'employer en lavages sur des surfaces solides.

Finalement, malgré son pouvoir désinfectant théoriquement très élevé, le sublimé tend à être peu employé dans la pratique de la désinfection où il ne donnerait pas de très bons résultats.

**Sulfates de cuivre, de zinc, de fer.** — Parmi ces sels très en vogue autrefois, surtout à cause de leurs qualités comme désodorisants, on n'emploie plus guère aujourd'hui que le sulfate de cuivre. Behring, Jäger ont reconnu le faible pouvoir désinfectant des sulfates de zinc et de fer ; celui du sulfate de cuivre est bien plus grand. Peu coûteux et peu dangereux à manier, il est susceptible d'être employé en solution à 5 p. 100 à stériliser les matières fécales et les linges. Il est bon de faire chauffer cette solution. A 55° elle met encore plus de six heures pour tuer les spores charbonneuses : mais celles-ci semblent jusqu'à présent le type le plus résistant offert par les microorganismes pathogènes, et dans les mêmes conditions les bacilles de la fièvre typhoïde et du choléra succombent en une demi-heure.

**Alcalis.** — *Chaux.* — Les travaux de Liborius, de Kitasato, de Pfuhl, de Richard et Chantemesse ont remis en honneur la chaux vive en qualité de désinfectant. Quand sa quantité est suffisante pour élever à un certain degré l'alcalinité du milieu où plongent les microbes, son action est réellement très efficace. Pfuhl a montré que le *lait de chaux* (renfermant 20 de chaux pour 100 d'eau en volume, 11 p. 100 en poids) est encore plus actif que la chaux caustique ; il le recommande pour désinfecter les matières fécales dans les fosses d'aisances, à la dose de 5 à 7, 5 de lait de chaux pour 100 de matières ; Richard et Chantemesse ont reconnu le bien fondé de ces indications.

On a constaté en outre que le badigeonnage des murailles à la chaux, pratiqué de longue date dans les casernes et les logis pauvres, réalisait une véritable et excellente désinfection des surfaces. Cronberg, Lapasset montrent que les murailles ainsi traitées sont à peu près stérilisées, même avec un lait très clair dont on donne plusieurs couches. Les résultats de Jäger et ceux de Giaxa ne sont pas tout à fait aussi favorables ; dans les expériences du dernier de ces auteurs, il a paru que la densité du lait de chaux n'était pas indifférente au succès de l'opération, et que même avec des laits épais et des badigeonnages répétés on ne détruisait guère les bacilles tuberculeux, ceux du tétanos, non plus que les spores charbonneuses.

Cependant le lait de chaux peut être considéré comme un bon moyen d'assainissement, et les badigeonnages avec cette substance sont vraiment à recommander dans les locaux qui les comportent (J. Arnould, Vallin). Il y aura d'ailleurs avantage à se conformer pour l'exécution des badigeonnages aux indications tirées des expériences de Lapasset : on ne grattera pas les anciennes couches de badigeon, puisqu'elles ne contiennent pour ainsi dire pas de germes, et dans le lait de chaux, dont on donnera une ou deux couches, on se gardera d'ajouter du carbonate de chaux (blanc de Meudon ou de Troyes) : 2 kilogr. de chaux fraîchement éteinte dans 5 litres d'eau constituent un lait convenable.

*La potasse, la soude ; les lessives, les savons.* — Les bases alcalines, potasse et soude, sont des désinfectants très puissants, de même que les carbonates alcalins solubles (à l'exclusion des bicarbonates), de par l'alcalinité que ces substances font apparaître dans les milieux où la désinfection doit se produire. Behring tue les bacilles du charbon, de la fièvre typhoïde, du choléra, de la diphtérie par l'addition de 50 centimètres cubes de lessive normale de soude caustique (40 gr. pour 1000) à 1 litre de culture. La quantité d'alcali à employer dépend de l'acidité primitive du milieu en question. La présence de l'albumine dans ce milieu est d'ailleurs indifférente. Mais tous les germes ne sont pas détruits par la potasse ou la soude avec une égale facilité. Ainsi les bacilles du charbon et de la diphtérie succombent avec des doses moindres que celles nécessaires pour venir à bout des bacilles de la fièvre typhoïde et du choléra. Selon Behring une solution alcaline exigeant pour être neutralisée 60 cent. cubes d'acide normal par litre tue en deux heures les bacilles du charbon. Le pouvoir désinfectant de l'ammoniaque est notablement inférieur à celui de la potasse et de la soude.

La *lessive*, qui est en somme une solution de carbonate de soude et de potasse, peut constituer un excellent désinfectant, surtout si on l'emploie bien chaude. Behring avec une lessive contenant 1,4 0/0 de carbonate de chaux tue à la température de 80° les spores de charbon en 10 minutes, et à 70° en 30 à 60 minutes. Montefusco et Caro ont même avancé que certaines lessives usuelles pouvaient à froid tuer en 12 heures les bacilles de la fièvre typhoïde et du choléra, voire les spores du charbon ; à vrai dire Heider, Kitasato, Traugott n'ont pu obtenir des résultats aussi favorables du moins en ce qui concerne les spores du charbon, et Heider croit indispensable de porter les lessives à une température assez élevée pour leur faire produire une désinfection sérieuse, les solutions fussent-elles à 10 0/0 de soude. Cependant Förster a constaté naguère qu'une solution de soude à 1 0/0 suffisait la plupart du temps à tuer en une heure à froid les bacilles de la diphtérie, de la fièvre typhoïde et les staphylocoques ; au surplus l'efficacité de la lessive est d'autant plus grande que son alcalinité est plus élevée.

Il en est probablement de même pour les *savons* et les solutions savonneuses, comme le pense Behring ; les résultats publiés sur les expériences faites par divers auteurs sur le pouvoir désinfectant des savons semblent toutefois assez contradictoires ; il est vrai que l'on ne sait pas toujours très bien à quoi s'en tenir au sujet de l'alcalinité des savons employés. On stérilise assez vite des cultures microbiennes dans du bouillon avec de faibles doses de savon alcalin (Koch, Jolles, Reithoffer) ; mais si l'on plonge dans une solution savonneuse froide des linges souillés de matières fécales contenant des germes pathogènes, on s'aperçoit qu'il faut 24 heures pour arriver à tuer le moins résistant de ces germes, le bacille du choléra (Beyer) ; ce qui tient peut-être à la difficulté avec laquelle les sels alcalins pénètrent dans les pores des étoffes ainsi imprégnées de matières albuminoïdes peu solubles (Serafini). Les savons blancs et durs de Marseille seraient les plus efficaces d'après Serafini; encore faudrait-il laisser les linges à désinfecter tremper pendant plusieurs heures dans une solution tiède (30° à 40°) à 3 ou 4 0/0. Les solutions de savons gras, mous, n'arriveraient pas à la température ordinaire à tuer le bacille typhique au bout de 24 heures (Förster) et même de 4 jours (Mattei).

On peut encore se demander s'il est utile d'incorporer aux savons certains autres désinfectants; plusieurs auteurs estiment que le pouvoir désinfectant de ces combinaisons est médiocre; on a même dit qu'il pouvait être inférieur à celui des savons ordinaires; Nocht, Henle, Hueppe ont cependant été satisfaits de l'action de savons additionnés de crésol, et Förster a constaté qu'en trempant 6 heures des linges infectés dans une solution à 10 0/0 de ces savons (une partie de crésol pour une partie de savon) on arrivait à une très bonne désinfection. Sedan a vanté l'efficacité d'un savon à l'aniodol.

**Acide phénique et crésols.** — L'usage de l'acide phénique a été extrêmement répandu encore qu'on lui ait souvent préféré le sublimé, qui n'a pas son odeur désagréable, mais dont l'action antiseptique est peu puissante quand on est en présence de trop de matière organique. La solution aqueuse d'acide phénique à 5 p. 100 tue les bacilles tuberculeux en 4 minutes, même dans les crachats (Jäger); quelques secondes suffisent à détruire les autres bacilles.

D'après des expériences de Behring les bacilles du choléra, de la fièvre typhoïde, de la diphtérie, du charbon, seraient tués dans n'importe quels liquides en une minute par une proportion de 1 à 1,5 0/0 d'acide phénique; pour les staphylocoques il faudrait 2 à 3 0/0. Remouchamp et Sugg ont pu désinfecter en deux heures dans la solution phéniquée à 1 p. 100 des linges, des étoffes de laine, souillés de matières fécales de cholériques et de typhiques.

Quant aux spores charbonneuses, d'après Nocht, Behring, etc., elles résistent plusieurs jours à froid, quelques heures si la température du liquide atteint 40°. On augmente le pouvoir désinfectant de l'acide phénique en l'additionnant de chlorure de sodium en assez forte proportion. Malheureusement au point de vue de la désinfection, l'acide phénique revient dix fois plus cher que le sublimé.

L'acide phénique brut, que l'on emploie volontiers à cause de son prix moins élevé, ne renferme que peu d'acide phénique pur, et énormément de *crésols* (75 p. 100) ou phénols supérieurs qui ont encore un pouvoir désinfectant très sérieux, mais n'agissent que s'ils sont traités par l'acide sulfurique, qui les rend solubles dans l'eau. Le mélange des deux acides est très efficace : 10 p. 100 de crésol et 10 p. 100 de $SO^3$ tuent les spores du charbon en 1 heure 20 (C. Fraenkel, Behring); plus vite encore, si on remplace l'acide sulfurique par l'acide chlorhydrique.

*Le crésyl.* — L'impossibilité de faire entrer dans la pratique des solutions aussi acides que celles dont nous venons de parler a conduit à chercher des préparations neutres de crésols; on a ainsi inventé la créoline ou crésyl. A vrai dire, les crésols y sont non pas dissous, mais émulsionnés, au moyen d'un savon résineux, avec des carbures d'hydrogène. — D'après Jäger les crachats tuberculeux sont stérilisés en une minute par le crésyl à 5 p. 100. C'est une préparation dont l'action est certainement supérieure à celle de l'acide phénique (Behring); cependant elle s'amoindrit dans les milieux très riches en albumine; enfin elle est inefficace vis-à-vis des spores. D'autre part c'est un véritable désodorisant. Enfin, d'après Behring, si on représente par 3 la toxicité de l'acide phénique, celle du crésyl sera 1 et celle du sublimé 120.

Nous avons dit plus haut ce que l'on peut penser des savons proprement dits au crésol.

Citons encore le *tricrésol*, mélange d'orthocrésol, de métacrésol, et de paracrésol, dont Hammerl a expérimenté la grande efficacité. Seybold préfère le métacrésol, qui serait plus actif que le phénol. Ces substances sont peu usitées.

*Solvéol*, *Solutol*, *Lysol*. — Ce sont des solutions neutres ou alcalines de crésols, destinées à remédier au défaut des solutions de crésyl qui s'oxydent et perdent de leur activité à l'air. Les *solvéols* sont obtenus en mélangeant des crésols à une solution concentrée aqueuse d'un salicylate ; pour le *solutol* on remplace cette dernière par le crésylate de soude. Le *lysol* est une solution de crésols dans le savon (Engel) ; il est donc parfaitement soluble dans l'eau ; sa réaction, comme celle du solutol, est alcaline et par suite ces produits n'altèrent généralement pas les objets, étoffes, sur lesquels on les applique. Ils sont moins toxiques que l'acide phénique (le lysol surtout). Le *saprol* est une solution de crésols dans une huile minérale : ce qui est peu avantageux.

Le pouvoir bactéricide de ces préparations est à peu près égal pour toutes, puisqu'il dépend des quantités de crésols qu'elles représentent. D'ailleurs on peut dire, en se fondant sur les expériences de Behring, de Remouchamps et Sugg, que ces solutions, à 5 p. 100, ont les mêmes effets que les solutions à 5 p. 100 d'acide phénique sur les bactéries pathogènes sans spores ; mais qu'elles sont moins efficaces sur les spores qu'elles ne tuent pas, même en solutions à 10 p. 100 et en prolongeant la durée de l'application pendant plusieurs jours. Cadéac et Guinard préfèrent le lysol à ses analogues et à l'acide phénique, mais sans le mettre au-dessus du sublimé et de la chaleur pour la pratique de la désinfection.

Enfin le prix de ces produits est trop élevé pour que l'on puisse les utiliser à autre chose qu'à stériliser les selles des malades dans les bassins ou les chaises percées, et à désinfecter et nettoyer les linges et ceux des vêtements qui supportent bien le lavage ; sur ces derniers, la solution de lysol à froid tue en 30 minutes les bacilles typhiques et cholériques.

**Acide sulfureux.** — Ce désinfectant gazeux eut jadis une grande vogue, et quelques hygiénistes ne l'ont pas complètement abandonné. Une foule d'expérimentateurs, parmi lesquels nous citerons Koch et Wolffhügel, Richard, Bruhl et Gaillard, Thoinot, Cassedebat, ont cependant fourni maintes preuves de son infidélité, même vis-à-vis de bacilles sans spores et en portant la quantité de soufre à 60 grammes par mètre cube d'espace, ce qui suffit en revanche à détériorer la plupart des étoffes. Les bacilles qui sont dans leur profondeur n'en résistent pas moins bien souvent encore Quand on humecte les surfaces qui vont être exposées aux fumigations sulfureuses, on obtient des résultats un peu meilleurs ; mais en provoquant ainsi la formation d'acide sulfurique, on compromet encore davantage l'intégrité des objets à désinfecter. L'acide sulfureux n'est plus en usage en Allemagne, et notre opinion est que l'on fera bien de ne s'en servir nulle part : il y a des procédés de désinfection plus simples et plus sûrs à utiliser là même où l'on n'est pas bien outillé. L'acide sulfureux est en effet d'un maniement assez incommode ; la combustion du soufre crée un danger d'incendie, et ses vapeurs sont singulièrement désagréables, sinon dangereuses. Les étoffes de couleur et les métaux sont détériorés par leur action. Mais la destruction des germes pathogènes par cet agent est assez douteuse ; Miquel a encore constaté « son insuffisance regrettable » dans ses importantes recherches sur la désinfection des poussières des appartements.

Dans ces derniers temps l'attention s'est portée à nouveau sur l'acide sulfureux à propos de la prophylaxie de la peste; on a pensé que ce gaz rendrait des services appréciables pour désinfecter les navires, ou plus exactement pour les débarrasser des rats et de leurs puces, considérés comme propagateurs de la peste. Le gaz acide sulfureux est produit de préférence en dehors des navires et refoulé par des ventilateurs dans leur intérieur (appareil Clayton). Le procédé n'est pas sans valeur, mais il ne faut pas lui demander autre chose que de débarrasser tant bien que mal un navire des rats et en général de ce que l'on appelle la vermine. C'est s'illusionner beaucoup que d'attribuer à l'acide sulfureux gazeux un pouvoir de pénétration notable. En revanche il détériore bien des choses. Il est à désirer que l'on trouve beaucoup mieux.

**Chlore et Chlorures.** — Le chlore à l'état de gaz sec n'a aucune valeur comme désinfectant dans la pratique : son action microbicide est incertaine, superficielle, arrêtée par la moindre protection offerte aux microbes; d'autre part ce gaz est aisément dangereux pour ceux qui l'emploient, et il détériore beaucoup d'objets, ceux-ci devant être humectés pour obtenir une désinfection sérieuse.

Il n'en est pas de même du chlore dissous dans l'eau. Geppert avait déjà reconnu son pouvoir microbicide très puissant; d'après Chamberland et Fernbach, une eau dont la teneur en chlore est de 200 centimètres cubes par litre, tue en une minute les spores charbonneuses. Mais l'odeur de ce liquide est encore insupportable quand on a poussé la dilution jusqu'à le rendre inactif vis-à-vis des germes.

On ne se heurte plus à cet inconvénient grave en s'adressant au *chlorure de chaux* et aux *hypochlorites*. Woronsoff, Sternberg, Jäger, Nissen, avaient déjà constaté leur action puissante sur les germes pathogènes les plus résistants. Cette étude a été reprise par Chamberland et Fernbach. Leurs recherches ont d'abord porté sur l'*hypochlorite de soude* désignée dans le commerce sous le nom d'*eau de Javel*; concentrée ou à un demi elle tue à 15 degrés en cinq minutes les spores du charbon, en une heure le *B. subtilis*, germe extraordinairement résistant à tous les agents; ce dernier périt en cinq minutes si l'eau de Javel, même au quart, est portée à la température de 50 degrés. D'après Bezançon, une solution d'eau de Javel titrant 34° chlorométriques puis diluée au trentième est capable de stériliser des linges souillés de cultures microbiennes diverses, ou de crachats tuberculeux; un contact de 3 heures suffit pour arriver à ce résultat. Dans le même temps on détruirait encore la plupart des germes de la terre; mais la stérilisation de celle-ci exigerait au moins 5 heures. Malheureusement une solution d'eau de Javel au trentième et même au cinquantième risque fort d'altérer le linge (Vallin. L. Martin).

Chamberland et Fernbach ont étudié d'autre part les effets de la solution de chlorure de chaux du commerce dans l'eau, qu'ils désignent sous le nom d'*hypochlorite de chaux*, dont l'odeur est moins forte que celle du produit précédent; la solution mère était préparée avec 100 grammes de chlorure de chaux pour 1200 grammes d'eau. Cette solution étendue jusqu'à 1/10 tue en cinq minutes à 15 degrés les spores du charbon, les bacilles typhiques, cholériques en culture dans le bouillon; fait curieux, les solutions plus concentrées agissent moins bien En expérimentant sur le *B. Subtilis*, Chamberland et Fernbach constatent qu'à la température ordinaire, la solution d'hypochlorite de chaux au dixième a un effet équivalent à celle de sublimé au centième. Quand les germes de *subtilis* sont secs, ils résistent pendant plus de deux heures à l'hypochlorite de chaux à 15 degrés, trente minutes à 50 degrés à la solution au dixième qui, humides, les tuait au bout de cinq minutes. En résumé, Chamberland et Fernbach considèrent l'hypochlorite de chaux comme un bon désinfectant, surtout si l'on fait agir ses solutions chaudes et sur des germes humides; mais cette dernière condition peut à la rigueur être négligée. Il ne paraît pas que ces auteurs aient rencontré des difficultés à stériliser même les liquides albumineux au cours de leurs expériences. D'ailleurs Nissen stérilisait déjà des matières fécales additionnées de sérum à 1 p. 100 de chlorure de chaux en poudre. Le seul reproche qu'il y aurait peut-être à faire à cette substance est qu'elle est d'une conservation assez difficile. Toutefois la puissance désinfectante vraiment remarquable de ses solutions chaudes doit être utilisée vis-à-vis de quantité d'objets, des parois des locaux, des selles pathologiques.

**Aldéhyde formique.** — Cette substance, que l'on désigne aussi sous les noms de *formol* ou de *formaline* ($CH^2O$), a d'abord été étudiée au point de vue de son pouvoir désinfectant par Trillat (1888) qui montra l'action antiseptique de ses solutions vis-à-vis des germes de la putréfaction, et plus tard par Miquel (1894) qui attira l'attention sur les propriétés désinfectantes des vapeurs d'aldéhyde formique à l'égard de germes pathogènes divers, notamment de spores charbonneuses. Depuis lors ce sont presque toujours ces vapeurs d'aldéhyde formique qui ont été mises en expérience par un nombre extraordinaire de chercheurs.

Plusieurs procédés et une foule d'appareils ont été préconisés pour produire les vapeurs d'aldéhyde formique. Ces appareils sont souvent compliqués, toujours coûteux. Nous citerons l'autoclave Trillat où l'on vaporise du formochlorol sous une pression de 3 à 4 atmosphères; les lampes Schering où l'on vaporise des pastilles de paraformaldéhyde. Flügge a montré qu'il était plus simple et tout aussi efficace de se borner à faire vaporiser, après l'avoir additionnée d'une certaine quantité d'eau, la formaline du commerce (qui est une solution d'aldéhyde formique à 40 0/0), à l'aide d'un récipient presque quelconque, à fond plat donnant une grande surface de chauffe, à couvercle muni d'une assez étroite ouverture; cela vaut les appareils soi disant les plus perfectionnés. Telle est la méthode de Breslau. Elle évite la polymérisation de l'aldéhyde formique — qui donne naissance à des dérivés non désinfectants — soit dans la solution mère, parce qu'on ne laisse pas celle-ci se concentrer au delà de 40 0/0 durant l'évaporation, soit dans l'air ambiant grâce à la quantité de vapeur d'eau qui s'y trouve projetée en même temps que l'aldéhyde formique du fait de l'évaporation de la solution employée.

La présence de vapeur d'eau en abondance est d'ailleurs une condition de l'efficacité désinfectante des vapeurs d'aldéhyde formique; presque tous les auteurs sont aujourd'hui d'accord pour dire que ce n'est point au gaz sec qu'appartient l'action bactéricide, mais bien aux vapeurs qui se condensent sur les objets sous forme d'une véritable solution de formaline. Aussi cherche-t-on constamment à charger de vapeur d'eau l'air dans lequel on fait dégager de l'aldéhyde formique.

Malgré tout cette substance n'en reste pas moins un désinfectant de surface, qui ne pénètre pas à travers les objets les plus poreux, les étoffes, de quelque épaisseur; même en se débarrassant de l'air par le vide, on n'arrive pas encore à faire traverser aux vapeurs d'aldéhyde formique une couche pour ainsi dire quelconque de poussière, de tissu vestimentaire, etc., et celle-ci dès lors peut suffire à entraver la désinfection en protégeant des germes infectieux. La chose a été constatée pour ainsi dire par tous les expérimentateurs. Il est certain que comme l'acide sulfureux et le chlore, l'aldéhyde formique à l'état de vapeurs n'est capable de détruire que les microbes déposés à la surface des objets tout à fait à découvert. Pour obtenir ce résultat il faut dégager au moins 250 gr. d'aldéhyde formique par 100 m. c. du local à désinfecter, et laisser l'action de ces vapeurs se produire durant 7 heures; avec une dose double d'aldéhyde on peut ramener ce temps à 3 h ; il faut d'ailleurs évaporer en même temps 3 litres d'eau dans l'espace susdit (Flügge). Dans ces conditions on détruit même les staphylocoques et les spores du charbon si rien, absolument rien, ne les protège contre l'atteinte de l'aldéhyde formique dont le pouvoir de diffusion est très faible.

Au reste les solutions d'aldéhyde formique possèdent un pouvoir désinfectant très considérable qui sera utilement employé dans bien des cas. On peut considérer les solutions à 2 0/0 comme plus efficaces que l'acide phénique à 5 0/0. Oemichen a stérilisé en 30 minutes avec une solution d'aldéhyde formique à 1 0/0 des crachats tuberculeux desséchés en couche mince sur une surface lisse ; le même expérimentateur tue en une heure avec la solution à 2 0 0 des spores charbonneuses desséchées sur fils de verre. Nous dirons plus loin comment on peut tirer parti de cette action des solutions de formaline en les employant en pulvérisations.

**Désinfection par la chaleur.** — La chaleur est à proprement parler le seul désinfectant physique ; mais on distingue plusieurs méthodes de désinfection fondées sur son emploi, suivant le véhicule de la chaleur auquel on a recours.

**Incinération ; air chaud ; eau bouillante.** — L'*incinération* pure et simple des objets infectés ne peut guère s'appliquer qu'à ceux qui sont sans valeur : vêtements hors d'usage, chiffons, et surtout la paille des paillasses, le varech, la balle d'avoine. C'est un procédé très sûr, sans doute, mais singulièrement coûteux si l'on s'avise de l'étendre quelque peu, comme il est arrivé parfois. Aussi n'est-ce pas un bon moyen de répandre la pratique de la désinfection et de faire progresser la prophylaxie des maladies contagieuses, encore que la destruction des germes soit certaine, et par conséquent le résultat cherché rigoureusement atteint. A côté de l'incinération il faut citer le flambage, malheureusement peu pratique soit en raison de ses difficultés d'exécution, soit en raison du petit nombre d'objets auxquels il est susceptible d'être appliqué.

Les *frictions à la mie de pain* des surfaces infectées peuvent être signalées ici, car la mie de pain ne sert qu'à recueillir les germes sur les surfaces, les murailles notamment ; cette mie une fois chargée de microbes est finalement brûlée avec eux. Esmarch, qui a imaginé le procédé, se loue fort de son efficacité désinfectante et de son innocuité parfaite vis-à-vis des personnes et des choses : pour les appartements, c'est en outre un mode de nettoyage très remarquable. Mais l'opération est très longue, comme on le devine, coûteuse à cause de la main-d'œuvre qu'elle nécessite, et exigeant de la part des ouvriers beaucoup de patience et de zèle ; enfin nous ne sommes pas rassurés contre la dispersion des microbes avec les débris pulvérulents de la mie de pain, qui doivent forcément se produire en certaine quantité, même avec du pain frais. D'ailleurs, si celui-ci est trop frais, il en reste des grumeaux adhérents aux parois, et il faut ensuite s'en débarrasser. Quoi qu'il en soit les frictions à la mie de pain sont couramment usitées en Allemagne, à Berlin surtout, pour les parois des locaux, et les résultats paraissent assez satisfaisants dans la pratique.

L'*air chaud* est un mauvais véhicule de la chaleur pour désinfecter ; il doit être porté à très haute température pour agir ; encore met-il deux heures à 140° pour tuer les spores du charbon ; en outre il pénètre fort mal dans l'intimité des corps poreux ou des amas pulvérulents. Finalement il détériore, roussit ou même brûle la surface des objets sans désinfecter le moins du monde leur profondeur. Aussi a-t-on partout renoncé à désinfecter à l'aide de l'air chaud.

L'*eau bouillante* exerce au contraire une action désinfectante des plus efficaces, car la plupart des microbes pathogènes succombent en général en peu de temps dans l'eau à 60 degrés. A vrai dire il est presque toujours nécessaire d'atteindre à 100 degrés, et même cette température n'est pas sûrement mortelle pour quelques germes, sous certains états. Grancher et Ledoux-Lebard ont vu que des cultures sèches de bacilles tuberculeux n'étaient pas mortes après trois heures de chauffe à 100 degrés. C'est cependant là un cas assez exceptionnel, et l'on peut considérer une ébullition de quinze minutes dans l'eau comme mortelle pour tous les germes pathogènes connus et leurs spores. Il n'en est pas de même pour divers saprophytes ; mais cela importe peu à la désinfection, qui n'a pas pour but de produire une stérilisation.

Quand il s'agit de stériliser un objet, une étoffe surtout, par l'eau bouillante, il est prudent de dépasser quelque peu la température de 100 degrés, pour être sûr d'y atteindre au moins dans toute l'épaisseur du tissu. On y arrive en ajoutant un peu de chlorure de sodium ou du calcium dans l'eau. Richard a conseillé l'addition de carbonate de soude quand il s'agit de matières grasses, de mucus. Canalis a insisté sur la simplicité et l'excellence de ce procédé à tous égards, rappelant d'ailleurs que Behring détruisait en 10 minutes les spores du charbon dans l'eau à 85° additionnée de 1 et 1/2 p. 100 de carbonate de soude.

**Vapeur d'eau ; étuves.** — La vapeur d'eau est, comme nous avons déjà eu l'occasion de l'exposer à propos du chauffage, l'un des meilleurs véhicules de la chaleur et l'un des plus pratiques à tous égards, en raison notamment de la quantité de calories emmagasinées sous un faible volume tout en restant complètement disponibles, puisque la vapeur peut les céder jusqu'à la dernière en se condensant. Au surplus la vapeur pénètre assez bien dans l'intimité des corps très poreux, chose fort importante pour atteindre les germes qui existeraient au sein de ces corps. On désinfecte avec la vapeur à 100°, sans pression sensible, ou à une température supérieure obtenue en employant la vapeur sous pression. Dans l'un et l'autre cas la désinfection s'opère dans des appareils spéciaux, les étuves, qui sont essentiellement des récipients où la vapeur saturée agit sur les objets souillés des germes qu'il s'agit de détruire.

Pour que la vapeur puisse pénétrer au sein des objets à désinfecter, l'air doit être au préalable expulsé et de l'étuve et de l'intimité même des objets en question : car l'air est un mauvais conducteur de la chaleur et il est peu susceptible d'absorber une grande quantité de vapeur d'eau. Plus lourd que la vapeur l'air lui fait naturellement place dans les espaces assez larges ; il est d'autre part chassé des espaces capillaires par l'eau de condensation qui les remplit. L'action calorifique est finalement attribuable à cette eau de condensation qui échauffe et humecte les microbes.

Naturellement la marche des phénomènes de calorification susdits dépend en grande partie de la nature et de la structure intime des objets à désinfecter. Rubner s'est assuré que dans les objets très perméables à l'air l'échauffement était bien dû à la pénétration de la vapeur elle-même remplaçant l'air, encore qu'il se fasse sur les parois des pores une certaine condensation mettant en liberté beaucoup de chaleur qui porte les objets à une température égale à celle de la vapeur. Cet échauffement est d'autant plus rapide que le corps absorbe plus promptement grâce à son hygroscopicité.

L'expérience montre que la saturation est une condition fort importante dans la désinfection par la vapeur; cette désinfection a cependant lieu, mais avec une lenteur relative, quand la saturation n'est pas atteinte. D'où Rubner tire cette conclusion que si l'eau hygroscopique, de combinaison, suffit à la rigueur pour amener la destruction des microorganismes, les gouttelettes liquides qui apparaissent lorsque la saturation est atteinte exercent à cet égard une influence prépondérante.

La rapidité plus ou moins grande avec laquelle la désinfection s'opère croît avec l'élévation de température de la vapeur; mais il faut que cette dernière conserve en même temps son humidité relative, étant donné le rôle considérable de celle-ci vis-à-vis de la destruction des microorganismes.

C'est pourquoi la vapeur surchauffée, qui en cet état devient un gaz sec, a été abandonnée pour la désinfection malgré la haute température qu'elle était susceptible d'offrir : à 120° elle produit à peine les effets microbicides de la vapeur humide à 100° (Gruber, Esmarch et Teuscher). On sait d'ailleurs que la cause de la mort des microbes est finalement la coagulation de leur protoplasma albumineux; or cette coagulation survient beaucoup plus tôt en présence de l'eau qu'avec la chaleur sèche.

Les étuves à désinfection actuellement utilisées peuvent se diviser en deux groupes, suivant que la vapeur y agit soit sans pression notable ou à très basse pression, c'est-à-dire entre 100° et 103° environ, soit sous une pression assez considérable, c'est-à-dire depuis 105° jusqu'à 115° et même davantage.

Les étuves à vapeur sans pression notable ou sous très faible pression (1/10 d'atmosphère au plus) sont fondées sur les résultats d'expériences de Koch, Gaffky et Löffler, démontrant que des spores charbonneuses desséchées sur des fils sont tuées par l'exposition pendant 4 minutes à un courant de vapeur à la température de 100°. Probablement divers saprophytes résistent mieux à cette épreuve; mais pour la pratique la chose n'a pas d'importance. La question est bien plutôt de savoir si la vapeur sous forme de simple courant sans pression pénètre suffisamment dans l'épaisseur de certains objets très poreux mais volumineux, comme les matelas en particulier, pour y tuer les germes pathogènes. Esmarch pense s'être assuré de la réalité de cette pénétration et de l'efficacité de la désinfection vis-à-vis des germes pathogènes, même au sein d'objets volumineux, à condition que ces objets, les paquets d'étoffes un peu compacts, par exemple, soient laissés en contact avec la vapeur pendant un temps quelquefois assez long. Les auteurs allemands ont d'ailleurs grande confiance dans l'action de la vapeur circulante, fluente, pour déplacer l'air qui pourrait faire obstacle à son action désinfectante : il semble bien *a priori* que cette manière de voir soit juste, et d'ailleurs les résultats satisfaisants de la pratique viennent témoigner en sa faveur. De fait les étuves à vapeur fluente, sans pression sensible, telles que celles de Rietschel et Henneberg, de Schimmel, de Budenberg (Lümkemann successeur), etc., sont très répandues en Allemagne ainsi que dans les pays voisins, et l'on ne saurait soutenir que les mesures de désinfection mises en vigueur dans ces pays contre la propagation des maladies contagieuses soient illusoires. En revanche, les étuves susdites étant relativement peu coûteuses, faciles à faire fonctionner, sont très volontiers adoptées, et existent en grand nombre : c'est peut-être le cas de dire avec Duclaux que dans l'espèce l'efficacité de la désinfection gagne sans doute en étendue ce qu'elle perd en puissance. Au surplus les grandes étuves de Schimmel, de Budenberg, de Henneberg, celles qui sont installées dans les établissements de désinfection les plus importants, fonctionnent avec de la vapeur fluente sous légère pression, de 1/20 à 1/10 d'atmosphère environ.

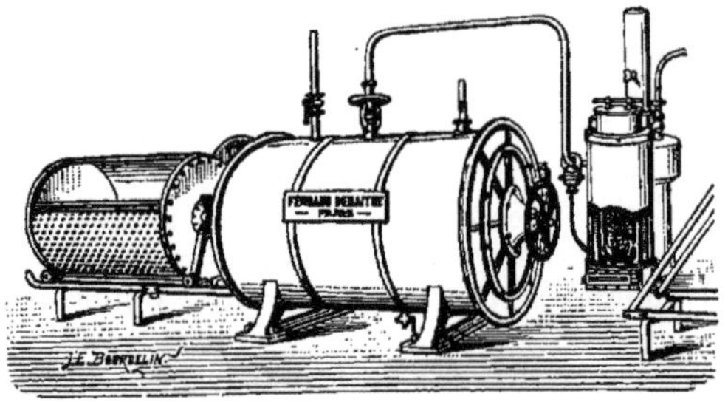

Fig. 229. — Etuve à vapeur fluente à basse pression (stérilisovaporigène) de F. Dehaitre.

En France la maison Geneste-Herscher, à l'instigation de Drouineau, et un peu plus tard, croyons-nous, F. Dehaitre, ont construit chacun une étuve à vapeur fluente fonctionnant à très basse pression, de telle sorte que la température se maintienne vers 101° ou 102° ; la conduite de ces appareils peut être confiée à peu près à n'importe qui sans aucun danger ; leur prix est relativement peu élevé ; ils semblent bien convenir à certains petits établissements collectifs, les asiles de nuit entre autres.

Mais on a pris l'habitude chez nous d'avoir presque exclusivement recours à des étuves à vapeur sous forte pression, dans lesquelles la température atteint et dépasse même 115° ; telles sont les étuves fixes ou locomobiles de Le Blanc, de Geneste-Herscher, et les grandes étuves de F. Dehaitre.

L'étuve de Geneste-Herscher, une des plus connues, est formée d'un cylindre métallique épais, de 1m,30 de diamètre, avec une enveloppe isolante en bois ; à chacune de ses extrémités le cylindre présente une porte ; par l'une, entre sur des rails le chariot qui contient les objets à désinfecter ; il sort par l'autre, l'opération finie. A l'intérieur du cylindre, qui n'est qu'un compartiment de désinfection, se trouvent 2 batteries de tuyaux de chauffe, l'une en haut, au-dessus d'un écran, destinée à prévenir les condensations, l'autre en bas, qui doit sécher rapidement les objets après la désinfection. La vapeur, produite dans un générateur isolé, arrive dans le cylindre à désinfection par un tuyau spécial ; ce dernier, avant son entrée dans l'étuve, présente une branche de gros calibre, fermée par un robinet valve, qui permet de faire des décompressions. Enfin l'étuve est munie d'un robinet purgeur d'air, et d'un système de tuyautage purgeur de l'eau de condensation de l'étuve elle-même, des batteries de chauffe, etc.

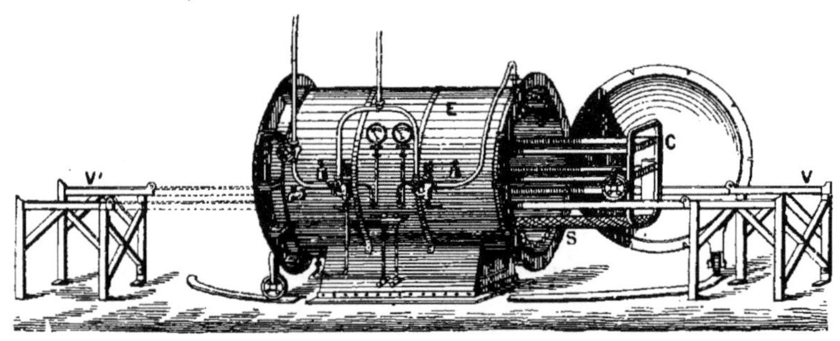


Fig. 230. — Etuve fixe de Geneste-Herscher.
E. Corps cylindrique de l'étuve. — S. Batteries chauffantes intérieures. — V. Voie d'entrée. — V'. Voie de sortie. — C. Chariot.

On envoie d'abord la vapeur dans les batteries de chauffe pour élever la température de l'intérieur de l'étuve et y prévenir les condensations autant que possible. Les objets à désinfecter étant introduits et les portes fermées hermétiquement, on introduit la vapeur dans l'étuve même en ayant soin d'ouvrir le robinet purgeur d'air, jusqu'à ce que la vapeur vienne s'y échapper. On le ferme alors,

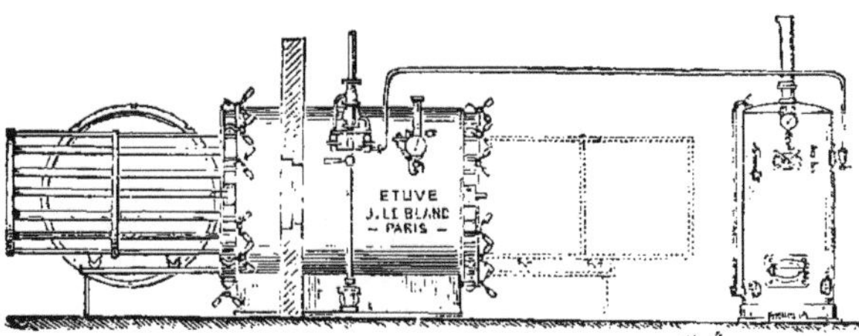


Fig. 231. — Etuve fixe à deux portes de J. Le Blanc.

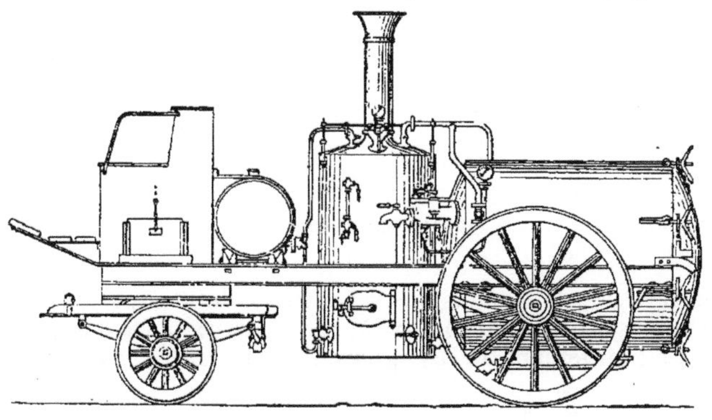

Fig. 232. — Etuve locomobile de Geneste-Herscher.

et la pression monte. Quand on a atteint 108° environ, on ouvre brusquement le gros robinet extérieur pour lâcher soudain la vapeur et faire ainsi une décompression qui détermine l'éclatement et l'expulsion des vésicules d'air restées dans l'épaisseur des objets à désinfecter. On ramène ensuite la pression, de façon à atteindre 110°-112° pendant environ 10 minutes. Pendant ce temps on fera encore une ou deux autres décompressions. Enfin on laisse la vapeur s'échapper définitivement, on entr'ouvre les portes et on laisse sécher pendant quelques minutes.

Les étuves fixes de Le Blanc, de Dehaître sont plus ou moins analogues à l'étuve Geneste-Herscher ; elles se composent également de l'étuve proprement dite et d'un générateur de vapeur distinct; les étuves Le Blanc sont dites à vapeur fluente sous pression, la désinfection s'opérant du reste à la température de 115° environ.

Les divers constructeurs que nous venons de citer font en outre des étuves locomobiles, c'est-à-dire sur roues, qui peuvent aller opérer des désinfections d'une localité à l'autre et permettent ainsi de suppléer dans une certaine mesure au manque d'appareil à désinfecter dans les localités peu importantes. D'ordinaire ces étuves n'ont qu'une seule porte servant à la fois à l'entrée et à la sortie des objets.

Signalons enfin l'étuve Vaillard et Besson, plus simple et d'un prix moins élevé que les étuves Le Blanc, Geneste-Herscher, Dehaître, tout en employant la vapeur fluente sous une pression qui permet d'atteindre la température de 110° à 112°. L'étuve, reposant sur un fourneau formant socle, se compose essentiellement de deux cylindres concentriques, dont le plus interne constitue la chambre de désinfection, l'externe le générateur de vapeur ; la vapeur formée au fond de ce générateur s'élève entre les deux cylindres et pénètre dans l'étuve proprement dite par le haut, pour en sortir par le bas grâce à un tuyau d'échappement que termine au dehors une soupape spéciale servant au réglage de la pression dans l'appareil. L'étuve Vaillard et Besson ne se fait pas seulement

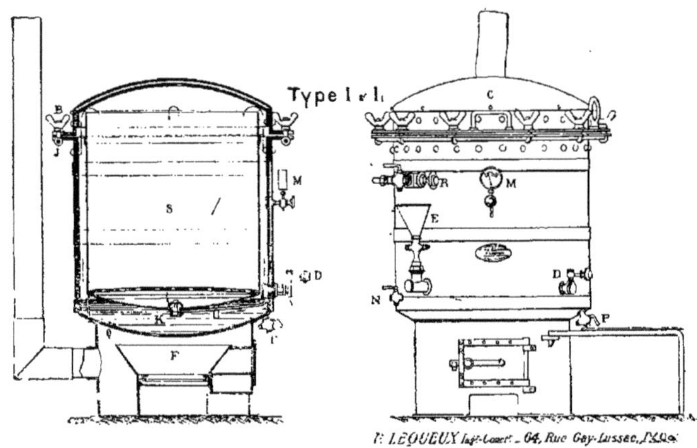


Fig. 233. — Petite étuve verticale Vaillard et Besson (élévation et coupe).

suivant le type vertical, de dimensions restreintes, dont nous venons de parler; il en existe aussi des types horizontaux, à une ou deux portes, et plus ou moins considérables. Le maniement de ces appareils reste toujours très simple.

A part l'étuve Vaillard et Besson, les étuves à vapeur sous pression élevée des constructeurs français ont le grave inconvénient d'être fort coûteuses; sans

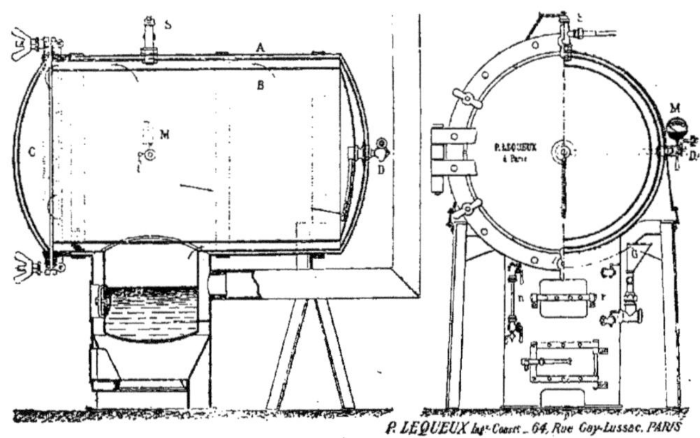


Fig. 234. — Petite étuve horizontale Vaillard et Besson.

doute ce sont de très bons appareils, mais on peut se demander s'il est vraiment indispensable ou même très utile de recourir exclusivement à un outillage aussi puissant, aussi perfectionné, et si les dépenses qu'occasionne son acquisition sont vraiment justifiées par des résultats pratiques notablement supérieurs à ceux que l'on peut obtenir à moins de frais avec des étuves plus simples, et notamment avec les étuves qui fonctionnent à basse pression.

Le fait est qu'il ne faut pas s'imaginer que les étuves à haute pression, dans lesquelles on atteint constamment la température de 112° à 115°, soient par cela même pratiquement bien plus efficaces que les étuves à basse pression ou même sans pression. La vapeur humide à 100° suffit à détruire en peu d'instants tous les germes pathogènes connus ; l'essentiel est bien moins d'élever la température de cette vapeur que d'assurer son arrivée jusqu'aux germes pathogènes présents dans l'épaisseur des objets à désinfecter (linges, étoffes, matelas, etc.) ; le point capital à cet égard paraît être d'assurer l'expulsion de l'air contenu dans les pores de ces objets, car sa présence entrave la pénétration de la vapeur : or c'est surtout la circulation de la vapeur dans un sens favorable (de haut en bas, puisque la densité de l'air est supérieure à celle de la vapeur), qui est capable de réaliser cette expulsion de l'air par déplacement de celui-ci, la pression n'intervenant ici que d'une manière accessoire.

Vaillard et Besson ont du reste insisté sur les difficultés et la lenteur qu'offrait l'expulsion complète de l'air de certains objets mis à l'étuve, même lorsque les conditions de fonctionnement de l'appareil semblent être les plus capables de remplir ce desideratum : dans leur étuve, avec un courant continu de vapeur sous pression progressive, ces auteurs ont constaté qu'il fallait au moins 20 minutes pour expulser d'une façon satisfaisante l'air d'un matelas, l'action de décompressions successives ne semblant d'ailleurs pas susceptible de réduire la durée de l'opération. Cependant la désinfection passe pour s'effectuer plus promptement dans les étuves à vapeur sous pression élevée que dans les autres ; les expériences de Frosch et Clarenbach témoignent dans ce sens. Peut-être convient-il toutefois de ne rien s'exagérer à cet égard. Au surplus les meilleures des étuves à vapeur sous pression, de celles même qui ont la prétention de détruire en quelques instants les microbes les plus résistants par une température de 115°, c'est-à-dire de faire de la stérilisation, ont été surprises dans diverses expériences (celles de P. Canalis entre autres) en flagrant délit d'insuffisance complète en ce qui concerne la simple désinfection de certains objets. Ce sont là des faits à méditer avant de se décider pour tel système d'étuves plutôt que pour tel autre. Ils nous semblent de nature à diminuer beaucoup le dédain que l'on pourrait professer à l'endroit des étuves à basse pression, dont l'adoption serait d'ailleurs si favorable à la vulgarisation de la désinfection par la vapeur, en raison de la simplicité de fonctionnement et du prix relativement peu considérable de ces appareils.

Quelle que soit l'étuve employée, cet appareil et son fonctionnement doivent être soumis à un contrôle, présenter certaines garanties, qui donnent un minimum de sécurité au point de vue de la lutte contre la propagation des maladies contagieuses. A.-J. Martin a proposé et fait adopter par le Congrès d'hygiène tenu en 1894 à Budapest que les étuves rempliraient au moins les conditions suivantes :

1° La température ne variera pas, ou ne variera que de un degré centigrade au plus dans toutes les parties de l'appareil ainsi que dans les objets qu'on y place ;

2° Après la désinfection la traction au dynamomètre des objets désinfectés ne doit pas témoigner d'une modification sensible dans le degré de résistance ;

3° Les couleurs des étoffes ne doivent pas être altérées ;

4° Les étuves seront munies d'appareils enregistreurs permettant de contrôler la régularité des opérations effectuées.

Il faut en effet que l'on sache notamment à quelle température ont eu lieu les opérations et quelle a été leur durée, celle-ci étant une des circonstances capables d'influer beaucoup sur le succès des opérations en question. On arrivera ainsi à un contrôle physique des étuves, fondé d'ailleurs sur les résultats d'un contrôle bactériologique préalable. Enfin A.-J. Martin a insisté sur l'importance qu'avait la manière dont on charge les étuves ; les objets qui y sont introduits seront étendus sur des claies, sans être pliés ni serrés, pour faciliter autant que possible la circulation de la vapeur.

Bien entendu on n'introduira jamais dans les étuves d'objets susceptibles d'être détériorés par l'action de la vapeur d'eau : tels que les objets en bois collé ou plaqué, en cuir, en caoutchouc, en carton, ou encore les fourrures.

**Désinfection des locaux.** — La première chose à faire avant de désinfecter un local est d'en retirer tous les objets qui sont susceptibles de passer à l'étuve, et pour lesquels ce mode de désinfection est même particulièrement indiqué : les étoffes, vêtements, tapis, literie. Après quoi on procède à la désinfection des parois du local et des meubles divers qui s'y trouvent encore. Il va sans dire que les opérations seront d'autant plus aisées et plus efficaces qu'elles seront effectuées dans un local dont l'aménagement se rapprochera davantage des desi-

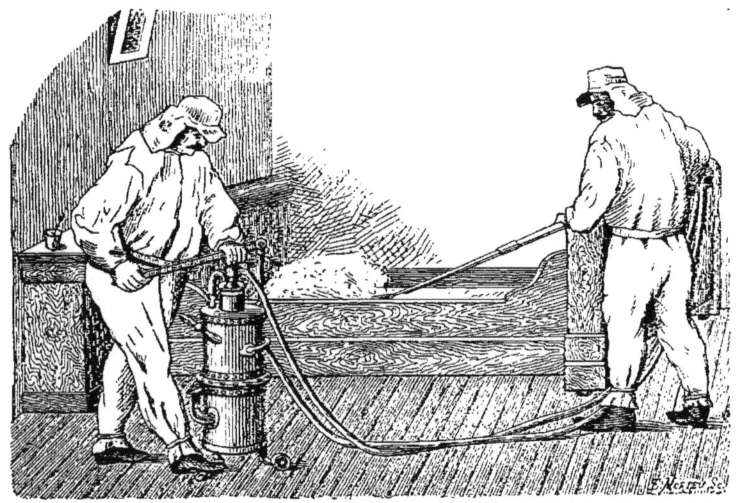

Fig. 235. — Emploi du pulvérisateur.

derata de l'hygiène, c'est-à-dire dont les parois seront unies, imperméables, non tapissées de papier, et où l'on n'aura pas entassé comme il arrive trop souvent les tapis, les tentures, les meubles capitonnés : là en effet on pourra laver et frotter énergiquement de manière à imprégner les surfaces de l'antiseptique employé, sans crainte de rien détériorer. Au surplus il est bon qu'avant la désinfection le local ait été bien clos pendant quelques heures et qu'on se soit gardé d'y organiser un remue-ménage intempestif. On doit en effet chercher à favoriser une certaine sédimentation des germes (Mareuge), et s'efforcer de ne pas disperser dans l'air les poussières microbiennes sur lesquelles il s'agit d'agir.

On n'oubliera jamais que le moment où l'on désinfecte, le choix le cas échéant des locaux sur lesquels porte la désinfection, la désignation des surfaces ou objets qu'elle doit viser plus particulièrement selon la maladie dont il s'agit, le zèle et l'habileté des désinfecteurs constituent autant de facteurs des résultats qu'il convient pratiquement d'attendre des opérations de désinfection. L'intervention et la surveillance d'un médecin compétent paraissent donc des plus utiles pour retirer de la désinfection tous les bénéfices possibles. Toutefois il ne faut pas s'imaginer que la désinfection des locaux puisse aboutir à leur stérilisation.

En présence de murs badigeonnés à la chaux on pourra se borner à l'application d'une nouvelle couche de badigeon. Des murs recouverts de peinture vernissée se prêtent bien à une sorte de lavage avec des chiffons, des pinceaux ou même des brosses trempés dans une solution antiseptique, tout comme les sols imperméables en carrelages. De telles surfaces ne sont en effet nullement détériorées par l'action de solutions de chlorure de chaux, de crésyl, voire d'acide phénique, fussent-elles employées chaudes, ce qui augmente d'une façon très notable leur pouvoir désinfectant. Le procédé en question est en pareil cas celui qu'il faut adopter de préférence. Les boiseries, les meubles, divers objets peuvent encore être légèrement frottés avec des linges imbibés de la solution choisie. Le sublimé n'est pas à recommander pour ces lavages, d'abord en raison de son action fâcheuse sur les métaux, ensuite, comme l'a fait remarquer Laveran, à cause de l'appauvrissement rapide de ses solutions lorsqu'on y plonge des chiffons souillés de poussières riches en matière organique.

Mais très souvent les revêtements des murailles des habitations privées ne sauraient supporter sans détériorations l'un ou l'autre des traitements fort simples dont il vient d'être question. En Allemagne on a alors volontiers recours aux frictions à la mie de pain suivant le procédé d'Esmarch. En France ce sont les pulvérisations qui sont le plus souvent employées, et qui s'effectuent avec une solution de sublimé et des appareils pulvérisateurs généralement constitués par un cylindre à deux compartiments communiquant par un tube étroit; dans le compartiment inférieur se trouve le liquide désinfectant; dans le compartiment supérieur on comprime l'air au moyen d'une pompe à main; le liquide et l'air partent alors de leurs compartiments respectifs chacun par un tube de caoutchouc pour se rencontrer dans une petite pièce métallique terminale, que soutient une lance rigide, et où s'effectue la pulvérisation proprement dite. Des appareils de ce genre sont fournis aujourd'hui par divers constructeurs.

On emploie la pulvérisation non seulement pour les murs et les plafonds, mais aussi pour la plupart des meubles. Sur les murs on doit promener méthodiquement et d'assez près le jet toujours dans le même sens, de haut en bas, en mouillant bien la surface tranche par tranche, et il est bon de passer deux fois à quelques minutes d'intervalle sur les mêmes points (A.-J. Martin); on se rappellera que la partie inférieure des murs est toujours la plus souillée.

Bien que les pulvérisations de sublimé paraissent rendre de bons services dans la pratique, où l'on continue à les mettre fréquemment en usage, il convient de ne pas perdre de vue les sérieuses critiques dont elles ont été l'objet de la part de Laveran et Vaillard. Dans leurs expériences ces savants souillent des briquettes de plâtre avec des cultures de microbes pathogènes, puis après dessiccation les traitent par des pulvérisations de divers antiseptiques ; on gratte alors les surfaces primitivement souillées et on porte dans des bouillons le produit de ce grattage, après lavage à l'eau pure, ou, s'il s'agit de sublimé, après lavage au sulfhydrate d'ammoniaque, puis à l'eau. Avec ces précautions, il a paru que la pulvérisation de sublimé acide à 1 p. 1000 ne tuait ni le bacille du choléra, ni celui de la tuberculose, ni la plupart des autres germes pathogènes ; les résultats seraient encore plus médiocres sur des papiers de tenture que sur des murs nus, moins mauvais sur les murs badigeonnés à la chaux que sur les peintures à l'huile. Il est vrai que la pulvérisation avait lieu à une distance de 1m30 du mur, ce qui représente un bien grand écartement, le jet n'arrivant plus alors à mouiller la totalité de la surface vers laquelle on le dirige. En revanche on pulvérisait pendant une minute sur le même point, tandis qu'en pratique le temps est beaucoup plus court Des expériences ultérieures de Chavigny ont d'ailleurs conduit à des résultats semblables à ceux rapportés par Laveran et Vaillard.

Au surplus, d'après les mêmes auteurs, il n'y aurait pas mieux à attendre de pulvérisations de solutions phéniquées à 5 0/0.

En revanche Vaillard, à la suite des expériences entreprises à son instigation par Dopter, a recommandé tout récemment les pulvérisations de solutions de formaline, déjà employées en Angleterre par Mackensie. Dopter s'est servi d'une solution contenant 976 c. c. d'eau et 24 c. c. de formol à 40 0/0 du commerce. Une pulvérisation de 30 secondes amène la destruction au bout de 24 heures des bacilles diphtéritique, typhique, pyocyanique, du streptocoque, desséchés sur du papier ; le staphylocoque, les spores du charbon, ne succombent pas toujours dans ces conditions. Une pulvérisation de 45 secondes stérilise des exsudats diphtéritiques étalés sur du papier, des crachats tuberculeux desséchés sur fils de soie. Au cours d'une désinfection réelle de nombreux locaux on s'est assuré que la teneur bactérienne des poussières recueillies sur des parois quelconques avait beaucoup baissé après la pulvérisation de formaline, et que la plupart des germes non sporulés auparavant décelés dans ces poussières ne s'y rencontraient plus. Vaillard et Dopter insistent du reste sur la nécessité de bien mouiller les parois à désinfecter par une pulvérisation méthodique et exécutée de très près ; le local où aura eu lieu l'opération sera ensuite bien clos pendant 24 heures ; une large aération fera le lendemain disparaître toute odeur. Il est à noter que les pulvérisations de formaline coûtent peu.

Dans le cas où l'on croirait pouvoir recourir pour la désinfection d'un local à un désinfectant gazeux, le mieux serait de s'adresser à l'aldéhyde formique mis en œuvre suivant les indications de Flügge (méthode de Breslau) ; c'est-à-dire que l'on fera vaporiser par les moyens les plus simples une solution de formaline du commerce à 40 0/0 étendue de quatre fois son poids d'eau, en proportionnant du reste la quantité de formaldéhyde dégagée au cubage du local à désinfecter : soit 250 gr. d'aldéhyde formique pour 100 m. c. d'espace (800 c. c. de la solution commerciale additionnée de 3,200 c. c. d'eau). On désodorise s'il y a lieu assez rapidement les locaux au moyen de la vaporisation d'une solution d'ammoniaque à 25 0/0, après avoir laissé l'aldéhyde formique agir pendant au moins 7 h. Mais il doit être bien entendu que la désinfection par les vapeurs d'aldéhyde formique n'est applicable qu'aux surfaces largement accessibles, souillées d'une façon tout à fait superficielle, et n'appartenant pas à des corps poreux, susceptibles de s'être imprégnés si peu que ce soit de microbes dangereux. Ce qui limite fort l'emploi de ce mode de désinfection.

**Désinfection des wagons, des navires, etc.** — On comprend que des voyageurs atteints de maladies contagieuses puissent propager directement ou indirectement leur maladie en occupant une place dans n'importe quel compartiment d'un wagon de chemin de fer. Cependant ce n'est que depuis le 1er mars 1901 qu'il a été décidé en France que les personnes en question pourraient être exclues des compartiments affectés au public, et que les compartiments où elles auraient voyagé devraient être désinfectés à l'arrivée à destination. En même temps il a été défendu de cracher ailleurs que dans les crachoirs disposés à cet effet.

La première de ces prescriptions nous semble devoir comporter la création de compartiments spéciaux pour les malades contagieux, compartiments qui surtout seraient aménagés de manière à être très aisément désinfectés, tandis qu'il est actuellement bien difficile et fort coûteux d'opérer une désinfection efficace dans la plupart des compartiments ordinaires de nos wagons.

La grande difficulté de la désinfection des compartiments habituels de nos wagons réside dans la présence de capitonnage et de tapis de laine sur une notable étendue de la surface intérieure de leurs parois. Petri, en Allemagne, s'est livré à un certain nombre d'essais de désinfection de ces garnitures, et les résultats obtenus ont été peu encourageants. Le seul nettoyage des compartiments de 1<sup>re</sup> et de 2<sup>e</sup> classe est loin d'être une opération simple. Quoi qu'il en soit il a été prescrit pour les chemins de fer prussiens, que, pour désinfecter le cas échéant les compartiments, on ferait passer à l'étuve à vapeur tous les coussins et tapis mobiles, que les planchers et toutes parties en bois non verni seraient lavés avec une solution très chaude de savon de potasse à 3 0 0; que les parties en bois verni, les cuirs, les garnitures d'étoffes inamovibles seraient lavés avec la même solution simplement tiède, puis essuyés et frottés à sec.

Peut-être conviendrait-il de chercher à modifier un peu l'aménagement des wagons dans le but de favoriser leur nettoyage journalier et leur désinfection. La suppression du capitonnage, l'emploi d'étoffes lisses, imperméables, de tapis en linoléum, l'imperméabilisation des planchers, sont, comme Vallin l'a indiqué, les principales améliorations à conseiller.

Tous les véhicules publics sont assimilables aux wagons de chemin de fer au point de vue de la propagation des maladies contagieuses et de la lutte contre cette propagation. Les voitures ordinaires sont seulement un peu moins suspectes que les wagons parce que les gens y séjournent moins longtemps.

La désinfection des navires est naturellement encore bien plus compliquée que celle des véhicules terrestres, en raison même de la complexité des navires. A vrai dire eux aussi devraient être aménagés, au moins dans certaines de leurs parties (cabines de passagers entre autres), de manière à ce que leur exact nettoyage et leur désinfection le cas échéant fussent plus faciles.

Après débarquement des passagers, de l'équipage, des marchandises, on peut désinfecter le fond de la cale par des lavages à l'eau de mer et au sulfate de cuivre : après quoi on l'assèche et on le passe au lait de chaux. Pour le reste du navire, on a surtout recours jusqu'à présent à l'acide sulfureux; on fait brûler du soufre à l'intérieur du navire lui-même, ou bien on produit l'acide sulfureux à l'extérieur et on l'envoie à l'aide de ventilateurs dans les divers compartiments à désinfecter. Il n'est pas certain que l'on se débarrasse ainsi des germes pathogènes dangereux qui seraient déposés dans les différentes parties du navire. Mieux vaudrait s'attacher à faire laver, frotter, gratter le mieux possible les parois des locaux les plus suspects : l'emploi de solutions alcalines chaudes rendra service pendant ces opérations. Après quoi des badigeonnages au lait de chaux pourront encore trouver leur application en maint endroit. Dans les cabines, des pulvérisations de formaline, telles que Vaillard les préconise, seraient sans doute d'un bon effet.

Dans ces dernières années on a essayé sinon de désinfecter au sens littéral du mot les navires, du moins de les débarrasser des rats qu'ils contenaient quand ces animaux étaient suspects de pouvoir propager la peste. L'acide sulfureux a été employé dans ce but, soit mélangé à de la vapeur d'eau, soit à l'état sec : sous cette dernière forme il a paru fournir le résultat cherché sans donner lieu d'autre part à trop d'inconvénients quand on a eu affaire à des navires vides; mais on a dû renoncer, là où on l'avait tenté, d'employer l'acide sulfureux quand le navire renfermait encore des marchandises, celles-ci étant avariées. Des essais ont été entrepris pour se débarrasser des rats au moyen de l'acide carbonique ; il n'est pas encore démontré que l'emploi de ce gaz puisse passer avantageusement dans la pratique.

**Désinfection des vêtements, de la literie, du linge.** — Les vêtements divers, la literie, les étoffes quelconques formant tapis, tentures, etc., ne sauraient guère être sérieusement désinfectés qu'au moyen de l'étuve à vapeur convenablement maniée. Rappelons que ces divers objets ne doivent pas être pliés, empilés ni serrés dans l'étuve ; il convient du reste de les protéger contre les taches de rouille provenant des parties métalliques de l'étuve. Dès que l'étuvage est terminé, il faut retirer tous les objets qui viennent d'être désinfectés, les secouer, et les étendre à l'air sur des claies pour qu'ils achèvent de sécher. Dans ces conditions la désinfection n'est, au dire de A.-J. Martin, l'occasion d'aucune détérioration, à moins d'un certain nombre d'étuvages des mêmes objets ; même

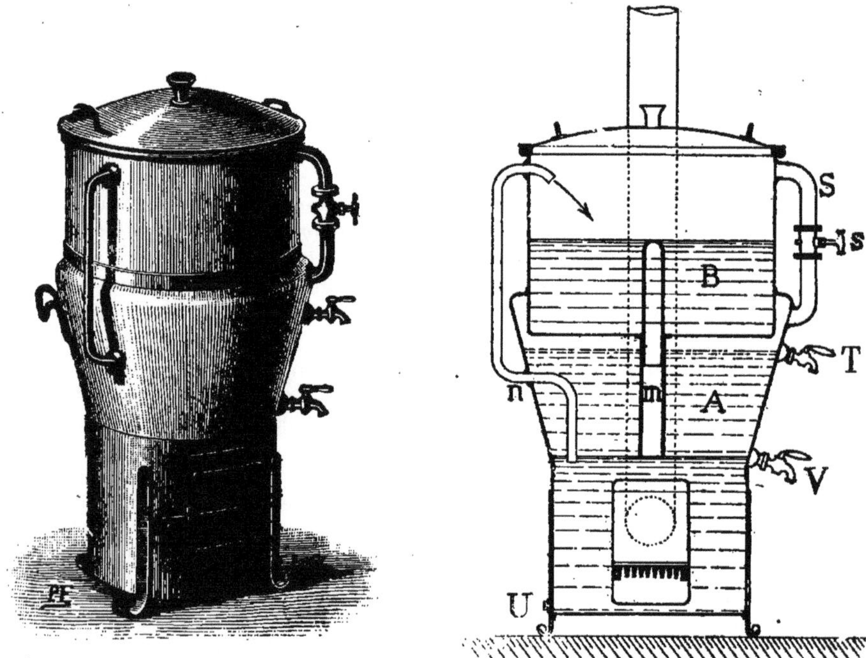


**Fig. 236.** — Cuve à désinfection par trempage de Geneste-Herscher

A, chaudière communiquant avec le bac B, où se place le linge à désinfecter par les tuyaux *m* et *n* ; l'eau étant en ébullition, on ferme en *s* le tuyau d'échappement de vapeur S ; sous l'influence de la pression, l'eau monte dans le tuyau *n* et se déverse dans le bac B jusqu'à ce qu'elle atteigne l'orifice du tube *m* ; elle retombe alors par ce tube en A ; une circulation continue d'eau à 100° est ainsi établie.

alors les tissus de fibres végétales ne sont pas encore altérés, mais il n'en est pas ainsi des tissus de fibres animales dont la solidité diminue. Les couleurs bon teint ne sont généralement pas endommagées.

La désinfection du linge n'a pas besoin de se faire à l'étuve, et dans l'espèce il vaut mieux ne pas user de ce procédé qui offre le gros inconvénient de coaguler et de rendre insolubles (par l'action de la haute température subie) les matières albuminoïdes dont sont imprégnés çà et là les linges souillés de diverses sécrétions ou excrétions : d'où des taches indélébiles sur les linges étuvés sans avoir été nettoyés au préalable. Mais il est évident que ce nettoyage doit être opéré dans des conditions qui ne favorisent pas la propagation des maladies dont le linge est susceptible de renfermer les germes. Au surplus, il est urgent de disposer d'un moyen rendant inoffensives les manipulations inévitables de ce linge avant même son nettoyage, dès qu'il a été retiré aux malades.

On a conseillé de plonger tout d'abord les linges souillés par les malades dans des cuves contenant une solution phéniquée à 50/0 ; mais selon Förster un séjour de 12 à 24 heures dans cette solution ne produit pas à coup sûr la désinfection des linges, et ne dispense pas de rechercher ultérieurement ce résultat tout en poursuivant le nettoyage des taches. Förster préférerait une immersion de quelques heures dans une solution à 1/10 de savon au crésol, ce qui désinfecterait bien et préparerait avantageusement la disparition des taches. Le crésyl, la crésyline (Dardeau) en solution à 2 0/0 conviendraient également. L'immersion dans l'eau de chaux préconisée par Beyer paraît peu recommandable à divers égard. L'eau de Javel même à 1/50 brûle le linge.

En tous cas le mieux est de traiter le plus tôt possible le linge infecté par des solutions alcalines progressivement chauffées jusqu'à l'ébullition, solutions plus ou moins analogues à la lessive d'autrefois, obtenue par l'épuisement des cendres. Il est clair qu'une simple solution de carbonate de soude convient parfaitement encore, ainsi que l'a montré entre autres Behring ; depuis longtemps les hygiénistes ont recommandé l'emploi de ce procédé de désinfection du linge (à l'exclusion des tissus de laine ou de soie) comme le plus simple et le plus efficace qui puisse être mis en œuvre. « On ne saurait trop à notre avis vulgariser cette notion que les lessives, à peu près comme on les fait dans tous les ménages, à la cendre de bois ou au carbonate de soude, dût-on forcer un peu la dose du sel alcalin, pourvu qu'on les fasse agir à des températures voisines de l'ébullition, sont un moyen de désinfection sûr et relativement rapide, qui s'applique tout naturellement aux linges contaminés » (J. Arnould).

Les appareils les plus rudimentaires suffiraient à la rigueur pour mettre le procédé en pratique n'importe où. Toutefois ceux qui ont été établis pour ce but spécial par divers constructeurs offrent peut-être quelque supériorité. Telle, entre autres, la cuve à désinfection par trempage de Geneste-Herscher, dont la figure ci-contre et sa légende font bien comprendre le fonctionnement.

Dans les buanderies importantes on installe maintenant des appareils de lessivage accéléré du linge, qui nettoient et désinfectent à la fois d'une façon très satisfaisante, semble-t-il, tout en évitant de nombreuses manipulations. Les diverses opérations nécessaires pour blanchir le linge, essangeage (ou trempage préalable à froid), lessivage (avec une solution alcaline à 100° au minimum), lavage proprement dit et rinçage, ont lieu dans un même appareil, dit laveuse-désinfecteuse, qui est à la fois une étuve de désinfection et une machine à laver.

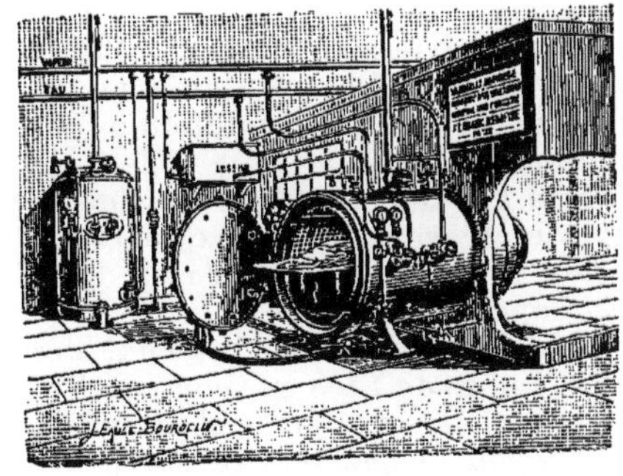

Fig. 237. — Laveuse-désinfecteuse de F. Dehaitre.

Nous mentionnerons à titre d'exemple la laveuse-désinfecteuse de Dehaitre, composée de deux cylindres concentriques, dont l'extérieur, fixe, avec portes à chacune de ses extrémités, constitue l'étuve, l'intérieur, susceptible d'offrir un mouvement rotatif, représentant la laveuse; ce dernier cylindre, en tôle perforée, reçoit le linge qui y trempe d'abord pendant quelques heures dans l'eau froide, puis tiède ; on évacue ensuite ce bain, et on le stérilise par ébullition avant de l'envoyer à l'égout; on introduit alors dans l'appareil une solution de carbonate de soude qui est chauffée progressivement sous une certaine pression, de manière à dépasser 100° ; enfin on évacue encore ce liquide, et on rince à l'eau froide avec un mouvement de rotation assez vif. Toutes ces opérations s'accomplissent en peu de temps et l'installation qui permet de les réaliser est en somme plus simple que celle d'une buanderie ordinaire.

Les avantages sanitaires d'appareils plus ou moins analogues ont été signalés il y a quelques années déjà par Vallin, et plus récemment par Delorme. Il paraît souhaitable que l'usage s'en répande dans les hôpitaux comme dans l'industrie de la blanchisserie.

**Désinfection des excrétions.** — La désinfection des selles des malades atteints d'affections contagieuses a fait l'objet d'un excellent travail de Vincent, dont les résultats expérimentaux peuvent être considérés comme valables dans la pratique, car on doit y rechercher la désinfection fractionnée des matières fécales, telles qu'elles sont produites quotidiennement par chaque individu, et éviter au contraire d'avoir à tenter la désinfection presque impossible de grandes quantités de ces matières à la fois. Il est en effet nécessaire d'obtenir un mélange parfait des matières fécales avec le désinfectant, ce qui ne saurait avoir lieu pour peu que la masse des matières à désinfecter soit considérable. La désinfection des matières assez consistantes est même toujours difficile, parce que l'antiseptique pénètre mal dans la profondeur et détermine parfois une coagulation de surface qui protège les parties sous-jacentes : à vrai dire les selles qui ont le plus besoin d'être désinfectées sont généralement fluides. Au surplus les selles fraîches sont d'une désinfection plus aisée que celles qui ont déjà quelque ancienneté. Bien entendu, ici comme ailleurs, on ne visera pas à atteindre la stérilisation, mais on se contentera de détruire les germes pathogènes, y compris le B. coli, et les germes de la putréfaction. Tel est le but à poursuivre auprès de chaque malade en particulier. (Nous ne nous occupons pas spécialement ici de la désodorisation des matières fécales, question traitée p. 358.)

Selon Vincent c'est le crésyl qui doit être préféré pour désinfecter les selles des malades au fur et à mesure de leur production ; 8 à 10 gr. de crésyl par litre de matières fécales fraîches suffisent, si on laisse l'action désinfectante se produire pendant 24 h. On obtient en même temps une bonne désodorisation. Le crésyl sera employé en solution à 5 0/0.

On obtient aussi, et à très peu de frais, une bonne désinfection et une excellente désodorisation des selles fraîches avec 10 0/0 d'une solution préparée avec 100 gr. de chlorure de chaux sec et 1200 gr. d'eau. Le résultat serait encore assez bon avec de l'eau de Javel dont l'emploi occasionnerait toutefois une dépense supérieure.

Le sulfate de cuivre, peu coûteux, désinfecte très bien (mais ne désodorise guère) à la dose de 7 à 8 gr. pour un litre de matières ; on fera bien d'aciduler la solution à l'aide de l'acide chlorhydrique.

Le carbonate de soude, à raison de 10 à 12 gr. par litre de matières rendra encore des services appréciables dans la pratique.

Contrairement à Pfuhl, à Chantemesse, à Richard, Vincent ne conseille pas le lait de chaux, auquel le bacille typhique et surtout le B. coli résistent bien. Quant au chlorure de zinc, à l'huile lourde de houille, au sublimé et au sulfate de fer, ce sont de très médiocres agents de désinfection des matières fécales.

Les crachats, et notamment les crachats contenant des bacilles tuberculeux, seront désinfectés avec les vases qui les contiennent par immersion de 10 minutes au moins dans l'eau en ébullition, voire 20 minutes si l'on a affaire à des crachats desséchés. On fera bien d'ajouter un peu de carbonate de soude à l'eau.

On a imaginé pour désinfecter les nombreux crachoirs d'un hôpital des appareils spéciaux, sortes de marmites autoclaves, qui nous semblent généralement bien compliqués et bien coûteux, quoique d'ailleurs commodes. Peut-être n'est-il pas nécessaire de se servir de machines aussi perfectionnées pour une besogne en somme assez simple.

Le crésyl est un assez bon désinfectant chimique des crachats ; on l'emploiera en solution à 5 0/0.

**Organisation de la désinfection.** — La désinfection ne saurait s'exécuter d'une façon régulière et efficace qu'avec des installations spéciales et un per-

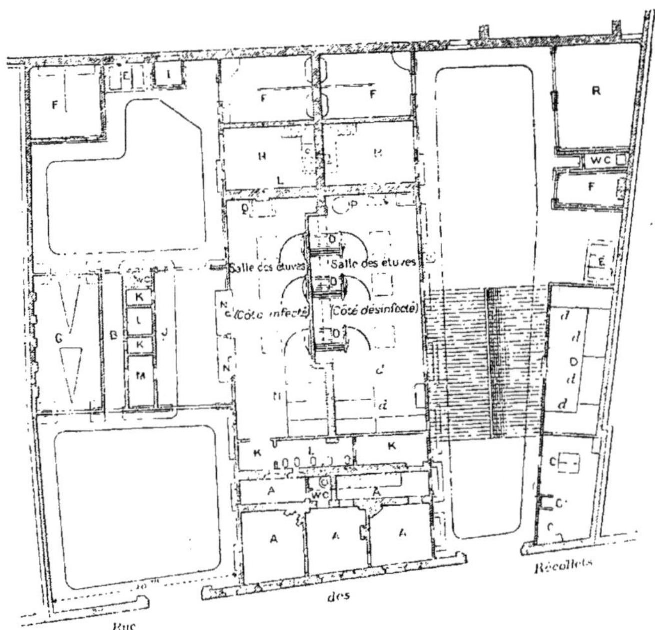


Fig. 238. — Plan de la station municipale de désinfection de la ville de Paris, rue des Récollets.

A. logement du surveillant général ; — B. magasin ; — C. bureau de la station ; — C' cabine téléphonique ; — D. séchoir ; — *d.* claies ; — E. Fosses à fumier ; — F. écuries. — G. Remises ; — H. Cuisines, réfectoires ; — I. Sas de communication avec le refuge de nuit ; — J. hall de déchargement des voitures ; — K. vestiaires ; — L. lavabos, bains-douches ; — M. dépôt des pulvérisateurs ; — N table de déchargement des objets infectés ; — O. étuves ; — P. chaudière ; — Q. bac de rinçage ; — R. atelier de réparation.

sonnel exercé : car les procédés divers de désinfection valent surtout par la manière dont ils sont appliqués. Nous citerons comme exemple d'organisation d'un service de désinfection publique celui qui fonctionne à Paris sous la surveillance et la direction technique de A.-J. Martin.

Le service municipal de désinfection de la ville de Paris comprend aujourd'hui quatre établissements (stations de désinfection) renfermant chacun tout le matériel nécessaire pour désinfecter sur place au moyen d'étuves et pour aller opérer la désinfection de n'importe quels locaux.

La station de la rue des Récollets, qui est l'installation la plus importante du service, et dont nous donnons le plan ci-dessus, se compose de deux parties nettement séparées soit par un mur, soit par des cloisons métalliques; à gauche se trouve le quartier d'arrivée des objets à désinfecter, à droite celui des objets désinfectés dans l'une des trois étuves de l'établissement. Sauf par le logement du surveillant de la station, aucune communication directe ne peut se faire entre les deux quartiers susdits que par une sorte de large couloir dans lequel on traverse deux vestiaires et une salle de bains-douches avec lavabo. Le côté dit « infecté » comporte : 1° une salle de chargement des étuves, avec tables de réception des objets et un bassin de rinçage pour ceux qui sont tachés ; 2° un hall de déchargement des voitures ; 3° des lavabos, bains-douches, vestiaires, water-closets, un réfectoire avec cuisine ; 4° enfin une remise, des écuries, un magasin-dépôt. Du côté dit « désinfecté » on trouve : 1° la salle des trois étuves, avec le générateur de vapeur, et des claies pour le séchage des objets venant d'être étuvés ; 2° une remise, des écuries, un séchoir, un atelier de réparations; 3° un bureau, un réfectoire avec cuisine, un water-closet.

Le matériel employé aux désinfections qui existe à la station se compose essentiellement : des étuves à vapeur sous pression, avec enregistreurs automatiques ; de pulvérisateurs et de mélangeurs dosimétriques pour les solutions désinfectantes ; de brocs en bois pour la manipulation de ces solutions; de toiles, sacs et bâches d'enveloppes pour les objets à désinfecter ou désinfectés; de divers ustensiles accessoires.

Le personnel du service est muni d'un vêtement d'uniforme ordinaire en drap pour les allées et venues au dehors, et de vêtements de travail en toile (bourgeron et pantalon serrés à la taille, aux chevilles, aux poignets, au col, et chaussures spéciales). Les désinfecteurs portent les cheveux courts, la barbe rasée, les ongles bien coupés. Avant leurs repas, qu'ils prennent toujours dans les réfectoires de la station, du côté auquel ils sont affectés, ils doivent se laver soigneusement ; des brosses à ongles, à dents, du savon au crésyl, sont à cet effet à leur disposition dans les lavabos. Le soir, au moment de quitter la station, ils reçoivent une douche et prennent les mêmes soins de toilette ; ils se lavent en outre avec des solutions antiseptiques. Le personnel employé du côté infecté ne doit avoir aucun rapport direct avec le personnel du côté désinfecté.

Le service de désinfection de la ville de Paris a pour mission de désinfecter les matelas, vêtements, linges, tentures, tapis, cuirs, fourrures, caoutchouc, étoffes et tissus quelconques que lui apportent les particuliers ou dont il prend livraison à domicile. Les meubles proprement dits sont d'ordinaire désinfectés dans les locaux où ils se trouvent. Les objets arrivant aux stations pour être désinfectés sont reçus du côté « infecté » où l'on en fait deux parts : ceux qui doivent passer à l'étuve (vêtements, literie, linges, étoffes) et que l'on place dans des enveloppes de toile affectées à cet usage ; 2° ceux qui subissent seulement des lavages ou des pulvérisations à l'aide de solutions antiseptiques. Les voitures qui ont servi au transport des dits objets ne peuvent sortir de la station qu'après avoir été elles-mêmes désinfectées.

Quand une désinfection doit être faite à domicile, on envoie de la station une voiture bien fermée contenant des enveloppes et sacs de toile, des flacons renfermant des solutions antiseptiques (sublimé), des brocs, du crésyl, un pulvérisateur, des chiffons, des vêtements de travail pour les désinfecteurs, des crachoirs pour les indigents ; 2 désinfecteurs accompagnent la voiture. A leur arrivée ces hommes revêtent leur costume de travail et commencent par placer dans des enveloppes tout ce qui sera ensuite emporté à la station pour passer à l'étuve ; cela fait il est procédé à la désinfection des locaux et des meubles restants (au moyen de pulvérisations de sublimé) sans négliger aucune surface ni aucun objet : bien entendu l'intérieur, le dessous, la face postérieure des meubles, celle des tableaux, reçoivent le jet de solution antiseptique. Les vases et les ustensiles ayant servi aux malades, les water-closets, les tables de toilette, sont lavés avec une solution de sulfate de cuivre à 5 0/0. Pour les sols carrelés ou cimentés on use de solutions de crésyl à 5 0/0. Finalement les désinfecteurs se soumettent eux-mêmes à la pulvérisation, remettent en sac leurs vêtements de travail, et rentrent à la station avec la voiture contenant les objets destinés pour la plupart à l'étuvage.

Comme nous l'avons déjà dit, ces objets sont reçus à la station du côté dit « infecté » ; après déchargement la voiture est désinfectée, tandis que les objets qu'elle renfermait sont suivant leur nature traités par des lavages antiseptiques ou mis à l'étuve. Ces opérations terminées de nouvelles voitures remportent à domicile les objets placés dans des enveloppes propres.

**Bibliographie**. — Koch : *Ueber Desinfection* (Mittheilungen a. d. k. Gesundheitsamte, I, 1881). — Koch, Gaffky und Lœffler : *Versuche über die Werwerthbarkeit heisser Wasserdämpfe zu Desinfectionswecken* (Ibid., 1881). — Vallin : *Traité des désinfectants* (Paris, 1882). — Merke : *Ueber Desinfectionsapparate unde Desinfections Versuch* (Vierteljahrs. gerichtl. Med. und öff. Gesundhpflg., XXXVII, 1882). — Vallin : *Les nouvelles étuves à désinfection* (Rev. d'hyg. V, 1883). — Fischer und Proskauer : *Ueber die Desinfection mit Chlor und Brom* (Mittheilungen a. d. k. Gesundheitsamte, II, 1884). — Koch (A.) : *La désinfection par l'eau bouillante* (Rev d'hyg., VI, 1884). — Sambuc : *La désinfection par la vapeur* (Rev. d'hyg., VII, 1885). — Herscher : *Note sur les étuves à désinfection* (Ibid., VII, 1885). — Grancher, *Expériences physiologiques sur la résistance des microbes à la chaleur des étuves* (Ibid., VIII, 1886). — Vinay : *De la valeur pratique des étuves à désinfection* (Lyon médical, 1886). — Esmarch : *Der Keimgehalt der Wände und ihre Desinfection* (Zeitschr. f. Hyg., II, 1887). — Wolffhügel : *Ueber Désinfection mittels Hitze* (Gesundheits-Ingenieur, 1887). — Herscher (Ch ) : *Note sur une étuve locomobile à désinfection* (Rev. d'hyg., IX, 1887). — Richard et Löffler : *La pratique de la désinfection* (Congrès d'hyg. de Vienne, 1887). — Salomonsen et Levison : *Versuche mit verschiedene Desinfectionsapparaten* (Zeitschr. f. Hyg., IV, 1888). — Esmarch : *Die desinficirende Wirkung des strömenden überhitzten Dampfes* (Zeitschr. f. Hyg., IV, 1888). — Geppert : *Zur Lehre von den Antisepticis* (Berl. med. Wochenschr., 1889 et 1890). — Gerlöczy : *Versuche über die praktische Desinfection von Abfalstoffen* (D. V. f. öff. Gesundheitsflege, XXI, 1889). — Pfuhl : *Ueber die Desinfection der Typhus-und Choleraansleerungen mit Kalk* (Zeitsch. f. Hyg., VI, 1889). — Richard et Chantemesse : *Désinfection des matières fécales au moyen du lait de chaux* (Rev. d'hyg., 1889) — Nocht : *Ueber die Verwendung von Carbolseifenlösungen zu Desinfectionszwecken* (Zeitschr. f. Hyg., VII, 1889). — Henle : *Ueber Creolin und seine wirsksamen Bestandtheile* (Arch. f. Hyg , IX, 1889). — Frankel (C.) : *Die desinficirende Eigenschaften der Kresol* (Zeitsch. f. Hyg., VI, 1889). — Budde : *Neue constructionem für Dampfdesinfectionsapparat nebst Versuchen über ihre Functionsfähigkeit* (Zeitsch. f. Hyg., VII, 1889). — Levison (F.) : *Der Einfluss der Desinfection mit stromenden und gespanntem Wasserdampf auf verschiedene Kleiderstoffe* (Ibidem, VI, 1889). — Behring : *Ueber Desinfectionsmittel und Desinfectionsmethoden* (Zeitsch. f. Hyg.. IX, 1890). — Remonchamps et Sugg : *L'acide phénique, la créoline et le lysol* (Mouvement hygiénique, 1890). — Nissen : *Ueber die desinficirende Eigenschaft des Chlorkalks* (Zeitsch. f Hyg., VIII, 1890). — Teuscher : *Beiträge zur Desinfection mit Wasserdampf* (Ibidem, IX, 1890). — Frosch et Clarenbach : *Ueber das Verhalten des Wasserdampfes im Desinfectionsapparate* (Ibidem). — Strauss : *De la désinfection et de la stérilisation par la chaleur* (Arch. de méd. expérimentale, 1890). — Thoinot : *Etude sur la valeur désinfectante de l'acide sulfureux* (Ann. d'Hyg., 1890). — Gaffky : *Desinfection von Wohnungen* (Deutsche V. f. off. Ges., XXII, 1891). — Gerlach : *Ueber Lysol* (Zeitsch. f. Hyg., 1891). — Hammer : *Ueber die desinficirende Wirkung der Kresole und die Herstellung neutraler wässriger Kresollösungen* (Arch. f. Hyg.,

XII, 1891 et XIV, 1892). — HEIDER (A.) : *Ueber die Wirksamkeitder Desinfectionsmittel bei erhöhter Temperatur* (Ibid., XV, 1892). — DUCLAUX : *La désinfection des murailles* (Ann. de l'Instit. Pasteur, 1892). — FISCHER : *De la désinfection publique* (Thèse de Lille, 1892). — LAPASSET : *La désinfection des murailles et le badigeonnage à la chaux* (Rev. d'Hyg., 1892). — NAPIAS et MARTIN (A.-J.) : *La désinfection* (Encyclopédie d'Hygiène, t. V, 1892). — ARNOULD (J.) : *La désinfection publique* (Paris, 1893). — PETRI : *Versuche über die Verbeitung ansteckender Krankheiten insbesondere der Tuberkulose durch den Eisenbahn. verkehr und über die dagegen zu ergreifender Maasnahmen* (Arb. a d. k. Gesundheitsamte, IX, 1893). — GREEN : *Ueber den Werth der Kupfersalze als Desinfectionsmittel* (Zeitsch. f. Hyg., XIII, 1893). — ROHRBECK (H.) : *Die für eine zuverlässige Desinfection mit Wasserdampf nothwendigen Bedingungen und die Vorzüge des Vacuumsystems mit Condensation und Druckdifferenzen* (Gesundheits-Ingenieur, 1893). — CHAMBERLAND et FERNBACH : *La désinfection des locaux* (Ann. de l'Inst. Pasteur, 1893). — LENTI : *Influence de l'alcool, de la glycérine et de l'huile sur l'action des désinfectants* (Rev. d'Hyg., 1893). — LAVERAN et VAILLARD : *De la désinfection des locaux au moyen des pulvérisations* (Acad. de méd., 1894). — SCLAVO et MANUELLI : *Sulle cause che determinano nella pratica delle desinfezioni la scomparza del mercurio dalle soluzioni di sublimato corrosivo* (Rivista d'Ig. e Sanita publ., 1894). — VAN ERMENGEM et SUGG : *Recherches sur la valeur de la formaline à titre de désinfectant* (Arch. de pharmacodynamie, 1894).— VAILLARD et BESSON . *Etuve à désinfection par circulation d'un courant de vapeur sous pression* (Annales de l'Inst. Pasteur, 1894). — MIQUEL : *De la désinfection des poussières sèches des appartements* (Ann. de Microgr., 1894 et 1895). — DROUINEAU : *La désinfection dans les asiles de nuit* (Rev. d'Hyg., XVII, 1895). — BARDET : *Etude sur les propriétés thérapeutiques et désinfectantes de la formaldéhyde ou formol* (Bull. de thérap., 1895). — A.-J. MARTIN : *La réglementation de la désinfection publique* (Rev. d'Hyg., XVII, 1895). — H. VINCENT : *Recherches sur la désinfection des matières fécales* (Ann. de l'Inst. Pasteur, 1895). — J. MAREUGE : *Du rôle et de l'importance de la sédimentation des germes atmosphériques*. Thèse. Lyon, 1895. — P. CANALIS : *Esperienze sugli apparecchi di desinfezione a vapore e sui metodi piu adatti per controlare il funzionamento*. Rome, 1895. — VAILLARD et LEMOINE : *Sur la désinfection par les vapeurs de formaldéhyde* (Ann. de l'Inst. Pasteur, 1896). — TH. BEYER : *Ueber Wäschedesinfection mit drei procentigen Schmierseifenlösungen und mit Kalkwasser* (Zeitschr. f. Hyg., XXII, 1896). — R. REITHOFFER : *Ueber die Seifen als Desinfectionsmittel* (Archiv. f. Hyg., XXVII, 1896). — KRONIG et PAUL : *Die chemischen Grundlagen der Lehre von der Giftwirkung und Desinfection* (Zeitschr. f. Hyg., XXV, 1897). — F. ABBA et A. RONDELLI : *La formaldeide nei servizi di desinfezione* (Rivista d'igine e sanita publ., 1897). — KREMER : *Blanchissage et désinfection du linge* (Revue d'Hyg., XIX, 1897). — E. VALLIN : *La protection des blanchisseuses contre les dangers du linge sale* (Ibid., 1897). — A.-J. MARTIN et WALCKENAER : *Note sur le contrôle de la désinfection dans les étuves à vapeur* (Rev. d'Hyg., XX, 1898). — E. v. ESMARCH : *Die Wohnungsdesinfection in wissenschaftlicher und praktischer Hinsicht* (D. V. f. ö. Gesundheitspflege, XXX, 1898). — A. SERAFINI : *Contributo allo studio sperimentale del potere disinfettante dei saponi communi* (Annali d'Igiene sperim., 1898). — RÖMER : *Ueber Desinfection von Milzbrandsporen durch Phenol in Verbindung mit Salzen* (Münch. med. Woch., 1898). — FLUGGE : *Die Wohnungsdesinfection durch Formaldehyd* (Zeitschr. f. Hyg., XXIX, 1898). — A.-J. MARTIN : *La désinfection par l'aldéhyde formique gazeuse* (Revue d'Hyg., XXI, 1899). — E. VALLIN : *La prophylaxie dans les wagons de chemins de fer* (Revue d'Hyg., XXI, 1899). — RUBNER : *Zur Theorie der Dampfdesinfection* (Hyg. Rundschau, 1898-1899). — HAMMERL : *Ueber die bactericide Fähigkeit und Giftigkeit der drei isomeren Kresole und der Phenols* (Ibid., 1899). — FÖRSTER : *Versuche über Väschedesinfektion* (Ibid., 1900). — A.-J. MARTIN : *Notice sur le service municipal de désinfection de la ville de Paris* Paris, 1900. — DELORME : *Note sur le lavage antiseptique du linge* (Acad. de Méd., 1901). — DARDEAU : *Contribution à l'étude de la désinfection du linge*. Thèse Paris, 1901. — F. BEZANÇON : *De l'eau de Javel comme moyen pratique de désinfection* (Rev. d'Hygiène, XXIII, 1901). — J. LANTIERI : *Revue des moyens de désinfection des locaux contaminés*. Thèse. Lyon, 1901. — VAILLARD : *La désinfection par le formol* (Arch. de méd. milit., 1902). — DOPTER : *Sur la désinfection des locaux par la pulvérisation d'une solution de formol* (Rev. d'Hyg., XXIV, 1902).

# TROISIÈME PARTIE

## ORGANISATION DE L'HYGIÈNE PUBLIQUE ET LÉGISLATION SANITAIRE

Tout ce qui peut porter atteinte à la santé de l'individu, ou même tout ce qui est susceptible d'entraver le développement de sa vitalité, constitue vis-à-vis de ses droits, de sa liberté, une atteinte contre laquelle il se défendra légitimement soit par lui-même soit par l'intermédiaire de l'Etat, représentant l'association des individus. Le devoir impérieux de l'Etat, force collective, de protéger les libertés individuelles, d'assurer la sécurité de tous, est le fondement de son droit d'intervention en hygiène publique. En effet, « la société ne saurait permettre à personne de compromettre par son imprudence la santé ou la vie de qui que ce soit », et comme il faut assez souvent user de contrainte à ce sujet, l'action de l'Etat est ici absolument légitime. L'Etat intervient de la sorte au nom de l'intérêt général vis-à-vis de quiconque, par son propre fait ou par le fait des choses dont il est propriétaire, expose les autres individus au danger de devenir malades : autrement dit, l'Etat s'oppose à ce qu'un individu abuse de sa liberté pour nuire à ses semblables, étant donné d'ailleurs que la liberté de chacun se trouve naturellement limitée par la liberté d'autrui.

Au surplus, la conservation de la santé ne peut être exclusivement abandonnée à l'initiative individuelle, car trop de facteurs sociaux entrent ici en jeu pour que chacun de nous, quelle que soit sa bonne volonté, soit capable de prévenir le mal en pareille matière Comment les individus réussiraient-ils à appliquer aux divers cas de maladies contagieuses d'origine exotique ou autochtone les mesures d'isolement ou de désinfection qui constituent la prophylaxie spéciale à mettre en œuvre pour s'opposer à l'expansion épidémique de ces maladies ? Comment surtout assainir le milieu où vivent les gens et surveiller les conditions hygiéniques de leur existence de manière à fortifier leur vitalité, ce qui est encore le meilleur moyen de protéger la santé publique contre les agents morbigènes qui peuvent la menacer ? Tout cela exige le plus souvent des mesures générales d'où résultent pour les particuliers des obligations que seule la puissance publique peut imposer au nom de sa mission protectrice de la liberté de chacun.

D'un autre côté les efforts et les ressources indispensables pour exécuter les grands travaux dont dépend parfois la salubrité des agglomérations populeuses, et qui sont susceptibles de sauvegarder une foule d'existences humaines, dépassent de beaucoup les ressources de l'initiative individuelle.

Enfin il faut pouvoir agir malgré l'indifférence habituelle des particuliers et des collectivités pour tout ce qui touche à l'hygiène, indifférence qui repose d'ailleurs sur l'ignorance des gens, sur leur tendance naturelle à fermer les yeux à l'endroit des dangers futurs et à s'imaginer qu'il sera toujours temps de procéder à l'assainissement de la localité qu'ils habitent le jour où une épidémie grave y sévira. C'est à l'Etat, qui a la perpétuité et doit par suite veiller aux intérêts de l'avenir, qu'il appartient d'être prévoyant pour les individus.

L'intervention de l'Etat en matière d'hygiène publique n'est pas seulement un bon moyen de défense ; c'est aussi un moyen évident de progrès social. Or, à côté de sa fonction essentielle, obligatoire, de protection des libertés individuelles, l'Etat a encore précisément pour rôle de favoriser le développement général des individus : « la conservation de tous et le progrès de tous, a dit Fouillée, tel est l'objet du pacte social et par conséquent le but de l'Etat. » Toutefois l'Etat ne paraît pas pour cette seconde partie de sa mission avoir le droit de procéder par voie de contrainte, mais seulement par voie d'encouragement, de persuasion, de stimulation, encore que son intervention soit alors singulièrement importante puisqu'au lieu de se borner à empêcher le mal, elle vise à produire le bien, ou du moins à engendrer un état de choses meilleur.

En fait l'Etat est presque toujours intervenu en matière d'hygiène publique, et cette intervention tend à devenir de plus en plus grande. Cela tient d'une part aux progrès de la science sanitaire, d'autre part aux préoccupations démocratiques des gouvernements modernes.

Depuis que les causes des maladies sont mieux déterminées, l'hygiène a appris à protéger efficacement la santé des individus et même à l'améliorer ; par suite l'Etat peut désormais prescrire ou encourager sans crainte d'erreur, avec la certitude d'un heureux résultat, un grand nombre de pratiques hygiéniques ; il n'est pas douteux qu'il parvienne ce faisant à diminuer dans de sérieuses proportions la morbidité et la mortalité de la nation.

D'ailleurs, comme le disait Fauvel, l'intérêt de la santé publique est l'intérêt populaire par excellence, puisque c'est surtout parmi les classes ouvrières, les classes pauvres, qui sont aussi celles où l'on compte le plus grand nombre d'individus, qu'il faut redouter de voir sévir les affections épidémiques. Au reste l'hygiène publique est une sorte d'assistance préventive, et comme telle doit être au premier rang des préoccupations des gouvernements démocratiques.

Finalement l'Etat intervient par l'intermédiaire de lois et de règlements coercitifs soit pour écarter du territoire national certaines affections contagieuses provenant d'autres pays à la faveur des échanges internationaux — c'est ce que l'on appelle l'hygiène internationale, — soit pour combattre sur le territoire même l'apparition et le développement des maladies épidémiques. Dans l'un et l'autre cas les mesures de prophylaxie générale, aboutissant à l'accroissement de la résistance des individus par l'assainissement des milieux habités et l'amélioration des conditions d'existence, ont une importance au moins égale à la prophylaxie spéciale dirigée contre la propagation des maladies contagieuses. Toutefois la prophylaxie générale ne sera effectivement visée que par la législation sanitaire réglementant l'hygiène publique à l'intérieur du territoire national ; l'organisation de l'hygiène internationale n'a précisément pour objet que d'assurer la prophylaxie spéciale de certaines maladies contagieuses ; mais son action doit être complétée par l'organisation de l'hygiène publique et la législation sanitaire à l'intérieur.

# ORGANISATION ET LÉGISLATION SANITAIRES EN FRANCE

La législation sanitaire en France a désormais pour expression principale la loi du 15 février 1902, exécutoire toutefois un an seulement après sa promulgation. Nous en donnons ici le texte complet.

## Loi sanitaire du 15 février 1902.

### TITRE PREMIER
**Des mesures sanitaires générales.**

#### CHAPITRE PREMIER
*Mesures sanitaires générales*

Article premier. — Dans toute commune, le maire est tenu, afin de protéger la santé publique, de déterminer, après avis du Conseil municipal et sous forme d'arrêtés municipaux portant règlement sanitaire:

1° Les précautions à prendre, en exécution de l'article 97 de la loi du 5 avril 1884, pour prévenir ou faire cesser les maladies transmissibles, visées à l'article 4 de la présente loi, spécialement les mesures de désinfection ou même de destruction des objets à l'usage des malades ou qui ont été souillés par eux, et généralement des objets quelconques pouvant servir de véhicules à la contagion ;

2° Les prescriptions destinées à assurer la salubrité des maisons et de leurs dépendances, des voies privées, closes ou non à leurs extrémités, des logements loués en garni et des autres agglomérations quelle qu'en soit la nature, notamment les prescriptions relatives à l'alimentation en eau potable ou à l'évacuation des matières usées.

Art. 2. — Les règlements sanitaires communaux ne font pas obstacle aux droits conférés au préfet par l'article 99 de la loi du 5 avril 1884.

Ils sont approuvés par le préfet, après avis du Conseil départemental d'hygiène. Si, dans le délai d'un an à partir de la promulgation de la présente loi, une commune n'a pas de règlement sanitaire, il lui en sera imposé un d'office par un arrêté du préfet, le Conseil départemental d'hygiène entendu.

Dans le cas où plusieurs communes auraient fait connaître leur volonté de s'associer, conformément à la loi du 22 mars 1890, pour l'exécution des mesures sanitaires, elles pourront adopter les mêmes règlements qui leur seront rendus applicables suivant les formes prévues par ladite loi.

Art. 3 — En cas d'urgence, c'est-à-dire en cas d'épidémie ou d'un autre danger imminent pour la santé publique, le préfet peut ordonner l'exécution immédiate, tous droits réservés, des mesures prescrites par les règlements sanitaires prévus à l'article premier. L'urgence doit être constatée par un arrêté du maire, et, à son défaut, par un arrêté du préfet, que cet arrêté spécial s'applique à une ou plusieurs personnes ou qu'il s'applique à tous les habitants de la commune.

Art. 4. — La liste des maladies auxquelles sont applicables les dispositions de la présente loi sera dressée dans les six mois qui en suivront la promulgation, par un décret du président de la république rendu sur le rapport du ministre de l'intérieur, après avis de l'Académie de médecine et du Comité consultatif d'hygiène publique de France. Elle pourra être revisée dans la même forme.

Art 5. — La déclaration à l'autorité publique de tout cas de l'une des maladies visées à l'article 4 est obligatoire pour tout docteur en médecine, officier de santé ou sage-femme qui en constate l'existence. Un arrêté du ministre de l'intérieur, après avis de l'Académie de médecine et du Comité consultatif de France, fixe le mode de la déclaration.

Art. 6. — La vaccination antivariolique est obligatoire au cours de la première année de la vie, ainsi que la revaccination au cours de la onzième et de la vingt et unième année.

Les parents ou tuteurs sont tenus personnellement de l'exécution de ladite mesure.

Un règlement d'administration publique, rendu après avis de l'Académie de médecine et du Comité consultatif d'hy ,iène publique de France, fixera les mesures nécessitées par l'application du présent article.

Art. 7. — La désinfection est obligatoire pour tous les cas de maladies prévues à l'article 4 ; les procédés de désinfection devront être approuvés par le ministre de l'intérieur, après avis du Comité consultatif d'hygiène publique de France.

Les mesures de désinfection sont mises à exécution, dans les villes de 20.000 habitants et au-dessus, par les soins de l'autorité municipale, suivant des arrêtés du maire approuvés par le préfet et, dans les communes de moins de 20.000 habitants, par les soins d'un service départemental.

Les dispositions de la loi du 21 juillet 1856 et des décrets et arrêtés ultérieurs, pris conformément aux dispositions de ladite loi, sont applicables aux appareils de désinfection.

Un règlement d'administration publique, rendu après avis du Comité consultatif d'hygiène publique de France, déterminera les conditions que ces appareils doivent remplir au point de vue de l'efficacité des opérations à y effectuer.

Art. 8 — Lorsqu'une épidémie menace tout ou partie du territoire de la République ou s'y développe, et que les moyens de défense locaux sont reconnus insuffisants, un décret du Président de la république détermine, après avis du Comité consultatif d'hygiène publique de France, les mesures propres à empêcher la propagation de cette épidémie.

Il règle les attributions, la composition et le ressort des autorités et administrations chargées de l'exécution de ces mesures, et leur délègue, pour un temps déterminé, le pouvoir de les exécuter. Les frais d'exécution de ces mesures, en personnel et en matériel, sont à la charge de l'Etat.

Les décrets et actes administratifs qui prescrivent l'application de ces mesures sont exécutoires dans les vingt-quatre heures, à partir de leur publication au *Journal officiel*.

Art. 9. — Lorsque, pendant trois années consécutives, le nombre des décès dans une commune a dépassé le chiffre de la mortalité moyenne de la France, le préfet est tenu de charger le Conseil départemental d'hygiène de procéder, soit par lui-même, soit par la Commission sanitaire de la circonscription, à une enquête sur les conditions sanitaires de la commune.

Si cette enquête établit que l'état sanitaire de la commune nécessite des travaux d'assainissement, notamment qu'elle n'est pas pourvue d'eau potable de bonne qualité ou en quantité suffisante, ou bien que les eaux usées y restent stagnantes, le préfet, après une mise en demeure à la commune non suivie d'effet, invite le Conseil départemental d'hygiène à délibérer sur l'utilité et la nature des travaux jugés nécessaires. Le maire est mis en demeure de présenter ses observations devant le Conseil départemental d'hygiène.

En cas d'avis du Conseil départemental d'hygiène contraire à l'exécution des travaux, ou de réclamation de la part de la commune, le préfet transmet la délibération du Conseil au ministre de l'intérieur, qui, s'il le juge à propos, soumet la question au comité consultatif d'hygiène publique de France. Celui-ci procède à une enquête dont les résultats sont affichés dans la commune.

Sur les avis du Conseil départemental d'hygiène et du Comité consultatif d'hygiène publique, le préfet met la commune en demeure de dresser le projet et de procéder aux travaux.

Si, dans le mois qui suit cette mise en demeure, le Conseil municipal ne s'est pas engagé à y déférer, ou si, dans les trois mois, il n'a pris aucune mesure en vue de l'exécution des travaux, un décret du Président de la république, rendu en Conseil d'état, ordonne ces travaux, dont il détermine les conditions d'exécution. La dépense ne pourra être mise à la charge de la commune que par une loi

Le Conseil général statue, dans les conditions prévues par l'art. 46 de la loi du 10 août 1871, sur la participation du départemennt aux dépenses des travaux ci-dessus spécifiés.

Art. 10. — Le décret déclarant d'utilité publique le captage d'une source pour le service d'une commune, déterminera, s'il y a lieu, en même temps que les terrains à acquérir en pleine propriété, un périmètre de protection contre la pollution de ladite source. Il est interdit d'épandre sur les terrains compris dans ce périmètre des engrais humains, et d'y forer des puits sans l'autorisation du préfet. L'indemnité qui pourra être due au propriétaire de ces terrains sera déterminée suivant les formes de la loi du 3 mai 1841 sur l'expropriation pour cause d'utilité publique, comme pour les héritages acquis en pleine propriété.

Ces dispositions sont applicables aux puits ou galeries fournissant l'eau potable empruntée à une nappe souterraine.

Le droit à l'usage d'une source d'eau potable implique, pour la commune qui la possède, le droit de curer cette source, de la couvrir et de la garantir contre toutes les causes de pollution, mais non celui d'en dévier le cours par des tuyaux ou rigoles. Un règlement d'administration publique déterminera, s'il y a lieu, les conditions dans lesquelles le droit à l'usage pourra s'exercer.

L'acquisition de tout ou partie d'une source d'eau potable par la commune dans laquelle elle est située peut être déclarée d'utilité publique par arrêté préfectoral, quand le débit à acquérir ne dépasse pas 2 litres par seconde. Cet arrêté est pris sur la demande du Conseil municipal et l'avis du Conseil d'hygiène du département. Il doit être précédé de l'enquête prévue par l'ordonnance du 23 août 1835. L'indemnité d'expropriation est réglée dans les formes prescrites par l'article 16 de la loi du 25 mai 1836.

## CHAPITRE II

### *Mesures sanitaires relatives aux immeubles*

Art. 11. — Dans les agglomérations de 20.000 habitants et au-dessus, aucune habitation ne peut être construite sans un permis du maire constatant que, dans le projet qui lui a été soumis, les conditions de salubrité prescrites par le règlement sanitaire prévu à l'article premier sont observées.

A défaut par le maire de statuer dans le délai de vingt jours, à partir du dépôt à la mairie de la demande de construire dont il sera délivré récépissé, le propriétaire pourra se considérer comme autorisé à commencer les travaux.

L'autorisation de construire peut être donnée par le préfet en cas de refus du maire.

Si l'autorisation n'a pas été demandée ou si les prescriptions du règlement sanitaire n'ont pas été observées, il est dressé procès-verbal En cas d'inexécution de ces prescriptions, il est procédé conformément aux dispositions de l'article suivant.

Art. 12. — Lorsqu'un immeuble, bâti ou non, attenant ou non à la voie publique, est dangereux pour la santé des occupants ou des voisins, le maire, ou à son défaut le préfet, invite la commission sanitaire prévue par l'article 20 de la présente loi à lui donner son avis :

1° Sur l'utilité ou la nature des travaux ;

2° Sur l'interdiction d'habitation de tout ou partie de l'immeuble jusqu'à ce que les conditions d'insalubrité aient disparu.

Le rapport du maire est déposé au secrétariat de la mairie à la disposition des intéressés

Les propriétaires, usufruitiers ou usagers sont avisés au moins quinze jours d'avance, à la diligence du maire et par lettre recommandée, de la réunion de la Commission sanitaire, et ils produisent dans ce délai leurs observations.

Ils doivent, s'ils en font la demande, être entendus par la Commission, en personne ou par mandataire, et ils sont appelés aux visites et constatations de lieux.

En cas d'avis contraire aux propositions du maire, cet avis est transmis au préfet qui saisit, s'il y a lieu, le Conseil départemental d'hygiène.

Le préfet avise les intéressés quinze jours au moins d'avance, par lettre recommandée, de la réunion du Conseil départemental d'hygiène et les invite à produire leurs observations dans ce délai. Ils peuvent prendre communication de l'avis de la commission sanitaire déposé à la préfecture et se présenter, en personne ou par mandataire, devant le Conseil ; ils sont appelés aux visites et constatations de lieux.

L'avis de la Commission sanitaire ou celui du Conseil d'hygiène fixe le délai dans lequel les travaux doivent être exécutés ou dans lequel l'immeuble cessera d'être habité en totalité ou en partie. Ce délai ne commence à courir qu'à partir de l'expiration du délai de recours ouvert aux intéressés par l'article 13 ci-après ou de la notification de la décision définitive intervenue sur le recours.

Dans le cas où l'avis de la Commission n'a pas été contesté par le maire, ou s'il a été contesté, après notification par le préfet de l'avis du Conseil départemental d'hygiène, le maire prend un arrêté ordonnant les travaux nécessaires, ou portant interdiction d'habiter, et il met le propriétaire en demeure de s'y conformer dans le délai fixé.

L'arrêté portant interdiction d'habiter devra être revêtu de l'approbation du préfet.

Art. 13. — Un recours est ouvert aux intéressés contre l'arrêté du maire devant le Conseil de préfecture dans le délai d'un mois à dater de la notification de l'arrêté. Ce recours est suspensif.

Art. 14 — A défaut de recours contre l'arrêté du maire ou si l'arrêté a été maintenu, les intéressés qui n'ont pas exécuté, dans le délai imparti, les travaux jugés nécessaires, sont traduits devant le tribunal de simple police, qui autorise le maire à faire exécuter les travaux d'office, à leurs frais, sans préjudice de l'application de l'article 471, paragraphe 15, du Code pénal.

En cas d'interdiction d'habitation, s'il n'y a pas été fait droit, les intéressés sont passibles d'une amende de 16 francs à 500 francs et traduits devant le tribunal correctionnel qui autorise le maire à faire expulser, à leurs frais, les occupants de l'immeuble.

Art. 15 — La dépense résultant de l'exécution des travaux est garantie par un privilège sur les revenus de l'immeuble qui prend rang après les privilèges énoncés aux articles 2101 et 2103 du Code civil.

Art 16. — Toutes ouvertures pratiquées pour l'exécution des mesures d'assainissement prescrites en vertu de la présente loi sont exemptes de la contribution des portes et fenêtres pendant cinq années consécutives à partir de l'achèvement des travaux.

Art. 17. — Lorsque, par suite de l'exécution de la présente loi, il y aura lieu à résiliation des baux, cette résiliation n'emportera, en faveur des locataires, aucuns dommages et intérêts.

Art. 18. — Lorsque l'insalubrité est le résultat des causes extérieures et permanentes, ou lorsque les causes d'insalubrité ne peuvent être détruites que par des travaux d'ensemble, la commune peut acquérir, suivant les formes et après l'accomplissement des formalités prescrites par la loi du 3 mai 1841, la totalité des propriétés comprises dans le périmètre des travaux.

Les portions de ces propriétés qui, après assainissement opéré, resteraient en dehors des alignements arrêtés par les nouvelles constructions, pourront être revendues aux enchères publiques, sans que les anciens propriétaires ou leurs ayants droit puissent demander l'application des articles 60 et 61 de la loi du 3 mai 1841, si les parties restantes ne sont pas d'une étendue ou d'une forme qui permette d'y élever des contructions salubres.

## TITRE II

### De l'administration sanitaire.

Art. 19. — Si le préfet, pour assurer l'exécution de la présente loi, estime qu'il y a lieu d'organiser un service de contrôle et d'inspection, il ne peut y être procédé qu'en suite d'une délibération du Conseil général réglementant les détails et le budget du service.

Dans les villes de 20.000 habitants et au-dessus, et dans les communes d'au moins 2.000 habitants qui sont le siège d'un établissement thermal, il sera institué, sous le nom de bureau d'hygiène, un service municipal chargé, sous l'autorité du maire, de l'application des dispositions de la présente loi

Art. 20. — Dans chaque département, le Conseil général, après avis du Conseil d'hygiène départemental, délibère dans les conditions prévues par l'article 48, paragraphe 5 de la loi du 10 août 1871, sur l'organisation du service de l'hygiène publique dans le département, notamment sur la division du département en circonscriptions sanitaires et pourvues chacune d'une commission sanitaire; sur la composition, le mode de fonctionnement, la publication des travaux et les dépenses du conseil départemental et des commissions sanitaires.

A défaut par le conseil général de statuer, il y sera pourvu par un décret en forme de règlement d'administration publique.

Le Conseil d'hygiène départemental se composera de dix membres au moins et de quinze au plus. Il comprendra nécessairement deux conseillers généraux, élus par leurs collègues, trois médecins, dont un de l'armée de terre ou de mer, un pharmacien, l'ingénieur en chef, un architecte et un vétérinaire.

Le préfet présidera le Conseil, qui nommera dans son sein, pour deux ans, un vice-président et un secrétaire chargé de rédiger les délibérations du Conseil.

Chaque commission sanitaire de circonscription sera composée de cinq membres au moins et de sept au plus, pris dans la circonscription. Elle comprendra nécessairement un conseiller général, élu par ses collègues, un médecin, un architecte ou tout autre homme de l'art, et un vétérinaire.

Le sous-préfet présidera la commission, qui nommera dans son sein, pour deux ans, un vice-président et un secrétaire chargé de rédiger les délibérations de la commission.

Les membres des Conseils d'hygiène et ceux des commissions sanitaires, à l'exception des conseillers généraux qui sont élus par leurs collègues, sont nommés par le préfet pour quatre ans et renouvelés par moitié tous les deux ans ; les membres sortants peuvent être renommés.

Les Conseils départementaux d'hygiène et les commissions sanitaires ne peuvent donner leur avis sur les objets qui leur sont soumis en vertu de la présente loi que si les deux tiers au moins de leurs membres sont présents. Ils peuvent recourir à toutes mesures d'instruction qu'ils jugent convenables.

Art. 21. — Les conseils d'hygiène départementaux et les commissions sanitaires doivent être consultés sur les objets énumérés à l'article 9 du décret du 18 décembre 1848, sur l'alimentation en eau potable des agglomérations, sur la statistique démographique et la géographie médicale, sur les règlements sanitaires communaux, et généralement sur toutes les questions intéressant la santé publique, dans les limites de leurs circonscriptions respectives.

Art. 22. — Le Préfet de la Seine a, dans ses attributions à Paris, tout ce qui concerne la salubrité des habitations et de leurs dépendances, sauf celle des logements loués en garni, la salubrité des voies privées closes ou non à leurs extrémités, le captage et la distribution des eaux, le service de désinfection, de vaccination et du transport des malades. Pour la désinfection et le transport des malades, il donnera suite, le cas échéant, aux demandes qui lui seraient adressées par le Préfet de police.

Il nomme une commission des logements insalubres composée de trente membres, dont quinze sur la désignation du Conseil municipal de Paris. Par mesure transitoire, à chaque renouvellement par tiers de la commission qui fonctionne actuellement, le préfet nomme dix membres, dont cinq à la désignation du Conseil municipal.

Art. 23. — Le Préfet de police a dans ses attributions :

Les précautions à prendre pour prévenir ou faire cesser les maladies transmissibles visées par l'article 4 de la loi, spécialement la réception des déclarations ; les contraventions relatives à l'obligation de la vaccination et de la revaccination ; la surveillance au point de vue sanitaire des logements loués en garni.

Il continuera à assurer la protection des enfants du premier âge, la police sanitaire des animaux, la police de la médecine et de la pharmacie, l'application des lois et règlements concernant la vente et la mise en vente de denrées alimentaires falsifiées ou corrompues, le fonctionnement du laboratoire municipal de chimie, la réglementation des établissements classés comme dangereux, insalubres ou incommodes, tant à Paris que dans les communes du ressort de la préfecture de police.

Le Préfet de police sera assisté par le conseil d'hygiène et de salubrité de la Seine dont la composition actuelle est maintenue, savoir :

Le Préfet de police, président ;

Un vice-président et un secrétaire, nommés annuellement par le Préfet de police sur la présentation du Conseil d'hygiène ;

Vingt-quatre membres titulaires nommés par le ministre de l'Intérieur sur la proposition du Préfet de police et la présentation du conseil d'hygiène ;

Trois membres du conseil général de la Seine élus par leurs collègues ;

Quinze membres à raison de leurs fonctions : le doyen de la Faculté de médecine, le professeur d'hygiène de la Faculté de médecine, le professeur de médecine légale de la Faculté de médecine, le directeur de l'École supérieure de pharmacie de Paris, le président du Comité technique de santé des armées, le directeur du service de santé du gouvernement militaire de Paris, l'ingénieur en chef du service des eaux et de l'assainissement, l'inspecteur général de l'assainissement de l'habitation, le secrétaire général de la préfecture de police, l'ingénieur en chef des mines chargé du service des appareils à vapeur de la Seine, l'ingénieur en chef des ponts et chaussées chargé du service ordinaire du département, le chef de la deuxième division de la préfecture de police, l'architecte en chef de la préfecture de police, le chef du service sanitaire vétérinaire de la Seine et le chef du bureau de l'hygiène à la préfecture de police.

Le conseil d'hygiène et de salubrité de la Seine remplira les attributions données au conseil départemental d'hygiène par la présente loi dans l'étendue du ressort de la préfecture de police.

Les commissions d'hygiène instituées à Paris et dans le ressort de la préfecture de police continueront à exercer leurs fonctions sous l'autorité du Préfet de police, dans les conditions indiquées par les décrets des 16 décembre 1851, 7 juillet 1880 et 26 décembre 1893, et elles auront les attributions données aux commissions sanitaires de circonscriptions par la présente loi.

Le Préfet de police continuera à appliquer dans les communes ressortissant à sa juridiction les attributions de police sanitaire dont il est actuellement investi.

Art. 24. — Dans les communes du département de la Seine autres que Paris le maire exerce les attributions sanitaires sous l'autorité soit du Préfet de la Seine, soit du Préfet de police, suivant les distinctions faites dans les articles précédents.

Art. 25. — Le comité consultatif d'hygiène publique de France délibère sur toutes les questions intéressant l'hygiène publique, l'exercice de la médecine et de la pharmacie, les conditions d'exploitation ou de vente des eaux minérales, sur lesquelles il est consulté par le gouvernement.

Il est nécessairement consulté sur les travaux publics d'assainissement ou d'amenée d'eau d'alimentation des villes de plus de 5.000 habitants et sur le classement des établissements insalubres, dangereux ou incommodes.

Il est spécialement chargé du contrôle de la surveillance des eaux captées en dehors des limites de leur département respectif, pour l'alimentation des villes.

Le comité consultatif d'hygiène de France est composé de quarante-cinq membres :

Sont membres de droit : le directeur de l'Assistance et de l'Hygiène publique au Ministère de l'intérieur ; l'inspecteur général adjoint des services sanitaires ; l'architecte inspecteur des services sanitaires ; le directeur de l'administration départementale et communale au ministère de l'intérieur ; le directeur des consulats et des affaires commerciales au ministère des affaires étrangères ; le directeur général des douanes ; le directeur des chemins de fer au ministère des travaux publics ; le directeur du travail au ministère du commerce, des postes et télégraphes ; le directeur de l'enseignement primaire au ministère de l'instruction publique ; le président du comité technique de santé de l'armée ; le directeur du service de santé de l'armée ; le président du conseil supérieur de santé de la marine ; le président du conseil supérieur de santé au ministère des colonies ; le directeur des domaines au ministère des finances ; le doyen de la Faculté de médecine de Paris ; le directeur de l'Ecole de pharmacie de Paris ; le président de la Chambre de commerce de Paris ; le directeur de l'administration générale de l'Assistance publique à Paris ; le vice-président du Conseil d'hygiène et de salubrité du département de la Seine ; l'inspecteur général du service d'assainissement de l'habitation de la Préfecture de la Seine ; le vice-président du conseil de surveillance de l'Assistance publique de Paris ; l'inspecteur général des écoles vétérinaires ; le directeur de la carte géologique de France.

Six membres seront nommés par le ministre sur une liste triple de présentation dressée par l'Académie des sciences, l'Académie de médecine, le conseil d'Etat, la cour de cassation, le Conseil supérieur du travail, le Conseil supérieur de l'Assistance publique de France.

Quinze membres seront désignés par le ministre parmi les médecins, hygiénistes, ingénieurs, chimistes, légistes, etc.

Un décret d'administration publique réglementera le fonctionnement du comité consultatif d'hygiène publique de France, la nomination des auditeurs et la constitution d'une section permanente.

## TITRE III

### Dépenses.

Art. 26 — Les dépenses rendues nécessaires par l'application de la présente loi, notamment celles causées par la destruction des objets mobiliers, sont obligatoires. En cas de contestation sur leur nécessité il est statué par décret rendu en Conseil d'Etat.

Ces dépenses seront réparties entre les communes, les départements et l'Etat, suivant les règles fixées par les articles 27, 28 et 29 de la loi du 15 juillet 1893.

Toutefois, les dépenses d'organisation du service de la désinfection dans les villes de 20.000 habitants et au-dessus sont supportées par les villes et par l'état dans les proportions établies au barème du tableau A. annexé à la loi du 15 juillet 1893 Les dépenses d'organisation du service départemental de la désinfection sont supportées par les départements et par l'état dans les proportions établies au barème du tableau B.

Des taxes seront établies par un règlement d'administration publique pour le remboursement des dépenses relatives à ce service.

A défaut par les villes et les départements d'organiser les services de la désinfection et les bureaux d'hygiène, et d'en assurer le fonctionnement dans l'année qui suivra la mise à exécution de la présente loi, il y sera pourvu par des décrets en forme de règlements d'administration publique.

## TITRE IV

### Pénalités.

Art. 27. — Sera puni des peines portées à l'article 491 du code pénal quiconque, en dehors des cas prévus par l'article 21 de la loi du 30 novembre 1892, aura commis une contravention aux prescriptions des règlements sanitaires prévus aux articles 1 et 2, ainsi qu'à celles des articles 5, 6, 7, 8 et 14.

Celui qui aura construit une habitation sans le permis du maire, sera puni d'une amende de 16 francs à 500 francs.

Art. 28. — Quiconque, par négligence ou incurie, dégradera des ouvrages publics ou communaux destinés à recevoir ou à conduire des eaux d'alimentation ; quiconque, par négligence ou incurie, laissera introduire des matières excrémentitielles ou toute autre matière susceptible de nuire à la salubrité dans l'eau des sources, des fontaines, des puits, citernes, conduites, aqueducs, réservoirs d'eau servant à l'alimentation publique, sera puni des peines portées aux articles 479 et 480 du code pénal.

Est interdit, sous les mêmes peines, l'abandon de cadavres d'animaux, de débris de boucherie, fumier, matières fécales et, en général, de résidus animaux putrescibles dans les failles, gouffres, bétoires ou excavations de toute nature autres que les fosses nécessaires au fonctionnement d'établissements classés.

Art. 29. — Seront punis d'une amende de 100 francs à 500 francs et, en cas de récidive, de 500 à 1000 francs, tous ceux qui auront mis obstacle à l'accomplissement des devoirs des maires et des membres délégués des commissions sanitaires en ce qui touche l'application de la présente loi.

Art. 30. — L'article 463 du code pénal est applicable dans tous les cas prévus par la présente loi. Il est également applicable aux infractions punies de peines correctionnelles par la loi du 3 mars 1822.

## TITRE V

### Dispositions diverses.

Art. 31. — La loi du 13 avril 1850 est abrogée, ainsi que toutes les dispositions des lois antérieures contraires à la présente loi.

Les conseils départementaux d'hygiène et les conseils d'hygiène d'arrondissement actuellement existants continueront à fonctionner jusqu'à leur remplacement par les conseils départementaux d'hygiène et les commissions sanitaires de circonscription organisés en exécution de la présente loi

Art. 32. — La présente loi n'est pas applicable aux ateliers et manufactures.

Art. 33. — Des règlements d'administration publique détermineront les conditions d'organisation et de fonctionnement des bureaux d'hygiène et du service de désinfection, ainsi que les conditions d'application de la présente loi à l'Algérie et aux colonies de la Martinique, de la Guadeloupe et de la Réunion.

Art 34. — La présente loi ne sera exécutoire qu'un an après sa promulgation.

Nous allons maintenant résumer successivement l'état de l'organisation et de la réglementation sanitaire dans la commune, dans le département et dans l'Etat.

**Organisation et réglementation communales.** — Dans chaque localité, les mesures de *salubrité générale* et celles de *prophylaxie spéciale* (des maladies transmissibles) sont d'abord et essentiellement confiées au maire de la commune, suivant les principes habituels de notre législation municipale (lois des 14 déc. 1789 et 16-24 août 1790) d'ailleurs formulés dans la loi du 5 avril 1884 actuellement en vigueur et dont voici les articles importants en l'espèce :

Art. 91. — Le maire est chargé, sous la surveillance de l'administration supérieure, de la police municipale... et de l'exécution des actes de l'autorité supérieure qui y sont relatifs.

Art. 94. — Le maire prend des arrêtés à l'effet : 1° d'ordonner les mesures locales sur les objets confiés par les lois à sa vigilance et à son autorité ; 2° de publier de nouveau les lois et règlements de police et de rappeler les citoyens à leur observation.

Art. 97. — La police municipale a pour objet d'assurer le bon ordre, la sûreté et la salubrité publiques.

Elle comprend notamment :

1° Tout ce qui intéresse la sûreté et la commodité du passage des rues, quais, places et voies publiques, ce qui comprend le nettoiement, l'éclairage, l'enlèvement des encombrements, la démolition ou la réparation des édifices menaçant ruine, l'interdiction de rien exposer aux fenêtres et autres parties des édifices qui puisse nuire par sa chute, ou celle de rien jeter qui puisse endommager les passants ou causer des exhalaisons nuisibles.

2° Le mode de transport des personnes décédées, les inhumations et exhumations.

3° L'inspection sur la fidélité du débit des denrées qui se vendent au poids, ou à la mesure, et sur la salubrité des comestibles exposés en vente publique.

4° Le soin de *prévenir*, par des précautions convenables, et celui de *faire cesser*, par la distribution des secours nécessaires, les accidents et les fléaux calamiteux tels que les incendies, les inondations, les *maladies épidémiques* ou contagieuses, les épizooties, en provoquant s'il y a lieu l'intervention de l'administration supérieure

Rappelons que les pouvoirs des maires s'exercent au moyen d'*arrêtés*, et que les infractions à ces arrêtés (contraventions) ont pour sanction les peines portées aux articles 471 et 474 du Code pénal (amende de 1 fr. à 5 fr., emprisonnement de 3 jours au plus en cas de récidive).

Au point de vue de la salubrité générale, la loi du 15 février 1902 oblige toute commune à avoir un règlement sanitaire déterminant les prescriptions destinées à assurer la salubrité de l'habitation et de ses dépendances, et notamment les prescriptions relatives à l'alimentation en eau potable ou à l'évacuation des matières usées. Par ailleurs la loi dispose que lorsqu'un immeuble, bâti ou non, est dangereux pour la santé des occupants ou des voisins, le maire, après avoir obtenu l'avis de la commission sanitaire de la circonscription dont fait partie la commune, prend un arrêté ordonnant les travaux reconnus nécessaires ou portant interdiction d'habiter ; le propriétaire est mis en demeure de se conformer à l'arrêté dans un délai fixé, mais peut former un recours suspensif devant le Conseil de préfecture ; si l'arrêté est maintenu par ce Conseil et que les intéressés n'exécutent pas les travaux prescrits, ceux-ci sont exécutés d'office, à leurs frais. Au surplus dans les communes dont la population est d'au moins 20.000 habitants aucune maison ne peut être construite sans autorisation du maire constatant que les projets de construction prévoient l'observation des conditions de salubrité réglementaires dans la commune.

Enfin la loi confère aux communes les droits nécessaires pour la protection des sources qu'elles auront captées, de même que pour la protection des puits ou galeries filtrantes servant également à l'alimentation en eau potable. Des pénalités sont prévues contre quiconque par négligence ou par incurie compromettrait la salubrité de cette eau.

Au point de vue de la prophylaxie spéciale des maladies contagieuses, la loi prescrit : 1° la déclaration par les médecins à l'autorité publique de tout cas observé de certaines de ces maladies ; 2° la désinfection obligatoire pour tout cas de ces mêmes maladies ; 3° la vaccination antivariolique dans le cours de la première année de la vie, la revaccination au cours de la 11e et de la 21e années.

Dans les communes d'au moins 20.000 habitants, un bureau municipal d'hygiène est chargé sous l'autorité du maire de l'application des prescriptions sanitaires réglementaires, et notamment des mesures de désinfection qui sont ici l'affaire de la commune.

La déclaration obligatoire par les médecins de tout cas de certaines maladies est en vigueur depuis la loi du 30 nov. 1892 sur l'exercice de la médecine ; conformément à cette loi un arrêté du 23 nov. 1893, pris après avis de l'Académie de médecine et du Comité consultatif d'hygiène publique, avait fixé comme suit la liste des maladies dont la déclaration devait être faite au maire de chaque commune :

La fièvre typhoïde, le typhus exanthématique, la variole et la varioloïde, la scarlatine, la diphtérie, la suette, le choléra et les maladies cholériformes, la peste, la fièvre jaune, les infections puerpérales, l'ophtalmie des nouveau-nés.

Une nouvelle liste va être dressée, l'Académie et le Comité consultatif devant se prononcer une seconde fois à ce sujet.

Des bureaux d'hygiène existent depuis quelques années dans diverses grandes villes françaises dont les municipalités avaient décidé de profiter de leurs pouvoirs pour se donner cette utile institution, d'origine étrangère d'ailleurs ; le bureau d'hygiène de Bruxelles, organisé par Janssens, a notamment servi d'exemple pour les bureaux du Havre, de Nancy, de Reims, de Nice, de Grenoble, de Lyon, de Saint-Etienne, etc., toutes créations qui ont déjà rendu certains services dans les villes où elles ont été installées (actuellement au nombre d'une vingtaine). Leur principal rôle jusqu'à présent a été de centraliser les renseignements sur la statistique sanitaire, de surveiller la constatation des décès, la déclaration des cas de maladies contagieuses ; parfois ils ont organisé une sorte d'inspection de la salubrité des habitations et commencé à établir des dossiers sanitaires des immeubles dont ils avaient à s'occuper (l'ensemble des dossiers forme le « casier sanitaire des immeubles ») ; plusieurs comptent encore parmi leurs attributions l'inspection des écoles, la propagation de la vaccine, la direction du service de désinfection, etc. Quelques-uns de ces bureaux sont doublés d'un laboratoire où sont analysés notamment les aliments et les boissons, soit sur la demande de l'autorité, soit pour le compte de particuliers ; ces bureaux d'hygiène ont alors généralement sous leur direction les inspecteurs des denrées alimentaires. D'autres bureaux sont encore chargés d'un service médical proprement dit.

Il va sans dire que le bureau d'hygiène a toujours à sa tête un médecin qui devient naturellement le conseiller de l'autorité municipale dans toutes les questions intéressant la santé publique.

**Organisation et réglementation départementales.** — Dans chaque département c'est le préfet qui est chargé de l'hygiène publique ; il contrôle à cet égard les maires, et même peut substituer dans certaines circonstances son autorité à la leur. C'est ainsi que le règlement sanitaire de chaque commune doit être approuvé par le préfet, que celui-ci en imposera un aux municipalités qui n'en feraient pas, qu'enfin le préfet, en cas d'urgence, peut ordonner l'exécution immédiate des mesures prescrites par ce règlement. Tout ceci est d'ailleurs en accord avec les dispositions de la loi du 5 avril 1884 qui consacre d'une façon générale (art. 99) le droit pour le préfet, représentant le gouvernement, de se substituer à l'autorité municipale pour édicter des règlements de police et prendre pour toutes les communes du département ou simplement pour l'une d'entre elles toutes les mesures relatives au maintien de la salubrité, etc., au cas où l'autorité municipale aurait négligé de faire le nécessaire sur ce point.

Le préfet, en cas de refus du maire, peut délivrer des autorisations de construire.

Le préfet a auprès de lui un Conseil d'hygiène départemental qu'il préside, et en outre le département forme un certain nombre de circonscriptions pourvues chacune d'une commission sanitaire présidée par le sous-préfet.

Les Conseils d'hygiène départementaux ont été institués par arrêté ministériel du 18 déc. 1848, ainsi que les conseils d'hygiène d'arrondissement (qui prennent désormais le nom de Commissions sanitaires). D'après l'art. 9 de l'arrêté susdit ces conseils peuvent être spécialement consultés sur les objets suivants :

L'assainissement des localités et des habitations ; les mesures à prendre pour prévenir et combattre les maladies endémiques, épidémiques et transmissibles ; les épizooties et les maladies des animaux ; la propagation de la vaccine ; l'organisation et la distribution des secours médicaux aux malades indigents ; les moyens d'améliorer les conditions sanitaires des populations industrielles et agricoles ; la salubrité des ateliers, écoles, hôpitaux, maisons d'aliénés, établissements de bienfaisance, casernes, arsenaux, prisons, dépôts de mendicité, asiles, etc. ; les questions relatives aux enfants trouvés ; la qualité des aliments, boissons, condiments et médicaments livrés au commerce ; l'amélioration des établissements d'eaux minérales appartenant à l'Etat, aux départements, aux communes et aux particuliers, et les moyens d'en rendre l'usage accessible aux malades pauvres ; les demandes en autorisation, translation ou révocation des établissements dangereux, insalubres ou incommodes ; les grands travaux d'utilité publique, constructions d'édifices, écoles, prisons, casernes, ports, canaux, réservoirs, fontaines, halles, établissements des marchés, routoirs, égouts, cimetières, la voirie, etc., sous le rapport de l'hygiène publique.

La loi du 15 févr. 1902 rend obligatoire la consultation des conseils et commissions sur ces diverses questions ainsi que sur l'alimentation en eau potable des agglomérations, sur la statistique démographique et la géographie médicale, sur les règlements sanitaires communaux, et généralement sur toutes les questions intéressant la santé publique dans le département ou l'une de ses circonscriptions.

Notons encore que les Conseils d'hygiène ou les Commissions sanitaires seront chargés par le Préfet d'enquêter sur les conditions sanitaires des communes où le nombre des décès dépasserait le chiffre de la mortalité moyenne de la France ; que le conseil départemental délibérera sur l'utilité et la nature des travaux d'assainissement qui seraient jugés nécessaires à la suite d'une telle enquête.

Enfin les maires ou les préfets demanderont l'avis de la commission sanitaire ou du conseil départemental sur les travaux à faire dans les immeubles insalubres et sur l'interdiction d'habitation qu'il y aurait lieu de prononcer à l'égard de ces immeubles ; les intéressés peuvent présenter leurs observations devant la Commission ou le Conseil. Le conseil et la commission peuvent recourir à toutes les mesures d'instruction qu'ils jugent convenables.

Le préfet peut proposer au Conseil général du département d'organiser un service de contrôle et d'inspection sanitaire pour l'application de la loi du 15 fév. 1902 ; le conseil général réglemente alors les détails et le budget de ce service. Au surplus le conseil général doit délibérer sur l'organisation du service de l'hygiène publique dans le département, voter les fonds nécessaires aux dépenses du conseil d'hygiène et des commissions sanitaires, organiser un service départemental de désinfection pour les communes de moins de 20.000 habitants.

Quelques rares départements se sont déjà donné dans ces dernières années un inspecteur de la salubrité. Le conseil d'Etat a décidé que ce fonctionnaire ne pouvait agir dans les communes qu'avec l'assentiment et le concours des autorités locales.

Dans chaque arrondissement, depuis le 2 mai 1805, un médecin des épidémies, nommé par le préfet, est chargé d'adresser chaque année à l'administration un rapport sur les épidémies que celle-ci transmet à l'Académie de médecine, qui fait elle-même un rapport général sur ce sujet. Ce service ne fonctionne malheureusement pas avec la régularité désirable, comme en témoignent les rapports annuels de l'Académie, l'administration mettant rarement le médecin des épidémies à même de savoir ce qui se passe d'intéressant pour lui dans l'arrondissement.

Les préfets jouent d'ailleurs un rôle important dans l'application au département des diverses lois spéciales intéressant l'hygiène publique et relatives à la protection des enfants du premier âge, à la réglementation des établissements classés, à la police sanitaire des animaux, etc.

**Organisation et réglementation à Paris.** — A Paris les divers services intéressant l'hygiène publique relèvent soit du Préfet de la Seine, soit du Préfet de police.

Le Préfet de la Seine a dans ses attributions tout ce qui concerne la salubrité de l'habitation (sauf les logements loués en garni), le captage et la distribution des eaux, la désinfection, la vaccination, le transport des malades. Il nomme pour rechercher et indiquer les mesures indispensables d'assainissement des immeubles une Commission des logements insalubres. Depuis plusieurs années il existe du reste à la Préfecture de la Seine un Bureau de l'assainissement de l'habitation auquel on a rattaché d'une part la Commission des logements insalubres et d'autre part une Inspection générale de l'assainissement et de la salubrité de l'habitation : le Dr A. J. Martin qui est à la tête de ce dernier et très important service dirige en même temps le service de la désinfection et celui des ambulances urbaines.

Le Préfet de police a dans ses attributions la salubrité des logements loués en garni, la réception des déclarations de maladies contagieuses, les contraventions relatives à l'obligation de la vaccination. L'application des lois et règlements concernant les falsifications et les altérations des denrées alimentaires relève également du Préfet de police, et par suite le Laboratoire municipal est placé sous son autorité. Enfin, comme les Préfets des départements, le Préfet de police est chargé de la protection des enfants du premier âge, de la réglementation des établissements classés, de la police de la médecine et de la pharmacie, de la police sanitaire des animaux.

Le Préfet de police est d'ailleurs assisté d'un Conseil d'hygiène et de salubrité de la Seine qu'il préside et qui joue pour le département de la Seine, y compris Paris, le rôle de Conseil d'hygiène départemental.

Dans les communes du département, en dehors de Paris, les maires sont investis de leurs attributions ordinaires sous l'autorité du Préfet de la Seine ou du Préfet de police, selon la nature des questions soulevées.

**Organisation sanitaire centrale. Pouvoirs du gouvernement.** — Depuis le décret du 5 janvier 1889 la plupart des services d'Etat concernant l'hygiène publique sont réunis sous l'autorité du ministre de l'intérieur en une *Direction de l'assistance et de l'hygiène publique* dont relèvent : le Comité consultatif d'hygiène de France réorganisé par la loi du 15 février 1902, l'inspection générale des services sanitaires, tout ce qui a trait à l'administration sanitaire internationale et enfin à l'hygiène publique en France (administration sanitaire départementale, protection de la première enfance, eaux minérales, inspection des pharmacies, encouragements à la vaccine, etc.). C'est par l'intermédiaire de cette direction que le ministre se tient en rapports avec l'Académie de médecine.

Mais le ministère du commerce a conservé tout ce qui est relatif aux Etablissements industriels insalubres ainsi que ce qui concerne la sécurité et la salubrité du travail. D'autre part la police sanitaire des animaux relève du Ministère de l'agriculture.

Au Ministère de l'intérieur siège un *Comité de direction des services de l'hygiène* qui, créé par décret du 30 septembre 1884 modifié par celui du 5 janvier 1889, se compose du président du Comité consultatif d'hygiène publique, de l'inspecteur général des services sanitaires, du directeur de l'assistance et de l'hygiène publique, du directeur du commerce intérieur, du directeur des affaires commerciales et des consulats, du président de la Chambre de commerce de Paris. Il étudie les solutions à donner par l'administration centrale dans toutes les questions d'hygiène qui ressortissent au Ministère de l'intérieur, sauf à en référer au Comité consultatif d'hygiène de France pour les plus importantes.

L'article 25 de la loi du 15 février 1902 indique le rôle général et fixe la composition du *Comité consultatif d'hygiène de France*. Notons qu'en dehors des attributions spécifiées par cet article, le Comité, après l'Académie de médecine, donne son avis sur la liste des maladies contagieuses dont la déclaration est obligatoire, sur le mode de cette déclaration, sur les mesures nécessitées par l'application de la vaccination obligatoire ; il se prononce encore sur les procédés de désinfection, qui doivent être approuvés du Ministre de l'intérieur, et sur les conditions que les appareils de désinfection auront à remplir ; il peut être consulté en cas de divergence de vues entre une municipalité, l'Administration départementale, une commission sanitaire et un Conseil départemental à propos de l'utilité et de la nature des travaux d'assainissement à exécuter dans une commune dont l'état sanitaire laisserait à désirer.

Il convient de noter les pouvoirs extrêmement étendus que l'art. 8 de la loi du 15 février 1902 — comme le faisait déjà celle de 1822 sur la police sanitaire — donne au gouvernement dans le cas où une épidémie *menace* tout ou partie du territoire et que les moyens de défense locaux sont reconnus insuffisants pour en empêcher la propagation. On peut dire qu'en pareil cas, après avis du Comité consultatif d'hygiène publique de France, le Président de la République jouit d'un pouvoir dictatorial pour prescrire par décret et faire exécuter sans délai toutes les mesures utiles, dont les dépenses sont à la charge de l'Etat.

Mentionnons encore que si une municipalité ne cède pas à la mise en demeure du Préfet d'effectuer, après avis du Conseil départemental d'hygiène, les travaux d'assainissement nécessités par son insalubrité, le Président de la République ordonne ces travaux par décret rendu en Conseil d'Etat. Mais la dépense ne peut être mise à la charge de la commune par une loi.

**Lois diverses intéressant la santé publique**. — Il y a lieu de citer ici les lois suivantes :

*Sur l'exercice de la médecine.* — La loi du 30 novembre 1892 impose aux docteurs, officiers de santé la déclaration des maladies contagieuses ; la liste de ces maladies a été donnée par l'arrêté ministériel du 23 novembre 1893. La loi du 25 avril 1895 réglemente la préparation et la vente des sérums thérapeutiques. La loi du 15 juillet 1893 sur l'assistance médicale assure les soins médicaux des indigents malades.

*Sur les denrées alimentaires et les boissons.* — La principale est celle du 27 mars, 1er avril 1851 sur la répression des fraudes dans la vente des marchandises, dont voici les articles les plus importants :

Art. 1. — Seront punis des peines portées par l'article 423 du Code pénal :

1° Ceux qui falsifieront des substances ou denrées alimentaires ou médicamenteuses destinées à être vendues ;

2° Ceux qui vendront ou mettront en vente des substances ou denrées alimentaires qu'ils sauront être falsifiées ou corrompues ;

3° Ceux qui auront trompé ou tenté de tromper sur la quantité, etc...

Art. 2. — Si, dans les cas prévus par l'article 423 ou par l'article 1er de la présente loi, il s'agit d'une marchandise contenant des mictions nuisibles à la santé, l'amende sera de 50 à 500 francs.

Art. 3. — Sont punis d'une amende de 16 à 25 francs et d'un emprisonnement de six à dix jours, ou de l'une de ces deux peines seulement... ceux qui, sans motifs légitimes, auront dans leurs magasins, ateliers ou maisons de commerce, ou dans les halles, foires ou marchés... des substances alimentaires ou médicamenteuses qu'ils sauront être falsifiées ou corrompues. Si la substance falsifiée est nuisible à la santé, l'amende pourra être portée à 50 francs et l'emprisonnement à quinze jours.

L'article 4 double les peines en cas de récidive dans les cinq ans qui suivent une première condamnation. L'amende peut même être portée à 1.000 francs.

La loi du 5 mai 1855 a rendu applicables aux boissons les dispositions précédentes.

Nous rappellerons du reste les deux articles ci-après du Code pénal :

Art. 423. — « Quiconque aura trompé l'acheteur... sur la nature de toute marchandise... sera puni de l'emprisonnement pendant trois mois au moins, un an au plus, et d'une amende qui ne pourra excéder le quart des restitutions et dommages-intérêts, ni être au-dessous de 50 francs.

Art. 477. — Seront saisis et confisqués. . 2° les boissons falsifiées, trouvées appartenir au vendeur et débitant; ces boissons seront répandues; les comestibles gâtés, corrompus ou nuisibles : ces comestibles seront détruits.

La loi du 16 avril 1897 concernant la répression de la fraude dans le commerce du beurre et la fabrication de la margarine n'intéresse l'hygiéniste que parce qu'elle tend à priver malheureusement les classes populaires de margarine.

Les lois du 14 août 1889, du 24 juillet 1894, du 7 avril 1897, sont relatives aux falsifications du vin.

*Sur la police sanitaire des animaux.* — La loi du 21 juillet 1881 sur la police sanitaire des animaux (à côté de laquelle il faut mentionner le décret du 28 juillet 1888), a été complétée par la loi du 21 juin 1898 (Code rural). La première se préoccupe trop exclusivement de protéger la santé du bétail en négligeant tout à fait ce qui peut intéresser les humains : la seconde a davantage le souci de la santé de ces derniers : elle décide notamment que la chair des animaux morts d'une maladie quelle qu'elle soit ne peut être vendue et livrée à la consommation. Il est à remarquer que ces lois imposent depuis longtemps pour lutter contre l'extension des épizooties des mesures qui ne sont pas encore adoptées pour combattre les épidémies humaines.

*Sur la protection de l'enfance.* — Loi du 23 déc. 1874, dite loi Roussel (voir p. 712). Décret du 2 mai 1897 et arrêté du 20 déc. 1897 sur les crèches (voir p. 723).

*Sur la souillure des cours d'eau.* — Lois du 22 décembre 1789, 12 et 20 août 1790, 6 octobre 1791, chargeant les communes et les départements de s'opposer aux souillures dangereuses des cours d'eau.

*Sur les habitations.* — Loi du 30 nov. 1894 relative aux habitations à bon marché (voir p. 788).

*Sur la salubrité de l'industrie.* — Décret du 15 octobre 1810 relatif aux manufactures et ateliers insalubres ou incommodes (voir p. 790). Ordonnance du 14 janvier 1815 réglementant les manufactures et ateliers insalubres (voir p. 792). Loi du 12 juin 1893 et décret du 10 mars 1894 (voir p. 776) sur la salubrité et la sécurité du travail. Lois du 2 nov. 1892 et du 30 mars 1900 (voir p. 782) relatives à la durée du travail et à son organisation.

**Observations sur la législation et l'organisation sanitaires.** — Nous pensons que lorsqu'on édicte des lois il faut faire en sorte qu'elles soient applicables et appliquées en effet : sinon mieux vaut ne pas légiférer, pour éviter de donner l'illusion souvent dangereuse d'avoir pourvu à quelque desideratum alors qu'il n'en est rien, pour ne pas habituer les gens à tenir les lois pour peu de chose, pour ne pas favoriser l'arbitraire en matière d'application de la loi. Or la loi sanitaire du 15 février 1902, que nous avons surtout en vue ici, semble devoir précisément aboutir le plus souvent à tous ces inconvénients, encore qu'elle réalise certains progrès sur l'état de choses antérieur.

Sans doute il est fort délicat de légiférer en matière sanitaire, étant donné que la plupart des prescriptions que l'on sera conduit à formuler auront pour conséquence des restrictions à la liberté individuelle et au droit de propriété. Mais d'abord il n'y a certes pas que les lois sanitaires qui aboutissent à ce résultat. Et ensuite, puisqu'il en est ainsi, il faudrait une fois pour toutes faire son choix entre l'intérêt sanitaire d'une part, le respect de la liberté individuelle et du droit de propriété d'autre part : la conciliation étant pratiquement impossible, il est nécessaire de décider quel sera celui de ces principes qui devra le cas échéant être sacrifié à l'autre. Si la liberté individuelle et le droit de propriété doivent être sauvegardés à tout prix, il est inutile de prétendre protéger législativement la santé publique compromise par les particuliers ou certaines collectivités ; à vrai dire on sacrifie dès lors l'intérêt général à des intérêts particuliers : c'est pourquoi il conviendrait, nous semble-t-il, de subordonner au contraire l'exercice de la liberté individuelle et du droit de propriété au respect des règles de l'hygiène dont dépend la santé publique, conformément d'ailleurs à ce principe formulé par Domat : « L'ordre qui lie les hommes en société ne les oblige pas seulement à ne nuire en rien par eux-mêmes à qui que ce soit, mais il oblige chacun à tenir tout ce qu'il possède en un tel état que personne n'en reçoive ni mal ni dommage. » Les juristes admettent volontiers cette manière de voir comme principe, mais lui sont singulièrement infidèles dans la pratique où ils ont paru jusqu'ici n'avoir d'autre préoccupation que de défendre par tous les moyens la liberté individuelle et le droit de propriété contre les atteintes qui auraient pu résulter de l'application des lois sanitaires. Nos législateurs n'ont pas osé jusqu'à présent trancher la question de subordination qui leur était posée et ont préféré édicter des lois soi-disant protectrices de la santé publique conçues de telle sorte que l'application en est la plupart du temps fort douteuse, étant donné surtout qu'elle reste confiée au bon vouloir de personnes notoirement incompétentes et qui sont d'ailleurs souvent chargées d'un rôle bien en désaccord avec le caractère d'agents sanitaires dont on veut les revêtir.

Dans les communes, c'est le maire qui doit veiller à la salubrité publique, les pouvoirs de ce magistrat formant la base de la police sanitaire. Cela s'accorde paraît-il très bien avec toute notre législation. Le maire, répète-t-on d'ailleurs volontiers, est mieux placé que tout autre pour connaître les causes d'insalubrité qui existeraient dans la commune qu'il administre ; la police sanitaire exige une initiative de tous les jours, comporte des prescriptions variables selon les lieux, les coutumes des habitants, etc. Nous n'y contredirons point. Mais nous ferons remarquer que le maire est, sauf exceptions négligeables, incompétent en matière d'hygiène, qu'il est l'élu de ses administrés, et par suite dans leur dépendance ; qu'il ne saurait se soustraire à certaines influences particulières de nature à paralyser l'action qu'il pourrait vouloir exercer dans l'intérêt général. « Demander aux maires que nous connaissons, dit Duclaux, nommés par le conseil municipal, d'édicter et de faire observer des mesures qui rencontrent l'hostilité ou même seulement la mauvaise volonté des habitants de la commune, c'est placer un joli paradoxe à la base d'une loi française. Ils sont incapables, ces maires, de faire exécuter la loi sur la police vétérinaire et d'obtenir, que dis-je? d'obtenir, de réclamer l'abattage des chiens roulés et mordus par un chien enragé, et pourtant il ne s'agit ici que de chiens. Il est vrai que derrière chaque chien il y a un électeur. Mais que sera-ce quand l'électeur devra être contrarié ou pourchassé lui-même parce qu'il est une menace pour ses concitoyens. »

Les maires ne feront donc guère de règlements sanitaires, et ils n'appliqueront pas davantage ceux qu'on leur imposera Ces règlements ne seront donc mis à exécution que dans les cas urgents où le préfet jugera bon d'intervenir.

Il n'y aura sans doute quelque action municipale effective que dans les communes d'au moins 20 000 habitants où il doit être institué un bureau d'hygiène qui sera sans doute chargé du service de la désinfection (obligatoire pour ces communes), et qui, s'il est dirigé par un médecin compétent en hygiène, s'il dispose d'un budget suffisant, pourra rendre de grands services aux conseils municipaux de bonne volonté. Toutefois n'oublions pas que même dans ce cas les agents sanitaires auront un rôle relativement borné par le manque de pouvoirs : ils n'ont ni celui de verbaliser, ni celui de pénétrer dans les immeubles dont il faudrait examiner la salubrité sans le consentement des propriétaires.

Au surplus les infractions aux règlements municipaux entraînent une pénalité dérisoire : 1 à 5 fr. d'amende, et s'il y a récidive emprisonnement facultatif de 3 jours au plus.

En cas d'inaction des maires, la loi compte sur l'intervention des préfets. « Non seulement ils n'ont aucune compétence, dit Duclaux, mais encore il y a opposition d'intérêts entre le préfet et l'hygiéniste. Le préfet doit faire de la politique. . On m'accordera que dans l'ensemble la politique n'a pas grand'chose de commun avec les principes, qu'elle subordonne volontiers aux intérêts passagers des individus. L'hygiène n'a au contraire de signification et de valeur que si elle subordonne l'individu aux intérêts généraux. Comment s'étonner que le préfet, placé ainsi entre deux devoirs contradictoires, choisisisse celui qui est le plus dans la logique de sa fonction et néglige l'autre ? »

Par suite les Préfets, à défaut des maires, ne solliciteront guère l'avis des Commissions sanitaires ou du Conseil d'hygiène départemental sur la salubrité de tel immeuble ou de telle commune. Aussi bien qui donc les y inciterait? ou qui donc les renseignerait sur l'état de salubrité des habitations ou des communes quand les maires resteront inactifs ? Personne, à moins que le Préfet lui-même n'ait estimé qu'il y avait lieu de créer dans le département un service d'inspection et de contrôle sanitaire, et que le Conseil général ait bien voulu voter le budget nécessaire : on peut être assuré que ces circonstances se présenteront rarement, à en juger par l'histoire de toutes les dispositions législatives facultatives intéressant la santé publique.

Parlerons-nous du rôle dévolu aux Commissions sanitaires et au Conseil d'hygiène départemental qui représentent l'élément délibérant de l'organisation sanitaire ? C'est presque exclusivement dans le sein de ces assemblées que l'on a chance de rencontrer çà et là une certaine compétence sanitaire, si toutefois l'administration veut bien les composer le mieux possible. Il est maintenant obligatoire de les consulter sur toutes les questions relatives à la santé publique. Mais on ne voit pas que l'élément exécutif, maire ou préfet, soit lié par l'avis donné ; et en matière d'insalubrité d'habitations la loi du 15 février 1902, comme celle de 1850 qu'elle abroge, ouvre aux intéressés un recours devant le Conseil de Préfecture, notoirement incompétent, contre l'arrêté du maire pris en conformité de l'avis de la Commission sanitaire et du Conseil d'hygiène départemental. Notons d'autre part qu'on accorde aux Commissions sanitaires et aux Conseils départementaux le droit de recourir à toutes les mesures d'instruction qu'ils jugeront convenables ; ce sont donc les membres de ces assemblées qui enquêteront sur place, visiteront les immeubles insalubres, etc., quand il n'y aura pas dans le département de service d'inspection sanitaire. Mais s'imagine-t-on que les membres des Commissions sanitaires et des Conseils départementaux seront disposés à remplir sérieusement et pour rien pareille besogne ? Nos législateurs n'ont pas eu cette illusion, et s'ils persistent à vouloir organiser l'hygiène publique pour rien c'est sans doute qu'ils ne tiennent pas beaucoup à l'application des lois sur la matière. On peut croire que les Conseils généraux n'y tiendront pas davantage, et par suite ne créeront pas le service d'inspection sanitaire sans lequel on n'obtiendra aucun résultat pratique appréciable de toutes les dispositions législatives possible : pour mettre quelque chose à exécution il faut en charger quelqu'un dont ce soit la fonction propre, et que l'on paye convenablement pour cela.

L'organisation centrale de l'hygiène publique n'est pas très supérieure à son organisation départementale ou locale. Le Comité consultatif d'hygiène est une fort belle assemblée, mais elle aussi est purement consultative et ne dispose d'aucune action effective vis-à-vis de qui que ce soit. La Direction de l'assistance et de l'hygiène publique au Ministère, d'ailleurs bien trop administrative et pas assez technique, ne saurait à vrai dire non plus exercer beaucoup d'influence sur le reste de l'administration sanitaire : ce n'est pas en effet avec 2 inspecteurs généraux (professeurs à la Faculté de médecine de Paris, du reste) qu'elle peut espérer contrôler ce qui se passe au point de vue de la santé publique dans toute la France et donner aux divers services sanitaires qui y existent ou y seront créés l'impulsion qui leur serait si souvent nécessaire. Enfin, dans les circonstances ordinaires, les pouvoirs du gouvernement lui-même sont dérisoires ; en effet l'art. 9 de la loi du 15 févr. 1902 prévoit bien qu'en cas de résistance obstinée d'un conseil municipal pour ne pas assainir sa commune le Président de la République, par décret rendu en Conseil d'Etat, ordonnera les travaux d'assainissement nécessaires : mais la dépense, est-il aussitôt spécifié, ne pourra être mise à la charge de la commune que par une loi. Autrement dit le décret présidentiel ne sera pas mis à exécution avant que le Parlement n'ait eu le temps et la bonne volonté de le rendre exécutable.

C'est seulement dans des circonstances exceptionnelles que le Gouvernement jouit d'une sérieuse autorité en matière sanitaire, comme il est dit à l'art. 8 de la nouvelle loi sur la protection de la santé publique. Toutefois il n'y a là rien de bien nouveau ; les lois de 1807 et de 1822 armaient au moins autant le pouvoir central. Mais celui-ci n'a presque jamais profité de cette puissance.

Parmi les dispositions nouvelles vraiment louables les plus importantes sont : d'abord celle qui, à la déclaration obligatoire des maladies contagieuses, ajoute la désinfection obligatoire ; celle qui impose la vaccination antivariolique ; celles qui ont trait à la protection des eaux d'alimentation. Mentionnons encore une certaine simplification des moyens de résistance laissés à la disposition des propriétaires d'immeubles insalubres ; la possibilité d'intervenir même dans ceux de ces immeubles qui sont occupés par leurs propriétaires ; l'exécution d'office des travaux d'assainissement jugés nécessaires quand les propriétaires ne les font pas faire après que le conseil de préfecture a maintenu l'arrêté du maire les prescrivant.

Malheureusement il ne suffit pas encore d'avoir de bonnes dispositions légales ; il faut encore qu'elles soient appliquées. Or, dans notre pays, l'Etat est faible et remet facilement ses lois au fourreau quand il voit que les citoyens n'en veulent pas (Duclaux) ; on peut prévoir que ce cas sera bien souvent celui des lois sanitaires, et l'intérêt de la santé publique ne paraît pas devoir être un mobile capable de décider l'autorité à essayer de changer ses habitudes de faiblesse. Au surplus on a déjà commencé par se garder de charger des gens compétents de l'exécution des susdites lois sanitaires. Il est donc permis de douter qu'elles atteignent à de grands résultats. Sans doute la cause première de tout ceci est l'état de ce que l'on appelle l'opinion publique ; d'excellents esprits demandent que l'on s'efforce avant tout de modifier cette opinion, de l'éclairer, de faire comprendre à tous la valeur des règles sanitaires les plus élémentaires ; assurément c'est à peine alors s'il serait besoin pour les faire observer d'inscrire ces règles dans des lois. Mais qui donc connaît un moyen efficace d'arriver à modifier et à éclairer dans notre pays, en matière d'hygiène, ce que l'on appelle l'opinion publique ?

## ORGANISATION ET LEGISLATION SANITAIRES INTERNATIONALES

Comme les individus, les diverses nations sont unies entre elles par une étroite solidarité sous tous les rapports, et notamment au point de vue sanitaire. Par suite chaque pays peut voir en conséquence de ses relations avec le dehors son territoire menacé par l'introduction d'une maladie épidémique qui aura pris naissance dans un autre pays et qui se propagera d'autant mieux que les échanges internationaux seront plus actifs. On comprend dès lors l'utilité, la nécessité, d'une législation et d'une organisation sanitaires spéciales, tendant précisément à protéger les frontières contre une invasion de ce genre. Si plusieurs pays menacés par les provenances d'un même foyer épidémique se concertent et se mettent d'accord pour prendre certaines mesures contre le danger commun, la réglementation et l'organisation sanitaires qui en résultent présentent par le fait un caractère proprement international.

Il va sans dire qu'en tous cas cette police sanitaire extérieure rentre dans les attributions du pouvoir central, de l'Etat, chargé de veiller à la protection de la santé publique. Pour remplir cette mission le Gouvernement français est armé des pouvoirs les plus étendus par la loi du 3 mars 1822 qui l'autorise à déterminer au moyen de décrets : 1° les pays dont les provenances doivent être habituellement ou temporairement soumises au régime sanitaire ; 2° les mesures à observer sur les côtes, dans les ports et rades, dans les lazarets et autres lieux réservés ; 3° les mesures extraordinaires que l'invasion ou la crainte d'une maladie pestilentielle rendrait nécessaires sur les frontières de terre ou dans l'intérieur; le Gouvernement règle d'ailleurs les attributions, la composition et le ressort des autorités et administrations chargées de l'exécution de ces mesures, et leur délègue le pouvoir d'appliquer provisoirement, dans des cas d'urgence, le régime sanitaire aux portions du territoire qui seraient inopinément menacées.

C'est en se basant sur ces dispositions législatives, d'ailleurs reproduites dans l'art. 8 de la loi du 15 fév. 1902, que le gouvernement a promulgué d'abord le règlement de 1876, puis celui actuellement en vigueur du 4 janvier 1896 qui organise la police sanitaire maritime en France pour protéger le pays contre l'introduction du choléra, de la peste, de la fièvre jaune, et accessoirement du typhus, de la variole, d'origine exotique.

Par ailleurs, sur l'initiative du gouvernement français, une série de négociations ont été engagées entre les divers états européens dans le but d'arriver à une action commune internationale, destinée à protéger l'Europe entière contre l'importation soit par la voie de mer soit par la voie de terre, du choléra ou de la peste d'origine exotique, et spécialement asiatique, étant donné que les foyers les plus redoutables de ces affections sont d'habitude situés en Asie. L'idée était bonne, et nous allons voir qu'on a proposé depuis quelques années d'adopter pour cette œuvre de défense des mesures susceptibles d'offrir une certaine efficacité.

Mais il convient de ne pas oublier : d'abord que pour une raison ou pour une autre telle affection épidémique peut s'installer néanmoins sur un point de l'Europe, soit qu'on n'aît pas su empêcher l'importation de cette maladie, soit qu'elle apparaisse en dehors de toute importation, comme cela est certainement arrivé pour le choléra — et qu'alors il faut se précautionner contre les provenances de ce foyer européen ; ensuite que, précisément à cause des faits auxquels nous venons de faire allusion, on doit non seulement se défendre contre les maladies épidémiques — fussent-elles ordinairement d'origine exotique — par des mesures de police sanitaires appliquées aux frontières de terre et de mer, mais aussi et surtout par des mesures d'assainissement à l'intérieur de chaque pays, de manière à le mettre dans un état de salubrité qui le rende réfractaire à l'extension des épidémies.

Après plusieurs conférences qui n'aboutirent à aucune convention internationale et n'eurent d'autres résultats que la création du Conseil supérieur de santé de l'Empire Ottoman, puis du Conseil sanitaire maritime d'Egypte, qui devaient jouer le rôle de postes avancés de l'Europe vis-à-vis de l'Asie, les représentants des gouvernements européens ont fini par s'entendre à Venise en 1892, à Dresde en 1893, à Paris en 1894 et enfin à Venise de nouveau en 1897 : c'est que l'on abandonne de plus en plus le système de l'isolement des provenances suspectes, fondé sur de longues quarantaines qui apportaient d'insupportables entraves au commerce, et que l'on base à peu près toute la prophylaxie sur des mesures de désinfection, qui n'imposent qu'une gêne minime aux voyageurs et aux échanges commerciaux; seuls les malades sont rigoureusement isolés, et les personnes suspectes d'être contagionnées sont soumises à une surveillance d'assez courte durée.

La conférence de Venise, en 1892, a organisé la défense contre les provenances asiatiques empruntant la voie du canal de Suez ; son œuvre peut se résumer comme suit :

1° *Transit en quarantaine.* — Les navires peuvent passer par le canal de Suez en quarantaine, c'est-à-dire sans communiquer avec la terre.

*a*) Les *navires indemnes*, reconnus tels après visite médicale, ont libre pratique immédiate.

b) Les *navires suspects*, c'est-à-dire ayant eu des cas de choléra pendant la traversée, mais aucun depuis sept jours, seront admis à passer le canal en quarantaine s'ils ont à bord un médecin et une étuve à désinfection; les autres seront retenus dans une station spéciale pendant le temps nécessaire à la désinfection.

c) Les *navires infectés*, c'est-à-dire ayant du choléra depuis moins de sept jours, seront arrêtés à la station de désinfection; s'ils ont un médecin et une étuve, on débarquera et on isolera les malades, de même que les personnes ayant été en rapport avec eux; ces dernières subiront une observation de cinq jours au plus; on désinfectera à bord les linges et les parties du navire où auraient séjourné des malades; les navires sans médecin ni appareil de désinfection débarqueront tout leur monde; les malades seront isolés; le linge, les vêtements, etc., du reste de l'équipage et des passagers seront désinfectés, ainsi que le navire; le séjour à la station ne dépassera pas cinq jours.

*Station de désinfection.* — Une station de désinfection et d'isolement est installée aux sources de Moïse. Elle comprend : 3 étuves, dont une sur un ponton pouvant accoster les navires; un hôpital d'isolement pour les cholériques; des baraques ou tentes pour les personnes suspectes; des bains, etc.

3° *Surveillance.* — Il y a quatre médecins à Suez ou à la station même; ils visitent les navires, soignent les malades, surveillent la désinfection. Des gardes sanitaires montent sur le navire quand le passage en quarantaine est accordé, pour empêcher toute communication avec la terre; ils sont débarqués ainsi que les pilotes au ponton de quarantaine de Port-Saïd et leurs vêtements sont désinfectés. Tout navire passé en quarantaine est signalé aux gouvernements européens.

4° *Conseil sanitaire.* — Le conseil sanitaire maritime et quarantenaire est réorganisé; il comprend 14 membres, dont 4 seulement pour l'Egypte, les autres pour les puissances européennes. Une commission permanente de ce conseil prononce dans les cas urgents.

La conférence de Dresde, réunie en 1893, a eu pour but de poser les règles à observer dans les relations entre les états d'Europe dans le cas où l'un d'eux est atteint par le choléra. Les conclusions adoptées ont été en résumé les suivantes :

Les gouvernements notifieront aux gouvernements voisins l'apparition du choléra sur leur territoire, le cas échéant. Par suite, il est désirable que les Etats adoptent la déclaration obligatoire du choléra par les médecins.

Les mesures adoptées par les gouvernements voisins pour se protéger ne s'appliqueront qu'aux provenances de la circonscription déclarée atteinte de choléra, et non à toutes les provenances du pays dans lequel cette circonscription se trouve comprise.

On ne pourra prohiber l'importation que pour les objets suivants : linges, hardes, vêtements portés, literies ayant servi, chiffons et drilles.

La désinfection des bagages provenant d'une circonscription contaminée sera obligatoire, notamment en ce qui concerne le linge sale, hardes, vêtements et autres objets laissés à l'appréciation de l'autorité sanitaire locale.

Il n'y aura pas de quarantaines terrestres. Seuls les malades pourront être retenus aux frontières et isolés.

Quand un navire ayant eu un cas de choléra depuis moins de sept jours se présentera dans un port, les malades seront débarqués et isolés, les autres passagers seront débarqués autant que possible et soumis à une observation de cinq jours au maximum; le linge sale et le navire seront désinfectés.

Les zones frontières, certaines catégories de personnes (émigrants, pèlerins, bohémiens), sont soumises à un régime spécial, de même que les vaisseaux faisant le cabotage et ceux qui, provenant d'un point contaminé, remontent le Danube.

La conférence de Paris, en 1894, s'est occupée de la surveillance du pèlerinage de la Mecque et d'organiser la défense sanitaire dans le golfe Persique. Voici le sommaire des dispositions adoptées :

Il est prescrit d'examiner l'état sanitaire des pèlerins au moment de leur embarquement dans les ports de l'Océan Indien et de l'Océanie, d'interdire le départ des malades, de désinfecter les objets suspects emportés.

Les navires à pèlerins seront préalablement inspectés et désinfectés s'il y a lieu ; ils doivent être convenablement aménagés pour leur destination, avoir des vivres et de l'eau de bonne qualité ; posséder une étuve à désinfection, compter un médecin parmi leur personnel. Le capitaine ne peut embarquer qu'un nombre déterminé de pèlerins ; il reçoit une patente de santé.

Une série de précautions sont imposées pour maintenir à bord les pèlerins dans un état sanitaire satisfaisant : ce sont des règles d'hygiène élémentaire visant la propreté du navire et de ses passagers, l'alimentation et la boisson de ceux-ci ; les soins à donner aux malades, et les désinfections s'il y a lieu.

Enfin les navires à pèlerins allant aux ports de la Mecque ou sortant de ces ports sont tenus de passer par des stations sanitaires (Camaran ou Djebel-Tor) où ils sont visités, eux et leurs passagers, et désinfectés s'il y a lieu ; les malades sont retenus ; les suspects sont surveillés pendant quelques jours.

Dans le golfe Persique on décide d'établir les règles de police sanitaire maritime en vigueur dans les ports des pays européens, avec postes sanitaires.

A la dernière conférence de Venise, en 1897, l'Angleterre et la Turquie, qui ne l'avaient pas encore fait, ont accepté les conclusions de la conférence de Paris ; d'autre part on a décidé d'appliquer à la prophylaxie de la peste les règles adoptées dans les conférences précédentes pour le choléra.

Les règles adoptées dans les conférences internationales, grâce surtout aux délégués techniques du gouvernement français, Brouardel et Proust, qui ont eu d'ailleurs le mérite de les formuler, ont servi de base à l'établissement de notre règlement de police sanitaire maritime du 4 janvier 1896 ; nous donnons ci-dessous presque en entier ce document qui est l'exposé le plus complet de la prophylaxie sanitaire maritime actuellement en vigueur.

Toutefois il convient de ne pas borner son ambition à avoir des règlements fort beaux sur le papier ; il faut encore s'enquérir de ce qu'ils deviennent dans la pratique. L'histoire assez retentissante de ce bateau venu du Levant à Marseille et toujours contaminé après avoir passé plus de 2 semaines dans ce port, est là pour donner fort à penser sinon sur la valeur théorique des mesures réglementaires de prophylaxie sanitaire maritime, du moins sur la manière dont elles sont appliquées, voire dans le plus grand port de France. Quelqu'un a prononcé à ce propos le mot de « comédie sanitaire ». C'est peut-être aller un peu loin. Mais assurément tous ceux qui ont lu sans parti pris l'exposé si modéré de l'histoire du « *Sénégal* » par Bucquoy à l'Académie de médecine, et le rapport impartial de Vallin à la même assemblée sur les services sanitaires maritimes et le lazaret du Frioul, seront d'avis qu'il y a fort à faire, même en France, pour que la mise à exécution de la « nouvelle politique sanitaire », préconisée par Proust, offre de sérieuses garanties d'efficacité. Actuellement nos installations matérielles sont insuffisantes, leur fonctionnement est mal organisé, le personnel médical est dans une situation qui ne lui permet pas de rendre les services qu'on attend de lui. Ajoutons que nulle part, en France ou ailleurs, on ne sait trop comment désinfecter un navire, ou plus simplement même le débarrasser des rats pesteux qu'il peut contenir.

## Règlement de police sanitaire maritime. (Décret du 4 janvier 1896).

### TITRE PREMIER

#### Objet de la police sanitaire.

Article premier. — Le choléra, la fièvre jaune et la peste sont les seules maladies pestilentielles exotiques qui, en France et en Algérie, déterminent l'application de mesures sanitaires permanentes.

D'autres maladies graves, transmissibles et importables, notamment le typhus et la variole, peuvent être exceptionnellement l'objet de précautions spéciales.

Art. 2. — Des mesures de précaution peuvent toujours être prises contre un navire dont les conditions hygiéniques sont jugées dangereuses par l'autorité sanitaire.

### TITRE II

#### Patente de santé.

Art. 3. — La patente de santé est un document qui a pour objet de mentionner l'état sanitaire du pays de provenance et particulièrement l'existence ou la non-existence des maladies visées à l'article premier. La patente de santé indique, en outre, le nom du navire, celui du capitaine, la nature de la cargaison, l'effectif de l'équipage et le nombre des passagers, ainsi que l'état sanitaire du bord au moment du départ.

La patente de santé est datée ; elle n'est valable que si elle a été délivrée dans les quarante-huit heures qui ont précédé le départ du navire.

Art. 4. — Un navire ne doit avoir qu'une patente de santé.

Art. 5. — La patente de santé est *nette* ou *brute*. Elle est nette quand elle constate l'absence de toute maladie pestilentielle dans la ou les circonscriptions d'où vient le navire; elle est brute quand la présence d'une maladie de cette nature y est signalée.

Le caractère de la patente est apprécié par l'autorité sanitaire du port d'arrivée.

Art 6. — *En France et en Algérie*, la patente de santé est établie conformément à une formule arrêtée par le ministre de l'intérieur après avis du Comité de direction des services de l'hygiène ; elle est délivrée gratuitement par l'autorité sanitaire à tout capitaine qui en fait la demande.

Art. 7. — Lorsqu'une maladie pestilentielle vient à se manifester dans un port ou ses environs, l'autorité sanitaire de ce port avise immédiatement l'administration supérieure, et une fois l'existence du foyer constatée, signale le fait sur la patente de santé qu'elle délivre.

L'épidémie est considérée comme éteinte lorsque cinq jours pleins se sont écoulés sans qu'il y ait ni décès ni cas nouveau. La cessation complète de la maladie est alors immédiatement signalée à l'administration supérieure et, si les mesures de désinfection ont été convenablement prises, elle est mentionnée sur la patente de santé, avec la date de la cessation.

Art. 8. — *A l'étranger*, la patente est délivrée aux navires français à destination de France ou d'Algérie par le consul français du port de départ ou, à défaut de consul, par l'autorité locale.

Pour les navires étrangers à destination de France ou d'Algérie, la patente peut être délivrée par l'autorité locale, mais, dans ce cas, elle doit être visée et annotée, s'il y a lieu, par le consul français.

Art. 9. — La patente de santé délivrée au port de départ est conservée jusqu'au port de destination. Le capitaine ne doit en aucun cas s'en dessaisir.

Dans chaque port d'escale, elle est visée par le consul français, ou, à son défaut, par l'autorité locale qui y relate l'état sanitaire du port et de ses environs.

Art. 10. — Les navires qui font un service régulier dans les mers d'Europe peuvent être dispensés par l'autorité sanitaire de l'obligation du *visa* de la patente à chaque escale.

Art. 11. — La présentation d'une patente de santé, à l'arrivée dans un port de France ou d'Algérie, est en tout temps obligatoire pour les navires provenant: 1° des pays situés hors d'Europe, l'Algérie et la Tunisie exceptées; 2° du littoral de la mer Noire et des côtes de la Turquie d'Europe sur l'Archipel et la mer de Marmara.

Art. 12. — Pour les régions autres que celles désignées à l'article 11, la présentation d'une patente de santé est obligatoire pour les navires provenant d'une circonscription contaminée par une maladie pestilentielle.

La même obligation peut être étendue, par décision du ministre de l'intérieur, aux pays se trouvant soit à proximité de la dite circonscription, soit en relations directes avec elle. Dans ce cas, l'obligation de la patente est immédiatement portée à la connaissance du public, notamment par la voie du *Journal officiel de la République française.*

Art. 13. — Les navires faisant le cabotage français (l'Algérie comprise) sont, à moins de prescription exceptionnelle, dispensés de se munir d'une patente de santé. La même dispense s'applique aux navires qui relient directement dans les mêmes conditions la France et la Tunisie.

Art. 14. — Le capitaine d'un navire dépourvu de patente de santé, alors qu'il devrait en être muni, ou ayant une patente irrégulière, est passible, à son arrivée dans un port français, des pénalités édictées par l'article 14 de la loi du 3 mars 1822, sans préjudice de l'isolement et des autres mesures auxquelles le navire peut être assujetti par le fait de sa provenance, et des poursuites qui pourraient être exercées en cas de fraude.

## TITRE III

### Médecins sanitaires maritimes.

Art. 15. — Tout bâtiment à vapeur français affecté au service postal ou au transport d'au moins cent voyageurs, qui fait un trajet dont la durée, escales comprises, dépasse quarante-huit heures, est tenu d'avoir à bord un médecin sanitaire.

Ce médecin doit être français et pourvu du diplôme de docteur en médecine : il prend le titre de *médecin sanitaire maritime.*

Art. 16. — Les médecins sanitaires maritimes sont choisis sur un tableau dressé par le ministre de l'intérieur, après examen passé devant un jury qui est désigné par le ministre sur l'avis du Comité de direction des services d'hygiène.

L'examen porte sur l'épidémiologie, la prophylaxie et la réglementation sanitaires et leurs applications pratiques Les conditions et les époques de l'examen sont arrêtées par le ministre de l'intérieur sur la proposition du Comité de direction des services de l'hygiène.

Il est délivré aux candidats agréés par le ministre un certificat d'aptitude aux fonctions de médecin sanitaire maritime.

Art. 17. — Au cas où le nombre des médecins sanitaires maritimes portés sur la liste serait insuffisant, le ministre de l'intérieur pourvoit, sur la proposition du Comité de direction des services de l'hygiène, aux nécessités du service médical.

Art. 18. — Un délai de trois mois est accordé, à partir de la date du présent décret, pour permettre aux médecins d'obtenir le certificat prévu par l'article 16 et aux compagnies de navigation et armateurs d'assurer l'embarquement de ces médecins.

Les médecins sanitaires antérieurement commissionnés auprès des compagnies maritimes peuvent être inscrits au tableau des médecins sanitaires maritimes sur leur demande transmise, avec avis motivé, par les directeurs de la santé de leurs ports d'attache et sur la proposition du Comité de direction des services de l'hygiène.

Art. 19. — Le médecin sanitaire maritime a pour devoir d'user de tous les moyens que la science et l'expérience mettent à sa disposition :

*a.* Pour préserver le navire des maladies pestilentielles exotiques (choléra, fièvre jaune, peste) et des autres maladies contagieuses graves;

*b.* Pour empêcher ces maladies, lorsqu'elles viennent à faire apparition à bord, de se propager parmi le personnel confié à ses soins et dans les populations des divers ports touchés par les navires.

Art. 20. — Le médecin sanitaire maritime s'oppose à l'introduction sur le navire des personnes ou des objets susceptibles de provoquer à bord une maladie contagieuse.

Art. 21. — Le médecin sanitaire maritime fait observer à bord les règles de l'hygiène. Il veille à la santé du personnel, passagers et équipage, et leur donne ses soins en cas de maladie.

Art. 22. — Le médecin sanitaire maritime se concerte avec le capitaine pour l'application des dispositions contenues dans les trois articles qui précèdent.

En cas d'invasion à bord d'une maladie pestilentielle ou suspecte, il prévient immédiatement le capitaine et assure d'accord avec lui les mesures de préservation nécessaires.

Art. 23. — Le médecin sanitaire maritime inscrit jour par jour, sur un registre, toutes les circonstances de nature à intéresser la santé du bord.

Il mentionne les dates d'invasion, de guérison ou de terminaison par la mort, de tous les cas de maladies contagieuses, avec indication des détails essentiels que comporte la nature de chaque cas.

A chaque escale ou relâche, il consigne, sur son registre, la date de l'arrivée et celle du départ, ainsi que les renseignements qu'il a pu recueillir sur l'état de la santé publique dans le port et ses environs.

Il inscrit sur le même registre les mesures prises pour l'isolement des malades, la désinfection des déjections, la destruction ou la purification des hardes, du linge et des objets de literie, la désinfection des logements; il indique la nature, les doses, le mode d'emploi des substances désinfectantes et la date de chaque opération.

Art. 24. — Le médecin sanitaire maritime est tenu, à l'arrivée dans un port français, de communiquer son registre à l'autorité sanitaire, qui ne statue qu'après en avoir pris connaissance.

Il répond à l'interrogatoire de celle-ci et lui fournit de vive voix, ou par écrit si elle l'exige, tous les renseignements qu'elle demande

Art. 25. — Les déclarations du médecin sanitaire maritime sont faites sous la foi du serment.

Le délit de fausse déclaration est poursuivi conformément aux lois.

Art. 26. — Le médecin sanitaire maritime fait parvenir au moins chaque année au ministre de l'intérieur un rapport relatant les observations de toute nature qu'il a pu recueillir au cours de ses voyages sur les questions intéressant le service sanitaire, l'étiologie et la prophylaxie des épidémies.

Les rapports des médecins sanitaires maritimes sont soumis au Comité consultatif d'hygiène publique de France Ils peuvent donner lieu à l'attribution de récompenses honorifiques décernées par le ministre de l'intérieur et publiées au *Journal officiel de la République française*.

Art. 27. — En cas d'infraction aux règlements sanitaires ou de non-exécution des devoirs résultant de ses fonctions, une décision ministérielle, prise sur l'avis du Comité de direction des services de l'hygiène, l'intéressé entendu, peut rayer un médecin sanitaire, à titre temporaire ou définitif, du tableau dressé en vertu de l'article 16.

Art 28. — Le capitaine d'un navire ne pouvant justifier de la présence à bord d'un médecin sanitaire régulièrement embarqué, ou d'un motif d'empêchement légitime, est passible, à son arrivée dans un port français, des pénalités édictées par l'article 14 de la loi du 3 mars 1822, sans préjudice des mesures sanitaires exceptionnelles auxquelles le navire peut être assujetti pour ce motif et des poursuites qui pourraient être exercées en cas de fraude.

Art. 29 — Sur les navires qui n'ont pas de médecin sanitaire, les renseignements relatifs à l'état sanitaire et aux communications en mer sont recueillis par le capitaine et inscrits par lui sur son livre de bord.

## TITRE IV

### Mesures sanitaires au port de départ.

Art. 30. — Le capitaine d'un navire français ou étranger se trouvant dans un port de France ou d'Algérie et se disposant à quitter ce port est tenu d'en faire la déclaration à l'autorité sanitaire avant d'opérer son chargement ou d'embarquer ses passagers.

Art. 31. — Dans le cas où elle le juge nécessaire, l'autorité sanitaire a la faculté de procéder à la visite du navire avant le chargement et d'exiger tous renseignements et justifications utiles concernant la propreté des vêtements de l'équipage, la qualité de l'eau potable embarquée et les moyens de la conserver, la nature des vivres et des boissons, l'état de la pharmacie, et, en général, les conditions hygiéniques du personnel et du matériel embarqués.

L'autorité sanitaire peut, dans le même cas, prescrire la désinfection du linge sale soit à terre, soit à bord.

Le cas échéant, ces diverses opérations sont effectuées dans le plus court délai possible de manière à éviter tout retard au navire.

Art 32. — L'autorité sanitaire s'oppose à l'embarquement des personnes ou des objets susceptibles de propager des maladies pestilentielles.

Art. 33. — Les permis nécessaires soit pour opérer le chargement, soit pour prendre la mer, ne sont délivrés par la douane que sur le vu d'une licence remise par l'autorité sanitaire.

Art. 34. — Les bateaux de pêche et en général les navires qui s'écartent peu du port de départ sont dispensés, à moins de prescription exceptionnelle, de la déclaration prévue à l'article 30.

## TITRE V

### Mesures sanitaires pendant la traversée.

Art. 35. — Le linge de corps des passagers et de l'équipage, sali pendant la traversée, est lavé aussi souvent que possible.

Art. 36. — Les lieux d'aisances sont lavés et désinfectés deux fois par jour.

Dans les cabines dont les occupants ne se déplacent pas, il est déposé une certaine quantité de substances désinfectantes et des instructions sont données pour leur emploi qui est obligatoire.

Art. 37. — Dès qu'apparaissent les premiers signes d'une affection pestilentielle, les malades sont isolés, ainsi que les personnes spécialement désignées pour remplir les fonctions d'infirmier.

Art. 38. — Dans les cabines où se trouvent des malades, s'il y a des lits superposés, ceux du bas sont seuls occupés; les matelas, couvertures, etc., des lits non occupés sont enlevés de la cabine, dans laquelle on ne laisse que les objets strictement indispensables.

Art. 39 — Les déjections des malades sont immédiatement désinfectées.

Les vêtements, le linge, les serviettes, draps de lits, couvertures, etc., ayant servi aux malades, sont, avant de sortir du local isolé, plongés dans une solution désinfectante.

Les vêtements et le linge des infirmiers sont soumis au même traitement avant d'être lavés.

Les objets infectés ou suspectés, de peu de valeur, sont immédiatement jetés à la mer si le navire est au large. Dans le cas où le navire est dans un port ils sont brûlés.

Le sol des locaux affectés à l'isolement des malades et des infirmeries est lavé deux fois par jour à l'aide de solutions désinfectantes.

Art. 40. — Ces locaux ne sont rendus au service courant qu'après lavage complet de toutes leurs parois à l'aide de solutions désinfectantes, réfection des peintures ou blanchiment à la chaux chlorurée et désinfection du mobilier. Ils ne reçoivent de nouveau passager en santé qu'après avoir été largement ouverts pendant plusieurs jours après ces désinfections.

Art. 41. — Lorsque la mort d'un malade isolé est dûment constatée, le cadavre est jeté à la mer ; les objets de literie à l'usage du malade au moment de son décès sont également jetés à la mer, si le navire est au large, ou désinfectés.

## TITRE VI

### Mesures sanitaires dans les ports d'escales contaminés.

Art. 42. — En arrivant en rade d'un port contaminé, le capitaine mouille à distance de la ville et des navires S'il est contraint d'entrer dans le port et de s'amarrer à quai, il doit éviter autant que possible le voisinage des bouches d'égout ou des ruisseaux par lesquels se déverseraient les eaux vannes.

Aucun débarquement n'est autorisé qu'en cas de nécessité absolue. Personne ne doit coucher à terre ni, autant que possible, sur le pont du navire.

Art. 43. — L'eau prise dans un port contaminé est dangereuse ; s'il y a nécessité de renouveler la provision, l'eau est immédiatement bouillie ou stérilisée.

Art. 44. — Le lavage du pont est interdit si l'eau qui entoure le navire placé près de terre est souillée ou suspecte : le pont est alors frotté à sec.

Art. 45. — Le médecin sanitaire maritime, ou, à son défaut, le capitaine, s'oppose à l'embarquement des malades ou des personnes suspectes de maladie pestilentielle, ainsi que des convalescents de même maladie dont la guérison ne remonte pas à quinze jours au moins.

Le linge sale est refusé ou désinfecté.

Art. 46. — Seuls les compartiments de la cale dont l'ouverture est indispensable au chargement, au déchargement ou à des opérations d'assainissement sont ouverts.

Art. 47. — Si, pendant le séjour dans le port une affection pestilentielle se montre à bord du navire, les malades chez lesquels les premiers symptômes ont été dûment constatés sont, chaque fois qu'il est possible, dirigés sur le lazaret ou, à son défaut, sur l'hôpital, et tous leurs effets, les objets de literie qui leur ont servi, sont détruits ou désinfectés.

## TITRE VII

### Mesures sanitaires à l'arrivée.

Art. 48. — Tout navire qui arrive dans un port de France et d'Algérie doit, avant toute communication, être *reconnu* par l'autorité sanitaire.

Cette opération obligatoire a pour objet de constater la provenance du navire et les conditions sanitaires dans lesquelles il se présente.

Elle consiste en un interrogatoire dont la formule est arrêtée par le ministre de l'intérieur après avis du Comité de direction des services de l'hygiène, et dans la présentation, s'il y a lieu, d'une patente de santé.

Réduite à un examen sommaire pour les navires notoirement exempts de suspicion, elle constitue la *reconnaissance proprement dite;* dans les cas qui exigent un examen plus approfondi, elle prend le nom d'*arraisonnement.*

L'arraisonnement peut avoir pour conséquence, lorsque l'autorité sanitaire le juge nécessaire, l'*inspection sanitaire*, comprenant, s'il y a lieu, la *visite médicale* des passagers et de l'équipage.

Art. 49. — Les opérations de reconnaissance et d'arraisonnement sont effectuées sans délai.

Elles sont pratiquées même de nuit toutes les fois que les circonstances le permettent. Cependant, s'il y a suspicion sur la provenance ou sur les conditions sanitaires du navire, l'arraisonnement et l'inspection sanitaire ne peuvent avoir lieu que de jour.

Art. 50. — Les résultats soit de la reconnaissance, soit de l'arraisonnement, sont relevés par écrit et consignés simultanément sur le registre médical et le livre de bord, et sur un registre spécial tenu par l'autorité sanitaire du port.

Art. 51. — Les bateaux de la douane, les bateaux des ponts et chaussées affectés au service des ports de commerce, des phares et balises, les bateaux-pilotes, les garde-pêche, les bateaux qui font la petite pêche sur les côtes de France ou d'Algérie ou sur la partie des côtes de Tunisie qui s'étend du cap Nègre à la frontière algérienne, et en général tous ceux qui s'écartent peu du rivage et qui peuvent être reconnus au simple examen, sont, à moins de circonstance exceptionnelle dont l'autorité sanitaire est juge, dispensés de la reconnaissance.

Art. 52. — Tout capitaine arrivant dans un port français est tenu de :

1° Empêcher toute communication, tout déchargement de son navire avant que celui-ci ait été reconnu et admis à la libre pratique;

2° Produire aux autorités chargées de la police sanitaire tous les papiers du bord; répondre, après avoir prêté serment de dire la vérité, à l'interrogatoire sanitaire, et déclarer tous les faits, donner tous les renseignements venus à sa connaissance et pouvant intéresser la santé publique;

3° Se conformer aux règles de la police sanitaire, ainsi qu'aux ordres qui sont donnés par lesdites autorités.

Art. 53. — Les gens de l'équipage et les passagers peuvent, lorsque l'autorité sanitaire le juge nécessaire, être soumis à de semblables interrogatoires et obligés, sous serment, à de semblables déclarations.

Art. 54. — Les navires dispensés de produire une patente de santé ou munis d'une patente de santé *nette* sont admis immédiatement à la libre pratique, après la reconnaissance ou l'arraisonnement, sauf dans les cas mentionnés ci-après :

*a.* Lorsque le navire a eu à bord, pendant la traversée, des accidents, certains ou suspects, de choléra, de fièvre jaune ou de peste, ou d'une maladie grave, transmissible et importable;

*b.* Lorsque le navire a eu en mer des communications de nature suspecte;

*c.* Lorsqu'il présente, à l'arrivée, des conditions hygiéniques dangereuses;

*d.* Lorsque l'autorité sanitaire a des motifs légitimes de contester la sincérité de la teneur de la patente de santé;

*e.* Lorsque le navire provient d'un port qui entretient des relations libres avec une circonscription voisine contaminée;

*f.* Lorsque le navire, provenant d'une circonscription où régnait peu auparavant une maladie pestilentielle, a quitté cette circonscription avant qu'elle ait cessé d'être considérée comme contaminée;

Dans ces différents cas, le navire, bien que muni d'une patente nette, peut être assujetti aux mêmes mesures que s'il avait une patente brute.

Art. 55. — Tout navire arrivant avec patente brute est soumis au régime sanitaire déterminé ci-après.

Ce régime diffère selon que le navire est *indemne, suspect ou infecte.*

Art. 56. — Est considéré comme *indemne*, bien que venant d'une circonscription contaminée, le navire qui n'a eu ni décès ni cas de maladie pestilentielle à bord, soit avant le départ, soit pendant la traversée, soit au moment de l'arrivée.

Est considéré comme *suspect* le navire à bord duquel il y a eu un ou plusieurs cas, confirmés ou suspects, au moment du départ ou pendant la traversée, mais aucun cas nouveau de choléra depuis *sept* jours, de fièvre jaune ou de peste depuis *neuf* jours.

Est considéré comme *infecté* le navire qui présente à bord un ou plusieurs cas, confirmés ou suspects, d'une maladie pestilentielle, ou qui en a présenté pour le choléra depuis moins de sept jours, pour la fièvre jaune et la peste depuis moins de neuf jours.

Art. 57. — Le navire *indemne* est soumis au régime suivant :

1° Visite médicale des passagers et de l'équipage ;

2° Désinfection du linge sale, des effets à usage, des objets de literie, ainsi que de tous autres objets ou bagages que l'autorité sanitaire du port considère comme contaminés.

Si le navire a quitté la circonscription contaminée depuis plus de cinq jours en cas de choléra, depuis plus de sept jours en cas de fièvre jaune et de peste, les mesures ci-dessus sont immédiatement prises et le navire est admis à la libre pratique.

Si le navire a quitté depuis moins de cinq jours une circonscription contaminée de choléra, il est délivré à chaque passager un passeport sanitaire indiquant *la date du jour où le navire a quitté le port contaminé*, le nom du passager et celui de la commune dans laquelle il déclare se rendre. L'autorité sanitaire donne en même temps avis du départ du passager au maire de cette commune et appelle son attention sur la nécessité de surveiller ledit passager au point de vue sanitaire jusqu'à l'expiration des cinq jours à dater du départ du navire (*surveillance sanitaire*).

L'équipage est soumis à la même surveillance sanitaire.

Si la circonscription quittée par le navire depuis moins de sept jours était contaminée de fièvre jaune ou de peste, les mêmes précautions sont prises, sauf les modifications suivantes :

1° Le délai de surveillance est porté à sept jours ;

2° Le déchargement des marchandises n'est commencé qu'après le débarquement de tous les passagers;

3° L'autorité sanitaire peut ordonner la désinfection de tout ou partie du navire ; mais cette désinfection n'est faite qu'après le débarquement des passagers;

Dans tous les cas, l'eau potable du bord est renouvelée et les eaux de cale sont évacuées après désinfection.

Art. 58. — Le navire *suspect* est soumis au régime suivant :

1° Visite médicale des passagers et de l'équipage;

2° Désinfection du linge sale, des effets à usage, des objets de literie, ainsi que de tous autres objets ou bagages que l'autorité sanitaire du port considère comme contaminés.

Les passagers sont débarqués aussitôt après l'accomplissement de ces opérations. Il est délivré à chacun d'eux un passeport sanitaire indiquant *la date de l'arrivée du navire*, le nom du passager et celui de la commune dans laquelle il déclare se rendre. L'autorité sanitaire donne en même temps avis du départ du passager au maire de cette commune et appelle son attention sur la nécessité de surveiller ledit passager au point de vue sanitaire jusqu'à l'expiration d'un délai de cinq jours à partir de l'arrivée du navire

L'équipage est soumis à la même surveillance sanitaire.

L'eau potable du bord est renouvelée et les eaux de cale sont évacuées après désinfection.

Si la maladie qui s'est manifestée à bord est le choléra et si la désinfection du navire ou de la partie du navire contaminée n'a pas été faite conformément aux prescriptions du titre V, ou si l'autorité sanitaire juge que la désinfection n'a pas été suffisante, il est procédé à cette opération aussitôt après le débarquement des passagers.

Si la maladie qui s'est manifestée à bord est la fièvre jaune ou la peste, le déchargement des marchandises n'est commencé qu'après le débarquement de tous les passagers; la désinfection du navire est obligatoire et n'a lieu qu'après le débarquement des passagers et le déchargement des marchandises.

Art. 59. — Le navire *infecté* est soumis au régime suivant :

1o Les malades sont immédiatement débarqués et isolés jusqu'à leur guérison ;

2o Les autres personnes sont ensuite débarquées aussi rapidement que possible et soumises à une *observation* dont la durée varie selon l'état sanitaire du navire et selon la date du dernier cas. La durée de cette observation ne pourra dépasser *cinq* jours pour le choléra et *sept* jours pour la fièvre jaune et la peste après le débarquement, ou après le dernier cas survenu parmi les personnes débarquées : celles-ci sont divisées par groupes aussi peu nombreux que possible, de façon que, si des accidents se montraient dans un groupe, la durée de l'isolement ne fût pas augmentée pour tous les passagers ;

3o Le linge sale, les effets à usage, les objets de literie, ainsi que tous autres objets ou bagages que l'autorité sanitaire du port considère comme contaminés, sont désinfectés ;

4o L'eau potable du bord est renouvelée. Les eaux de cale sont évacuées après désinfection.

5o Il est procédé à la désinfection du navire ou de la partie du navire contaminée après le débarquement des passagers et, s'il y a lieu, le déchargement des marchandises.

Si la maladie qui est manifestée à bord est la fièvre jaune ou la peste, le déchargement des marchandises n'est commencé qu'après le débarquement de tous les passagers, et la désinfection du navire n'est opérée qu'après le déchargement.

Art. 60. — Dans tous les cas, les personnes qui ont été chargées de la désinfection totale ou partielle du navire, qui ont procédé avant ou après la désinfection totale du navire au déchargement et à la désinfection des marchandises, ou qui sont restées à bord pendant l'accomplissement de ces opérations sont isolées pendant un délai que fixe l'autorité sanitaire et qui ne peut dépasser, à partir de la fin desdites opérations, cinq jours pour les navires en patente brute de choléra, sept jours pour les navires en patente brute de fièvre jaune ou de peste.

Le navire est soumis à l'isolement jusqu'à ce que les opérations de déchargement et de désinfection pratiquées à bord soient terminées.

Art. 61. — En France, du 1er novembre au 20 février, si le navire provient d'une circonscription contaminée de fièvre jaune, qu'il soit indemne, suspect ou infecté, on se contentera de la visite médicale des passagers, de la désinfection du linge sale, des effets à usage, objets de literie et autres objets ou bagages suspects, et de la désinfection du navire ou de la partie du navire que l'autorité sanitaire jugerait contaminée.

S'il y a à bord des malades atteints de fièvre jaune, ils sont immédiatement débarqués et isolés jusqu'à leur guérison ; les autres passagers et l'équipage sont soumis à la *surveillance sanitaire* (prévue par l'article 57) pendant sept jours.

Art. 62. — Les mesures concernant les navires soit indemnes, soit suspects, soit infectés, peuvent être atténuées par l'autorité sanitaire du port s'il y a à bord un médecin sanitaire maritime et une étuve à désinfecter remplissant les conditions de sécurité et d'efficacité prescrites par le Comité consultatif d'hygiène publique de France, et si le médecin certifie que les mesures de désinfection et d'assainissement ont été convenablement pratiquées pendant la traversée.

Art. 63. — Les mesures prescrites par l'autorité sanitaire du port sont notifiées sans retard et par écrit au capitaine, sous réserve des modifications que des circonstances ultérieures pourraient rendre nécessaires.

Art. 64. — Tout navire soumis à l'isolement est tenu à l'écart, dans un poste déterminé et surveillé par un nombre suffisant de gardes de santé.

Art. 65. — Un navire infecté qui ne fait qu'une simple escale sans prendre pratique ou qui ne veut pas se soumettre aux obligations imposées par l'autorité du port est libre de reprendre la mer. Dans ce cas, la patente de santé lui est rendue avec un *visa* mentionnant les conditions dans lesquelles il part. Il peut être autorisé à débarquer ses marchandises, après que les précautions nécessaires ont été prises.

Il peut également être autorisé à débarquer les passagers qui en feraient la demande, à la condition que ceux-ci se soumettent aux mesures prescrites pour les navires infectés.

Art. 66. — Lorsqu'un navire infecté se présente dans un port sans lazaret, il est envoyé au lazaret le plus voisin.

Toutefois, si le port possède une station sanitaire, ce navire peut y débarquer ses malades et ses suspects et y recevoir les secours dont il aurait besoin.

Il peut même être dispensé exceptionnellement de se rendre dans un lazaret si la station sanitaire dispose de moyens suffisants pour assurer l'isolement et la désinfection prescrits en pareille circonstance. Dans ce cas l'autorité sanitaire avise immédiatement soit le ministre de l'intérieur, soit le gouverneur général de l'Algérie, de la décision qu'elle a prise.

Art. 67. — Un navire étranger, à destination étrangère, qui se présente en état de patente brute dans un port à lazaret pour y être soumis à l'isolement, peut, s'il doit ne pas en résulter un danger pour les autres personnes déjà isolées, être admis à débarquer ses passagers au lazaret et être invité à continuer sa route pour sa plus prochaine destination, après avoir reçu tous les secours nécessaires.

S'il y a des cas de maladie pestilentielle à bord, les malades sont, autant que possible, débarqués à l'infirmerie du lazaret.

Art. 68. — Les navires chargés d'émigrants, de pèlerins, de corps de troupe, et en général tous les navires jugés dangereux par une agglomération d'hommes dans de mauvaises conditions, peuvent, en tout temps, être l'objet de précautions spéciales que détermine l'autorité sanitaire du port d'arrivée, après avis du conseil sanitaire s'il en existe, sauf à en référer sans délai soit au ministre de l'intérieur, soit au gouverneur général de l'Algérie.

Art. 69. — Outre les diverses mesures spécifiées dans les articles qui précèdent, l'autorité sanitaire d'un port a le devoir, en présence d'un danger imminent et en dehors de toutes prévisions, de prescrire provisoirement telles mesures qu'elle juge indispensables pour garantir la santé publique, sauf à en référer dans le plus bref délai soit au ministre de l'intérieur, soit au gouverneur général de l'Algérie.

## TITRE VIII

### Marchandises : importation ; transit ; prohibition ; désinfection.

Art. 70. — Sauf les exceptions ci-après, les marchandises et objets de toute sorte arrivant sur un navire qui a patente nette et qui n'est dans aucun des cas prévus par l'article 54 sont admis immédiatement à la libre pratique.

Art. 71. — Les peaux brutes fraîches ou sèches, les crins bruts et en général tous les débris d'animaux peuvent, même en cas de patente nette, être l'objet de mesures de désinfection que détermine l'autorité sanitaire.

Lorsqu'il y a à bord des matières organiques susceptibles de transmettre des maladies contagieuses, s'il y a impossibilité de les désinfecter et danger de leur donner libre pratique, l'autorité sanitaire en ordonne la destruction, après avoir constaté par procès-verbal, conformément à l'article 5 de la loi du 3 mars 1882, la nécessité de la mesure et avoir consigné sur ledit procès-verbal les observations du propriétaire ou de son représentant.

Art. 72. — La désinfection est dans tous les cas obligatoire :

1° Pour les linges de corps, hardes et vêtements portés (effets à usage) et les objets de literie ayant servi, transportés comme marchandises ;

2° Pour les vieux tapis ;

3° Pour les chiffons et les drilles, à moins qu'ils ne rentrent dans les catégories suivantes qui sont admises en libre pratique :

*a.* Chiffons comprimés par la force hydraulique, transportés comme marchandises en gros, par ballots cerclés de fer, à moins que l'autorité sanitaire n'ait des raisons légitimes pour les considérer comme contaminés ;

*b.* Déchets neufs, provenant directement d'ateliers de filature, de tissage, de confection ou de blanchiment ; laines artificielles et rognures de papier neuf.

Art. 73. — Les marchandises débarquées de navires munis de patente brute peuvent être considérées comme contaminées et à ce titre l'autorité sanitaire peut en prescrire la désinfection soit au lazaret, soit sur des allèges.

Art. 74. — Les marchandises en provenance de pays contaminés sont admises au transit sans désinfection si elles sont pourvues d'une enveloppe prévenant tout danger de transmission.

Art. 75. — Les lettres et correspondances, imprimés, livres, journaux, papiers d'affaires (non compris les colis postaux) ne sont soumis à aucune restriction ni désinfection.

Art. 76. — Les animaux vivants autres que les bestiaux ou ceux visés par la loi du

21 juillet 1881 sur la police sanitaire des animaux domestiques peuvent être l'objet de mesures de désinfection.

Des certificats d'origine peuvent être exigés pour les animaux embarqués sur navire provenant d'un port au voisinage duquel règne une épizootie.

Des certificats analogues peuvent être délivrés pour des animaux embarqués en France ou en Algérie.

Lorsque des cuirs verts, ou des débris frais d'animaux sont expédiés de France ou d'Algérie à l'étranger, ils peuvent, à la demande de l'expéditeur, être l'objet de certificats d'origine délivrés d'après la déclaration d'un vétérinaire assermenté.

## TITRE IX

### Stations sanitaires et lazarets.

Art. 77. — Le service sanitaire comprend des *stations sanitaires* et des *lazarets* répartis dans les ports, après avis du Comité de direction des services de l'hygiène, suivant décision soit du ministre de l'intérieur, soit du gouverneur général de l'Algérie.

Art. 78. — La station sanitaire comporte :

1° Des locaux séparés (tentes ou bâtiments) destinés au traitement des malades et à l'isolement des suspects ;

2° Une étuve à désinfection remplissant les conditions de sécurité et d'efficacité prescrites par le Comité consultatif d'hygiène publique de France;

3° Des appareils reconnus efficaces pour les désinfections qui ne peuvent être faites au moyen de l'étuve, notamment pour les tentes et, à leur défaut, pour les bâtiments où est pratiqué l'isolement des malades et des suspects.

Le service sanitaire et l'administration hospitalière se concertent pour l'usage commun des locaux et des appareils et pour l'emploi commun du personnel de service.

Art. 79. — Le lazaret est un établissement permanent disposé de manière à permettre l'application de toutes les mesures commandées par le débarquement et l'isolement des passagers; la désinfection des marchandises et celle du navire.

Art. 80. — La distribution intérieure du lazaret est telle que les personnes et les choses appartenant à des isolements de dates différentes puissent être séparées.

Deux corps de bâtiments, isolés et à distance convenable, sont affectés l'un aux malades, l'autre aux suspects.

Art. 81. — Des parloirs sont disposés pour les visites avec les précautions nécessaires pour éviter la contamination.

Art. 82. — Des magasins distincts sont affectés, d'une part, aux marchandises et objets à purifier et, d'autre part, aux marchandises et objets purifiés.

Art. 83. — Le lazaret possède nécessairement une ou plusieurs étuves à désinfection remplissant les conditions de sécurité et d'efficacité prescrites par le Comité consultatif d'hygiène publique de France et les autres appareils reconnus efficaces pour les désinfections qui ne peuvent être faites au moyen de l'étuve.

Art. 84. — Le lazaret est pourvu :

1° D'eau saine à l'abri de toute souillure, en quantité suffisante ;

2° D'un système d'évacuation sans stagnation possible des matières usées. Si un tel système est impraticable, les évacuations sont faites au moyen de tinettes mobiles placées dans une fosse étanche. Ces tinettes renferment en tout temps une substance désinfectante. Elles sont vidées au loin le plus souvent possible et en tout cas après l'expiration de chaque période d'isolement.

Art. 85. — Un médecin est attaché au lazaret : il est chargé notamment de visiter les personnes isolées, de les soigner le cas échéant et de constater leur état de santé à l'expiration de la durée de l'isolement.

Art. 86. — Les malades reçoivent dans le lazaret les secours religieux et les soins médicaux qu'ils trouveraient dans un établissement hospitalier ordinaire.

Les personnes venues du dehors pour les visiter ou leur donner des soins sont, en cas de compromission, isolées.

Chaque malade a la faculté, sous la même condition, de se faire traiter par un médecin de son choix et de se faire assister par des gardes-malades de l'extérieur.

Art. 87. — Les soins et les visites du médecin du lazaret sont gratis.

Art. 88. — Les frais de traitement et de médicaments sont à la charge des personnes isolées et le décompte en est fait suivant le tarif qui est approuvé annuellement, après avis du Comité de direction des services de l'hygiène, soit par le ministre de l'intérieur, soit par le gouverneur général de l'Algérie.

Art. 89. — Les frais de nourriture sont à la charge des personnes isolées et le décompte en est fait suivant un tarif approuvé annuellement par le préfet du département.

Art. 90. — Pour les émigrants, les pèlerins, qui voyagent en vertu d'un contrat, les frais de traitement et de nourriture au lazaret sont à la charge de l'armement; pour les militaires et les marins, ces frais incombent à l'autorité dont ils relèvent.

Art. 81. — Les indigents ne rentrant pas dans la catégorie définie à l'article 89 sont traités et nourris gratuitement.

Art. 92. — Les personnes isolées ont en outre à supporter les droits sanitaires définis au titre X.

Art. 93. — Les règlements locaux prévus par l'article 132 déterminent les limites de la station sanitaire, du lazaret et des autres lieux réservés dont il est fait mention dans les articles 17, 18 et 19 de la loi du 3 mars 1822.

Ils déterminent également la zone affectée à l'isolement des navires.

## TITRE X
### Droits sanitaires.

. . . . . . . . . . . . . . . . . . . . . . . . . . . . . .

## TITRE XI
### Autorités sanitaires.

Art. 101. — La police sanitaire du littoral est exercée par des agents relevant directement du ministre de l'intérieur pour la France et du gouverneur général pour l'Algérie.

Art. 102. — Le littoral est divisé en circonscriptions sanitaires.

Chaque circonscription est subdivisée en agences (agences principales et agences ordinaires).

Le nombre et l'étendue des circonscriptions et des agences sont déterminées par décision du ministre de l'intérieur après avis du Comité de direction des services de l'hygiène.

Pour l'Algérie les circonscriptions sont déterminés, après avis du Comité de direction, par le gouverneur général : la répartition des agences est faite par le gouverneur.

Art. 103. — A la tête de chaque circonscription est placé *un directeur de la santé*, nommé, après avis du Comité de direction des services de l'hygiène, en France par le ministre de l'intérieur, en Algérie par le gouverneur général.

Le directeur de la santé est docteur en médecine.

Il a sous ses ordres des agents principaux, des agents ordinaires et des sous-agents échelonnés sur le littoral

Les agents principaux remplissent les fonctions de chefs de service dans les départements où ne réside pas de directeur de la santé.

Une direction de santé comporte, en outre, un personnel d'officiers, d'employés et de gardes dont les cadres sont fixés, suivant les besoins du service, par décision soit du ministre de l'intérieur, soit du gouverneur général de l'Algérie : elle peut comprendre un ou plusieurs médecins, docteurs en médecine, qui prennent le titre de *médecins de la santé*.

Les médecins de la santé et les médecins attachés aux lazarets sont nommés en France par le ministre, en Algérie par le gouverneur général.

Art. 104. — Le directeur de la santé est chargé d'assurer dans sa circonscription l'application des règlements et instructions sur la police sanitaire maritime.

Il délivre ou vise les patentes de santé pour le port de sa résidence.

Art. 105. — Le directeur de la santé demande et reçoit directement les ordres soit du ministre de l'intérieur, soit du gouverneur général de l'Algérie, pour toutes les questions qui intéressent la santé publique.

Art. 106. — Le directeur de la santé doit se tenir constamment et exactement renseigné sur l'état sanitaire de sa circonscription et des pays étrangers avec lesquels celle-ci est en relations.

Art. 107. — En cas de circonstance menaçante et imprévue, le directeur de la santé peut prendre d'urgence telle mesure qu'il juge propre à garantir la santé publique, sous réserve d'en référer immédiatement soit au ministre de l'intérieur, soit au gouverneur de l'Algérie.

Art. 108. — Les directeurs de la santé doivent se communiquer directement toutes les informations sanitaires qui peuvent intéresser leur service.

Art. 109. — Le directeur de la santé adresse chaque mois au moins, soit au ministre de l'intérieur, soit au gouverneur général de l'Algérie, un rapport faisant connaître l'état sanitaire des ports de sa circonscription, et résumant les diverses informations relatives à la santé publique dans les pays étrangers en relations avec ces ports, ainsi que les mesures sanitaires auxquelles auraient été soumises les provenances desdits pays. Ce rapport est accompagné d'un état des navires ayant motivé l'application de mesures spéciales. Pour les ports de l'Algérie, copies des rapports et états sont adressées au ministre de l'intérieur par le gouverneur général.

Le directeur de la santé avertit immédiatement soit le ministre, soit le gouverneur général, de tout fait grave intéressant la santé publique de sa circonscription ou des pays étrangers en relations avec celle-ci.

Art. 110. — Les agents principaux et agents ordinaires, chacun pour la partie du littoral dont la surveillance lui est confiée, assurent, suivant les instructions et sous le contrôle des directeurs de la santé, l'application des règlements sanitaires.

A cet effet, ils reconnaissent l'état sanitaire des provenances, et leur donnent la libre pratique, s'il y a lieu. Ils font exécuter les règlements ou décisions qui déterminent les mesures d'isolement et les précautions particulières auxquelles les navires infectés ou suspects sont soumis. Ils s'opposent, par tous les moyens en leur pouvoir, aux infractions aux règlements sanitaires et constatent les contraventions par procès-verbal. Dans les cas urgents et imprévus, ils pourvoient aux dispositions provisoires qu'exige la santé publique, sauf à en référer immédiatement et directement au directeur de la santé de leur circonscription. Ils délivrent ou visent les patentes de santé pour les ports dans lesquels ils résident.

Art. 111. — En vertu des articles 12 et 13 de la loi du 3 mars 1822, les directeurs de la santé et les agents principaux et ordinaires ont droit de requérir pour le service qui leur est confié le concours non seulement de la force publique, mais encore, dans les cas d'urgence, des officiers et employés des douanes et des contributions indirectes, des officiers et maîtres de ports, des gardes forestiers et au besoin de tout citoyen.

Ces réquisitions ne peuvent d'ailleurs enlever à leurs fonctions habituelles des individus chargés d'un service public, à moins que le danger ne soit assez pressant au point de vue sanitaire pour exiger momentanément le sacrifice de tout autre intérêt.

Art. 112. — Les agents ordinaires du service sanitaire sont choisis, autant que possible, parmi les agents du service des douanes; ils reçoivent une indemnité.

Le taux des indemnités est fixé par décision soit du ministre de l'intérieur, soit du gouverneur général de l'Algérie.

Art. 113. — Les agents principaux, les capitaines de lazarets et les capitaines de la santé sont nommés soit par le ministre de l'intérieur, soit par le gouverneur général de l'Algérie. Si les candidats appartiennent au service des douanes, leur nomination a lieu sur la désignation du directeur général de cette administration.

Art. 114. — Les agents, sous-agents et autres employés du service sanitaire sont nommés par le préfet, sur la présentation du directeur de la santé ou de l'agent principal, et après entente avec le directeur des douanes, si l'agent désigné appartient à ce service.

Ces nominations ne peuvent avoir lieu que sous réserve des dispositions législatives ou réglementaires concernant les emplois affectés aux sous-officiers rengagés ou aux anciens militaires gradés. A cet effet, aucune désignation n'est faite par les préfets sans qu'il en ait été préalablement référé soit au ministre de l'intérieur, soit au gouverneur général de l'Algérie.

## TITRE XII

### Conseils sanitaires.

Art. 115. — Le ministre de l'intérieur pour la France et le gouverneur général pour l'Algérie déterminent, après avis du Comité de direction des services de l'hygiène, les ports dans lesquels est institué un conseil sanitaire.

Il en existe au moins un par circonscription sanitaire.

Art. 116. — Le conseil sanitaire est nécessairement consulté par l'administration :

Sur le règlement local du port où il est institué ;

Sur l'organisation de la station sanitaire ou du lazaret existant dans ce port;

Sur les traités à passer, le cas échéant, avec les administrations hospitalières;

Sur les plans et devis des bâtiments à construire.

Il donne son avis sur toutes les questions qui lui sont soumises par l'administration ou sur lesquelles il croit devoir appeler son attention dans l'intérêt du port.

Art. 117. — Le conseil sanitaire est composé de la manière suivante :

1° Le préfet ou le secrétaire général, le sous-préfet, ou, à leur défaut, un conseiller de préfecture délégué par le préfet;

2° Le directeur de la santé, l'agent principal ou l'agent ordinaire du service sanitaire en résidence dans le port;

3° Le maire;

4° Le professeur d'hygiène soit de la faculté de médecine, soit de l'école de médecine de plein exercice, soit, à leur défaut, de l'école de médecine navale, situées dans le département;

5° Le médecin des épidémies de l'arrondissement;

6° Le médecin militaire du grade le plus élevé ou le plus ancien dans le grade le plus élevé, en résidence dans le port;

7° Dans les ports de commerce le chef du service de la marine ou, à son défaut, le commissaire de l'inscription maritime et dans les ports militaires le préfet maritime ou son délégué et le médecin le plus élevé en grade du service de santé de la marine;

8° L'agent le plus élevé en grade du service des douanes;

9° L'ingénieur en chef ou, à son défaut, l'ingénieur ordinaire attaché au service maritime du port;

10° Un membre du conseil municipal élu par le conseil;

11° Deux membres de la chambre de commerce élus par la chambre, ou, à défaut de chambre de commerce, deux membres du tribunal de commerce élus par le tribunal, ou, à défaut de chambre de commerce et de tribunal de commerce, deux négociants élus par le conseil municipal;

12° Un membre du conseil d'hygiène publique et de salubrité de l'arrondissement élu par le conseil.

Le préfet ou le sous-préfet est président du conseil sanitaire.

Le conseil nomme un vice-président qui préside en l'absence du préfet ou du sous-préfet

Art. 118. — Les quatre membres élus du conseil sanitaire sont nommés pour trois ans. Ils sont rééligibles.

Art. 119. — Les préfets et les sous-préfets, présidents des conseils sanitaires, peuvent convoquer aux séances du conseil le consul du pays intéressé aux questions qui y sont mises en délibération.

Dans ce cas, le consul étranger participe aux travaux du conseil avec voix consultative.

Art. 120. — Le conseil sanitaire se réunit sur la convocation du préfet ou du sous-préfet.

En cas d'urgence, la convocation peut être faite, à défaut du président, par le vice-président.

Art. 121. — Il est tenu procès-verbal des séances, dont le compte rendu est immédiatement et directement adressé, par les soins du président, soit au ministre de l'intérieur, soit au gouverneur général de l'Algérie, ainsi qu'au directeur de la circonscription s'il s'agit d'un port autre que celui où réside ce fonctionnaire.

## TITRE XIII

### Attributions des autorités sanitaires en matière de police judiciaire et d'état civil.

Art. 122. — Les autorités sanitaires qui, en exécution des articles 17 et 18 de la loi du 3 mars 1822, peuvent être appelées à exercer les fonctions d'officier de police judiciaire sont les directeurs de la santé, les agents principaux et ordinaires du service sanitaire, les capitaines de la santé et les capitaines de lazaret.

Art. 123. — A cet effet, ces divers agents prêtent serment, au moment de leur nomination, devant le tribunal civil du port auquel ils sont attachés.

Art. 124. — Les mêmes autorités sanitaires exercent les fonctions d'officier de l'état civil, conformément à l'article 19 de la loi du 3 mars 1822.

Art. 125. — Au cas où il se produirait une infraction pour laquelle l'autorité sanitaire n'est pas exclusivement compétente, celle-ci procède suivant les articles 53 et 54 du code d'instruction criminelle.

TITRE XIV

**Recouvrement des amendes.**

. . . . . . . . . . . . . . . . . . . . . . . . . . . . . .

TITRE XV

**Dispositions générales.**

Art. 129. — Des médecins sanitaires français sont établis en Orient : leur nombre, leur résidence et leurs émoluments sont fixés par le ministre de l'intérieur.

Ces médecins sont chargés de renseigner les agents du service consulaire français, l'administration supérieure et, en cas d'urgence, les directeurs de la santé sur l'état sanitaire des pays où ils résident.

Art. 130. — Les agents de la France au dehors doivent se tenir exactement informés de l'état sanitaire du pays où ils résident et adresser au département dont ils relèvent, pour être transmis au ministre de l'intérieur, les renseignements qui importent à la police sanitaire et à la santé publique de la France. S'il y a péril, ils doivent, en même temps, avertir l'autorité française la plus voisine ou la plus à portée des lieux qu'ils jugeraient menacés.

Art. 131. — Les chambres de commerce, les capitaines ou patrons de navires arrivant de l'étranger, les dépositaires de l'autorité publique, soit au dehors, soit au dedans, et généralement toutes les personnes ayant des renseignements de nature à intéresser la santé publique, sont invités à les communiquer aux autorités sanitaires.

Art. 132. — Des règlements locaux, approuvés soit par le ministre de l'intérieur, soit par le gouverneur général de l'Algérie, déterminent pour chaque port, s'il y a lieu, les conditions spéciales de police sanitaire qui lui sont applicables en vue d'assurer l'exécution des règlements généraux.

Art. 133. — Les dépenses du service sanitaire sont réglées annuellement, en prévision, par des budgets spéciaux préparés par les directeurs de la santé pour chacun des départements de leur circonscription et approuvés, sur l'avis des préfets, soit par le ministre de l'intérieur, soit par le gouverneur général de l'Algérie.

Aucune dépense ne peut être ni effectuée ni engagée en dehors de ces budgets sans une autorisation expresse du ministre ou du gouverneur, à moins toutefois qu'il n'y ait urgence. Dans ce cas, il en est référé immédiatement au ministre ou au gouverneur pour faire régulariser la dépense effectuée ou engagée.

Aussitôt après la clôture de l'exercice financier, les directeurs de la santé adressent au ministre ou au gouverneur, par l'intermédiaire des préfets et indépendamment des pièces exigées par des règlements sur la comptabilité, un compte détaillé des dépenses ordinaires ou extraordinaires effectuées au cours de l'exercice dans chacun des départements de leur circonscription.

. . . . . . . . . . . . . . . . . . . . . . . . . . . . . .

# ORGANISATION ET LÉGISLATION SANITAIRES EN DIVERS PAYS

Il ne sera question ici que des pays qui jouissent d'une organisation et d'une législation sanitaires très développées, qui, à certains titres, pourraient inspirer l'organisation et la législation sanitaires françaises.

**Allemagne**. — L'Allemagne n'est pas unifiée au point de vue de l'organisation et de la législation sanitaires; les divers Etats dont se compose l'empire ont gardé leurs institutions et leurs règlements spéciaux en la matière ; les villes à cet égard diffèrent très souvent beaucoup les unes des autres, plusieurs possédant d'ailleurs une organisation et des règlements sanitaires fort remarquables. Toutefois l'empereur peut promulguer pour tout l'empire des dispositions législatives adoptées par le Reichstag et le Conseil fédéral (*Bundesrath*); et ce dernier peut édicter des règlements pour l'exécution des dites lois par tous les Etats. Du reste l'administration générale de l'empire, à la tête de laquelle se trouve le grand chancelier, a auprès d'elle depuis 1876 l'*Office sanitaire impérial* (*Kaiserliches Gesundheitsamt*) relevant du ministère de l'intérieur, et dont le rôle est précisément de permettre à cette administration de surveiller de haut les intérêts sanitaires communs de l'empire, de préparer le cas échéant des dispositions législatives sanitaires applicables à tout l'Empire, de venir en aide par divers moyens aux administrations des états confédérés dans le domaine de l'hygiène publique. Depuis la loi du 30 juin 1900 sur la prophylaxie des maladies contagieuses dans l'Empire, il a été créé en outre un *Conseil sanitaire impérial* pour seconder l'Office sanitaire impérial dans sa tâche de surveillance des manifestations épidémiques et de contrôle supérieur des mesures destinées à en combattre le développement.

Primitivement l'Office sanitaire impérial devait : seconder le grand chancelier de l'Empire dans la surveillance de la police sanitaire et militaire, dans la préparation des dispositions législatives à proposer en cette matière ; se tenir au courant pour remplir ce rôle des mesures sanitaires prises dans les Etats confédérés ; se rendre compte de l'efficacité de ces mesures au point de vue de la santé publique ; le cas échéant donner un avis compétent aux autorités ; suivre les progrès de l'hygiène publique à l'étranger ; dresser une statistique médicale pour l'Allemagne. Bien des points essentiels de ce programme n'ont pu être remplis pour diverses raisons, et notamment parce que l'on a craint d'entrer en conflit avec l'Administration des Etats confédérés. Il est probable que cette situation va quelque peu se modifier en ce qui concerne la prophylaxie des maladies contagieuses visées par la loi du 30 juin 1900, grâce surtout à l'action du *Conseil sanitaire impérial*. Mais en attendant, l'Office sanitaire impérial réunissant un certain nombre de savants auxquels on a donné tous les moyens (traitement, laboratoires, bibliothèque, etc.) de se consacrer exclusivement à l'étude des questions intéressant l'hygiène publique, a exercé une influence scientifique dont l'Allemagne entière a pu profiter ; et d'ailleurs il a joué un grand rôle dans le contrôle de l'application de la loi sur la vaccination obligatoire, ainsi que dans la préparation des lois sur les falsifications alimentaires et sur la prophylaxie des maladies contagieuses.

Par ailleurs, les Etats allemands possèdent pour la plupart une organisation sanitaire assez complète. Nous citerons comme exemple ce qui existe en Prusse et en Bavière.

En Prusse, c'est le ministre de l'instruction publique, des cultes et des affaires médicales qui s'occupe de l'hygiène publique , il a auprès de lui comme comité technique consultatif la *Délégation scientifique pour la médecine*. De même dans chaque province le président supérieur, qui règle en ce qui le concerne les questions de police sanitaire, est assisté d'un conseil technique consultatif. Les autorités subalternes qui sont à la tête des petites circonscriptions administratives et qui donnent des ordres à la police locale pour l'exécution des mesures d'hygiène publique, disposent d'un médecin-fonctionnaire rétribué par l'Etat (*Bezirkartz*, *Kreisartz*), docteur en médecine ayant subi un examen spécial (*Physikatsprüfung*) lui conférant le titre de *Physikus ;* les épreuves de l'examen portent sur l'hygiène, la médecine légale, la psychiâtrie, le rôle de *Physikus* embrassant toute la médecine publique ; au point de vue sanitaire ce médecin est chargé : d'indiquer les mesures nécessaires pour combattre les maladies épidémiques et contagieuses ; de veiller à la salubrité des villes, habitations, écoles, usines, hôpitaux, de surveiller l'application des règlements sanitaires en ce qui concerne les aliments et les boissons, les inhumations et les cimetières ; d'assurer l'assistance médicale aux indigents. Le fonctionnement de la loi du 30 juin 1900 repose en grande partie sur ces fonctionnaires qui sont naturellement les médecins délégués par l'autorité pour la vérification des cas de maladies contagieuses et la direction des mesures prophylactiques à prendre vis-à-vis de ces cas.

En Bavière, l'hygiène publique est rattachée au Ministère de l'intérieur et représentée auprès de lui par le Comité médical supérieur, dans lequel siègent les *Medicinalreferenten* permanents, un nombre déterminé de membres nommés par le roi, des délégués des « chambres médicales », et un délégué de chacune des trois Universités du royaume, si elles veulent en envoyer. Ce comité est consultatif, mais a aussi le droit d'initiative. Dans les provinces, les « comités médicaux du cercle » et les conseils médicaux ne sont que consultatifs. Près des administrations cantonales sont des espèces de médecins cantonaux (*Bezirksarzte*) de première classe ; à chaque justice de paix se rattache un médecin cantonal de deuxième classe. Les *Bezirksarzte* visitent les officines de pharmacie, les hôpitaux, surveillent les sages-femmes, les personnels d'infirmiers, les vérificateurs des décès, la vaccination ; ils sont de droit membres du conseil des secours aux pauvres, et appelés comme experts dans tous les cas qui touchent à la police médicale et à l'hygiène publique. Ils ont donc un rôle judiciaire. On retrouve cette institution, avec quelques variantes, en d'autres Etats allemands : c'est en somme toujours à peu près le *Physikus* des circonscriptions prussiennes. Bien entendu ces médecins-fonctionnaires sont devenus les médecins-délégués voulus par la loi sur la prophylaxie des maladies contagieuses.

Parmi les lois d'empire nous nous bornerons à citer :

La loi du 8 avril 1874 sur la *vaccination obligatoire ;*

La loi du 1^er^ juillet 1883 sur le *travail des enfants*, modifiée par la loi du 1^er^ juin 1891 qui régit d'autre part le *travail des femmes* et impose le repos dominical ;

La loi du 4 mai 1879 sur le *commerce des denrées alimentaires, condiments, ustensiles divers* (qui autorise la police sanitaire à prélever des échantillons destinés à l'expertise afin de s'assurer de la salubrité, de la non altération et de la non falsification des marchandises ; des amendes élevées, la prison, la perte des droits civiques peuvent résulter de la constatation de la falsification et de l'insalubrité) ;

Les lois du 25 juin 1887, concernant le trafic des objets contenant du *plomb* ou du *zinc ;* — du 5 juillet 1887 sur l'emploi des *couleurs nuisibles* à la santé dans la préparation des aliments, des condiments, ou dans la fabrication d'ustensiles ; — du 12 juillet 1887 sur le trafic des *substances destinées à remplacer le beurre*.

La loi du 23 juin 1880, concernant la *prévention et la répression des épizooties*, modifiée par les lois du 1^er^ mai 1882 et du 5 juillet 1887.

Enfin nous donnons ci-dessous en raison de son importance la loi du 30 juin 1900 sur la prophylaxie des maladies contagieuses, dont il est intéressant de rapprocher les dispositions de celles de la loi française du 15 février 1902. La loi allemande ne s'occupe à vrai dire que d'un petit nombre de maladies ; mais combien elle paraît devoir être plus efficace à leur endroit que la loi française.

## Loi pour combattre les maladies offrant un danger général (30 juin 1900).

*Déclaration obligatoire.*

§ 1. Tout cas de maladie et de décès causé par la lèpre, le choléra (asiatique), le typhus exanthématique, la fièvre jaune, la peste (bubonique), la variole, et tout soupçon d'une de ces maladies, doit être immédiatement déclaré à la police, dont relève le lieu de séjour du malade ou du décédé.

Le changement du lieu de séjour du malade doit être immédiatement déclaré à la police de l'ancien lieu et à celle du nouveau lieu.

§ 2. Sont obligés à la déclaration :

1. le médecin traitant,
2. le chef de famille ou le patron,
3. chaque autre personne qui traite ou soigne le malade,
4. le locataire ou le propriétaire de chaque logement ou maison, où une maladie ou un décès s'est présenté,
5. le médecin chargé de faire les constatations légales.

Les personnes mentionnées sous les numéros 2—5 ne sont astreintes à la déclaration obligatoire que dans le cas où une autre personne obligée, mentionnée antérieurement, n'existe pas

§ 3. Pour les cas de maladie et de décès, se présentant dans les hôpitaux publics, les maternités, les asiles, les prisons et d'autres établissements semblables, le directeur de l'établissement ou la personne commissionnée officiellement par l'autorité compétente pour faire la déclaration, doit faire la déclaration.

Quant aux bateaux et aux radeaux, le batelier ou conducteur du radeau ou leurs remplaçants doivent faire la déclaration. Le Conseil Fédéral est autorisé à déterminer à qui la déclaration des cas de maladies et de décès qui se sont produits à bord de bateaux et sur les radeaux doit être faite.

§ 4. La déclaration peut se faire verbalement ou par écrit. Les administrations de la police délivreront sur demande et gratuitement des formulaires destinés aux déclarations écrites.

§ 5. Les règlements en vigueur dans les Etats fédérés et qui tendent à une obligation plus étendue de la déclaration, ne sont pas supprimés par la présente loi.

Les prescriptions sur la déclaration obligatoire (§§ 1—4) peuvent, par ordonnance du Conseil Fédéral, être étendues à d'autres maladies transmissibles, qui ne sont pas dénommées dans l'alinéa 1 du premier paragraphe.

*Constatation de la maladie.*

§ 6. L'administration de la police étant informée de l'apparition ou d'un soupçon d'apparition d'une des maladies (maladies contagieuses offrant un danger général) précitées dans l'alinéa 1 du paragraphe 1, avertira le médecin compétent délégué. Ce dernier fera immédiatement, sur les lieux, les constatations concernant la nature, l'état et l'origine de la maladie, et il informera l'administration de la police, si l'apparition de la maladie a été constatée ou si le soupçon de l'apparition a été fondé. Si besoin est, le médecin délégué peut faire la constatation sans avertissement préalable de l'administration de la police.

Dans les localités de plus de 10.000 habitants on observera les règlements de l'alinéa 1 dans le cas même où les maladies ou les décès se produisent dans une partie isolée de la localité, qui jusqu'alors serait restée indemne de la maladie.

L'autorité supérieure peut prescrire une enquête sur chaque cas de maladie et de décès. Tant que cet ordre n'est pas donné le médecin délégué, après la première constatation de la maladie, n'entreprendra une enquête qu'avec l'assentiment de l'administration subalterne, et seulement dans la mesure qui serait indispensable pour s'opposer sur place et sur l'heure à l'extension de la maladie.

§ 7. Il est permis au médecin délégué, quand il le croit nécessaire pour constater la maladie et admissible sans danger pour le malade, de visiter celui-ci ou le décédé et de faire les recherches nécessaires pour la constatation de la maladie. Quand il y a soupçon de choléra, de fièvre jaune et de peste, l'autopsie du corps peut être ordonnée par la police, si le médecin délégué le croit nécessaire à la constatation de la maladie.

Le médecin traitant est autorisé à assister aux recherches et notamment à l'autopsie.

Les personnes mentionnées dans les paragraphes 2 et 3 sont obligées de donner au médecin délégué et à l'autorité compétente, sur demande, des renseignements sur les circonstances importantes concernant l'origine et la marche de la maladie.

§ 8. Quand le médecin délégué, dans son rapport, a constaté l'apparition de la maladie ou qu'il a confirmé le soupçon de l'apparition, l'administration de la police doit immédiatement mettre à exécution les mesures de précaution qui sont nécessaires.

§ 9. Quand il y a péril en la demeure, le médecin délégué peut ordonner, avant l'intervention de la police même, les mesures nécessaires pour éviter la propagation de la maladie. Le maire de la localité se soumettra aux dispositions prises par le médecin délégué. Ce dernier en fera rapport immédiatement, par écrit, à la police; ces dispositions resteront en vigueur jusqu'à ce que l'autorité compétente ait ordonné d'autres dispositions.

§ 10. Dans les localités et districts atteints ou menacés d'une maladie offrant un danger général, l'autorité compétente peut décider que chaque corps, avant l'enterrement, sera soumis à une autopsie d'office.

*Mesures de préservation.*

§ 11. Pour éviter la propagation des maladies offrant un danger général, des mesures de fermeture et de surveillance peuvent, pendant la durée du danger d'épidémie, être prises conformément aux §§ 12 à 21.

La contestation des mesures à prendre n'a pas d'effet de suspension.

§ 12. Les malades et les personnes suspectes de maladie ou de contagion peuvent être soumises à une observation. Une restriction dans le choix du séjour ou du lieu de travail n'est admissible que vis-à-vis des personnes sans abri ou sans résidence déterminée, à l'égard des bohémiens et vagabonds.

§ 13. L'autorité supérieure peut, dans toute l'étendue de sa circonscription ou pour certaines parties, décider, que les personnes venant du dehors se présenteront après leur arrivée à la police locale, quand ces personnes ont séjourné avant leur arrivée dans des localités ou des districts, qui ont été envahis par une épidémie.

§ 14 Un isolement des personnes malades, suspectes de maladie ou de contamination peut être organisé.

L'isolement de personnes malades doit être organisé de telle façon, que le malade ne soit en contact qu'avec ses gardiens, le médecin et le prêtre pour éviter, autant que possible, la propagation de la maladie. Les parents ainsi que les personnes autorisées à dresser des actes officiels peuvent pénétrer auprès du malade, quand il s'agit d'affaires importantes et urgentes, tout en observant les mesures nécessaires pour éviter la propagation de la maladie

Si les dispositions demandées par la police et considérées par le médecin délégué comme nécessaires à l'isolement, ne sont pas appliquées dans le logement du malade, son transport peut être effectué dans un hôpital ou un autre local convenable, pourvu que le médecin délégué le croie indispensable et que le médecin traitant le déclare admissible sans aucun inconvénient pour le malade.

L'isolement des personnes suspectes de maladie ou de contagion tombe sous les règlements de l'alinéa 2. Il est cependant défendu que les personnes suspectes de maladie ou de contamination partagent les mêmes chambres que les personnes malades. Les personnes suspectes de contamination peuvent être logées dans les mêmes locaux que les personnes suspectes de maladie, pourvu que le médecin délégué le considère comme admissible.

Les logements et les maisons, dans lesquels se trouvent des personnes malades, peuvent recevoir une marque distinctive Pour les gardes-malades professionnels des mesures restrictives peuvent être ordonnées.

§ 15. Les autorités des États confédérés sont autorisées, pour les localités et les districts atteints ou menacés d'une maladie offrant un danger général, quant à la fabrication professionnelle, à la manipulation et à la vente d'objets susceptibles de propager l'épidémie :

1. A instituer une surveillance sanitaire et à prendre des mesures destinées à éviter la propagation de la maladie : l'exportation des objets indiqués n'est défendue que dans les localités atteintes de choléra, de typhus exanthématique, de peste ou de variole ;
2. A exclure les objets désignés sous le numéro 1 du colportage ambulant ;

3. A défendre ou à restreindre les marchés, foires et autres arrangements produisant un grand rassemblement public;

4. A soumettre à la surveillance sanitaire toutes les personnes occupées dans la navigation, sur les radeaux et dans d'autres entreprises de transport, et à défendre le transport des personnes malades, ou suspectes de maladie ou d'infection ainsi que des objets susceptibles d'être contaminés;

5. A restreindre à certaines heures de la journée les communications avec la navigation et les radeaux.

§ 16. Les jeunes gens habitant des demeures où des maladies se sont produites, peuvent être exclus de l'école ou de leur salle d'enseignement. Quant aux autres mesures de préservation concernant les écoles, les règlements existants des Etats confédérés restent en vigueur.

§ 17. Dans les localités atteintes ou menacées de choléra, typhus exanthématique, peste et variole, ainsi que dans leurs environs, l'usage des puits, étangs, lacs, cours d'eau, conduites d'eau, ainsi que des bains, piscines, lavoirs et cabinets d'aisance publics peut être défendu ou restreint.

§ 18. L'évacuation totale ou partielle des logements et maisons où des maladies se sont manifestées, peut être ordonnée quand le médecin délégué le considère comme indispensable pour combattre efficacement la maladie. Les personnes frappées par cette mesure recevront gratuitement un logement convenable.

§ 19. Les objets et les locaux, susceptibles d'être contaminés peuvent être désinfectés.

Les bagages des voyageurs et les marchandises ne sont soumis à la désinfection, en cas de lèpre, choléra et fièvre jaune, que dans le cas où la supposition de la contamination de ces objets est fondée par des circonstances spéciales. Si la désinfection n'est pas réalisable ou trop coûteuse en comparaison de la valeur des objets, leur destruction peut être effectuée.

§ 20. Pour combattre la peste, des mesures peuvent être ordonnées pour tuer et éloigner les rats, les souris et autre vermine.

§ 21. Pour la conservation, la mise en cercueil, le transport et l'enterrement des corps de personnes, mortes à la suite d'une maladie contagieuse, des précautions spéciales peuvent être ordonnées.

§ 22. Les règlements exécutoires des mesures de préservation prévues dans les paragraphes 12-21, en particulier de la désinfection, seront émis par le Conseil Fédéral.

§ 23. L'autorité compétente peut astreindre les communes et les autres associations communales à exécuter les installations, qui sont nécessaires à combattre les épidémies. Quant aux frais et dépenses, la disposition du § 37, alinéa 2 sera applicable.

§ 24. Pour éviter l'importation des épidémies de l'étranger, l'entrée des navires peut dépendre de l'exécution des prescriptions sanitaires; l'autorité peut défendre ou restreindre :

1. L'entrée de bâtiments autres que ceux servant au transport du public et des marchandises;

2. L'entrée et le transit de marchandises et d'objets à usage;

3. L'entrée et le transport de personnes venant d'un pays contaminé.

Le Conseil Fédéral est autorisé à déterminer des prescriptions concernant ces mesures. En tant que ces prescriptions se rapportent à la surveillance sanitaire des navires, elles peuvent être étendues à la navigation entre les ports allemands.

§ 25. Quand une maladie offrant un danger général s'est produite à l'étranger ou dans les pays allemands limitrophes de la mer, le chancelier de l'Empire, ou le gouvernement de l'Etat confédéré menacé le plus, avec l'assentiment du chancelier, décidera, quand et dans quelle étendue les prescriptions énoncées conformément au paragraphe 24, alinéa 2, seront à mettre en exécution.

§ 26. Le Conseil Fédéral est autorisé à édicter des prescriptions concernant les patentes de santé à délivrer aux navires sortant des ports allemands.

§ 27. Le Conseil Fédéral est autorisé à édicter des prescriptions sur les mesures de précaution à prendre dans les travaux scientifiques sur les bactéries pathogènes ainsi que sur leur maniement et leur conservation.

*Indemnités.*

§ 28. Les personnes soumises à l'assurance contre l'invalidité ont droit d'indemnité à cause de la perte de leur salaire pour le temps pendant lequel elles sont restreintes, conformément au § 12, dans le choix de leur lieu de séjour ou de travail, ou qu'elles sont isolées conformément au § 14. Pour fixer l'indemnité on prend pour base de salaire journalier la trois-centième portion du salaire annuel, décisif pour l'assurance d'invalidité. Le droit d'indemnité n'est pas accordé à un assuré, qui reçoit du secours pendant une maladie causant l'incapacité de travail, ou s'il y a traitement aux frais publics.

§ 29. Sur demande, et sous la réserve des exceptions énoncées dans les paragraphes 32 et 33, des indemnités sont accordées pour les objets qui, à la suite d'une désinfection ordonnée et surveillée par la police, conformément à la loi, sont endommagés de façon qu'ils ne puissent plus être utilisés à l'usage ordinaire, ou pour ceux qui sont détruits sur l'ordre de la police.

§ 30. L'objet sera indemnisé dans sa valeur générale sans prendre en considération la réduction de sa valeur par une contamination éventuelle. Quand l'objet est détérioré ou détruit en partie, la valeur restante sera déduite de l'indemnité.

§ 31. L'indemnité sera payée au détenteur de l'objet détérioré ou détruit au moment de la désinfection, à moins qu'il y ait un autre ayant droit. Par ce payement l'obligation d'indemnité (§ 29) s'éteint.

§ 32. Conformément à cette loi, une indemnité ne sera pas allouée :

1. Pour les objets, qui sont propriété de l'Empire, d'un Etat confédéré ou d'une corporation communale ;

2. Pour les objets, qui ont été importés ou exportés en dépit d'une interdiction conformément au paragraphe 15, numéro 1 ou au paragraphe 24.

§ 33. Le droit d'indemnité cesse :

1. Quand celui auquel l'indemnité serait à payer s'est mis en possession des objets endommagés ou détruits, quoiqu'il sût ou dût supposer d'après les circonstances que ces objets étaient déjà contaminés et à soumettre à une désinfection ;

2. Quand celui, auquel l'indemnité serait à payer ou qui serait le détenteur des objets endommagés ou détruits, a provoqué la désinfection en enfreignant la loi ou une disposition de cette loi.

§ 34. Les frais d'indemnité seront payés par les caisses d'Etat ; cependant les gouvernements des Etats confédérés se réservent de décider :

1. Qui alloue et fournit l'indemnité ;
2. Le délai du droit d'indemnité ;
3. De constater et de fixer l'indemnité.

*Prescriptions générales.*

§ 35. Les installations servant à un usage général et destinées à approvisionner d'eau potable ou à enlever les immondices sont constamment surveillées par des fonctionnaires nommés par l'Etat.

Les communes sont obligées à veiller à la disparition des causes d'insalubrité. Elles peuvent être astreintes, à tout moment, à établir les installations désignées dans l'alinéa 1 suivant leurs moyens financiers et en tant que ces installations donnent une protection contre les maladies transmissibles.

La procédure à engager envers les communes se règlera d'après le droit en vigueur dans les différents Etats confédérés.

§ 36. Les médecins délégués, au sens de cette loi, sont ceux qui se trouvent au service de l'Etat ou qui sont employés avec l'assentiment de l'Etat.

En cas d'empêchement ou dans des circonstances urgentes, les médecins délégués peuvent être remplacés par d'autres médecins, qui, durant l'accomplissement de leur commission, sont considérés comme médecins délégués ; ils sont autorisés et obligés à exécuter les fonctions qui sont confiées aux médecins délégués par la présente loi et les règlements qui en assurent l'exécution.

§ 37. Les gouvernements des Etats confédérés et leurs organes doivent s'occuper à régler les mesures préservatrices et répulsives.

La compétence des autorités et le versement des frais résultants sont réglés par la législation de l'Etat confédéré.

Les caisses publiques paient les frais provenant des recherches administratives exécutées conformément au § 6, ceux de l'observation dans les cas du § 12, ensuite, sur demande, les frais de la désinfection ordonnée et surveillée par la police suivant le § 19 et les frais causés par l'exécution des précautions pour conserver, mettre en cercueil, transporter et enterrer les corps.

Les gouvernements des Etats confédérés déterminent quelles corporations sont considérées comme commune, association communale et corporation communale.

§ 38. Les autorités des Etats confédérés sont tenues à se secourir mutuellement dans la tâche de combattre les maladies transmissibles.

§ 39. Les administrations des armées de terre et de mer exécuteront, conformément à la présente loi, les précautions nécessaires en ce qui concerne :

1. Les personnes appartenant aux armées de terre et de mer ;

2. Les personnes logées dans les établissements militaires ou qui se trouvent à bord des navires et bâtiments de la marine impériale ou affrétés par cette dernière;

3. Les militaires en route ou transportés et les détachements de l'armée et de la marine, ainsi que leurs effets d'équipement et leurs objets à usage ;

4. Les immeubles et établissements exclusivement exploités par les administrations des armées de terre et de mer.

Les mesures de restriction ne sont pas applicables aux manœuvres militaires.

Le Conseil Fédéral décidera comment le gouvernement militaire et les administrations de la police se mettent réciproquement au courant de l'apparition du soupçon d'une maladie transmissible, de son invasion ainsi que de sa marche et de sa disparition.

§ 40. Les autorités compétentes de l'Empire et des Etats confédérés sont tenues à organiser, conformément à la présente loi, les précautions concernant les services des chemins de fer, des postes et télégraphes ainsi que de la navigation. qui se trouve en communication avec le service des chemins de fer et relève de l'administration de surveillance de ce dernier. Le Conseil Fédéral décidera l'étendue des mesures de restriction et les opérations de désinfection applicables conformément à cette loi :

1. Aux personnes reconnues pendant leur transport malades, suspectes de maladies ou de contamination ;

2. Aux employés et ouvriers des services des chemins de fer, postes et télégraphes ou de la navigation se trouvant dans le service ou de passage en dehors de leur résidence.

§ 41. Le chancelier de l'Empire est tenu à surveiller l'exécution de cette loi et de ses règlements.

Quand, pour combattre les maladies contagieuses, des mesures deviennent nécessaires qui atteignent les territoires de plusieurs Etats confédérés, le chancelier de l'Empire ou le commissaire délégué par lui veillera à ce que les dispositions des autorités s'accomplissent d'un commun accord ; il déterminera à cet effet tout ce qui est nécessaire ; en cas d'urgence il enverra sans délai des instructions aux autorités.

§ 42. Quand dans une localité l'invasion d'une épidémie a été constatée, le Kaiserliches Gesundheitsamt sera à prévenir immédiatement et aussi vite que possible. Le Conseil Fédéral est autorisé à décider, comment, au courant de l'épidémie, les indications sur les cas de maladies et de décès seront envoyées au Kaiserliches Gesundheitsamt.

§ 43. Conjointement au Kaiserliches Gesundheitsamt un Conseil sanitaire impérial (Reichsgesundheitsrath) sera formé. Le chancelier de l'Empire, avec l'assentiment du Conseil Fédéral, déterminera la réglementation. Les membres seront élus par le Conseil Fédéral.

Le Conseil supérieur de santé doit appuyer le Gesundheitsamt dans l'accomplissement de la tâche qu'il a à remplir. Le Conseil est autorisé à seconder les autorités sur leur demande. Il lui est permis, pour être renseigné, de se mettre en relations directes avec les autorités désignées à cet effet, d'envoyer des délégués qui avec le concours des autorités compétentes se renseignent sur les lieux.

*Pénalités.*

§ 44. Sera puni jusqu'à 3 ans d'emprisonnement :

1. Quiconque sciemment fait usage, abandonne à d'autres ou met en commerce des biens meubles, qui seraient soumis à une désinfection ordonnée par la police, avant que cette désinfection soit exécutée ;

2. Quiconque sciemment fait usage, abandonne à d'autres ou met en commerce des vêtements, du linge de corps, de la literie ou d'autres biens meubles, qui ont été employés par des personnes atteintes d'une maladie contagieuse ou qui servaient au traitement et aux soins du malade, avant qu'ils aient été désinfectés, conformément aux dispositions ordonnées par le Conseil Fédéral en raison du § 22 ;

3. Quiconque sciemment fait usage, ou abandonne à d'autres des véhicules ou autres ustensiles, ayant servi au transport du malade ou du décédé, avant que ces objets soient désinfectés par l'ordonnance de la police.

En cas de circonstances atténuantes, une amende jusqu'à 1500 M. sera prononcée.

§ 45. Sera puni de 10 à 150 M. d'amende ou de prison d'au moins une semaine :

1. Quiconque omet de faire la déclaration obligatoire, conformément aux paragraphes 2, 3 ou aux prescriptions ordonnées par le Conseil Fédéral en raison du paragraphe 5, ou quiconque retarde la déclaration de plus de 24 heures après avoir pris connaissance du fait à déclarer. La poursuite ne se fait pas quand la déclaration est exécutée à temps par une autre personne.

2. Quiconque, dans le cas du § 7, refuse au médecin délégué la libre entrée chez le malade ou auprès du corps, ou ne se prête pas aux constatations nécessaires ;

3. Quiconque, contrairement aux dispositions du § 7, alinéa 3, refuse au médecin délégué ou à l'autorité compétente les renseignements ou donne sciemment des indications fausses sur les circonstances ;

4. Quiconque contrevient aux dispositions prises conformément au § 13.

§ 46. Sera puni d'une amende allant jusqu'à 150 M. ou de prison, à moins que les lois ne demandent une peine plus sévère :

1. Quiconque contrevient aux dispositions provisoires, ordonnées conformément au § 9 par le médecin délégué ou le maire de la localité ou quiconque contrevient aux dispositions conformément au § 10 par l'autorité compétente ;

2. Quiconque contrevient aux dispositions, ordonnées par la police conformément au § 12, au § 14, alinéa 5, aux §§ 15, 17, 19 à 22;

3. Quiconque contrevient aux prescriptions ordonnées conformément aux §§ 24, 26, 27.

*Dispositions dernières.*

§ 47. Les règlements pour l'exécution de cette loi, édictés par le Conseil Fédéral, seront notifiés au Reichstag

§ 48. Les prescriptions des États confédérés concernant des maladies transmissibles autres que celles mentionnées dans le § 1, alinéa 1, ne sont pas abrogées par cette loi.

§ 49. Cette loi sera en vigueur le jour de sa promulgation.

**Angleterre.** — Bien que l'Angleterre soit par excellence le pays de l'indépendance, de l'individualisme local, en matière d'administration et de législation, on y a senti depuis le milieu du siècle dernier la nécessité de centraliser dans une certaine mesure l'administration sanitaire, et le Parlement s'est efforcé à diverses reprises d'édicter les lois protégeant la santé publique d'une manière sensiblement uniforme dans tout le royaume. Toutefois il faut bien reconnaître que toutes les dispositions législatives sanitaires adoptées n'ont pas un caractère absolument obligatoire, ce qui naturellement n'est point fait pour donner des garanties de leur mise à exécution.

Il ne nous paraît pas très utile au surplus de nous arrêter longtemps aux diverses lois sanitaires promulguées depuis 1848 en Angleterre, et encore moins d'entrer dans le dédale des institutions si variées de ce pays, où l'on ne se soucie pas comme chez nous de l'uniformité administrative : cet exposé serait sans intérêt pratique. Nous nous bornerons à tracer un tableau schématique de l'organisation sanitaire anglaise en insistant seulement sur les agents techniques de cette administration, agents auxquels l'Angleterre est en somme redevable de la réelle supériorité de son hygiène publique et des beaux résultats produits par cet état de choses en ce qui concerne la morbidité et la mortalité de la population. Nous résumerons ensuite les lois les plus importantes.

L'organisme sanitaire central est le *Local government board*, sorte de département ministériel dirigé par un président et un secrétaire membres du Parlement, choisis par le roi, puis par un secrétaire général. Le personnel technique employé par le Local government board comprend notamment 17 inspecteurs généraux, 4 inspecteurs généraux-adjoints et 2 inspecteurs des finances, 12 médecins sanitaires, 8 ingénieurs sanitaires, 1 chimiste, etc.

Les attributions multiples du Local government board peuvent être résumées comme suit :

Le droit d'ordonner, de modifier, de suspendre les mesures de préservation à l'égard des épidémies et maladies contagieuses; — la surveillance de la vaccine ; — la surveillance des constructions ; — le contrôle de l'administration des pauvres et des institutions de bienfaisance ; — la haute surveillance de l'hygiène municipale, le contrôle de la gestion des conseils sanitaires locaux, la mission de sanctionner les emprunts et les décisions des communes en ce qui regarde l'hygiène ; — le droit et le devoir d'intervenir vis-à-vis des autorités locales négligentes ou réfractaires ; — une certaine participation à la formation des circonscriptions sanitaires et à leur délimitation, à l'installation d'autorités sanitaires dans les ports ; — le droit de prendre des arrêtés relativement à la nomination, à la mission, à la révocation des médecins des pauvres dans chaque district ; — le même droit à l'égard du *Medical officer* ou de l'*Inspector of nuisances* dans les circonscriptions où un crédit est demandé à l'Etat pour parfaire leurs appointements ; — le droit de nommer ou de révoquer des *Analysts*, c'est-à-dire des experts pour la vérification des denrées alimentaires, etc. ; — le droit d'approuver les projets d'amélioration urbaine, les plans de canalisation ou de lieux publics ; — la surveillance des voies publiques dans toute l'Angleterre ; — le pouvoir d'ouvrir en tout temps des enquêtes sur l'hygiène publique de toute localité ; — le contrôle de la statistique.

Le conseil reçoit ses informations du *Registrar general*, des rapports annuels des conseils locaux, des rapports obligatoires des fonctionnaires sanitaires relevant de l'Etat, et enfin de ses propres inspecteurs, qui visitent les circonscriptions sanitaires et assistent, au besoin, aux séances des Conseils locaux. Enfin les particuliers peuvent adresser au Local government board des plaintes qui donnent lieu à enquêtes spéciales des inspecteurs.

Les médecins sanitaires du Local government board sont plus particulièrement chargés de la statistique et de l'épidémiologie. Les ingénieurs sanitaires examinent les projets de travaux des autorités locales qui demandent à faire un emprunt pour exécuter les dits travaux. Les inspecteurs des finances dans ce dernier cas examinent la situation au point de vue de l'emprunt.

Quand les autorités locales négligent malgré les invitations du Local government board d'exécuter certaines mesures d'hygiène prescrites par la loi, et que la santé publique s'en trouve menacée, le Local government board fixe un délai pour l'accomplissement des travaux nécessaires ; ce délai épuisé, si la résistance de l'autorité locale continue, le Board peut obtenir de la Cour du Banc royal une ordonnance qui lui permet de se substituer à l'autorité locale pour faire procéder aux travaux aux frais des intéressés.

L'Angleterre est d'ailleurs divisée en un certain nombre de districts sanitaires, dont les uns sont dits urbains, les autres dits ruraux, à la tête de chacun desquels se trouve un *Local board of health* composé de divers représentants élus des habitants de l'endroit ; ce conseil peut prendre des arrêtés (exécutoires après approbation du Local gov. board) sur un grand nombre de questions dont les principales sont :

Le nettoyage des rues, l'enlèvement des ordures, la formation de dépôts d'immondices, la police sanitaire des garnis, les industries susceptibles d'exercer une influence malsaine, les dépôts mortuaires, la police sanitaire des marchés, des boucheries, des abattoirs, des cimetières, des lavoirs publics.

D'autre part le Local board doit signaler aux particuliers les causes d'insalubrité qui relèveraient de leur fait et en requérir la disparition ; l'exécution d'office des travaux nécessaires aux frais des personnes ainsi requises peut être ordonnée.

Les particuliers ont du reste la faculté d'en appeler des arrêts du Local board au Local government board.

Le Local board impose une taxe pour l'entretien de la salubrité du district ;

le cas échéant le Local gov. board l'autorise à contracter emprunt pour de grands travaux.

Pour se renseigner sur les conditions sanitaires du district, pour être informé des mesures propres à remédier à celles de ces conditions qui laisseraient à désirer, pour surveiller l'exécution de ses arrêtés, le Local board dispose d'agents techniques nommés par lui, sauf approbation du Local gov. board dans le cas ou l'Etat contribue au payement de ces fonctionnaires.

Dans les districts urbains il y a : un ou plusieurs médecins sanitaires (*Medical officer of health*), un ou plusieurs inspecteurs sanitaires (*Inspector of nuisance* ou *sanitaryinspector*), un ingénieur sanitaire (*surveyor*), un chimiste (*analyst*), et des employés secondaires. Dans les districts ruraux on trouve seulement un Medical officer, un Inspector of nuisances, et des agents subalternes. Les fonctionnaires sanitaires urbains ont en principe plus d'autorité que les fonctionnaires ruraux, mais les pouvoirs de ceux-ci peuvent être étendus en cas de besoin par décision du Local government board. Tous ont le droit de pénétrer dans les immeubles des particuliers pour y rechercher ce qui pourrait être nuisible à la santé publique et y faire mettre à exécution les lois et règlements sanitaires.

Les Medical officers ont en somme entre les mains toute l'hygiène publique du district, et c'est d'abord de la compétence, de l'activité de ces fonctionnaires, que dépend la salubrité de la circonscription. Bon nombre sont aujourd'hui munis de diplômes spéciaux délivrés par les écoles de médecine à la suite d'études d'hygiène d'une durée de 2 ans, s'ajoutant aux études médicales ordinaires. Le rôle du Medical officer consiste à s'enquérir de toutes conditions susceptibles de compromettre la santé publique dans le district; quand il a découvert des causes de maladies il détermine les moyens de les faire disparaître ou d'en supprimer les effets; il indique également à l'autorité les mesures propres à combattre la propagation des maladies contagieuses. Dans ce but il fait lui-même de fréquentes inspections des localités, reçoit les comptes-rendus des inspecteurs, les plaintes des particuliers. Il surveille les denrées alimentaires, les confisque si elles sont manifestement insalubres, en envoie des échantillons à l'Analyst si elles sont suspectes. Il surveille les établissements industriels au point de vue de leur influence sur le voisinage. Il fournit au Local board tous les renseignements utiles sur l'état sanitaire du district, lui propose de prendre les arrêtés qu'il croit nécessaires ; lui fournit les comptes-rendus qui forment le cas échéant la base des poursuites devant les tribunaux ; tous les ans il lui remet un rapport général sur son service, avec une statistique de la mortalité et de la morbidité, ainsi qu'un exposé des projets dont la réalisation serait souhaitable pour le maintien ou l'amélioration de la santé publique. Copie de ce rapport est transmise au Local government board ; celui-ci reçoit également du Medical officer notification de toute épidémie et lui envoie au besoin des instructions sur les mesures à prendre.

Sous les ordres du Medical officer se trouvent les Inspectors of nuisances, nommés eux aussi par l'autorité locale. Leur rôle consiste à faire une inspection incessante pour signaler toutes les « nuisances » susceptibles de compromettre la salubrité, pour relever les infractions aux règlements sanitaires, pour examiner les denrées alimentaires, les saisir ou en faire prélever les échantillons destinés à l'analyse ; ils surveillent l'enlèvement des ordures, le bon fonctionnement des égouts, la destination finale des liquides capables de souiller gravement les cours d'eau. En ce qui concerne les maladies contagieuses, les inspecteurs ne font que les signaler au Medical officer et s'assurer que l'on se conforme aux instructions de celui-ci pour en combattre l'extension.

Le Surveyor est chargé de toutes les enquêtes sur les habitations nouvelles dans le but de s'informer si elles remplissent bien les conditions sanitaires exigées par la loi : il a le droit de pénétrer dans toute habitation dont il juge la visite utile. Les propriétaires lui soumettent généralement leurs projets de contructions. Le Surveyor dirige souvent les travaux exécutés d'office aux frais des particuliers, établit les projets de travaux d'intérêt général, surveille l'état des ouvrages déjà faits.

L'Analyst expertise les échantillons prélevés par les divers agents sanitaires, et aussi ceux qui lui sont remis par les particuliers. En cas de poursuite devant les tribunaux les accusés peuvent demander qu'une contre-expertise soit faite par les chimistes de l'administration des douanes ; mais il paraît que la chose a rarement lieu, les conclusions des Analyst étant d'habitude admises par tout le monde.

La loi générale qui régit actuellement l'hygiène publique en Angleterre est le *Public health act* de 1875 ; d'une part elle trace le rôle des institutions sanitaires que nous venons de faire connaître ; d'autre part elle contient les dispositions résumées ci-après visant la salubrité des milieux et la prophylaxie spéciale des maladies contagieuses :

*Egouts, drainage.* — C'est aux autorités locales à installer égouts suffisants et à les entretenir pour qu'ils soient toujours salubres ; les propriétaires doivent s'y relier du moment où ils n'en sont pas distants de plus de 30 mètres. Le sol de toute maison doit être drainé. Chaque localité utilise comme elle l'entend les eaux d'égout, à condition qu'il n'en résulte aucun inconvénient au point de vue sanitaire.

*Water-closets.* — Toute habitation doit en être convenablement pourvue ; ils doivent être ventilés et munis d'un réservoir de chasses suffisant. Les villes sont autorisées à ne tolérer que les systèmes de W. C. qui leur paraissent conformes aux règles de l'hygiène.

*Nettoyage, désinfection.* — Quand l'autorité locale juge qu'une habitation est en totalité ou partie dans un état de malpropreté ou d'insalubrité dangereux, elle peut en ordonner le nettoyage, le badigeonnage ou la désinfection.

*Approvisionnement d'eau.* — La loi de 1875 a été modifiée sur ce point par une loi de 1878. Actuellement le Local board doit veiller à ce que chaque habitation ait de l'eau potable en quantité suffisante, mais ne peut contraindre les propriétaires à amener de l'eau dans leurs immeubles que si la dépense n'est pas trop élevée ; si la dépense est très élevée le Board la prend à sa charge, mais impose une redevance aux particuliers desservis. L'autorité locale doit protéger les eaux d'alimentation contre toute contamination.

*Surveillance sanitaire des garnis.* — Doit être exercée par l'autorité locale qui fixe le nombre de locataires à recevoir, les règles, conditions d'hygiène à remplir, les mesures de précaution à observer en divers cas.

*Prophylaxie des maladies contagieuses.* — La loi de 1875 a été complétée sur ce point par une loi de 1889 et une autre de 1890. Actuellement la déclaration des cas de maladie contagieuse est obligatoire pour le médecin et le chef de famille (ou le principal locataire, ou la personne qui soigne le malade). Le Medical officer prévenu indique les mesures prophylactiques à prendre ; il peut ordonner le transport à l'hôpital si le logement n'offre pas de conditions de salubrité suffisantes ; la désinfection des locaux et objets ou même la destruction de certains objets est prescrite le cas échéant : au besoin on l'exécute d'office dans les 24 heures. Des amendes sont prévues pour les personnes qui durant leur maladie se comporteraient volontairement de manière à répandre celle-ci, entre autres fréquenteraient les endroits publics, prendraient des voitures publiques sans informer le cocher de leur état (et lui payer par suite les frais de désinfection du véhicule). Il est enfin défendu de donner, de prêter, de vendre des objets ayant servi à un malade, ou de louer à nouveau la chambre qu'il occupait, avant que ces objets, cette chambre n'aient subi la désinfection.

**Belgique.** — L'organisation et la législation sanitaires belges ont pour point de départ des institutions et des lois françaises ; aussi trouve-t-on en Belgique un état de choses fort analogue à ce qui existe chez nous. Seulement, si l'hygiène publique est essentiellement entre les mains des autorités communales, du moins les tribunaux belges ne se sont-ils point ingéniés à combattre l'action sanitaire de ces autorités et à la rendre dérisoire sous prétexte de défendre la propriété privée ; les bourgmestres ont légalement toute liberté pour faire usage des pouvoirs que leur confère en matière de salubrité la loi des 16-24 août 1790 rationnellement interprétée ; si cependant ces bourgmestres ne font rien ou peu de chose pour la santé publique, comme il arrive en effet, surtout dans les petites localités, il faut s'en prendre à l'incapacité naturelle de la magistrature qu'ils exercent, trop facilement paralysée par toutes sortes d'influences.

Le plus fâcheux de l'affaire est que les représentants de l'Etat, les gouverneurs provinciaux par exemple, ne paraissent pas armés pour forcer l'inertie ou le mauvais vouloir des communes. Toutefois l'Etat dispose par la loi du 18 juillet 1831 (presque identique à notre loi de 1822) des pouvoirs les plus étendus pour combattre les épidémies d'origine exotique.

C'est le ministre de l'agriculture qui a dans ses attributions le service de santé et l'hygiène publique, autrement dit : l'organisation sanitaire, la police médicale, le service sanitaire des ports, la prophylaxie des maladies contagieuses et épidémiques, la lutte contre l'alcoolisme, les travaux d'assainissement, la police des cours d'eau, la surveillance des établissements classés au point de vue de leurs inconvénients extérieurs, etc.

Le ministre dispose pour se renseigner de deux assemblées consultatives :

1° L'*Académie royale de médecine*, qui donne son avis sur toutes les questions qui lui sont soumises par le gouvernement et qui est, en outre, chargée de faire rapport chaque année sur les travaux des Commissions médicales provinciales en indiquant les observations que ces travaux lui ont suggérées, notamment au point de vue de l'état sanitaire du pays et de son amélioration ;

2° Le *Conseil supérieur d'hygiène publique* qui a pour mission d'étudier et de rechercher tout ce qui peut contribuer au progrès de l'hygiène publique ; d'examiner les rapports des Commissions médicales provinciales, des membres correspondants de ces commissions et des commissions locales ; de répondre aux demandes d'avis qui lui sont adressées par le ministre, notamment en ce qui concerne la police médicale et sanitaire, les mesures à prendre pour combattre les épidémies et pour améliorer les conditions sanitaires de la population ; les projets de construction d'hôpitaux et d'hospices ; le régime des établissements dangereux, insalubres ou incommodes, les questions concernant les maisons ouvrières, les cimetières, les égouts, les eaux potables, l'assainissement des voies publiques et les cours d'eau, etc.

L'inspecteur général attaché à l'administration centrale fait rapport au ministre sur toutes les questions locales qui ressortissent au service central de santé : assainissement des localités, cimetières, construction d'écoles, etc., surveillance des stations sanitaires des ports, etc.

Dans chaque province une *commission médicale provinciale* remplit des fonctions analogues à nos Conseils d'hygiène départementaux ; son avis est obligatoire dans un grand nombre de questions.

Un certain nombre de municipalités de villes importantes ont profité de leur autonomie et leur puissance légale pour constituer des *bureaux d'hygiène* dont quelques-uns sont devenus extrêmement importants.

Nous citerons surtout le *Bureau d'hygiène de Bruxelles*, fondé par Janssens, placé depuis 1883 sous l'autorité immédiate du bourgmestre, et dont les attributions sont fort étendues comme on en jugera par l'énumération suivante :

Service médical de l'état civil. Statistique démographique et médicale ; relevés périodiques comparés de l'état sanitaire de la ville.

Soins médicaux au personnel de la police, des pompiers, des fontainiers, des inhumations, etc. Certificats d'exemption de service pour le personnel enseignant, les fonctionnaires et agents communaux ; certificats de mise à la pension de retraite. Examen médical des postulants à certains emplois de l'Administration. Aliénés (explorations médicales et mesures administratives). Secours publics en cas d'accident ou de maladie subite. Service médical public de nuit. Service sanitaire de la prostitution. Surveillance hygiénique et médicale permanente des écoles communales et médication préventive. Examen des plans de construction au point de vue de la salubrité. Inspection hygiénique de la voirie, des impasses et des habitations. Police administrative et médicale des établissements dangereux, insalubres ou incommodes. Théâtres : mesures de sécurité. Maisons de logement. Mesures techniques et administratives au point de vue de la salubrité et de la sécurité publiques. Prophylaxie officielle contre la propagation des maladies contagieuses : épidémies, épizooties ; rage (statistique et vérification des cas). Vaccinations gratuites. Désinfection des logements contaminés. Police sanitaire des animaux domestiques. Surveillance sanitaire de l'abattoir, des halles et des marchés. Constatation de la qualité des eaux potables, des aliments, etc.

Le personnel de ce bureau comprend actuellement :

*a*) *Service administratif* : 1 médecin-inspecteur, chef de division ; 1 médecin-inspecteur-adjoint, sous-chef de service ; 1 chef et 2 sous-chefs de bureau ; 6 premiers et 3 seconds commis.

*b*) *Service médical* : 5 médecins divisionnaires ; 5 médecins suppléants divisionnaires ; 2 médecins du service sanitaire ; 1 médecin-adjoint du même service ; des médecins auxiliaires ou stagiaires ; 1 chirurgien-dentiste (service des écoles).

*c*) *Service technique* : 1 conducteur principal ; 1 conducteur ; 1 surveillant.

*d*) *Service de la désinfection des logements contaminés. Prélèvement des produits alimentaires à soumettre à l'analyse chimique, etc., etc.* : 3 agents de la salubrité.

*e*) *Laboratoire communal de chimie et de bactériologie* : 1 chimiste, chef de service ; 2 chimistes.

*f*) *Bactériologie* : 1 docteur en médecine ; 1 docteur en sciences naturelles.

Le Bureau d'hygiène de la ville d'Anvers fonctionne depuis le 1er mars 1893. Il a dans ses attributions : l'hygiène générale ; — la statistique démographique et médicale ; — l'état sanitaire de la ville ; — la prophylaxie des maladies transmissibles : désinfection, maisons de refuge ou postes sanitaires ; — l'inspection des impasses, allées, habitations, ainsi que de la voirie ; — mesures techniques et administratives à prendre pour assurer la salubrité publique ; — la propreté des rues ; — la surveillance des fosses d'aisances ; — la constatation de la qualité des eaux potables ; — la vérification de la qualité des aliments et boissons (laboratoire communal) ; — l'expertise des fruits ; — les épidémies et les certificats sanitaires ; — l'inspection des bateaux d'intérieur et des bassins ; — l'inspection des foires annuelles ; — l'art de guérir ; — les postes de secours. Le service est doté d'un personnel administratif et d'un personnel technique. Le premier se compose d'un sous-chef, de quatre commis et d'un messager ; le second d'un conducteur de travaux ayant sous ses ordres trois agents sanitaires et quatre ouvriers. Un employé est préposé à la prise des échantillons d'eaux à analyser et à la visite des navires à bord desquels des cas de maladies contagieuses se déclarent.

Parmi les dispositions législatives intéressant la santé publique qui sont en vigueur en Belgique, nous signalerons particulièrement celles qui ont trait à l'alimentation et qui ont abouti notamment à une remarquable organisation de la surveillance des viandes :

*Loi sur la police sanitaire des animaux domestiques* (du 30 décembre 1882); l'arrêté royal du 15 septembre 1883, pris en exécution de l'article 319 du code pénal belge, a désigné les maladies contagieuses auxquelles s'appliquent les mesures de police sanitaire; l'arrêté royal du 20 septembre 1883 tient lieu de règlement d'administration générale.

Loi du 4 août 1890 sur *le commerce, la vente et le débit des denrées et des substances servant à l'alimentation de l'homme et des animaux*, qui autorise le gouvernement à réglementer ce commerce au point de vue de la santé publique ou dans le but d'empêcher les tromperies et les falsifications; il pourra également, toujours uniquement dans l'intérêt de la santé publique, surveiller la fabrication ou la préparation même des denrées alimentaires destinées à la vente et interdire l'emploi de matières, ustensiles ou objets nuisibles ou dangereux. En ce qui concerne spécialement les viandes de boucherie, elles ne pourront être débitées ni exposées en vente que si elles ont été reconnues propres à l'alimentation à la suite d'une expertise. S'il s'agit de viandes fraîches, cette expertise devra porter notamment sur les organes internes des bêtes dont proviennent les viandes, etc.

Arrêté royal du 10 décembre 1890 réorganisant le service vétérinaire, modifié par l'arrêté royal du 30 janvier 1896. — Loi du 30 décembre 1895 apportant des modifications aux dispositions qui régissent le commerce des viandes. — Règlement du 23 mars 1901 sur l'expertise des viandes de boucherie. — Arrêté ministériel général du 31 mars 1901 relatif aux déclarations d'abatage, aux cas anormaux, aux viandes insalubres, à l'estampillage, aux porcs abattus en Belgique, dont les viandes sont destinées à l'exportation, aux viandes importées en transit, aux mesures de contrôle. — Arrêtés ministériels du 31 mars 1901 organisant les examens d'expert des viandes et réglementant l'importation des viandes.

**Hongrie**. — L'hygiène publique est dans ce pays aux mains du Ministre de l'Intérieur, qui présente chaque année un rapport sur ce service; le ministère comprend par suite une section sanitaire ayant à sa tête un médecin, et qui dispose entre autres de huit inspecteurs sanitaires et d'un laboratoire d'hygiène; le royaume est d'ailleurs divisé en 7 circonscriptions dans chacune desquelles un inspecteur sanitaire contrôle régulièrement tout ce qui intéresse la santé publique, et notamment l'action des autorités locales en cette matière. Enfin un conseil supérieur d'hygiène publique donne son opinion sur toute question qui lui est posée par le gouvernement et a le droit de faire des propositions tendant à améliorer l'état de la santé publique.

Dans les *comitats* (division administrative correspondant à peu près à nos départements), le *comes*, représentant du gouvernement analogue à notre préfet, et dans les *villes municipales* le bourgmestre, ont de par la loi sanitaire de 1876 les attributions ci-après :

Veiller à l'exécution des règlements sanitaires dans toute la circonscription; faire évacuer les logements insalubres par suite d'encombrement; constater les épidémies, prendre les mesures nécessaires pour les prévenir et en empêcher la propagation; faire visiter les écoles au point de vue sanitaire, les faire fermer au besoin; fixer le mode de nomination du médecin de district, et la part des communes dans ses honoraires.

L'Assemblée générale du comitat (rappelant notre conseil général), ou le conseil municipal, fait des règlements sanitaires locaux, décide les grands travaux d'assainissement, alloue les appointements des médecins sanitaires.

Enfin le Comes (ou le bourgmestre) a auprès de lui un Comité sanitaire consultatif, mais pouvant du reste faire des propositions; en cas d'épidémie ce Comité ordonne et fait exécuter les mesures prophylactiques qu'il juge nécessaires. Un médecin en chef est encore adjoint au Comes (ou au bourgmestre) pour veiller sur tout ce qui a trait à la santé publique, sur les établissements d'assistance publics ou privés, sur les habitations, les usines, les écoles, les denrées alimentaires et les boissons, les enfants mis en nourrice, la pratique de la vaccination (obligatoire); il propose des mesures prophylactiques spéciales s'il y a lieu contre les maladies épidémiques, se rend au besoin dans les localités où de telles maladies se montreraient, et en cas d'urgence fait prendre immédiatement des mesures propres à empêcher l'extension; il surveille le service des médecins sanitaires de district; il dresse des rapports mensuels pour la Commission administrative (permanente) de l'Assemblée générale, et des comptes-rendus annuels pour le Ministre.

Les comitats, et même certaines villes, sont divisés en *districts* à la tête desquels est un administrateur *chef de district* ayant auprès de lui un *médecin de district*: l'administrateur et le médecin remplissent dans leur circonscription le rôle que le comes (ou le bourgmestre) et son médecin en chef remplissent pour le comitat ou la ville.

Finalement dans les simples communes ce sont les maires qui appliquent les mesures sanitaires et veillent à la santé publique avec l'aide du médecin communal. Il peut même exister un comité sanitaire communal. Ajoutons que les médecins, et à défaut toute personne en ayant connaissance, sont tenus de déclarer les cas de maladies contagieuses à l'autorité communale, qui transmet ces déclarations à l'administration du district; celle-ci en informe le comes (ou le bourgmestre), qui de son côté en cas d'épidémie informe le ministère et lui rend compte des mesures prises. La désinfection est d'ailleurs organisée et à peu près obligatoire, au moins en cas d'épidémie.

On remarquera combien toute cette organisation se rapproche de celle qui avait été proposée au Parlement français et que celui-ci a rejetée en repoussant successivement la création d'Inspecteurs sanitaires départementaux, puis d'Inspecteurs sanitaires du gouvernement.

**Italie.** — Ce pays s'est donné en 1888 une loi sanitaire qui est entrée en vigueur en janvier 1890 et dont voici les dispositions principales.

Auprès du ministre de l'intérieur sont placés une *direction de la santé publique* (devenue depuis simple division de l'administration générale) confiée à un médecin, et un *conseil supérieur de santé;* des laboratoires et un office vaccinogène étaient à la disposition de la direction, mais ces utiles créations ont été croyons-nous supprimées ultérieurement, et l'enseignement qui s'y donnait aux médecins ou chimistes candidats à des fonctions sanitaires n'existe plus. Auprès de chaque préfet se trouve un *médecin provincial* et un *conseil sanitaire provincial.* Enfin dans chaque commune se trouve un *médecin sanitaire:* il dispose de laboratoires dans les villes de plus de 20.000 habitants.

Une série de dispositions règlent l'assainissement du sol et de l'habitation, la surveillance des eaux potables, l'hygiène des aliments, des boissons, des ustensiles de ménage, la prophylaxie des maladies contagieuses : cette dernière est basée sur la déclaration obligatoire des dites maladies, la pratique de la désinfection, l'établissement de pavillons pour les contagieux, la vaccination.

Mais en somme l'application des mesures concernant la santé publique est confiée aux municipalités; celles-ci sont à vrai dire armées de pouvoirs considérables en la matière; malheureusement l'autorité supérieure ne semble pas disposer de moyens de contrainte vis-à-vis des autorités locales indifférentes ou de mauvaise volonté.

Toutefois beaucoup de villes se sont données des règlements sanitaires basés sur les dispositions générales de la loi et les indications des médecins sanitaires. Plusieurs ont fait des emprunts destinés à permettre l'exécution de grands travaux d'assainissement.

**Suisse.** — On distingue dans ce pays, où l'autonomie des divers cantons confédérés est grande, une organisation sanitaire fédérale et des organisations cantonales très variées.

L'hygiène publique en Suisse relève du département de l'intérieur sous la direction duquel se trouve placé un *Bureau sanitaire fédéral* chargé de la statistique sanitaire de la confédération, de la surveillance des maladies épidémiques offrant un danger général, de l'application de la loi fédérale les concernant, de la préparation d'autres lois sanitaires souhaitables, etc. Sa compétence est très limitée.

La loi sur les maladies épidémiques offrant un danger général (juillet 1886) ne vise que la variole, le typhus, la peste et le choléra. Elle prescrit la déclaration obligatoire, l'isolement à domicile ou à l'hôpital, la surveillance médicale temporaire des personnes suspectes d'être contaminées; on a imposé plus tard (1899) la désinfection.

Dans la plupart des cantons on trouve une direction sanitaire supérieure et un conseil central, puis des commissions locales de salubrité chargées de la salubrité des habitations, de la surveillance des eaux potables et des denrées alimentaires, de la prophylaxie des maladies contagieuses communes, de l'hygiène scolaire, etc. ; mais ces commissions n'existent pas partout, et là où on les trouve leur rôle effectif est souvent bien restreint. Quelques cantons ont des médecins sanitaires.

Certaines villes se sont données une organisation sanitaire remarquable.

Il faut citer Zurich, avec un directeur de la santé membre de la municipalité, président un conseil d'hygiène de 15 membres ; sous cette autorité fonctionnent : 1 médecin de la ville, avec 1 médecin adjoint, chargé de toutes les questions concernant l'assistance médicale, la prophylaxie des maladies contagieuses, l'hygiène scolaire ; 1 vétérinaire avec 8 vétérinaires adjoints et 3 inspecteurs pour la police sanitaire des animaux et l'inspection des viandes dans les abattoirs ou les boucheries ; 1 chimiste avec 2 aides pour le contrôle des aliments et des boissons; 1 inspecteur technique chargé de la salubrité des habitations, des établissements industriels et de la pratique des désinfections (ce dernier service étant assuré avec 2 étuves, 20 employés divers, 9 voitures, etc.).

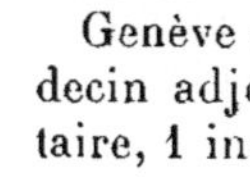

Genève a un *bureau de salubrité publique* avec 1 médecin directeur, 1 médecin adjoint, 1 bactériologiste, 2 chimistes, 1 vétérinaire, 1 ingénieur sanitaire, 1 inspecteur des marchés, etc.

# TABLE ALPHABÉTIQUE

D



E

# TABLE DES MATIÈRES

# DEUXIEME PARTIE

# HYGIÈNE SPÉCIALE

## TROISIÈME PARTIE

## ORGANISATION DE L'HYGIÈNE PUBLIQUE ET LÉGISLATION SANITAIRE





DIJON, IMPRIMERIE DARANTIERE.

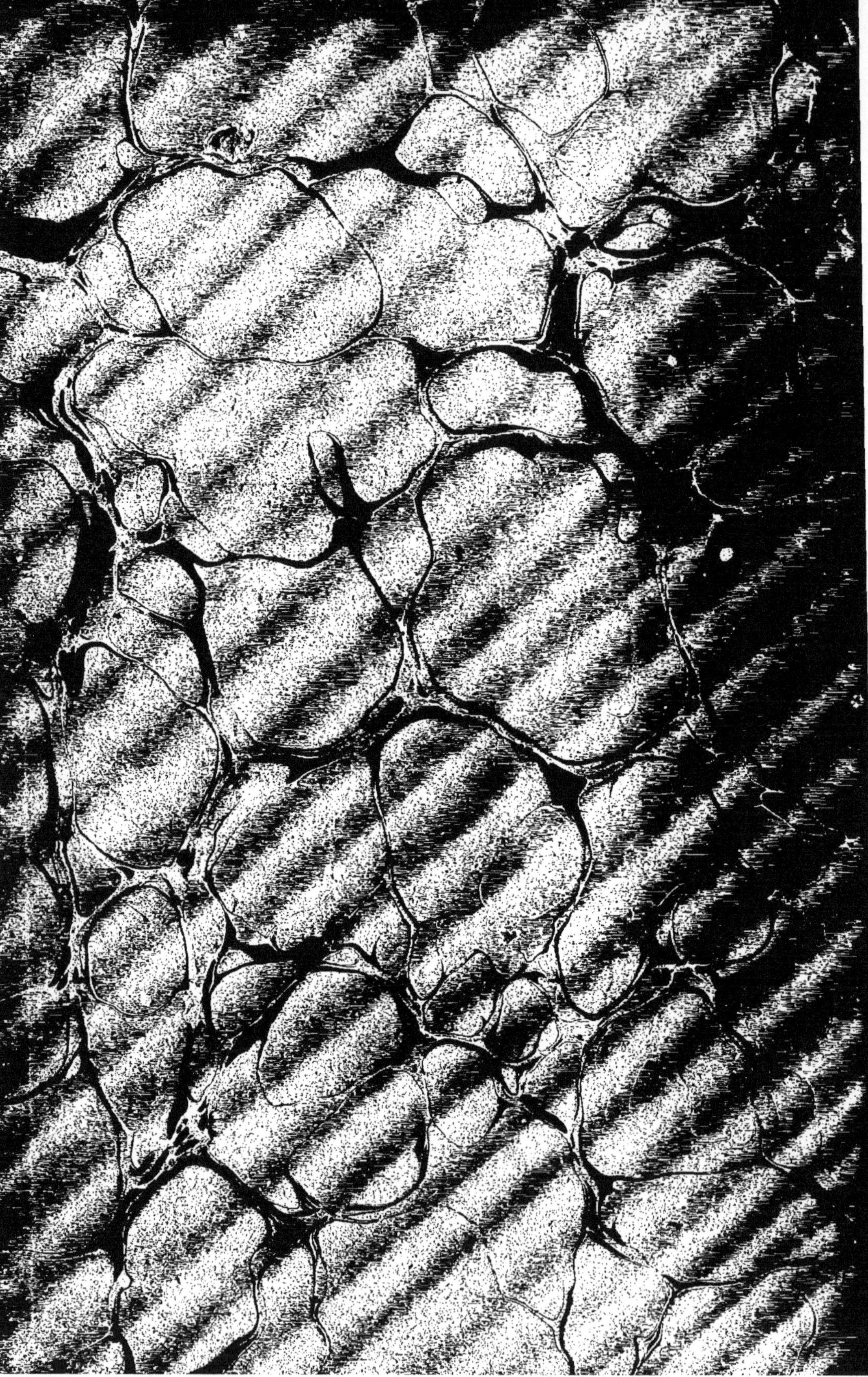

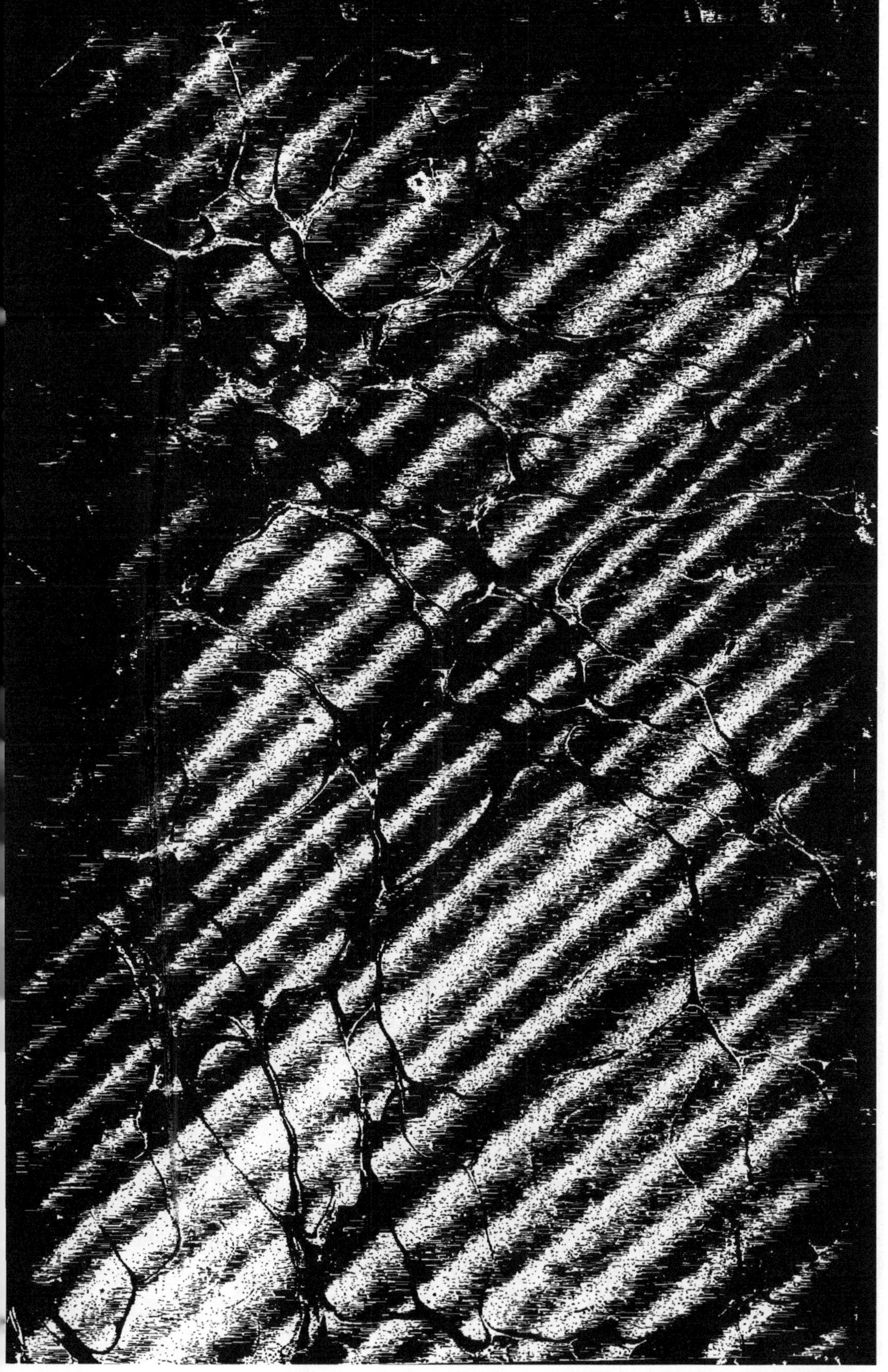

www.ingramcontent.com/pod-product-compliance
Ingram Content Group UK Ltd.
Pitfield, Milton Keynes, MK11 3LW, UK
UKHW021838190726
13855UKWH00001B/33